Anatomie
Physiologie
Biologie

À l’usage des professions de santé

CHEZ LE MEME ÉDITEUR :

M. Cahill, *Vade-mecum de l'infirmière praticienne*
J. Delamare, *Dictionnaire Maloine de l'infirmière*

Collection « Mémento de l'infirmière » :

L. Grondin, M. Phaneuf, *Utilisation des diagnostics infirmiers* (2e édition)
M. O. Hogstel, R. Keen-Payne, *Évaluation clinique du patient*
M. S. Jaffe, L. Skidmore-Roth, *Les plans de soins à domicile*
C. Prudhomme, C. Neveu, *L'infirmière et les urgences* (2e tirage mis à jour)
C. Prudhomme, *Guide poche infirmier*
A.-F. Pauchet-Traversat, *Soins infirmiers, fiches techniques, soins de base, soins techniques centrés sur la personne soignée*
D. Abeillé, *L'infirmière et l'administration des médicaments*

Collection « Diplômes et études infirmiers » :

J. Chaléon, D. Abeillé, *Pharmacologie et rôle infirmier*
M. Hanus, V. Marchal, *Psychiatrie et soins infirmiers*
S. Tessier, J. B. Andreys, *Santé publique et santé communautaire*

Collection « Sciences infirmières » :

L. Berger , D. Mailloux-Poirier, *Personnes âgées. Une approche globale. Démarche de soins par besoins*
M. E. Donges, M. F. Moorhouse, J. T. Burley, *Applications de la démarche de soins et des diagnostics infirmiers*
C. Duboys-Fresney, *Le résumé de soins infirmiers*
L. Grondin, R. Lussier, M. Phaneuf, L. Riopelle, *Planification des soins infirmiers*
A. Jacquerye, *La qualité des soins infirmiers. Évaluation, gestion, pronostic*
M. Phaneuf, L. Grondin, *Diagnostic infirmier et rôle autonome de l'infirmière*

Collection « Réviser : Préparation des concours et examens paramédicaux » :

M. M. Massit, *Réussir l'épreuve orale d'admission. Concours d'entrée aux IFSI et AS/AP*
C. Mette, P. Cibille, *Préparation aux concours d'admission aux écoles d'A.S. et A.P.*
M. Poisson, *Mémoire de fin d'études infimières*
P. Viollet, M. Bernier et coll., *D.E.I. : réussir les cas concrets. Volume 1*
C. Pinosa, M. Justumus, N. Rouch, *D.E.I.* : *réussir les cas concrets. Volume 2*
S. Tessier, J. B. Andreys, *Santé et société. Épreuves de culture générale, concours d'entrée aux IFSI*
C. Barouhiel, C. Pinosa, *Maths et calculs de doses. Études infirmières et paramédicaux.*
M. Prévost, *Diplôme d'aide soignante. Révision et préparation*

Arne Schäffler - Sabine Schmidt (Coordinateurs)

Anatomie Physiologie Biologie

À l'usage des professions de santé

Ouvrage traduit de l'allemand
par le Dr C. PRUDHOMME

Collection « Diplômes et études et infirmiers »
dirigée par J.-F. d'Ivernois

MALOINE
27, RUE DE L'ÉCOLE DE MÉDECINE, 75006 PARIS
1998

Coordinateurs :

Dr. Arne Schäffler, Ulm (Texte)
Dr Sabine Schmidt, Ulm (Illustrations)

Dessins :

Gerda Raichle, Ulm

Rédaction et relecture :

Dr Felicitas Deget, Cologne,
Dr Nicole Braunen, Aix-la-Chapelle,
Dr Gabriele Magerl, Heidelberg.
Index : Dr. Grit Wurlitzer, Ulm

Avec la participation de :

Dr Stephan C. Amberg, Dessau (Chap. 8, 18) ; Dr Matthias Augustin, Fribourg (Chap. 6) ; Stéphanie Engelhardt, Augsburg (Chap. 7, 8, 14) ; Dr Anita Fuhrmann, Leipzig (Chap. 15, 18) ; Dr Bernd Guzek, Hamburg (Chap. 5, 16) ; Dr Angelika Haarmann, Hamburg (Chap. 10, 11, 12) ; Dr Hubert Hasel, Ravensburg (Chap. 2, 3, 18) ; Katharina Munk, Idstein (Chap. 4, 21, 22), Dr Herbert Renz-Polster, Lübeck (Chap. 17) ; Dr Sabine Schmidt, Ulm (Chap. 9, 13, 14) ; Dr Arne Schäffler, Ulm (Chap. 1, 6, 20-22).

Pour l'édition originale parue sous le titre « Biologie, Anatomie, Physiologie » published by arrangement with Gustav Fischer Verlag.

Pour la présente édition :
© 1998, Éditions Maloine : 27, rue de l'École de Médecine, 75006 Paris.
Dépôt légal : juin 1998
I.S.B.N. : 2-224-02534-3
Imprimé en France

TABLE DES MATIÈRES - RÉSUMÉ

Les principaux termes médicaux

Acide aminé	molécule de base des protéines (☞ 2.8.3)
Anémie	manque de sang, par exemple par déficit en fer (☞ 14.2.5)
Anatomie	(grec: couper en morceaux), science de l'organisation des différentes parties du corps humain
Antigène	corps étranger qui peut entraîner la production d'anticorps
Anticorps	matériel de défense produit par le système de défense (☞ 6.1.2)
Aorte	principale artère du corps
Artériosclérose	sclérose, calcification des artères (☞ 16.1.2)
Autonome	qui fonctionne seul
Capillaire	vaisseau de la plus petite taille (☞ 16.1.3)
Cardio-vasculaire	qui concerne le système cardio-circulatoire
Carcinome	tumeur épithéliale maligne
Chromosome	bâtonnets supports des gènes qui sont porteurs de l'information génétique
Coma	perte de conscience et de vigilance partielle ou totale
Dextre, dextro	droite
Diagnostic	(grec: décision) reconnaissance et désignation de la maladie
DNA	(anglais) Acide désoxyribonucléique (☞ 2.8.4)
dys...	préfixe qui désigne une modification d'un état ou d'une fonction
Efférent	qui s'éloigne du centre
Electrolyte	substance minérale libre, par exemple le sodium ou le potassium (☞ 2.4.1)
Endogène	qui est produit dans l'organisme
Erythrocyte	globule rouge (☞ 14.1.2)
Exogène	qui est produit hors de l'organisme
Extra...	en dehors de
Follicule	petit élément anatomique en forme de sac
Gastro-intestinal	qui concerne le tube digestif
Gène	unité de base du matériel génétique (chromosome) (☞ 4.1)
Génital	appartenant aux organes sexuels
Granulocytes	cellules de défense appartenant au groupe des globules blancs (☞ 14.1.2)
Hormone	substance produite dans un organe et transportée par la circulation sanguine vers un autre organe dont elle excite ou inhibe le fonctionnement ou le développement
Hyper...	au dessus, excès, situation plus élevée
Hypo...	au dessous, indique une diminution, une situation inférieure
Hypophyse	petite glande endocrine située à la base du cerveau dans la selle turcique
Hypothalamus	région du diencéphale qui contrôle notamment l'activité de l'hypophyse (☞ 11.3.2)
Immunité	moyens de défense acquis contre les agents pathogènes (☞ 6.2.1)
Intracellulaire	à l'intérieur de la cellule
Ischémique	non vascularisé
Leucocytes	globules blancs (☞ 14.1.1)
Lymphocytes	cellules de défense appartenant aux globules blancs (☞ 14.1.1)
Maligne	se dit d'une maladie grave et insidieuse ou d'une tumeur susceptible de se généraliser et d'entraîner la mort du malade
Moteur	qui concerne la mobilité
Milieu intérieur	conditions d'environnement de l'intérieur de l'organisme qui doivent être maintenues constantes
Para-sympathique	partie du système nerveux végétatif orientée vers les fonctions internes de l'organisme (☞ 11.10)
Parentéral	introduction d'une substance dans l'organisme par une autre voie que la voie digestive
Pathologie	science qui a pour objet l'étude des maladies
Péri...	autour
Physiologie	partie de la biologie qui a pour objet d'étudier les fonctions et les propriétés des organes et des tissus des êtres vivants
Plèvre	membrane séreuse composée de deux feuillets et entourant le poumon qui délimite une cavité virtuelle (☞ 17.7)
Post...	après
Pré...	avant
Pronostic	prévision de l'évolution d'une maladie
Protéine	constituant fondamental de la cellule vivante composé d'un grand nombre d'acides aminés (☞ 2.8.3)
Réflexe	réaction motrice ou sécrétoire déclenchée par le système nerveux en dehors de l'intervention de la volonté, en réponse à une stimulation des terminaisons nerveuses sensitives
Rétro	en arrière
Récepteur	organe ou partie d'organe sensible aux variations de certaines constantes physio logiques et capable de déclencher une réaction correctrice de ces variations (☞ 12.1)
Récidive	apparition d'une maladie chez un individu qui a déjà souffert de cette même maladie
Sécrétion	acte physiologique au cours duquel certains tissus produisent des produits plus ou moins liquides
Sensoriel	en rapport avec les sens
Spinal	en rapport avec la moelle épinière
Sympathique	partie du système nerveux végétatif stimulé par les activités de l'organisme dirigées vers l'extérieur (☞ 11.10)
Symptôme	phénomène particulier que provoque dans l'organisme l'état de maladie
Syndrome	réunion d'un groupe de symptômes qui se reproduisent en même temps dans un certain nombre de maladies
Système nerveux végétatif (autonome)	ensemble des éléments nerveux qui régissent le fonctionnement des viscères et/ou entretiennent les fonctions vitales de base
Traumatisme	état particulier créé par l'action d'une violence externe sur l'organisme
Ulcère	perte de substance du revêtement cutané ou muqueux ayant peu de tendance à la cicatrisation

AVANT-PROPOS

Les maladies ont depuis toujours été un objet de réflexion pour les hommes et le souci de s'occuper et de soigner au mieux les malades, les vieillards et les nouveau-nés caractérise l'histoire de l'humanité depuis plusieurs siècles.

Mais le fait qu'un savoir systématisé et que la compréhension des fonctions vitales soient des conditions indispensables pour une prise en charge correcte des maladies et pour la mise en œuvre de soins adaptés pour les patients, est une idée relativement « moderne ».

Il y a ainsi seulement 400 ans environ que l'anatomie, la biologie et la physiologie sont devenues des connaissances de base au sein des sciences médicales.

Qu'est-ce qui caractérise ces trois sciences ?

- L'anatomie étudie l'homme, ses organes et ses tissus aussi bien de l'extérieur que de l'intérieur. Pour cela les anatomistes utilisent le scalpel, le microscope et aujourd'hui des appareils de haute technologie comme le microscope électronique. L'anatomie fait pendant à la pathologie qui étudie les modifications des organes et des tissus au cours des maladies.
- La physiologie permet de comprendre précisément comment le corps fonctionne, pourquoi le sang coule à travers le corps ou comment les enfants se développent dans le corps de leur mère - c'est à peu près ainsi que les anciens physiologistes se posaient les questions jusqu'il y a environ une centaine d'années. Aujourd'hui, les interrogations se formulent plutôt sous la forme de problèmes immunologiques (tout ce qui touche à notre système de défense) ou bien biochimiques (recherches sur les réactions chimiques à l'intérieur des cellules).
- La biologie est une science fondamentale qui recherche les règles d'organisation de la vie et des organismes vivant sur notre terre. Pour les professionnels de la santé, les connaissances de biologie utiles concernent principalement les fonctions cellulaires (également appelée biologie cellulaire) et la génétique.

Les auteurs ont essayé de regrouper les connaissances, utiles dans ces trois sciences pour les professionnels de la santé, dans un ouvrage d'enseignement synthétique.

Pour cela, certaines exigences se sont imposées :

- des sujets précisément délimités,
- une présentation didactique avec des aides à l'apprentissage sous la forme de questions de révision pour la préparation des examens,
- de nombreux schémas et illustrations,
- malgré tout un prix abordable.

PETIT MODE D'EMPLOI

Pour que vous puissiez utiliser au mieux ce livre d'enseignement et de travail, nous vous proposons quelques explications sur ses particularités :

Où est la table des matières ?

Le livre « Biologie, Anatomie, Physiologie » ne contient pas de table des matières détaillée en début d'ouvrage. De ce fait, nous vous conseillons d'utiliser le résumé du contenu qui se trouve sur la page de garde et l'index à la fin du livre qui offre plus de 6000 entrées.

Illustrations

Étudier les illustrations ! Une image en dit plus qu'un long texte - 500 illustrations essayent de représenter de manière claire les notions complexes. De ce fait, la numérotation des dessins est faite chapitre par chapitre et les tableaux (qui sont très peu nombreux) y seront inclus pour faciliter leur recherche.

Liaisons et renvois

Un livre d'enseignement sur l'homme ne peut se dérouler chapitre après chapitre et phrase après phrase comme un collier de perle.

L'homme est un système d'interactions complexes - et les auteurs n'ont pas non plus cherché, pour des raisons de clarté des démonstrations didactiques, à masquer ces interactions.

Par bonheur, notre mémoire fonctionne également en réseau : nous n'emmagasinons pas uniquement des données mais nous apprenons par association et relions les nouvelles connaissances à des acquisitions anciennes - même lorsque nous l'avons stocké dans un tout autre registre de notre mémoire. Par exemple, si nous abordons des notions sur la coagulation dans le chapitre sur le sang, il nous vient à l'esprit le problème de la préparation de la seringue d'héparine matinale et également des éléments sur la réalisation correcte d'une injection sous-cutanée.

Cet ouvrage va dans le sens de cette manière naturelle d'apprendre - il offre de multiples points d'interaction dont vous avez besoin, non seulement pour comprendre, mais également pour retenir avec succès ce qui a été compris.

Les renvois sont là pour cette raison. Tous les renvois sont indiqués par un pictogramme représentant une « main » (☞).

La terminologie essentielle

Il règne en médecine un certain mélange ou une coexistence de termes latins, grecs et plus récemment, et de plus en plus nombreux, de termes anglais. En théorie, l'enseignement du personnel de santé utilise la terminologie courante, dans la langue maternelle, et on utilise en général la terminologie internationale au cours de la formation des médecins.

En pratique, les appellations courantes restent celles utilisées dans le fonctionnement quotidien. (Le traducteur a donc fait le choix de ne conserver que ces dernières afin de ne pas surcharger le texte)

Index des abréviations et liste des notions importantes

En vis-à-vis de la page de titre au tout début du livre, se trouve une liste des principaux termes médicaux.

Les abréviations utilisées dans cet ouvrage se trouvent page X.

Paragraphes en petits caractères

Chaque profession de santé demande à ses étudiant (e) s la connaissance de notions particulières.

Pour cette raison, ces notions particulières, qui ne font pas partie intégrante du programme, seront imprimées avec une police de caractère plus petite. Cette partie du texte peut être sautée sans préjudice pour la compréhension globale par le lecteur.

Questions de révision

A chaque fin de chapitre, environ 10 à 30 questions de révision se retrouvent dans un encadré jaune afin de pouvoir mieux appréhender les notions essentielles du chapitre et effectuer une synthèse du sujet.

Pour apprendre efficacement

- Avant de commencer la lecture, faites-vous un plan de ce que vous voulez apprendre en une soirée, en un samedi ou pendant une heure d'étude.
- Avant de vous mettre au travail, feuilleter rapidement la section qui vous intéresse et faites le tri entre ce que vous connaissez déjà et là où vous avez encore des lacunes.
- Lisez maintenant le texte correspondant. Une aide efficace peut consister à surligner les parties essentielles.
- N'oubliez pas les légendes des illustrations - avec l'aide d'un schéma, les notions difficiles sont parfois beaucoup plus faciles à comprendre.
- Allez vers les renvois qui sont importants pour vous.
- A la fin, faites une synthèse de ce que vous avez lu et vérifiez vos connaissances à l'aide des questions de révision à la fin de chaque chapitre.

Bon travail et meilleurs vœux de réussite dans vos études.

Crédit des illustrations

Les illustrations citées sont indiquées par leur numérotation utilisée dans le texte. Les différentes sources sont précisées, par contre, les éventuelles adaptations ne sont pas mentionnées.

Illustrations concernées :

Fig. 3.9 : utilisation de la source 60; Fig. 5.3 : 65; Fig. 5.4 : 41; Fig. 5.8 : 60; Fig. 5.8a : 41; Fig. 5.9 : 67; Fig. 5.10 : 82; Fig. 5.11 : 82; Fig. 5.12 : 67; Fig. 5.13 : 41; Fig. 5.14 : 41; Fig. 5.15 : 41; Fig. 5.16 : 41; Fig. 5.18 : 41; Fig. 5.19 : 41; Fig. 7.2 : 60; Fig. 8.41 : 37; Fig. 10.4 : 60; Fig. 10.7 : 83; Fig. 10.13 : 60; Fig. 11.2 : 37; Fig. 12.12 : 90 Fig. 13.5 : 60; Fig. 13.8 : 60; Fig. 14.2 : 60; Fig. 14.6 : 60; Fig. 14.22 : 60; Fig. 14.27 : 83; Fig. 17.9a : 84; Fig. 18.19 : 60; Fig. 18.20 : 60; Fig. 18.25 : 60; Fig. 18.40 : 28; Fig. 19.2 : 56; Fig. 19.5 : 60; Fig. 19.9 : 60; Fig. 19.11 : 83; Fig. 20.4 : 60; Fig. 20.10 : 67; Fig. 21.1 : 90; Fig. 21.12 : 85; Fig. 21.14 : 91.

Sources :

28 : H. Biedermann : Medizynische Heulkunde, Jungjohann Verlag 1988
37 : Société Siemens, Erlangen
41 : W. Franck, Gauting
56 : J. Vajda : Anatomischer Atlas des Menschen, Gustav Fischer Verlag 1986
60 : T. Fujita, K. Tanaka, J. Tokunaga : Zellen und Gewebe, Gustav Fischer Verlag 1986
65 : G. Reiss : Bisher unveröffentlichte elektronenmikrokopische Bilder
67 : I. Hesse : Bisher unveröffentlichte elektronenmikrokopische Fotos
82 : H. Lippert : Anatomie - Text und Atlas, 5. Auflage, Urban & Schwarzenberg 1989
83 : Susanne Adler, Lübeck
84 : H. Renz-Polster, Lübeck
85 : A. Kray, Neuss
90 : Tony Stone Bilderwerten, München
91 : Heidelis Zimmermann, Essen
Pour toutes les illustrations non citées © G. Raichle, auteur et éditeur.

Abréviations utilisées

☞	renvoi, voir
a.	artère
ATP	adénosine triphosphate (☞ 2.8.5)
AV	atrio-ventriculaire ou auriculo-ventriculaire
ECG	électrocardiogramme (☞ 15.5.4)
Fig.	figure
GDS	gaz du sang
GR	globule rouge
m.	muscle
n.	nerf
par ex.	par exemple
v.	veine

Unités de mesure, voir ☞ 1.4.

CONCEPTS ET UNITÉS DE MESURE POUR LA DESCRIPTION DU CORPS HUMAIN

L'objectif de ce livre est d'apporter des éléments concernant l'organisation (l'anatomie) et les fonctions (la physiologie) du corps humain en bonne santé. En complément de ces deux matières, la biologie s'intéresse à l'étude de la vie en général.
Pour une meilleure compréhension de ce chapitre, il est tout d'abord nécessaire d'expliquer quelques notions de base et d'apporter une vision d'ensemble de l'organisation du corps humain.

1.1. **L'organisation du corps humain**

L'atome et la molécule

Les plus petits composants chimiques de notre corps sont les **atomes** qui sont composés essentiellement par les éléments hydrogène, carbone, oxygène et azote. Les atomes, qui sont les plus petits composants de la matière, se regroupent grâce à des forces de liaison, en corps plus gros, les **molécules**. Par exemple, les protéines, les hydrates de carbone, les lipides et les vitamines sont les molécules essentielles pour la vie.

Les organites

Les unités de taille immédiatement plus grosse sont les **organites**. Ils sont construits grâce à un assemblage de multiples liaisons chimiques et sont, à la différence des amas uniquement formés des mêmes molécules, séparés de leur environnement par une structure-frontière (*membrane*). Les organites sont des unités qui ont des fonctions définies : ils servent, par exemple, à la production, au stockage ou à l'élimination d'une substance déterminée.

Les cellules

De la même manière, plusieurs organites se rassemblent pour former une **cellule** qui est l'unité de base de tout organisme vivant. Chaque cellule contient dans son corps cellulaire un groupe particulier d'organites qui se partagent et assument des fonctions spécifiques de la cellule, le *noyau cellulaire* qui contient le patrimoine génétique et le *cytoplasme*, liquide de base de la cellule. La *membrane* est la frontière qui sépare la cellule du milieu extérieur.

Les tissus

Des cellules qui en général remplissent la même fonction, se rassemblent pour former un **tissu**.

Les organes

Plusieurs tissus regroupés dans un espace défini constituent un **organe**, comme par exemple le foie ou le rein. En général les organes sont constitués de tissus différents qui cependant remplissent ensemble une fonction commune.

Le système d'organes

L'appellation **système d'organes** désigne le regroupement de plusieurs organes qui sont en relation étroite entre eux afin de remplir une fonction commune. Nous avons, par exemple, le système respiratoire qui regroupe les organes suivants : la bouche, le nez, la gorge, les bronches, les bronchioles et les deux poumons.

Le psychisme

Le **psychisme** est l'organe humain qui est organisé comme centre de commande et détermine les objectifs et les missions des organes. Par ailleurs, le psychisme est dépendant du fonctionnement des organes (par exemple du système hormonal ou du système de défense).
Le psychisme ne pourra être coordonné par aucun organe en particulier ; il est cependant en étroite relation avec le système nerveux et en particulier avec le cerveau.

1.2. **Qui sont les organismes vivants ?**

A la différence des structures non vivantes, tous les organismes vivants - que ce soit les bactéries, les plantes,

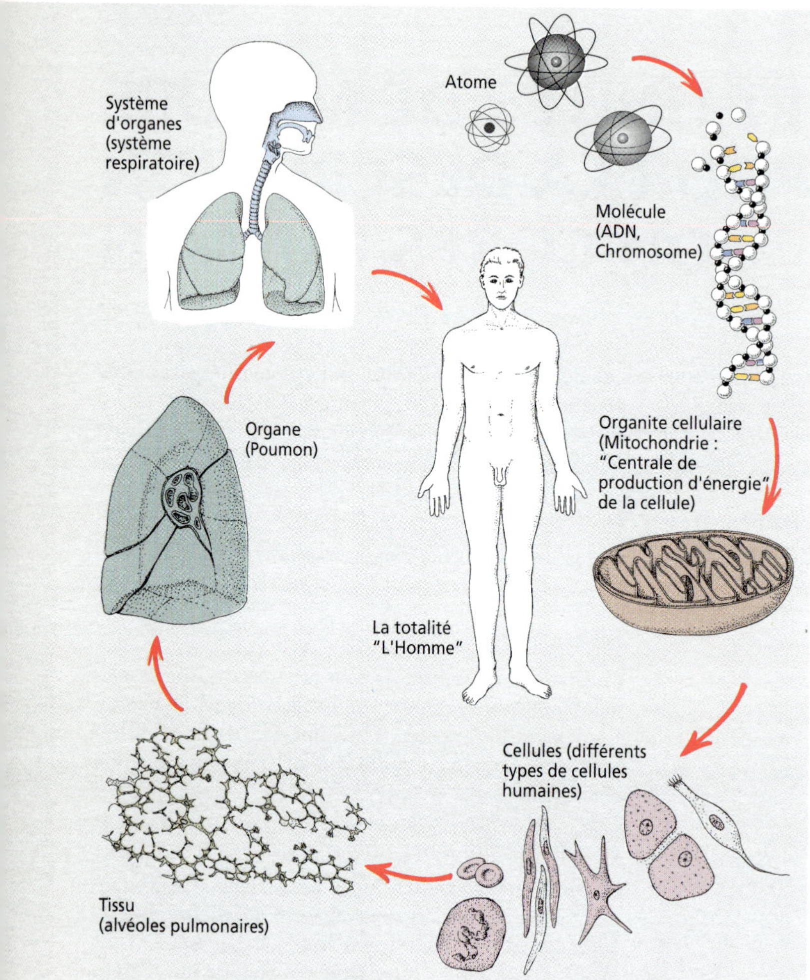

Fig. 1.1. Organisation du corps humain. Exemples montrant les différents niveaux de l'atome, en passant par la molécule d'ADN du chromosome et les tissus, jusqu'au système d'organes complexe.

les animaux ou les hommes - possèdent des particularités communes :

- ils sont constitués d'une ou plusieurs **cellules**,
- ils sont dotés d'un **métabolisme**,
- ils peuvent **se reproduire** de manière autonome.

Chez l'homme, en particulier, les processus vitaux suivants sont typiques :

Le métabolisme

Sous le nom de **métabolisme**, on désigne un ensemble de réactions chimiques constantes de l'organisme qui servent à l'élaboration et à la destruction des matières. Les réactions chimiques, notamment celles qui produisent, par dégradation des produits alimentaires, l'énergie nécessaire au maintien des fonctions vitales de l'organisme, sont désignées sous le nom de **catabolisme**. La dégradation chimique des produits alimentaires, que l'on appelle également combustion, est une phase au cours de laquelle de l'énergie est produite par utilisation d'oxygène (*production d'énergie oxydative*).

A l'inverse, au cours de l'**anabolisme** de nouveaux éléments constitutifs de l'organisme (par exemple des molécules, des organites, des cellules, des tissus) seront élaborés en utilisant l'énergie fabriquée au cours des processus de catabolisme.

L'excitabilité

L'**excitabilité** est la capacité d'un organisme à percevoir et à intégrer des modifications (par exemple la chaleur, le froid, l'obscurité) à l'intérieur ou à l'extérieur de l'organisme et d'y répondre. La *réception des informations* est le fait des organes des sens hautement spécialisés ; l'interprétation des informations et la *réponse au stimulus* se situent essentiellement au niveau du système nerveux central.

La communication

Les organismes qui se composent de nombreuses cellules sont conçus de telle sorte qu'ils puissent transmettre des informations d'une région du corps vers une autre, en particulier d'une cellule à une autre cellule. Cet échange d'information à l'intérieur du corps s'organise chez l'homme grâce au système suivant :

- Le **tissu nerveux** transmet chaque seconde des millions d'impulsions, soit électriques, soit chimiques à l'aide de produits messagers (*neurotransmetteurs*).
- Les hormones du **système hormonal** remplissent la fonction de produits messagers pour les fonctions de régulation de longue durée.
- Le **système immunitaire** (*système de défense*) comprend également un grand nombre de produits messagers pour lutter contre les dérèglements de la maladie.

La contractilité

L'homme doit pouvoir réagir d'une manière active à des stimuli extérieurs par l'intermédiaire de mou-

Système d'organes	.. qui comprend :	Fonctions principales
Peau 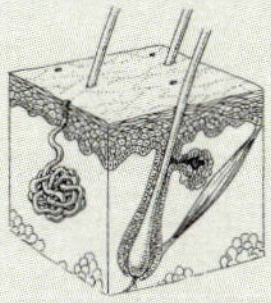	La peau et ses annexes comme par ex. les poils, les ongles et les glandes sudoripares	• Aide à la régulation de la température du corps • Protège le corps des influences extérieures • Excrète des produits d'élimination • Aide à la synthèse de la vitamine D • Sert d'organe des sens pour la température, la pression et la douleur
Appareil de locomotion et de soutien 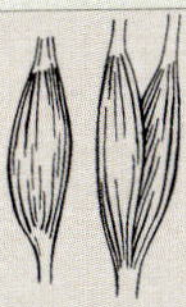	Tous les os du corps (le squelette) ainsi que les tendons et les muscles	• Assure au corps son soutien et son maintien • Permet les mouvements actifs • Héberge la moelle osseuse qui produit les cellules sanguines • Stock minéral • Maintien de la position verticale • Production de chaleur
Système nerveux 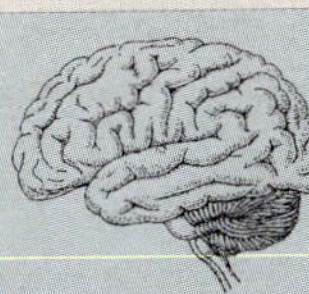	Cerveau (télencéphale, diencéphale, cervelet, tronc cérébral), moelle épinière, nerfs, organes des sens (par ex. les yeux et les oreilles	• Appréciation de l'environnement à travers les organes des sens • Direction et régulation rapide de presque toutes les activités du corps grâce aux influx nerveux • Siège du psychisme • Centre de régulation du milieu intérieur
Système hormonal *(Le dessin montre l'hypophyse qui est la glande hormonale "supérieure")* 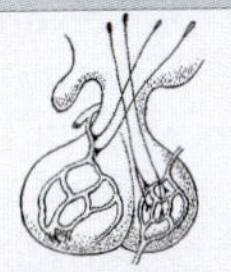	Toutes les glandes ou les tissus qui produisent des hormones ou des analogues hormonaux	• Régulation lente ou semi-rapide de presque toutes les activités du corps par diffusion de l'hormone à l'aide de la circulation sanguine
Système immunitaire 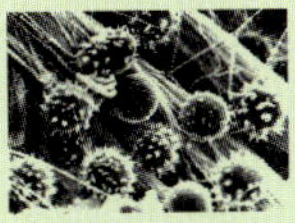	Vaisseaux lymphatiques, ganglions, globules blancs, thymus, rate et amygdales	• Élimination des substances étrangères du sang • Reconnaissance et destruction des substances étrangères (par ex. les bactéries et les virus) • Mémoire immunologique (par ex. après vaccination) • Soutien des mécanismes d'inflammation et de réparation
Système respiratoire 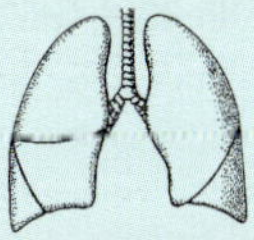	Voies aériennes (nez, trachée, larynx, bronches et bronchioles) et poumons	• Apporte l'oxygène jusqu'aux alvéoles où il est absorbé par le sang • Évacue le dioxyde de carbone • Participation au maintien de l'équilibre acide-base de l'organisme
Système cardio-circulatoire 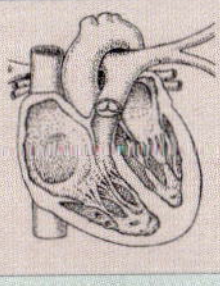	Sang, cœur, vaisseaux sanguins et lymphatiques	• Transport de l'oxygène et des aliments aux cellules, évacuation des produits du métabolisme • Régulation de la température du corps • Arrêt des hémorragies (système de la coagulation) • Production de la lymphe à partir de la circulation veineuse
Système digestif 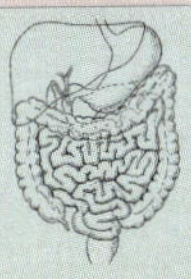	Bouche, œsophage, estomac, intestin grêle et gros intestin, foie, pancréas	• Digestion et résorption des aliments • Élimination • Foie : usine chimique de l'organisme, épuration du sang, dégradation chimique des substances étrangères, régulation du milieu intérieur
Système urinaire 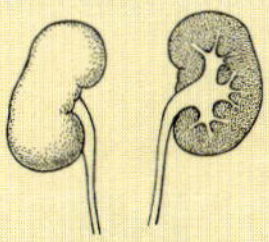	Reins, uretère, vessie, urètre	• Production, collecte et élimination de l'urine • Régulation hydro-électrolytique • Participation à la régulation de la pression sanguine
Système de la reproduction 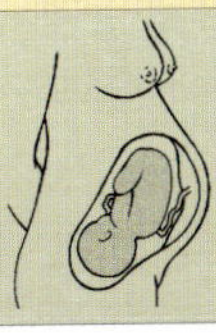	Testicules, épididyme, prostate, vésicules séminales, pénis ainsi que ovaires, trompes, utérus et vagin	• Libido (instinct sexuel) • Reproduction • Maintien de l'espèce

Tableau 1.2 : Les systèmes d'organes chez l'homme

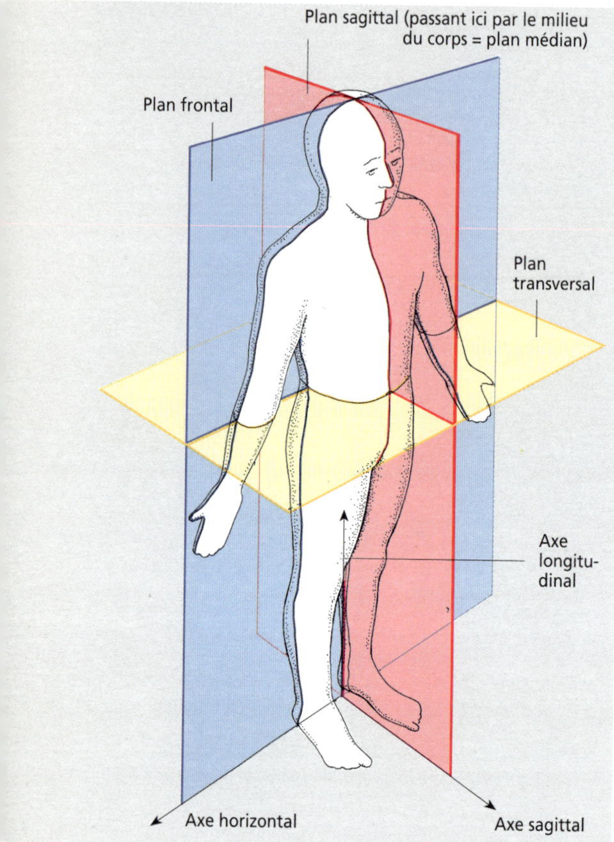

Fig. 1.3 : Les axes et plans principaux du corps humain.

vements (par exemple par une réaction de fuite). Pour cela il a besoin de tissus avec une motricité *active* (**contractiles**). Ces derniers contiennent des fibres musculaires qui se caractérisent principalement par leur *contractilité*.

La croissance

La **croissance** joue un rôle important dans le développement du corps humain. La croissance est possible grâce à :

- une augmentation de la taille des cellules déjà existantes,
- une augmentation du nombre de cellules,
- un accroissement des structures non cellulaires (par ex. la substance minérale des os).

La reproduction

Les cellules possèdent la capacité de se diviser (**reproduction**). Cette divisibilité des cellules est une des conditions essentielles pour la croissance, la reproduction, les processus de réparation après des blessures et la formation continue de cellules à durée de vie courte (par ex. les cellules sanguines).

La différenciation

Tous les organismes supérieurs sont formés d'un grand nombre de cellules qui se sont développées, par un grand nombre de divisions successives, à partir d'une cellule souche initiale. Au cours de leur développement, les cellules se spécialisent de plus en plus dans leur fonction finale. Cette **différenciation** permet à l'organisme de remplir ses multiples fonctions (par ex. voir, entendre, se mouvoir).

1.3. **A propos de l'orientation au niveau du corps humain**

A côté des notions sur l'organisation du corps humain, la connaissance de la position des différentes structures joue un rôle important en médecine. Dans ce paragraphe nous allons préciser les dénominations qui sont importantes pour l'orientation au niveau du corps humain (voir plus loin ☞ 8.1.2) :

Les axes principaux du corps

Les trois axes principaux sont :

- L'**axe vertical** (*axe longitudinal*),
- L'**axe transversal** (*axe horizontal*). Il est perpendiculaire à l'axe vertical et va de la droite vers la gauche.
- L'**axe sagittal**. Il va de l'arrière vers l'avant du corps et est perpendiculaire aux deux axes précédents.

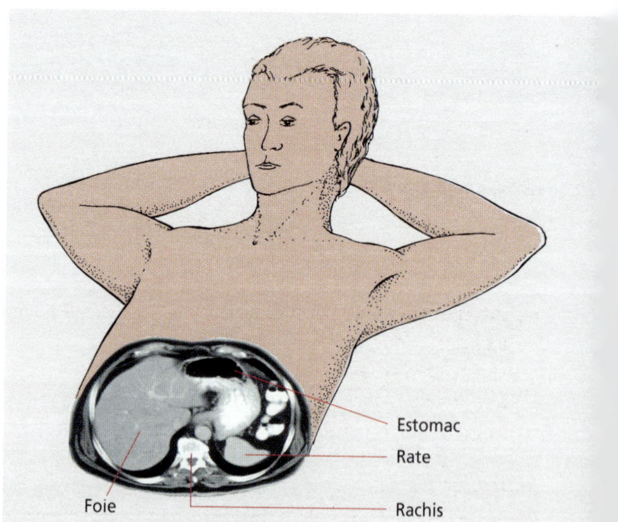

Fig. 1.4 : Coupe transversale de l'abdomen comme elle apparaît à l'examen TDM.

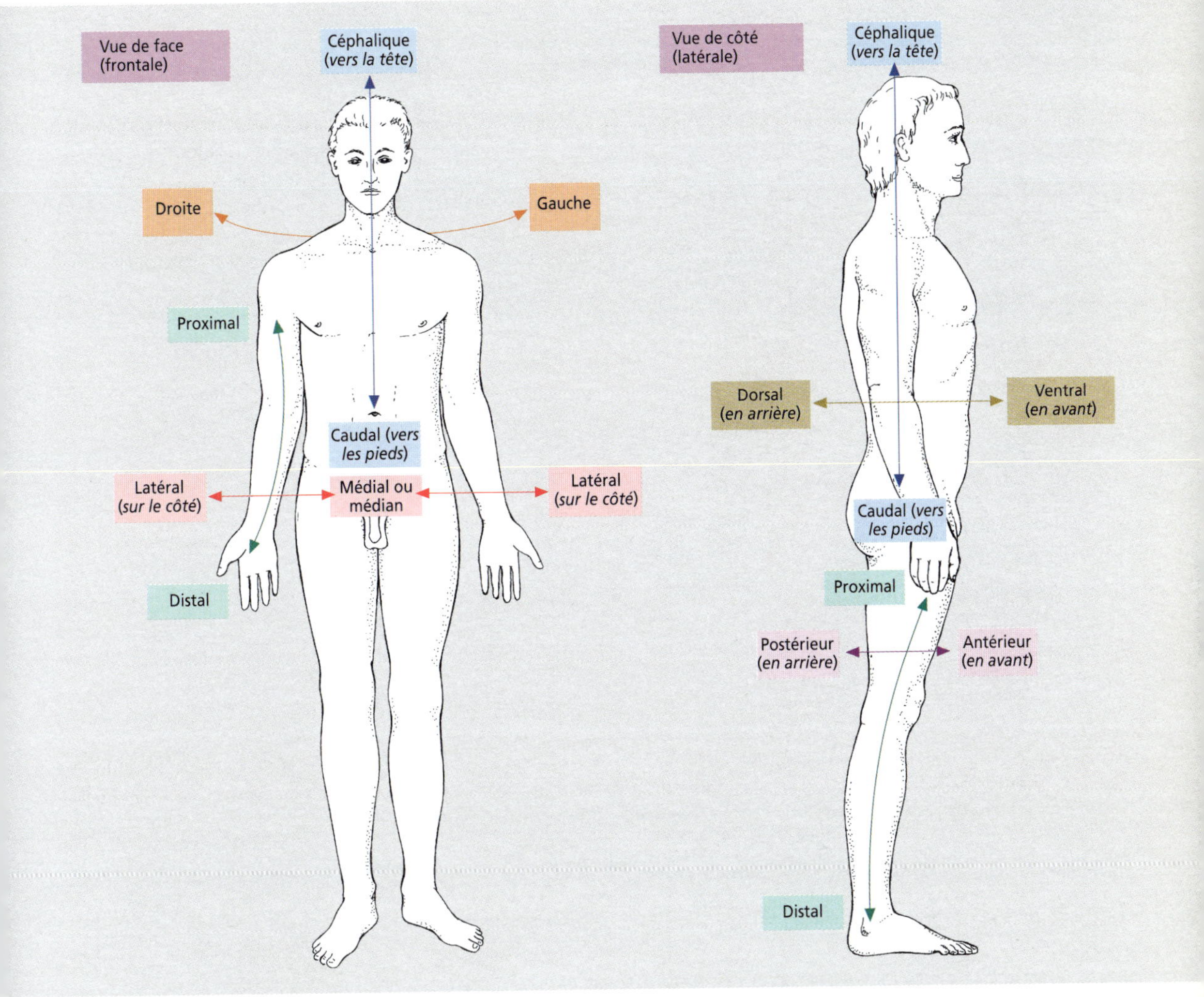

Fig. 1.5 : Les principales directions au niveau du corps

Les principaux plans du corps

- **Plan sagittal :** plan qui est formé par l'axe longitudinal et l'axe sagittal (par ex. plan de coupe d'un demi cochon).
- **Plan frontal** : plan parallèle au front qui est formé par l'axe horizontal et l'axe longitudinal.
- **Plan transversal** : il est formé par l'axe sagittal et l'axe horizontal et représente une section en travers du corps (☞ Fig. 1.4).

Indications de direction

Pour chaque axe du corps existent deux directions opposées. Plus en détail, nous avons les appellations suivantes pour les différents axes :

- **Axe longitudinal** : en haut (**supérieur**) ou vers la tête (**céphalique**) et en bas (**inférieur**) ou vers les pieds (**caudal**). Pour les bras et les jambes, on peut aussi utiliser les termes **proximal** (proche du centre du corps) et **distal** (éloigné du centre du corps).
- **Axe sagittal** : en avant (**antérieur**) et en arrière (**postérieur**) ; au niveau du tronc, aussi **ventral** et **dorsal**.
- **Axe transversal** : **droite** et **gauche** ; les autres dénominations sont sur le côté (**latéral**) ou vers le milieu du corps (**médial** ou **médian**).

1.4. **Unités de mesures**

Toutes les fonctions du corps suivent des lois chimiques ou physiques déterminées par la nature. Pour pouvoir expliquer et décrire plus précisément ces choses au niveau du corps humain, nous avons besoin d'unités de mesure physique de taille et de masse.

Unités de base		
Unité	**Nom**	**Symbole**
Longueur	Mètre	m
Masse	Kilogramme	kg
Temps	Seconde	s
Puissance électrique	Ampère	A
Température	Kelvin (ancienne unité, mais souvent utilisée en médecine : degré Celsius)	K °C (0°C = 273,15 K)
Lumière	Candela	cd
Quantité de produit	Mole	mol
Unités dérivées		
Unité	**Nom**	**Symbole**
Surface	Mètre carré	m^2
Volume	Mètre cube	m^3
Capacité	Litre	l
Concentration de masse	Kilogramme/litre	kg/l
Concentration de quantité de produit	Mole/litre	mol/l
Concentration osmotique	Osmole/litre	osmol/l
Potentiel électrique	Volt	V
Énergie	Joule (ancienne unité souvent utilisée en médecine : Calorie)	J (4,17 J = 1 Cal)
Force	Newton	N
Pression	Pascal	Pa
Fréquence	Hertz	Hz

Préfixes standards pour les multiples ou les sous-multiples décimaux des unités du S.I.						
Préfixe	**Abréviation**	**Signification**				
Giga	G	milliard	=	10^9	=	1 000 000 000
Méga	M	million	=	10^6	=	1 000 000
Kilo	k	mille	=	10^3	=	1 000
Hecto	h	cent	=	10^2	=	100
Déca	da	dix	=	10^1	=	10
Déci	d	dixième	=	10^{-1}	=	0,1
Centi	c	centième	=	10^{-2}	=	0,01
Milli	m	millième	=	10^{-3}	=	0,01
Micro	m	millionième	=	10^{-6}	=	0,000 001
Nano	n	milliardième	=	10^{-9}	=	0,000 000 001
Pico	p	billionième	=	10^{-12}	=	0,000 000 000 001
Femto	f	billiardième	=	10^{-15}	=	0,000 000 000 000 0001

Tableau 1.6 : Unités de base (**Unités S.I. ; S.I.** = système international), unités dérivées et préfixes standards pour les multiples ou les sous-multiples décimaux des unités S.I.

Du fait de l'existence de multiples systèmes de mesure dans les différents pays, un comité international a mis en place un système pour les unités de base (**Unités S.I.**) qui a une validité internationale, qui permet une collaboration et une compréhension communes et qui évite des conversions fastidieuses.

Le Tableau 1.6 donne un aperçu des principales unités de base ainsi que des unités dérivées du système international.

Malgré l'introduction légale de ce système international

également en France, il persiste encore en médecine un système panaché d'unités de mesures. Pour une meilleure compréhension, il nous faut aborder dans ce chapitre les définitions des différentes unités de mesure utilisées dans ce livre.

1.4.1. **Longueur, surface, volume**

L'unité internationale de mesure pour la **longueur** est le **mètre** (**m**).

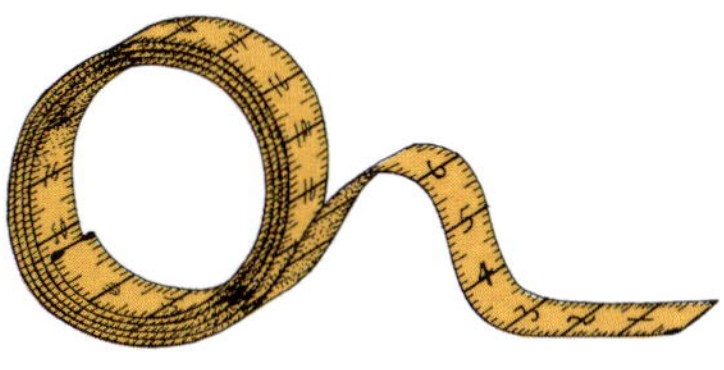

Les sous-unités du mètre sont :

1 **centimètre** (1 *cm*) vaut 0,01 m
1 **millimètre** (1 *mm*) vaut 0,001 m
1 **micromètre** (1 μm) vaut 0,000 001 m
1 **nanomètre** (1 *nm*) vaut 0,000 000 001 m

Les unités de **surface** et de **volume** sont dérivées des unités de longueur. L'unité de surface est le **mètre-carré** (largeur en m x longueur en m = m^2). L'unité de volume ou de capacité est le **mètre-cube** (longueur en m x largeur en m x hauteur en m = m^3).

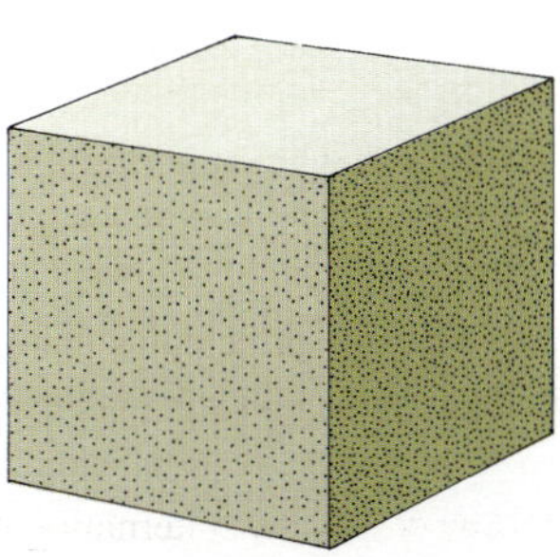

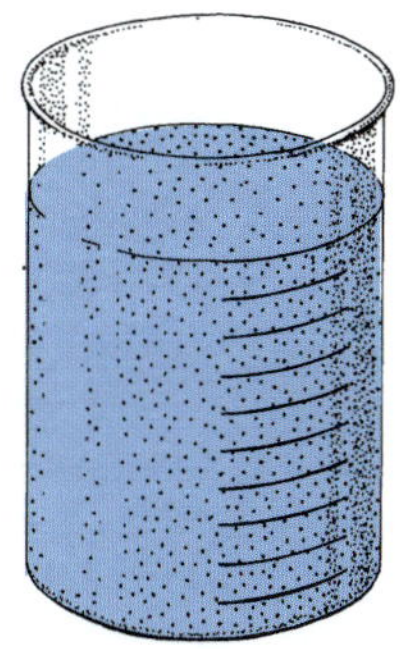

Une unité particulière, qui est souvent utilisée pour les volumes de liquides ou de gaz, est le **litre** (*l*). Dans ce cas le litre exprime la capacité d'un cube de 10 cm de côté.

Les sous-unités du litre sont :

1 **litre** (1 *l*) vaut 1000 cm^3
1 **décilitre** (1 *dl* = 0,1 l) vaut 100 cm^3
1 **millilitre** (1 *ml* = 0,001 l) vaut 1 cm^3
1 **microlitre** (1 μl = 0,000 001 l) vaut 1 mm^3
1 **nanolitre** (1 *nl* = 0,000 000 001 l) vaut 1 μm^3.

1.4.2. **Masse**

L'unité de **masse** est le **kilogramme** (*kg*).

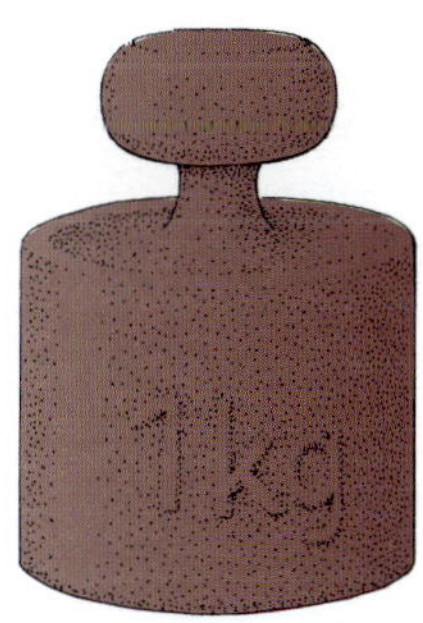

Les sous-unités du kilogramme sont :
1 **kilogramme** (1 *kg*) vaut 1000 g
1 **milligramme** (1 *mg*) vaut 0,001 g
1 **microgramme** (1 μg) vaut 0,000 001 g.

1.4.3. **Pression**

La **pression** est la force qui agit sur une certaine surface. Il existe malheureusement en médecine plusieurs unités différentes pour la mesure de la pression. Vous trouverez ci-dessous quelques unes des unités les plus utilisées et leurs correspondances :

1 **Pascal** (1 *Pa*) = 0,0075 mmHg = 0,01 mbar = 0,01 cmH_2O

1 **millimètre de mercure** (1*mmHg*) = 133 Pa = 1,33 mbar = 1,33 cmH_2O

1 **centimètre d'eau** (1 cmH_2O) = 1 mbar = 0,75 mmHg = 100 Pa

1 **millibar** (1 *mbar*) = 1 cmH_2O = 0,75 mmHg = 100 Pa.

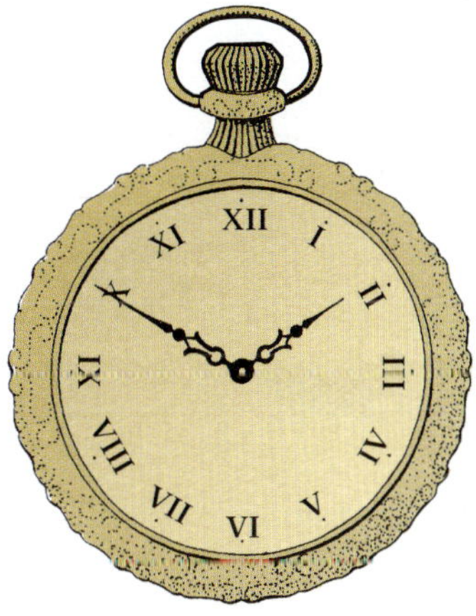

1.4.4 **Temps**

L'unité de temps est la seconde (*s*, également *sec.* en abréviation). Les multiples et les sous-multiples de la seconde sont :

1 **microseconde** (1 μs) vaut 0,000 001 s

1 **milliseconde** (1 *ms*) vaut 0,001 s

1 **minute** (1 *min.*) vaut 60 s

1 **heure** (1 *h*) vaut 60 min. = 3600 s

1 **jour** (1 *j*) vaut 24 h = 1440 min.

1 **an** vaut 365,25 j.

1.4.5 Concentrations en volume, en masse et en quantité de produit

Les quantités en moles

En médecine on exprime le plus souvent les quantités et les concentrations de produit en **moles**. Une quantité d'1 mole de produit signifie que le nombre de particules de ce produit est égal au nombre de particules d'eau qui sont contenues dans un gramme d'eau. Cela apparaît d'autant plus compliqué lorsque l'on sait que le nombre de particules contenues dans un gramme d'eau est de $6{,}023 \times 10^{23}$: une mole d'une substance quelconque contient donc un nombre inimaginable de $6{,}023 \times 10^{23}$ molécules. Ce nombre de molécules est le même dans une mole de sucre, une mole d'acide chlorhydrique ou dans une mole d'eau. La conversion de moles en grammes ne se fait pas, pour des raisons compréhensibles, sur la base de ces énormes chiffres mais bien plus facilement à l'aide de la classification périodique des éléments.

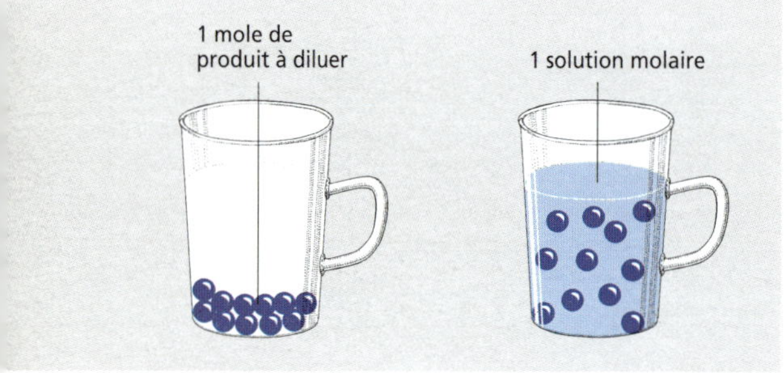

Fig. 1.7 : Réalisation d'une solution molaire (concentration d'1 mol/l).

Dans cette classification périodique (☞ Fig. 2.5), l'hydrogène a été désigné par le chiffre de masse 1. Si l'on affecte à ce chiffre de masse l'unité gramme, on obtient la masse de l'hydrogène correspondante à 1 mole : 1 mole de H équivaut à 1 g de H. Ce mode de calcul est valable également pour le carbone (C). On retrouve le chiffre de masse de 12 sur le tableau des éléments. 1 mole de carbone équivaut à 12 g.

Cela est valable aussi pour les molécules. Dans ce cas, il faut additionner les chiffres de masse des différents atomes liés entre eux. Le méthane est la molécule CH_4 : si l'on additionne les chiffres de masse des différents atomes individuellement, on obtient une masse de 16 g pour une mole de CH_4 (C : chiffre de masse 12 ; H : chiffre de masse 1, donc $H_4 = 4 \times 1$; 12 g + 4 g = 16 g). De la même manière, 1 mol de sel (NaCl) équivaut à une masse de 58 g (Na : chiffre de masse 23 ; Cl chiffre de masse 35 ; 23 g + 35 g = 58 g).

Concentration de produit dissous

La plupart des substances existent sous une forme dissoute dans les liquides de l'organisme. On désigne par le terme **concentration,** le volume ou la masse d'une substance dissoute dans un litre ou une de ses sous-unités (*ml/l*, *g/l*). L'unité *ml/l* est une **concentration en volume**, l'unité *g/l* est une **concentration en masse**.
Ces concentrations peuvent aussi s'exprimer avec des sous-unités du litre ainsi que des sous-unités du gramme (par ex. g/dl, mg/dl, µg/l).
Pour exprimer leur quantité en mol, on utilise de ce fait la concentration en **mole/l** (mol/l). Lorsque l'on a une concentration d'1 mol/l on parle d'une **solution molaire**.
La figure 1.7. montre la réalisation d'une solution molaire : on met 1 mole de produit dans un récipient et on remplit celui-ci avec la solution de dilution jusqu'à obtenir un volume d'un litre.

En médecine, les unités utilisées sont :

- 1 **mole par litre** (1 *mol/l*) équivaut à 1 mmol/ml
- 1 **millimole par litre** (1 *mmol/l*) équivaut à 1 µmol/ml.

Questions de révision

1. Qu'est-ce qu'un tissu ? (☞ 1.1)
2. Quelles particularités sont communes à l'ensemble des organismes vivants ? (☞ 1.2)
3. Que signifie le terme métabolisme ? (☞ 1.2)
4. Comment sont désignés les principaux plans du corps ? (☞ 1.3)
5. Comment se définit la concentration d'une substance ? (☞ 1.4.5)
6. Qu'est-ce qu'une mole ? (☞ 1.4.5)
7. Que signifient les préfixes nano-, micro- et pico- devant une unité du S.I. ? (☞ Tableau 1.6)

BASES DE CHIMIE ET DE BIOCHIMIE

Chaque organisme biologique - aussi petit soit-il qu'une bactérie - ne peut se maintenir en vie qu'en absorbant et en utilisant des substances en provenance de l'environnement. L'homme avec son **système de transformation des matières** (*métabolisme*) très développé ne fait pas exception à cette règle. Parmi les substances nécessaires à la vie chez l'homme, on retrouve l'eau et les sels minéraux qui y sont dissous, ainsi que les nutriments que sont les graisses, les protéines et les hydrates de carbone ; mais également d'autres substances qui, comme par exemple les vitamines et les oligo-éléments, sont essentielles.

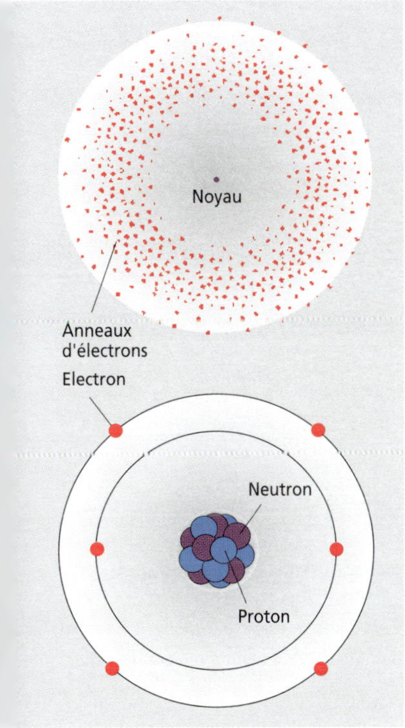

Fig. 2.1 : Organisation d'un atome.
En haut, proportions plus proches de la réalité (en fait la distance entre le noyau de l'atome et les anneaux d'électrons doit être bien plus grande) et en bas, représentation d'un noyau grossi pour que les protons et les neutrons soient visibles. Par ailleurs deux anneaux, où les électrons sont mobiles, sont représentés.

2.1 Les éléments chimiques

Tous les objets vivants et morts se composent de **matière**, en fait une structure qui utilise l'espace et possède une masse. La matière peut se présenter sous une forme liquide, solide ou gazeuse. Toutes les formes de matière sont composées d'**éléments chimiques**. Ces éléments se signalent par le fait qu'ils ne peuvent plus être transformés en d'autres substances par les réactions chimiques habituelles. La science connaît actuellement 111 éléments chimiques différents qui sont représentés habituellement sous la forme de **symboles chimiques**. Dans l'organisme humain on trouve 26 éléments chimiques différents. Les plus importants sont :

- l'oxygène (*symbole chimique* : **O**),
- le carbone (**C**),
- l'hydrogène (**H**),
- l'azote (**N**).

A eux seuls ces quatre éléments « clefs » représentent environ 96 % de la masse corporelle. Un autre groupe de sept éléments - le calcium (**Ca**), le phosphore (**P**), le potassium (**K**), le soufre (**S**), le sodium (**Na**), le chlore (**Cl**) et le magnésium (**Mg**) - représente 3 % supplémentaire de la masse corporelle. Ils sont souvent appelés éléments minéraux (☞ 19.6.1). Le pour-cent restant est représenté par les éléments-traces qui ne se rencontrent qu'à l'état de traces dans l'organisme humain (pour plus de détails voir le Chapitre 18).

2.2. L'organisation de l'atome

Chaque élément est composé d'un grand nombre de composants identiques, les atomes.
Les **atomes** sont les unités de base de la matière. Par exemple, le charbon pur est composé exclusivement d'atomes de carbone ou bien une bonbonne pleine d'oxygène est composée exclusivement d'atomes d'oxygène.
Chaque atome est composé de deux parties principales : le noyau au centre et les anneaux d'électrons en périphérie.
Le **noyau** est composé des **protons** porteurs d'une charge électrique positive ainsi que de particules de charge neutre qui sont appelés **neutrons**. Comme chaque proton est porteur d'une charge positive, le noyau est chargé positivement.

	Élément chimique (symbole)	% du poids du corps	Fonction biologique
Éléments « clefs » (96%)	Oxygène (O)	65 %	Composant de l'eau et de nombreuses molécules organiques
	Carbone (C)	18,5 %	Composant de toutes les molécules organiques
	Hydrogène (H)	9,5 %	Composant de l'eau et des molécules organiques ; sous forme ionisée (H+) est responsable de l'acidité d'une solution
	Azote (N)	3,2%	Composant de nombreuses molécules organiques (par ex. les protéines et les acides nucléiques)
Éléments minéraux (3%)	Calcium (Ca)	1,5 %	Composant des os et des dents ; participe à la synthèse et à la libération des neurotransmetteurs ; couplage électromécanique : est présent dans toutes les contractions musculaires
	Phosphore (P)	1 %	Composant de nombreuses molécules biologiques tels les acides nucléiques, l'ATP et l'AMP cyclique ; composant des os et des dents
	Potassium (K)	0,4 %	Nécessaire pour la transmission des influx nerveux et pour les contractions musculaires
	Soufre (S)	0,3 %	Composant de nombreuses protéines, en particulier les filaments contractiles des muscles
	Sodium (Na)	0,2 %	Indispensable à la conduction des influx nerveux et des contractions musculaires ; ion principal du secteur extracellulaire qui est essentiel au maintien du bilan liquidien
	Chlore (Cl)	0,2 %	Comme le sodium est essentiel pour le maintien du bilan liquidien entre les cellules
	Magnésium (Mg)	0,1%	Composant de nombreux enzymes
Éléments « traces » (1%)	Chrome (Cr) Iode (I) Fer (Fe) Cobalt (Co) Cuivre (Cu) Fluor (F) Manganèse (Mn) Molybdène (Mo) Sélénium (Se) Zinc (Zn)	Éléments « traces », présents chacun à moins de 0,1 %. Fonctions biologiques ☞ Chapitre 18. Éléments « traces » incertains, par ex : Silicium (Si), Zinc (Sn) Vanadium (V), Nickel (Ni), et Arsenic (As). Ils sont considérés comme des éléments essentiels dans l'alimentation, mais les besoins journaliers chez l'homme, ainsi que les éventuels signes de carence sont inconnus.	

Tableau 2.2 : Les éléments chimiques du corps humain.

Les **électrons** sont des particules chargées négativement qui entourent le noyau et forment le **nuage électronique** de l'atome. Le nombre des électrons chargés négativement correspond toujours au nombre de protons chargés positivement, afin que leurs charges s'équilibrent et que l'ensemble de l'atome soit neutre électriquement.

Qu'est-ce qui différencie l'atome d'un élément de l'atome d'un autre élément ?

La réponse est : le *nombre de protons* dans le noyau et, du fait que chaque atome est globalement neutre au niveau électrique, le *nombre total d'électrons dans le nuage électronique*. Le nombre de protons d'un atome, et par conséquence d'un élément, sera également désigné sous le terme de **numéro d'ordre**, la somme des protons et des neutrons sous le terme **nombre de masse** (la masse des électrons est considérée comme négligeable car elle est des milliers de fois inférieure à celle des protons et des neutrons). Par exemple, l'azote (N) a le numéro d'ordre 7 et le nombre de masse 14 car il existe, dans le noyau, 7 protons à côté de 7 neutrons.

2.3. **La classification périodique des éléments**

Les pionniers de la chimie se sont demandés comment classer de la meilleure manière les éléments. Bien sûr, le numéro d'ordre s'imposait comme critère de classement. Ainsi est née une longue liste ordonnée de 111 éléments.

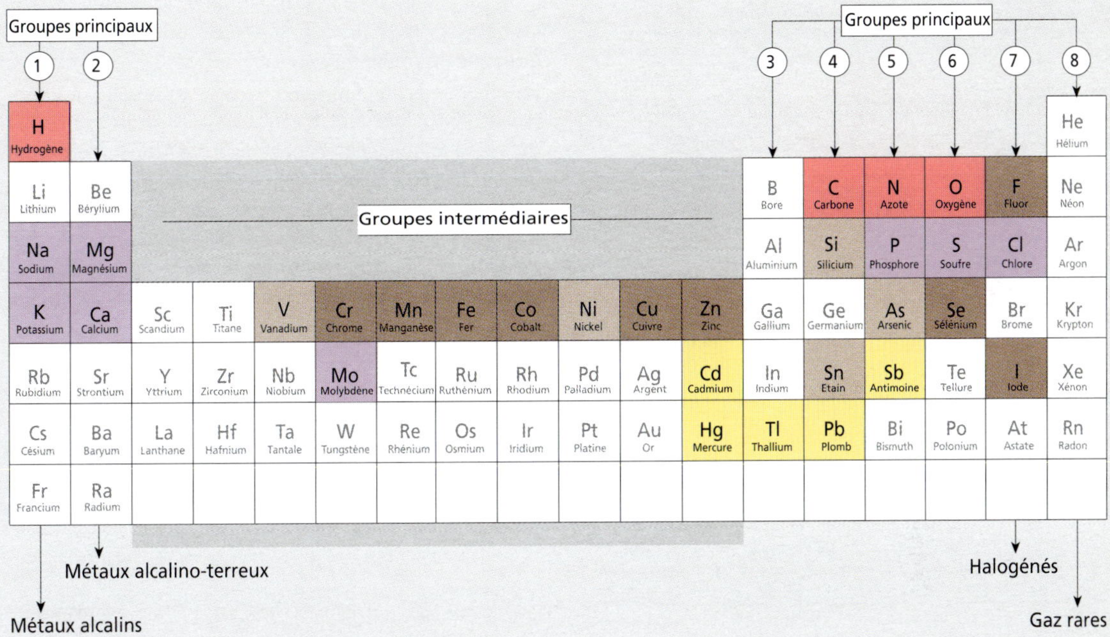

Fig. 2.3 : Tableau de la classification périodique des éléments. Les éléments qui se tiennent sur une ligne horizontale représentent à chaque fois une période. Les éléments qui forment une colonne verticale constituent à chaque fois un groupe principal ou, lorsqu'ils sont situés entre le 2ème et le 3ème groupe principal, un groupe annexe (situés sur un fond grisé). Les autres éléments « clefs » de la vie sont en rouge, les 7 éléments minéraux importants en violet, les éléments « traces » en bleu et quelques éléments toxiques (poisons) importants en jaune.

Les chimistes ont cependant établi, au cours de leurs expériences, que certains éléments particuliers réagissaient de manière semblable. Ils devaient donc posséder des propriétés communes. Il était intéressant de noter que cette similitude apparaissait tout les huit éléments et était donc *périodique*. Les chimistes ont donc placé de manière logique ces éléments *les uns en dessous des autres* au sein de la liste et ont nommé ce classement la **classification périodique des éléments** (☞ Fig. 2.3). Les éléments sont donc répartis dans cette classification de manière suivante :

- Au niveau horizontal, par numéro d'ordre croissant en **périodes**.
- Au niveau vertical, en fonction des analogies chimiques et regroupés en **groupes principaux**. Entre le 2ème et le 3ème groupe principal, se trouvent les éléments des **groupes intermédiaires**.

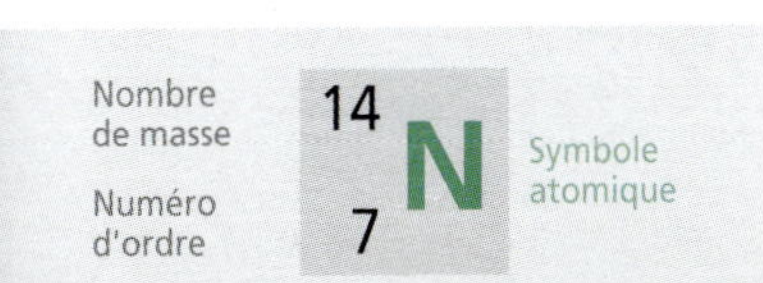

Fig. 2.4 : Symbole atomique, numéro d'ordre et nombre de masse (exemple de l'azote).

Le modèle des anneaux du nuage électronique

Un électron qui évolue autour du noyau de l'atome n'emprunte pas une seule route mais utilise un *espace* beaucoup plus important. La taille de cette espace dépend de l'énergie de l'électron. On modélise cet espace sous la forme d'un **anneau électronique**. Les électrons de même énergie se déplacent donc dans le même anneau électronique.

Les atomes des éléments de la première période (oxygène et hélium) ne possèdent qu'un seul anneau électronique, dans la deuxième période s'ajoute à l'extérieur un plus grand anneau. Dans la troisième période existe un anneau supplémentaire et ainsi de suite. L'anneau le plus extérieur des éléments des groupes principaux ne peut posséder que 8 électrons, au delà un nouvel anneau sera constitué. Cette règle possède une exception : le premier anneau est complètement rempli avec 2 électrons.

Métaux alcalins et métaux alcalino-terreux

L'ordre défini dans la classification périodique des éléments s'organise de telle façon que les éléments avec le même nombre d'électrons se ressemblent fortement au niveau de

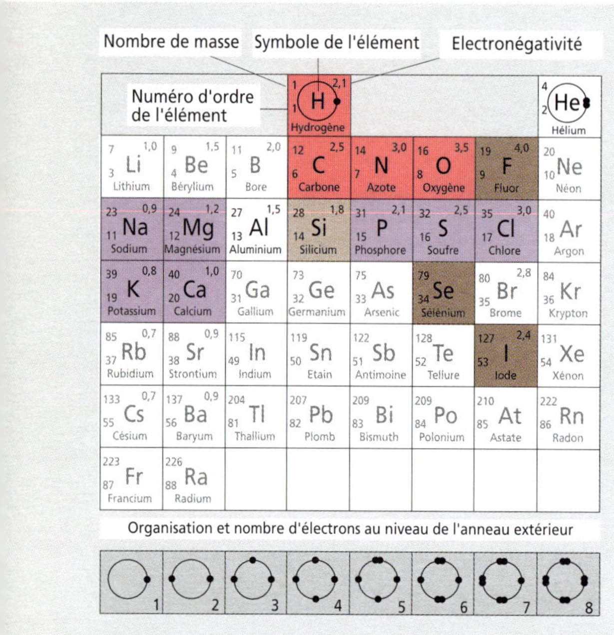

Fig. 2.5 : Les groupes principaux de la classification périodique des éléments. Le nombre identique d'électrons (valence) au niveau de l'anneau extérieur fonde la similitude de comportement chimique. L'oxygène et l'hélium n'appartiennent pas aux éléments des groupes principaux car, chez eux, le premier anneau et l'anneau extérieur se confondent. Ce dernier ne peut contenir que 2 (et non pas 8) électrons.

l'anneau *le plus extérieur* : ainsi se retrouvent dans le premier groupe principal les métaux mous clairs (**métaux alcalins**, dont les principaux sont le *sodium* et le *potassium*). Lorsqu'on les coupe avec un couteau, ces métaux laissent apparaître un brillant métallique sur la surface de section qui se recouvre, en peu de temps, d'une couche grise, conséquence de la réaction avec l'oxygène de l'air. Tous les métaux alcalins possèdent un électron sur leur anneau extérieur.

Les éléments du deuxième groupe possèdent deux électrons sur leur anneau extérieur et sont désignés sous le terme de **métaux alcalino-terreux**. Les principaux éléments de ce groupe sont le *magnésium* et le *calcium* qui, à la différence des métaux alcalins, sont significativement plus durs.

Les éléments du troisième groupe principal possèdent chacun 3 électrons sur leur anneau extérieur et ainsi de suite.

Halogénés et gaz rares

Les éléments du septième groupe principal ont 7 électrons sur leur anneau extérieur. Ces éléments sont appelés **halogénés** car ils se transforment facilement en sels avec des métaux (☞ 2.4.1). Parmi ces derniers on retrouve le *chlore* et le *fluor*.

Les éléments du huitième groupe principal, les **gaz rares**, possèdent huit électrons sur leur anneau extérieur. Un tel anneau, occupé par 8 électrons, représente un état extrêmement stable et particulièrement peu réactif, appelé **configuration des gaz rares**. Pour cette raison, en pratique, les gaz rares ne participent à aucune réaction chimique. De ce fait, ils ne jouent également aucun rôle dans le métabolisme corporel. Des exemples de gaz rares sont l'*hélium* et le *néon*.

Les autres éléments tentent également d'atteindre cet état de stabilité électronique des gaz rares et ce, d'autant plus qu'il en sont proches. Cela se produit quand ils prennent ou qu'ils cèdent un ou plusieurs électrons à d'autres atomes, ou lorsque des électrons sont mis en commun avec d'autres atomes. Le nombre d'électrons sur l'anneau extérieur, et plus particulièrement le

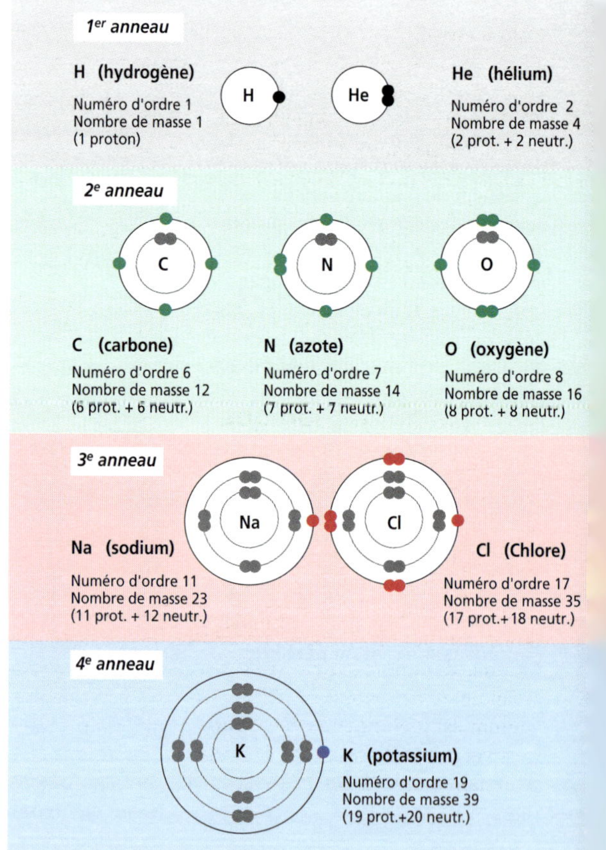

Fig. 2.6 : Représentation des anneaux électroniques de quelques éléments importants. Les électrons sont représentés par paires pour plus de lisibilité.

nombre d'électrons qui manquent pour atteindre une configuration de gaz rare, a de ce fait une énorme importance au niveau des réactions chimiques.

Les éléments comme le *fluor* et l'*oxygène* qui sont situés dans la partie droite de la classification périodique des éléments recherchent facilement à prendre des électrons ; ils sont très *réactifs*. Ils exercent une importante force d'attraction sur les électrons étrangers pour les attirer sur leur anneau électronique extérieur. On appelle cela l'**électronégativité**. Lorsqu'une substance gagne des électrons, le chimiste parlera de **réduction** - lorsqu'elle en perd, on parlera d'**oxydation**.

Les réactions d'oxydation et de réduction sont liées de manière indissociable. A chaque fois qu'une substance est oxydée, une autre doit être réduite.

2.4. Les liaisons chimiques

Comme nous l'avons dit plus haut, chaque atome s'efforce, à partir de la deuxième période, de remplir son anneau extérieur avec 8 électrons. Cette situation peut être atteinte essentiellement par trois mécanismes : premièrement par attraction d'électrons, deuxièmement par cession d'électrons et troisièmement par partage d'électrons avec des atomes de proximité. Dans les trois cas, on aboutit à une **liaison** entre différents atomes. Les **forces de liaison** agissant entre les atomes déterminent la forme que prendra la combinaison chimique. Plus bas sont décrites quelques formes de liaisons chimiques.

2.4.1. La liaison ionique

Le sodium est situé dans le premier groupe principal de la classification des éléments et possède de ce fait un électron sur son anneau électronique extérieur. Le chlore se trouve dans le septième groupe principal et a sept électrons sur son anneau extérieur. Si ces deux éléments réagissent ensemble, il se produit un **transfert d'électrons** du fait de l'importante force d'attraction de l'atome de chlore : l'électron externe du sodium est « capturé » par l'atome de chlore. Dans cette réaction, le sodium est le **donneur d'électrons** et l'atome de chlore le **receveur d'électrons**. Par cette opération les deux partenaires ont atteint l'état de configuration des gaz rares.

- Le chlore possède ainsi 18 électrons au total et seulement 17 protons dans son noyau (numéro d'ordre 17). On obtient ainsi une particule chargée négativement. On écrit $\mathbf{Cl^-}$.

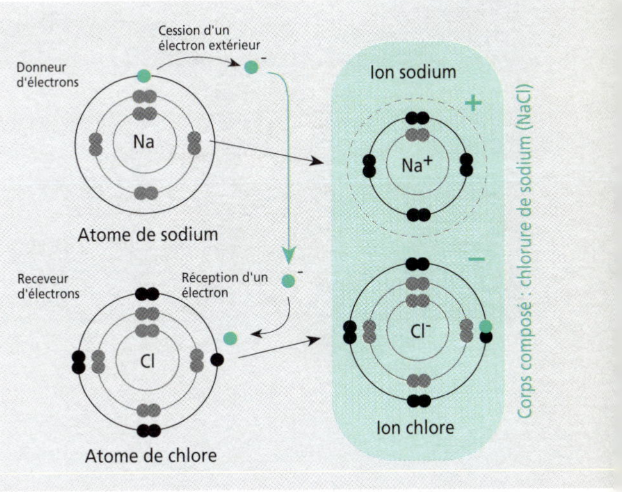

Fig 2.7 : Représentation d'une liaison ionique (exemple de la paire ionique Na^+ - Cl^-). Le sodium donne son électron extérieur au chlore. Ainsi les deux partenaires atteignent la configuration stable des gaz rares.

- Le sodium a perdu dans cette réaction un électron et n'a plus au total que 10 électrons. Son noyau possède 11 protons dans son noyau (numéro d'ordre 11) et on obtient de ce fait une particule chargée positivement $\mathbf{Na^+}$.

D'une manière générale, les particules chargées électriquement sont désignées sous le terme d'**ions**. La liaison qui se crée par attraction électrique entre les ions de charges opposées s'appelle liaison ionique. Lorsque des ions de charges opposées se réunissent par une liaison ionique, ils forment un **sel**. Le chimiste désigne sous le terme de sels les **combinaisons ioniques** formées à l'aide de liaisons ioniques. Une de ces combinaisons est le chlorure de sodium (NaCl) appelé « sel » dans le langage populaire. La figure 2.7. montre en exemple la représentation de la liaison ionique du chlorure de sodium.

Chlorure de sodium sous forme cristallisée

Le chlorure de sodium (Na^+Cl^- ou en abrégé NaCl) est un des composés ioniques les plus courants. Le chlorure de sodium se compose de ions Na^+ et Cl^- dont la constitution se présente sous une forme quantitative stable avec un rapport 1 : 1. Les ions du chlorure de sodium forment, comme la plupart des sels, un *réseau cristallisé* à trois dimensions au sein duquel un ion sodium est entouré de six ions chlore et un ion chlore est entouré de six ions sodium. Ce réseau est neutre électriquement et les ions ne sont pas mobiles car ils sont maintenus au sein du réseau cristallisé.

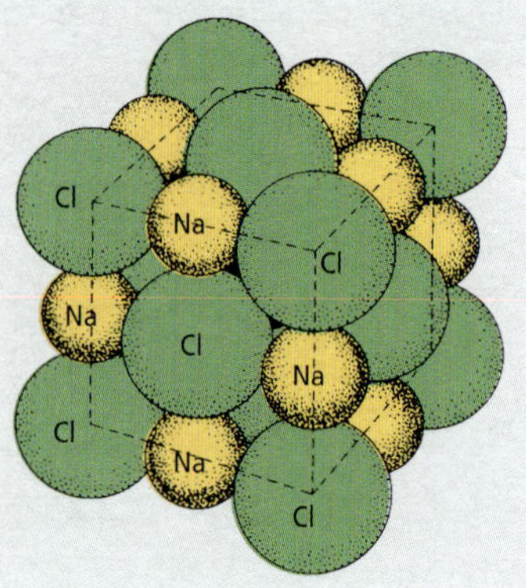

Fig. 2.8 : Le réseau cristallisé de NaCl

Dissolution du cristal dans l'eau

Lorsque l'on dissout un cristal de chlorure de sodium ou un cristal d'un autre sel dans une quantité suffisante d'eau, les molécules d'eau pénètrent dans les espaces du cristal et le détruisent. Les éléments baignent de nouveau sous une forme libre, en tant qu'ion Na^+ et ion Cl^-, dans une solution liquidienne - on parle de **solution d'électrolytes**.

2.4.2. La liaison covalente

Les transferts d'électrons comme dans la liaison ionique ne sont pas possibles entre des éléments, comme par ex. l'hydrogène et le carbone, qui ne présentent qu'une faible différence en terme d'*électronégativité* (☞ 2.3). La même chose est valable lorsque des atomes du même élément se lient entre eux. De ce fait, ils forment une autre liaison, la **liaison covalente**. Cette liaison est également désignée sous les termes de *liaison par paire d'électrons* ou *liaison atomique*. Elles se produit nettement plus souvent dans le corps humain que la liaison ionique et est également notablement plus stable. Dans une liaison covalente, les atomes de chlore, par exemple, se rapprochent tellement qu'ils peuvent mettre en commun un électron. Ainsi se forme la **paire d'électrons**. Un état stable est réalisé de cette manière où chaque atome de chlore possède huit électrons sur son anneau extérieur.

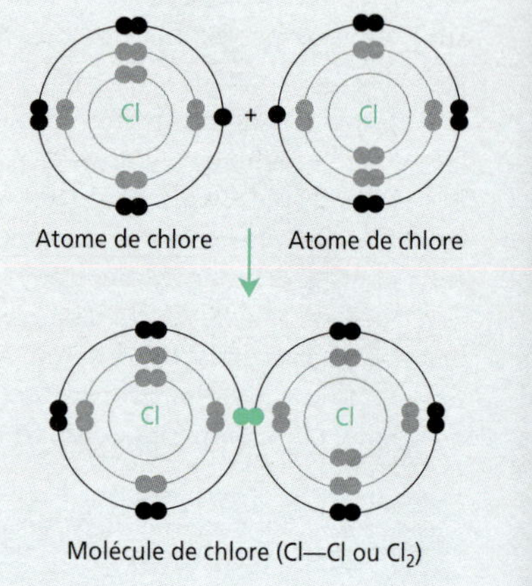

Fig 2.10 : Liaison covalente de deux atomes de chlore.

La particule Cl-Cl ou Cl_2 s'appelle molécule de chlore (☞ Fig. 2.10).

La formation de la *molécule d'oxygène* se passe de la même manière : l'oxygène se situe dans le sixième groupe principal et possède six électrons sur son anneau extérieur. Pour obtenir la configuration stable des gaz rares, il manque à chaque atome d'oxygène deux électrons. Pour cette raison deux électrons, et non un seul, seront mis en commun pour chaque atome d'oxygène.

Comme deux paires d'électrons seront mises en commun par les deux partenaires, on parlera d'une **double liaison** (O = O ou O_2). La liaison de la molécule d'azote se forme de façon analogue, si ce n'est que dans ce cas on doit former une **triple liaison** (trois paires d'électrons communes, ☞ Fig. 2.9 en bas).

La molécule d'hydrogène

La molécule d'hydrogène (H-H ou H_2) se forme de la même façon que dans les exemples donnés jusqu'à présent. Il faut simplement remarquer que dans ce cas, l'anneau extérieur est identique au premier anneau électronique. Celui-ci ne peut donc accepter que deux électrons au

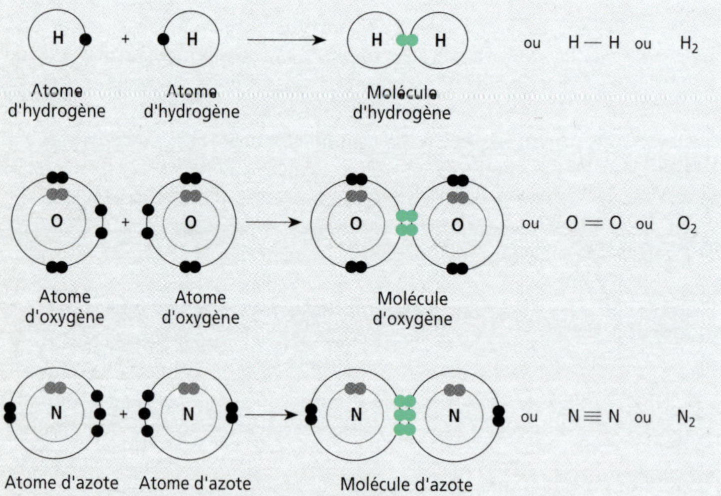

Fig 2.9 : Les atomes d'hydrogène, d'oxygène ou d'azote forment entre eux des liaisons covalentes. Les molécules ainsi formées sont plus stables que les atomes isolés. Elles sont désignées sous le nom de radicaux libres et peuvent être toxiques pour l'organisme en réagissant avec des molécules essentielles à la vie, dont elles modifient les caractères.

lieu de huit, de ce fait, l'hydrogène atteint la configuration stable des gaz rares avec seulement deux électrons sur son anneau. Comme l'hydrogène est composé uniquement d'un proton et d'un électron, il est possible de n'utiliser qu'une seule paire d'électrons commune entre deux atomes d'hydrogène pour la formation de la molécule d'hydrogène.

La molécule d'air

L'air est un mélange de gaz composé d'environ 80 % d'azote et de 20 % d'oxygène. Ces deux composants ne se présentent pas sous la forme atomique mais pratiquement en totalité sous la forme moléculaire stable (O_2 et N_2).

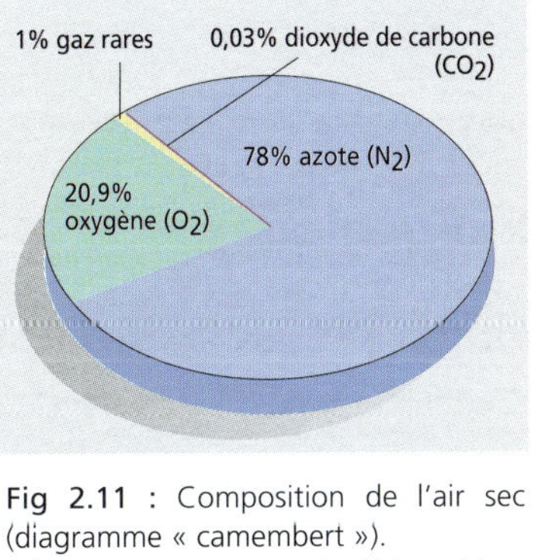

Fig 2.11 : Composition de l'air sec (diagramme « camembert »).
A la température normale, l'air ambiant contient en plus 1-2 % de vapeur d'eau, de l'ozone et des poussières.

La liaison chimique

Les liaisons covalentes n'existent pas seulement entre deux atomes similaires d'un même élément, mais peuvent se mettre en place entre de nombreux atomes différents, quels qu'ils soient. Par exemple, la molécule de méthane est formée de quatre atomes d'hydrogène et d'un atome de carbone, avec la création de quatre liaisons par paires d'électrons (CH_4). Les molécules qui sont composées d'atomes de différents éléments sont appelés **composants chimiques**.

2.4.3. **Autres formes de liaisons**

A côté des liaisons ioniques et covalentes existent encore de nombreux types (complexes) de liaison qui sont moins importants pour la compréhension du métabolisme.

Les **ponts hydrogène** sont cependant d'une importance particulière pour l'organisme. En réalité, il ne s'agit pas de véritables liaisons mais elles sont souvent désignées sous le terme de *liaisons* par ponts hydrogène.

De nombreuses molécules sont souvent neutres au niveau électrique de l'extérieur car elles contiennent le même nombre de protons et d'électrons. Cependant, il existe souvent à l'intérieur de la molécule des endroits où il existe de faibles charges positives ou négatives du fait de l'existence de nombreuses forces d'attractions différentes des éléments sur les électrons (*électronégativité*). A travers ces « mini-charges » vont s'exercer de véritables forces qui sont certes faibles par rapport à celles d'une liaison ionique (5 à 10 % d'une liaison ionique), mais qui maintiennent fortement la stabilité de la molécule du fait de leur grand nombre. Les ponts hydrogène contribuent par exemple à la stabilisation des molécules d'albumine et d'acides nucléiques (☞ 2.8.4).

2.5 **Les réactions chimiques**

Il se produit lors des réactions chimiques rien de plus que la formation de nouvelles liaisons entre les atomes ou bien, au contraire, la rupture de liaisons chimiques préexistantes. De telles réactions ont lieu

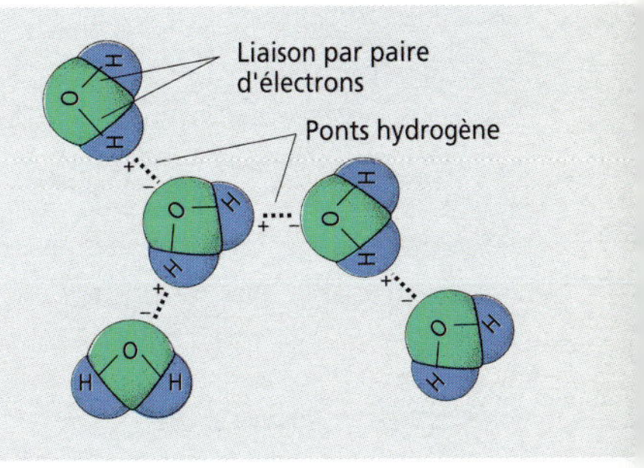

Fig. 2.12 : Cinq molécules d'eau réunies par des ponts hydrogène.

grosso modo en permanence dans chaque cellule humaine. Ce n'est qu'avec l'aide de réactions chimiques qu'il est possible que l'organisme se développe et construise de nouveaux tissus. De la même manière, toutes les fonctions du corps, comme par ex. la contraction d'un muscle, la vue ou l'audition, nécessitent la mise en œuvre en permanence de nombreuses réactions chimiques.

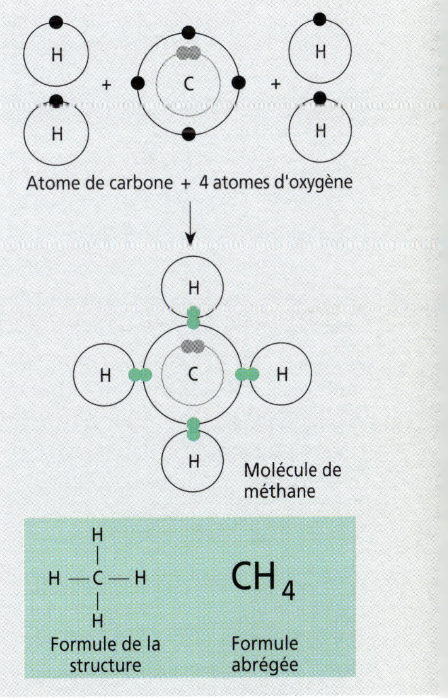

Fig. 2.13 : CH_4 (méthane) : liaison covalente de quatre atomes d'hydrogène avec un atome de carbone.

Rien ne se perd au cours d'une réaction chimique, de ce fait, le nombre total d'atomes reste constamment le même. Seules les liaisons entre les atomes changent, entraînant la formation de nouvelles molécules avec des propriétés différentes.

Réactions d'anabolisme

Lorsque plusieurs atomes, ions ou molécules se réunissent pour former une unité plus importante, on utilise le terme de **réaction d'anabolisme**. Un exemple simple est la formation de l'ammoniaque (NH_3) à partir d'un atome d'azote (N) et de trois atomes d'hydrogène (H) :

$$N + 3\,H \rightarrow NH_3$$

Lors d'une réaction anabolique se produit donc la **synthèse** (*néoformation*) d'un nouveau composé, en particulier d'une nouvelle molécule. Un exemple d'une telle réaction anabolique au niveau de l'organisme humain est la synthèse des protéines : ce sont des molécules géantes (*macromolécules*) qui sont formées par la réunion de nombreuses molécules de plus petite taille.

Réactions de catabolisme

Les **réactions de catabolisme** sont le contraire des précédentes. Ici, il ne s'agit pas de créer de nouvelles liaisons mais d'en détruire des existantes. Nous pouvons reprendre comme exemple la réaction de synthèse de l'ammoniaque que nous avons vue plus haut et qui peut s'inverser dans certaines conditions :

$$NH_3 \rightarrow N + 3\,H$$

Dans l'organisme humain les réactions cataboliques jouent un grand rôle, en particulier au niveau de la digestion, car la plupart des énormes molécules des produits alimentaires (lipides, protides et hydrates de carbone) ne pourront passer dans le sang à travers la muqueuse digestive qu'après leur segmentation en petits morceaux.

Stockage d'énergie avec l'ATP

Les **réactions anaboliques** sont habituellement dépendantes d'un approvisionnement en énergie qui sera fournie par les « piles cellulaires » d'**ATP** (adénosine triphosphate). A l'inverse, lors des **réactions cataboliques**, les liaisons existantes seront rompues en libérant de l'énergie qui servira en général à la régénération de l'ATP utilisé. Le degré d'efficacité de cette transformation d'énergie n'est pas de 100 % et il existe comme produit secondaire, une libération de chaleur.

> Tous les processus de croissance du corps humain s'accomplissent en général par le biais de réactions anaboliques et nécessitent de ce fait de l'énergie. Cette énergie provient de la destruction des molécules alimentaires, en d'autres termes, de l'énergie sera libérée lors des réactions de catabolisme.

2.6 Composés chimiques, bases de tous les processus vitaux

La plupart des éléments chimiques ne se présentent pas dans l'organisme sous la forme d'atomes mais sous la forme de composés. Ces composés chimiques peuvent être divisés en deux groupes principaux :

- les composés organiques,
- les composés inorganiques.

On entend principalement sous le terme de **composés organiques** ceux qui sont formés d'*atomes de carbone* et d'*atomes d'hydrogène* et qui sont majoritairement liés entre eux par des *liaisons covalentes* (☞ 2.4.2). Toutes les molécules clefs de la vie comme les hydrates de carbone, les lipides, les protéines et les composants de nos gènes, les acides nucléiques (☞ 2.8.4), appartiennent à cette classe des composés organiques.

Les **composés inorganiques** se distinguent par le fait qu'ils ne contiennent habituellement pas de *carbone*. Parmi ces composés inorganiques on retrouve de nombreux sels, acides, bases, l'eau et, en tant qu'exceptions, les composés carboniques que sont le dioxyde de carbone (CO_2) et monoxyde de carbone (CO).

> Tant les composés organiques que les composés inorganiques sont essentiels pour les fonctions de transformation de la matière.

2.7. Composés inorganiques

2.7.1 L'eau

Les cellules du corps sont composées d'environ 60 % d'eau (**eau intracellulaire**). Le liquide qui entoure les cellules (**eau extracellulaire**) contient même plus de 90 % d'eau. Par ailleurs toutes les réactions chimiques et, de ce fait, tous les processus vitaux de l'organisme se déroulent dans un **milieu aqueux**.
Pour cela, l'eau est un **produit de dilution** adapté. Les substances importantes pour la vie comme les molécules d'oxygène ou les molécules alimentaires peuvent atteindre toutes les cellules à travers l'eau extracellulaire et être utilisées par ces dernières. Par ailleurs, les produits de dégradation, comme le dioxyde de carbone peuvent être éliminés en sens inverse et finalement quitter l'organisme par les poumons. Lors des réactions chimiques, l'eau per-

met principalement le rapprochement les unes des autres des molécules séparées.

Approche chimique de l'eau

L'eau est composé d'un atome d'oxygène et de deux atomes d'hydrogène qui sont reliés par des liaisons covalentes légèrement coudées (☞ Fig. 2.12).

Fonctions de l'eau dans l'organisme

A côté de ses missions de solution de dilution et de partenaire de nombreuses réactions, l'eau possède encore de nombreuses fonctions dans l'organisme :

- L'eau *isole* - elle n'absorbe la chaleur que relativement lentement et la restitue également lentement.
- L'eau est un composant essentiel des tissus muqueux et sert ainsi de *lubrifiant*.

2.7.2 **Acides et bases**

Quand les sels, comme par ex. le chlorure de sodium (☞ 2.4.1), sont dissous dans l'eau, ils sont désintégrés, ce qui signifie que les ions liés dans la structure cristallisée se séparent les uns des autres et se retrouvent libres de leurs mouvements :

- Pour l'hydrogène chloré (HCl) par ex., les ions H^+ (ions hydrogène) sont libres ; l'eau devient « *acide* » et il se forme de l'*acide chlorhydrique*.
- Pour l'hydroxyde de sodium (NaOH), ce sont les ions hydroxyde qui sont libres (OH^-) ; l'eau devient *basique* et il se forme de la *soude caustique*.

Cette étape sera désignée sous le terme de **dissociation**. Lors de la dissociation des acides, il se forme des substances par liaison avec les ions H^+ qui peuvent ainsi être éliminées de la solution.

> On appelle **acides** des composés chimiques qui peu vent céder des ions H^+ et **bases**, ceux qui peuvent accepter des ions H^+.

Plus la quantité d'ions H^+ est importante dans une solution, plus celle-ci est **acide**. Moins il existe d'ions H^+ dans une solution, plus celle-ci est **basique** (*alcaline*). On parle de **degré d'acidité** et de **degré d'alcalinité** pour définir les propriétés d'une solution.

2.7.3 **Le pH**

L'acidité ou l'alcalinité d'une solution (électrolytique mais également le sang ou l'urine) peut se mesurer très précisément en laboratoire. L'unité de mesure est le **pH**. L'échelle permet les distinctions suivantes :

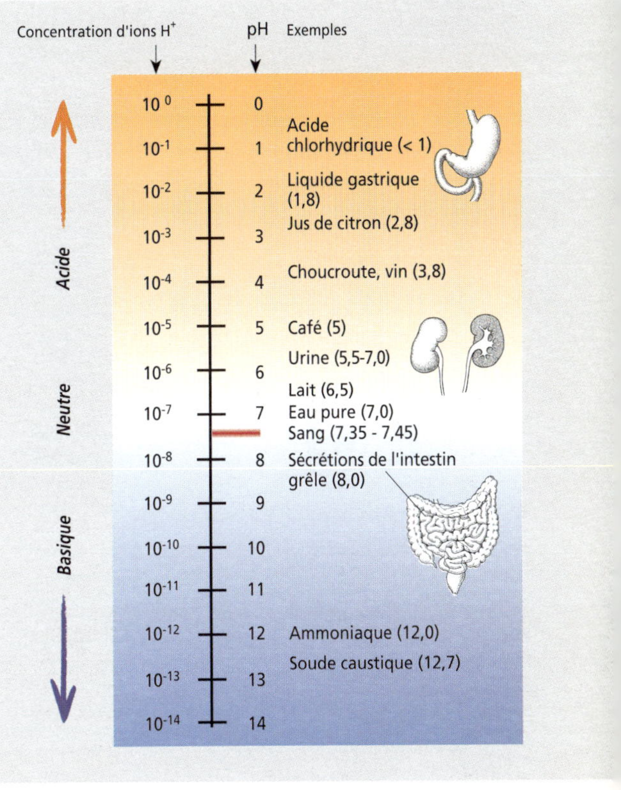

Fig. 2.14 : Niveaux de pH de liquides courants

- Les solutions acides ont un pH < 7.
- Les solutions neutres (par ex. de l'eau pure) ont un pH de 7.
- Les solutions alcalines ont un pH > 7.

Le pH est d'autant plus bas que la solution est plus acide.

2.7.4 **Les tampons**

Bien que les taux de pH des différents liquides organiques puissent présenter de grandes différences, le pH de la plupart des liquides corporels sera maintenu constant. C'est là qu'interviennent ce qu'on appelle les **tampons**. Ce sont des substances qui peuvent fixer les ions H^+ excédentaires ou les libérer dans un milieu basique. Ils tamponnent (« amortissent ») les oscillations du pH.

Le tampon acide carbonique - bicarbonate

Le système tampon le plus important au niveau clinique est le **système acide carbonique - bicarbonate**

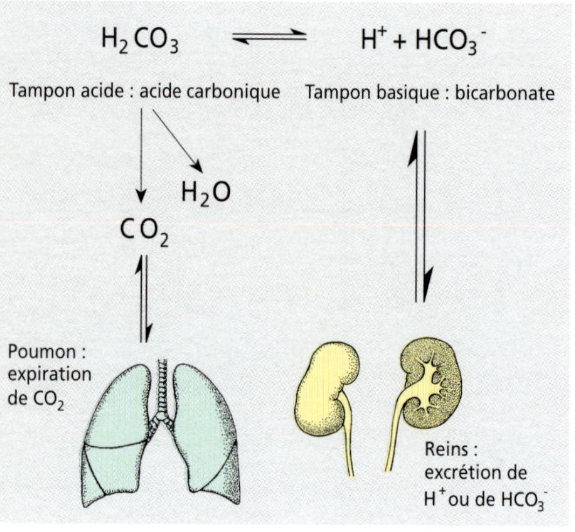

Fig 2.15 : Système tampon acide carbonique - bicarbonate indispensable pour l'organisme.

(☞ Fig 2.15) : comme tout système tampon, il élimine les ions H^+ et OH^-. Par ailleurs, il possède l'avantage décisif d'être formé de deux composants tampons qui fonctionneront de manière indissociable :

- H_2CO_3 (acide carbonique = acide tampon) et
- HCO_3^- (bicarbonate = base tampon).

De ce fait, l'organisme est en capacité de réagir très vite, aussi bien en situation de surcharge acide (**acidose**), que de surcharge en bases (**alcalose**). Cela fonctionne de la manière suivante :

En cas d'acidose, il se forme à partir de la base tampon (HCO_3^-) de l'acide carbonique (H_2CO_3). Ce dernier se dissocie en H_2O et en CO_2 qui sera relargué rapidement par les poumons. De cette manière les « valences acides » seront éliminées du corps. A l'inverse, en cas d'alcalose, le rejet de CO_2 par les poumons sera réduit par une diminution de la respiration. L'acide tampon H_2CO_3 largue des ions H^+. Par ailleurs, les reins peuvent réguler l'élimination - beaucoup plus lentement - aussi bien des ions H^+ que HCO_3^-.

Autres systèmes tampons

Il existe, à côté du tampon acide carbonique - bicarbonate, deux autres systèmes tampons pour maintenir le niveau de pH :

- Tampon protéine. L'hémoglobine (☞ 14.2.2) dans les érythrocytes ainsi que les protéines du plasma appartiennent à ce système.
- Tampon phosphate. Ses composants tampons sont les phosphates inorganiques.

2.8 Composés organiques

2.8.1 Les hydrates de carbone

Les hydrates de carbone jouent un rôle central sur notre planète. Ils sont formés en quantité gigantesque par les plantes vertes, au moyen de la **photosynthèse,** à partir du dioxyde de carbone et de l'eau avec l'aide de la lumière du soleil. L'*énergie solaire* sera stockée sous forme d'*énergie chimique* dans les hydrates de carbone et est utilisable ainsi par chaque être vivant.

Les hydrates de carbone sont formés de carbone, d'hydrogène et d'oxygène.

Dans les organismes humains, les hydrates de carbone assurent le rôle de source d'énergie rapidement disponible la plus importante. Ils sont répartis en trois groupes différents en fonction de leur taille :

- Monosaccharides,
- Disaccharides et
- Polysaccharides.

Monosaccharides

Les **monosaccharides** (*mono* = un ; *saccharide* = sucre) sont des **molécules simples de sucre** dont l'armature de carbone forme un penta- ou un hexagone (☞ Fig. 2.16). Le plus important des sucres simples de l'organisme est le **glucose** (sucre du raisin). Il est formé de 6 atomes de carbone, 12 d'hydrogène et 6 d'oxygène, et sa formule abrégée est donc $C_6H_{12}O_6$. Le glucose peut être utilisé

Fig 2.16 : La formation du disaccharide saccharose à partir des monosaccharides fructose et glucose.

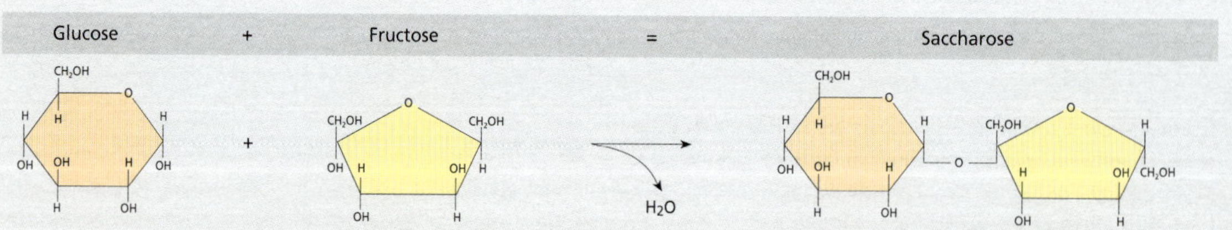

comme source d'énergie par la plupart des cellules. Les autres monosaccharides les plus courants sont le **fructose** (sucre des fruits) et le **galactose**.

Le glucose est la principale source d'énergie du corps humain.

Les disaccharides

Lorsque deux sucres simples réagissent ensemble, on obtient un **disaccharide**. La figure 2.16 montre que lors de la synthèse du disaccharide *saccharose* une molécule d'eau est rejetée. De telles réactions d'association, au cours desquelles une molécule d'eau est libérée, sont également appelées des **réactions de condensation**. Le **saccharose** (*sucre de canne* ou *de betterave*) est formé à partir du glucose et du fructose, le **lactose** (*sucre du lait*) à partir du glucose et du galactose.
A l'inverse, les saccharides peuvent être de nouveau transformés en sucres simples. A cette occasion, cependant, aucune molécule d'eau ne sera libérée mais, au contraire, une molécule d'eau sera utilisée.

Les polysaccharides

De nombreux disaccharides peuvent, par liaisons successives avec d'autres sucres simples, évoluer vers la structure des **polysaccharides** qui se transforment en molécules géantes (macromolécules).
Un bon exemple est l'**amidon** : il représente la forme sous laquelle les plantes stockent le glucose obtenu par la photosynthèse. Les pommes de terre, le maïs et le blé contiennent beaucoup d'amidon.
Si l'homme absorbe un repas contenant de l'amidon, ce dernier sera brisé en de nombreux petits morceaux dans le tube digestif. Ainsi on obtient principalement du glucose et du maltose qui pourront tous les deux être absorbés par le sang.

Métabolisme des hydrates de carbone

Pendant la digestion, les polysaccharides et les disaccharides seront transformés en monosaccharides de glucose, fructose et galactose (☞ 18.7.2). Après absorption dans l'intestin grêle, ces derniers parviennent directement au foie où le fructose et le galactose sont transformés de la même manière en glucose. Le foie est le *seul* organe qui possède les enzymes nécessaires pour accomplir cette transformation. La voie de transformation ultérieure des hydrates de carbone correspond ensuite à celle du glucose.
Le glucose sera utilisé de préférence par la plupart des cellules du corps humain comme *matière première pour la production d'énergie*. En cas de besoin d'énergie, le glucose présent dans les cellules sera oxydé (“ brûlé ”).

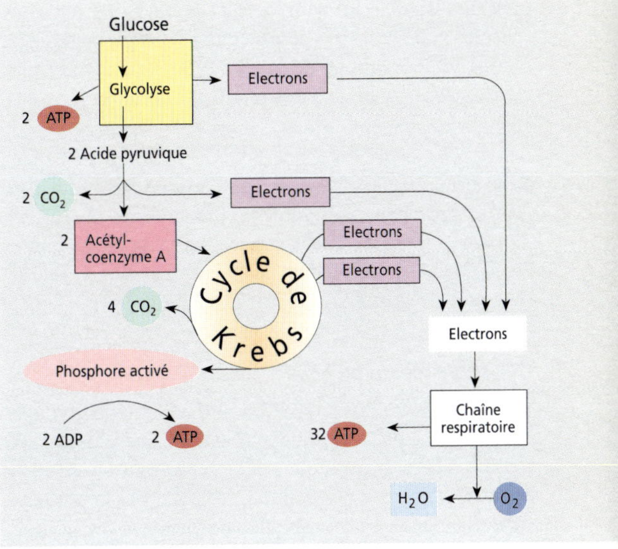

Fig. 2.17 : Représentation schématique des quatre phases de production d'énergie à partir du glucose.

L'énergie ainsi gagnée sera stockée en attente en petites unités que sont les molécules d'*adénosine triphosphate* (**ATP**) (☞ 2.8.5).

Les étapes de la respiration cellulaire

Le processus de combustion, également appelé **respiration cellulaire**, se décompose en quatre étapes :

- La **glycolyse** : une molécule de glucose produit deux molécules d'acide pyruvique et deux molécules d'ATP.
- La **transformation de l'acide pyruvique en acétyl-coenzyme A** : il s'agit d'une réaction de préparation pour le cycle de Krebs qui suit, pendant laquelle, entre autre, l'acide pyruvique passera dans la mitochondrie.
- Le **cycle de Krebs** : il s'agit d'une série de réactions qui se produisent dans la mitochondrie (☞ Fig. 3.9) qui est la “centrale de production d'énergie de la cellule”. Dans le cycle de Krebs seront produit un coenzyme réduit, qui sera utilisé dans la chaîne respiratoire, et un phosphore activé.
- La **chaîne respiratoire** : la chaîne respiratoire, qui se déroule également dans la mitochondrie, apporte les électrons qui ont été produits lors des deux réactions précédentes à l'oxygène. Ainsi est produite de l'eau et une grosse quantité d'énergie qui sera utilisée pour la régénération de l'ATP.

Le glycogène

Si la quantité de glucose dans la cellule est déjà suffisante et que la demande d'énergie est faible, le glucose peut être stocké aussi bien dans le foie que dans les muscles sous la forme de glycogène. Le **glycogène** est chimiquement proche de la forme de stockage du glucose existant au niveau des plantes, l'*amidon*.

Mais le stockage du glucose sous la forme de glycogène n'est possible qu'à une échelle réduite. Si, cependant, de nouveaux hydrates de carbone sont absorbés (par ex. par consommation permanente de sucreries), alors le glucose en excès sera transformé en graisse et stocké dans le foie ou dans les tissus adipeux. L'individu concerné grossira et le foie deviendra *gras*.

L'anabolisme du glucose

Un adulte peut stocker environ 300 à 500 g de glycogène au total, à partir desquels un gain d'énergie de 1200 à 1500 kcal est possible. Cela représente environ la quantité d'énergie qui peut être atteinte par la consommation de deux à trois tablettes de chocolat. En comparaison avec les gros stocks de graisse dispersés dans l'organisme, cette réserve de glucose est faible.

L'absorption de glucose par la cellule ainsi que le transfert du glucose vers une forme de stockage, le glycogène, est médiée par l'hormone *insuline* (☞ 18.11).

La néoglucogénèse

Avec la **néoglucogénèse** le corps commence à utiliser des lipides et des protéines pour pouvoir obtenir du glucose par diverses étapes de dégradation. La néoglucogénèse se déroule pour environ 90 % dans le foie et pour 10 % dans le cortex rénal.

On peut représenter la néoglucogénèse pendant laquelle, en différentes étapes, le glucose est *de nouveau* synthétisé, comme le processus inverse de la *glycolyse* (☞ 2.8.1).

2.8.2 **Graisses et substances grasses**

A côté du glucose, les graisses (*lipides*) et leurs produits de dégradation sont les principales sources d'énergie pour les cellules. Les graisses contiennent plus de deux fois plus d'énergie que les hydrates de carbone (9,3 kcal/g contre 4,1 kcal/g) ; cette énergie n'est pas aussi facilement disponible qu'avec les hydrates de carbone car les acides gras sont difficile à détruire.

Dans la nature, on distingue les graisses *animales* et les graisses *végétales* :

- Les *graisses animales* sont par exemple le saindoux, la crème et le beurre. Par ailleurs, les produits carnés et la charcuterie contiennent de 5 à 45 % de gras "caché".

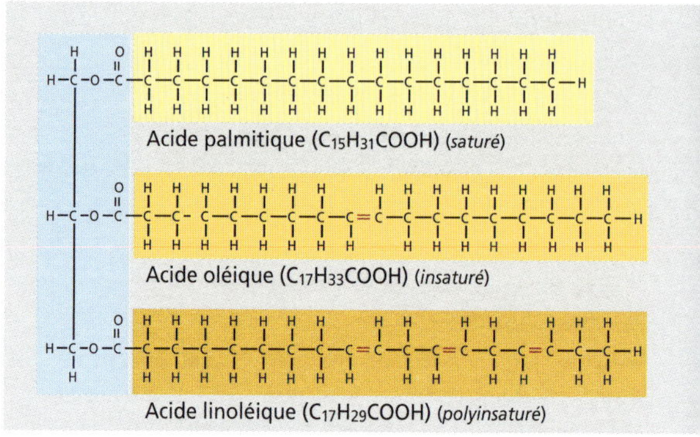

Fig. 2.18 : Un triglycéride existe lorsque les trois liaisons de la glycérine sont occupés par un acide gras. Elles peuvent l'être par trois acides gras identiques ou, comme sur le dessin, par trois acides gras différents.

- Les graisses végétales sont l'huile d'olive, de tournesol, de coco ou de germe de blé.

A la température ambiante, les graisses se présentent sous forme liquide ou solide. Les graisses liquides prennent l'appellation **d'huiles (alimentaires)**.

Les graisses neutres (triglycérides)

Le groupe le plus important des graisses naturelles habituelles sont des mélanges de **triglycérides** que l'on appelle aussi *graisse neutre*. Chaque triglycéride est composé d'*une* molécule de **glycérine** et de *trois* molécules d'**acides gras**. Les acides gras sont de longues chaînes de carbone et d'hydrogène avec en général 16 ou 18 atomes de carbone. Un exemple d'un tel acide gras est l'***acide palmitique***. Selon que la chaîne de carbone de l'acide gras contient ou ne contient pas des doubles liaisons, on distingue :

- Les **acides gras saturés** : ils comprennent uniquement des liaisons simples.
- Les **acides gras insaturés** : ils comprennent une double liaison.

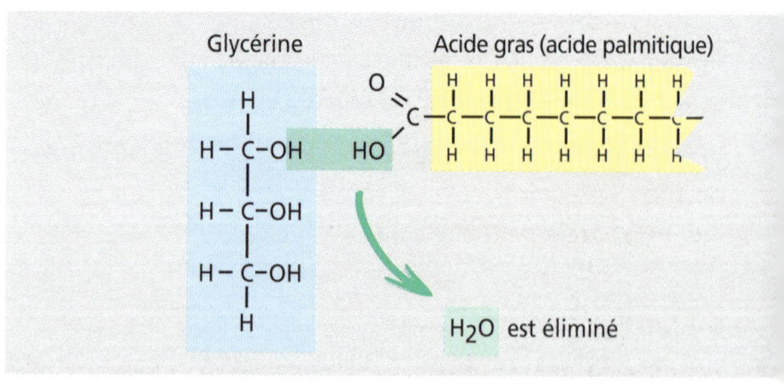

Fig. 2.19 : Liaison d'un acide gras avec la glycérine par élimination d'H_2O (réaction de condensation).

- Les **acides gras polyinsaturés** : avec deux, trois ou plus de doubles liaisons.

Les acides gras peuvent être apportés par l'alimentation mais peuvent aussi être élaborés par les cellules, avec cependant la possibilité de l'insertion d'une *unique* double liaison.

Acides gras polyinsaturés

Les acides gras possédant plus d'une double liaison, comme par ex. *l'acide linoléique, l'acide linolénique et l'acide arachidonique*, ne peuvent être fabriqués par le corps humain et sont, de ce fait, appelés **acides gras essentiels**; ils doivent être apportés par l'alimentation. Les acides gras essentiels, donc les acides gras polyinsaturés, sont essentiels pour la vie de l'homme car ils sont indispensables, comme produits de base, pour la synthèse de plusieurs tissus humains. Dans les huiles *végétales* (huile de tournesol, huile de soja, huile de lin), mais également dans les huiles de poissons, ces acides gras polyinsaturés se retrouvent avec des concentrations beaucoup plus élevées que dans les graisses *animales*.

La fonction des triglycérides

Les **triglycérides** sont, par ordre d'importance, la deuxième matière première pour la production d'énergie après les hydrates de carbone. L'intérêt biologique du stockage de graisses provient du fait qu'elles constituent une grosse *réserve d'énergie* à utiliser en cas de "pénurie". Par ailleurs les tissus adipeux, en particulier le tissu sous-cutané, ont des *fonctions d'isolation* et de *protection*. Le devenir des graisses de l'organisme dépend (comme celui des hydrates de carbone) des besoins d'énergie du corps.

Les autres lipides

Les **lipides** (graisses et substances grasses) ne se limitent pas seulement aux graisses neutres que nous avons déjà décrites, mais comprennent encore d'autres substances qui possèdent ensemble les propriétés suivantes :

- Mauvaise solubilité dans l'eau,
- Bonne dissolubilité dans des solutions non polarisées comme le chloroforme ou l'éther.

Les deux principaux membres de ce groupe sont d'une part le *cholestérol* et d'autre part ceux que l'on appelle les *phospholipides*.

Cholestérol

Le **cholestérol** est une des substances importantes de l'organisme qui, pour une part, peut être synthétisé par l'organisme et, pour une autre part, peut être apporté

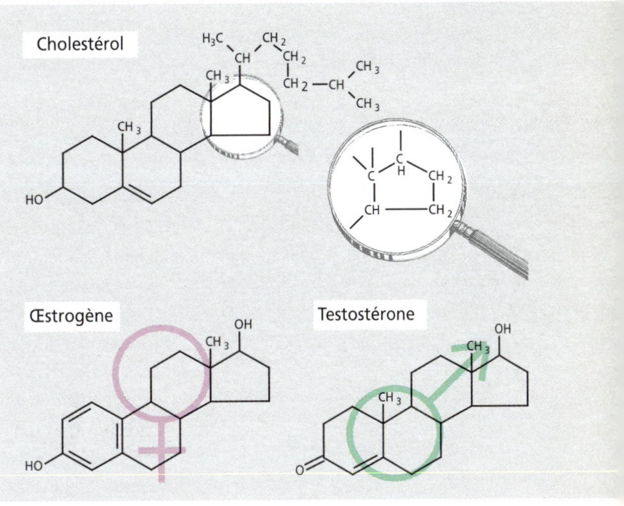

Fig. 2.20 : Cholestérol et deux de ses dérivés, les hormones stéroïdiennes, l'œstrogène et la testostérone.

par les aliments d'origine animale. On n'en trouve pas dans les plantes.

Le cholestérol est un :

- composant essentiel des membranes cellulaires (☞ 3.2),
- précurseur des hormones stéroïdiennes (☞ Tableau 13.3),
- précurseur des acides biliaires (☞ 18.6.4).

Idéalement il devrait exister un équilibre entre le cholestérol absorbé et le cholestérol produit par l'organisme. Mais si cette régulation ne fonctionne pas, on observe des concentrations élevées de cholestérol dans le sérum. Cette situation entraîne un risque plus élevé d'apparition précoce d'une **artériosclérose** (" calcification des vaisseaux"). Cette situation augmente le risque d'infarctus ou d'accident vasculaire cérébral.

Phospholipides

Les **phospholipides** sont élaborés de la même manière que les graisses neutres (triglycérides) mais il n'existe que deux acides gras reliés à la glycérine. Le plus connu des phospholipides est la *lécithine*. Le principal rôle des phospholipides réside dans la construction des membranes cellulaires (☞ Fig.3.2).

2.8.3 Protéines

"Tout ce que l'homme est, il l'est grâce à ses protéines". Cette phrase générale et un peu simplificatrice souligne le fait que les protéines sont d'une importance primordiale, aussi bien pour la *structuration* que pour le *fonctionnement* de l'homme. La **forme humaine** dépend principalement des protéines car elles sont les

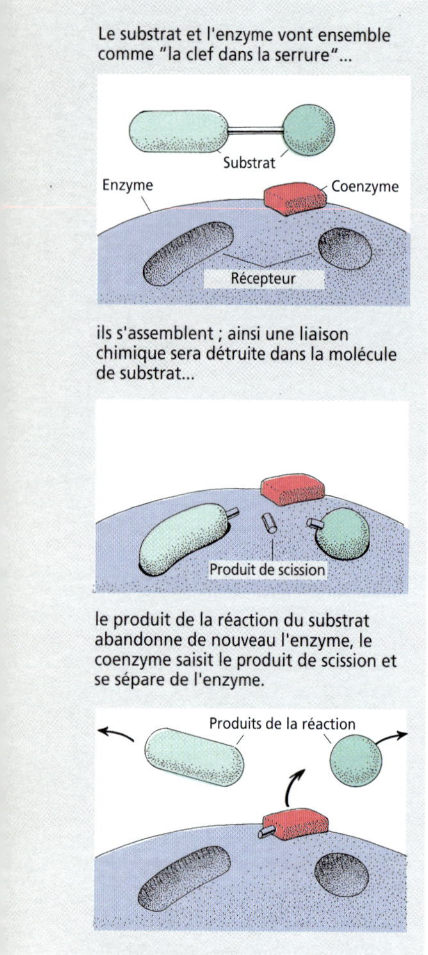

Fig 2.21 : Représentation des étapes de la scission d'un substrat au moyen d'un enzyme (ainsi nomme-t-on les substances chimiques qui sont recomposées par un enzyme) avec la participation d'un coenzyme. La nouvelle molécule formée, le produit de la réaction, s'éloigne ensuite de la surface de l'enzyme et l'enzyme inchangé peut de nouveau se lier avec une nouvelle molécule de substrat.

composants essentiels de presque tous les organes. Ainsi les protéines, en tant que composants essentiels des muscles, sont responsables de la mobilité de l'homme. Les protéines forment les « portes » de toutes les membranes cellulaires et protègent la spécificité de la cellule en contrôlant l'entrée et la sortie des substances.

Les enzymes

Par ailleurs, il existe des protéines qui sont d'une importance particulière pour le **fonctionnement** de l'organisme. Si nous observons des réactions chimiques dans des éprouvettes, nous constatons que ces dernières sont accélérées de manière considérable, et ne sont même possible que par l'apport de chaleur. Ainsi l'organisme humain est piloté, afin de maintenir la vie, par des réactions chimiques précisément organisées sans que ces millions de réactions ne soient déclenchées par l'apport de chaleur - le corps ne supporte aucune modifications importante de température.

C'est la raison pour laquelle le métabolisme *catalyse* ses réactions, ce qui signifie qu'il multiple, par mille jusqu'à des centaines de mille, des réactions chimiques déterminées par l'apport de substances facilitantes. Ces substances indispensables à la vie s'appellent les **enzymes** (*biocatalyseurs*). Ce sont des éléments essentiels de la machinerie qui produit les structures biologiques complexes à partir de composés chimiques simples et assure leur fonctionnement organisé.

Pour que les enzymes puissent remplir leur fonction, la plupart d'entre eux sont guidés par un « aide » que l'on appelle le **coenzyme**. Ce dernier est nécessaire car l'enzyme *ne prend pas part* lui-même à la réaction chimique mais ne sert qu'à réunir de manière adéquate les différents participants. Il n'y a que le *coenzyme* qui sera modifié lors de la réaction enzymatique pendant laquelle, soit il accueille des électrons ou bien un atome libérés par le substrat, soit il tient ces derniers à disposition du substrat.

Les coenzymes sont la plupart du temps des molécules organiques de structure très compliquée et, à l'inverse des enzymes, *ne sont pas* des protéines. Les coenzymes sont souvent dérivés des vitamines (☞ 18.14). Si l'homme n'absorbe pas suffisamment de vitamines, il ne peut plus élaborer certains coenzymes et il existe une risque d'anomalies métaboliques qui peuvent déboucher sur un décès.

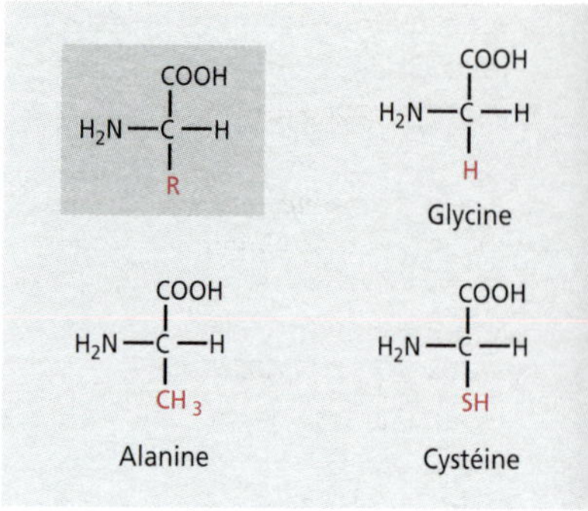

Fig 2.22 : Structure d'acide aminé (en haut à gauche) et trois des 20 acides aminés rencontrés chez l'homme. Ils ne se différencient que par des modifications modestes.

Les acides aminés, composants des protéines

Les protéines sont composées de différents **acides aminés**. Tous les acides aminés possèdent une structure de base commune : ils possèdent un atome central de carbone qui est relié à quatre atomes ou groupements d'atomes différents :

- un groupement COOH (**groupement carboxyle**),
- un groupement NH_2 (**groupement amine**),
- un atome hydrogène et
- un groupement variable (R, ☞ Fig. 2.22).

Le groupement R permet de distinguer 20 acides aminés différents qui sont présents dans les protéines humaines. Huit de ces 20 acides aminés sont **essentiels**, ce qui signifie qu'ils ne peuvent - comme dans le cas des acides gras essentiels - être synthétisés par l'organisme humain à partir d'autres molécules et doivent être apportés par l'alimentation. Par contre, les **acides aminés non essentiels** peuvent être synthétisés par l'organisme.

Les *acides aminés essentiels* sont : la valine, la phénylalanine, l'isoleucine, la thréonine, le tryptophane, la méthionine et la lysine. Pour les nourrissons, l'arginine et l'histidine sont également essentiels.

L'enchaînement des acides aminés

Lorsque deux acides aminés réagissent entre eux par une réaction de condensation, on obtient un **dipeptide**. La liaison qui se forme par libération d'eau s'appelle une **liaison peptidique**. Chaque peptide possède à son extrémité libre un groupe COOH ou un groupe NH_2 auquel de nouveaux acides aminés peuvent se fixer de la même manière. Si un nouvel acide aminé se fixe à un dipeptide, on obtient un **tripeptide**.

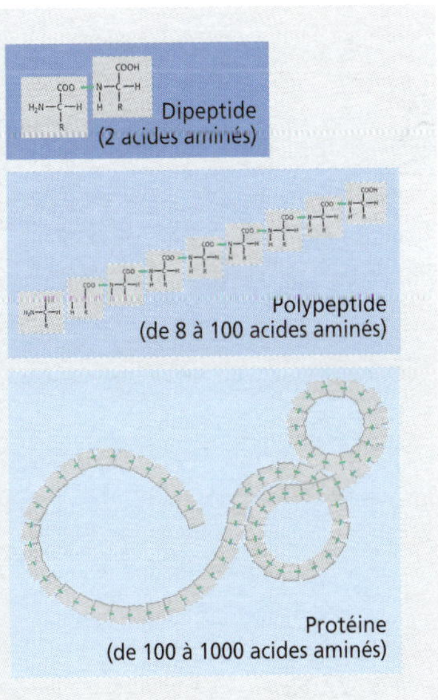

Fig. 2.23 : Formation d'un dipeptide, des polypetides et des protéines. Les fonds de couleur représentent les différentes échelles de grandeur. La torsion dans l'espace de la chaîne d'acides aminés de la protéine n'est pas représentée.

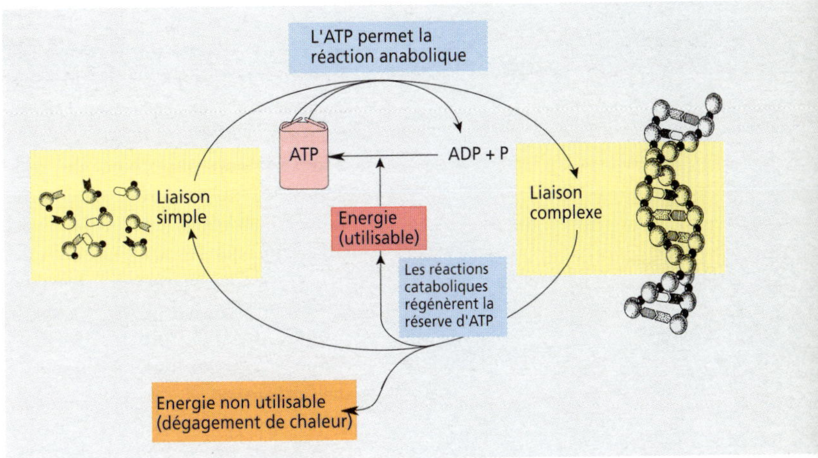

Fig. 2.24 : Catabolisme et anabolisme de l'ATP. La destruction de liaisons complexes dans le cadre de réactions cataboliques libère de l'énergie, partiellement sous forme de chaleur et pour une autre part sous forme d'énergie utilisée pour la régénération des stocks d'ATP (adénosine triphosphate). L'énergie emmagasinée dans l'ATP est alors disponible pour être utilisée dans les réactions d'anabolisme.

Si d'autres acides aminés se fixent en plus, on parle alors de **polypeptide** (poly = plusieurs).

Les polypetides qui contiennent plus de 100 acides aminés sont appelés par définition des **protéines.**

La plupart des protéines humaines sont formées de 100 à 500 acides aminés. Du fait que d'une part 20 acides aminés différents sont utilisés pour la synthèse d'une protéine et que d'autre part l'ordre de placement des acides aminés est à chaque fois différent, on peut obtenir par cette méthode un nombre énorme de protéines distinctes.

On sait maintenant que les propriétés d'une protéine, par exemple comme enzyme, sont déterminées par l'enroulement en trois dimensions de la chaîne d'acides aminés. On peut se représenter une telle structure par l'image d'une pelote de laine.

Si cette structure tridimensionnelle est détruite par la chaleur, par exemple, la protéine ne peut plus remplir sa fonction biologique. De cette manière, il est possible d'inactiver les protéines virales ou bactériennes grâce à une désinfection et une stérilisation par la chaleur. On parle de dénaturation des protéines par la chaleur.

Le métabolisme protéique

Pendant la digestion les protéines sont dissociées en éléments constitutifs de base, les acides aminés, qui sont ensuite amenés au foie par la veine porte. Bien que de nombreux acides aminés soient détruits par l'acétyl-coenzyme A et peuvent apporter de l'énergie par utilisation du cycle de Krebs, cette voie métabolique constitue le plus souvent une exception.

Anabolisme protéique

Les acides aminés seront utilisés principalement pour la synthèse des protéines de l'organisme dans le cadre de processus de croissance ou de réparation. Étant donné qu'il existe dans chaque cellule de l'organisme de très nombreuses protéines différentes, leur fabrication ne se fait pas de manière quasi automatique, comme au cours de la lipogénèse par exemple, mais selon

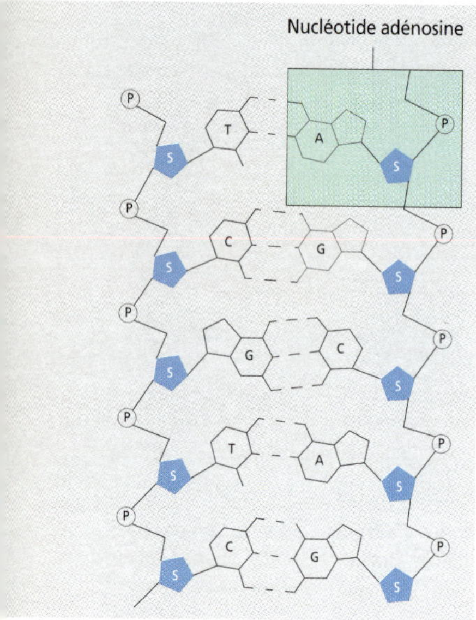

Fig. 2.25 : Structure de l'ADN. La figure représente la structure chimique : molécule de sucre (S) et groupe phosphate (P) sont fixés ensemble par alternance et forment deux chaînes. Partant des molécules de sucre, des paires de bases forment, à l'aide de "ponts hydrogène", les "échelons" de cette molécule en forme d'échelle de corde.

des "plans d'élaboration protéique" individuels, établis sous une forme codé dans le noyau de la cellule au niveau de l'ADN, en fonction des besoins existants (Détails de la biosynthèse des protéines ☞ 3.6).

Le catabolisme protéique

Dans l'organisme, des protéines sont non seulement synthétisées en permanence mais également détruites en permanence. Les acides aminés libérés lors de la destruction de protéines sont utilisées pour de nouvelles protéines. A cette occasion, quelques acides aminés seront transformés en d'autres acides aminés à chaque fois que ces derniers sont en quantité insuffisante. Seuls les acides aminés essentiels (☞ 2.6.3) ne peuvent pas être mis à disposition par ces réactions de transformation mais doivent être apportés par l'alimentation. Lors des périodes de disette prolongées qui étaient autrefois plus souvent le lot courant que l'exception en Europe centrale, ainsi que dans les cas d'apport trop important, les protéines peuvent être utilisées comme source d'énergie. Pour cela, il est nécessaire que les acides aminés, libérés par la destruction des protéines, perdent leur azote, ce qui se produit dans le foie par le biais d'une réaction enzymatique, la **désamination**. L'*ammoniaque* (NH_3) qui est ainsi libéré dans les cellules est très *toxique*, en particulier pour les cellules nerveuses. Pour cette raison, l'ammoniaque et les autres métabolites contenant de l'azote sont transformés immédiatement dans le foie en **urée**, composé *atoxique* qui sera éliminé dans les urines. Les métabolites restants après élimination de l'azote peuvent alors entrer à des places différentes dans le processus de glycolyse et donc dans le cycle de Krebs. Nous avons déjà parlé du fait que la synthèse de glucose peut se faire à partir d'acides aminés par la voie de la néoglucogénèse et que des lipides peuvent être également obtenus par la lipogénèse.

2.8.4. Acides nucléiques : clefs de l'héridité

Comme nous l'avons déjà expliqué, la forme humaine est principalement déterminée par ses protéines. Chaque protéine est une produit complexe à base d'acides aminés, dont la nature et l'ordre de distribution doivent être très exactement déterminés au niveau du patrimoine héréditaire (**génétique**).

Les informations nécessaires à l'élaboration des protéines se retrouvent sous une forme codée au niveau des **acides nucléiques**. On distingue deux formes d'acides nucléiques : l'**ADN** (*acide désoxyribonucléique*) et l'**ARN** (*acide ribonucléique*).

La synthèse de l'ADN

La structure de l'ADN peut être comparée à une échelle de corde dont les montants se tordent comme un pas de vis tournant à droite. Chacun de ces deux montants - dont les directions sont en plus inversées - est formé de deux types de molécules différentes, à savoir :

- des molécules de sucre (*désoxyribose*) et
- des groupes phosphates.

Chaque molécule de sucre est liée à un groupe phosphate et chaque groupe phosphate est de nouveau

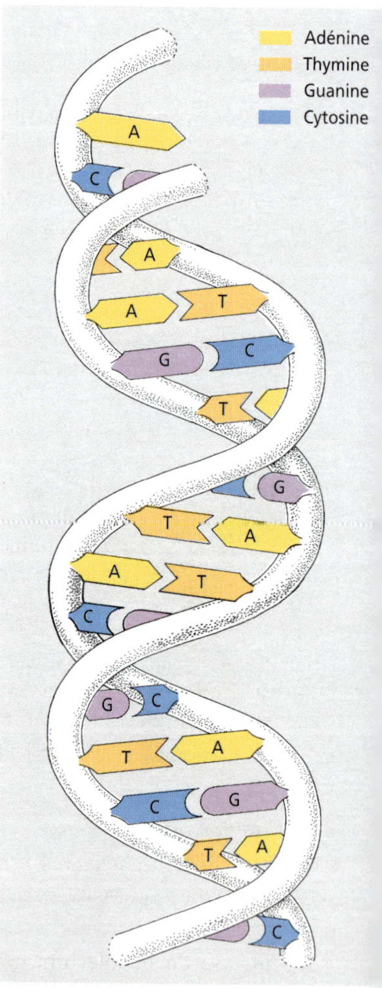

Fig. 2.26 : Double hélice d'ADN avec les bases azotées : adénine (A), thymine (T), guanine (G), cytosine (C).

lié à une molécule de sucre. On obtient ainsi deux longues chaînes avec une alternance de molécules de sucre et de molécules de phosphate.

Les "échelons" de cette échelle de corde commencent à chaque fois par des molécules de sucre et sont formés chacun de deux bases azotées, à savoir soit :

- **adénine** (A) et **thymine** (T),

soit :

- **guanine** (G) et **cytosine** (C).

La taille et la structure des bases impliquent qu'une adénine se retrouve toujours en face d'une thymine et qu'une guanine se trouve toujours en face d'une cytosine.

De ce fait, l'ordre des bases (**fréquence des bases**) détermine le fait que chaque brin correspond toujours à l'autre - les deux brins sont complémentaires de la même manière qu'un négatif et un positif d'une photographie. L'appariement des bases se fait à l'aide de ponts hydrogènes (☞ 2.4.3).

Nucléotide et gène

On désigne par le terme de **nucléotide** la combinaison d'une de ces bases avec une molécule de sucre et un groupe phosphate. Comme seules quatre bases différentes participent à la formation de l'ADN, il n'existe en son sein que quatre nucléotides différents.

Les deux brins d'ADN sont donc formés de plusieurs millions de tels nucléotides - ou autrement dit, "l'échelle de corde" a plusieurs millions "d'échelons". Un segment d'ADN comprenant environ 1000 échelons forme une unité d'hérédité que l'on désigne sous le terme de **gène**. Comme l'ADN est très long, il existe également de nombreux gènes (l'homme possède environ 3 milliards de paires de bases, dont au moins les 2/3 représentent des informations génétiques "poubelles").

Il existe un gène pour chaque protéine qui est produite par l'homme. Ce dernier détermine à partir de combien et de quels acides aminés est formée la protéine qu'il commande (pour plus d'informations, voir la partie 3.6).

Grâce à l'ADN, la totalité de notre patrimoine génétique est chiffrée sous la forme de "codes protéiques". Chaque segment d'ADN (gène) représente le plan de construction (séquence d'acides aminés) pour une protéine.

Synthèse de l'ARN

L'ARN (acide ribonucléique) est la deuxième forme d'acide nucléique qui se différencie de l'ADN sur plusieurs points :

- A l'inverse du double brin de l'ADN, l'ARN est formé d'un seul brin.
- A la place de la molécule de désoxyribose, on trouve du *ribose* dans l'ARN.
- La base thymine est remplacé par l'**uracile** dans l'ARN.

Il existe trois formes différentes d'ARN qui toutes remplissent une fonction partielle dans l'élaboration de la protéine (voir ☞ 3.6.).

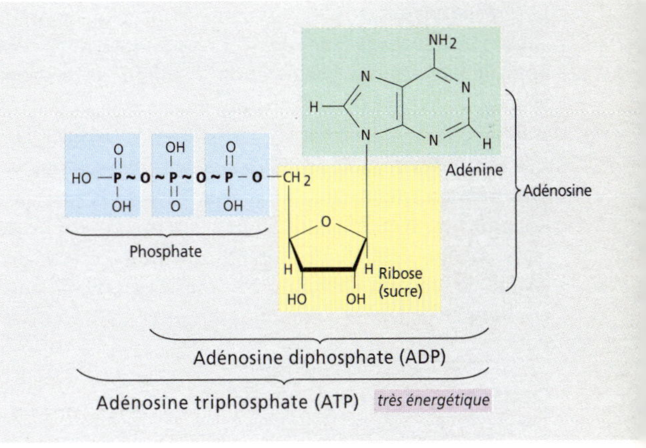

Fig. 2.27 : Synthèse de l'ATP composé d'adénine et de ribose que l'on appelle l'adénosine ainsi que de trois groupes phosphates. L'ADP ne possède plus que deux groupes phosphates.

2.8.5 L'adénosine triphosphate (ATP)

Les nucléotides ne font pas seulement partie du patrimoine génétique mais ils représentent également une substance-clef dans le système énergétique sous la forme d'**ATP** (**adénosine triphosphate**).

Une cellule ne peut vivre ou survivre que lorsqu'il existe suffisamment d'ATP disponible dans la cellule. La vie est liée à la présence d'énergie et donc d'ATP - on ne le trouve donc pas uniquement dans les cellules humaines mais également dans *tous* les organismes terrestres. Le rôle principal de l'ATP est de stocker l'énergie et de la restituer en cas de besoin ; l'ATP a donc comme fonction reconnue, celle de "batterie" de la cellule. L'ATP est formée de la base azotée adénine, de ribose et de trois groupes phosphates. Les liaisons entre les groupes phosphates sont très énergétiques : si le troisième groupe est détaché par l'action de l'eau (réaction hydrolytique), il y aura une libération d'énergie qui sera utilisée par la cellule.

A l'issue, **l'adénosine diphosphate (ADP)** formée doit être régénérée, ce qui va demander de l'énergie. Cette énergie provient de la "combustion", dans la cellule, de molécules alimentaires hautement énergétiques (dont le glucose) avec l'utilisation d'oxygène.

Les réactions anaboliques prennent une part décisive dans le *métabolisme* car elles permettent la synthèse de nouvelles structures. Les réactions cataboliques en sont le pendant au niveau de l'utilisation des produits provenant des apports extérieurs.

Les composés organiques à base de carbone qui réagissent très lentement entre eux, sont essentiels pour les fonctions du métabolisme. Pour cette raison, il existe, dans chaque cellule, des agents qui *activent* chaque chaîne de réaction chimique, ce sont les **enzymes** dont nous avons déjà parlé (*biocatalyseurs*).

2.9 Oxydation et réduction

Les fonctions des enzymes et des coenzymes peuvent être expliquées, de manière exemplaire, par deux types de réactions métaboliques particulièrement fréquentes :

- la réaction d'oxydation (abréviation, oxydation) et
- la réaction de réduction (abréviation, réduction).

On parle d'une **oxydation** quand une molécule *cède des électrons*. La plupart du temps, ceci est réalisé par la cession d'atomes d'hydrogène (en fait à chaque fois d'un électron et d'un proton). Cette réaction n'est possible que si les deux électrons cédés sont de nouveau captés par une autre molécule - en pratique, par une réaction inverse.

On parle d'une **réduction** lorsqu'une molécule *capte des électrons*. La plupart du temps, ceci est réalisé par la capture d'atomes d'hydrogène (en fait à chaque fois d'un électron et d'un proton).

Les *coenzymes* jouent un rôle central dans le métabolisme comme transmetteurs d'électrons et donc d'atomes d'hydrogène. Leur fonction principale consiste à recevoir des protons et des électrons de l'enzyme ou bien de les céder en cas de besoin. Un coenzyme important est par exemple le NAD^+ (nicotinamide-adénine-dinucléotide). Il peut accepter un proton et deux électrons lors d'une réaction d'oxydation :

$$NAD^+ + 2\ H^+ + 2\ \text{électrons} \rightarrow NADH + H^+$$

Cette réaction peut également se dérouler en sens inverse (réaction de réduction) pour ramener le $NADH^+ + H^+$ à son état initial.

$$NADH + H^+ \rightarrow NAD^+ + 2\ H^+ + 2\ \text{électrons}$$

Les réactions d'oxydation sont en général des **réactions libérant de l'énergie**. Les molécules de produits alimentaires contenues dans les cellules peuvent être détruites par une chaîne de réactions d'oxydation. Les électrons ainsi libérés seront transférés sur les coenzymes participant à la réaction, qui seront donc réduits. La plus grande quantité d'énergie sera produite lorsque les coenzymes transféreront leurs électrons sur de l'oxygène. Cette énergie sera utilisée pour former de l'ATP à partir d'ADP et de phosphate, c'est-à-dire pour régénérer l'ATP. L'ATP est disponible alors pour l'ensemble des processus cellulaires réclamant de l'énergie.

Questions de révision

1. Quels sont les quatre éléments que l'on désigne comme éléments-clefs de l'organisme ? (☞ 2.1)

2. Qu'est ce qui distingue le "numéro d'ordre" et le "nombre de masse" d'un atome ? (☞ 2.2)

3. D'après quels principes les éléments sont-ils organisés dans la classification périodique ? (☞ 2.3)

4. Qu'entend-on par "configuration des gaz rares" ? (☞ 2.3)

5. Qu'entend-on par "liaison ionique" ? (☞ 2.4.1)

6. Qu'est-ce qu'une liaison "covalente" ? (☞ 2.4.2)

7. De quoi est formé l'air ? (☞ 2.4.2)

8. D'ou provient l'énergie dont le corps a besoin pour les réactions anaboliques ? (☞ 2.5)

9. Que sont des "composés inorganiques" ? (☞ 2.6)

10. Comment sont définis les acides et les bases ? (☞ 2.7.2)

11. Quel pH ont les solutions neutres, comme par exemple l'eau chimiquement purifiée ? (☞ 2.7.3)

12. De quels éléments sont composés les hydrates de carbone ? (☞ 2.8.1)

13. Comment l'homme peut-il stocker du glucose ? (☞ 2.8.1)

14. Quelles sont les fonctions des triglycérides dans l'organisme ? (☞ 2.8.2)

15. Quelles propriétés importantes possèdent les enzymes ? (☞ 2.8.3)

16. Comment s'appellent les composants des protéines ? (☞ 2.8.3)

17. Comment la cellule stocke-t-elle l'énergie dont elle a besoin pour son métabolisme ? (☞ 2.8.5)

LA CELLULE

3.1. La cellule : unité fonctionnelle élémentaire

Les **cellules** sont les plus petites unités structurelles et fonctionnelles de l'organisme. Elles peuvent absorber des substances, les transformer et également les relarguer de nouveau, c'est-à-dire participer au métabolisme. Par ailleurs de nombreuses cellules peuvent croître, se diviser et réagir à des stimulations de leur environnement.

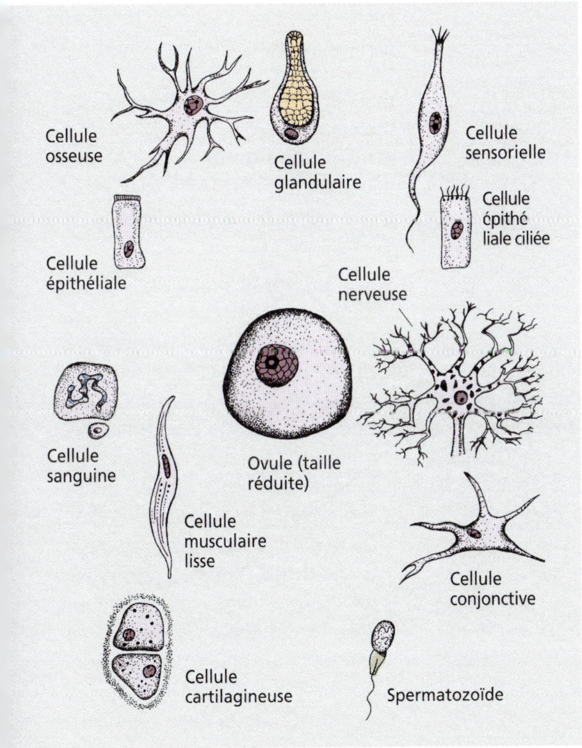

Fig 3.1 : Exemples de la différenciation des cellules humaines. Si les proportions des cellules étaient respectées, l'ovule en comparaison avec le spermatozoïde devrait être aussi gros que l'ensemble de la figure.

L'homme, être pluricellulaire

Les grands organismes, comme l'homme, ne se composent pas particulièrement de grandes cellules mais plutôt d'un nombre formidable de cellules. Les grands êtres vivants ne sont pas des "grands cellulaires" mais des "cellulaires multiples". Le corps d'un adulte est composé d'environ 10^{13} (10 000 milliards) de cellules. Plusieurs millions de cellules sont créées et autant sont détruites par seconde.

Les tissus

Afin de pouvoir remplir de nombreuses fonctions différentes, les cellules se sont spécialisées pour répondre aux besoins de l'ensemble de l'organisme (*différenciation fonctionnelle*). Les cellules de même fonction forment habituellement des regroupements de cellules, les **tissus** (☞ Chapitre 5).
Selon les différentes fonctions des cellules, il existe de nombreuses différences intéressant leur forme, leur aspect et leur taille.

Propriétés communes à toutes les cellules

L'ensemble des cellules possède des caractéristiques fondamentales communes malgré les différences de formes déjà évoquées. Avec de simples microscopes optiques, on a reconnu très tôt que les cellules sont formées au minimum de deux éléments : un **corps cellulaire** contenant la substance de base (**cytoplasme**) et le **noyau cellulaire**. Avec des microscopes plus puissants, on a ensuite découvert des "organes cellulaires" encore plus petits, par rapport au noyau, les **organites cellulaires**. La structure fine de ces organites n'a pu être examinée en détail qu'avec le *microscope électronique*.

Le cytosol

Les organites cellulaires (☞ Fig. 3.3) occupent environ 50 % du volume cellulaire total. Le reste du cytoplasme est appelé **cytosol**. C'est dans ce dernier que se déroule la plupart des processus métaboliques. Le cytosol se compose d'environ de 70 à 95 % d'eau. Le reste est composé des molécules dissoutes dont la cellule a be-

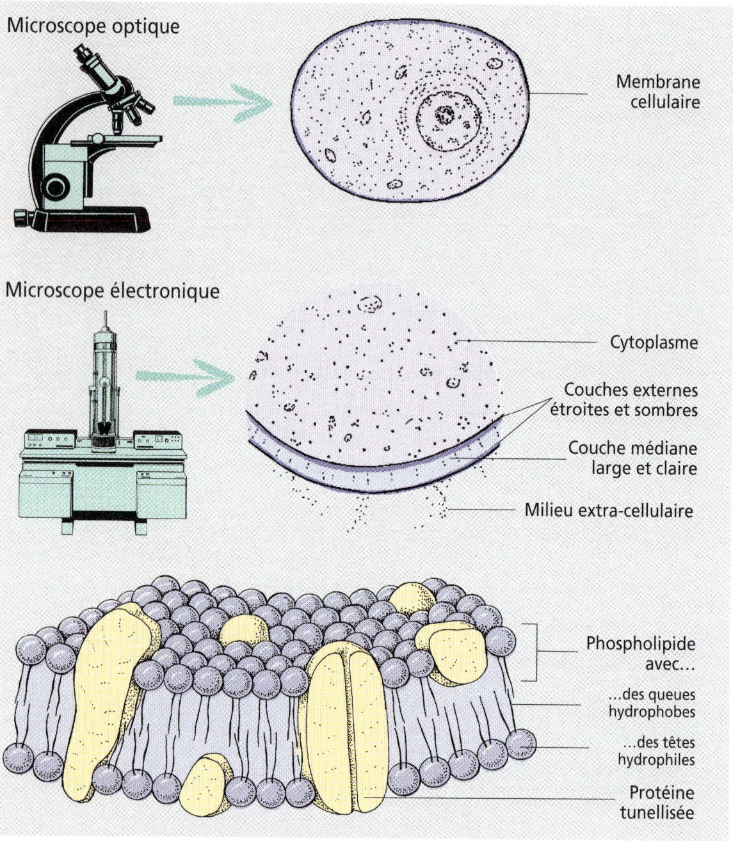

Fig. 3.2 : La membrane cellulaire sous différents grossissements. La membrane cellulaire que l'on voit comme une ligne fine au microscope optique, apparaît composée de trois couches au microscope électronique. Cette structure tri-couches correspond dans sa structure chimique à la double couche phospholipidique. La couche centrale plus claire est formée par les queues des phospholipides des couches externes, positionnées face à face.

soin (dont les protéines, les graisses, les hydrates de carbone et les ions).

3.2. La membrane cellulaire

Chaque cellule est entourée d'une membrane très mince, mesurant environ un cent-millième de millimètre que l'on appelle la **membrane cellulaire** ou *membrane cytoplasmique*.
La membrane cellulaire donne à la cellule une enveloppe souple et protège son contenu.
Au niveau chimique, la membrane cellulaire est constituée d'une double couche de phospholipides. Un phospholipide comprend une tête attirant l'eau (**hydrophile**) et deux queux qui repoussent l'eau (**hydrophobe**). Au niveau de la membrane cellulaire, deux molécules de phospholipides se font face, avec les queux dirigées vers l'intérieur et les têtes qui délimitent la membrane vers l'extérieur (☞ Fig. 3.2). Au microscope électronique, la membrane cellulaire apparaît composée de trois couches : la couche large et claire, formée par les queux des molécules de phospholipides, se trouve au milieu; les deux couches extérieures, sombres, sont formées par les têtes des molécules de phospholipides.

Par ailleurs, la membrane cellulaire contient des protéines formant en leur centre les **canaux protéiques** qui traversent en totalité la couche de phospholipides. Ces canaux relient la face externe et la face interne de la membrane.

3.2.1. Fonction de récepteur de la membrane cellulaire

Des **récepteurs** se trouvant dans la membrane cellulaire peuvent reconnaître, entre autres, des substances messagères (par ex. les hormones ou les neurotransmetteurs). (☞ 13.1.5)

3.2.2 Perméabilité sélective de la membrane cellulaire

La membrane cellulaire régule le passage de substances et sélectionne celles qu'elle peut laisser entrer dans la cellule. Cette propriété sera appelée **perméabilité sélective** ou **semi-perméabilité** de la membrane. Cette possibilité de passage sélectif dépend essentiellement de quatre facteurs :

- la **taille de la molécule** : de très petite molécules comme, par exemple, l'eau ou l'oxygène gazeux libre (O_2) et le dioxyde de carbone (CO_2), peuvent franchir sans problème la membrane cellulaire alors que la membrane représente une obstacle infranchissable pour les grosses molécules (par ex. la plupart des protéines).
- la **solubilité dans les graisses** : plus une substance est soluble dans les graisses (*lipophile*), plus elle pourra franchir facilement la membrane cellulaire.
- la **charge électrique** : les particules chargées électriquement (les ions) peuvent rarement franchir la membrane mais, par contre, elles utilisent les **canaux protéiques**. Ils siègent au niveau

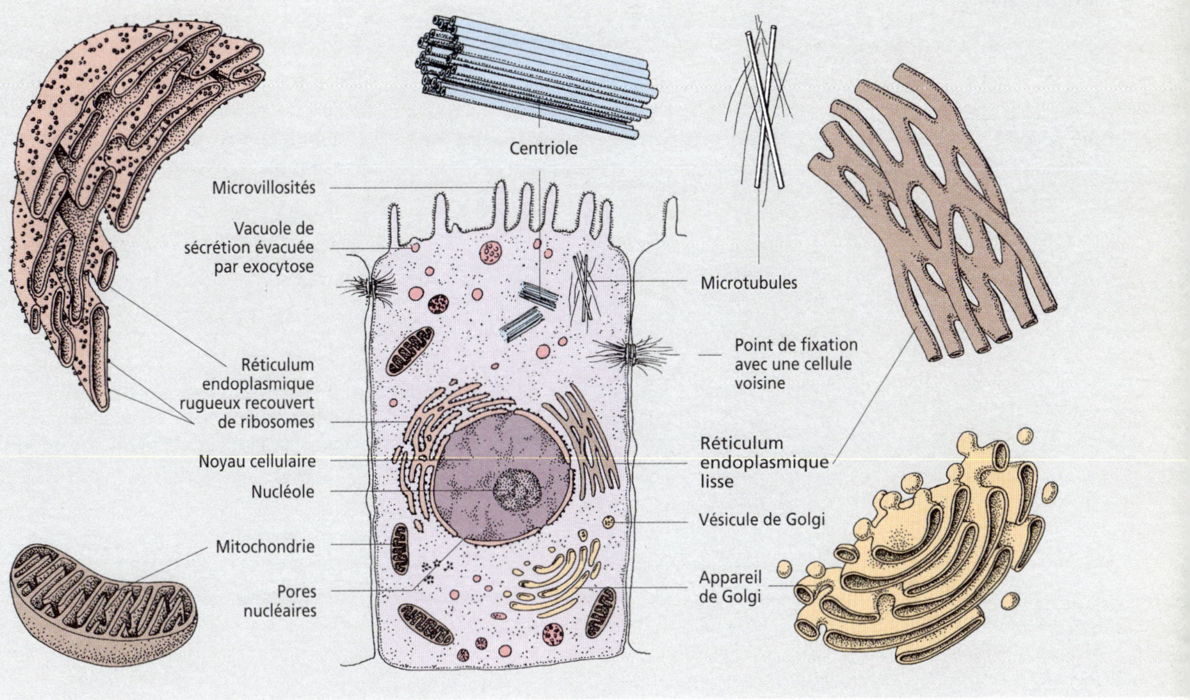

Fig. 3.3 : Coupe d'une cellule. Comme le corps humain qui est composé de différents organes, chaque cellule possède de petites unités fonctionnelles, les organites.

de molécules protéiques qui traversent la membrane cellulaire de part en part et offrent une liaison entre la face externe et la face interne de la membrane.

- les **molécules de transport** : ce sont des *molécules inertes* grâce auxquelles une substance devient soluble dans les graisses (liposoluble) afin qu'elle puisse franchir plus facilement la membrane cellulaire.

La perméabilité sélective de la membrane cellulaire est la condition pour assurer le maintien de différences de concentration, absolument nécessaires, entre le milieu intracellulaire et le milieu extracellulaire (l'interstitium).

3.3 Les organites cellulaires

Le nombre total, ainsi que les types d'organites, sont souvent largement différents d'une cellule à l'autre et dépendent de leurs fonctions.

3.3.1 Le noyau cellulaire

Le **noyau** est la plus grosse structure à l'intérieur de la cellule et est encore visible avec un microscope optique. La plupart des cellules de l'organisme ne contiennent qu'un seul noyau.

Le noyau est le centre de commande du métabolisme cellulaire et contient l'information génétique.

Lorsque le noyau ne se trouve pas à l'état de division, il possède un aspect typique : il est entouré de deux membranes dont la structure est la même que celle de la membrane cellulaire et dont l'interne représente la **membrane nucléaire**. L'ensemble des deux membranes forme **l'enveloppe nucléaire**. Cette dernière est traversée de nombreux pores (*pores nucléaires*).

Tous les composants situés à l'intérieur du noyau sont regroupés sous le terme de **caryoplasme**. Il est composé du (d'):

- matériel génétique, sous la forme d'ADN (☞ 2.8.4), qui se présente regroupé en 46 sous-unités, les chromosomes. L'ensemble des chromosomes présents dans le caryoplasme est désigné sous le terme de **chromatine**,
- un ou plusieurs **petits corps intranucléaires** (*nucléoles*).

L'ARN sera fabriqué dans ces derniers (☞ 2.8.4) ainsi que

- le **liquide nucléaire** (*caryolymphe*) qui contient un certain nombre de substances comme par ex. le glycogène ou les lipides.

Les chromosomes chez l'homme

Les 46 chromosomes des cellules du corps humain sont formés de 23 paires chromosomiques dont un groupe de

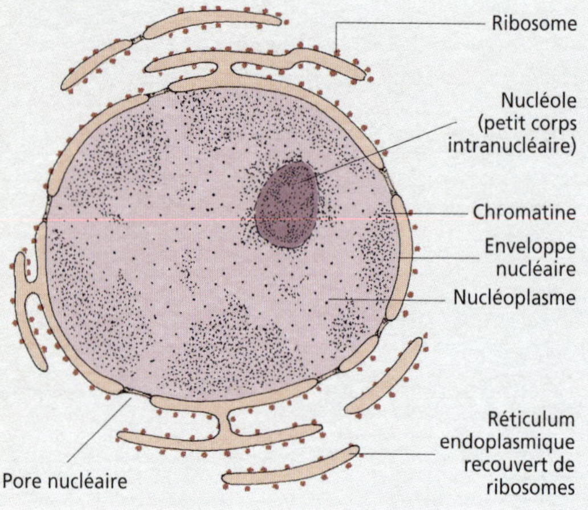

Fig. 3.4 : Noyau cellulaire. Les trois composants principaux du nucléoplasme (milieu intracellulaire) sont facilement identifiables : le liquide nucléaire, la chromatine et le nucléole. La membrane nucléaire a des liaisons directes avec le réticulum endoplasmique.

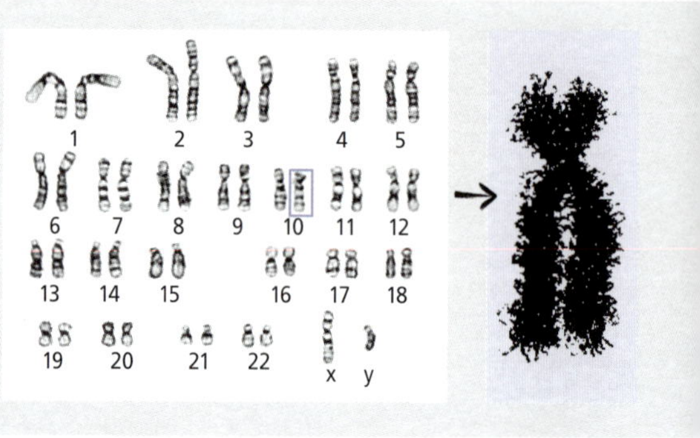

Fig. 3.5 : Caryotype de l'homme. Le nombre de chromosomes d'une cellule d'un organisme est spécifique de l'espèce et est de 46 dans les cellules humaines. La figure de gauche montre les chromosomes d'un homme. A droite, un unique chromosome est représenté avec un fort grossissement.

23 provient de la mère et l'autre groupe de 23 du père. Chaque chromosome se présente donc sous une forme double et l'on parle de **chaîne chromosomique diploïde**. Grâce à l'utilisation de techniques de coloration particulières, il est possible de reconnaître précisément chaque chromosome par son alternance de bandes caractéristique (☞ Fig. 3.5). Cette cartographie chromosomique est appelée un **caryotype** (« carte chromosomique »).

Les paires de chromosomes ne sont pas strictement les mêmes chez l'homme : seuls 22 des 23 paires chromosomiques sont composées de paires identiques par leurs formes, leurs tailles et leurs séquences de bandes. Ces 22 paires sont appelées **autosomes**. La paire restante représente les **chromosomes sexuels** (*gonosomes*). La paire de chromosomes sexuels est différente chez l'homme et chez la femme : les hommes possèdent un **chromosome X** et un autre nettement plus petit, le **chromosome Y**, les femmes par contre ont deux chromosomes X.

La structure des chromosomes

Dans les cellules au repos qui ne sont pas en phase de division, les 46 chromosomes sont des filaments spiralés, libres, situés dans le noyau. Ces filaments sont si fins qu'ils ne sont pas visibles au microscope optique. Ils sont composés d'ADN.

Les chromosomes ne sont visibles au microscope qu'au cours de la division cellulaire, pendant une courte période, car les 46 longs filaments s'enroulent alors sous la forme de 46 structures compactes (comparables à des fils de laine qui sont embobinés en pelote). Les chromosomes sont alors visibles, sous la forme de structures

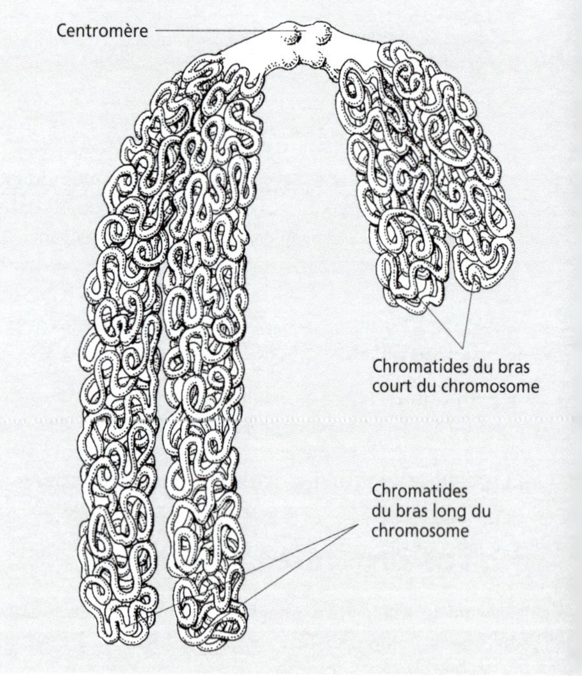

Fig. 3.6 : Chromosome. Le centromère sépare le chromosome en deux bras de longueurs inégales. Sur cette image, la cellule se trouve déjà en phase de division : les bras chromosomiques sont dédoublés en deux sous-unités identiques, les chromatides.

à l'aspect de petits crochets possédant une zone de rétrécissement, le **centromère** (☞ Fig. 3.6). Le centromère sépare le chromosome en deux bras, le plus souvent de longueurs inégales.

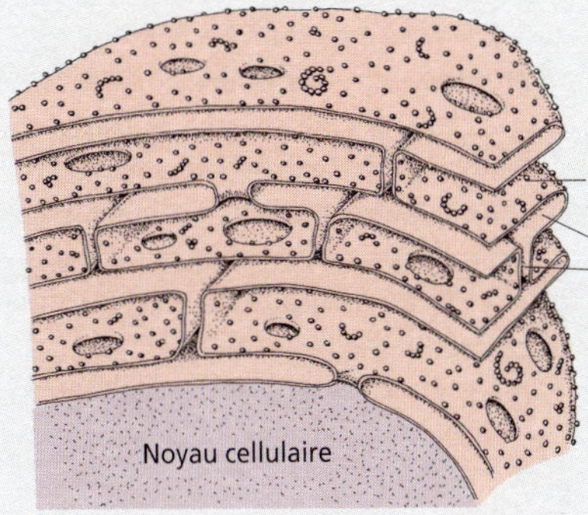

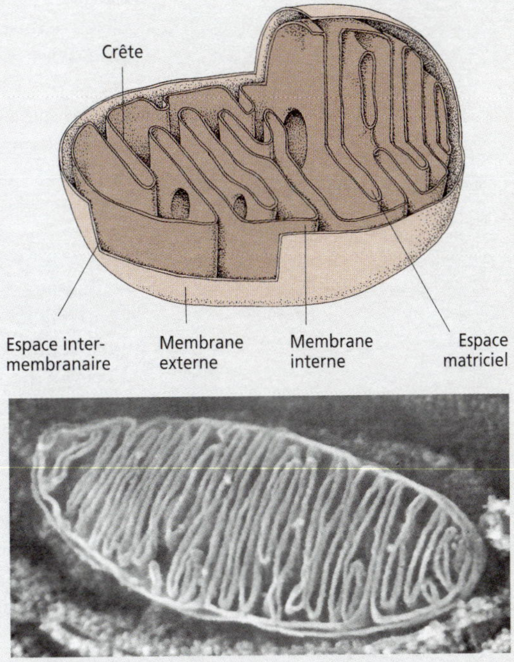

Fig. 3.7 (en haut) : Coupe de cellule avec du réticulum endoplasmique granuleux. On aperçoit la liaison étroite entre l'enveloppe nucléaire et le réticulum endoplasmique.

Fig. 3.9 (à droite) : Coupe longitudinale d'une mitochondrie (représentation schématique en haut et en microscopie électronique en bas). On reconnaît bien la membrane externe et interne ainsi que les crêtes formées par les replis de la membrane interne.

Duplication des chromosomes

Avant chaque division cellulaire, les deux bras chromosomiques sont dédoublés, ce qui permet d'obtenir deux sous-unités identiques, les **chromatides**. Les deux chromatides sont reliées ensemble par le centromère. Pendant la division cellulaire, les *microtubules*, organites spécifiques de la division cellulaire, séparent les deux chromatides au niveau du centromère.

3.3.2 Les ribosomes

Les **ribosomes**, qui sont les organites responsables de la biosynthèse protéique, sont retrouvés en grand nombre dans toutes les cellules (☞ 3.6). Ils sont composés principalement de protéines et d'ARN ribosomal. Souvent, de nombreux ribosomes sont regroupés en chaînettes que l'on appelle *polysomes*.

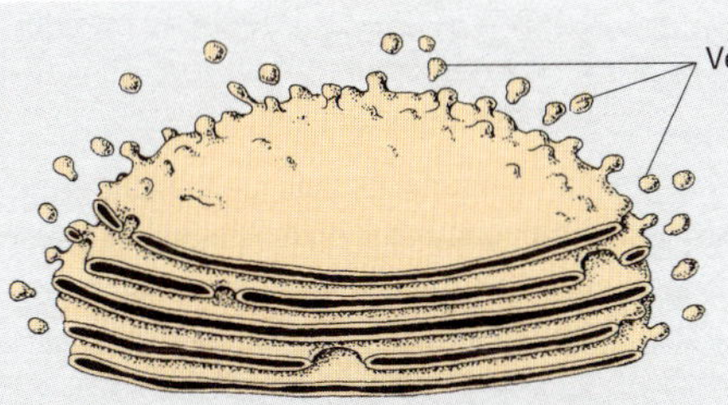

Fig. 3.8 : Dictyosome de l'appareil de Golgi. Les vésicules bourgeonnantes à la périphérie des dictyosomes s'appellent les vésicules de Golgi elles contiennent des substances qui doivent être évacuées de la cellule. D'autres vésicules de Golgi restent dans le cytoplasme comme lysosomes.

3.3.3 Le réticulum endoplasmique

Le cytoplasme de la plupart des cellules contient un système très ramifié de cavités en réseau entourées d'une membrane, le **réticulum endoplasmique**. Ce dernier traverse la cellule comme une sorte de système canalaire et organise le transport de substances et de liquides dans la cellule. Le réticulum endoplasmique réalise un réseau de communication entre les organites cellulaires, incluant le noyau. Lorsque les membranes de ce réseau sont recouvertes de nombreux ribosomes, on parle de **réticulum granuleux**, sinon de **réticulum lisse**.

3.3.4 L'appareil de Golgi

On retrouve, typiquement à proximité du noyau, un système de saccules membranaires en forme d'écailles qui s'empilent par groupe de cinq à dix, serrés les uns contre les autres. Une pile isolée sera appelée *dictyosome*, l'ensemble des dictyosomes d'une cellule est l'**appareil de Golgi**. Du bord et de la face interne des dictyosomes se détachent des vésicules remplies de substances, les *vésicules de Golgi*. Dans l'appareil de Golgi, les substances à éliminer, qui sont récupérées par le réticulum endoplasmique, seront en partie démembrées et évacuées de la cellule (*exocytose*, ☞ 3.5.10). L'appareil de Golgi possède donc des *fonctions d'élimination* et est, pour cette raison, particulièrement pré-

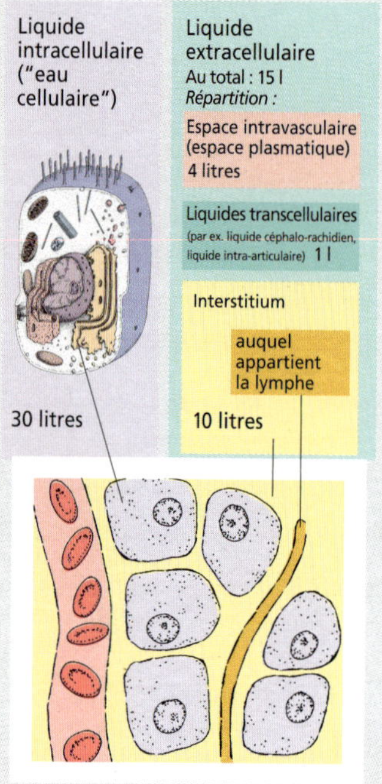

Fig. 3.10 : Les espaces liquidiens chez l'homme. 75 % de l'eau du corps se trouve dans les cellules.

sent dans les cellules qui se sont spécialisées dans la production d'hormones ou à fonction sécrétoire. Par ailleurs, l'appareil de Golgi participe à la formation des lysosomes (☞ 3.3.5).

3.3.5 **Les lysosomes**

Les **lysosomes** sont de minuscules vésicules, entourées d'une membrane, qui sont formées à partir de l'appareil de Golgi. Ils contiennent des enzymes qui peuvent digérer les substances étrangères absorbées par la cellules ou les *propres organites de la cellule* qui ne sont plus fonctionnels.

3.3.6 **Les mitochondries**

Chaque cellule vivante a besoin d'énergie, tant pour son métabolisme que pour les processus de transport transmembranaire *actifs* (☞ 3.5.9). Cette dernière est tirée des **mitochondries** qui sont les *centrales de production d'énergie* de la cellule.

Les mitochondries possèdent une forme d'oeuf caractéristique et sont formées d'une *membrane interne* et d'une *membrane externe*. On observe à un fort grossissement les nombreux replis formés par la membrane interne (*crêtes*).

Le nombre de mitochondries donne une indication sur les besoins d'énergie de la cellule. Les cellules musculaires cardiaques, par exemple, possèdent un grand nombre de mitochondries, il en va de même des cellules musculaires striées chez un athlète. Il existe par contre des cellules au métabolisme peu actif (les cellules osseuses, par exemple) qui ont peu de mitochondries.

3.3.7 **Cytosquelette et centrioles**

Le cytoplasme contient des structures internes stabilisatrices qui sont regroupées sous le terme de **squelette cellulaire** (*cytosquelette*). Les microtubules et les microfilaments contribuent en particulier à ce squelette.

Les **microfilaments** sont des formations allongées, filamenteuses, composés des protéines appelées *actine* et *myosine*. Ils se présentent le plus souvent regroupés en paquets (**fibrilles**). Ces paquets de filaments peuvent se présenter sous différentes formes selon le type de cellule. Dans les cellules musculaires, les *myofibrilles* sont les structures qui permettent la contraction de la cellule (par ex. Fig. 7.11 d). Dans les phagocytes, cellules spécialisées dans la destruction des bactéries, ils servent à la mobilité de la cellule. Dans les cellules nerveuses, on trouve des *neurofibrilles* dont la fonction est vraisemblablement de maintenir le fin réseau des multiples appendices de la cellule nerveuse.

Les **microtubules** (☞ Fig.3.3) sont des formations en forme de tuyaux, de longueurs variables, dispersées dans tout le cytoplasme et qui sont composés de la protéine appelée *tubuline*. Certains de ces tubules sont permanents et participent au maintien de la forme de la cellule ; ils sont également des éléments constitutifs d'autres organites cellulaires comme, par exemple, les centrioles et les cils. D'autres microtubules ne seront synthétisés que pendant la division cellulaire. Dans ce cas, on les appelle les *branches du fuseau de mitose*. Elles séparent les deux chromatides lors du processus de division de la cellule.

Les **centrioles** sont de minuscules éléments en forme de L qui siègent, de manière typique, sous la forme d'une *paire de centrioles* à proximité du noyau. Chaque centriole est formé de neuf microtubules rangés parallèlement. Les centrioles jouent un rôle important pendant la division cellulaire (☞ Fig. 3.21), car ils organisent les microtubules en fuseau.

3.3.8 **Les inclusions cellulaires**

Les inclusions cellulaires sont des amas de substances dans le caryoplasme ou le cytoplasme qui sont en général produites par la cellule et que l'on peut identifier par leur forme ou une couleur typique. Ainsi, par exemple, le pigment appelé *mélanine*, qui donne la couleur brune à la peau, est élaboré dans les cellules cutanées (☞ 9.2.3).

Les gouttelettes de glycogène, que l'on rencontre principalement dans les cellules musculaires squelettiques et les cellules du foie, font également partie des inclusions cellulaires (☞ 2.8.1). Les gouttelettes de graisse forment aussi des inclusions dans les cellules du tissu adipeux, mais également dans les cellules hépatiques.

3.4 La "base aqueuse" de l'organisme

L'homme est composé principalement d'eau dont la quantité diminue avec l'âge. Ainsi, le corps est composé de 75 % d'eau chez le nouveau-né et de 60 % chez l'adulte.

Chez un adulte de 70 kg de poids corporel, la majeure partie des 30 litres d'eau constitue le composant principal du cytosol *à l'intérieur* des cellules (*liquide intracellulaire*).

De l'autre côté, on trouve le **liquide extracellulaire** qui se trouve *à l'extérieur* des cellules, dans les trois espaces suivants :

- L'**espace plasmatique** (*espace intravasculaire*) : on trouve environ 4 litres de **plasma sanguin** dans les vaisseaux (" eau sanguine", ☞ Fig. 14.1).
- L'**interstitium** (*espace liquidien interstitiel*) : il contient environ 10 litres d'eau qui entourent tous les corps cellulaires. Toute substance qui veut soit entrer, soit quitter la cellule ne peut le faire qu'en passant à travers le liquide interstitiel. Il existe entre l'interstitium et les cellules, comme avec le plasma sanguin, des liaisons étroites et des échanges actifs à travers les fines membranes des cellules et des vaisseaux sanguins. La **lymphe** (☞ 14.4.1) qui provient de l'interstitium et s'écoule dans les vaisseaux lymphatiques fait partie également des liquides interstitiels.
- Parmi les **liquides transcellulaires** (volume total d'environ 1 l), on compte par exemple le *liquide céphalo-rachidien* (☞ 11.12.4), les liquides des cavités de l'organisme, le liquide des chambres de l'œil ou le liquide synovial des articulations.

3.5 Le transport de substances

Chaque fonction de la cellule nécessite un transport, en particulier l'échange de substances à l'intérieur de l'organisme : ainsi doivent parvenir, en permanence, dans chaque cellule, de l'oxygène et des nutriments ; d'autre part, on doit être assuré que les produits du métabolisme cellulaire, comme par ex. le dioxyde de carbone (CO_2) qui est produit en permanence, puissent être évacués de la cellule. Au cours de ce mécanisme d'échange entre les différents espaces tissulaires, les produits doivent franchir plusieurs "barrières", comme les parois capillaires ou les membranes cellulaires.

3.5.1 Échanges entre les capillaires et l'interstitium

Les énormes surfaces d'échange des plus petits vaisseaux (*capillaires*) représentent la frontière entre le plasma sanguin et l'espace interstitiel. La frontière de la membrane capillaire ne représente pas un obstacle infranchissable mais bien un lieu d'échange régulé : de l'eau et des petites molécules sont attirées du sang vers les tissus à travers la membrane capillaire, par contre les cellules sanguines, les grosses protéines et d'autres grosses particules restent en général dans le plasma, car ils ne peuvent pas franchir les parois vasculaires.

3.5.2 Échanges entre l'interstitium et les capillaires lymphatiques

Le liquide interstitiel n'est pas seulement en relation avec les capillaires sanguins mais également avec les **capillaires lymphatiques** (☞ Fig. 3.11). Ces capillaires lymphatiques se réunissent en vaisseaux lymphatiques plus gros et se dirigent vers leur première étape,

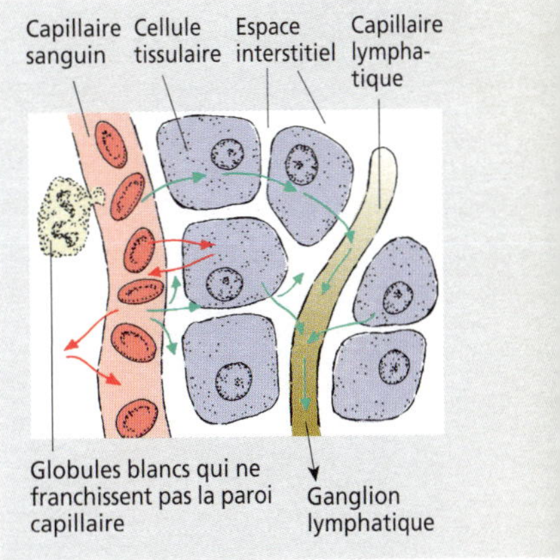

Fig. 3.11 : Mécanisme d'échange au niveau d'un capillaire. Il existe des échanges réciproques permanents, aussi bien entre les capillaires et l'espace interstitiel qu'entre les cellules tissulaires et l'espace interstitiel. Les déplacements liquidiens au niveau des vaisseaux lymphatiques ne se font par contre que dans un sens : il existe uniquement un passage liquidien de l'espace interstitiel vers les capillaires lymphatiques et pas l'inverse.

constituée par les ganglions lymphatiques que l'on peut trouver presque partout au niveau du corps. Les substances qui sont attirées des capillaire vers la **lymphe** sont donc amenés directement vers les ganglions. A ce niveau, ils rentrent en contact avec le système immunitaire de l'organisme (☞ 6.1).

3.5.3 Échanges entre l'interstitium et la cellule

Comme nous l'avons vu (☞ 3.2.2), les membranes cellulaires constituent des obstacles pour le transport de particules ; elles ne sont poreuses (perméables) que pour des substances déterminées. On divise les mécanismes de transport au niveau de la membrane en :

- mécanisme **passif** : le transport à travers la membrane *n'utilise pas d'énergie* et
- mécanisme de transport **actif** qui nécessite un *apport d'énergie* par la cellule.

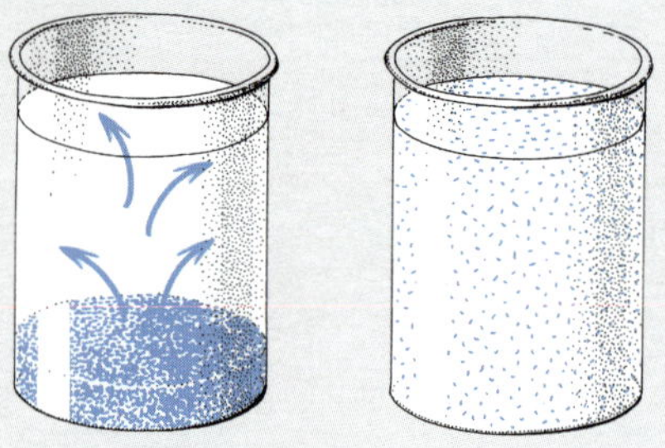

Fig. 3.12 : Exemple de la diffusion de particules d'encre dans un verre d'eau. Si l'on met une goutte d'encre dans un verre d'eau, elle se divise jusqu'à ce que la concentration d'encre soit la même dans l'ensemble du récipient et qu'ainsi le liquide soit d'un bleu homogène.

Les mécanismes de transport passifs sont la **diffusion**, l'**osmose** et la **filtration**.

3.5.4 Processus de transport passif - La diffusion

Un **processus de diffusion** s'enclenche dès qu'il existe des concentrations différentes d'une particule dans un espace liquidien. Pour ce faire, les particules dissoutes dans le liquide se déplacent des zones de concentration élevée vers celles de concentration basse grâce à leur *énergie cinétique* interne. Un transfert de particules s'organise de manière orientée selon un *gradient de concentration*. On désigne ce mécanisme de transport par le terme de **diffusion**.

Diffusion de l'oxygène et du dioxyde de carbone

Ainsi par exemple, l'oxygène diffuse à partir des capillaires, selon son gradient de pression, à travers l'interstitium jusqu'aux cellules où il sera utilisé. Du fait de la consommation permanente d'oxygène dans la cellule, il n'existe jamais d'équilibre de concentration, ce qui permet au moteur de la diffusion, c'est-à-dire le gradient de concentration, d'être maintenu.

Un gradient de concentration exactement inverse existe pour le dioxyde de carbone (CO_2) qui est produit en permanence dans la cellule : il *diffuse* à travers la membrane de la cellule dans l'interstitium et, de là dans le sang, duquel il sera éliminé dans les poumons lors de l'expiration.

Diffusion facilitée

D'autres molécules, qui sont soit très grosses, soit peu solubles dans les graisses, peuvent également franchir par diffusion la membrane cellulaire, à l'aide de molécules porteuses que l'on appelle les **molécules de transport** (☞ 3.2.2).

De cette manière, la plupart des sucres (en particulier le *glucose*) pénètrent dans la cellule : la protéine porteuse se lie avec le glucose et le fait passer à travers la membrane grâce au gradient de pression et sans dépense d'énergie. On appelle cette diffusion qui est liée à la présence d'une protéine porteuse adaptée, la **diffusion facilitée**.

Vitesse des processus de diffusion

La vitesse du processus de diffusion dépend principalement du type de substance diffusée, de la distance (par ex. l'éloignement entre la paroi capillaire et le tissu), de la taille de la surface de diffusion ainsi que de la température.

3.5.5 Processus de transport passif - L'osmose

On désigne sous le terme d'osmose un transport de solvant (toujours l'eau dans l'organisme humain) à travers une membrane semi-perméable qui sépare deux solutions contenant des concentrations différentes de particules. La membrane semi-perméable est poreuse pour les molécules du solvant mais **ne l'est pas** pour les particules dissoutes qui sont plus grosses.

L'osmose se réalise également grâce à un gradient de concentration qui permet au solvant de diffuser de la zone de haute concentration vers celle de basse concentration, jusqu'à ce qu'un équilibre soit atteint. Du fait de l'entrée de solvant dans la zone de haute concentration de particules, on observe une élévation de la **pression**

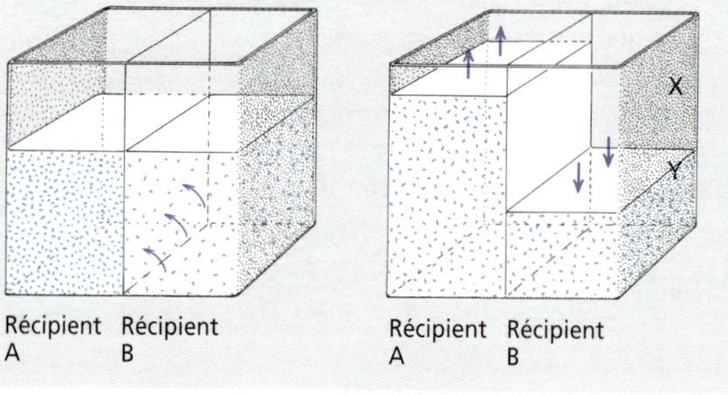

Fig. 3.13 : Les récipients A et B sont séparés par une membrane semi-perméable. La concentration de particules dans le récipient A est plus élevée que dans le récipient B. Pour obtenir une équilibration des concentrations, la solution de dilution passe du récipient à basse concentration vers celui à haute concentration. Après l'équilibration des concentrations, la pression hydrostatique dans le récipient A (colonne d'eau X - Y) représente la pression osmotique.

La vitesse de l'équilibration des pressions (= processus de diffusion) dépend principalement du type de produit de diffusion, de l'éloignement de l'espace de diffusion (par ex. la distance entre la paroi capillaire et le tissu), de la taille de la surface de diffusion et également de la température.

hydrostatique (pression de la colonne d'eau) qui s'oppose à une arrivée de solvant supplémentaire et finalement arrête le processus d'osmose. On obtient ainsi un état d'équilibre : la pression, avec laquelle le solvant entre dans le récipient gauche, est alors aussi importante que celle qui attire la molécule de solvant vers le récipient droit grâce à la pression hydrostatique créée par l'entrée de liquide. Il passe alors un *nombre égal* de molécules de solvant de la droite vers la gauche que de la gauche vers la droite. Les flux de liquide entrant et sortant sont donc en équilibre.

La pression hydrostatique de la colonne de liquide qui est due au solvant entré dans le récipient gauche pour atteindre l'état d'équilibre, représente la **pression osmotique**. Son niveau dépend de la concentration des particules qui ne peuvent pas franchir la membrane semi-perméable (☞ Fig. 3.13) :

- Une concentration élevée de particules réalise une pression osmotique élevée par une entrée importante de solvant.
- Une concentration basse de particules réalise de la même manière une pression osmotique basse par une entrée faible de solvant.

3.5.6 L'osmolarité

La pression osmotique dépendant de la concentration de *particules osmotiquement efficaces*, la concentration est exprimée en mol/l (*molarité*, ☞ Fig. 1.12) et on parle alors d'**osmolarité** (exprimée en mosml/l). Dans les solutions qui contiennent plusieurs composants, comme par ex. le plasma sanguin, l'osmolarité (et par conséquent la pression osmotique qui en dépend) est la résultante de la *concentration totale* de toutes les particules osmotiquement actives et s'élève a environ 0,3 osmol/l = 300 mosml/l. Les solutions (par ex. les solutés de perfusion) qui présentent la même osmolarité que la plasma, sont appelées **solutions isotoniques**.

La solution isotonique la plus connue est le *sérum physiologique*. Elle contient une concentration de 9 g/l de NaCl, ce qui correspond à une concentration osmotique efficace (ions $Na^+ + Cl^-$) d'environ 0,3 osmol/l.

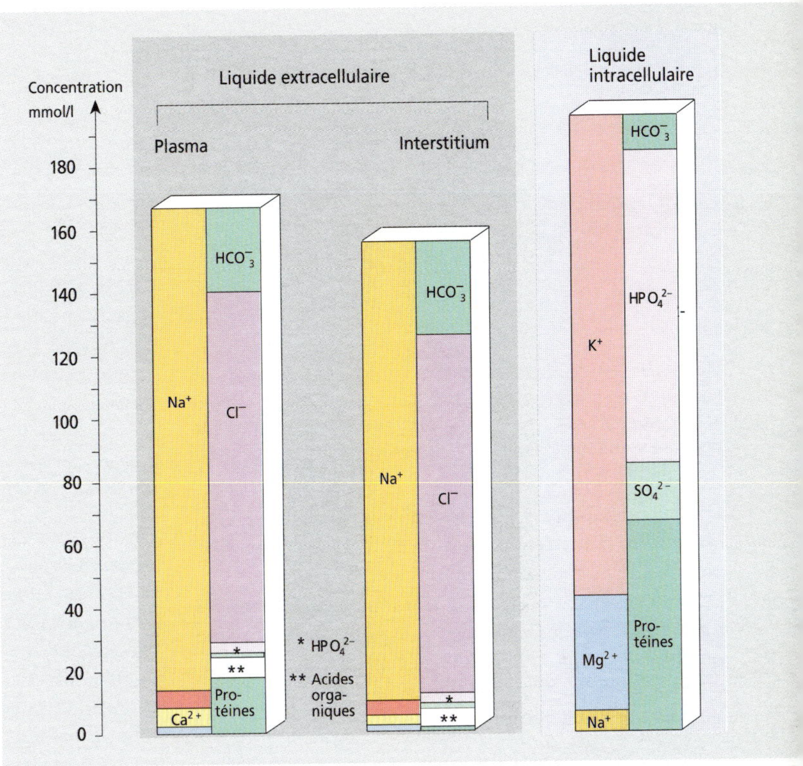

Fig. 3.14 : Concentrations en électrolytes du plasma, de l'interstitium et du liquide intracellulaire. La concentration de K^+ dans la cellule est beaucoup plus élevée que dans le plasma et dans l'interstitium. Par contre, la concentration de Na^+ dans la plasma et dans l'interstitium est beaucoup plus élevée que dans la cellule.

> L'**osmolarité du plasma** doit être maintenue constante (en particulier en cas de nutrition artificielle), sinon il se produit des transferts entre les différents milieux liquidiens qui peuvent menacer le pronostic vital.

3.5.7 La pression osmotique colloïdale

On désigne par le terme de **pression osmotique colloïdale**, la pression osmotique qui provient des molécules de protéines (appelées également *colloïdes*) présentes dans le système vasculaire. La plupart des molécules protéiques ne peuvent pas franchir les membranes du fait de leur taille et provoquent, du fait de leur pression osmotique, le retour de liquide de l'interstitium vers les capillaires. Si la concentration des protéines plasmatiques (en particulier de l'albumine, ☞ 14.1.4) baisse dans le plasma, alors il existe une rétention d'eau dans les tissus (**œdème**).

3.5.8 Processus de transport passif - La filtration

On entend sous le terme de **filtration**, le transport de liquides à tra-

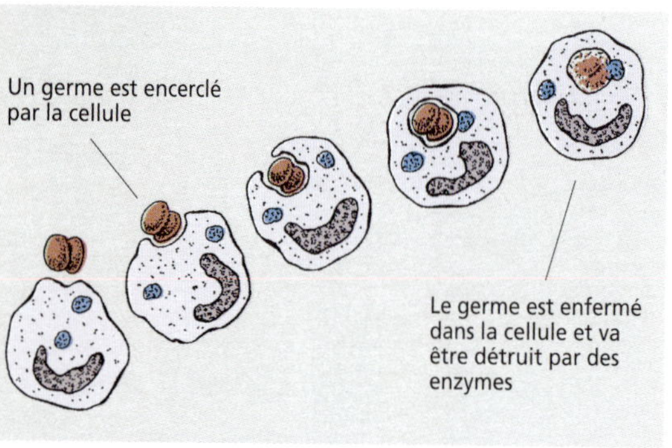

Fig. 3.15 : Les globules blancs sanguins sont capables, en particulier, de phagocytose, c'est la raison pour laquelle on les appelle aussi phagocytes. Grâce à la phagocytose, ces cellules de défense détruisent les corps pathogènes et les corps étrangers.

vers une membrane semi-perméable où la quantité de liquide filtré (**filtrat**) dépend de la différence de pression entre les deux côtés de la membrane.

Dans l'organisme humain, la filtration existe généralement au niveau des capillaires sanguins où la pression produite dans les capillaires par les battements cardiaques, la pression hydrostatique, s'exerce du plasma sanguin vers l'interstitium.

3.5.9. Le transport actif

Un **transport actif** correspond à l'acheminement d'une substance à travers la membrane cellulaire à l'aide d'un *système de transport*. L'énergie nécessaire pour cela sera mise à disposition par le métabolisme cellulaire. Un transport actif peut également faire passer une substance à travers la membrane **contre** un gradient de pression.

Grâce aux mécanismes de transport actif, différentes concentrations ioniques seront maintenues au bon niveau entre l'intérieur de la cellule et l'interstitium.

3.5.10 Le transport par vésicules

Les mécanismes de transport actif et passif décrits se limitent aux petites molécules. Pour de *plus grosses* particules (par ex. des débris de cellules mortes, des protéines), la membrane est imperméable. Pour pouvoir transporter de telles particules, des mécanismes particuliers sont nécessaires :

En cas d'absorption (**endocytose**) de grosses particules par la cellule, la particule concernée sera entourée par le corps de la cellule. Dès que la particule est totalement encerclée, il se produit une fusion des bords externes de la membrane et la particule se trouve alors dans une **vésicule** entourée d'une membrane. Le contenu de cette vésicule peut alors être détruit par les lysosomes (☞ 3.3.5).

Le terme **phagocytose** (“ absorption de cellule”) désigne l'endocytose d'une cellule entière. De nombreuses cellules de défense sont spécialisées dans la phagocytose et peuvent “manger” des corps étrangers ou des bactéries par un mécanisme d'endocytose (☞ 6.1.4).

Des cellules (par ex. les cellules glandulaires ou les cellules productrices d'hormones) peuvent également, par un mécanisme inverse, rejeter de grosses molécules vers l'extérieur. Dans ce cas le mécanisme de transport vésiculaire fonctionne dans l'autre sens et s'appelle l'**exocytose**.

3.6 La synthèse des protéines

Les protéines (☞ 2.8.3) déterminent largement l'organisation et plus particulièrement la structure de la cellule (par ex. en tant que constituants de la membrane cellulaire, des microfilaments, des microtubules et de nombreuses autres parties de la cellule). Elles régulent également, en tant qu'*enzymes*, toutes les réactions chimiques de la cellule et sont, de ce fait, déterminantes pour la *fonction* de la cellule.

La synthèse des protéines est une mission essentielle de toutes les cellules de l'organisme.

Chez l'homme, la fabrication des protéines (**biosynthèse protéique**) se déroule dans le cytoplasme, au niveau des ribosomes, alors que l'information génétique (**code génétique**) pour toutes les protéines est située dans le noyau - sous la forme d'ADN. Du fait de cette séparation de lieux entre le siège de l'information génétique (noyau cellulaire) et le lieu de synthèse des protéines (les ribosomes dans le plasma), une *copie intermédiaire* du code génétique est disponible pour transmettre l'information génétique du noyau vers les ribosomes situés dans le cytoplasme.

Le code génétique

Le code génétique de l'ADN contient les plans de construction pour les protéines. Il représente pour ainsi dire un outil de traduction qui permet que trois bases d'un brin d'ADN qui se suivent (☞ 2.8.4 ; **triplette de bases** ou triplette d'ADN) codent un acide aminé qui deviendra un des composants de la protéine.

Le contenu d'information d'une triplette de bases détermine donc la synthèse d'un acide aminé particulier utilisé pour la construction d'une protéine par biosynthèse.

Les quatre bases suivantes serviront de “lettres” pour l'écriture du code génétique :

- Adénine (**A**)
- Guanine (**G**)
- Thymine (**T**)
- Cytosine (**C**).

La transcription

La première étape de la transmission d'une information génétique du noyau vers le plasma passe par l'élaboration d'une copie intermédiaire de l'ADN, l'**ARN-m** (*acide ribonucléique messager*). Ce processus s'appelle la **transcription**. Pour cela, "l'échelle de corde" de l'ADN se déspiralise et la double hélice s'ouvre au niveau des bases correspondantes (☞ Fig. 3.20). Au niveau des triplettes libres, la molécule d'ARN peut se construire selon le principe de l'*appariement des bases* (☞ 2.8.4) qui vont s'enchaîner pour former l'ARN-m *monocaténaire*. Les triplettes d'ARN-m formées sont pour ainsi dire le miroir des triplettes de l'ADN. On appelle une telle triplette d'ARN, un **codon**.

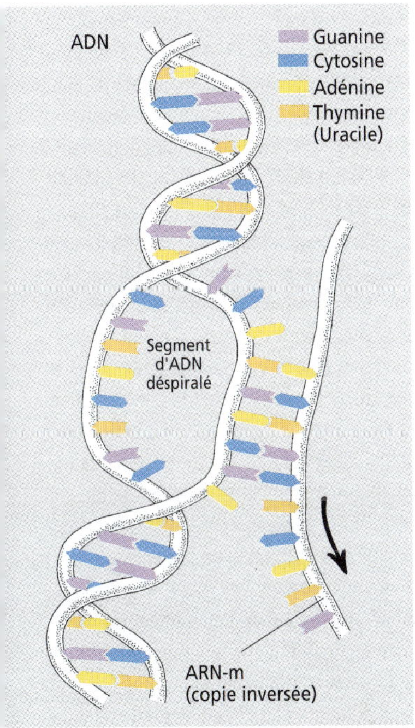

Fig. 3.16 : La transcription. Une copie inversée monobrin (ARN-m) sera formée au niveau du segment d'ADN déspiralé. En face de chaque base du brin d'ADN transcrit va être fixée la base complémentaire sur le brin d'ARN-m. La séquence des bases sur le brin d'ARN-m est ainsi complémentaire de la séquence de bases du brin d'ADN.

Dans l'ARN-m, en comparaison avec l'ADN, la base thymine est remplacée par l'**uracile**, et le **d**ésoxyribose est remplacé par le **ri**bose. L'ARN ainsi formé franchit la membrane du noyau par les pores pour aller vers les ribosomes dans le cytoplasme où il va servir de matrice pour la translation.

La translation

On appelle **translation,** la traduction au niveau des ribosomes (☞ 3.3.2) des codes de l'ARN-m en séquences d'acides aminés pour la protéine. Dès que l'ARN-m atteint un ribosome, la biosynthèse de la protéine peut commencer.

Au cours de la biosynthèse de la protéine, le ribosome se déplace le long de l'ARN-m de codon en codon et, à chaque fois, l'acide aminé correspondant sera transporté vers le ribosome par le relativement petit et mobile acide ribonucléique de transfert (**ARN-t**), puis intégré à la chaîne protéique selon les instructions de l'ARN-m. L'ARN-t, chargé de l'acide aminé nécessaire, se fixe avec son **anticodon** sur le codon de l'ARN-m lesquels se correspondent comme une clef et une serrure. La triplette de l'ARN-t retraduit pour ainsi dire le code de l'ARN-m en code originel d'ADN.

Conclusion de la biosynthèse d'une protéine

La fin de la synthèse d'une protéine sur un ribosome sera signalée par celui que l'on appelle le *codon d'arrêt*. Aucun anticodon d'un ARN-t ne correspond à ce dernier; de ce fait, l'ARN-m ne peut pas fournir d'acide aminé supplémentaire à la chaîne peptidique et doit terminer la construction de la structure protéique.

Les protéines terminées sont "libérées" dans le cytoplasme et sont

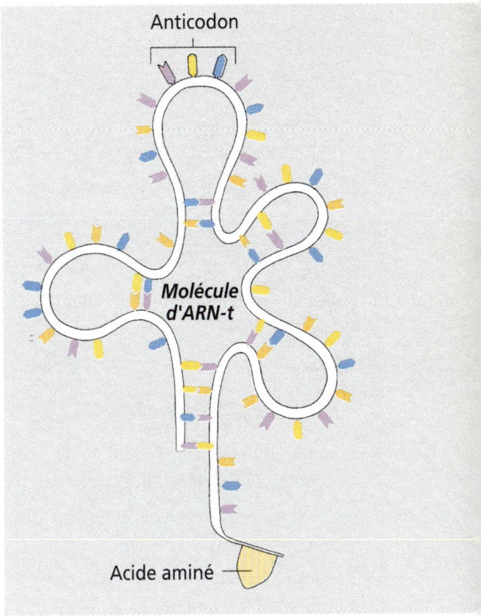

Fig. 3.17 : Représentation schématique de l'ARN-t. Cette structure en forme de trèfle contient, au niveau de sa feuille " haute", une triplette de bases particulière (l'anticodon) et à l'extrémité inférieure, l'acide aminé correspondant.

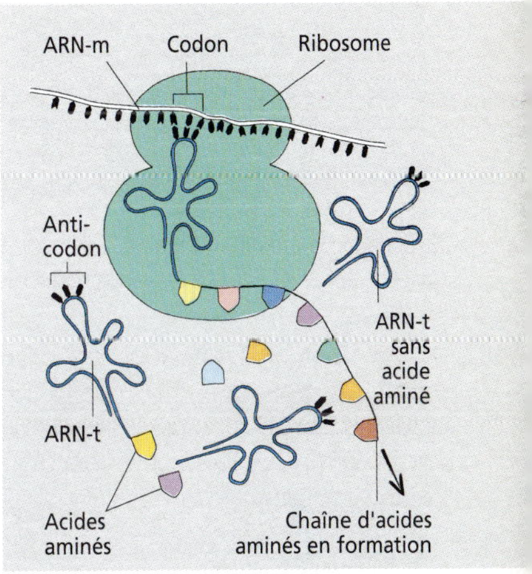

Fig. 3.18 : La translation. Codon et anticodon se correspondent comme une clef avec une serrure. De ce fait, les molécules d'ARN-t correspondantes se fixent à l'ARN-m. Par cette opération, les acides aminés qu'ils portent s'attachent et ainsi, la chaîne protéique sera à chaque fois allongée avec le "bon" acide aminé. Après fixation de l'acide aminé, l'ARN-t se détache de son acide aminé pour se charger d'un nouvel acide aminé libre nageant dans le cytoplasme.

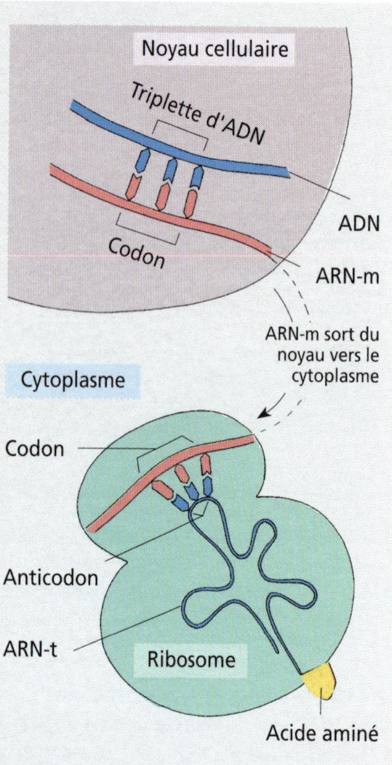

Fig. 3.19 : Résumé des différentes étapes de la synthèse d'une protéine. La transcription, pendant laquelle une copie mono-brin de l'ADN est synthétisée, se déroule dans le noyau. L'ARN-m formé, dont les triplettes sont pour ainsi dire le miroir des triplettes de l'ADN, quitte le noyau et va dans le cytoplasme où il sera traduit au niveau d'un ribosome (translation). La triplette de bases de l'ADN est ainsi identique à la triplette de bases sur l'ARN-t (anticodon).

alors disponibles par exemple comme enzymes, comme protéines de structure ou comme hormones qui vont quitter la cellule.

La notion de gène

En se basant sur les connaissances actuelles concernant la synthèse des protéines, la notion de gène, que nous avons déjà introduite dans le paragraphe 2.8.4, peut être définie de la manière suivante :

Un gène est un fragment d'ADN composé de plusieurs triplettes de bases qui contient le code pour la formation d'*une* protéine déterminée.

3.7 **La division des cellules**

Les nouveaux corps cellulaires se forment par *division* de cellules déjà existantes. Chaque jour de nouvelles cellules doivent être formées pour permettre le *processus de croissance* et pour remplacer les cellules qui meurent en permanence dans l'ensemble de l'organisme.

3.7.1 **La mitose**

La forme la plus fréquente de division cellulaire est la mitose au cours de laquelle la **cellule-mère** se divise en deux **cellules-filles** qui possèdent le même *patrimoine génétique*. Cela nécessite au préalable que le matériel génétique de la cellule-mère, c'est-à-dire l'ADN contenu dans les chromosomes, soit dédoublée (**réplication**).

La réplication de l'ADN

La réplication de l'ADN se déroule avant la mitose, pendant la phase appelée **interphase**. A ce moment, l'ADN sera coupé en son milieu, c'est-à-dire entre les bases qui se correspondent, comme on ouvre une fermeture éclair (☞ Fig. 3.20). Sur les bases devenues libres se fixent alors les bases qui se correspondent une à une, ce qui permet d'aboutir à deux nouveaux doubles brins qui sont *totalement identiques* au double brin initial.

De cette manière, l'ADN de l'ensemble des chromosomes sera dédoublé pendant l'interphase, avant la division cellulaire, et on obtient des chromosomes avec deux chromatides (☞ Fig. 3.6). La *paire de centrioles* se dédouble aussi pendant l'interphase.

Les phases de la division mitotique

La mitose, dont la phase la plus importante est la séparation des chromatides entre deux nouveaux noyaux, se déroule en quatre étapes de division du noyau : la **prophase**, la **métaphase**, l'**anaphase** et la **télophase**.

La **prophase**. Pendant cette phase, les chromosomes, invisibles dans le noyau au repos sous leur forme de longs filaments, se raccourcissent par une spiralisation croissante. On peut voir au microscope que chaque chromosome se présente déjà sous sa forme dédoublée - avec ses deux chromatides reliées au centromère (☞ Fig. 3.6). Ensuite, les *nucléoles* (organites nucléaires) se dissolvent et les deux *paires de centrioles* s'écartent et se dirigent aux deux extrémités opposées de la cellule, les pôles cellulaires. A partir des deux paires de centrioles poussent alors des microtubules (☞ 3.3.7) vers la paire de centrioles opposée jusqu'à ce qu'ils rejoignent les deux pôles de la cellule. Le *fuseau mitotique* ainsi formé dirige, avec l'aide des microtubules chromosomiques, le déplacement des chromatides pendant les étapes suivantes de la division.

La prophase se termine par la dissolution de l'enveloppe nucléaire, ce qui libère dans le cytoplasme les chromatides liées entre elles.

La **métaphase**. Pendant la métaphase, les chromatides liées entre elles s'ordonnent sur le plan médian (*plan équatorial*) de la cellule, entre les deux pôles du fuseau, et forment ainsi une figure étoilée. Le fuseau de mitose entièrement formé pendant ce temps n'est plus alors composé que de microtubules qui

- d'une part s'étendent d'un pôle de la cellule à l'autre, mais également
- sont fixés aux centromères en tant que *filaments chromosomiques*.

L'**anaphase**. L'anaphase débute par la séparation des centromères de l'ensemble des chromosomes. Les chromatides ainsi séparées sont transportées vers les pôles opposés de la cellule, grâce aux filaments

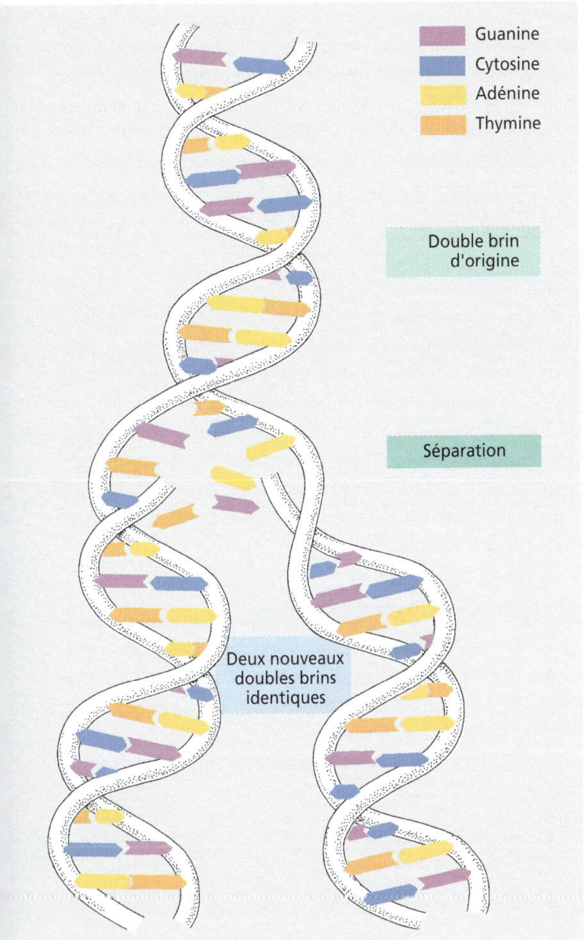

Fig. 3.20 : Réplication de l'ADN. L'ADN est ouvert en son milieu, au niveau des bases correspondantes, comme une fermeture éclair. Sur les bases libres se fixent immédiatement des bases correspondantes qui vont s'organiser en un nouveau brin.

Fig. 3.21 (à droite) : Les cinq stades de la division cellulaire avec l'interphase et les quatre phases de la mitose.

chromosomiques fixés aux deux moitiés de centromère. Après la séparation des deux chromatides identiques ("dédoublées"), chacune d'entre elles retrouvera la forme d'un chromosome (simple).

La **télophase**. Le dernier stade de la mitose, la télophase, est sur de nombreux plans l'inverse de la prophase. Les deux groupes de chromosomes identiques, qui se trouvent aux deux pôles de la cellule, seront entourés d'une membrane d'où prendront naissance de nouvelles enveloppes nucléaires. Les chromosomes dans les nouveaux noyaux seront déspiralés et rejoindront la forme typique de la chromatine des noyaux au repos. Le fu-

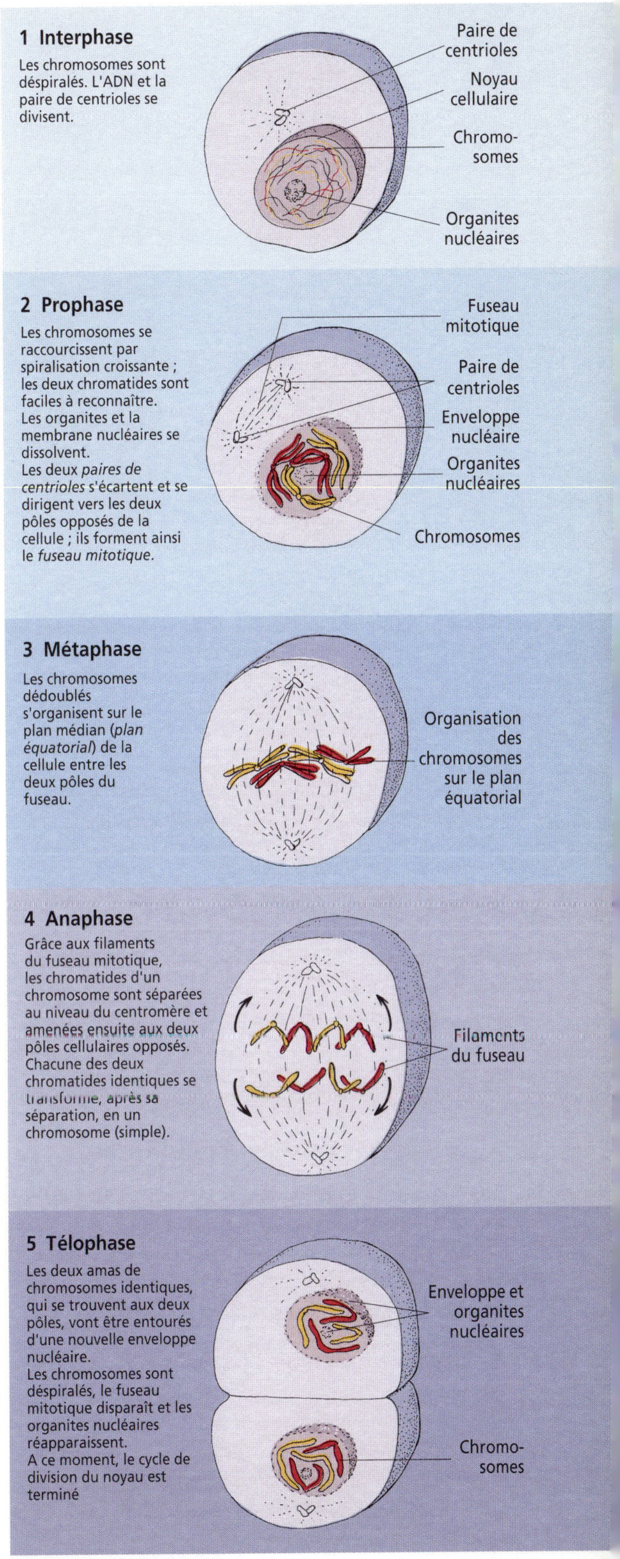

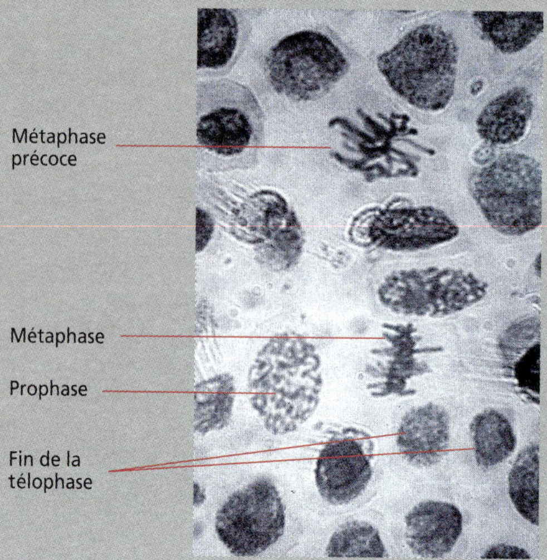

Fig. 3.22 : Les étapes de division de la cellule qui ont été décrites n'existent pas seulement chez l'homme mais, bien évidemment, également au niveau des cellules animales et végétales. Est représentée ici l'extrémité de la racine d'une plante où des mitoses se produisent en permanence. On reconnaît les différentes phases de la mitose dans les cellules qui sont en train de se diviser.

seau mitotique disparaît et les nucléoles réapparaissent. Ainsi se termine le cycle de division du *noyau*.

La division du corps de la cellule

La division du *noyau* sera accompagnée par la division de la *cellule*. Elle commence déjà en grande partie dans l'anaphase tardive et se terminera pendant la téléphase. La membrane cellulaire se coupe, environ au milieu de la cellule en partant des bords, pour aboutir à deux cellules-filles, de taille à peu près identiques, qui se forment avec leurs propres cytoplasmes et organites.

3.7.2 Les phases du cycle cellulaire

La phase de mitose n'occupe dans la "vie", le **cycle cellulaire**, de la plupart des cellules qu'un temps réduit. Le temps entre deux divisions cellulaires, l'interphase, est beaucoup plus long ; elle comprend les phases G_1, S et G_2 (☞ Fig. 3.23).
Après la mitose, la nouvelle cellule entre dans la phase appelée *phase de croissance pré-synthétique* (**phase G_1**). Pendant cette phase, la biosynthèse des protéines tourne à plein régime et sert principalement à la croissance de la cellule. La durée de cette phase varie de quelques heures à plusieurs années, dans certaines circonstances, et détermine pour l'essentiel la durée de l'ensemble du cycle cellulaire.

Dans la phase de synthèse suivante (**phase S**), qui dure de 5 à 10 heures environ, se produit la duplication de l'ADN, c'est-à-dire la formation des chromatides. La dernière phase, d'une durée d'environ quatre heures, avant la mitose, s'appelle la *phase de croissance post-synthétique* (**phase G_2**). A cette étape, les chromosomes existent de manière dédoublée sous la forme de chromatides.

3.7.3 La méiose

Il existe une forme particulière de division cellulaire lors du développement des cellules germinales immatures vers des formes matures (**gamètes**), car le patrimoine génétique ne se duplique pas lors de l'union d'un ovule et d'un spermatozoïde. Dans ce cas, la présentation **diploïde** normale des chromosomes (2 x 23 chromosomes) est réduite à une présentation **haploïde** (1 x 23 chromosomes) - de ce fait, on parle aussi d'une *division de réduction*.

1ère et 2ème division de maturation

La méiose se déroule en *deux* étapes où pendant la première, l'**homologue** (c'est-à-dire que les chromosomes d'origine paternelle et maternelle se correspondent les uns aux autres) il existe une division en deux cellules-filles (**1ère division de maturation**) et où finalement les

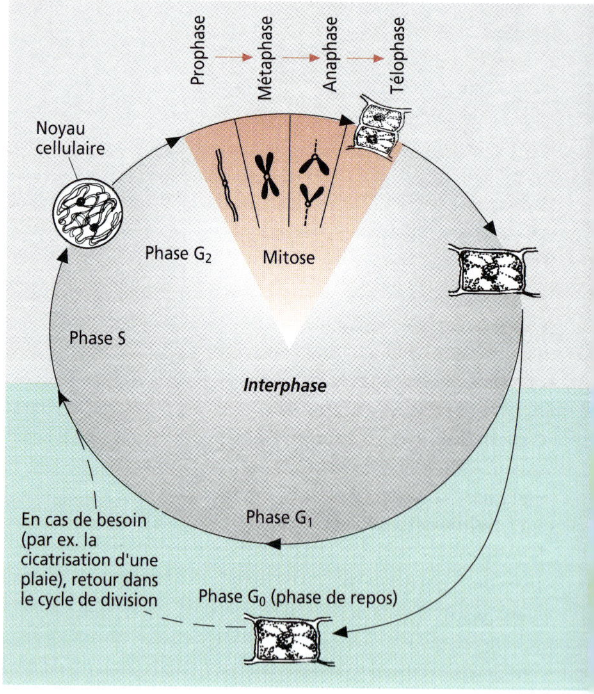

Fig. 3.23 : Représentation schématique du cycle cellulaire.

chromatides sont séparées (**2ème division de maturation**). Pendant la prophase de la *première division de maturation*, les filaments chromosomiques déjà dédoublés se raccourcissent et s'assombrissent pour prendre la forme chromosomique typique (☞ Fig. 3.6). Ensuite, les chromosomes homologues se positionnent sur le plan équatorial, parallèles les uns aux autres, et les segments de chromosomes placés très proches les uns des autres peuvent se croiser.

Lorsque les chromosomes placés très proches les uns des autres sont finalement de nouveau séparés, les chromatides peuvent, dans de rares cas, se briser au niveau des zones de croisements (*chiasmas*) et se ressouder de nouveau de telle manière que les morceaux rompus de la mère et du père peuvent s'échanger. On appelle cela un **crossing over** qui aboutit à un nouvel ordonnancement des gènes (**recombinaison**) au sein des chromosomes et à un mélange du matériel génétique.

Les mécanismes de recombinaison lors de chaque méiose sont une des causes principales du caractère unique de chaque individu (exception faite des jumeaux originaires d'un œuf unique) et, en même temps, une "impulsion" pour le progrès des espèces dans le cadre du processus d'évolution (☞ 4.6).

Dans les phases ultérieures de la première division de maturation, les deux chromosomes homologues seront séparés dans le noyau-fils, au sein duquel ils seront attirés vers les pôles cellulaires par l'appareil du fuseau. Grâce à la *division cellulaire* établie parallèlement, se forment deux cellules-filles avec chacune 23 chromosomes qui sont encore composés de 2 chromatides.

La *deuxième division de maturation* qui suit, représente une division mitotique normale, où les chromatides sont alors séparées et reparties dans les cellules-filles.

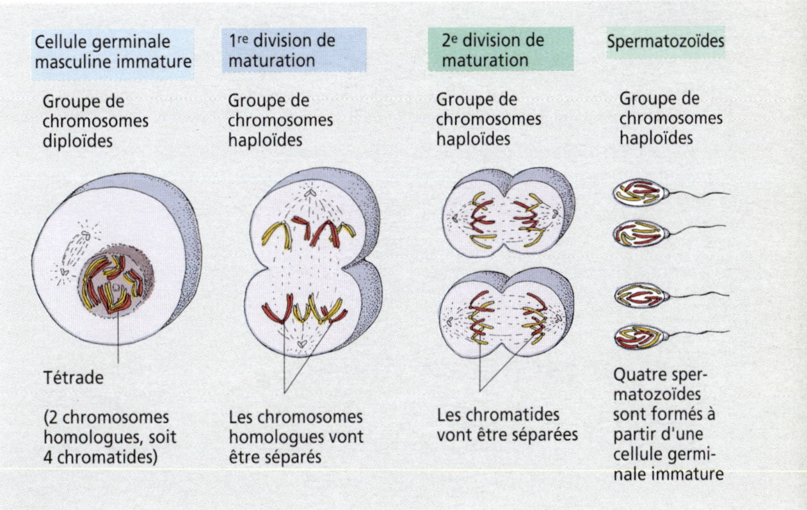

Fig. 3.24 : Exemple de la méiose lors de la formation des spermatozoïdes (spermatogénèse) dans les testicules. A partir d'une unique cellule germinale immature humaine avec un amas de chromosomes diploïdes, on obtient quatre spermatozoïdes avec chacun un groupe de chromosomes haploïdes.

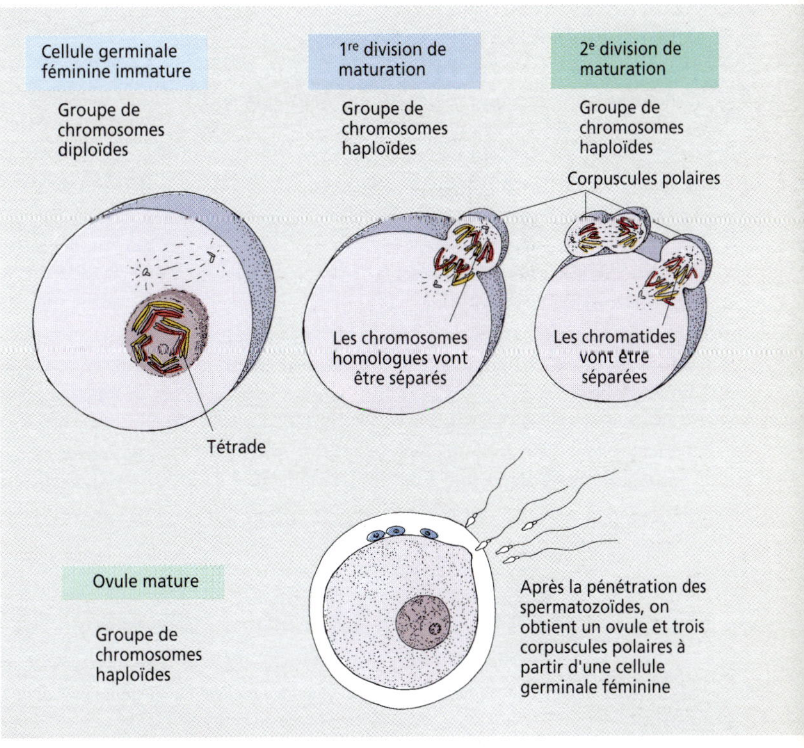

Fig. 3.25 : Exemple de méiose lors de la formation d'un ovule (ovogénèse). A l'inverse de la formation des spermatozoïdes, on obtient un unique ovule à partir d'une cellule germinale féminine immature. L'ovule garde la plus grande partie du cytoplasme au cours des deux divisions de maturation, pendant que les trois corpuscules polaires sont détruits.

Les chromosomes haploïdes

A l'issue des deux divisions de maturation, on obtient à partir d'une cellule germinale masculine immature, possédant un groupe de chromosomes diploïdes normal, quatre spermatozoïdes matures avec des groupes de chromosomes *haploïdes* (1 x 23 chromosomes). Par contre, chez la femme, on obtient à partir d'une cellule germinale, à l'issue de la méiose, un gros ovule mature pendant que les trois autres cellules se transforment en petits corpuscules qui accompagnent l'ovule, puis finalement meurent.

Lorsque les noyaux mâle et femelle se mélangent lors de la fécondation, le zygote obtenu contient de nouveau un groupe normal de chromosomes diploïdes

Questions de révision

1. Comment est organisée la membrane cellulaire ? (☞ 3.2)

2. De quoi dépend la perméabilité sélective de la membrane cellulaire ? (☞ 3.2.2)

3. Comment s'appellent les principaux organites cellulaires ? (☞ 3.3)

4. Quelle est la fonction du noyau de la cellule ? (☞ 3.3.1)

5. Comment est organisé le groupe chromosomique de l'homme ? (☞ 3.3.1)

6. Quelles sont les fonctions des mitochondries pour l'organisme ? (☞ 3.3.6)

7. Dans quels espaces liquidiens est répartie l'eau du corps humain ? ☞(3.4)

8. Comment se différencient les transports actif et passif ? (☞ 3.5.3)

9. Quels sont les mécanismes de transport passif existant dans l'organisme ? (☞ 3.5.3)

10. Comment se différencient la diffusion et l'osmose ? (☞ 3.5.4)

11. Comment peut-on mettre en évidence la pression osmotique ? (☞ 3.5.5)

12. Comment les grosses particules pénètrent-elles dans la cellule ? (☞ 3.5.10)

13. En quoi les protéines sont-elles les molécules-clefs de la cellule ? (☞ 3.6)

14. Pourquoi la cellule organise-t-elle deux processus simultanés pour l'élaboration des protéines, la transcription et la translation ? (☞ 3.6)

15. Qu'est-ce qu'un gène ? (☞ 3.6)

16. Par quels processus une cellule se divise-t-elle en deux cellules-filles totalement identiques, y compris sur le plan du patrimoine génétique ? (☞ 3.7.1)

17. Que se passe-t-il dans le cycle cellulaire entre deux mitoses pendant l'interphase ? (☞ 3.7.2)

18. Pourquoi deux divisions de maturation sont-elles nécessaires pendant la méiose ? (☞ 3.7.3)

THÉORIE DE L'HÉRÉDITÉ (GÉNÉTIQUE)

Les enfants ont un aspect physique qui se rapproche de celui de leurs parents, par ailleurs les frères et sœurs se ressemblent. La mission de la *théorie de l'hérédité* (**génétique**) est l'étude des causes de ces similitudes, mais également les expressions différentes des caractères à travers les générations et sur de longues périodes (*évolution*).

L'intérêt médical de la génétique réside aujourd'hui dans la possibilité de dépister, si possible à temps, les maladies héréditaires et d'éviter leur transmission.

4.1 Gènes et chromosomes

L'aspect physique extérieur d'un organisme, son **phénotype**, est déterminé par la réunion d'un grand nombre de caractères. Les caractères des parents seront transmis aux enfants par un code génétique (☞ Bases 3.3.1 et 3.6). Toutes les informations génétiques d'un organisme seront exprimées sous forme de protéines dont les instructions de synthèse sont contenues dans le code génétique de l'ADN. Un segment défini d'ADN, qui contient les instructions pour la synthèse d'une unique protéine, sera appelé un **gène**. L'ensemble des informations génétiques qui permet l'expression du phénotype d'un organisme, sera désigné par le terme de **génotype**.

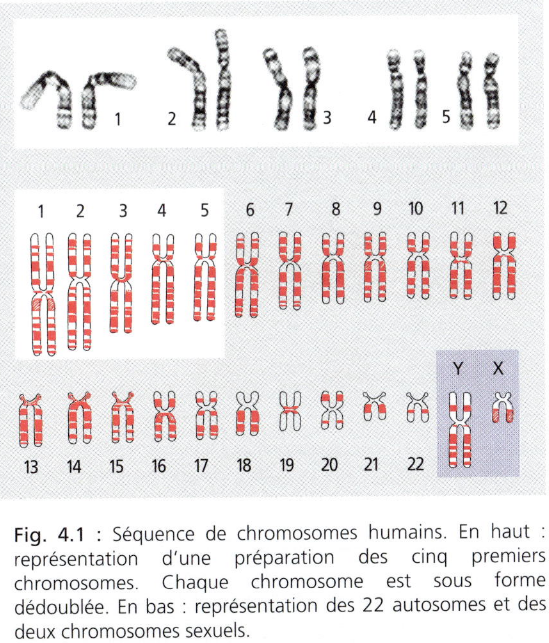

Fig. 4.1 : Séquence de chromosomes humains. En haut : représentation d'une préparation des cinq premiers chromosomes. Chaque chromosome est sous forme dédoublée. En bas : représentation des 22 autosomes et des deux chromosomes sexuels.

Presque tous les gènes sont localisés au niveau des chromosomes dans le noyau cellulaire (☞ voir Fig. 3.6). A l'exception des cellules germinales, toutes les cellules humaines contiennent 46 chromosomes. L'ensemble des chromosomes se présente sous la forme de paires : 23 chromosomes proviennent du père et 23 chromosomes de la mère. Les gènes qui sont localisés au même endroit sur le chromosome paternel et sur le chromosome maternel, portent le nom d'**allèles**.

Si les deux allèles sont totalement identiques, le porteur est **homozygote** pour ce caractère - s'ils sont différents, il est **hétérozygote**. Les règles, grâce auxquelles les allèles seront transmis aux descendants, ont été découvertes au siècle dernier par *Grégoire Mendel* en effectuant des expériences de croisements avec des petits pois.

4.2 Les lois de l'hérédité

La loi d'uniformité

Dans les expériences les plus simples, on croise deux plantes qui ne se différencient par exemple que par la couleur de la fleur, soit rouge, soit blanc (☞ Fig. 4.2). Le groupe simple de chromosomes des cellules germinales de l'une des plantes (*gamètes*, 3.7.3) contient l'allèle **r** (avec la commande pour le rouge), de l'autre, l'allèle **b** (avec la commande pour le blanc). Les deux cellules sont donc homozygotes pour chacun des caractères, r et b. Après la fécondation, seuls les **r** et les **b** peuvent s'assembler dans les groupes de chromosomes diploïdes. Tous les organismes fils sont donc hé-

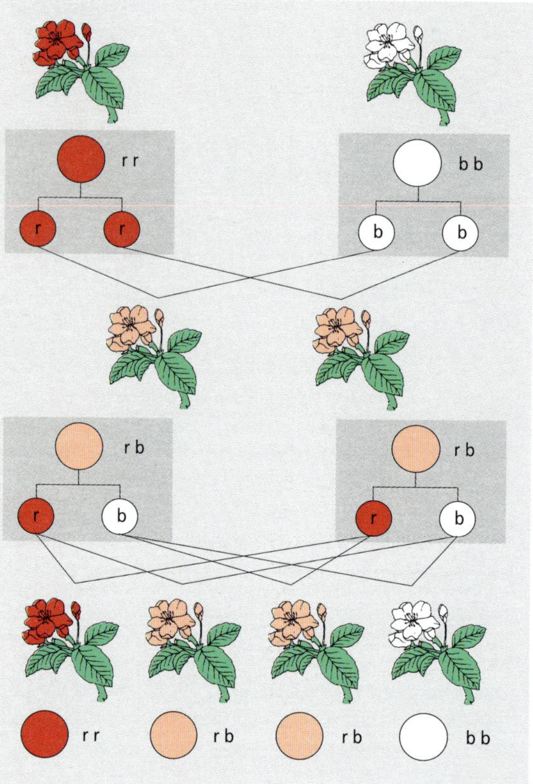

Fig. 4.2 : Croisement d'une belle-de-nuit japonaise homozygote à fleur rouge (rr) avec une plante homozygote à fleur blanche (bb). La génération fille est totalement rose et hétérozygote pour le caractère couleur de la fleur (rb). La génération suivante se divise dans un rapport 1 : 2 : 1 : ce qui signifie qu'une plante est homozygote rouge (rr), une autre est homozygote blanche (bb) et deux autres sont roses et hétérozygotes pour le caractère couleur de la fleur (rb).

térozygotes ou *hybride* (**rb** : couleur rose de la fleur) en ce qui concerne la couleur de la fleur. Étant donné qu'ils sont tous similaires, on appelle cette **1ère loi de Mendel** également *loi de l'uniformité*.

La loi de division

Lors des croisements de membres de la 1ère génération entre eux, deux types de gamètes seront formés au cours de la *méiose* (☞ 3.7.3) : ceux qui contiennent le gène **r** et ceux, aussi nombreux, qui contiennent le gène **b**. Il se forme lors de la fécondation, à la "génération des petits-enfants", des germes avec les combinaisons d'allèles **rr, rb, bb** dans la proportion 1 : 2 : 1 (☞ Fig. 4.2). Ce rapport sera désigné sous le terme de **2ème loi de Mendel**.

La loi d'indépendance

Cela devient compliqué, lorsque les organismes croisés ne diffèrent pas uniquement par un seul, mais par plusieurs caractères. Comme les gènes qui sont responsables de l'expression des caractères recherchés siègent sur des chromosomes différents, chaque caractère sera distribué de manière aléatoire, du fait de la nouvelle organisation du matériel génétique pendant la méiose, et il peut exister un nombre très important de combinaisons différentes de caractères (**3ème loi de Mendel**).

4.3 **Qui s'impose ? De la dominance à la récession**

Dans une paire d'allèle hétérozygote, l'influence du gène d'un allèle est souvent plus forte que celle de l'autre.

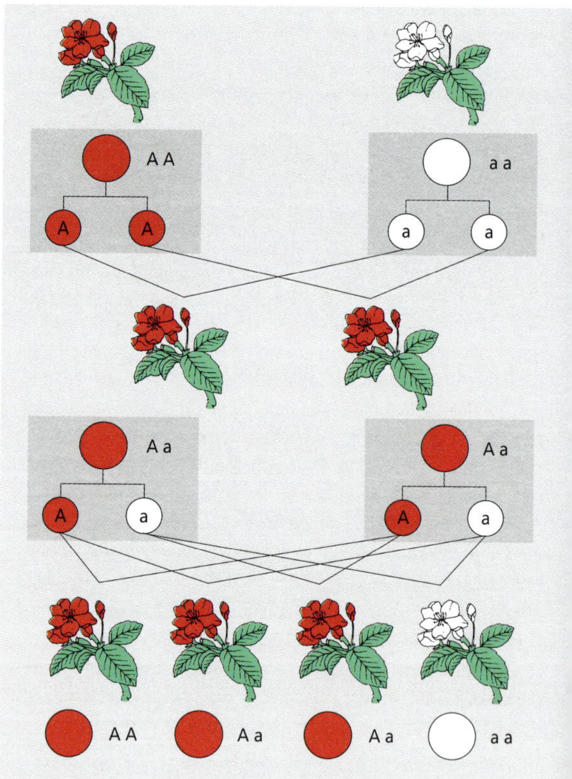

Fig. 4.3 : Transmission autosomique dominante. Croisement d'une plante à fleur rouge (AA) avec une plante à fleur blanche (aa) où la couleur rouge est dominante par rapport au blanc. Les deux plantes sont homozygotes pour le caractère couleur de la fleur. La première génération fille est uniformément de couleur de fleur rouge, mais hétérozygote (Aa). La génération fille suivante se répartit avec le rapport 3 : 1, c'est-à-dire que trois descendants sont rouge (AA, Aa) et un descendant est blanc (aa).

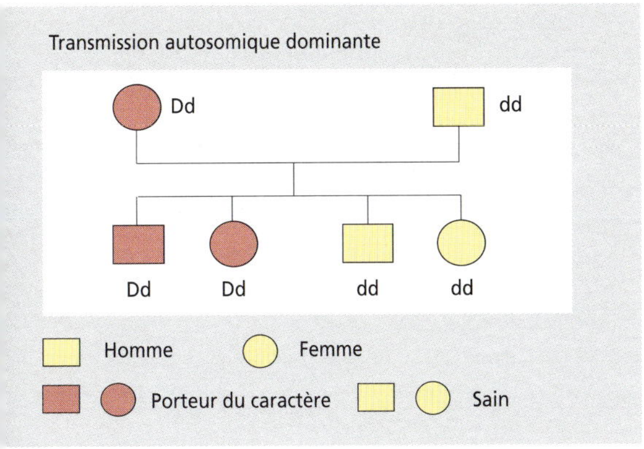

Fig. 4.4 : Dans le cas d'une transmission autosomique dominante, il s'agit souvent, en présence d'une maladie héréditaire, d'un ascendant atteint qui possède le gène dominant responsable, mais sous la forme hétérozygote. Lors de l'appariement avec un partenaire sain homozygote (dd), la génération suivante a une probabilité de 1 : 1 d'hériter le gène de la maladie. Ainsi 50 % des descendants sont malades.

Ce qui veut dire qu'un allèle est **dominant** et éclipse l'action de l'allèle **récessif**.

La fréquence avec laquelle s'exprime un caractère chez les descendants découle à chaque fois de l'action récessive ou dominante d'un gène. Un gène dominant s'imposera, selon la 2ème loi de Mendel, chez 75 % des enfants de parents tous les deux hétérozygotes, alors qu'un gène récessif n'apparaitra que chez 25 % des enfants. Ce calcul de probabilité est utile en cas de conseil génétique (☞ 4.5.1)

En cas de **transmission autosomique dominante** chez l'homme, seul un des parents possède en général le gène pathologique dominant (D) sur un seul chromosome, tandis que le gène sur le deuxième chromosome est normal (d). Le partenaire sain présente par contre deux gènes normaux (dd). La génération suivante a donc un risque de 1 : 1 d'hériter le gène du parent atteint et d'être donc malade.

A l'inverse, en cas de **transmission autosomique récessive**, les deux parents sont hétérozygotes et sont porteurs, à côté du gène sain (R), du gène malade récessif (r). Les deux parents sont sains car l'action pathologique du gène est occultée par le gène dominant sain. Il existe cependant 25 % de risque chez les descendants d'hériter le gène récessif des deux parents en même temps, ce qui entraîne dans ce cas la maladie. La maladie n'apparaît donc, en cas de transmission autosomique récessive, que lorsque le sujet atteint est homozygote pour le gène concerné.

A côté des caractères dominant et récessif de différents gènes, il existe également la rare possibilité que les deux allèles soient de même valeur et entraînent *l'apparition concomitante des deux caractères*. Dans ce cas, on parle de gène **codominant**. Un exemple de cette situation est celle des groupe sanguin A et B (si l'enfant hérite de son père l'allèle du groupe A et de sa mère celui du groupe B, alors il sera lui-même du groupe AB; ☞ aussi 14.2.7).

En cas de transmission intermédiaire, l'expression du caractère n'est, par contre, pas complète mais apparaît *mélangée*. L'expression de la maladie chez l'individu concerné est alors légère ou n'apparaît qu'à un âge avancé.

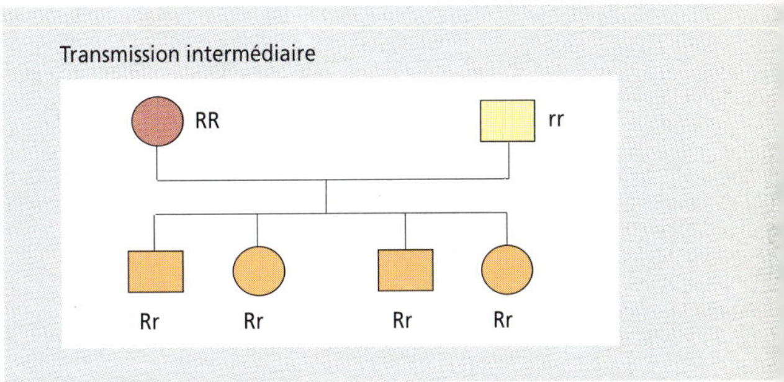

Fig. 4.5 : En cas de maladies héréditaires avec une transmission intermédiaire, des parents homozygotes sains et malades donnent des enfants qui tous sont touchés de manière modérée par la maladie (= expression partielle).

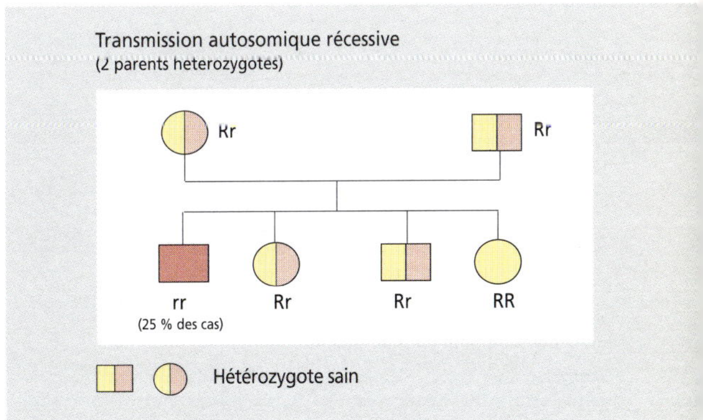

Fig. 4.6 : En cas de maladies héréditaires autosomiques récessives, les deux parents portent en général le gène pathologique récessif (d) mais par contre sont eux-mêmes sains, car ils possèdent encore le gène normal (D). Il est possible que 25 % de leurs descendants héritent de leurs deux parents le gène de la maladie et soient eux-mêmes malades (rr).

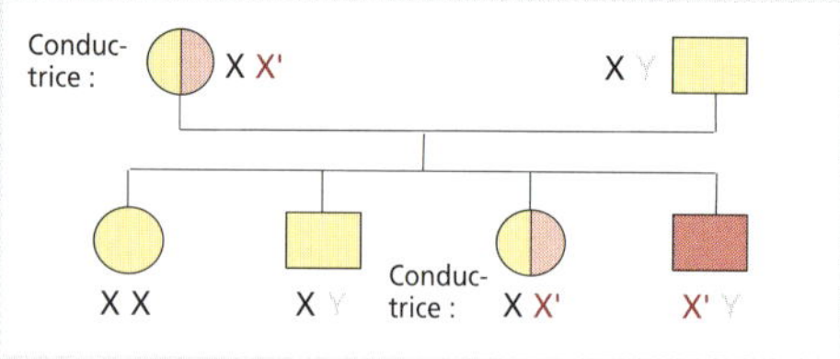

Fig. 4.7 : Transmission récessive liée au chromosome X (exemple : hémophilie A).
Les descendants féminins d'une conductrice et d'un partenaire sain sont sains ; le risque d'être soi-même conductrice est de 50 %. La moitié des fils sont malades s'ils ont hérité le gène X' (rouge) de la mère.

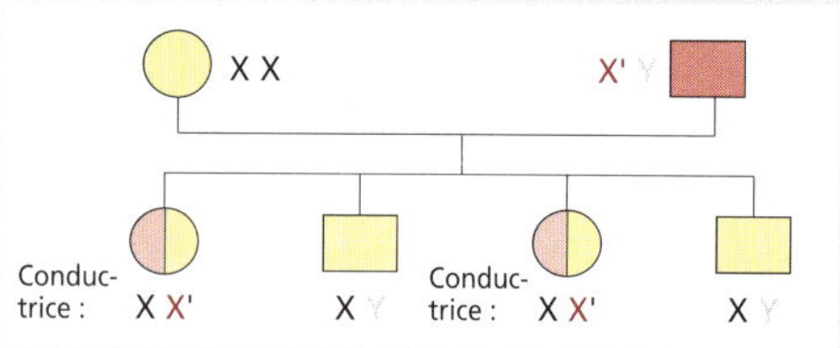

Fig. 4.8 : Transmission récessive liée au chromosome X.
La descendance d'une femme saine avec un homme atteint ne sera composée que de fils sains. Toutes les filles seront conductrices (XX')

4.4 Transmission liée aux chromosomes sexuels

Il existe une situation particulière lors de la transmission de caractères qui sont localisés sur le chromosome X. Le chromosome X contient de nombreux gènes qui peuvent être transmis soit de manière récessive, soit de manière dominante. L'**hémophilie A** est un exemple d'une des plus importantes maladies due à une transmission récessive liée au chromosome X.

Ici, la récessivité du gène malade (X') ne joue un rôle que chez les sujets du sexe féminin : si une femme possède le chromosome X', un autre gène normal peut exister sur l'autre chromosome X et cacher les propriétés pathologiques du X'. Ainsi cette femme est cliniquement saine, car hétérozygote (XX') pour le gène sanguin concerné et est, de ce fait, *porteuse* (**conductrice**) de la maladie. Seules les femmes qui portent le gène de la maladie sur leurs deux chromosomes X sont cliniquement malades. Chez les hommes, qui ne possèdent par contre qu'un seul chromosome X (☞ 3.3.1), un gène malade entraîne *dans tous les cas* une expression de la maladie (l'occultation de la maladie par un deuxième chromosome X sain n'est ici pas possible, car l'homme possède à sa place un chromosome Y).

Un femme saine hétérozygote (XX' ; conductrice) transmet, en cas d'union avec un homme sain, le gène récessif (X') dans les mêmes proportions à ses filles et à ses fils. Les filles sont cliniquement saines car elles reçoivent un chromosome sain de la part de leur père ; si elles reçoivent le gène malade de leur mère, elles deviennent elles-mêmes conductrices de la maladie. Les fils qui possèdent le gène malade (X') sont cliniquement atteints.

Lors de l'union d'un hémophile (X'Y) avec une femme saine homozygote (XX), on obtient des enfants sains à la première génération, car le père ne transmet le gène de l'hémophilie qu'aux filles (XX') et que ces dernières reçoivent un gène sain de la mère. Les filles sont cependant toutes conductrices.

4.5 Les maladies

4.5.1 Aberration chromosomique numérique et structurelle

Les chromosomes seront recombinés pendant la méiose, ou plus exactement, pendant la première division de maturation : les paires de chromosomes homologues (à chaque fois, un chromosome du père et un chromosome de la mère) se rapprochent les uns des autres en un complexe dense. A ce stade, il est visible que chaque chromosome est formé de deux chromatides (☞ Fig. 3.6) qui apparaissent l'une à côté de l'autre sous la forme de longs filaments fins. Par rupture, croisements (**crossing over**) et recollements de fragments de chromatides (détails ☞ 3.7.3), il se produit un échange de matériel génétique et une nouvelle combinaison des gènes au sein des chromosomes.

La diversité génétique est augmentée par ces nouvelles combinaisons et cela donne également la possibilité d'acquérir de nouveaux caractères, améliorés et adaptés à un environnement changeant. D'un autre côté, des caryopathies qui aboutissement à des avortements peuvent être formées par les nouvelles combinaisons :

- Si les chromosomes homologues ne sont pas séparés correctement lors de la méiose, on aboutit à une répartition inégale et à un nombre anormal de chromosomes à la génération suivante. On parle d'une **aberration chromosomique numérique** (voir plus loin pour plus de détails).
- Les **aberrations chromosomiques structurelles** surviennent lors des crossing over par exemple, lorsqu'après la section des filaments de chromatides, des morceaux d'un chromosome s'accrochent à un autre au lieu d'être échangés ; un exemple est représenté par *la maladie du cri du chat*. Dans cette situation, un

morceau du chromosome 5 est perdu. Les enfants qui présentent cette anomalie crient comme de jeunes chats du fait du sous-développement de l'épiglotte. Ils présentent un retard psychomoteur important.

Dans beaucoup de cas, une aberration chromosomique, qui touche environ 1 grossesse sur 200, peut être reconnue à l'aide d'une amniocentèse ou d'une biopsie des villosités choriales

Le caryotype

En cas de suspicion argumentée, il est possible de préparer un caryotype par une préparation spéciale des cellules du fœtus (plus précisément à partir du matériel de biopsie des villosités choriales ou du liquide d'amniocentèse), mais également de cellules du nouveau-né ou des parents (☞ Fig. 3.5). Lors de l'examen microscopique des chromosomes, on analysera plus particulièrement les critères suivants :

- Nombre des chromosomes (pour repérer ou éliminer une aberration du nombre de chromosomes),
- Coloration des chromosomes, localisation des centromères et longueur des chromosomes en comparaison avec un modèle type (pour repérer ou éliminer une aberration chromosomique structurelle).

Aberrations chromosomiques numériques

Presque toutes les modifications du nombre de chromosomes aboutissent à une mort de l'embryon :

- Exception faite des chromosomes sexuels (cf. infra), toute *perte* d'un chromosome aboutit à la mort de l'œuf.
- Une erreur lors de la division méiotique peut aboutir à un chromosome *surnuméraire* (appelée **trisomie**) qui entraîne la mort de l'œuf dans 85 % des cas.

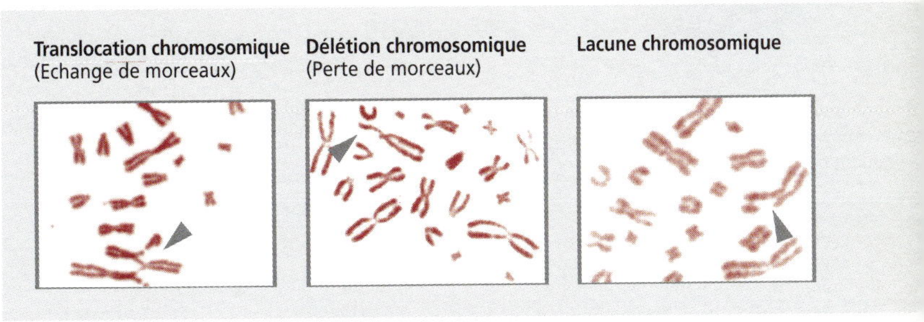

Fig. 4.9 : Aberrations structurelles des chromosomes. Le terme de translocation indique le transfert d'un morceau de chromosome sur un autre chromosome. La délétion est la perte d'un morceau de chromosome rompu. Chacune de ces anomalies entraîne des anomalies organiques sévères.

Seules trois trisomies sont viables (abstraction faite de très rares exceptions), mais elles sont accompagnées d'handicaps très sévères :

- La trisomie *du chromosome 21* (**syndrome de Down**, "*mongolisme*"). Les enfants atteints du syndrome de Down présentent, en plus de quelques modifications typiques de leur visage, fréquemment des insuffisances cardiaques, une faiblesse musculaire généralisée, des rétrécissements ou des occlusions du tube digestif et un retard mental. La probabilité de survenue du syndrome de Down dépend essentiellement de l'âge de la mère et le risque de mettre au monde un enfant atteint de cette maladie chez les femmes de plus de 40 ans atteint 1 cas sur 20 (en comparaison, le risque est de 1 : 1500 pour les femmes de 20 ans).
- La trisomie 18 (*syndrome d'Edwards*),
- La trisomie 13 (*syndrome de Pätau*) - comme dans la trisomie 18, il existe de telles malformations d'organes essentiels que les nourrissons décèdent en général en quelques mois.

Aberration numérique des chromosomes sexuels

Une mauvaise répartition des **chromosomes sexuels** (*gonosomes*) a des répercussions moins importantes que celle des autres chromosomes (*autosomes*). En général, l'absence ou la présence d'un chromosome supplémentaire n'entraîne pas de handicap sévère, le développement mental est même le plus souvent complètement normal. Simplement, les capacités de reproduction sont en général altérées.

Syndrome de Turner et de Klinefelter

L'absence d'un chromosome X (appelée *configuration XO* [prononcer X-zéro]) détermine chez les filles le *syndrome de Turner* qui entraîne une petite taille, une absence des caractères sexuels secondaires et une stérilité. La fréquence est d'environ 1 : 2500 naissances, la part des grossesses concernées est cependant vingt fois plus importante, car 95 % des embryons XO meurent et entraînent une *fausse couche*.

Les hommes avec le *syndrome de Klinefelter* possèdent à côté de leurs gonosomes normaux X et Y, un ou plusieurs chromosomes X supplémentaires (par ex. *configuration XXY*). Typiquement ces hommes se singularisent par de petits testicules. Ils sont stériles et présentent en général un retard mental. La fréquence est de 1 : 1200 naissances.

4.5.2 Mutations de gène isolé

Les aberrations chromosomiques numériques ou structurelles sont à mettre en relation avec les **mutations géniques**. On entend par ce terme les modifications qui touchent un seul gène à l'intérieur d'un chromosome, c'est-à-dire qu'il se produit une modification de la séquence des bases au sein de l'ADN d'un seul gène. Ces mutations surviennent n'importe quand chez un individu et seront transmises à travers les générations.

Comme le gène mutant entraîne la synthèse d'une protéine aux fonctions altérées, la conséquence d'une mutation génique est moins souvent une malformation visible de l'extérieur qu'une *maladie métabolique*, car des voies métaboliques ne fonctionnent plus que d'une manière défectueuse. Quelques unes de ces maladies peuvent être diagnostiquées par amniocentèse.

Mucoviscidose. La maladie héréditaire la plus courante qui est due à une mutation génique est la *mucoviscidose*, également appelée *fibrose kystique*. Les malades ne peuvent produire que des sécrétions glandulaires visqueuses ce qui entraîne des occlusions intestinales, des inflammations pulmonaires chroniques et des troubles de la croissance. La transmission est autosomique récessive. Les personnes hétérozygotes qui sont porteuses de l'allèle récessif pour la maladie, mais ne sont pas elles-mêmes atteintes, sont des transmetteurs possibles d'une mucoviscidose. Si deux porteurs hétérozygotes du caractère se rencontrent, il existe alors un risque de 25 % que leurs enfants reçoivent les deux allèles pour la mucoviscidose et soient malades, car ils sont alors homozygotes.

4.6 L'évolution

Les possibilités de variation décrites lors des divisions de réduction et les "erreurs" lors de la transmission de l'hérédité permettent l'apparition, en permanence, de nouveaux (au sens génétique) individus au sein d'une espèce. Elles sont également la cause de la poursuite du développement de nouvelles espèces dans le cadre de l'*histoire du développement* (**évolution**) : cependant la plupart des modifications du patrimoine génétique (*mutations*) entraînent des inconvénients pour l'individu concerné. Dans une partie des cas cependant, une mutation apporte un avantage, par un mécanisme de **sélection**, dans la lutte pour la suprématie contre d'autres membres de l'espèce. L'individu mutant peut être avantagé pour la réussite de la reproduction et le gène mutant peut s'imposer avant tout dans de petites communautés isolées.

Les différentes exigences des conditions de vie environnementales actuelles entraînent différents processus de sélection pour que les populations puissent se différencier toujours plus au niveau génétique. Finalement la population isolée s'est tellement éloignée, au niveau génétique, de la population voisine, originellement identique génétiquement, qu'un croisement ne produit plus aucun descendant capable de procréer. Une nouvelle espèce est alors née.

Les trois mécanismes de base, mutation, sélection et isolation, forment la pierre angulaire de la **biologie de l'évolution,** pour laquelle l'homme est le résultat final d'un processus de développement partant de vertébrés primitifs et passant par les mammifères et les primates.

Le processus par lequel, au cours de la phylogénie qui évolue depuis environ un milliard d'années, des organismes et des espèces nouvelles se créent par l'intermédiaire des mutations génétiques et finalement grâce à la sélection naturelle, s'appelle **l'évolution.**

Questions de révision

1. Comment se différencient le phénotype et le génotype d'un organisme ? (☞ 4.1)
2. Quand un individu est-il homozygote pour un caractère héréditaire ? (☞ 4.1)
3. A quoi ressemblent les deux générations suivantes, d'après la 1ère loi de Mendel, lorsqu'une plante à fleur rouge homozygote est croisée avec une plante à fleur blanche homozygote ? (☞ 4.2)
4. Qu'entend-on par l'action récessive d'un gène ? (☞ 4.3)
5. Pourquoi exactement 25 % des descendants de parents hétérozygotes sont-ils atteints, en cas de maladie héréditaire à transmission autosomique récessive ? (☞ 4.3)
6. Que signifie le terme "codominance" d'un gène ? (☞ 4.3)
7. Qu'est-ce qu'un "crossing over" ? (☞ 4.5.1)
8. Comment aboutit-on à une aberration chromosomique numérique ? (☞ 4.5.1)
9. Quelle est l'anomalie génétique qui existe en cas de syndrome de Down ? (☞ 4.5.1)
10. Quelles suites doit on attendre en cas de mauvaise division des chromosomes sexuels ? (☞ 4.5.1)

LES TISSUS DU CORPS HUMAIN

5.1 Généralités

Le corps est composé d'un grand nombre de cellules différentes. Les groupes de cellules aux fonctions et à l'organisation similaires sont appelés **tissus**.

En fonction de leur histoire de développement, de leur structure et de leur fonction, on distingue quatre types de tissu :

- les tissus épithéliaux,
- les tissus conjonctifs et de soutien,
- les tissus musculaires et
- les tissus nerveux.

Parenchyme, stroma et substance intercellulaire

Le rassemblement de plusieurs tissus forme un **organe**. Les cellules qui sont responsables de la fonction spécifique de l'organe forment le **parenchyme**. Les structures tissulaires conjonctives (**stroma**) forment la trame de l'organe et contiennent les vaisseaux et les nerfs qui alimentent l'organe.

L'espace entre les cellules, c'est-à-dire l'interstitium (☞ 3.4), est comblé dans de nombreux tissus par la **substance intercellulaire** (☞ 5.3). Cette substance est d'une grande importance, aussi bien pour les échanges entre le sang et les cellules que pour la fonction mécanique de certains types de tissus (par ex. les os).

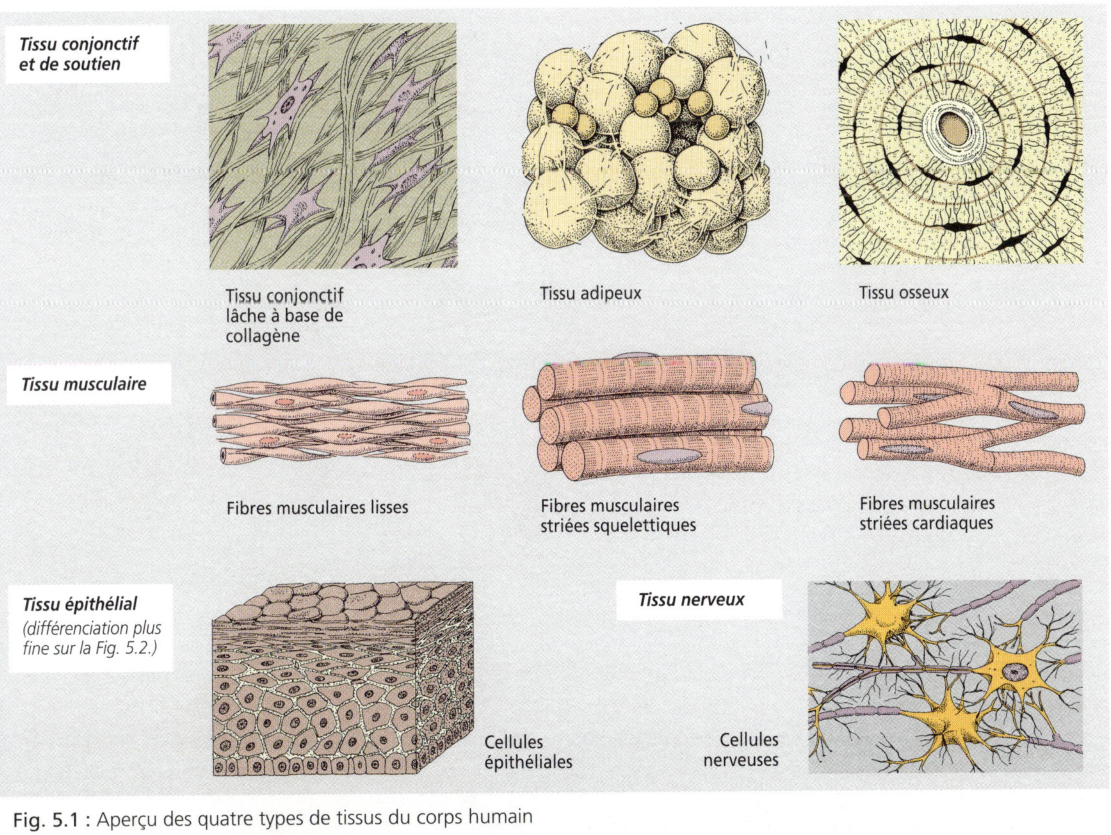

Fig. 5.1 : Aperçu des quatre types de tissus du corps humain

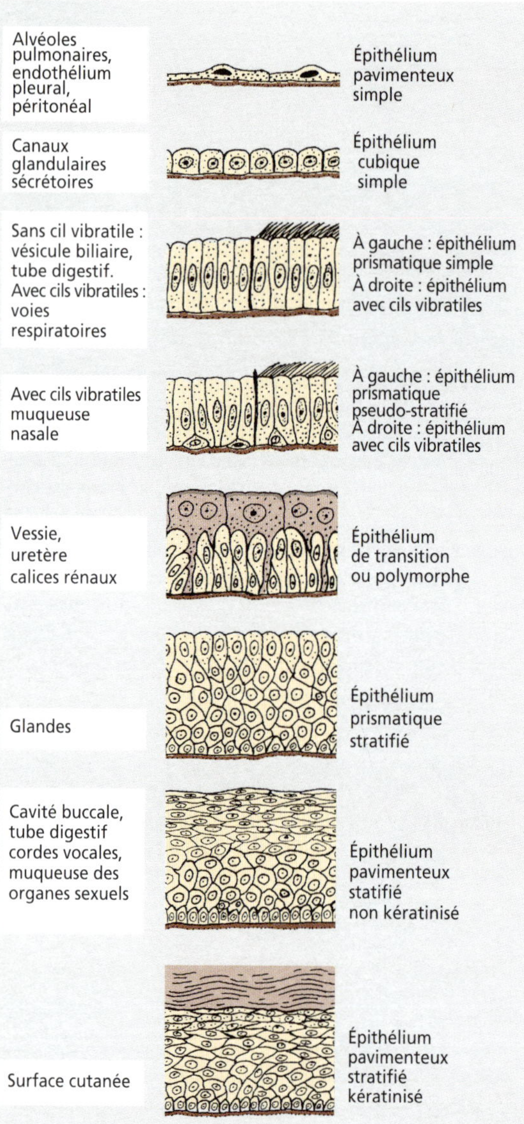

Fig. 5.2 : Différents types d'épithélium.

5.2 Le tissu épithélial

Les **tissus épithéliaux** sont des assemblages de cellules en nappe qui recouvrent aussi bien les surfaces corporelles externes que les surfaces internes (*tissus de revêtement*). Il existe au total de nombreux tissus épithéliaux qui se sont spécialisés de manières toutes différentes : l'**épithélium glandulaire** qui libère des sécrétions (par ex. cellules épithéliales des glandes sudorales, cellules muqueuses du côlon). L'**épithélium d'absorption** se trouve avant tout dans l'intestin et sert à l'absorption de nutriments à partir du bol alimentaire. Les bâtonnets et les cônes de la rétine de l'œil qui reçoivent les rayons lumineux et les transmettent au cerveau, forment par exemple un **épithélium sensoriel.**

5.2.1 Épithélium de surface

Les épithéliums de surface recouvrent les surfaces intérieures et extérieures du corps où leurs cellules - séparées uniquement par un fin espace microscopique (**espace intercellulaire**) - sont placées de manière jointive les unes contre les autres. Les tissus de revêtement de la peau protègent le corps des actions de l'environnement et des pertes hydriques. Les tissus épithéliaux de l'intérieur du corps revêtent les cavités de l'organisme, telles le tractus digestif, la vésicule biliaire, la vessie ou les canaux glandulaires. Les épithéliums ne possèdent pas en général leur propre alimentation sanguine, mais sont approvisionnés par des mécanismes de diffusion à partir des tissus conjonctifs profonds.

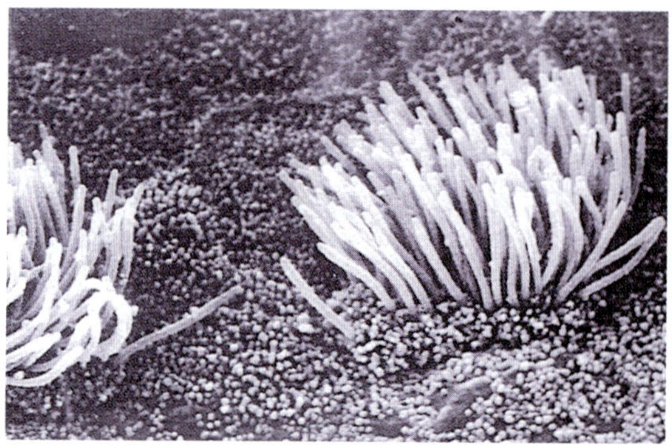

Fig. 5.3 : Bordure en brosse et cils vibratiles à la surface d'une muqueuse. On voit de longs cils vibratiles sur des "cellules ciliées" isolées (vue au microscope électronique d'une préparation de tissu de la trompe d'Eustache).

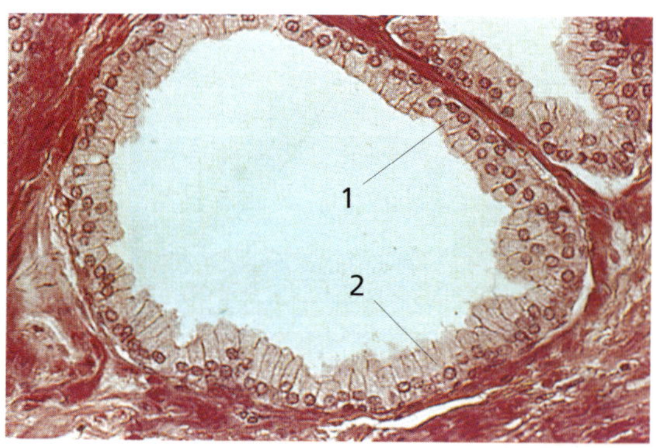

Fig. 5.4 : Épithéliums prismatique et cubique simple - Préparation de tissu de testicule. 1 = exemple de cellule cubique, 2 = exemple de cellule prismatique.

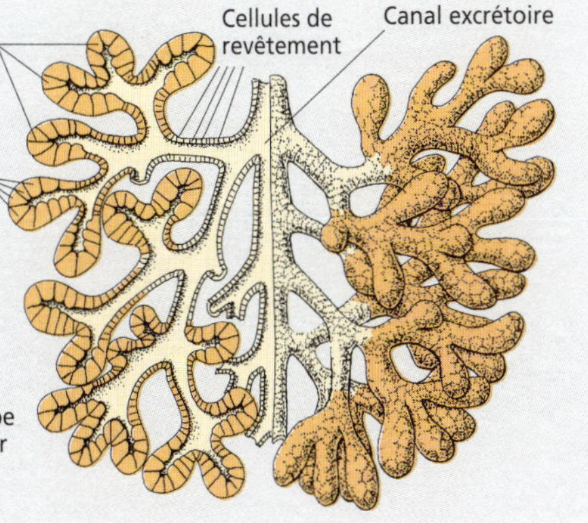

Fig. 5.5 : Représentation schématique d'une glande exocrine. Les parties sécrétoires sont les extrémités terminales de la glande, toutes les autres parties sont des canaux excrétoires.

Entre l'épithélium et le tissu conjonctif, on trouve une fine pellicule, la **membrane basale**.

Les différentes formes d'épithélium

Les différents épithéliums se distinguent les uns des autres aussi bien par la forme des cellules que par l'organisation de leurs couches. Il existe des cellules **planes**, **cubiques** ou **cylindriques**. Les cellules cylindriques sont également appelées **prismatiques**. Les différentes formes de cellules correspondent à différents besoins fonctionnels : pour les cellules épithéliales cubiques ou cylindriques, la prise (absorption) ou le rejet (sécrétion) de substances sont prioritaires ; pour les cellules planes, il s'agit des fonctions de protection et de séparation.

L'organisation des cellules dans les rassemblements cellulaires est variable. Elles peuvent être organisées sur une seule couche, sur plusieurs couches ou également sur plusieurs rangs : dans un **épithélium simple** (une seule couche), toutes les cellules ont un contact avec la membrane basale. Il en va de même pour les **épithéliums pseudo-stratifié** (à plusieurs rangées), mais chez eux toutes les cellules n'atteignent pas la surface extérieure de l'épithélium : dans les **épithéliums stratifiés** (à plusieurs couches), seule la couche la plus profonde est en contact avec la membrane basale.

Dans les voies respiratoires, en particulier, les cellules portent à leur pôle supérieur des poils, appelés *cils vibratiles*, qui forment une *bordure en brosse*. Grâce à de nombreux petits poils, on obtient un **épithélium cilié vibratile**. L'épithélium cilié vibratile retient les particules de poussière de l'air inspiré et empêche ainsi l'encrassement des alvéoles pulmonaires. Afin de pouvoir éliminer les particules recueillies, de nombreux épithélium ciliés vibratiles possèdent en plus des *cellules muqueuses qui fabriquent du mucus*. Une forme particulière d'épithélium à plusieurs rangées est l'épithélium de liaison qui se trouve au niveau du tractus urinaire (☞ Fig. 5.2).

Par excrétion de mucus à partir des cellules muqueuses situées en surface, cet épithélium entretient un revêtement protecteur contre l'urine. L'épithélium de liaison peut s'adapter aux niveaux variables de remplissage de la vessie : en cas de remplissage important, il prend l'apparence d'une structure à deux couches où toutes les cellules conservent cependant leurs liaisons avec la membrane basale.

Tableau 5.6 : Localisation et fonction de quelques épithéliums importants (d'après Speckman)

	Forme	Localisation	Fonction
Epithéliums de protection	épithélium pavimenteux stratifié non kératinisé	peau superficielle	revêtement externe et protection du corps
	épithélium pavimenteux stratifié non kératinisé	muqueuse (par ex. cavité buccale)	revêtement interne interne et protection des cavités de l'organisme
	épithélium de transition	voies urinaires (par ex. vessie)	protection contre l'urine
Épithéliums d'absorption	épithélium prismatique simple	muqueuse (par ex. intestin)	absorption de substances
Épithéliums glandulaires	épithélium prismatique stratifié	au niveau de la peau et des muqueuses (par ex. intestin)	sécrétion de substances
Épitheliums de transport	épithélium simple (avec des cils vibratiles)	muqueuse (par ex. respiratoire) (avec des cils vibratiles)	mobilisation des sécrétions (épuration)

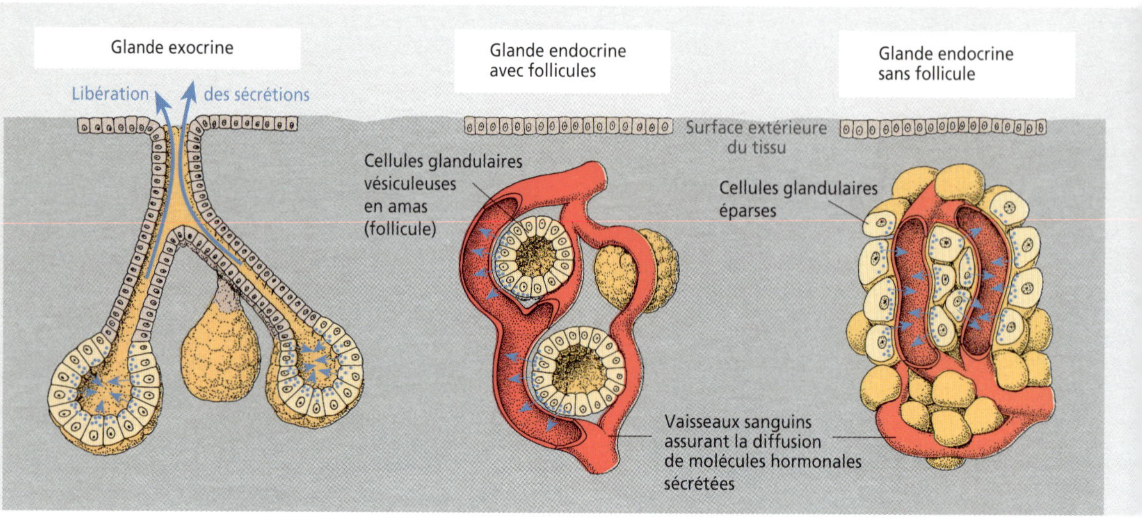

Fig. 5.7 : Différents types de glandes.
A gauche : **glande exocrine.** Elle possède un canal excrétoire par lequel les sécrétions glandulaires parviennent à la surface du tissu.
Au centre : **glande endocrine** avec follicules. Les sécrétions glandulaires se collectent dans les cavités formées par les cellules glandulaires. Elles seront libérées sur demande dans le sang (par ex. glande thyroïde).
A droite : **glande endocrine sans follicule.** Le tissu glandulaire est traversé par de nombreux capillaires et les sécrétions seront libérées directement dans le sang (par ex. surrénale, lobe antérieur de l'hypophyse) ;

5.2.2 **Les épithéliums glandulaires**

Les **glandes** sont des assemblages de cellules épithéliales qui produisent des substances liquides (**sécrétions**) (par ex. glandes lacrymales et sudoripares). En fonction du type de libération de leurs sécrétions, les glandes se distinguent entre endocrines et exocrines.

Les **glandes exocrines** libèrent leurs sécrétions à la surface de la peau ou des muqueuses, le plus souvent par l'intermédiaire d'un canal. La forme la plus simple de ce type glandulaire est représentée par les cellules muqueuses de l'intestin où une unique cellule forme la glande. En règle générale, ce sont des formations complexes formées de plusieurs cellules sécrétoires (situées au niveau des culs-de-sac de la glande) dont les canaux excréteurs sont recouverts de cellules de revêtement (☞ Fig. 5.5). Si une glande fabrique principalement des sécrétions aqueuses, on l'appelle alors *glande* **séreuse** ; si ce sont des sécrétions à base de mucus, on l'appelle *glande* **muqueuse**. Les glandes mixtes peuvent également produire, selon les besoins, aussi bien des sécrétions séreuses que des sécrétions muqueuses.

Les **glandes endocrines** s'appellent également **glandes hormonales**. Elles n'ont pas besoin de canaux excrétoires car leurs sécrétions - les *hormones* - diffusent dans les capillaires et atteignent les cellules cibles par l'intermédiaire de la circulation sanguine (pour plus de détails sur les hormones et les glandes hormonales, ☞ 13.1).

5.3 **Tissus conjonctifs et de soutien**

Les tissus conjonctifs et de soutien participent de manière décisive à la forme et au maintien du corps. Les tissus conjonctifs comprennent les tissus conjonctifs lâches, serrés ou réticulaires (☞ 5.3.1) ainsi que les tissus adipeux (☞ 5.4). Les tissus de soutien se divisent entre cartilages et os.
Les propriétés mécaniques particulières des tissus conjonctifs et de soutien dépendent en grande partie d'une particularité de ce groupe de cellules : les cel-

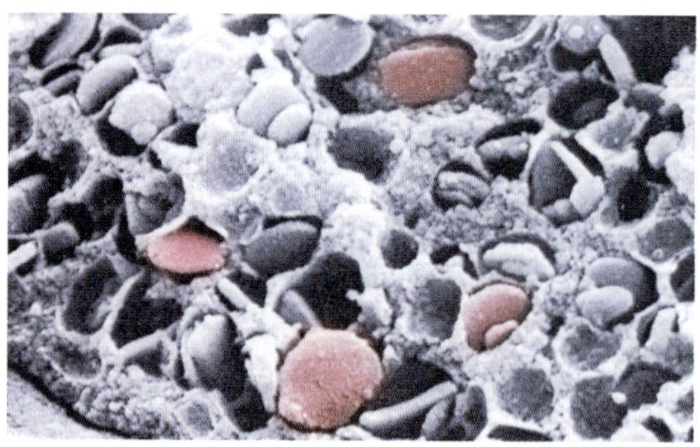

Fig. 5.7a : Production de sécrétions dans une glande endocrine du pancréas (préparation au microscope électronique).
La structure de la cellule productrice d'hormone va expulser des granules de sécrétions ("granules hormonaux") qui ont la forme de lamelles polygonales (en couleur sur la photo).

lules, peu nombreuses, baignent dans une substance intercellulaire particulièrement abondante. Ainsi les cellules des tissus conjonctifs et de soutien sont plus éloignées les unes des autres que les cellules d'autres tissus.

La substance intercellulaire donne au tissu une force et une rigidité variable en rapport avec la fonction de chaque regroupement de cellules. On peut diviser grossièrement les composants des substances intercellulaires en **substance de base** (une substance à la consistance de mastic qui est composée principalement de protéines et de liaisons en hydrates de carbone, ☞ 5.3.2) et en **fibres** (☞ 5.3.3). Comme nous le verrons plus loin, le type de mélange d'un ou de plusieurs types de fibres avec une substance de base est caractéristique de chaque tissu conjonctif.

5.3.1 **Tissus conjonctifs lâches, serrés et réticulaires de l'adulte**

Le **tissu conjonctif lâche** remplit tous les espaces entre les organes ou entre les parties d'organes, sous la forme de réseaux de soutien et de liaison des tissus. De cette manière il maintient la forme des organes et du corps. Il accompagne les nerfs et les vaisseaux et sert également de réservoir d'eau et de couche de glissement. Par ailleurs, le tissu conjonctif lâche remplit des missions importantes au niveau des mécanismes de défense et de régénération, car il héberge de nombreuses cellules de l'inflammation et du système de défense.

Le **tissu conjonctif dense** est divisé en tissu conjonctif entrelacé et tissu conjonctif à fibres parallèles. Les fibres du tissu conjonctif entrelacé forment un assemblage feutré. On retrouve principalement ce type de tissu au niveau de la sclérotique de l'œil (☞ 12.6.2), des méninges (☞ 11.12) et des capsules des organes. Le **tissu conjonctif à fibres parallèles** se retrouve au niveau des tendons.

Le **tissu conjonctif réticulé** se compose de cellules du réticulum en forme d'étoiles qui forment une structure en filet à trois dimensions, composée de fines fibres ramifiées et reliées entre elles. Le tissu conjonctif réticulaire contient de nombreuses cellules qui sont capables de **phagocytose** (☞ 3.5.10) et qui peuvent ainsi éliminer des débris tissulaires, des corps étrangers et des micro-organismes. Un grand nombre de ces cellules proviennent de la moelle osseuse et parviennent, à travers la circulation sanguine, aux tissus conjonctifs réticulaires des organes les plus divers, sous la forme de *monocytes* (cf. ☞ 14.3.2).

L'ensemble des cellules du tissu conjonctif réticulaire, qui sont capables de phagocytose, sera désigné par le terme de **système monocytes-macrophages** (*SMM*).

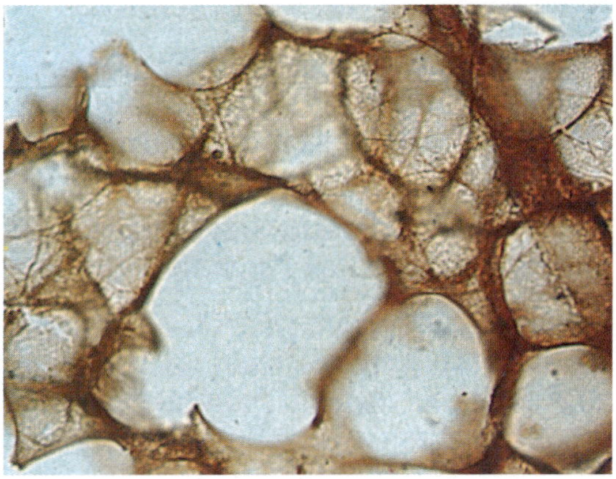

Fig. 5.8a : Réseau de fibres élastiques. Préparation provenant du poumon. Les fibres élastiques entourent les alvéoles pulmonaires (☞ Fig. 17.7) et empêchent ainsi la dilatation des alvéoles qui possèdent des parois très fines.

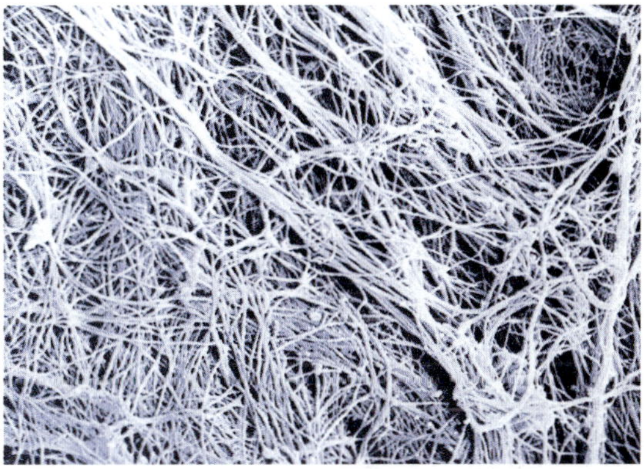

Fig. 5.9 : Fibres de collagène au microscope électronique avec un grossissement moyen.

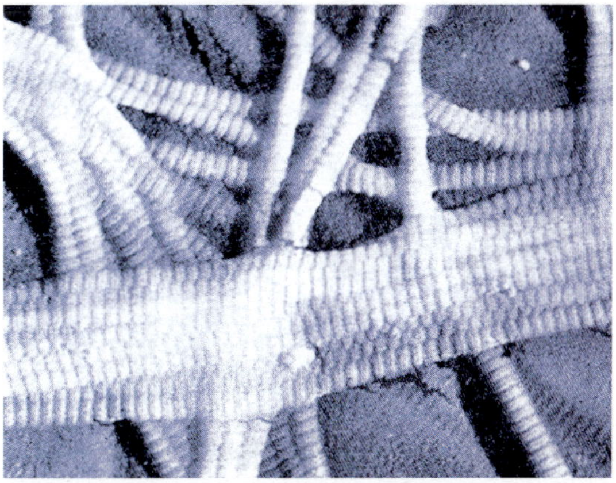

Fig. 5.10 : Fibres de collagène au microscope électronique avec un fort grossissement.

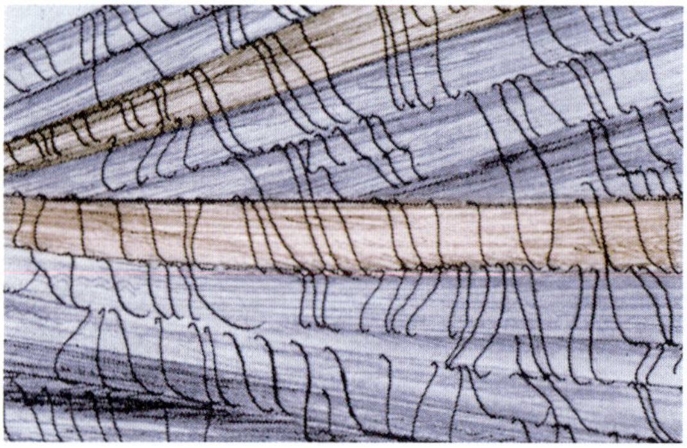

Fig. 5.11 : Botte de fibres résistantes à la traction dont deux sont colorées et qui sont entourées de fibres élastiques (préparation d'une capsule rénale).

5.3.2 La substance de base

La **substance de base** qui est élaborée par les cellules du tissu conjonctif est une masse homogène ayant la consistance du mastic et qui se compose principalement de *protéoglycanes* (molécules géantes formées en grande partie de polysaccharides et, pour une moindre part, de protéines). Les protéoglycanes peuvent combiner l'eau des tissus ainsi que d'autres substances et, de ce fait, conférer à la substance de base un aspect allant du visqueux jusqu'à la forme solide. Dans les tissus de soutien, tels les cartilages et les os, la substance de base a comme fonction principale, la fonction mécanique. Ailleurs, elle constitue le réservoir de liquide extracellulaire et est d'une importance particulière pour les échanges entre le sang et les cellules.

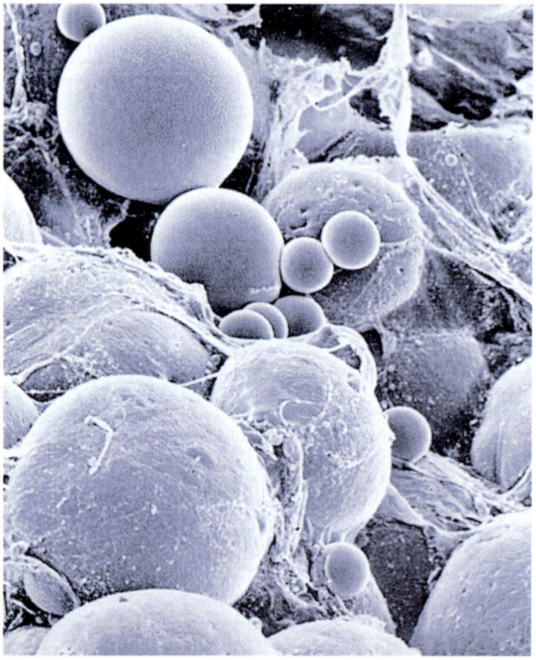

Fig. 5.12 : Un groupe de cellules adipeuses ou adipocytes (vue au microscope électronique). Comme dans le tissu conjonctif réticulaire, on retrouve ici aussi des fibres en treillis qui entourent les cellules.

5.3.3 Les fibres

On distingue trois formes de **fibres** différentes :
- les fibres collagènes,
- les fibres élastiques et
- les fibres réticulaires.

Les **fibres collagènes** se retrouvent dans l'ensemble du corps, mais plus particulièrement dans les tendons et les ligaments articulaires. Du fait de leur grande résistance, elles sont particulièrement indiquées pour les fonctions de maintien.

Les **fibres élastiques** donnent par exemple aux artères (☞ 16.1.2) leur grande élasticité et évitent ainsi que les vaisseaux éclatent lorsque le sang y arrive avec une pression élevée. L'élasticité des poumons et de la peau s'appuie également sur leur composition en fibres élastiques.

Les **fibres réticulaires** (*fibres en treillis*) sont également élastiques mais leur résistance à la traction est cependant moins bonne que celle des fibres élastiques. On les rencontre principalement dans la moelle osseuse rouge, dans les amygdales pharyngées, les ganglions lymphatiques et la rate, organes dont elles assurent le soutien. Par ailleurs, elles sont des composants essentiels de la membrane basale.

5.4 Le tissu adipeux

Le **tissu adipeux** est une forme particulière de tissu conjonctif réticulaire. Chacune de ses cellules possède une *vésicule de graisse* qui peut stocker des molécules de graisse neutre. Dans les cellules adipeuses de cette **graisse de réserve**, le corps stocke la presque totalité de ses provisions d'énergie. Si l'approvisionnement du corps en énergie est supérieur à ses besoins, les vésicules des cellules adipeuses gonflent et forment de grosses boules qui repoussent en périphérie le cytoplasme et le noyau.

Les fibres réticulaires forment un entrelac autour des cellules adipeuses isolées et les réunissent sous forme de **lobules adipeux**. Un ensemble de plusieurs lobules adipeux forment un **tissu adipeux**.

Graisse de structure et graisse de réserve

Les tissus adipeux se retrouvent en différents endroits au niveau du corps. On distingue deux formes : la **graisse de réserve** que nous avons déjà vue et la **graisse de structure** qui sert au rembourrage mécanique, néces-

saire à certaines régions du corps (par ex. les fesses, la plante des pieds) et également comme protection thermique. La **graisse de structure** contribue également au maintien de la position des organes, par exemple au niveau des reins : un matelas de graisse de structure forme la *loge rénale* et maintient ainsi le rein à sa place. Il en va de même au niveau des orbites, où l'enveloppe de graisse permet d'assurer la sécurité de la position du globe oculaire.
Le corps stocke dans la **graisse de réserve** l'énergie prise en surplus pour pouvoir la mobiliser en cas de besoin. La majeure partie de la graisse de réserve se trouve dans les tissus conjonctifs sous-cutanés et, en particulier chez les hommes, dans le mésentère (☞ 18.1.5) intestinal. En moyenne, 16 % du corps se compose de graisses, mais il existe une grande variabilité individuelle. Par ailleurs, la répartition des graisses dépend de l'âge et du sexe.
Les tissus adipeux sont alimentés par des vaisseaux capillaires (☞ 16.1.3). Le nombre des capillaires est directement lié au volume du tissu adipeux - de ce fait le système vasculaire des personnes présentant une surcharge pondérale, sera plus fortement sollicité.

5.5 Le cartilage

Le **cartilage** appartient aux tissus de soutien de l'organisme. Il résiste aux sollicitations mécaniques, en particulier les forces de cisaillement. Cette haute résistance à la pression provient du fait qu'une grande quantité de substance de base entoure les **cellules cartilagineuses** (*chondrocytes*) et les fibres élastiques. En fonction du rapport entre les fibres et la substance de base cartilagineuse, on distingue trois sortes de cartilages :

- le cartilage hyalin,
- la cartilage élastique et
- le cartilage fibreux.

Le tissu cartilagineux a une activité métabolique basse. Étant donné qu'il n'est pas traversé pas des vaisseaux sanguins, il doit être approvisionné uniquement par diffusion de nutriments et d'oxygène (☞ 3.5.4) à partir des tissus environnants. Sa capacité de régénération est faible, ce qui fait que les lésions des tissus cartilagineux cicatrisent mal.

5.5.1 Le cartilage hyalin

La lumière brille à travers le **cartilage hyalin** comme à travers un verre dépoli. Il est à la fois résistant à la pression et élastique. Il tapisse les surfaces articulaires, forme les cartilages costaux, le larynx et les anneaux de la trachée et des bronches. Une partie de la cloison nasale est également formée de cartilage hyalin.

5.5.2 Le cartilage élastique

Une proportion importante de fibres élastiques augmente l'élasticité de cette forme de cartilage et donne au **cartilage élastique** sa couleur jaune. L'épiglotte et le pavillon de l'oreille sont formés de ce matériau très malléable.

5.5.3 Le cartilage fibreux

La substance intercellulaire du **cartilage fibreux** est traversée de nombreuses fibres de collagène, en amas compacts, qui lui confèrent une résistance particulière contre les actions mécaniques. Du cartilage fibreux

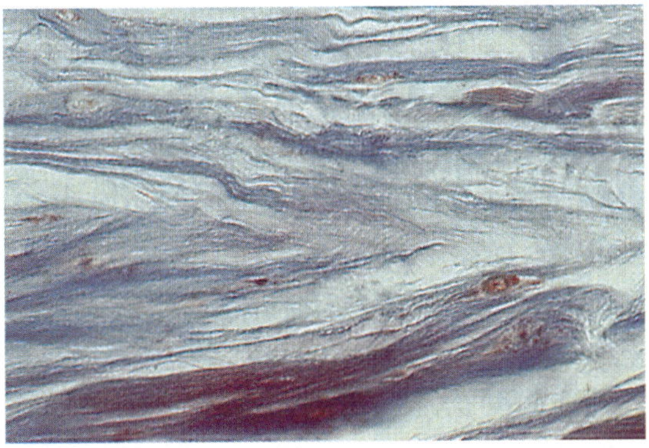

Fig. 5.13 : Cartilage fibreux. Les filaments de fibres de collagène colorées en bleu forment une structure en chevrons qui garantit une grande résistance à la traction. A la différence du cartilage hyalin, le cartilage fibreux est très pauvre en cellules et l'on ne reconnaît que quelques chondrocytes isolés.

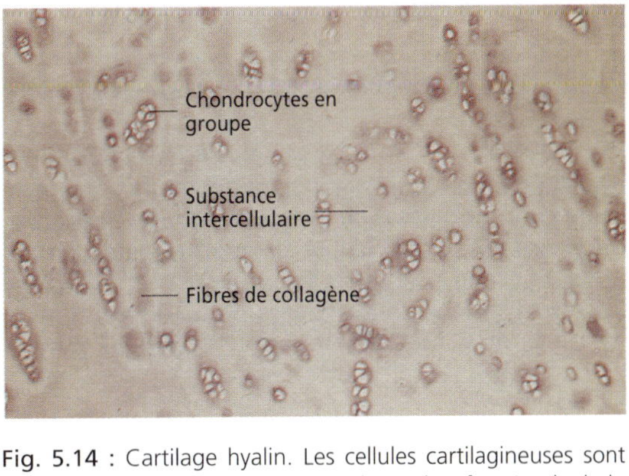

Fig. 5.14 : Cartilage hyalin. Les cellules cartilagineuses sont entourées d'une zone d'une couleur plus foncée, le halo cartilagineux. Entre les noyaux on retrouve la substance de base intercellulaire, de couleur plus claire. A un endroit, on reconnaît un amas de fibres de collagène qui sont devenues visibles du fait du processus de vieillissement.

forme les ligaments intervertébraux, les rondelles en forme de demi-lune de l'articulation du genou (ménisques) et relie les deux branches du pubis.

5.6 Les os

Le tissu osseux est le tissu de soutien de l'homme le plus hautement différencié. Sa structure rend les os extrêmement résistants à la pression, à la flexion et à la torsion. Le tissu osseux possède cette résistance du fait des propriétés de sa substance intercellulaire, la **matrice osseuse** : de nombreux sels de calcium et de phosphore sont inclus au milieu d'un tissu conjonctif à base de collagène. Les cellules osseuses, les **ostéocytes**, sont emmurées dans cette structure de base. Elles possèdent de nombreux fins appendices, avec lesquels elles maintiennent le contact avec les vaisseaux sanguins nourriciers, car les nutriments ne peuvent diffuser à travers la dense substance de base.

Les deux types de tissus osseux

Les anatomistes distinguent deux types de tissus osseux : les **os lamellaires** à fibres fines et les **os réticulaires** avec de grosses fibres. On ne trouve quasiment que des os lamellaires dans le squelette de l'adulte. La structure complexe des os lamellaires ne se forme cependant qu'après un long processus de croissance : chez le nouveau-né prédominent encore les os réticulaires qui, petit à petit, seront transformés en os lamellaires (☞ Chapitre 7).

5.7 Le tissu musculaire

Sans muscle, l'homme ne pourrait se mouvoir. Les **cellules musculaires** en forme de longues fibres allongées servent pour la locomotion, la contraction du cœur et pour d'autres fonctions vitales. De fines fibres, formées de molécules de protéines en forme de fils (**myofibrilles**), qui sont organisées de manière télescopique à l'intérieur des cellules musculaires, permettent un raccourcissement (**contraction**) de la cellule. Les contractions musculaires seront déclenchées en général par des impulsions du système nerveux (☞ 7.3.5)
Le corps possède trois types de musculature différents : la musculature lisse, la musculature striée et la musculature cardiaque.

5.7.1 La musculature lisse

La **musculature lisse** se trouve dans les parois musculaires du tractus digestif (exception : partie haute de l'œsophage), du tractus urinaire, des vaisseaux sanguins et des follicules pileux. La musculature lisse est formée de longues cellules qui peuvent largement se ramifier. Il existe un noyau unique au milieu de chaque cellule. Les contractions de la musculature lisse se produisent lentement et de manière involontaire. Même au repos, les cellules musculaires lisses sont un peu contractées (*tonus de repos* ; ☞ 7.3.8). Les contractions de la musculature lisse sont déclenchées soit par des facteurs locaux (par ex. dilatation de l'intestin), soit par le système nerveux végétatif (☞ 11.10).

5.7.2 Musculature striée

La **musculature striée** forme le système des *muscles squelettiques*.
La langue, les muscles du larynx et la musculature de la gorge sont également composés de muscles striés ainsi que le diaphragme et l'ensemble des muscles des

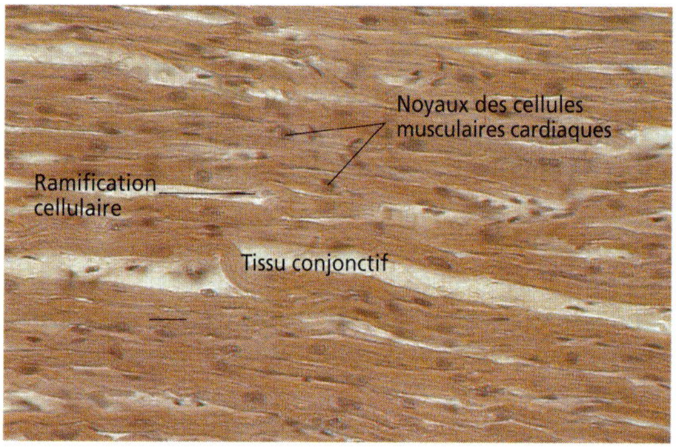

Fig. 5.15 : Coupe longitudinale du muscle cardiaque. Les ramifications cellulaires, qui permettent la propagation de l'excitation électrique, sont caractéristiques du tissu musculaire cardiaque (☞ 7.3.7). Les stries scalariformes ne sont pas visibles sur cette photo.

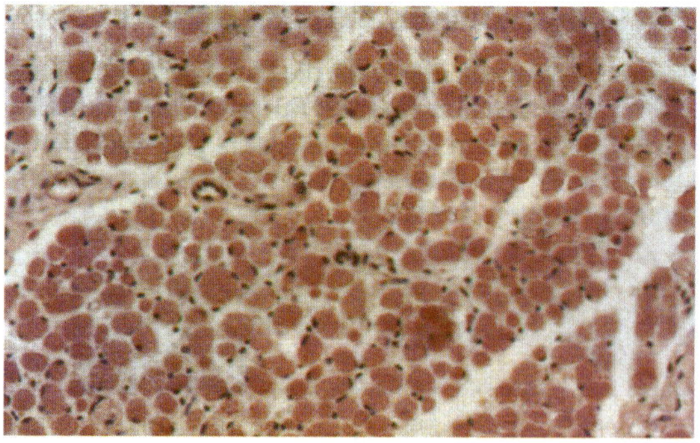

Fig. 5.16 : Musculature squelettique (coupe transversale). On reconnaît bien les fibres musculaires et les noyaux siégeant en périphérie.

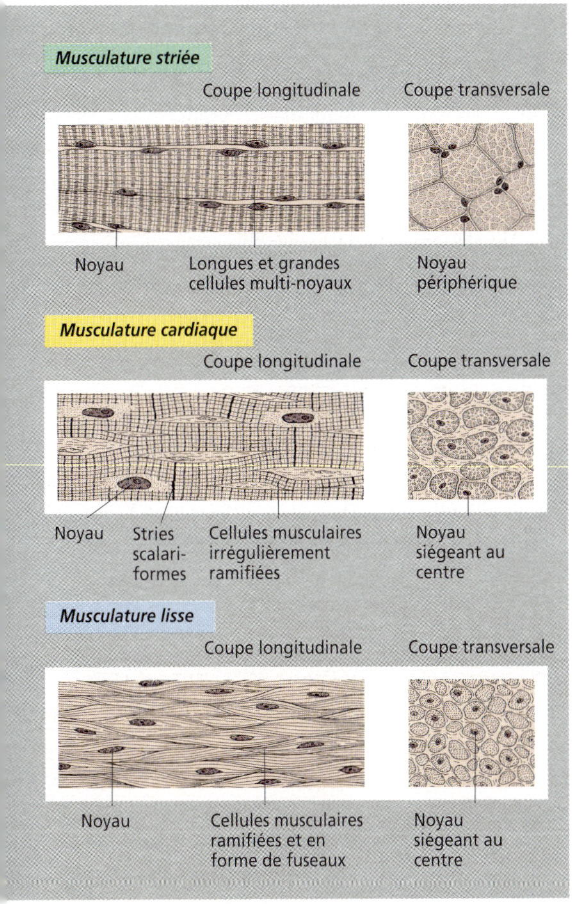

Fig. 5.17 : Coupes longitudinales et transversales d'un muscle strié (squelettique), du muscle cardiaque et d'un muscle lisse.

membres. Les contractions des cellules musculaires striées sont déclenchées par le système nerveux central et sont en grande partie sous le contrôle de la volonté.

Les bandes de la musculature *striée*, qui sont visibles au microscope, proviennent du fait que les myofibrilles sont formées d'une alternance d'éléments clairs et d'éléments plus sombres. La couleur rouge typique du tissu musculaire provient d'une part de la **myoglobine**, qui est apparentée au pigment sanguin qu'est l'hémoglobine (☞ 14.2.2), d'autre part de la richesse sanguine du tissu qui a besoin pour son fonctionnement d'un apport important de sang riche en oxygène.

Chaque cellule de ce type de muscle est très grosse en comparaison avec d'autres cellules et sera de ce fait appelée **fibre musculaire**. Elle possède jusqu'à 40 noyaux situés à sa périphérie.

Un **muscle squelettique** est formé de nombreuses fibres musculaires. Il est entouré à l'extérieur par un tissu conjonctif, le **fascia musculaire**. Ce dernier émet des rayons dans l'intérieur du muscle, les **septa**, qui se divisent de plus en plus et finalement entourent chaque fibre musculaire. Les septa relient les fibres musculaires entre elles. Grâce à ces derniers, les fibres d'un groupe peuvent mettre leurs forces en commun et tirer ensemble dans le même sens. Par ailleurs, ils autorisent le glissement des groupes de fibres musculaires les uns sur les autres.

5.7.3 La musculature cardiaque

La musculature du cœur est une forme particulière de la musculature striée. En effet, on retrouve au microscope optique les bandes typiques de la musculature striée et en même temps une position centrale des noyaux comme dans la musculature lisse. Les cellules sont reliées par ce qu'on appelle les **stries scalariformes** et forment un réseau en mailles très solide.
La musculature cardiaque, comme la musculature lisse, n'est pas contrôlée par la volonté.

5.8 Le tissu nerveux

Le tissu nerveux est le tissu humain qui possède la structure la plus complexe. Il sera décrit de manière plus détaillée dans le Chapitre 10 - nous présentons cependant ici un petit aperçu :

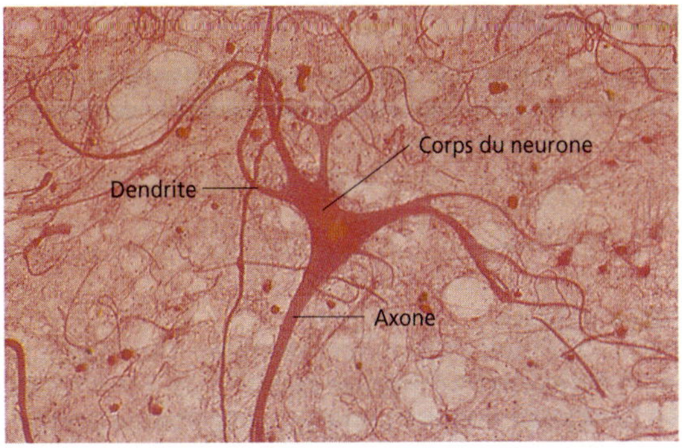

Fig. 5.18 : Cellule nerveuse de la moelle épinière avec un corps cellulaire et un axone (se dirigeant vers le bas sur l'image). L'axone transmet des informations à partir du corps cellulaire. Par ailleurs on observe de nombreuses ramifications dendritiques (en haut à droite) qui forment des zones de contact avec d'autres neurones et apportent des informations vers le corps cellulaire.

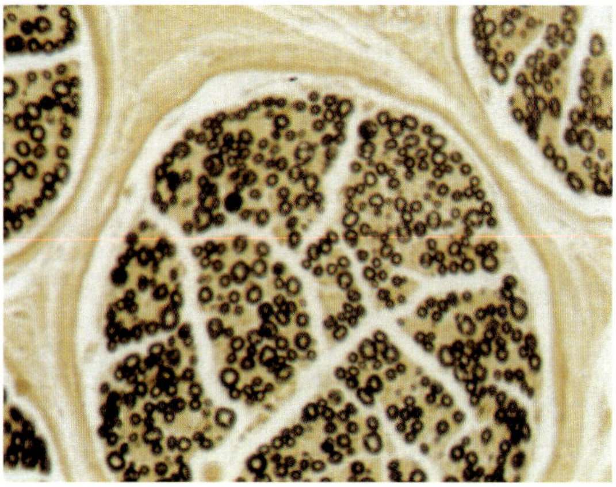

Fig. 5.19 : Coupe de groupes de fibres nerveuses entourés par des gaines. Les anneaux bruns-noirs sont les "enveloppes isolantes" des fibres nerveuses, appelées gaines. Elles font partie de la neuroglie. Les fibres nerveuses sont regroupées sous forme de câbles grâce à des fibres de tissu conjonctif. Plusieurs groupes de fibres forment un nerf qui est alors visible à l'œil nu (sans microscope).

Les cellules principales du tissu nerveux, les **cellules nerveuses** (*neurones*), servent à la communication entre les tissus. Les cellules nerveuses sont :

- responsables du transport d'informations. Elles disposent pour cela d'appendices en forme de câbles (**axones**), qui peuvent atteindre 1 m. Plusieurs axones parallèles forment ensemble un **nerf** ;
- compétentes pour la réception d'informations. Pour cela, chaque cellule nerveuse développe de nombreux appendices courts, appelés **dendrites**, qui forment des zones de contact, les **synapses**, avec les axones (ou les dendrites d'un autre neurone) ;
- responsables de la transformation et du stockage des informations. Ainsi, les neurones construisent des réseaux compliqués dont les principaux sont le *cerveau* et la *moelle épinière*. Les plus petits réseaux s'appellent les **ganglions**.

Le tissu nerveux n'est pas seulement composé de neurones mais aussi de **neuroglie**, le *tissu interstitiel neurologique*, qui protège les neurones, structures molles et délicates, qui les alimente, qui les isole au niveau électrique par des *gaines de myéline* et qui les préserve des actions néfastes de substances étrangères.

Questions de révision

1. Quels sont les différents types de tissus ? (☞ 5.1)
2. Quels sont les fonctions des épithéliums de surface ? (☞ 5.2.1)
3. Quels sont les formes d'épithélium existantes ? (☞ 5.2.1)
4. Par quoi se différencient les glandes endocrines et les glandes exocrines ? (☞ 5.2.2)
5. D'où proviennent la résistance et la solidité des tissus conjonctifs ? (☞ 5.3)
6. Quels sont les différents types de tissus conjonctifs ? (☞ 5.3.1)
7. Quels types de cellules existe-t-il dans le réseau du tissu conjonctif réticulaire ? (☞ 5.3.1)
8. Quels types de fonctions remplissent les différentes sortes de fibres du tissu conjonctif ? (☞ 5.3.3)
9. A quoi sert le tissu adipeux chez l'homme ? (☞ 5.4)
10. Quels sont les différents types de cartilages ? (☞ 5.5)
11. Pour quelle raison les cartilages cicatrisent-ils mal ? (☞ 5.5)
12. Où trouve-t-on du cartilage fibreux au niveau de l'organisme ? (☞ 5.5.3)
13. Quel type de tissu osseux prédomine en fonction de l'âge ? (☞ 5.6)
14. Qui est-ce qui déclenche les contractions de la musculature lisse ? (☞ 5.7.1)
15. Où trouve-t-on la musculature lisse au niveau de l'organisme ? (☞ 5.7.2)
16. En quoi se différencie la musculature lisse de la musculature cardiaque ? (☞ 5.7.3)
17. Comment s'appellent les deux types d'appendices cellulaires grâce auxquels les cellules nerveuses captent et transmettent les informations ? (☞ 5.8)
18. Comment s'appellent les zones de contact entre les cellules nerveuses ? (☞ 5.8)

LE SYSTEME DE DÉFENSE (IMMUNOLOGIE)

Comprendre notre **système de défense** n'est pas facile. Les mécanismes de défense qui se développent lors d'une infection seront représentés ici de manière différente par rapport au plan habituel de ce livre, à savoir étape par étape, avec le souci principal de la *compréhension* (Paragraphe 6.1). Dans le paragraphe 2, les quatre formes de défense seront présentées de manière séparées avec le même objectif de *compréhension*.

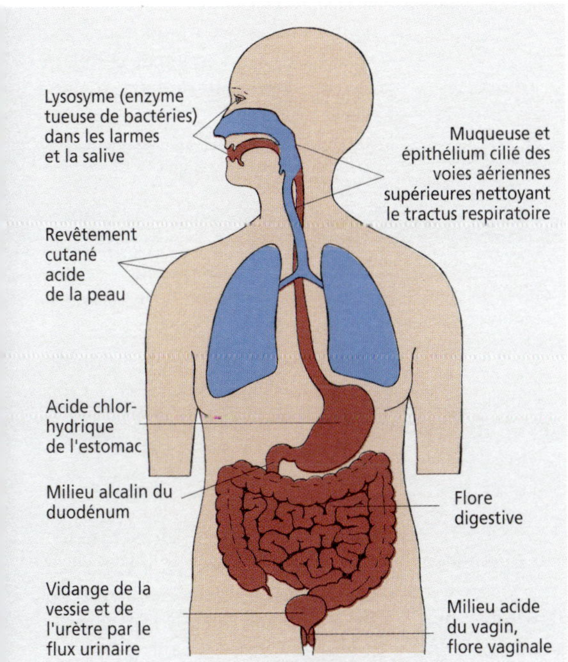

Fig. 6.1 : Barrières de défense externe de l'organisme humain. La plupart des agents infectieux ne peuvent pas franchir la surface corporelle car ils sont retenus par des barrières de défense physiques et chimiques. Le corps peut également tolérer toute une série de micro-organismes inoffensifs (par ex. au niveau de l'intestin et du vagin). Ces micro-organismes empêchent la colonisation par des micro-organismes dangereux.

6.1 Le processus de défense étape par étape

Chaque jour des millions de bactéries, de virus, de parasites et de champignons essayent de pénétrer dans notre corps. Ils vivent dans l'air, dans les aliments, sur la peau et même dans les cavités naturelles de l'organisme. De nombreux micro-organismes ne nous portent pas préjudice ; nous en avons cependant besoin, par ex. pour la digestion et comme protection contre la pénétration d'autres agents agressifs au niveau du vagin ou du côlon.

La plupart des micro-organismes qui peuvent nous nuire seront détruits par notre système immunitaire qui ne sera défaillant que pour quelques uns d'entre eux, ce qui entraînera le développement d'une maladie infectieuse. De toute façon, un système immunitaire normal aura besoin d'un certain temps pour se débarrasser par exemple du virus de la grippe.

Barrières de défense du corps

Déjà en essayant de pénétrer dans l'organisme, les micro-organismes butent sur les **barrières extérieures de défense**. Les enzymes de la salive et des larmes, par exemple, détruisent en permanence des bactéries, la *muqueuse des voies respiratoires* absorbe les agents agressifs inspirés et les *acides gastriques* inactivent les germes alimentaires.

Si des germes parviennent cependant à franchir cette barrière et à pénétrer dans l'organisme, alors ils seront attaqués par les *globules blancs* (**leucocytes**). Par contre si le système immunitaire ne fonctionne pas parfaitement ou si les micro-organismes sont trop nombreux ou trop bien "armés" (**virulents**), alors l'attaque peut être dangereuse et l'infection peut, dans certaines circonstances, conduire vers la mort en l'espace de quelques jours.

Nous devons à notre **mémoire immunologique** de ne pas être une deuxième fois malade lorsque nous avons déjà contracté une maladie transmissible comme, par exemple, la varicelle. Elle "apprend" à reconnaître les micro-organismes qui arrivent et combat chaque nou-

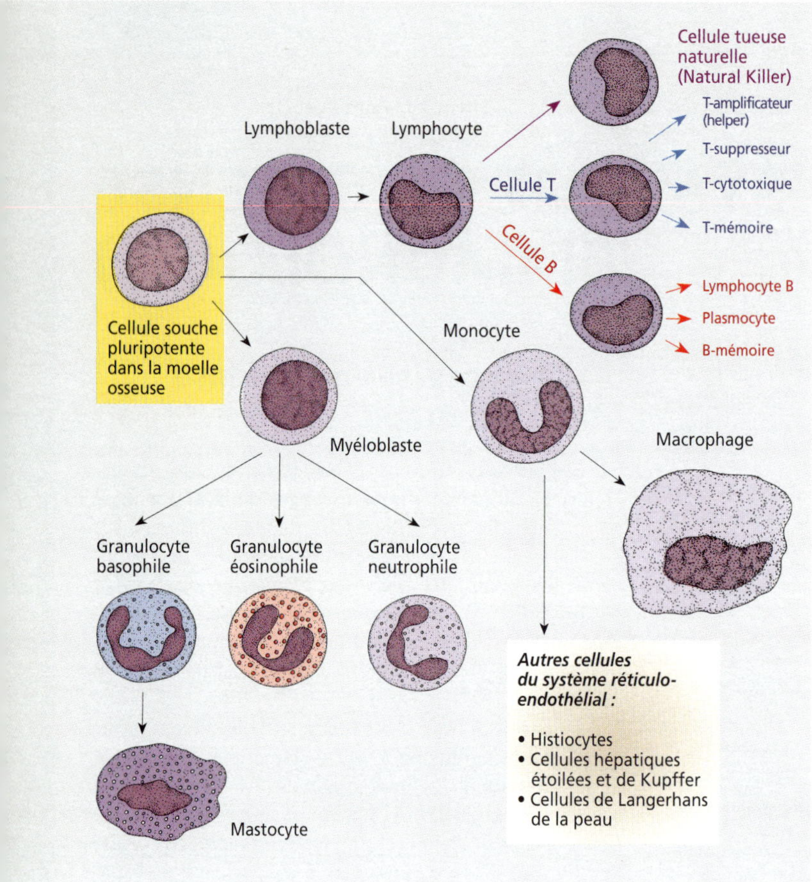

Fig. 6.2 : « Arbre généalogique » des principales cellules de défense. A partir d'une cellule-souche pluripotente (« qui peut beaucoup ») sont formées deux lignées cellulaires qui, en fonction de leur caractère, seront appelées myéloïdes ou lymphoïdes et qui peuvent se différencier en un grand nombre de cellules immuno-compétentes.

velle infection à l'aide de protéines synthétisées spécialement pour cette fonction, les **anticorps**. Nous devenons immuns (littéralement : "insensibles") contre beaucoup de ces agresseurs dans les mois ou les années qui suivent.

6.1.1 L'organisation du système immunitaire

Le système immunitaire humain se compose d'organes comme le *thymus* et la *rate*, de tissus comme la *moelle osseuse*, les *ganglions lymphatiques*, les *amygdales*, les tissus lymphatiques digestifs et de *cellules immunitaires disséminées* dans presque tous les autres tissus (☞ Fig. 14.15).

Les organes et les tissus se répartissent entre :

- les **organes lymphatiques primaires** dans lesquels les cellules immuno-actives mûrissent (moelle osseuse et thymus). De là, les cellules immunitaires parviennent par le biais des vaisseaux sanguins et lymphatiques aux
- **organes lymphatiques secondaires** qui représentent les "chantiers de travail" des cellules immunitaires. En font partie les ganglions lymphatiques, la rate, les amygdales, les plaques de Peyer de l'intestin grêle (☞ 18.5.3) et de nombreux autres tissus lymphatiques siégeant dans les muqueuses.

Chaque organe et chaque cellule de défense a des missions particulières ; de nombreuses missions sont cependant remplies par plusieurs organes ou plusieurs types de cellules de défense en même temps.

Le système immunitaire est - exception faite du système nerveux central - un des systèmes les plus compliqués et les plus ramifiés de l'organisme.

Développement à partir de cellules souches

On sait aujourd'hui que la plupart des différentes cellules qui participent à la réponse immunitaire sont issues d'une même lignée cellulaire souche **pluripotente** ("qui peut beaucoup"). Cette cellule souche produit, en simplifiant, deux lignées de cellules de défense :

- les **cellules souches myéloïdes** (qui appartiennent à la moelle osseuse) à partir desquelles se différencient trois sortes de granulocytes et les monocytes,
- les **cellules souches lymphoïdes** à partir desquelles seront formés les lymphocytes B et T ainsi que les cellules tueuses naturelles.

Les leucocytes

Pendant son passage à travers les capillaires, une partie du plasma sanguin traverse la paroi capillaire poreuse pour aller dans l'espace intercellulaire (interstitium, ☞ Fig. 3.15). En même temps que le plasma, les globules blancs très mobiles se glissent à travers les interstices de la paroi capillaire pour aller vers les tissus où ils peuvent jouer leur fonction de cellules de défense. Cette migration sera facilitée en cas d'inflammation par l'oedème inflammatoire.

Les lymphocytes

Les **lymphocytes** occupent une position-clef au sein du système de défense. Ils sont un sous-groupe des leucocytes. Ils se trouvent en nombre particulièrement important dans le système lymphatique, qui est composé des vaisseaux, ganglions et organes lymphatiques (☞ 14.4), car ils quittent, après un court séjour, l'interstitium tissulaire et gagnent par de minuscules capillaires le réseau des *vaisseaux lymphatiques*. Ce réseau irrigue la totalité du corps de la même manière que les réseaux vasculaires veineux et artériels. Le liquide lymphatique traverse également des *ganglions lymphatiques* avant de déboucher dans les grosses veines (☞ 14.4.1). Ces derniers fonctionnent comme de petites unités de filtration et luttent contre tout intrus, avec l'aide des lymphocytes qui y sont présents en permanence.

Identification des corps étrangers

Toutes les cellules du système immunitaire ont une mission commune : elles doivent reconnaître comme étrangères toutes les particules, comme par exemple les bactéries ou les cellules tumorales dégénératives, et finalement les rendre inoffensives ; les cellules normales, saines ne devront bien sûr pas être attaquées. Les *maladies auto-immunes*, au cours desquelles les cellules de défense se dirigent de manière inappropriée contre les tissus de son propre organisme, sont relativement rares (☞ 6.4.3).

Nom	Fonction
Monocytes	précurseurs des macrophages dans le sang
Macrophages (grosses cellules mangeuses)	phagocytose dans tous les tissus et dans le système lymphatique
Cellules de présentation des antigènes	par ex. macrophages, cellules B et cellules de Langerhans de la peau, ils présentent aux cellules B et T les antigènes et débutent ainsi la chaîne de réaction de la réponse immunitaire
Granulocytes	
Granulocytes neutrophiles (petites cellules mangeuses)	phagocytose des bactéries, des virus et des champignons dans le sang, cellules immunitaires les plus nombreuses dans le sang
Granulocytes éosinophiles	cellules de défense contre les parasites, participent aux réactions allergiques ;
Granulocytes basophiles (appelés mastocytes dans l'interstitium)	cellules de défense contre les parasites, responsables du prurit
Cellules B	
Lymphocytes B	précurseurs des cellules plasmatiques
Plamocytes	cellules spécialisées dans la production d'anticorps
Cellules B-mémoire	cellules B à longue durée de vie avec une « mémoire antigénique »
Cellules T	
Cellules T-amplificatrices	activent les cellules plasmatiques et les cellules tueuses, reconnaissent l'antigène sur les cellules qui le présentent
Cellules T-suppressives	freinent la réaction immunitaire, entravent la fonction des cellules B et des autres cellules T
Cellules T-mémoire	cellules T à longue durée de vie avec une « mémoire antigénique »
Cellules T-cytotoxiques	reconnaissent et détruisent les cellules envahies par des virus ainsi que les cellules tumorales; réagissent à partir d'un antigène déterminé de la cellule-cible
Cellules tueuses naturelles (NK = Natural Killer)	attaquent de manière non spécifique les cellules infestées par un virus et les cellules tumorales

Tableau 6.3 : Les fonctions des principales cellules de défense. Le « groupe » des cellules présentatrices d'antigènes n'est qu'un groupe fonctionnel - sa fonction sera également assurée par plusieurs des autres groupes cellulaires.

6.1.2 **Antigènes et anticorps**

En plus des lymphocytes présents dans le sang et le liquide lymphatique, il existe également des petites molécules protéiques qui jouent un rôle important dans la reconnaissance des corps étrangers. Ces **anticorps**, également appelés *immunoglobulines*, ont une forme caractéristique en Y comme cela est montré dans les Fig. 6.4 et 6.8.

Les **antigènes** sont le pendant des anticorps et sont situés comme "signes de reconnaissance" sur chaque micro-organisme et sur chaque cellule, par exemple sur l'enveloppe d'une bactérie. Toutes les cellules et micro-organismes possèdent un grand nombre d'antigènes différents, mais spécifiques du type de cellule, par lesquels ils peuvent être identifiés.

Ce mécanisme utilise les anticorps, par l'intermédiaire d'une **réaction antigène-anticorps,** au cours de laquelle ils se lient aux antigènes si les sites de liaisons se correspondent. Il existe pour cela une telle spécialisation des antigènes et des anticorps que pour chaque antigène ne correspond qu'un seul anticorps bien déterminé, comme une clef pour une serrure (principe clef-serrure). Un complexe antigène-anticorps, au sein duquel les courtes branches libres de l'anticorps se fixent à l'antigène, ne peut se former que si les zones de liaisons se

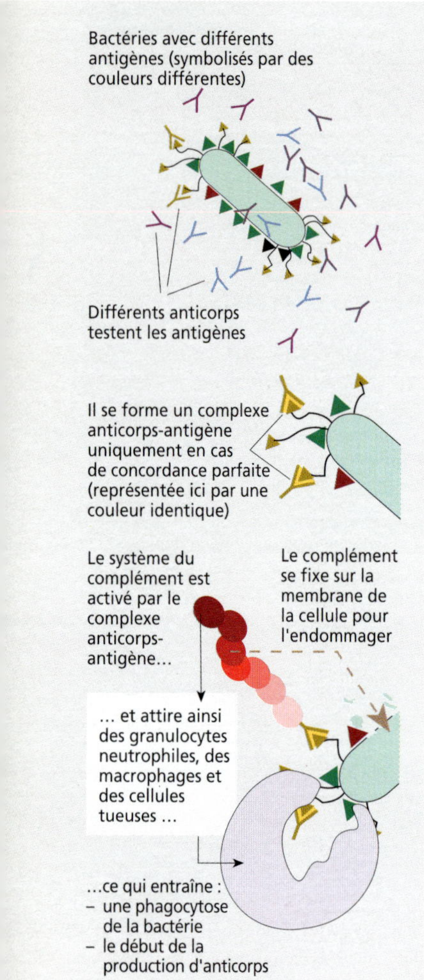

Fig. 6.4 : Principales étapes de la réaction antigène-anticorps.

correspondent exactement. Ainsi l'agent pathogène sera "démasqué" et éliminé dans le cadre d'une réaction immunologique (☞ Fig. 6.4).

6.1.3 **Le système du complément**

Lorsqu'une bactérie pénétrant dans l'organisme est reconnue par un anticorps qui correspond exactement à un antigène de l'enveloppe, alors l'anticorps se fixe à l'antigène. Afin de détruire cette bactérie, mais surtout, pour mener le combat contre les milliers d'autres bactéries, des facteurs du complément seront attirés (*opsonisés*) par ce complexe antigène-anticorps. Les facteurs du complément appartiennent au système du complément qui est un groupe de substances de défense et de médiateurs, formés de nombreux composés protéiques circulant dans le sang et dans l'interstitium.

Le **système du complément** a un rôle-clef au sein des défenses contre l'infection :

- Les facteurs du complément endommagent puis détruisent la membrane de la bactérie après leur activation par un processus complexe.
- Dans le même temps, les cellules-mangeuses et les lymphocytes sont attirées et sont mis en action par les facteurs du complément activés.

6.1.4 **Les cellules-mangeuses**

Les **cellules mangeuses** qui sont attirées, sont des cellules qui possèdent une activité métabolique importante. Elles peuvent non seulement absorber les bactéries, les virus ainsi que les particules "mortes" mais également les digérer. On appelle ce processus la **phagocytose** (☞ 3.5.10).

Les phagocytes sont répartis en deux groupes : les **macrophages** (*grandes cellules-mangeuses*) et les **granulocytes neutrophiles** (*petites cellules-mangeuses*) qui représentent ensemble les deux tiers des globules blancs.

Les macrophages se développent à partir des monocytes indifférenciés. Ces derniers ne séjournent que quelques jours dans le sang après avoir quitté la moelle osseuse, puis passent à travers la membrane capillaire dans les tissus où ils deviennent alors des macrophages (appelés également *macrophages tissulaires*) qui ont une durée de vie longue.

Les granulocytes neutrophiles peuvent

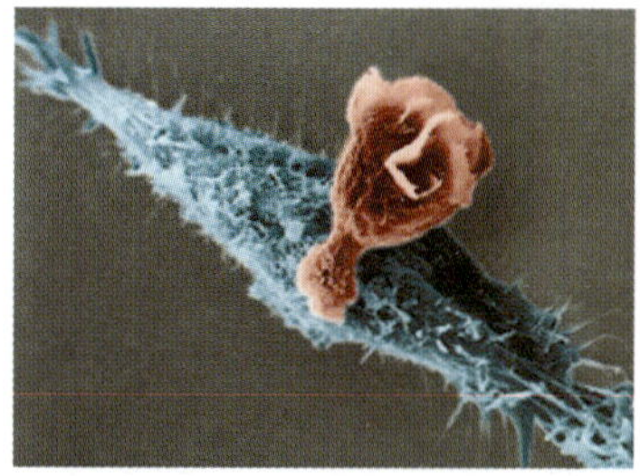

Fig. 6.4a : La vue en microscopie électronique montre comment un lymphocyte T (en rouge) attaque une cellule tumorale dégénérée (en bleu) et commence à la détruire.

également migrer dans les tissus. Ils y sont alors très persistants : ils peuvent engloutir (phagocyter) jusqu'à une centaine de micro-organismes avant d'eux-mêmes se détruire et d'être éliminés par les macrophages.

Les deux types de cellules-mangeuses sont activées pour la phagocytose, soit par le système du complément, soit par le complexe antigène-anticorps. Après que l'antigène se soit fixé aux bras courts de l'anticorps, la cellule-mangeuse s'accroche à l'embranchement en Y de l'anticorps. Chaque anticorps possède à ce niveau une zone de fixation spécifique pour les cellules-mangeuses (☞ Fig. 6.8).

6.1.5 **Le renforcement de la réponse immunitaire par les lymphocytes B**

Il est peu probable que seuls quelques, voire même des centaines d'anticorps appropriés puissent venir à bout des plusieurs milliers ou centaines de milliers de bactéries qui pénètrent dans l'organisme lors d'une infection classique. Comment se fait-il donc que l'anticorps adapté arrive aussi vite en aussi grande quantité ?

Les lymphocytes B

Ce sont les **lymphocytes B** qui en

sont responsables, où le B provient de *bone marrow* (moelle osseuse) qui est le lieu de leur différenciation (☞ 6.2.4). Ils possèdent comme particularité des anticorps *permanents* (c'est-à-dire qui sont fixés à la surface du lymphocyte B).

Si un antigène n'est pas seulement fixé par un anticorps circulant mais également par un anticorps situé à la surface d'une cellule B, il existe une forte stimulation de cette cellule : elle se transforme en l'espace de cinq jours en un **plasmocyte** qui va produire, de manière continue, des anticorps dirigés contre l'antigène qui l'a stimulé. Ainsi un seul plasmocyte est capable de produire deux mille anticorps par seconde qui peuvent facilement attaquer la bactérie.

Les plasmocytes ont besoin de temps

Dans tous les cas, 7 à 10 jours sont nécessaires pour que suffisamment d'anticorps soient produits contre un nouvel antigène. Ce qui représente également le temps habituel pour "guérir" d'une infection des voies aériennes supérieures, par exemple un rhume.

Les cellules B-mémoire

Lorsque l'infection a disparu, persistent, sous une forme quiescente, celles que l'on appelle les **cellules B-mémoire**. Ces dernières peuvent se transformer beaucoup plus rapidement en plasmocytes lors de la prochaine agression par le même agent pathogène et fabriquer des anticorps.

6.1.6 **Les lymphocytes T**

Après tout ce qui a été dit, on pourrait penser que les cellules B sont totalement suffisantes pour nous protéger. En vérité, elles ne représentent qu'un des piliers de notre système de défense immunologique.

Un deuxième pilier est représenté par les **lymphocytes T** :

- Les **cellules T-amplificatrices (helper)** doivent stimuler les lymphocytes B lorsqu'ils doivent se transformer en plasmocytes.
- Les **cellules T-suppressives** sont les freins du système immunitaire. Ensemble, les cellules T-helper et T-killer régulent la réaction immunitaire.
- Les **cellules T-cytotoxiques** peuvent détruire les cellules étrangères sans participation des anticorps.

Les lymphocytes T réagissent également de manière spécifique avec un antigène. Pour cela, ils possèdent sur leur surface une structure, le **récepteur du lymphocyte T**.

Ils ne sont cependant pas en capacité, comme un anticorps, de reconnaître immédiatement un antigène comme étranger, mais doivent être mis en éveil par les cellules que l'on appelle les **cellules de présentation des antigènes**. Les *macrophages* et les *cellules B* font partie de ce groupe de cellule.

Si un macrophage est activé par la présence d'un complexe antigène-anticorps présent à la surface d'une bactérie, il présentera sur sa propre surface, à côté de ses propres antigènes, et après avoir "englouti" cette bactérie, les antigènes étrangers de la bactérie. La cellule T est alors en situation de reconnaître cette combinaison d'anticorps propres et d'anticorps étrangers.

Les cellules T-amplificatrices comprennent cela comme une invitation à se lier à la cellule de présentation des antigènes et à produire la substance messagère qui déclenchera la production d'anticorps et la division de la cellule B (☞ Fig. 6.5). Ainsi la réponse immunitaire sera considérablement améliorée. Les cellules T-amplificatrices sont également des facilitantes potentielles des lymphocytes B.

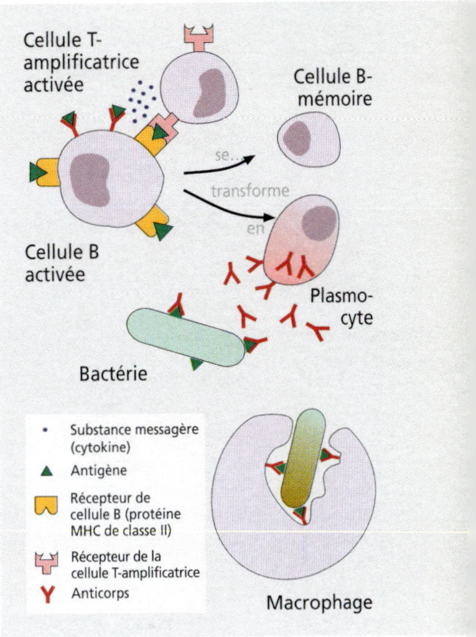

Fig. 6.5 : Stimulation de la cellule-B par une cellule T-helper. Ainsi seront formées des cellules B-mémoire et des plasmocytes qui produiront des anticorps contre les antigènes bactériens. Les macrophages seront activés pour la phagocytose par le complexe antigène-anticorps présent à la surface de la bactérie.

6.1.7 **Les molécules du MHC**

Les antigènes spécifiques présents à la surface de toutes les cellules de l'organisme seront également désignés sous le terme de **molécules du MHC**. Les molécules du MHC ne sont pas circonscrites sur les cellules de présentation des antigènes : toutes les cellules contenant un noyau, ainsi que les plaquettes sanguines, possèdent des molécules du MHC, particulièrement celles de **classe I**. Les cellules B, les macrophages, les cellules T-helper et les cellules de présentation des antigènes possèdent en plus des **molécules du MHC de classe II**.

Toutes les cellules doivent présenter en permanence au système immunitaire ces signes moléculaires de reconnaissance pour ne pas être consi-

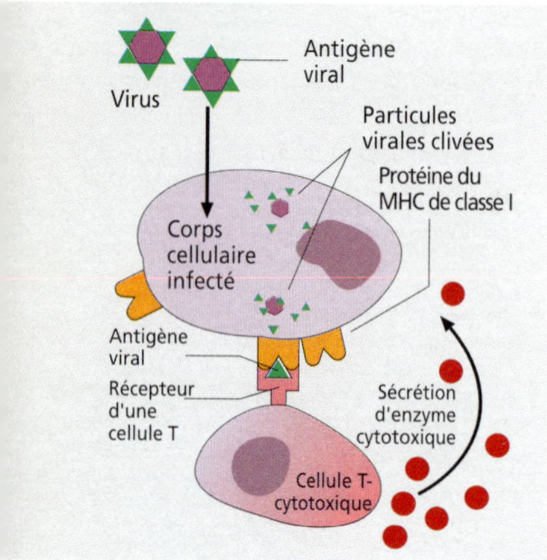

Fig. 6.6 : Pour qu'une cellule T-cytotoxique puisse participer à la réponse immunitaire, l'antigène viral doit lui être "présenté" avec une molécule du MHC. Les enzymes cytotoxiques permettent finalement la lyse (la décomposition) de la cellule T infectée.

dérées comme des corps étrangers et, de ce fait, être détruits par mégarde.

Les molécules du MHC sont les signes de reconnaissance des cellules appartenant à un même organisme. MHC signifie **Major Histocompatibility Complex** = complexe majeur d'histocompatibilité et représente un groupe de gènes qui sont particulièrement importants pour la reconnaissance immunitaire. Les groupes de gènes, appelés ici molécules du MHC, sont facilement détectables sur les leucocytes, d'où l'appellation précédente de *système HLA*, **HLA** = **H**uman **L**eucocyte **A**ntigen.

Molécules du MHC contre transplants

Ce sont ces molécules du MHC qui rendent difficiles les transplantations d'organes, car les molécules du MHC de l'organe du donneur ne correspondent pratiquement pas avec le type de MHC du receveur et l'organe sera attaqué par les cellules de défense de ce dernier. Il existe - exception faite des jumeaux - peu d'hommes qui possèdent le même type de MHC. Le système immunitaire d'un receveur considère l'organe transplanté comme un corps étranger et le rejette, en l'absence de médicaments *immunosuppresseurs* (☞ 6.5) qui diminuent la réponse immunitaire par leur action freinatrice.

6.1.8 Cas particulier de l'infection virale

Les virus ne possèdent pas de capacité de synthèse protéique. De ce fait, ils injectent leur patrimoine génétique dans des cellules hépatiques par exemple (*virus de l'hépatite*), dans les cellules nerveuses (*virus de l'herpès*) ou dans les cellules T-amplificatrices (*virus du SIDA = HIV*) et les stimulent pour produire des protéines virales à la place de leurs propres protéines.

Les mécanismes immunitaires que nous avons décrits jusqu'ici ne peuvent reconnaître de tels "passagers clandestins". En effet, les anticorps ne réagissent qu'avec les antigènes présents dans le sang ou dans le liquide interstitiel, et les cellules T-amplificatrices ne réagissent qu'avec les antigènes qui se trouvent à la surface de la cellule avec les molécules de classe II du MHC.

Les cellules-T cytotoxiques

Le rôle des **cellules T-cytotoxiques** est de reconnaître les cellules infectées par les virus comme un anticorps. Si un virus infecte une cellule, cette dernière est presque toujours dans la situation de lancer "un signal de détresse" - c'est-à-dire de montrer les protéines de l'enveloppe virale à sa surface comme des antigènes, en même temps que les molécules du MHC. Les cellules T-cytotoxiques peuvent alors reconnaître ces signaux de détresse à la surface de la cellule, se lier à la membrane de la cellule infectée et produire des enzymes qui pourront transpercer cette membrane. Ainsi apparaissent des trous de 10 nanomètres qui conduisent à la mort de la cellule, y compris des particules virales qu'elle contient. Cette étape sera désignée sous le terme de **lyse** (décomposition).

6.1.9 Les cellules tueuses naturelles (NK = Natural Killer)

A côté des cellules T-suppressives existent les **cellules tueuses naturelles**. Ce sont des lymphocytes mais qui ne possèdent pas de mémoire immunologique et n'identifient pas leurs cellules-cibles par les molécules du MHC. Elles ne travaillent pas dans le cadre du système de défense spécifique mais, comme les cellules-mangeuses, au sein du système non spécifique. Leur fonction est apparemment de rendre inoffensives les particules virales et les cellules tumorales. Elles seront stimulées par les substances messagères immunes des cellules T activées, principalement par les cytokines (☞ 6.1.11). Elles ne deviennent donc actives que lorsque les cellules T ont trouvé une victime.

6.1.10 Le thymus, centre de maturation

Où et quand les cellules T apprennent-elles à distinguer le "propre" de "l'étranger" ? Selon les apparences, les lymphocytes **T** subissent une "*maturation*" dans le **t**hymus (☞ Fig. 14.21). Les cellules T migrent, après leur sortie de la moelle osseuse, vers le thymus et y apprennent **l'immunotolérance** vis-à-vis des antigènes présents dans leur *propre organisme*, les *auto-antigènes*. C'est ici que se forment les récepteurs des cellules T, aussi bien des T-amplificateurs que des T-suppresseurs. Les cellules qui n'apprennent pas la tolérance contre les *auto-antigènes* seront évidemment détruites. Ainsi le système immunitaire empêche que les cellules T appelées auto-agressives, dirigées contre ses propres cellules, ne puissent provoquer des dégâts. Dans les maladies auto-immunes (☞ 6.4.3), ce mécanisme ne fonctionne apparemment pas correctement.

6.1.11 Les cytokines

Les anticorps et les cellules T n'auront qu'une faible action si une substance messagère ne favorise pas, de manière décisive, la collaboration entre les groupes de cellules isolés. On nomme cette substance messagère qui sera produite dans le cadre d'une réaction antigénique, une **cytokine** (" substance messagère immune", aussi appelée *lymphokine* lorsqu'elle provient d'un lymphocyte). Les cytokines agissent comme substances messagères entre les différentes cellules de défense - sans elles, une réaction immunologique efficace ne sera pas possible. Elles régulent en particulier la division, la maturation et l'activité des lymphocytes.
Les *interleukines* (interleukine 1 à 6) sont des cytokines importantes ainsi que *l'interféron gamma* et le *Tumor Necrosis Factor (TNF)*. De nombreuses cytokines possèdent en plus de leur fonction de messager, d'autres propriétés spécifiques. Ainsi, par exemple, l'interféron gamma peut augmenter les capacités de défense des cellules contre les virus, et le TNF, détruire les cellules tumorales. On essaie d'utiliser ces propriétés au niveau thérapeutique dans la prise en charge des maladies tumorales et des infections virales (par ex. l'hépatite B).

6.1.12 L'alerte

Afin que le système immunologique puisse être "mis au repos" après l'élimination de l'agent pathogène infectieux, des mécanismes ralentisseurs de contre régulation (*down-regulation*) seront enclenchés alors que la réponse immunitaire est encore en pleine action. Si l'activité des cellules T-killer augmente, des substances messagères freineront alors l'activité des cellules helper et des cellules tueuses. Des anticorps contre les anticorps produits originellement (appelés *anti-anticorps*) s'occupent de la destruction de ces derniers et leur nouvelle production sera également rapidement réduite en cas de concentrations élevées d'anticorps.

6.2 Les éléments constitutifs du système immunitaire

6.2.1 Les quatre sous-systèmes de défense

Lorsque de agents pathogènes ont pénétré dans l'organisme, démarrent *deux* systèmes de défense, à savoir :
- la **défense non spécifique** et
- la **défense spécifique**.

Prennent part aux deux systèmes de défense aussi bien :
- des **facteurs cellulaires**, c'est-à-dire des cellules immuno-compétentes (comme par ex. les globules blancs sanguins) que
- des **facteurs humoraux** (on désigne ainsi les substances de défense non-cellulaires siégeant dans les milieux liquides de l'organisme, comme par ex. les facteurs du complément).

On obtient ainsi quatre sous-systèmes de défense qui sont reliés entre eux, mais qui remplissent chacun des missions particulières.
La défense non spécifique est développée dès la naissance contre tous les antigènes, mais elle n'est cependant pas particulièrement efficace. Une défense contre des agents pathogènes dangereux (*virulents*) n'est possible que par l'intermédiaire de mécanismes *spécifiques*, c'est-à-dire dirigés contre un antigène particulier. Ces mécanismes immunologiques ne sont efficaces *qu'après la reconnaissance* d'une substance étrangère, ils doivent donc bénéficier d'un processus d'apprentissage après la naissance. Pour cela un délai de 1 à 3 semaines est nécessaire pour chaque germe après une primo-infection, la *fenêtre immunologique*.
Les mécanismes de défense spécifiques apportent en général une **immunité** contre l'agent pathogène, ce qui signifie que les nouvelles infections avec le même agent pathogène seront *inapparentes* (" invisibles"). L'immunité peut persister des mois, des années ou toute la vie selon la force avec laquelle l'agent pathogène a marqué la *mémoire immunologique*.

6.2.2 La défense cellulaire non spécifique

Phagocytose. Les *granulocytes neutrophiles* et les *macrophages* sont capables de "manger" (*phagocyter*) des substances étrangères. Au cours de la phagocytose, les corps étrangers sont entourés par les excroissances de la cellules et finalement encerclés. Puis le corps étranger est détruit par les enzymes de la "cellule mangeuse".
Cellules NK. Ce sont de gros *lymphocytes* cornus qui, en collaboration avec le système du complément, rendent inoffensives les particules virales et les cellules tumorales (☞ 6.1.9).

6.2.3 La défense humorale non-spécifique

Le **système du complément** est un groupe de substances de défense qui est formé de nombreux composants protéiques et qui est localisé dans le sang et l'interstitium. Il
- reconnaît les protéines étrangères,

Défense	Cellulaire	Humorale (non cellulaire)
Spécifique	Cellules T : cellules T-amplificatrices, T-suppressives, T-cytotoxiques, T-mémoire	Anticorps (produits par les plasmocytes et les cellules B-mémoire)
Non spécifique	Cellules NK, macrophages, granulocytes neutrophiles	Complément, cytokine, lysozyme

Tableau 6.7 : Les quatre sous-systèmes de défense

- attire les cellules mangeuses et
- détruit les membranes des cellules bactériennes.

Les différents composants du système du complément sont synthétisés aussi bien par les macrophages que par les cellules du foie. Pour que le complément puisse être actif, il doit être activé :

- soit par le complexe antigène-anticorps (*voie d'activation classique*, ☞ voir Paragraphes 6.1.3 et 6.1.4),
- soit par les substances étrangères, à savoir les bactéries, les virus ou les champignons (*voie d'activation alterne*, non mentionnée dans le Paragraphe 6.1).

Après activation, les différents composants du système du complément réagissent ensemble, dans un ordre bien défini au cours duquel les deux voies aboutissent à une phase finale commune avec les étapes suivantes :

- Les macrophages et les granulocytes neutrophiles sont attirés et stimulés.
- Les cellules étrangères sont tuées, par ex. par destruction des membranes des bactéries ;
- L'agglomération de molécules d'antigènes et d'anticorps, les *immuns-complexes*, sera de nouveau dissoute après l'élimination du corps étranger.

En résumé, les facteurs du complément se mettent en action dans le cadre d'une réaction inflammatoire.

Lysozyme et cytokine

Le **lysozyme** est surtout présent dans la muqueuse bronchique et les larmes. Sa fonction est de démembrer (*lyser*) les structures membranaires de certaines bactéries (par ex. les *staphylocoques* et les *streptocoques*).

Les **cytokines,** (☞ Tableau 6.7) qui appartiennent également au système de défense humorale non spécifique, freinent à la fois l'activation des cellules de défense et la propagation des virus en influençant, par exemple, la production d'anticorps. Les modalités d'action détaillées des cytokines sont compliquées. Elles ralentissent entre autre également la division cellulaire, agissent ainsi contre les tumeurs et influencent de nombreux sous-systèmes de l'appareil immunitaire.

6.2.4 La défense humorale spécifique

Les **lymphocytes B** sont conditionnés dans la moelle osseuse (de la même manière que les lymphocytes T dans le thymus) et parviennent, à travers le sang et la lymphe, aux follicules lymphatiques où ils se fixent.

Après le contact avec un antigène, les lymphocytes B se transforment, en se multipliant fortement, en **plasmocytes** qui, ensuite, produisent des anticorps en grande quantité. Une partie des lymphocytes B persiste après l'infection sous forme de **cellules B-mémoire**.

Les **réactions antigène-anticorps** : le contact avec un antigène déclenche régulièrement une réaction antigène-anticorps, après un certain temps, chez les sujets à immunité normale. Grâce à cette réaction, les antigènes perdent la majeure partie de leur dangerosité pour l'organisme - ils sont “neutralisés”. La neutralisation peut s'effectuer par l'intermédiaire d'une dissolution (*lyse*) ou d'une destruction chimique (par ex. par des poisons).

Comme nous l'avons déjà dit, les anticorps sont élaborés par des lymphocytes B spécialisés, appelés plasmocytes. Il existe cinq classes d'anticorps qui se différencient les uns des autres par leur structure et leur fonction, et qui peuvent être séparées en laboratoire par *électrophorèse* (☞ Fig. 14.4). Chacune de ces classes est désignée par une lettre et l'on parle d'anticorps Ig G, Ig A, Ig M, Ig D et Ig E.

L'**immunoglobuline G (Ig G)** représente la plus grosse partie des anticorps (environ 75 %). Cependant, en règle générale, elle ne joue initialement aucun rôle lors des primo-infections car elle ne peut être élaborée qu'avec un délai de trois semaines. Par contre, lors d'une nouvelle infection, les anticorps Ig G apparaissent immédiatement avec de fortes concentrations. Les anticorps de la classe Ig G peuvent franchir le placenta et, ainsi, protéger l'enfant contre les infections avant et après l'accouchement, pendant une durée de trois mois environ.

Immunoglobuline A (Ig A). Elles représentent environ 1/6 des anticorps produits et sont spécialisées dans les mécanismes de défense des surfaces muqueuses. Les Ig A passent également dans le lait de la mère : ce qui fait que l'enfant qui est allaité partage le “manteau protecteur d'anticorps” de la mère.

Immunoglobuline M (Ig M). Ce sont les Ig M qui apparaissent le plus rapidement après le premier contact avec un agent pathogène. C'est pour cette raison qu'on les appelle les **anticorps précoces** et ils permettent de détecter les stades précoces d'une infection s'ils sont présents lors des premiers dosages.

On peut diagnostiquer de nombreuses infections grâce à l'élévation des Ig M, parfois avant l'apparition de tout symptôme.

Les concentrations d'Ig M tombent à des taux faibles en l'espace de quelques semaines lorsque la production d'Ig G est à plein régime.

Immunoglobuline D (Ig D). On connaît peu de choses sur les Ig D, si ce n'est qu'elles jouent un rôle dans l'activation des lymphocytes B. Elles ne sont détectables qu'à de faibles taux dans le sérum.

Immunoglobuline E (Ig E, également appelée *réagine*). Elles jouent un rôle important par ex. contre les infections parasitaires et dans les réactions d'allergie de type immédiat (*réactions anaphylactiques*, 6.4.1).

6.2.5 La défense cellulaire spécifique

Le deuxième groupe de lymphocytes, les **lymphocytes T,** sont spécialisés dans le thymus et circulent dans le sang et la lymphe entre la rate, les ganglions lymphatiques et les tissus des organes à protéger, où ils sont responsables de la défense cellulaire spécifique. Différents types de cellules T prennent part à cette phase :

- Les *cellules T-amplificatrices* reconnaissent les antigènes sur les cellules présentatrices d'antigènes en ayant besoin des molécules du MHC de classe II et activent ensuite les plasmocytes et les cellules T-cytotoxiques.
- Les *cellules T-suppressives* diminuent et ralentissent la réponse immunitaire et la libération de cytokines.
- Les *cellules T-mémoire* sont des cellules de longue durée de vie provenant des cellules amplificatrices et qui stockent un antigène de contact. Elles ont la capacité, comme les cellules B-mémoire, de déclencher très rapidement la production d'anticorps en cas de nouveau contact avec le même antigène.
- Les *cellules T-cytotoxiques* (appelées auparavant *cellules T-killer*) reconnaissent les cellules infectées par des virus et les détruisent en les lysant pour éliminer le virus, ce qui ne réussit malheureusement pas à tous les coups.

6.2.6 La régulation immunitaire

Le système immunitaire n'est pas seul dans la lutte quotidienne contre les antigènes, les corps étrangers et les cellules tumorales. Son action est soutenue et régulée par des hormones et le système nerveux : les hormones sexuelles et celles du stress ralentissent le système immunitaire ; l'hormone de croissance et l'insuline augmentent son rendement.

La capacité à obtenir une fonction immunitaire optimale dépend de l'état psychologique qui est sous la dépendance du système hormonal : une personne soumise à un stress important, sera plus facilement malade. Par contre, dans un contexte psychologique favorable, elle sera plus résistante face à un virus ou à une bactérie.

6.3 Les vaccinations

6.3.1 L'immunisation active

Heureusement tous les agents pathogènes ne sont pas aussi changeant que les virus de la grippe par exemple. Dans le cas du virus de la rougeole, une personne qui a été atteinte par l'infection une première fois - en général dans l'enfance - est pratiquement assurée d'être protégée contre de nouvelles attaques du virus. Le virus ne se modifie pas et des anticorps, avec un "système

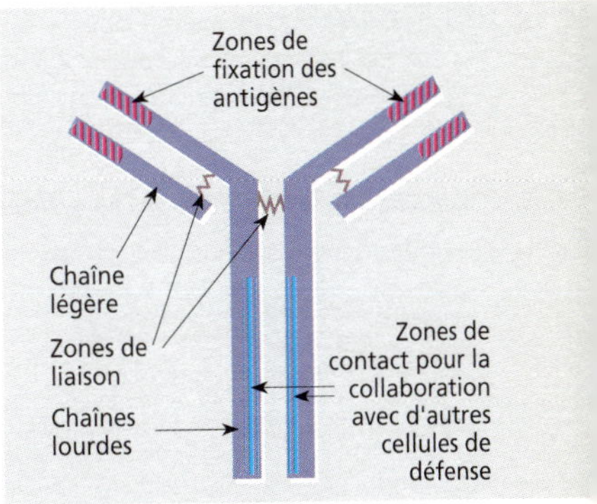

Fig. 6.8 : Structure d'un anticorps Ig G. La forme en Y caractéristique de l'anticorps est constituée par deux chaînes lourdes accolées, à l'extrémité de chacune desquelles se trouve une chaîne légère. En différents lieux, se trouvent les zones de contact de la molécule d'Ig G pour la reconnaissance et la liaison avec les antigènes ainsi que pour la communication avec les cellules mangeuses et les autres cellules de défense.

d'attaque" (zones de fixation de l'antigène) toujours efficace contre le virus de la rougeole, persistent dans le sang tout au long de la vie.

Une *vaccination* (**immunisation active**) agit de la même manière : un "exercice de combat contrôlé" sera déclenché à l'aide d'une infection artificielle, créée par une petite quantité de germes tués ou d'agents pathogènes vivants à l'activité atténuée par une préparation spéciale. Le système immunitaire a ainsi la possibilité de fabriquer des anticorps adaptés et des cellules mémoire qui, ensuite, en cas de nouvelle infection, se tiennent prêt à répondre. Les agents pathogènes de la maladie seront alors éliminés, en général rapidement et de manière inapparente (sans signe extérieur de la maladie).

Pour certains pays des vaccinations particulières, dont la liste est à disposition dans les centres de référence, sont obligatoires en fonction des régions visitées.

Par ailleurs, les personnels de certaines professions peuvent se protéger de risques particuliers par des vaccinations appropriées. Ainsi la vaccination (immunisation active) contre l'hépatite B, qui peut être transmise par voie sanguine et entraîner des inflammations du foie (hépatites) potentiellement mortelles, est obligatoire pour les personnels de santé.

Calendrier vaccinal pour les enfants

Le calendrier vaccinal actuellement proposé en France est le suivant.

Dès le 1er mois	BCG
A partir de 2 mois	Diphtérie, Tétanos, Coqueluche, Polio, Hæmophilus influenzae b, Hépatite B *1ère injection*
3 mois	Diphtérie, Tétanos, Coqueluche, Polio, Hæmophilus influenzae b, Hépatite B *2ème injection*
4 mois	Diphtérie, Tétanos, Coqueluche, Polio, Hæmophilus influenzae b, Hépatite B *3ème injection*
A partir de 12 mois	Rougeole, Oreillons, Rubéole
16-18 mois	Diphtérie, Tétanos, Coqueluche, Polio, Hæmophilus influenzae b *1er rappel* Hépatite B *4ème injection*
Avant 6 ans	BCG
6 ans	Diphtérie, Tétanos, Polio *2ème rappel* Rougeole, Oreillons, Rubéole
11-13 ans	**Diphtérie, Tétanos, Polio** *3ème rappel* Rougeole, Oreillons, Rubéole Hépatite B, BCG (en cas de tests tuberculiniques négatifs vérifiés par IDR)
16-18 ans	Diphtérie, Tétanos, Polio *4ème rappel* Rubéole pour les jeunes femmes non vaccinées Épreuve tuberculinique suivie du BCG en cas de négativité
18-70 ans	Tétanos, Polio Hépatite B Rubéole
A partir de 70 ans	Tétanos, Polio Vaccination grippale

6.3.2 Immunisation passive

Si par exemple une femme enceinte, non vaccinée contre la rubéole, qui n'a jamais fait la maladie et qui de ce fait ne possède pas d'anticorps, est infectée pendant les trois premiers mois de gestation par le virus de la rubéole, le risque de lésions graves pour l'embryon est important. Afin de prévenir la survenue d'une *embryopathie rubéolique*, particulièrement redoutée, il est possible d'injecter à la femme enceinte des anticorps spécifiques anti-rubéole (*immunoglobulines anti-rubéoliques*) qui rendront inoffensifs les virus de la rubéole avant qu'ils n'aient pu atteindre le fœtus et qui permettront ainsi de pallier l'absence d'anticorps propres. Les immunoglobulines nécessaires pour cette **immunisation passive** seront préparées à partir du sang d'un malade qui a été atteint d'une infection rubéolique. Son sang contient alors des anticorps spécifiques en grand nombre, dont on peut obtenir des concentrés (*immunoglobulines* ou *sérum hyperimmun*) à partir de prélèvements sanguins.

Un inconvénient de l'immunisation passive - exception faite des coûts élevés - est que l'action protectrice des anticorps est limité à environ 1 à 3 mois, car les anticorps injectés sont petit à petit détruits par l'organisme.

L'immunisation passive est d'une importance majeure dans les maladies dont le danger ne provient pas de l'agent pathogène lui-même mais des toxines (poisons) qu'il produit, car l'action de la toxine circulante dans le sang peut être contrecarrée par le sérum hyperimmun. Cette procédure peut être salvatrice en cas de *diphtérie*, de *rage* ou de *tétanos* (Sérum antitétanique Pasteur®).

6.4 Les réactions immunologiques pathologiques

Le prix que doit payer l'organisme pour posséder une capacité de défense, réside dans le danger de la survenue de réactions d'hypersensibilité (*allergies*) et de *réactions auto-immunes*.

6.4.1 Les allergies

Le terme d'allergie désigne une *hypersensibilité* spécifique acquise contre des antigènes particuliers qui peut, dans certaines circonstances, menacer le pronostic vital.

L'allergie est acquise, comme l'immunité, lors d'un précédent contact avec un antigène; on parle alors de *sensibilisation*. Après une période de quiescence qui peut durer de quelques jours à plusieurs années, pendant laquelle la formation d'anticorps commence, s'installe un état d'hypersensibilité.

On connaît quatre types de réactions allergiques qui se différencient à la fois par le délai entre l'exposition à l'allergène et la déclaration de l'allergie, et également par le mécanisme de la réaction immunitaire :

Réactions allergiques de type I (allergie immédiate)

En cas de prédisposition particulière et de contact avec un antigène déterminé (par ex. un pollen ou de la pénicilline), l'organisme réagit par une formation très importante d'immunoglobuline de type E. Les anticorps Ig E se fixent à la surface des **mastocytes** et des **granulocytes neutrophiles** (☞ Tableau 6.2) pour provoquer, en cas de nouveau contact avec l'allergène, une libération des substances agressives (en particulier l'histamine) qu'ils contiennent.

En l'espace de quelques secondes à quelques minutes (c'est pourquoi on parle de type immédiat) s'installent les symptômes d'une **réaction anaphylactique,** principalement du fait de la libération d'histamine : prurit, œdème, hypotension, bronchoconstriction. Dans de nombreux cas, la réaction anaphylactique reste *limitée localement* (par ex. crise d'asthme ou rhume des foins) ; si elle se *généralise* (par ex. après l'injection d'un médicament particulier), il peut se produire un effondrement de la pression artérielle (*choc anaphylactique*) par vasodilatation. Le spasme de la musculature bronchique est une cause de décès immédiat importante.

Le **choc anaphylactique,** réaction allergique la plus brutale, est associé à un effondrement de la pression artérielle qui est déclenché par la libération, dans l'ensemble du système vasculaire, d'histamine et d'autres substances fortement vasodilatatrices et qui peut engager le pronostic vital (☞ 16.3.6). Une "simple" piqûre d'abeille chez une personne atteinte d'une allergie au venin d'abeille, peut entraîner un choc anaphylactique. Le traitement salvateur consiste notamment en l'injection d'adrénaline et de corticoïdes qui sont des hormones surrénaliennes (☞ 13.6).

Réactions allergiques de type II (type cytotoxique)

Les réactions de type II sont déclenchées par la liaison d'anticorps Ig M ou Ig G sur les antigènes étrangers *fixés sur la cellule*. Cela déclenche l'activation du complément, ce qui finalement aboutit, en l'espace de quelques heures à quelques jours, à la destruction des cellules porteuses de l'antigène. Un exemple de ce mécanisme est représenté par les accidents de transfusion, en cas d'incompatibilité entre les groupes sanguins, avec l'attaque des cellules sanguines transfusées.

Réactions allergiques de type III (type de l'immuncomplexe)

Lorsque des complexes antigène-anticorps (☞ 6.1.2) sont formés en excès en réaction à la présence d'un allergène et se déposent dans des tissus bien irrigués par le sang, ils peuvent alors endommager ces tissus par une activation du complément qui va entraîner une importante réaction inflammatoire. Cela peut se produire lorsque l'antigène (allergène) ou l'anticorps sont présents en grande quantité, par exemple en cas de particules d'excréments de pigeons dans la *psittacose*.

Réactions d'hypersensibilité médiées par les lymphocytes T

Ces réactions appelées également de **type IV** - ou **réactions retardées** - sont déclenchées par des cellules T "hypersensibilisées" (☞ 6.1.8). Ces cellules T, qui sont sensibilisées par un allergène, activent - lorsqu'elles viennent en contact avec l'allergène - les macrophages qui "tombent" ensuite sur l'allergène. Cette étape dure d'un à plusieurs jours, c'est pourquoi on l'appelle de type retardé. La réaction de type IV peut être également enclenchée par les cytokines. Des exemples de ce type de réaction sont les allergies de contact et la *réaction à la tuberculine* utilisée dans le diagnostic de la tuberculose.

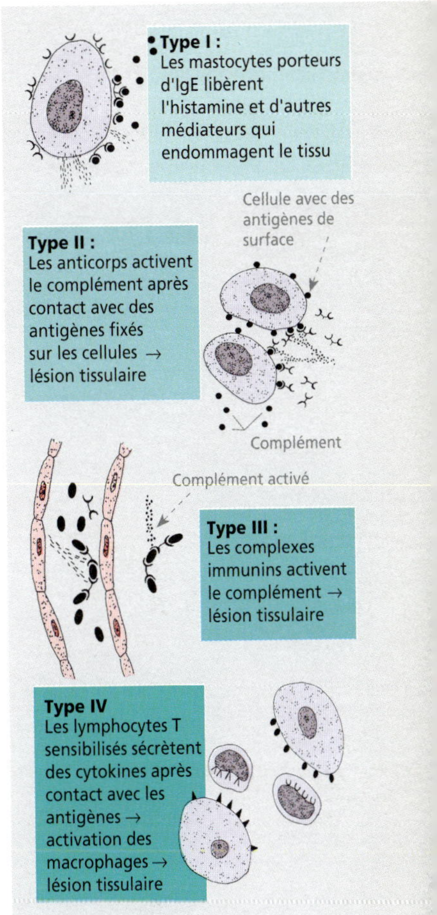

Fig. 6.9 : Aperçu des quatre types de réaction allergique.

6.4.2 L'atopie

Les raisons pour lesquelles certaines personnes développent des allergies contre les fraises ou les pollen de graminées, d'autres contre la laine vierge, les hamsters dorés ou les abeilles, ne sont en définitive pas très claires. Ce qui est sûr, c'est que la prédisposition à développer une allergie est héréditaire - environ 10 % de la population appartiennent au groupe que l'on appelle **atopique** (vient du grec "hommes bizarres"). Sous la notion générale d'atopie, on rassemble la prédisposition aux maladies suivantes :

- l'*asthme* allergique,
- l'*urticaire* (formation de papules sur la peau),
- *l'eczéma atopique*,
- la *conjonctivite* allergique (inflammation de la conjonctive),
- le rhume des foins.

6.4.3 **Les maladies auto-immunes**

Les anticorps du système immunitaire devraient être, en principe, capables de détruire n'importe quelle protéine du fait de leur multiplicité.
Les anticorps de nos cellules de défense peuvent être en théorie dirigées contre notre propre corps. Au cours de leur maturation dans le thymus ou dans la moelle osseuse, les cellules de défense dirigées contre notre propre organisme seront écartées (☞ 6.1.10), afin que seules les cellules, dont les anticorps contre les antigènes de notre propre organisme n'entraînent pas de réaction immunitaire (**immunotolérance**), parviennent dans la circulation sanguine.
Il peut cependant arriver qu'au cours de la vie, l'immunotolérance contre l'un ou l'autre des tissus du corps humain puisse se perdre et que l'organisme développe de ce fait des anticorps contre, par exemple, son propre tissu thyroïdien. On parle alors d'**auto-anticorps**. Les maladies qui en résultent sont connues sous le nom de **maladies auto-immunes** et les symptômes associés sont variables en fonction des anticorps concernés. Le rhumatisme articulaire aigu, au cours duquel il existe la production d'anticorps contre son propre cœur et ses propres articulations et qui est déclenché par une infection bactérienne bénigne, fait par exemple partie de ces maladies.
On soupçonne que de nombreuses autres maladies sont originellement des maladies auto-immunes. Il s'agit du (de) :

- *diabète gras de type I* (☞ 19.3.2),
- la *polyarthrite chronique* (le classique "rhume articulaire"),
- la *rectocolite hémorragique*, une inflammation chronique du côlon,
- la *maladie de Basedow*, une maladie thyroïdienne,
- la *myasthénie*, une maladie musculaire.

6.5 **La thérapie immunosuppressive**

Les maladies auto-immunes et les réactions allergiques présentent souvent une évolution grave et parfois mortelle. Pour l'empêcher, on peut utiliser des médicaments qui dépriment le système immunitaire. Les *immunosuppresseurs*, comme par ex. les dérivés du cortisol (*glucocorticoïdes*, par ex. la cortisone), diminuent souvent rapidement les symptômes de la maladie. Cependant, ces médicaments dépriment la totalité du système immunitaire ce qui, en cas d'utilisation prolongée, peut entraîner de graves effets secondaires, comme par ex. une plus grande sensibilité aux infections.

Questions de révision

1. Comment le corps se protège-t-il contre la pénétration d'agents infectieux pathogènes ? (☞ 6.1)

2. Quelles sont les missions des cellules du système immunitaire ? (☞ 6.1.1)

3. Qu'est-ce qu'un antigène ? (☞ 6.1.2)

4. D'où proviennent les facteurs du complément ? (☞ 6.1.3)

5. Quelles sont les cellules qui font partie du groupe des "cellules mangeuses" ? (☞ 6.1.4)

6. De combien de temps a besoin une cellule B pour se transformer en plasmocyte ? (☞ 6.1.5)

7. Quelles sont les fonctions des cellules T-amplificatrices ? (☞ 6.1.6)

8. Comment le système immunitaire reconnaît-il les cellules étrangères ? (☞ 6.1.8)

9. Comment le système immunitaire reconnaît-il les cellules infectées par des virus ? (☞ 6.1.8)

10. Où les cellules T apprennent-elles à reconnaître quelles cellules ne doivent pas être détruites ? (☞ 6.1.10)

11. A quoi le système immunitaire utilise-t-il les cytokines ? (☞ 6.1.11)

12. Quelles cellules sont capables de phagocytose ? (☞ 6.2.2)

13. Quelles sont les différentes classes d'anticorps ? (☞ 6.2.4)

14. Comment appelle-t-on les différents types de cellules T ? (☞ 6.2.5)

15. Quelles sont les différences entre l'immunisation active et l'immunisation passive ? (☞ 6.3)

16. Qu'entend-on sous le terme d'allergie ? (☞ 6.4.1)

17. Qu'est-ce qu'un choc anaphylactique ? (☞ 6.4.1)

18. Qu'est-ce qu'un auto-anticorps ? (☞ 6.4.3)

LES MUSCLES, LES OS ET LES ARTICULATIONS

7.1 Les os et le squelette

Les tissus osseux et cartilagineux forment un cadre stable qui influence l'aspect extérieur et permet le mouvement des différentes parties du corps en association avec les muscles. Ce cadre est le **squelette**. L'association du squelette et de la musculature sera désignée sous le terme d'**appareil locomoteur**.

7.1.1 « Fonctions annexes » du squelette

Le squelette ne fournit pas seulement sa stabilité au corps. Il protège également les *organes internes* de lésions éventuelles et est un important **réservoir minéral**, en particulier pour le calcium et le phosphore. De nombreuses structures corporelles ont besoin de calcium pour pouvoir fonctionner de manière correcte. Il existe donc un échange permanent de calcium entre les tissus osseux et le sang. Enfin, le squelette contient à l'intérieur des os les lieux de production de la plupart des cellules sanguines (**hématopoïèse**, ☞ 14.1.3).

7.1.2 Types et formes d'os

Étant donné que l'homme possède plus de 200 os, il est utile de les classer en fonction de leurs formes et de leurs fonctions :

Les **os longs**, comme les os des bras, sont formés d'un long fût en forme de tuyau avec, en général, deux renflements aux extrémités. Alors qu'à l'extérieur ils sont composés d'une couche très dure (*os compact*), ils possèdent à l'intérieur une structure meuble (*os spongieux*) qui contient la moelle osseuse.

Les **os courts** ont pour la plupart une forme cubique ou rectangulaire, comme par exemple les os du carpe. Leur couche externe est plus fine que celle des os longs et se prolonge, sans frontière bien délimitée, vers la couche interne à l'aspect d'éponge (spongieuse).

Les os aplatis, compacts, sont appelés **os plats**. Il possèdent éventuellement une petite zone interne spongieuse entre deux fines couches externes compactes. En plus des os du crâne, le sternum, les côtes, les omoplates et les ailes iliaques appartiennent aux groupe des os plats.

Les **sesamoïdes** sont de petits os inclus dans les tendons musculaires. Ils siègent de préférence là où les tendons sont soumis à des efforts particuliers, comme par ex. au niveau du poignet. Le nombre de sésamoïdes peut varier, cependant, une paire d'os appartenant à ce groupe est toujours présente : ce sont les *rotules*.

A côté de ces différentes formes d'os, il existe encore les **os irréguliers** (de formes irrégulières, ne rentrant dans aucun cadre) dont les vertèbres et plusieurs os de la face font partie.

Orifices, canaux et cavités

De nombreux os possèdent des formes particulières pour laisser des zones de passage :

- Un *trou* ou **foramen** est une ouverture par laquelle les vaisseaux sanguins, les nerfs et les ligaments, ou, comme par ex. dans le cas du gros trou occipital (☞ Fig. 8.10), la moelle épinière peuvent passer.
- D'autres os possèdent des *excavations* (**fossettes**) ou des *dépressions* (**incisures**) dans lesquelles les muscles, les tendons ou d'autres structures peuvent s'enfoncer.
- A travers des canaux (**méats**) plus longs, à l'intérieur des os, peuvent passer par ex. la trompe d'Eustache (☞ Fig. 12.16) ou des structures vasculaires et nerveuses.

Cavités aériennes

Afin de réduire le poids, certains os du crâne contiennent des cavités remplies d'air et recouvertes de muqueuse, comme par ex. les sinus maxillaires. Font partie de ces os contenant de l'air, l'os frontal, l'ethmoïde, le sphénoïde et le maxillaire (☞ Fig. 8.8).

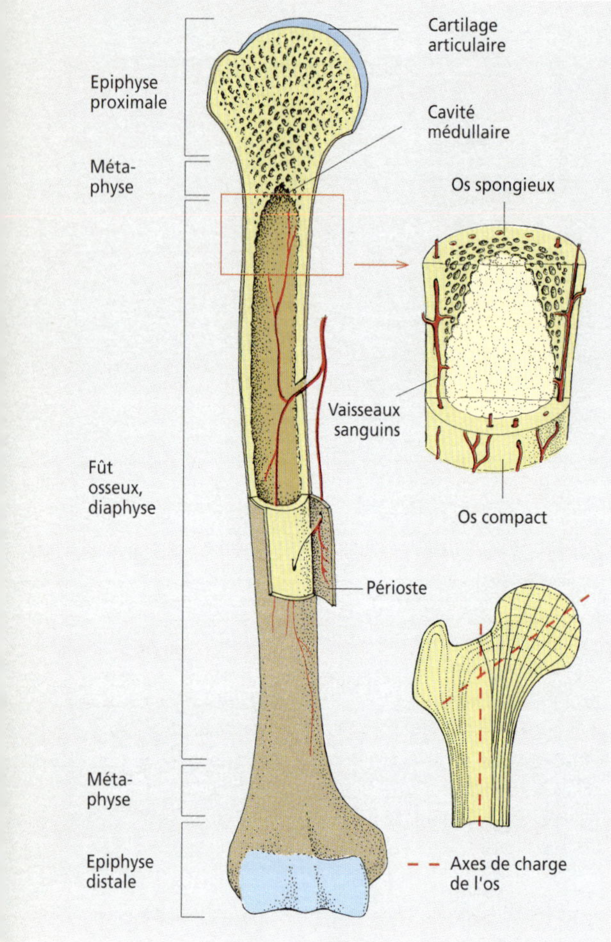

Fig. 7.1 : Structure d'un os long. A gauche : ouverture longitudinale partielle. A droite : grossissement d'une coupe. Coupe de la tête fémorale. Les travées osseuses suivent les directions des principaux axes de charge

7.1.3 La structure d'un os

La structure externe d'un os "adulte"

On appelle le fût d'un os la **diaphyse**, ses deux extrémités, les **épiphyses**, la partie entre l'épiphyse et la diaphyse, la **métaphyse**. Les deux épiphyses sont recouvertes d'une fine couche de cartilage hyalin. Ce tissu cartilagineux élimine le frottement lorsque l'os forme une articulation avec un autre os. En dehors des surfaces articulaires, l'os est recouvert d'une *peau osseuse* (**périoste**). Le périoste recouvre l'os d'une couche fibreuse, épaisse de couleur jaunâtre. Il est composé de deux couches que l'on ne peut différencier que pendant la phase de croissance : la couche externe est formée de collagène et de fibres élastiques, la couche interne contient les nerfs et les vaisseaux qui alimentent la partie interne de l'os. C'est pourquoi le périoste est très sensible à la douleur - à la différence de l'os lui-même. En dehors de ses fonctions de protection et d'alimentation, le périoste sert aussi à l'insertion des ligaments et des tendons, avec lesquels il est relié de manière très étroite.

Corticale, os compact et os spongieux

Si nos os étaient constitués en totalité dé tissu osseux dense, notre corps serait bien plus lourd. En fait, pour la plupart des gros os, seule la couche externe, la **corticale**, est constituée d'os dense. Dans les os longs, au niveau de la diaphyse, la corticale est relativement large et est appelée **os compact**.

La plus grosse partie de l'intérieur de l'os est constituée de minces poutrelles, on l'appelle l'**os spongieux**. L'ordonnancement des lamelles osseuses dans l'os spongieux subira l'influence des forces exercées de telle façon que, pour chaque type d'effort, seront construites des lamelles en nombre suffisant et s'entrecroisant de telle manière qu'elles offrent une résistance adéquate. Comme la partie interne des os contribue par ailleurs peu à leur résistance à la flexion, on économise ainsi un poids énorme - en moyenne notre squelette ne pèse que 7 kg ! Par ailleurs, cela permet de gagner suffisamment de place pour un organe essentiel à la vie : la moelle osseuse, productrice du sang, qui occupe les espaces entre les travées osseuses (**cavité médullaire**).

La **moelle osseuse rouge productrice du sang** se retrouve dans la plupart des os (courts, plats ou irrégu-

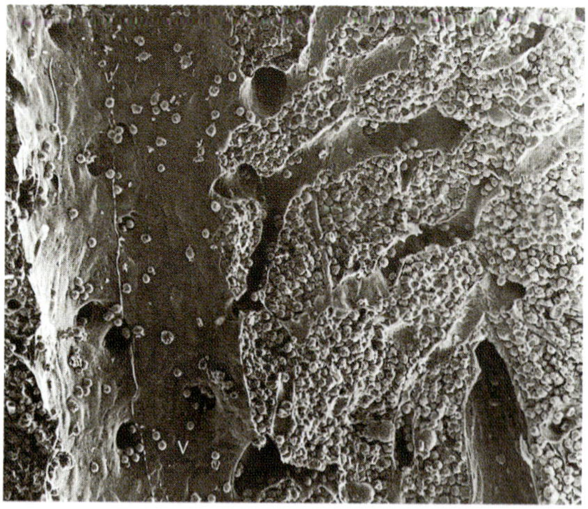

Fig. 7.2 : Moelle osseuse au microscope électronique. Les cavités de la moelle osseuse sont les lieux de formation des cellules sanguines. Les cavités sont limitées par des parois poreuses. La moelle osseuse est traversée par de nombreux vaisseaux sanguins (A = artère, V = veine).

liers) ainsi que dans les épiphyses proximales des os longs du bras et de la cuisse.

Les cavités médullaires des autres os ne sont remplies que chez l'enfant de moelle rouge qui sera transformée progressivement, au cours de la croissance, en moelle jaune contenant de la graisse.

Alimentation de l'os

L'os est approvisionné en sang et donc en aliments par deux voies : d'une part de fins vaisseaux pénètrent dans l'os à partir du périoste et le nourrissent de l'extérieur. D'autre part, de grosses artères perforent la corticale, se dirigent vers les espaces médullaires et s'y ramifient en un réseau vasculaire qui nourrit l'os de l'intérieur. Les petits vaisseaux parcourent l'intérieur de l'os compact à travers ce qu'on appelle les *canaux de Havers*. Les interconnexions entre ces petits canaux longitudinaux sont appelées les *canaux de Volkmann* (☞ Fig. 7.3). Ils relient les deux réseaux d'alimentation entre eux.

La "structure fine" de l'os

Les anatomistes différencient deux sortes de tissus osseux : l'**os lamellaire** à fines fibres et l'**os réticulaire** à grosses fibres. Chez le nouveau-né prédomine encore les os trabéculaires qui progressivement seront transformés en os lamellaires bien différenciés. Le squelette de l'adulte n'est constitué en presque totalité que d'os lamellaires.

Les os lamellaires

Les fibres de collagène de la matrice de l'os forment dans les os lamellaires de fines, minces plaquettes, les **lamelles**, dont l'épaisseur ne dépasse pas quelques fractions de millimètre. Les lamelles forment, en fonction de leur arrangement, d'une part la **corticale** externe (*écorce de l'os*), mur solide de l'os, et d'autre part, une structure spongieuse à l'intérieur de la corticale, l'**os spongieux** (*os en éponge*) dont les cavités contiennent la moelle osseuse. Sur les bords de l'os, les lamelles se regroupent en plaques plus grosses, le **système circonférentiel externe**.

A chaque fois, un rang de lamelles s'organise pour former un tuyau autour d'un canal, le **canal de Havers** déjà cité, dans lequel se trouvent les petits vaisseaux nourriciers. Il existe, du fait de cette organisation, un grand nombre de fines colonnes, les colonnes de Havers, qui ne mesurent que quelques millimètres de long. Un tel système de colonnes de Havers forme un **ostéone** (ou système de Havers), unité de base de l'os. Les ostéones sont placés en général dans le sens de la longueur et déterminent ainsi la résistance à la flexion de l'os.

Les os réticulaires

La structure de base de l'os réticulaire est constitué d'un réseau lâche de **travées osseuses** entrelacées (*trabécules*). Cette structure osseuse est moins stable que celle de l'os lamellaire.

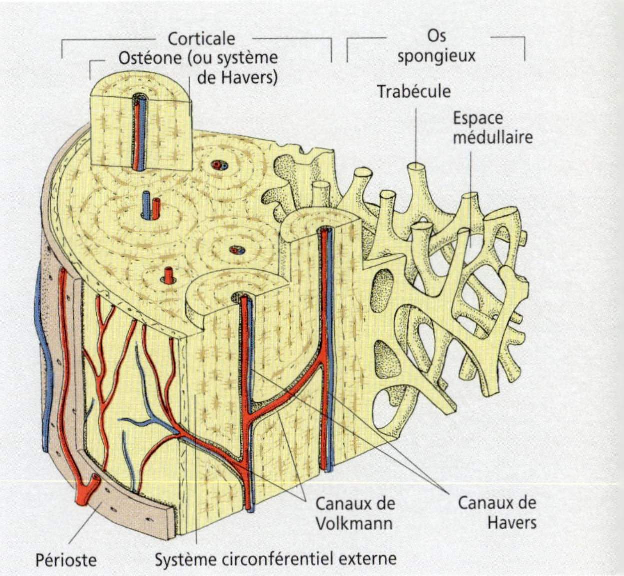

Fig. 7.3 : Structure d'un os lamellaire. A l'extérieur se trouve la corticale formée par les ostéones de forme cylindrique, au centre de l'os se trouve l'os spongieux truffé de grosses cavités. L'os est composé de nombreuses lamelles qui sont liées entre elles par les systèmes interstitiels qui jouent un rôle de mastic. Le système circonférentiel externe entoure l'os long et le sépare du périoste. Les vaisseaux sanguins traversent l'os de manière radiaire dans les canaux de Volkmann et se rejoignent à angle droit dans les canaux de Havers, au niveau desquels ils se ramifient encore pour alimenter le tissu.

La formation des tissus osseux

Du fait de l'appartenance de l'os au groupe des tissus conjonctifs et de soutien, on retrouve typiquement des *cellules* (osseuses) et de la *substance intercellulaire*, la **substance fondamentale du tissu osseux**. Par rapport aux autres tissus conjonctifs, la substance intercellulaire de l'os possède la particularité de contenir des sels minéraux en grande quantité qui servent à la "calcification" et à améliorer la solidité.

Il existe trois types différents de cellules osseuses qui participent à la construction, à la transformation et à la destruction de l'os. Les **ostéoblastes** sont responsables de la structure de la substance fondamentale de l'os, bien qu'ils ne la fabriquent pas directement ; par contre ils sécrètent le phosphate de calcium et le carbonate de calcium dans l'espace interstitiel. Comme ces sels sont peu solubles, ils se cristallisent le long des fibres de collagène de la substance de base de l'os et emmurent ainsi les *ostéoblastes*.

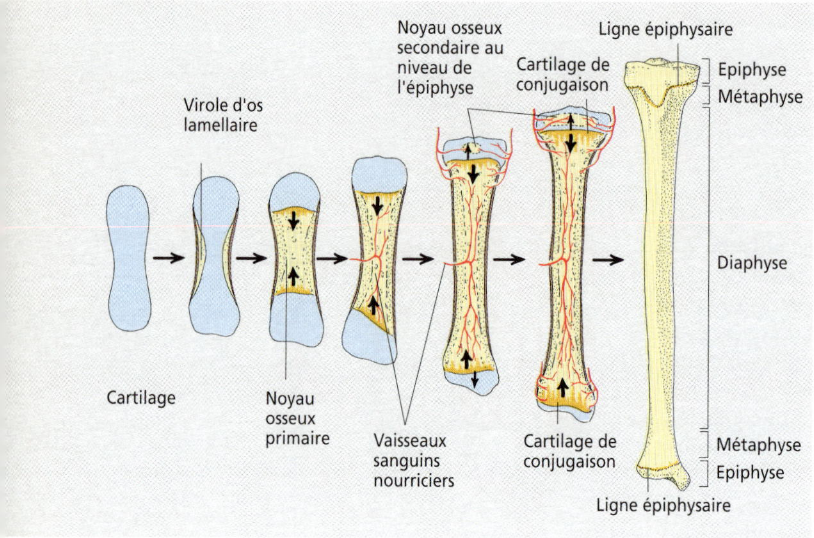

Fig. 7.4 : L'ossification chondrale.

Séparés dans une large mesure de l'environnement, ils perdent leur capacité à se diviser et sont alors appelés **ostécytes**. Finalement le tissu se solidifie et forme la structure osseuse qui est particulièrement résistante à la charge.

Les adversaires des ostéoblastes, et donc des ostéocytes, sont les **ostéoclastes**. Ce type de cellule est capable de décomposer le tissu osseux, ce qui est nécessaire dans les phases de remaniement du squelette, comme par ex. pendant la croissance, mais également pendant les phases de cicatrisation après une fracture.

Équilibre entre les ostéoblastes et les ostéoclastes

La formation de tissu osseux par les ostéoblastes et la destruction de structures osseuses par les ostéoclastes se poursuivent même après la fin de la phase de croissance (☞ 8.1.1). Il existe un *équilibre dynamique* au cours duquel des minéraux osseux sont rejetés en permanence dans la circulation sanguine et y sont de nouveau repris. Cette dynamique permet à l'os de s'adapter en permanence à des augmentations ou à des modifications de la demande, comme par ex. pour la formation de nouveaux trabécules, ou bien, de mettre à disposition des minéraux osseux pendant une grossesse. Le processus inverse s'engage en cas de mise au repos, par exemple en cas de bandage plâtré ou de maintien au lit. Les mécanismes de destruction prédominent au bout de quelques semaines en cas d'insuffisance de sollicitations : l'os perd du calcium et les trabécules deviennent des filigranes. Ce processus s'appelle l'**ostéoporose** dont la conséquence est une fragilité augmentée de l'os.

7.1.4 **Le développement osseux**

Le mécanisme de formation osseuse s'appelle l'**ossification**. Pour mieux comprendre le processus d'ossification au cours de la cicatrisation d'une fracture où un certain nombre d'étapes importantes se répètent, il est utile d'examiner en détail la formation osseuse chez l'embryon et chez l'enfant.

Dans une première étape encore précoce du développement, pendant laquelle les muscles, les nerfs et les vaisseaux sanguins sont cependant déjà formées, on trouve aux emplacements des futurs os des cordons de *tissu conjonctif embryonnaire* reliés entre eux. A partir de ce stade, il existe deux possibilités de formation osseuse :

L'ossification endoconjonctive (ossification fibreuse)

Les os de la voûte crânienne, la majorité des os de la face et la clavicule s'ossifient par la voie directe (**ossification endoconjonctive**). Pour ce faire, les ostéoblastes s'accumulent dans le tissu conjonctif embryonnaire et commencent à former la substance de base osseuse, c'est-à-dire à sécréter des fibres de collagène et des sels de calcium. La substance de base osseuse (matrice) se calcifie, avant et en partie après la naissance, sous la forme de **travées osseuses** (*trabécules*) dont nous avons déjà parlé. Les différentes poutrelles se réunissent sous la forme d'un grillage et forment la structure typique des **os réticulaires** (également appelés *os de membrane*).

L'ossification avec l'étape intermédiaire cartilagineuse (ossification chondrale)

La plupart des os de l'organisme sont donc formés après un détour : tout d'abord sont formés des bâtonnets de *cartilage hyalin* vitreux (☞ 5.5.1) à partir du tissu conjonctif embryonnaire. Le cartilage sera ensuite transformé, morceau par morceau, en tissu osseux (**ossification chondrale**) au cours d'une deuxième étape du développement. Lors de cette ossification avec l'étape intermédiaire cartilagineuse, on distingue deux processus d'ossification qui se déroulent en parallèle, l'un qui se produit à l'intérieur du cartilage (**ossification endochondrale**) et l'autre (**ossification**

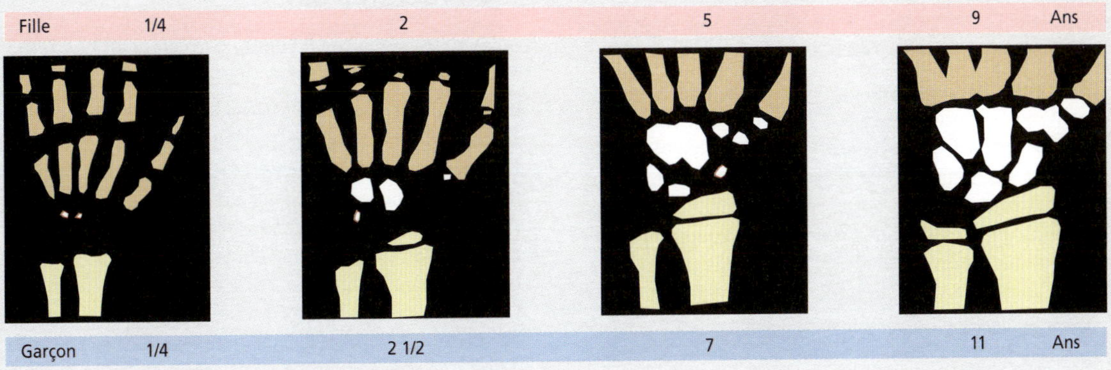

Fig. 7.5 : Détermination radiologique de l'âge osseux à l'aide des os du carpe. Les âges indiqués sont des moyennes pour les garçons et pour les filles. Le développement osseux est plus rapide chez les filles que chez les garçons.

périchondrale), à l'extérieur à partir de l'enveloppe du cartilage, le **périchondrium**.

- Au cours de l'*ossification endochondrale* se forme, à l'intérieur du bâtonnet de cartilage, un **noyau osseux primaire** qui grossit petit à petit par dissolution du cartilage, plaque par plaque, et par dépôt osseux. Au cours d'une phase plus tardive, les vaisseaux sanguins pénètrent dans les extrémités du cartilage (épiphyses), ce qui permet la formation de **noyaux osseux secondaires** qui ne rempliront (en partie) le volume des épiphyses qu'après la naissance.
- Au cours de l'*ossification périchondrale*, il se forme, au niveau de la face interne du périchondre, une gaine d'ostéoblastes qui produisent une fine manchette osseuse en forme de brin de paille.

La manchette ou virole d'os périchondral fusionne plus tard avec les noyaux osseux primaires et secondaires issus de l'intérieur de l'os. En surface se forme, par d'autres remodelages, la **corticale** très dense.

Au centre des os les plus gros, se forment bientôt de nouvelles cavités dans lesquelles la substance osseuse ne subsiste que sous la forme de trabécules, ce qui forme l'**os spongieux**. Ainsi on économise du poids et on libère de l'espace pour la moelle osseuse.

Les cartilages de conjugaison

Lorsque les deux noyaux osseux secondaires ont été formés, le tissu cartilagineux des espaces épiphysaires est remplacé en totalité par de l'os, avec cependant deux exceptions : d'une part, il reste sur la surface articulaire de l'épiphyse du cartilage hyalin qui forme le **cartilage articulaire** très résistant aux efforts de charge ; d'autre part, du côté de la diaphyse, persiste le **cartilage de conjugaison**. C'est de ce cartilage que se poursuit la croissance en longueur des os longs jusqu'à ce que cette zone soit également ossifiée et que la croissance soit ainsi terminée.

7.1.5 Croissance osseuse et hormone de croissance

La vitesse de croissance de l'os est avant tout déterminée par l'*hormone de croissance* (☞ 13.2.2). Aussi longtemps que de l'hormone de croissance est sécrétée, ce qui est le cas jusqu'à la fin de la puberté, il se forme des cellules cartilagineuses au niveau du sillon de croissance qui marque la zone de frontière de l'épiphyse. Ces dernières seront transformées en cellules osseuses au niveau du sillon qui marque la zone de frontière avec la diaphyse. De ce fait, l'épaisseur du sillon de croissance reste à peu près constante, tandis que la partie osseuse du côté de la diaphyse grandit.

Au début de la puberté, sous l'action conjuguée de l'hormone de croissance et des hormones sexuelles, que sont l'œstrogène et la testostérone, se produit la *poussée de croissance pubertaire*.

A la fin de la puberté, les cellules cartilagineuses deviennent progressivement inactives du fait de la baisse du niveau de l'hormone de croissance et des hormones sexuelles. Finalement, elles cessent de se diviser et le sillon de croissance cartilagineux sera ossifié. Ne persiste que la ligne épiphysaire dont l'apparition signe la fin de la croissance en longueur de l'os concerné.

7.1.6 Aperçu du contenu minéral de l'os

La destruction et la reconstruction constante du tissu osseux doivent être finement régulées après la fin de la période de croissance pour qu'il ne se produise pas de dysfonctionnements. En plus des hormones dont nous avons parlé dans le paragraphe précédent, les substances suivantes sont responsables de la qualité du tissu osseux :

- La première condition est que l'alimentation doit contenir en permanence suffisamment de **calcium** et de **phosphore** - produits qui sont responsables de la solidité de la matrice de l'os. La carence alimentaire en calcium favorise l'ostéoporose (une carence en phosphore n'existe quasiment pas, excepté chez les alcooliques). En particulier le lait et les produits laitiers sont riches en calcium. On doit veiller à un apport suffisant en calcium principalement pendant la grossesse, les périodes d'inactivité et la vieillesse (☞ 19.7.2).
- L'**hormone de la vitamine D** (appellation courante, vitamine D) se forme au niveau de la peau grâce aux rayons U.V. (la Fig. 13.12 en donne un aperçu). Notre organisme en a besoin, entre autre, pour l'absorption du calcium au niveau du tube digestif. Une carence en vitamine D chez l'enfant peut entraîner une maladie infantile grave, le *rachitisme* (☞ 13.5).
- La régulation de l'équilibre en calcium est assurée par la **parathormone** et la **calcitonine** en association avec la vitamine D (modes d'action précis, ☞ 13.5).
- Chez l'adulte, les œstrogènes et la testostérone jouent également un rôle dans le maintien de l'équilibre osseux.
- Enfin, les **vitamines A, B_{12}** et **C** sont également utiles pour la régulation des fonctions des ostéoblastes et des ostéoclastes ainsi que pour le maintien de la substance de base osseuse.

7.1.7 **Tendons et ligaments**

Les muscles sont attachés aux os par des tendons résistants, formés de tissu conjonctif. En de nombreux endroits dans le corps, les os, afin d'obtenir une meilleure stabilité, sont directement reliés entre eux par des bandes de tissu conjonctif, solides, ayant l'aspect de tendons - on les appelle les **ligaments**. Les lieux d'attache des tendons et des ligaments à la surface de l'os doivent pouvoir résister à de fortes tractions. Ces **zones d'attaches** forment à la surface de l'os des structures particulières. En voici quelques exemples :

- Excroissances osseuses (**crêtes,** par ex. crête iliaque de l'os iliaque, ☞ 8.39),
- Saillies osseuses (**condyles, épicondyles,** par ex. au niveau de l'humérus, ☞ 8.29),
- Surfaces rugueuses pour l'attache des tendons ou des ligaments (**tubérosités**),
- Contrefort étroit et pointu (apophyse épineuse du corps vertébral, ☞ 8.17).

7.1.8 **Fractures osseuses**

Pour pouvoir prendre en charge correctement une **fracture**, il faut se poser les questions suivantes :

- Cette fracture est-elle *complète* ou *incomplète* ? - Dans ce dernier cas, l'os est seulement fêlé.
- La fracture est-elle *ouverte*, et il existe également une lésion de la peau ou la peau est-elle intacte en regard du foyer de fracture (fracture *fermée*) ?
- La fracture est-elle de cause *traumatique* ou *pathologique* ? Dans le premier cas, les causes en sont des forces externes violentes comme par ex. les accidents de sport, les rixes ou les accidents de voiture ; dans le deuxième cas, il existe un os friable du fait d'une tumeur osseuse, d'une *ostéoporose* (décalcification osseuse), d'une *ostéomyélite* (inflammation de la moelle osseuse) ou d'un désordre hormonal. Les fractures pathologiques sont donc les conséquences de pathologies préexistantes.

En fonction de la localisation, de la gravité et du type de fracture, le traitement sera soit **conservateur** (en règle général par des bandes plâtrées ou en résine), soit **chirurgical** (réduction sanglante sous asepsie chirurgicale à l'aide de vis, plaques de métal, clous ou fils métalliques, appelée **ostéosynthèse**).
Le suivi thérapeutique dépend, comme le traitement initial, de nombreux facteurs : les fractures chez les enfants se solidifient deux fois plus vite que celles des personnes plus âgées et les fractures des os de la jambe nécessitent un temps de consolidation deux fois plus long que celles des os du bras avant que la résistance à la charge soit de nouveau normale.

Cicatrisation primaire et secondaire d'une fracture

L'objectif du suivi thérapeutique d'une durée de six se-

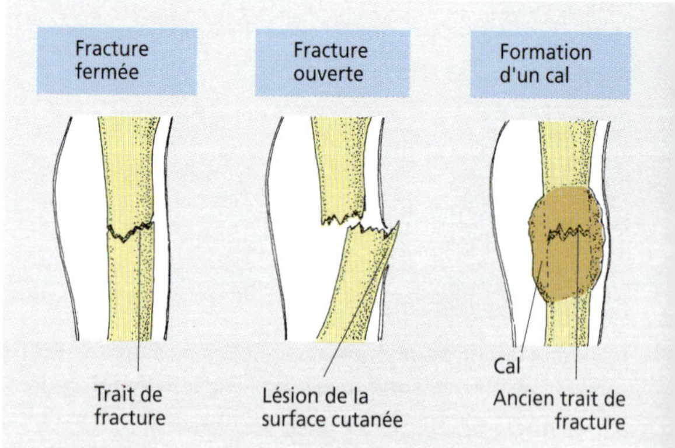

Fig. 7.6 : Fracture fermée et fracture ouverte ; formation d'un cal lors de la cicatrisation secondaire de la fracture.

maines à six mois est que le tissu osseux nouvellement formé assure de nouveau la stabilité entre les deux segments fracturés, c'est-à-dire qu'il forme de nouvelles travées osseuses qui remplissent et franchissent le foyer de fracture - au cas où il existe un espace entre les deux segments osseux. Si les deux segments osseux fracturés sont exactement alignés et impactés en exerçant une pression au cours de l'ostéosynthèse, alors la reconstruction est immédiate (**cicatrisation fracturaire primaire**). Cette forme rapide de consolidation ne fonctionne que lorsque la fracture est laissée au repos absolu et est bien irriguée par le sang.

Cependant, ces conditions ne sont souvent pas remplies. Alors apparaît rapidement un processus inflammatoire pendant lequel se forme, au niveau des extrémités fracturaires irritées par de fins mouvements, un **cal** cartilagineux qui soude progressivement les deux segments puis se transforme secondairement en os, en l'espace plusieurs mois, comme au cours de l'ossification chondrale (☞ 7.1.4) (**cicatrisation fracturaire secondaire**). Ainsi la fracture ne se cicatrise pas de manière plane mais elle sera cependant le plus souvent très stable du fait des processus de remodelage intensifs.

7.2 Les articulations

7.2.1 Généralités

Les mouvements du corps ne sont pas dus aux os eux-mêmes mais aux zones de liaisons entre les os, formées de tissu conjonctif - les **articulations**. A ce niveau se trouvent face à face deux surfaces articulaires blanchâtres et lisses comme un miroir. Ces zones-frontières entre les deux os sont formées du *cartilage articulaire* recouvrant les épiphyses.

Classification en fonction de la mobilité

Toutes les articulations n'ont pas la même mobilité : certaines d'entre elles autorisent le mouvement dans plusieurs plans, d'autres seulement dans un seul plan; quelques unes ne permettent presque aucun mouvement.

Les articulations avec une cavité articulaire, autorisant une mobilisation significative au moins dans un plan sont appelées les **diarthroses** ou *articulations mobiles*. La plupart des articulations appartiennent à ce groupe.

Les articulations très rigides avec une mobilité réduite sont appelées **amphiarthroses** (*articulations semi-mobiles*). Fait partie de ce groupe l'articulation sacro-iliaque entre l'ilion et le sacrum (☞ Fig. 8.41).

Les **synarthroses** (*jointives*) sont des articulations immobiles qui sont remplies de tissu conjonctif ou cartilagineux

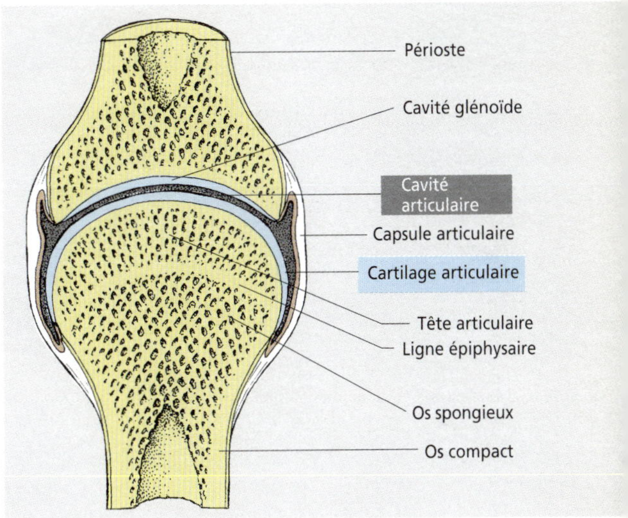

Fig. 7.7 : Coupe longitudinale d'une énarthrose

sans former d'espace articulaire. Elles servent à maintenir les os en position, si possible de manière définitive.

Les synarthroses peuvent être encore divisées en :

- *synfibroses* ou *sutures* : en font par exemple partie, les liaisons entre les os du crâne (☞ Fig. 8.9) qui sont soudés entre eux par des sutures solides, dentelées, à base de tissu conjonctif.
- *synchondroses* : il s'agit ici d'une liaison cartilagineuse comme, par exemple, au niveau des symphyses (symphyse pubienne, ☞ 8.7.1) ou entre les côtes et le sternum.
- *synostoses* : elles se forment lorsque le tissu conjonctif fibreux d'origine entre deux os se transforme au cours de l'évolution en substance osseuse, comme par exemple lors de l'ossification du sacrum à partir de cinq segments vertébraux (bien visible sur la Fig. 8.18).

7.2.2 Capsules articulaires et ligaments

Afin d'éviter les *luxations* (dislocations articulaires), la plupart des diarthroses sont entourées d'une **capsule articulaire** rigide. Cette dernière est formée en partie de tissu conjonctif et en partie de tissu cartilagineux.

Sont souvent inclus dans la capsule articulaire les ligaments dont nous avons déjà parlé, véritables bandes de renforcement, qui relient directement les deux épiphyses des os en regard et donnent à l'articulation une stabilité dans les situations de traction inhabituelles. Ces bandes de renforcement protègent ainsi par exemple contre la "pliure" du pied grâce aux ligaments internes et externe de l'articulation tibio-astragalienne.

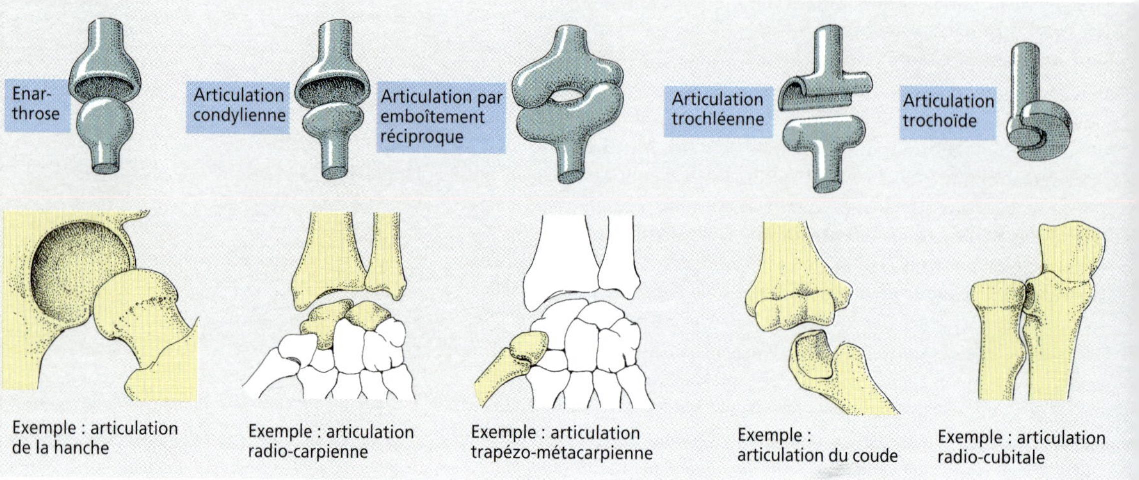

Fig. 7.8 : Différentes formes d'articulation.

7.2.3 Structure des diarthroses

La liberté de mouvement de l'articulation sera assurée par trois structures principales :

- Les **surfaces articulaires**, surfaces externes des épiphyses, lisses, formées de cartilage hyalin.
- La **capsule articulaire**, c'est-à-dire l'enveloppe rigide entourant l'espace articulaire. La capsule articulaire se compose de deux couches : à l'extérieur, la *membrane fibreuse* qui est constituée de fibres de collagène et qui protège contre les ruptures grâce à son solide maintien ; à l'intérieur, la *membrane synoviale* qui est composée de fibres élastiques, de vaisseaux et de nerfs et qui sécrète le liquide synovial.
- L'espace articulaire qui est rempli de *liquide articulaire* (**synovie**).

La synovie est un liquide clair, filamenteux, composé de protéines et de *mucine*. Elle joue le rôle d'huile lubrifiante pour les surfaces articulaires et nourrit par diffusion (☞ 3.5.4) les cartilages qui ne possèdent pas de vaisseaux.

Les bourses synoviales

Afin d'éviter les lésions tissulaires par les forces de frottement lors des mouvements du corps, on trouve en de nombreux endroits, à proximité ou en bordure des cavités articulaires, de petits sacs aux parois fines recouvertes de membrane synoviale que l'on appelle **bourses séreuses** ou **synoviales**. Elles sont situées au niveau des zones de pression où elles répartissent cette dernière régulièrement, facilitent le glissement des structures en vis-à-vis et jouent le rôle d'amortisseurs lors des mouvements.

Les ménisques

Il existe dans certaines cavités articulaires des cartilages d'interposition en forme de disques (**ménisques**). Les plus importants sont les ménisques des genoux (☞ Fig. 8.49). Les ménisques jouent le rôle d'amortisseurs qui allègent les impacts sur les épiphyses ; ainsi les cartilages articulaires sont préservés.

7.2.4 Les types d'articulations

Il apparaît qu'une enarthrose, comme par ex. l'articulation de la hanche, autorisent beaucoup plus de possibilités de mouvement - on parle de **degrés de liberté** - qu'une simple articulation trochléenne comme celle existant entre deux phalanges de la main. La mobilité d'une articulation dépend de la forme des surfaces articulaires qui la composent. Au total, il existe six formes différentes d'articulation :

L'articulation plane ou arthrodie

Les surfaces articulaires osseuses, qui forment une **arthrodie**, sont en général plates. Ces liaisons permettent au minimum un mouvement de glissement en avant et en arrière ou latéralement sans que les mouvements de flexion ou de rotation ne soient possibles. On trouve ce type d'articulations planes par ex. au niveau des poignets ou des chevilles, ou bien entre le sternum et les clavicules.

L'articulation trochléenne

Les mouvements de charnière sont possibles s'il existe une surface articulaire incurvée vers l'extérieur (**convexe**) en vis-à-vis avec une surface articulaire incurvée vers l'intérieur (**concave**).

Comme pour l'ouverture et la fermeture d'une porte, les **articulations trochléennes** n'autorisent qu'un *unique* mouvement dans deux directions et ne possèdent donc *qu'un seul* degré de liberté :
Les articulations trochléennes se retrouvent au niveau de l'ensemble des phalanges des doigts et des pieds ainsi que de la première vertèbre cervicale.

Les articulations trochoïdes

Dans ce type d'articulation, il existe une surface articulaire de forme cylindrique, appelée *convexe*, faisant face à une surface *concave*. Les **articulations trochoïdes** ne possèdent qu'un seul degré de liberté :
Dans un cas, la surface articulaire convexe pivote à l'intérieur d'un ligament qui entoure la surface articulaire concave comme un anneau. Un exemple de ce type d'articulation se retrouve au niveau de l'articulation radio-cubitale supérieure (☞ Fig. 7.8, à l'extrême droite).
Dans un autre cas, la surface articulaire concave tourne autour de la surface convexe (par ex. articulation radio-cubitale inférieure, ☞ Fig. 8.25).

L'articulation condylienne

Dans l'**articulation condylienne** (ou *articulation ellipsoïdale*), les deux surfaces concave et convexe en *forme d'ellipse* se font face. L'articulation proximale du poignet entre le radius et les os du carpe appartient à ce groupe. Les articulations condyliennes permettent aussi bien les mouvements de flexion-extension que les mouvements latéraux (abduction et adduction, ☞ Fig. 8.2). Elles possèdent donc *deux* degrés de liberté. La rotation est également possible de manière limitée.

L'articulation par emboîtement réciproque

Dans l'**articulation par emboîtement réciproque**, une surface articulaire a la forme d'une selle pendant que l'autre simule la forme d'un cavalier sur sa selle. Cette articulation permet les mouvements latéraux et les mouvements d'avant en arrière et possède donc *deux* degrés de liberté. Un exemple est l'articulation trapézo-métacarpienne.

L'énarthrose

Une **énarthrose** est une articulation qui autorise la plus grande liberté de mouvements. Il existe dans ce cas une *tête articulaire* en forme de segment de sphère concave qui s'encastre dans une *cavité glénoïde*, également en forme de segment de sphère mais convexe. Dans une énarthose, comme par ex. au niveau de la hanche ou de l'épaule, les mouvements possèdent *trois* degrés de liberté :

- flexion et extension,
- mouvements latéraux (abduction et adduction),
- rotation.

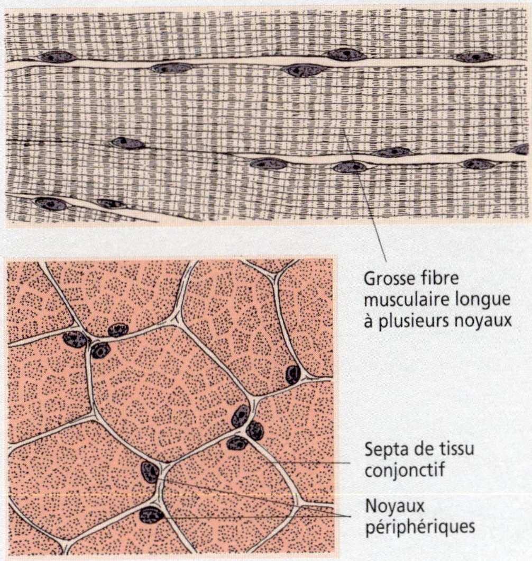

Fig. 7.9 : Coupes longitudinale et transversale d'un muscle squelettique.

7.3 La musculature

Comme nous l'avons déjà dit dans le chapitre 5, il existe trois principaux types de tissu musculaire :
- la musculature striée (☞ 7.3.1 - 7.3.6),
- le tissu musculaire cardiaque (☞ 7.3.7) et
- la musculature lisse (☞ 7.3.8).

7.3.1 Introduction

Les mouvements actifs du corps sont dus au passage entre l'état de contraction et celui de relâchement de la **musculature striée** (**musculature squelettique**).
La musculature squelettique est composée de cellules hautement spécialisées qui possèdent quatre propriétés principales :

- Elles sont *excitables*, ce qui signifie qu'elles peuvent réagir à une stimulation nerveuse.
- Elles sont *contractiles*, ce qui signifie qu'elles peuvent se raccourcir.
- Elles sont *extensibles*, ce qui signifie qu'elles se laissent étirer.
- Elles sont *élastiques*, ce qui signifie qu'elle retournent à leur état de base après une contraction ou une extension.

De part sa capacité à se **contracter** (raccourcir), le muscle squelettique peut remplir trois importantes missions :

- La **mobilisation active du corps**. Elle est visible pendant la marche ou la course ou lors de mouvements localisés comme la prise d'un stylo ou l'extension de la tête.
- Le **maintien de la position verticale**. La musculature squelettique permet de marcher debout. Du fait d'une stimulation continue des cellules musculaires par le système nerveux central, le corps peut maintenir une position assise ou debout sans que nous soyons obligés de nous en préoccuper de manière consciente.
- La **production de chaleur**. Seuls 45 % de l'énergie dont nous avons besoin pour le travail musculaire seront utilisés pour la contraction elle-même. La chaleur corporelle est un "déchet". Au total, près de 85 % de la chaleur corporelle seront produits par les muscles.

La musculature de l'homme et de la femme

L'homme possède sensiblement plus de tissu musculaire (squelettique) que la femme. Cette différence est due avant tout à l'action d'une hormone, la *testostérone* (☞ 20.1.3), qui influence de manière importante la formation musculaire (*anabolisme*). La différence de force musculaire qui peut être développée est encore plus importante - les femmes ne peuvent développer "en moyenne" que 65 % de la force des hommes.

7.3.2 La mécanique du tissu musculaire squelettique

Origine et extrémité du muscle squelettique

Les contractions musculaires permettent le mouvement grâce à l'exercice d'une traction sur les tendons, qui exercent à leur tour une force de traction sur les os auxquels ils sont attachés. L'**insertion d'origine** du muscle est par définition la partie *céphalique* (du côté de la tête) pour les bras et la partie *proximale* (du côté du tronc) pour les jambes ; l'**extrémité** est la partie qui est fixée au niveau *distal*. La partie du muscle, qui se situe entre les tendons, c'est-à-dire entre l'origine et l'extrémité, s'appelle le **ventre du muscle** ou *corps musculaire*.

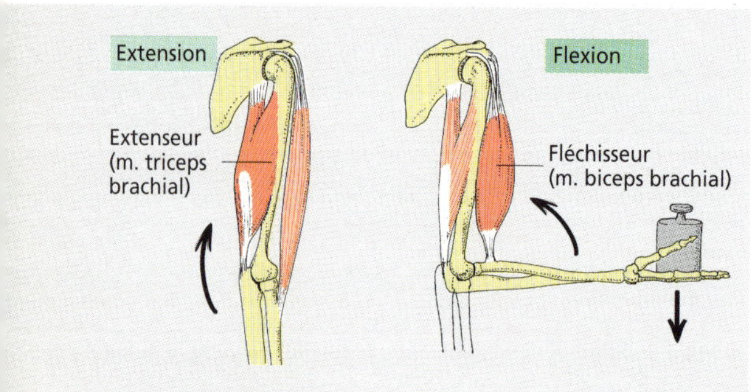

Fig. 7.10 : La relation entre un muscle agoniste et un muscle antagoniste. Exemple du jeu d'un fléchisseur (m. biceps brachial) et d'un extenseur (m. triceps brachial) au niveau de l'articulation du coude. Voir également la Fig. 8.30.

Muscles agonistes et antagonistes

La fluidité de la plupart des mouvements nécessite l'action simultanée de muscles agissant en sens inverse les uns des autres. Un muscle **agoniste** (*joueur*) réalise un mouvement déterminé, son **antagoniste** (*adversaire*) est responsable du mouvement inverse. Pour chaque direction de mouvement définie, un muscle agit soit comme agoniste, soit comme antagoniste. On peut prendre l'exemple du coude pour expliquer cela :

Si l'avant-bras doit être fléchi, le muscle du biceps brachial doit être contracté, il est *agoniste*. Pendant qu'il se contracte, son adversaire, le muscle du triceps brachial, doit se relâcher. Il est l'*antagoniste*.

Si l'avant-bras doit maintenant être étendu, le muscle du triceps est l'agoniste pendant que le muscle du biceps agit comme antagoniste (en se relâchant). Si les muscles agonistes et antagonistes se contractent en même temps avec une force égale, il n'y a pas de mouvement mais ce que l'on appelle une *contraction isométrique* (☞ 7.3.6). Les muscles qui collaborent pour un même travail sont appelés synergiques. Ainsi le muscle brachial antérieur (☞ Fig. 8.30) soutient le travail du muscle du biceps brachial pour la flexion du bras.

7.3.3 La dénomination des muscles squelettiques

La plupart des 700 muscles squelettiques seront désignés en fonction d'un ou de plusieurs des critères suivants :

- La **direction des fibres**. Par exemple : les fibres du muscle *transverse abdominal* se dirigent horizontalement vers la ligne médiane du corps. Les fibres du muscle *oblique externe* de l'abdomen se dirigent en diagonale vers la ligne médiane.
- La **position** du muscle. Le *muscle temporal* est en rapport direct avec l'os temporal. Le *muscle jambier antérieur* siège au niveau de la face antérieure du tibia.
- La **taille** et la **longueur** du muscle. *Grand* ou *petit*, *long* ou *court*. Par exemple, les muscles *grand* et *petit* fessier ou les muscles *long* et *court* péronier latéral.
- Le **nombre des insertions d'origine**. Le muscle biceps brachial possède *deux* insertions, le muscle triceps, *trois*, et le muscle quadriceps, *quatre* insertions.
- La **forme du muscle**. Par ex. le muscle *deltoïde* (si-

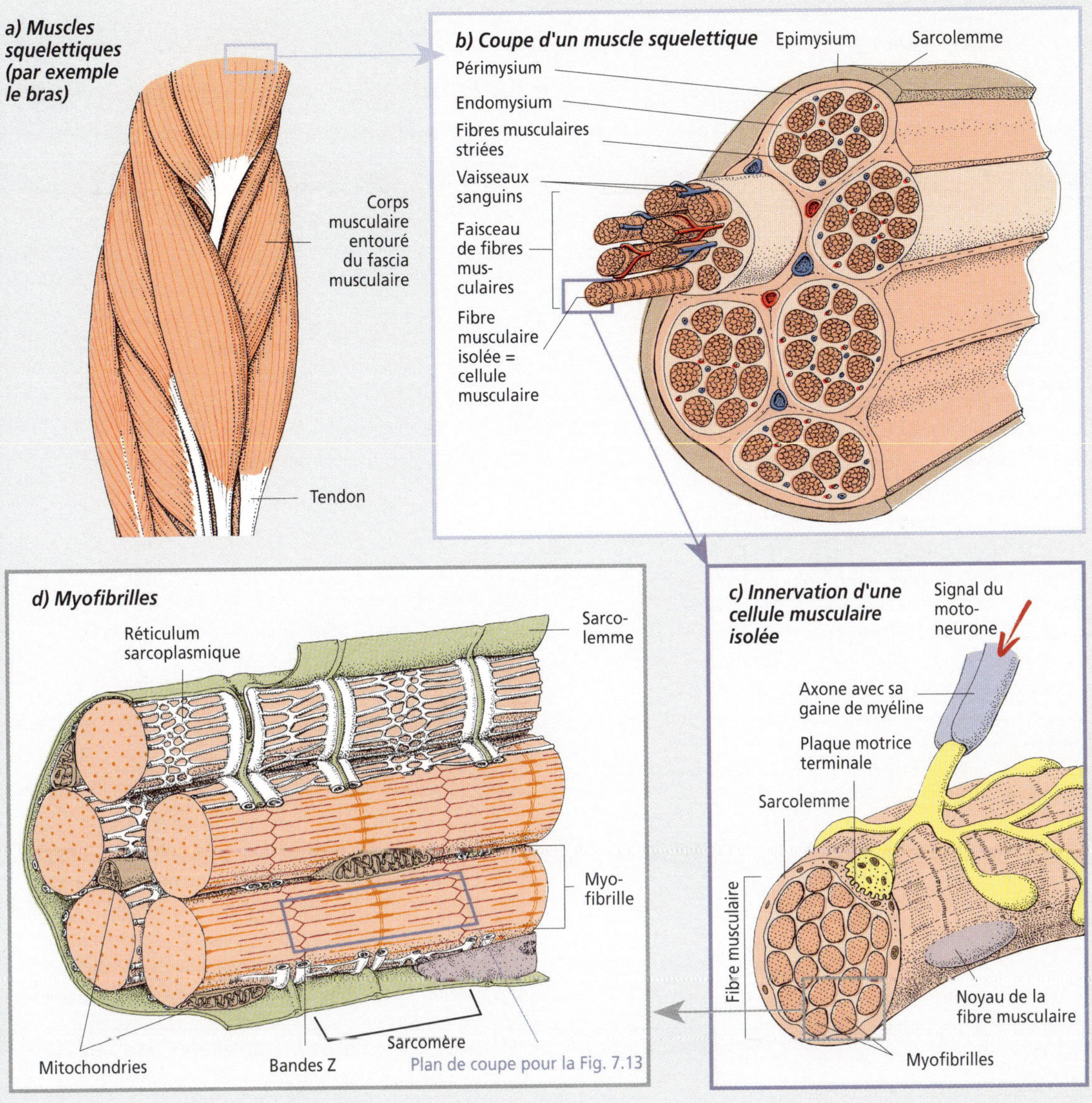

Fig. 7.11 a-d : Muscle squelettique. Représentation de grossissements successifs, depuis la vue microscopique (a) jusqu'aux structures détectables au microscope électronique.

gnifie triangulaire), le *muscle trapèze* (signifie en forme de trapèze) ou le muscle *grand dentelé* (signifie en forme de dents de scie).

- La **localisation de l'origine** (ou des origines) et de l'extrémité. Par ex. les muscles *obturateur externe* et interne prennent naissance au niveau de la membrane obturatrice.

7.3.4 La structure tissulaire du muscle squelettique

L'élément de base du tissu musculaire squelettique est la **fibre musculaire striée**. C'est une cellule géante multinuclée qui peut atteindre 5 cm de long et environ 0,1 mm d'épaisseur et peut donc être visible à l'oeil nu.

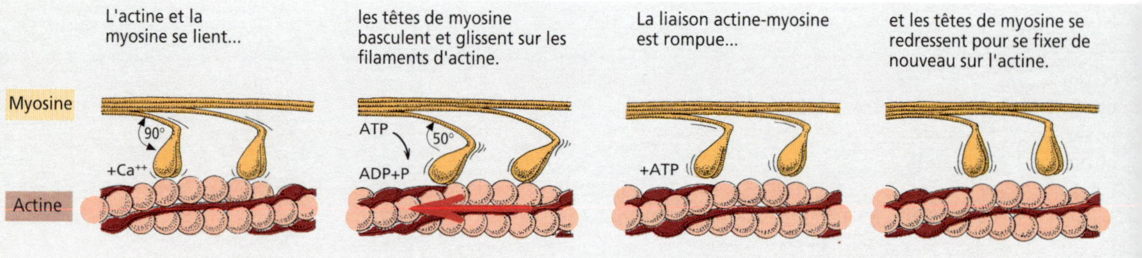

Fig. 7.12 : Le mécanisme de la contraction musculaire selon le modèle traditionnel de ce qu'on appelle le cycle des ponts actine-myosine.

Structure des enveloppes

Chaque fibre musculaire est entourée d'un fine enveloppe de tissu conjonctif, l'**endomysium**. Plusieurs fibres musculaires sont réunies en un faisceau de fibres musculaires par un septum de tissu conjonctif plus solide, le **périmysium**, et chaque structure anatomique appelée muscle (formée de nombreux faisceaux de fibres musculaires) possède une enveloppe extérieure de tissu conjonctif, l'**épimysium**. L'épimysium avec le **fascia musculaire** (*enveloppe musculaire*) qui est situé plus à l'extérieur, maintient la forme anatomique du muscle ; avec les prolongements du périmysium et de l'endomysium, le fascia musculaire se continue sous la forme d'un *tendon* (☞ 7.1.7) formé de tissu conjonctif rigide à base de collagène, qui se fixe en général sur un os.

Nerfs et vaisseaux sanguins

Le muscle squelettique est riche en nerfs et en vaisseaux sanguins. En règle général, une artère et une ou deux veines accompagnent chaque nerf qui pénètre dans le muscle en traversant le tissu conjonctif. Les vaisseaux se divisent alors en un réseau capillaire qui entoure chaque fibre musculaire en courant dans l'épimysium.
Le muscle doit sa couleur rouge à la richesse de sa vascularisation mais également au pigment rouge appelé **myoglobine** qui, comme l'*hémoglobine,* (☞ 14.2.2) sert de transporteur pour l'oxygène. Les nerfs qui se divisent comme les vaisseaux, se rapprochent des parois des fibres musculaires et entrent en contact avec la membrane cellulaire de la fibre musculaire, le **sarcolemme**, par une synapse très ramifiée appelée **plaque motrice terminale**.

Structure tissulaire détaillée de la fibre musculaire

Les composants essentiels de toutes les fibres musculaires sont des structures filamenteuses, appelées **myofibrilles**, qui traversent les fibres parallèlement dans le sens de la longueur et sont responsables des contractions. Les myofibrilles sont elles-mêmes composées d'une longue chaîne de deux structures qui s'alternent, les **myofilaments** épais et les myofilaments minces. Ces derniers sont visibles au microscope sous la forme d'une alternance de bandes claires et foncées qui donnent son nom à la musculature striée. Ces bandes, étagées sur toute la longueur du muscle, représentent les nombreuses unités fonctionnelles alignées les unes à côté des autres, les **sarcomères**. Leurs limites sont de fines lignes transversales microscopiques - appelées **bandes Z**.
Le cytoplasme de chaque fibre musculaire (appelé **sarcoplasme**) est entouré du **sarcolemme** qui est la membrane de la fibre musculaire. On trouve dans le sarcoplasme de nombreuses mitochondries, en plus des myofibrilles et des nombreux noyaux. Leur nombre est en relation directe avec les besoins d'énergie du muscle concerné.

Le sarcomère

Chaque sarcomère est composé de deux myofilaments différents, le **filament d'actine** et le **filament de myosine**. Le myofilament épais, la **myosine**, est formé de sous-unités en forme de clubs de golf. Les extrémités se dressent vers l'extérieur par rapport au plan formé par le manche. Les extrémités possèdent une zone de liaison pour l'ATP, "source d'énergie" qui est nécessaire lors de chaque contraction. Entre ces épais filaments de myosine se trouvent les fins **filaments d'actine** (abréviation *actine*) qui ne se rejoignent cependant pas au niveau de la zone centrale. Par définition le sarcomère est limité par les bandes Z qui sont composées d'actine (☞ Fig. 7.13).

7.3.5 La contraction du muscle squelettique

Pour qu'un muscle squelettique se contracte, il doit recevoir un stimulus d'une **cellule nerveuse** (*neurone*). Ce type particulier de cellule nerveuse s'appelle un **motoneurone** (*neurone moteur*). Le motoneurone s'approche du sarcolemme - venant en général de la moelle épinière - sous la forme de son pédicule (appelée *axone*), sans cependant rentrer directement en contact avec lui. Le transfert de l'excitation du motoneurone vers la fibre musculaire se situe au niveau d'une synapse particulière, la **plaque motrice** (☞ Fig. 10.13). A ce niveau, existent des vésicules de sécrétions, appelées vésicules synaptiques, qui contiennent une substance chimique de transmission, le **neurotransmetteur acétylcholine** (☞ 10.4.3).

Si un stimulus nerveux parvient à l'extrémité de l'axone, les ions calcium passent du milieu environnant dans l'axone et provoquent la libération d'acétylcholine dans la *fente synaptique,* qui est l'espace entre le motoneurone et le sarcolemme (☞ Fig. 10.10). Les molécules d'acétylcholine se fixent sur des récepteurs au niveau du sarcolemme. Ce qui entraîne une modification de la perméabilité du sarcolemme pour les ions sodium et potassium, grâce auxquels l'excitation du motoneurone peut être transmise aux myofibrilles des fibres du muscle squelettique (Détails du fonctionnement des synapses ☞ 10.4.2).

Le stimulus produit un glissement des filaments d'actine entre les filaments de myosine (☞ Fig. 7.13) : l'extrémité du filament de myosine se lie, en utilisant de l'ATP, avec le filament d'actine et s'avance à la surface du filament d'actine comme la rame d'un bateau (☞ Fig. 7.12). Comme les fins filaments d'actine seront tirés entre les filaments de myosine avec une force importante, les *bandes Z* (☞ Fig. 7.13) vont se rapprocher et le sarcomère va se raccourcir. Si de nombreuses myofibrilles se contractent en même temps, alors l'ensemble du muscle squelettique se raccourcit. Entre le moment de la libération de l'acétylcholine et le début de la contraction musculaire, il ne s'écoule qu'environ 1 ms (1/1000 de seconde). Ce temps est appelé **temps de latence**.

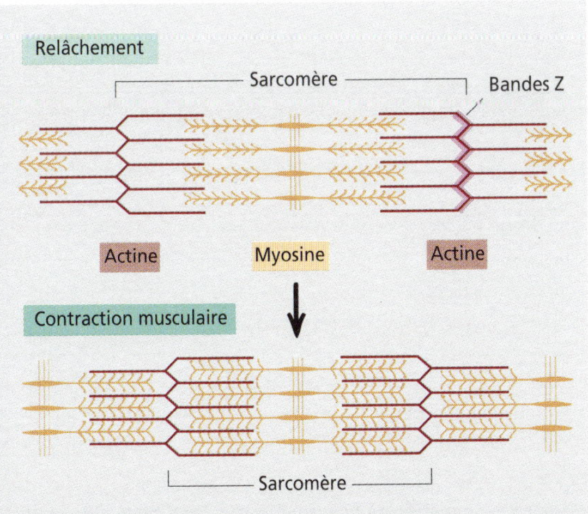

Fig. 7.13 : Principe de la contraction musculaire : raccourcissement du sarcomère par le glissement l'un sur l'autre des filaments d'actine et de myosine.

Aussi longtemps que persiste la présence d'acétylcholine dans la fente synaptique, la fibre musculaire sera excitée. Le muscle ne retrouvera son repos que lorsque l'acétylcholine sera détruite par l'enzyme **acétylcholinestérase**. Les produits de dégradation de l'acétylcholine seront ensuite réabsorbés par l'extrémité axonale, de nouveau transformés en acétylcholine dans les vésicules synaptiques et "stockés" afin d'être disponibles pour de nouvelles contractions.

L'unité motrice

Une **unité motrice** est formée par un motoneurone et le groupe de fibres musculaires qu'il innerve. Un unique neurone moteur est donc relié à plusieurs fibres musculaires. Pour les muscles qui nécessitent un contrôle particulièrement précis, par ex. les muscles oculaires, moins de dix fibres musculaires forment une unité motrice. Dans d'autres muscles, jusqu'à 2000 fibres musculaires peuvent être réunies en une seule unité motrice.

Loi du tout ou rien

Selon la **loi du tout ou rien**, chaque fibre musculaire d'une unité motrice se contracte au maximum aussitôt qu'une excitation suffisante atteint la plaque motrice terminale. Il n'existe donc pas de "demi-" contraction d'une unité motrice.

En règle générale, il ne se produit pas de contraction de l'ensemble des unités motrices d'un muscle car - exception faite des crampes - le SNC ne stimule qu'une partie des unités motrices d'un muscle en même temps. Dans le dixième de seconde qui suit, le SNC active l'unité motrice suivante pour que la première qui a été excitée puisse se reposer. L'activation alternée d'une seule partie des unités motrices d'un muscle squelettique évite que le muscle ne se fatigue prématurément. Ce n'est qu'à cette condition que sont possibles des exercices soutenus comme une station debout prolongée ou le port de charges.

La loi du tout ou rien ne signifie pas cependant que les muscles ne puissent pas se contracter à des niveaux différents : comme le muscle est composé de plusieurs centaines d'unités motrices, il peut se produire des raccourcissements gradués au cours desquels, une fois dix, une autre fois une vingtaine et lors d'un effort maximal, des centaines d'unités motrices se contractent simultanément.

Période réfractaire

Si une unité motrice est stimulée à deux reprises l'une derrière l'autre, ses fibres musculaires réagissent à la première excitation mais pas à la deuxième.

Après la première stimulation, l'unité motrice se trouve en **période réfractaire**, une sorte de pause protectrice

(☞ 10.3.6). La durée de cette phase est d'environ 1 ms au delà de laquelle l'unité motrice peut réagir à une nouvelle stimulation.

Les fournisseurs d'énergie du muscle

Bien que l'ATP soit présent en grande quantité dans chaque muscle squelettique comme fournisseur indispensable d'énergie pour la contraction musculaire, les fibres musculaires ne contiennent suffisamment d'ATP que pour une durée d'activité de 5 à 6 secondes. Ensuite la fibre musculaire squelettique a recours à la **créatinine-phosphate** qui est riche en énergie. Grâce à la dissociation de la créatinine-phosphate, le stock d'ATP peut être rapidement régénéré. Avec ce mécanisme, le muscle possède suffisamment d'énergie pour environ 15 secondes d'effort maximal.

Si le travail du muscle dure plus longtemps, les provisions de créatinine-phosphate s'épuisent aussi et le glucose sera utilisé comme source d'énergie (☞ 2.8.1). Le glucose est emmagasiné dans le muscle squelettique sous sa forme de stockage, le **glycogène**. En cas de besoin, ce glycogène peut se scinder, par l'action de la *glycogénolyse*, en glucose qui est alors disponible comme source d'énergie.

Le glucose ne peut cependant pas être utilisé directement pour la régénération de l'ATP. Pour cela, il doit être encore décomposé et

- en cas de pénurie d'oxygène dans la muscle, transformé par la chaîne de réaction de la glycolyse en pyruvate puis en lactate (dans ce cas, ne sont formées que 2 molécule d'ATP par molécule de glucose) ;
- lorsque suffisamment d'oxygène est disponible (par ex. dans un muscle entraîné), le pyruvate ne sera pas transformé en lactate mais complètement décomposé en CO_2 et H_2O par le biais du cycle de Krebs. Par cette voie, environ 20 fois plus d'ATP sera formé.

7.3.6 **L'organisme pendant le travail corporel**

En cas de travail musculaire intense, jusqu'à 500 fois plus d'oxygène devront être apportées au muscle qu'en période de repos. Dans le même temps il faudra s'occuper de l'évacuation des déchets du métabolisme, le dioxyde de carbone et les lactates, qui sont produits en plus grande quantité. Ces deux mécanismes sont permis par une augmentation de l'irrigation sanguine de l'organe, ainsi que par des mécanismes d'adaptation du système cardiovasculaire et de la respiration.

Dilatation des plus petits vaisseaux

L'augmentation importante de la vascularisation de la musculature sera obtenue par une dilatation des vaisseaux musculaires. Les produits du métabolisme (en particulier le dioxyde de carbone), arrivant dans ces vaisseaux (artérioles et capillaires, ☞ 16.1.2 et 16.1.3) en grande quantité dans les premières minutes du travail musculaire, sont les déclencheurs de cette dilatation.

Augmentation du travail cardiaque

Le travail cardiaque doit être considérablement augmenté du fait de l'énorme demande sanguine de la musculature. Cela est obtenu, d'une part par une augmentation de la fréquence cardiaque, qui de 70 battements au repos peut monter jusqu'à environ 180, d'autre part par une élévation d'environ 50 % du volume d'éjection cardiaque (☞ 15.7.1). Ainsi le cœur peut éjecter dans la circulation jusqu'à 20 l de sang, au lieu de 5 l au repos, chez une personne non entraînée et jusqu'à 32 l chez un sportif en endurance.

Tonus musculaire

Dans les conditions normales, il existe toujours quelques fibres musculaires qui se contractent pendant

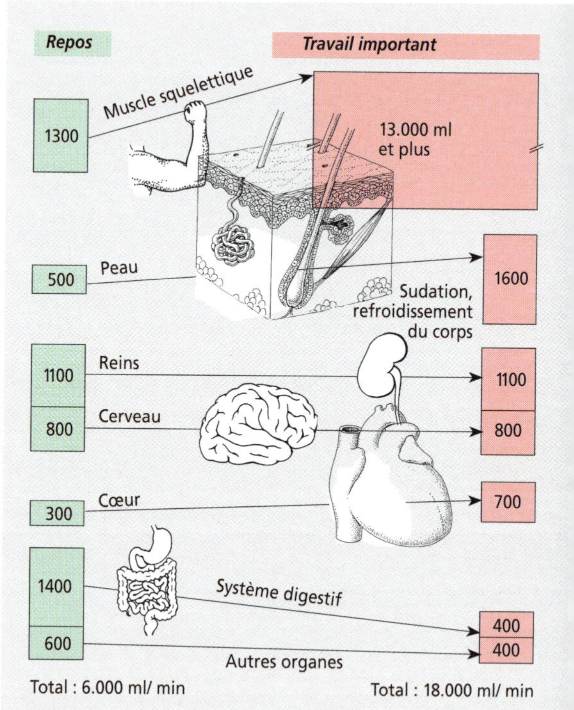

Fig. 7.14 : Vascularisation des organes au repos et en cas de travail corporel important. Lors du passage de l'état de repos au stade actif, la vascularisation de la musculature squelettique est multipliée par 10. En comparaison, l'irrigation des organes digestifs chute de plus des 2/3.

que d'autres sont au repos. Du fait de ces contractions, le muscle sera tendu mais pas suffisamment pour produire un mouvement. Cette tension partielle du muscle crée le tonus musculaire (tonus musculaire de base) qui permet, entre autre, la position verticale du corps. Par exemple, la musculature du cou empêche que la tête ne se fléchisse en avant lors du passage en position assise ; elle n'entraîne par contre pas la tête vers l'arrière.

Contractions isotoniques et isométriques

De l'extérieur, une contraction musculaire a deux effets :

- Lors d'une **contraction isotonique**, le muscle se raccourcit et permet ainsi un mouvement. Le tonus musculaire (la tension musculaire) se modifie peu pour cela. Les contractions de la musculature de la jambe en sont un exemple.
- Lors d'une **contraction isométrique**, le muscle est fixe (par ex. par l'action d'un antagoniste) et ne se raccourcit pas ou très peu ; la tension musculaire augmente alors considérablement. Bien que dans ce cas aucun mouvement ne soit produit, de l'énergie sera utilisée. Le port d'un sac au bout du bras ou le serrement d'un objet par les doigts de la main en sont des exemples.

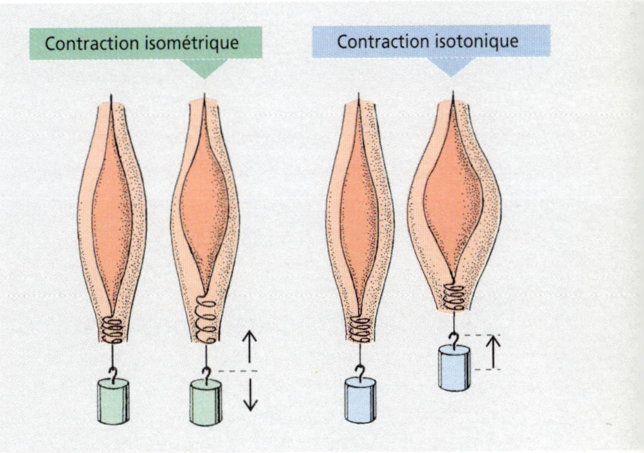

Fig. 7.15 : Muscle squelettique au repos, lors d'une contraction isométrique (à gauche) et lors d'une contraction isotonique (à droite). Les ressorts représentent le tonus musculaire croissant. Il ne bouge pas lors d'une contraction isotonique.

7.3.7 Le tissu musculaire cardiaque

La paroi cardiaque est composée essentiellement de tissu musculaire cardiaque, le myocarde (☞ 15.3.2). Ce dernier est strié comme le muscle squelettique.

Il se distingue cependant par un certain nombre de caractéristiques anatomiques et fonctionnelles :

- A la différence des cellules du muscle squelettique avec leurs nombreux noyaux siégeant en périphérie, les cellules musculaires cardiaques ne possèdent qu'un unique noyau central. Occasionnellement, il peut exister 2 ou 3 noyaux dans une cellule musculaire cardiaque.
- Les cellules musculaires cardiaques, à la différence des fibres musculaires squelettiques, sont réparties irrégulièrement et possèdent des liaisons termino-terminales grâce auxquelles elles forment un réseau.
- Alors que la musculature squelettique se contracte normalement de manière volontaire, c'est-à-dire qu'elle est commandée par un influx nerveux, le muscle cardiaque se contracte de manière involontaire (sans que nous ayons une influence consciente sur cette action), continuelle et rythmique, sans interruption, à un rythme d'environ 75 par minute ; ce mécanisme est la conséquence de la formation d'une impulsion (*pacemaker* ou *entraîneur*) dans le nœud sinusal (☞ 15.5.2).
- Le tissu musculaire cardiaque possède une période réfractaire plusieurs centaines de fois plus longue (environ 300 ms) que celle de la musculature squelettique, ce qui garantit au cœur un temps de récupération entre les battements. Ainsi la contraction régulière et surtout synchrone de toutes les fibres musculaires est possible.

7.3.8 Le tissu musculaire lisse

Les muscles lisses se trouvent au niveau de la plupart des parois des cavités de l'organisme, par ex. au niveau du tube digestif ou dans les parois vasculaires. Leurs contractions sont déclenchées soit par des facteurs locaux (par ex. la dilatation intestinale), soit par le système nerveux végétatif. Même au repos, les muscles lisses sont toujours un peu contractés (*tonus de repos*).

La musculature lisse présente quelques différences importantes, au niveau de sa structure, avec la musculature squelettique :

- La fibre musculaire lisse est considérablement plus petite que la fibre musculaire squelettique. Elle a une forme de fuseau, ce qui signifie qu'elle est large en son milieu et en pointe à ses extrémités.
- Il n'existe dans chaque fibre qu'un seul noyau ovale, situé au centre de la cellule.
- Les fibres de la plupart des muscles lisses sont entrelacées de manière étroite pour former un réseau continu. Lorsqu'un neurone stimule une fibre, l'excitation est ainsi transmise à chaque fibre du réseau. On obtient de cette manière une contraction en *forme de*

vague (péristaltique) au niveau de nombreuses fibres contiguës.

- La contraction de la fibre musculaire lisse dure de 5 à 500 fois plus longtemps que celle de la fibre musculaire squelettique.

Ce processus est très important pour de nombreux organes creux, comme par ex. les artérioles, le tractus digestif et la vessie.
Comme le tissu musculaire cardiaque, la musculature lisse travaille également de manière *involontaire*.

Questions de révision

1. Quels sont les différents types d'os ? (☞ 7.1.2)

2. Quelle est la structure d'un os long ? (☞ 7.1.3)

3. Comment est formé le tissu osseux ? (☞ 7.1.3)

4. Comment se différencie l'ossification fibreuse de l'ossification chondrale ? (☞ 7.1.4)

5. Quelles sont les substances indispensables pour la construction d'un bon tissu osseux ? (☞ 7.1.6)

6. Qu'est-ce qui différencie les tendons des ligaments ? (☞ 7.1.7)

7. Quelles sont les différents types de cicatrisation des fractures ? (☞ 7.1.8)

8. De quoi sont constituées les plupart des articulations mobiles ? (☞ 7.2.3)

9. Quels sont les différents types d'articulations ? (☞ 7.2.4)

10. Comment s'appellent les principaux types de tissus musculaires ? (☞ 7.3)

11. Quels sont les missions essentielles des muscles squelettiques ? (☞ 7.3.1)

12. De quoi est fait un sarcomère ? (☞ 7.3.4)

13. Comment se contracte un muscle squelettique ? (☞ 7.3.4)

14. Qu'est-ce qu'une "unité motrice" ? (☞ 7.3.5)

15. Comment se différencie une "contraction isotonique" d'une "contraction isométrique" ? (☞ 7.3.6)

16. Quelles sont les particularités qui caractérisent le tissu musculaire cardiaque ? (☞ 7.3.7)

17. Où trouve-t-on principalement du tissu musculaire lisse ? (☞ 7.3.8)

18. Sur quels types de tissu musculaire n'avons-nous aucune influence volontaire ? (☞ 7.3.8)

8

L'APPAREIL LOCOMOTEUR

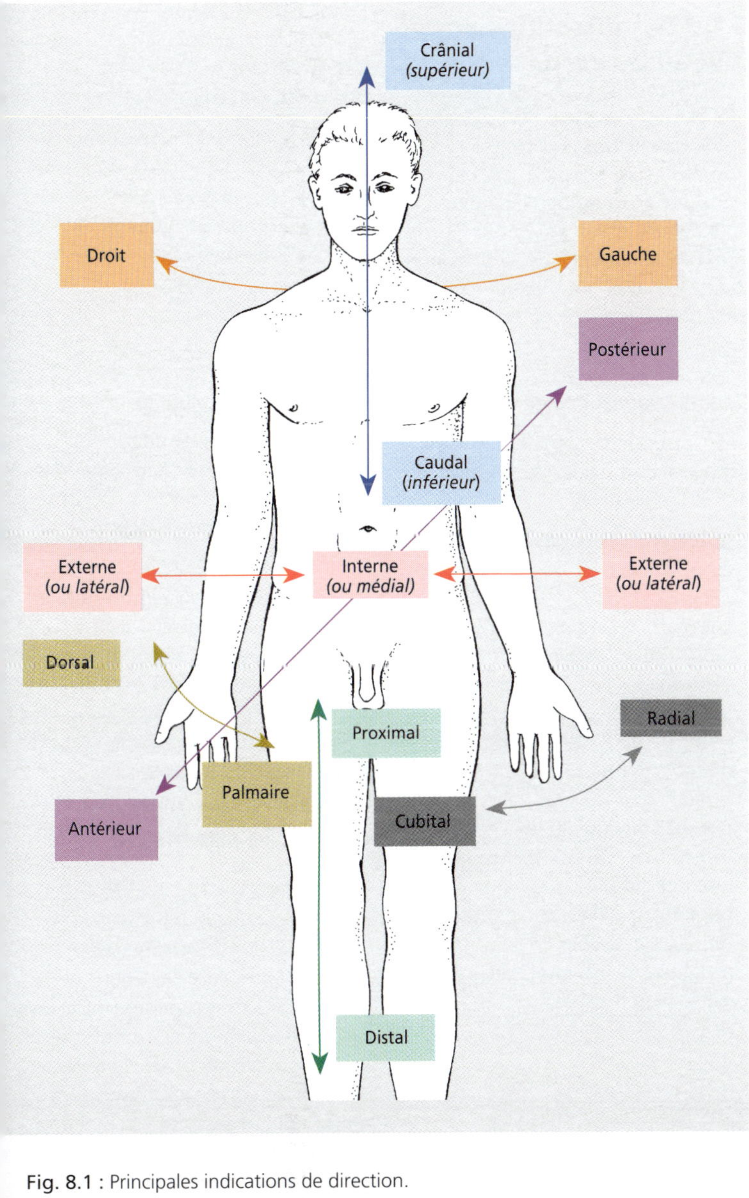

Fig. 8.1 : Principales indications de direction.

8.1 La forme humaine

D'importantes différences de **taille**, de **constitution** et de **forme du corps** entre les hommes sont visibles à l'oeil nu. Ces signes distinctifs se forment au cours de la période de croissance, qui dure une vingtaine d'années, mais sont déjà déterminés génétiquement dans leurs grandes lignes dès la naissance. Le "poids prédéterminé" à la naissance ne sera pas atteint, uniquement en cas de sous-alimentation ou d'erreurs d'alimentation très importantes.

8.1.1 Croissance corporelle, taille et proportions

Les phases de croissance de l'homme se déroulent d'une manière caractéristique : dans les 6 premiers mois, l'homme grandit le plus vite, soit d'environ 16 cm. Entre 6 mois et le début de la puberté, l'homme grandit plus lentement, soit environ 6 à 7 cm par an. La **poussée de croissance pubertaire** commence chez la fille aux environs de 11 ans et de 13 ans chez le garçon. La taille définitive est atteinte vers 16 ans chez la fille et vers 19 ans chez le garçon. Cette phase de croissance prolongée est la cause principale de la taille supérieure des hommes, d'environ 10 cm, par rapport à celle des femmes.

Jusqu'à la fin de la croissance, les *proportions* du corps se modifient. Alors qu'au moment de la naissance la tête représente 1/4 de la taille totale, la proportion chez l'adulte n'est plus que de 1/8.
La proportion des membres par rapport au corps se modifie également : la croissance en longueur des bras et des jambes dépasse largement celle du tronc.

8.1.2 Les directions au niveau du corps

Les notions de haut, bas, devant, derrière sont fixées par rapport à la *position anatomique standard.* Dans cette situation, l'homme se tient debout et son visage est tourné vers l'examinateur ; la tête se trouve donc toujours en "haut", même lorsqu'elle apparaît en bas lorsque le sujet est allongé sur un lit.

Dénominations des directions

Les différentes appellations suivantes servent pour la dénomination des directions :

- **antérieur** : vers l'avant,
- **caudal** : vers le bas (en position debout),
- **central** : au milieu, en direction du centre du corps,
- **crânial** : vers la tête (vers le crâne),
- **cubital** : du côté du cubitus,
- **distal** : éloigné du milieu du tronc,
- **dorsal** : du côté du dos,
- **inférieur** : vers le bas (en position debout),
- **latéral** ou **externe** : éloigné du milieu, sur le côté,
- **médian** ou **interne** : au milieu, sur le plan médian,
- **palmaire** : du côté de la paume de la main,
- **périphérique** : sur les bordures du corps, éloigné du milieu,
- **plantaire** : du côté de la plante des pieds,
- **postérieur** : vers l'arrière,
- **proximal** : à proximité de l'insertion des membres,
- **radial** : du côté du radius,
- **supérieur** : vers le haut (en position debout),
- **ventral** : du côté du ventre.

Les directions des mouvements

Les articulations permettent des mouvements, dans deux directions dans chacun des trois axes de l'espace, qui seront désignés par les dénominations suivantes :

- **abduction** : éloignement du corps,
- **adduction** : rapprochement du corps,
- **extension** : étirement,
- **flexion** : action de plier,
- **rotation interne** : action de tourner vers l'intérieur,
- **rotation externe** : action de tourner vers l'extérieur.

La **pronation** et la **supination** au niveau des pieds et des mains sont des formes particulières des mouvements de rotation (☞ Fig. 8.3).

8.1.3 L'armature donnant sa forme au corps : le squelette

Le **squelette** (☞ Fig. 8.4) de l'adulte est constitué de plus de 200 os, parmi lesquels un certain nombre se soudent entre eux au cours de la croissance, comme par exemple les os de la hanche. Ce sont eux qui, avec les tendons et les ligaments, donnent au corps sa stabilité et permettent en même temps sa mobilité.
Le squelette peut être divisé en différents groupes osseux :

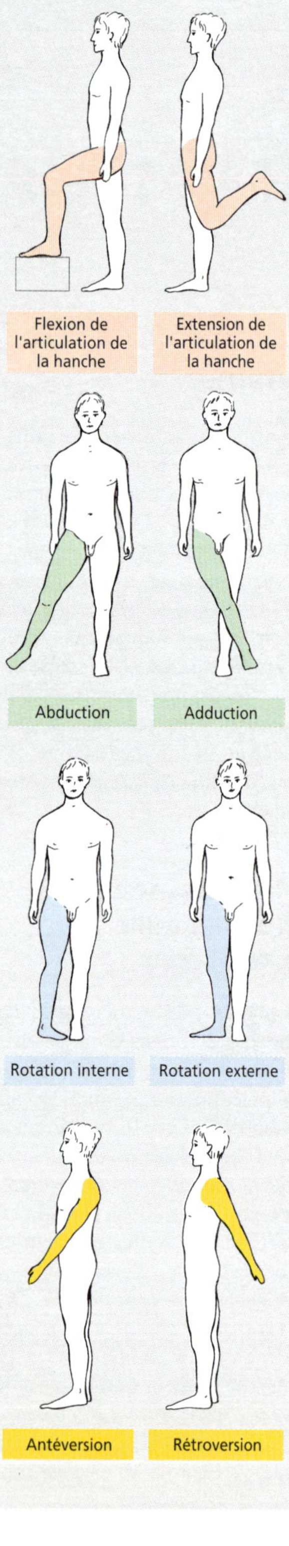

Fig. 8.2 : Les mouvements des membres avec leur dénomination correcte.

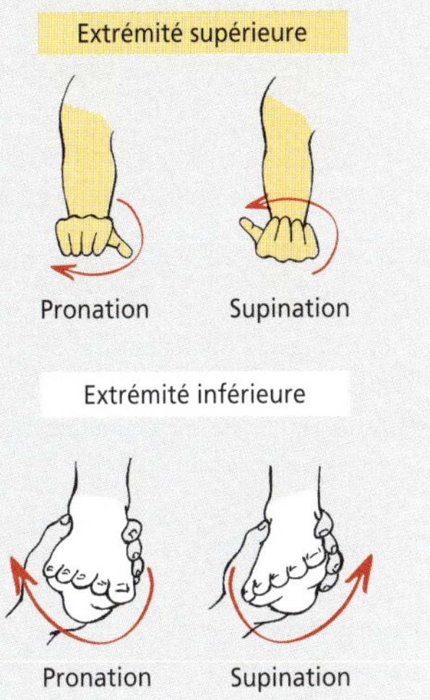

Fig. 8.3 : Les mouvements de rotation au niveau de la main et du pied - pronation et supination. *Moyen mnémotechnique* : on **pr**end le pain avec la main en **pr**onation, ou tient sa cuillère à **soup**e avec la main en **sup**ination.

- le **crâne**,
- le **rachis** (ou colonne vertébrale), une colonne de soutien formée de plus de 30 os,
- la **cage thoracique**,
- la **ceinture scapulaire** et la **ceinture pelvienne**,
- les *membres supérieurs* (**bras**),
- les *membres inférieurs* (**jambes**).

L'ensemble du crâne, du rachis et de la cage thoracique est désigné sous le terme de *tronc* qui est relié aux extrémités par l'intermédiaire des ceintures scapulaire et pelvienne.

Squelette masculin et squelette féminin

En comparaison avec le squelette féminin, le squelette masculin possède des os plus longs et plus lourds. Ces derniers possèdent des

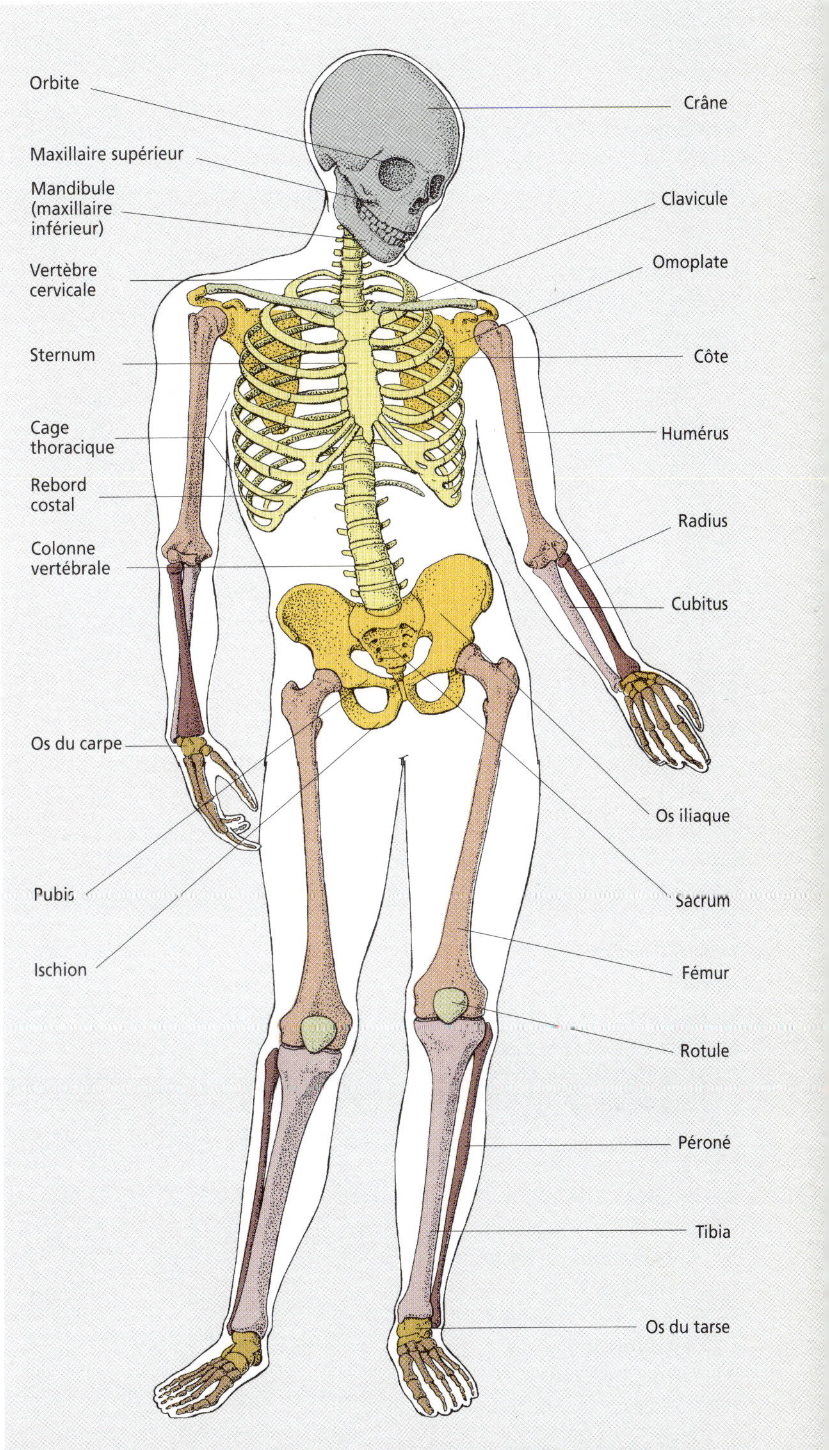

Fig. 8.4 : Aperçu du squelette de l'homme (vue de face). Pour les membres, les couleurs identiques symbolisent les groupes osseux correspondants.

excroissances et des apophyses plus grosses, ce qui permet l'attache de muscles plus puissants. La femme possède comme autre signe caractéristique, un bassin plus large et de forme différente de celui de l'homme.

8.1.4 **Aperçu de la musculature squelettique**

Les contractions des muscles du squelette permettent l'ensemble des mouvements du corps. Le corps est équipé de plus de 700 muscles.

Les deux grands dessins sur cette double page montrent la musculature de surface en vue antérieure et en vue postérieure.

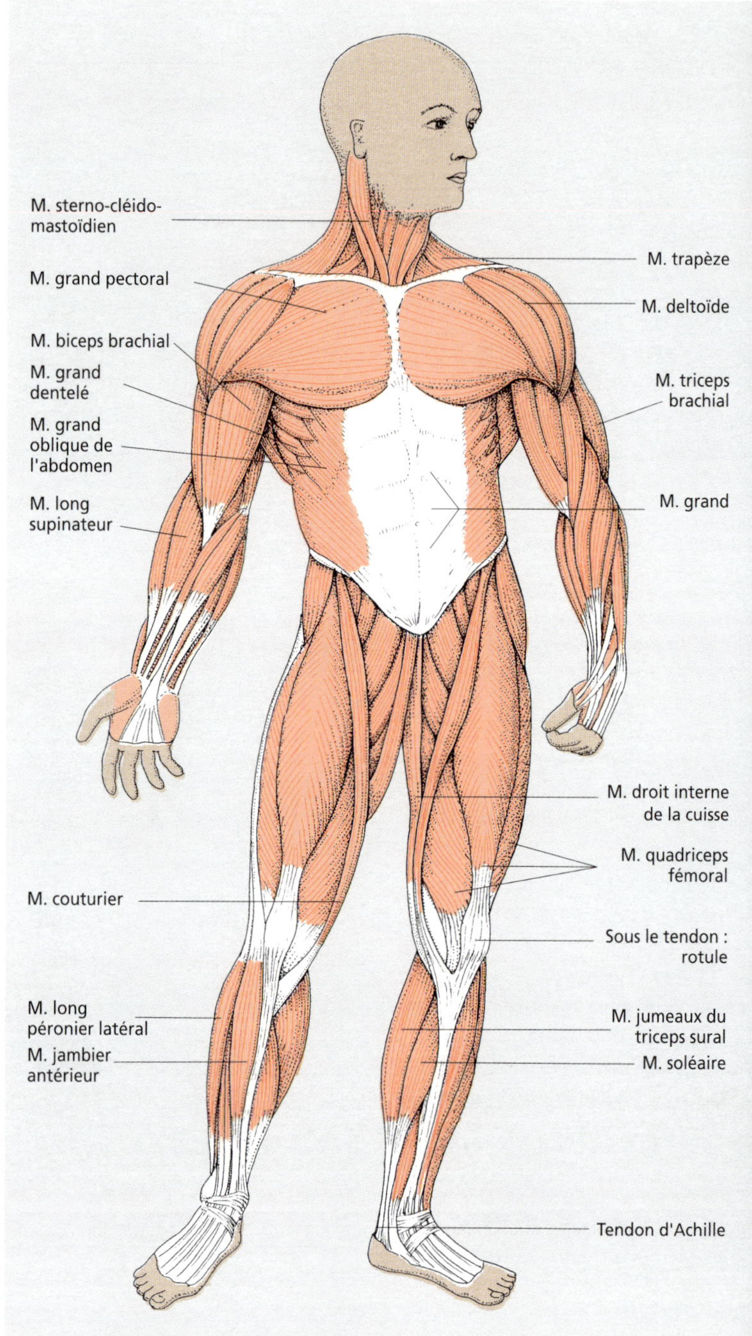

Fig. 8.5 : Musculature squelettique de surface (vue antérieure).

8.2 **Les différentes régions de la tête**

8.2.1 **Le crâne**

Le crâne est posé sur la colonne vertébrale et est composé de deux groupes osseux : le **boîte crânienne** et le **os de la face**.

Appartiennent à la boîte crânienne :

- l'**os frontal**,
- les deux **os temporaux**,
- l'**os occipital**,
- le **sphénoïde** et
- l'**ethmoïde**.

Les os de la face sont :

- l'**os nasal**,
- le **maxillaire supérieur**,
- le **zygomatique** ou **malaire**,
- la **mandibule**,
- l'**os lacrymal** ou **unguis**
- l'**os palatin**,
- le **cornet inférieur**,
- le **vomer**.

Les huit os de la boîte crânienne forment les parois de la *cavité du crâne* qui contient le cerveau. Ce dernier repose sur la **base du crâne** et est enfermé sous la **calotte crânienne**. A proximité de la calotte crânienne, les os sont plats, en forme de plaques et reliés entre eux par les sutures crâniennes ; à la base du crâne, les os sont pour certains

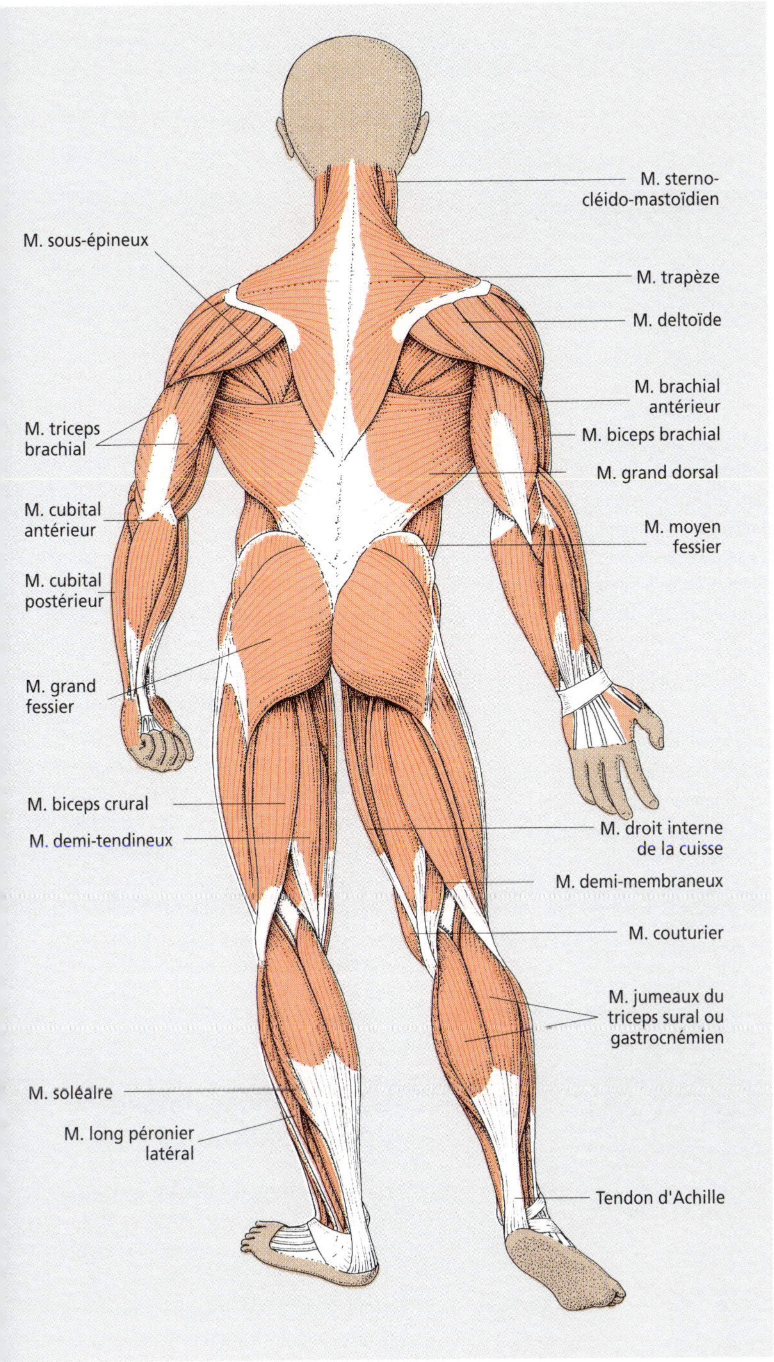

Fig. 8.6 : Musculature squelettique de surface (vue postérieure)l

de formes bizarres et creusés de cavités. On trouve à ce niveau de nombreux trous et sillons qui laissent le passage aux vaisseaux et aux nerfs qui quittent l'intérieur du crâne ou au contraire y entrent.

8.2.2 Les sutures crâniennes

Le crâne du fœtus en croissance et du nouveau-né est composé de plaques d'os qui sont formées à partir de tissu conjonctif par le biais de l'*ossification fibreuse* (☞ 7.1.4) et qui ne sont pas jointives. Les fentes libres entre les os, appelées **sutures crâniennes**, ne sont fermées que par du tissu conjonctif au moment de la naissance, ce qui signifie que les plaques d'os se laissent encore glisser les unes contre les autres. La mobilité des os crâniens facilite le passage dans la filière génitale lors de l'accouchement.

Aux environs du 5ème mois de vie, les sutures se ferment et les os de la boîte crânienne se soudent très exactement les uns aux autres.

- La **suture coronale** sépare l'os frontal des deux os pariétaux.
- La **suture sagittale** siège entre les deux os pariétaux, environ au niveau d'une raie séparant la coiffure par le milieu.
- La **suture lambdoïdale** est la limite entre les os pariétaux et l'os occipital.
- La **suture écailleuse** siège entre l'os temporal et l'os pariétal.

Les fontanelles

A la naissance, des trous relativement larges restent béants dans les régions où au moins trois plaques osseuses se rejoignent. Ces zones molles, recouvertes de tissu conjonctif s'appellent les **fontanelles** (☞ Fig. 8.7). Elles ont une forme caractéristique et offrent à l'accoucheur une bonne orientation sur la position de la tête dans le bassin de la mère pendant l'accouchement.

- La **fontanelle antérieure** ou **bregmatique** en forme de losange, la plus grande, est située entre les os pariétaux et l'os frontal.

Elle peut rester ouverte jusque l'âge de deux ans.

- La **fontanelle postérieure** ou **lambdatique** se situe sur le derrière de la tête entre l'os occipital et les angles postérieurs des os pariétaux. Elle est triangulaire et est souvent désignée sous le terme de "petite fontanelle". Elle se ferme dès le deuxième mois.
- La **fontanelle latérale antérieure** ou **ptérique** et la **fontanelle latérale postérieure** ou **astérique** sont les fontanelles placées sur la face latérale du crâne.

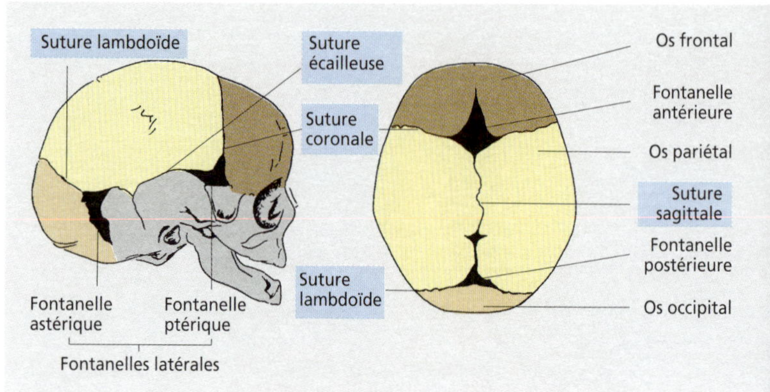

Fig. 8.7 : Fontanelles et sutures crâniennes.

8.2.3 La base du crâne

La **face interne de la base du crâne** contient, en allant d'avant en arrière, trois **étages crâniens** disposés en escalier qui contiennent les différents lobes du cerveau.

L'**étage antérieur** ou **ethmoïdo-frontal** est le plus haut - au dessus des orbites - et est formé par des parties de l'os frontal, de l'éthmoïde et des petites ailes du sphénoïde. A ce niveau se trouvent l'appendice olfactif et les lobes frontaux du télencéphale.

L'**étage moyen** ou **sphéno-temporal** supporte les lobes temporaux de l'encéphale. Il est formé par les sphénoïdes et les rochers qui sont les parties internes des os temporaux. Le corps du sphénoïde prend une forme particulière en son milieu qui rappelle la forme d'une selle de cheval turque ; de ce fait, on l'appelle la **selle turcique**. C'est le siège de l'**hypophyse**, une importante glande hormonale (☞ Fig. 11.10) qui se trouve ainsi bien protégée dans un puits osseux.

L'**étage postérieur** ou **occipito-temporal** est formé en avant par la face postérieure de la selle turcique (*lame quadrilatère du sphénoïde*) et des pyramides des rochers et, en arrière, par l'os occipital avec le **trou occipital**. Cette fosse contient le cervelet.

Fig. 8.8 : Crâne vu de face (frontale).

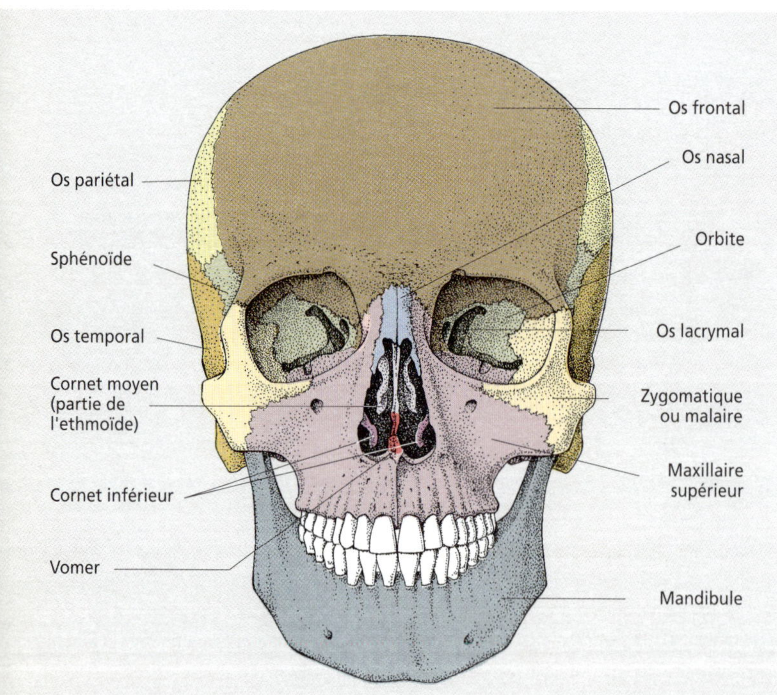

8.2.4 La musculature de la mimique

La **musculature de la mimique** (*muscles peauciers de la face*, ☞ Fig. 8.11) nous permet d'exprimer des émotions comme l'étonnement et l'épouvante, la joie ou la tristesse. La plupart de ces muscles prennent une place particulière au sein de la musculature du corps car ils ne sont pas liés à des articulations, mais sont *directement* attachés à la peau du visage. Ils mobilisent ainsi des parties de la peau du visage et font naître les plis, les

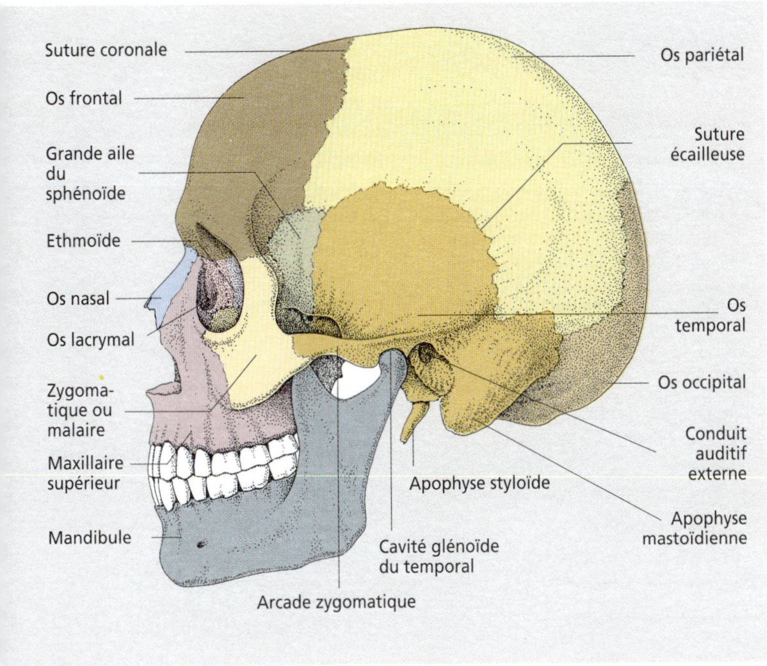

Fig. 8.9 : Vue latérale du crâne.

Fig. 8.10 : Vue de l'intérieur de la base du crâne après ablation de la calotte crânienne.

8.2.5 La musculature de la mastication

La **musculature de la mastication** fait bouger la mandibule. Elle permet la morsure, la mastication et le concassage de la nourriture, et participe à la formation des sons et de la parole. Pour la mastication, les mouvements de la mandibule s'effectuent dans trois directions différentes :

- Ouverture et fermeture de la bouche,
- Mouvements latéraux et en arrière de la bouche et
- Mouvements de rotation de la nourriture créés par la mandibule.

Trois muscles fixés sur la mandibule sont principalement responsables des mouvements de l'articulation de la mandibule. Les muscles des joues, du plancher de la bouche, des lèvres, de l'os hyoïde et de la langue participent également au processus de mastication.

rides et les fossettes, ce qui donne au visage sa richesse d'expression.

Les principaux muscles de la mimique sont :

- le **muscle frontal** qui ride le front et mobilise le cuir chevelu,
- le **muscle orbiculaire des paupières** qui permet de fermer les yeux,
- le **muscle orbiculaire des lèvres** qui permet de fermer la bouche et de comprimer les lèvres,
- le **muscle zygomatique** qui permet d'élever le coin de la bouche vers le haut pour rire,
- le **muscle buccinateur** qui permet de "gonfler" les joues,
- le **muscle risorius** qui fait apparaître "la fossette du sourire" en tirant le coin de la bouche sur le côté.

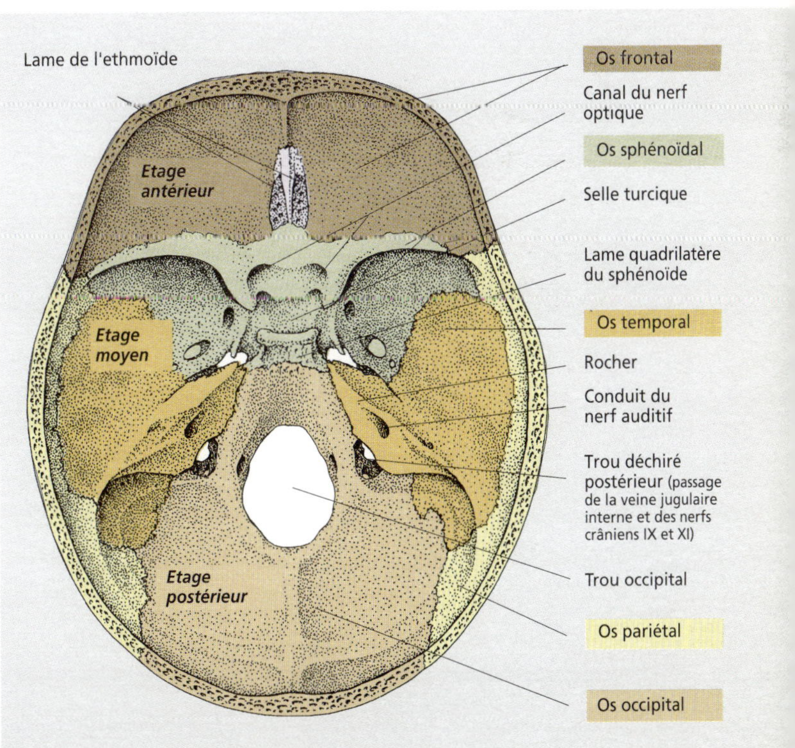

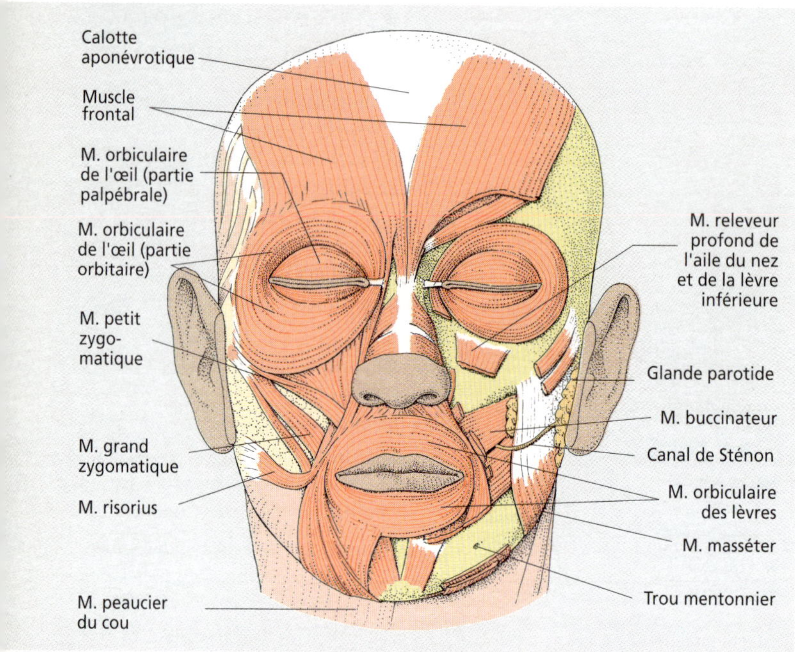

Fig. 8.11 (en haut) : Musculature de la mimique. La partie droite du visage montre la couche musculaire superficielle, tandis qu'à gauche la couche profonde est découverte. On reconnaît sur la moitié gauche du visage le muscle masséter (muscle de la mastication) et la glande parotide avec son canal excréteur.

Le **m. temporal** va de l'os temporal vers la mandibule. Le **m. masséter** prend naissance au niveau de l'arcade zygomatique et va vers l'angle de la mandibule. Les **m. ptérygoïdiens** vont du sphénoïde à l'angle de la mandibule où, en fonction de leurs points d'ancrage sur la mandibule, le muscle latéral permet l'ouverture de la mâchoire et le muscle interne est responsable de sa fermeture.

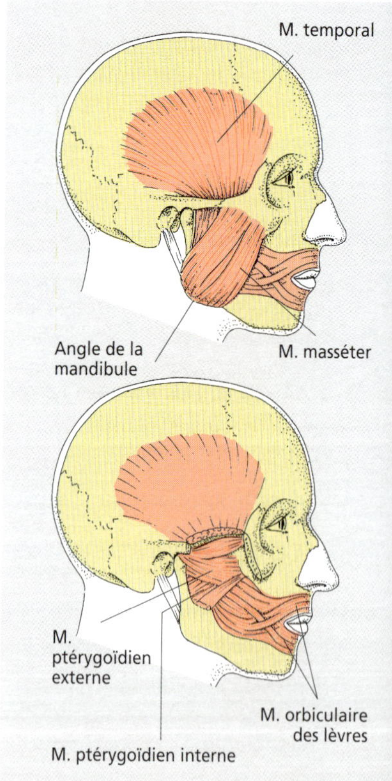

Fig. 8.12 (à droite) : Musculature de la mastication, en haut superficielle, en bas couche profonde.

8.3 Le tronc

8.3.1 Le cou

Le structures osseuses du cou, segment de liaison entre la tête et la ceinture scapulaire, sont les sept vertèbres cervicales et l'os hyoïde ; en dessous de ce dernier, se trouve le larynx qui est formé de plusieurs cartilages mobiles les uns par rapport aux autres. A la différence des 3ème à 7ème vertèbres qui ont la même forme que les autres vertèbres et qui de ce fait seront décrites dans un prochain paragraphe, les deux premières vertèbres cervicales présentent une forme particulière.

Atlas et axis

La *première vertèbre cervicale* (**atlas**) a, à la place d'un corps vertébral, un anneau osseux à la surface duquel se trouve deux surfaces articulaires sur lesquelles repose le crâne par l'intermédiaire de deux surfaces articulaires, situées sur l'os occipital. Cette liaison articulaire permet les mouvements d'inclinaison de la tête.

La *deuxième vertèbre cervicale*, appelée **axis**, possède comme particularité une apophyse osseuse s'enfonçant dans la partie antérieure de l'anneau de l'atlas. L'atlas tourne autour de cette apophyse appelée **odontoïde** au niveau de l'**articulation atloïdo-odontoïdienne** (☞ Fig. 8.15) qui autorise des mouvements de rotation de la tête. La moelle épinière, séparée de l'odontoïde par une membrane de tissu conjonctif, passe en arrière dans la partie la plus large de l'anneau de l'atlas.

La musculature cervicale

La fine musculature cervicale peut être divisée en deux groupes qui sont séparés par les grandes voies de passage du cou (la trachée et l'œsophage).

Font partie des **muscles antérieurs du cou** (☞ Fig. 8.13) :

- Le **muscle peaucier du cou**, un grand muscle plat dont la fonction s'apparente à celle de la musculature de la mimique.

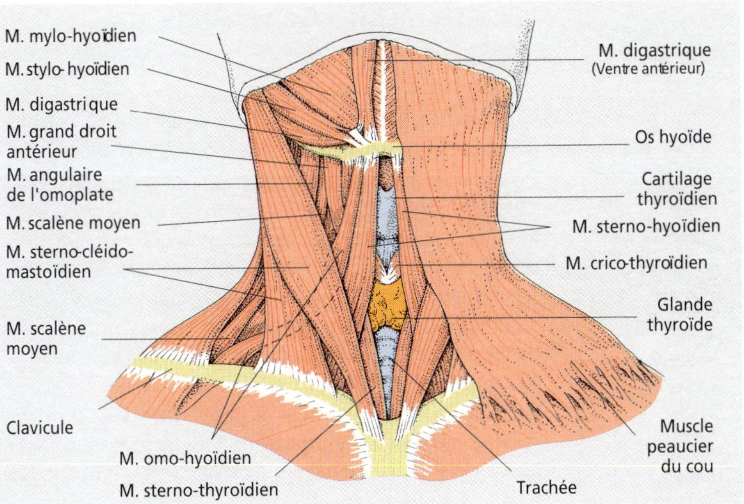

Fig. 8.13 : Musculature antérieure du cou. Sur la partie droite du cou, le muscle peaucier a été enlevé. La musculature supérieure et inférieure de l'os hyoïde relie ce dernier au larynx, au plancher de la bouche, à l'os temporal et au sternum, et lui autorise de ce fait une grande mobilité.

Fig. 8.14 (en bas à gauche) : La musculature cervicale profonde (devant le rachis) et la musculature profonde de la nuque (derrière le rachis, en grande partie masquée) soutiennent la tête, permettent sa mobilité et relient la base du crâne au rachis cervical.

Fig. 8.15 (en bas) : Atlas (1ère vertèbre cervicale) et axis (2ème vertèbre cervicale) en position normale (dessin du haut) et lors de la rotation de la tête (dessin du bas).

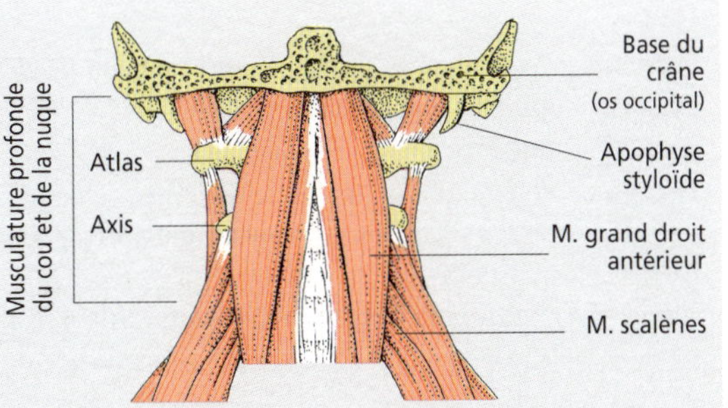

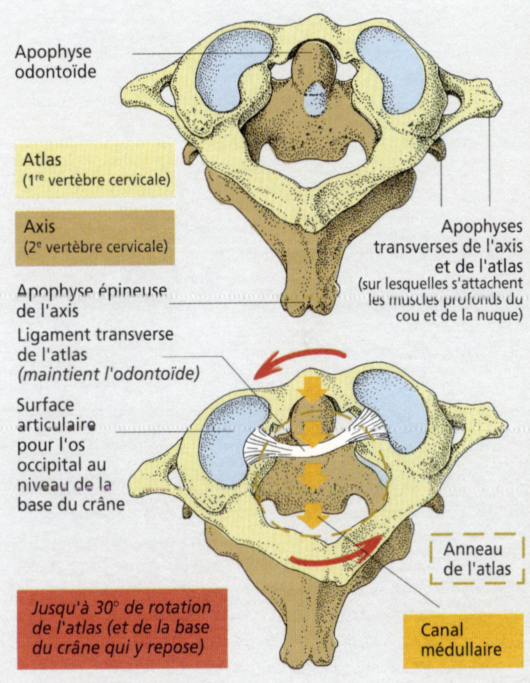

- Le **muscle sterno-cléido-mastoidien** qui relie la cage thoracique à la tête et qui permet la rotation et la flexion de la tête.
- Le groupe des muscles sous-hyoïdiens (**groupe des droits**). Leur rôle est de maintenir l'os hyoïde ainsi que de soutenir les mouvements du larynx.

Le **m. sterno-hyoïdien**, le **m. sterno-thyroïdien**, le **m. thyro-hyoïdien** et le **m. omo-hyoïdien** appartiennent à ce groupe.

Derrière la trachée et l'œsophage se trouvent les **muscles postérieurs du cou**.

Le groupe des muscles scalènes en fait partie, il comprend les **m. scalène antérieur**, **médian** et **postérieur**. Ils aident l'inspiration pendant laquelle ils soulèvent la première côte. Par ailleurs, ils participent aux mouvements de rotation latérale et de flexion du rachis cervical. S'étendant des apophyses transverses de la 7ème vertèbre cervicale jusqu'à la 1ère et la 2ème côtes, ils soulèvent comme une tente la partie supérieure, ouverte du thorax osseux et protègent de ce fait le tissu pulmonaire et les vaisseaux sous-jacents.

Un autre groupe de muscles postérieurs du cou est représenté par les **muscles cervicaux profonds** ou **prévertébraux** (☞ Fig. 8.14) qui se trouvent au contact direct du rachis. Ils aident à la flexion et aux mouvements latéraux de la tête.

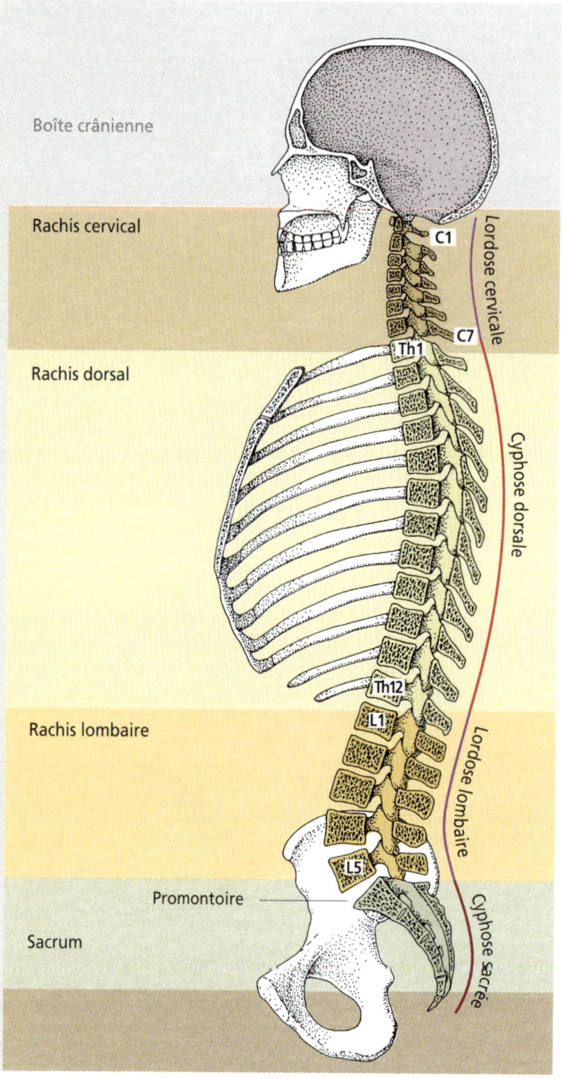

Fig. 8.16 : Structure du rachis en coupe longitudinale. Sont indiquées les quatre courbures physiologiques : la lordose cervicale, la cyphose dorsale, la lordose lombaire et la cyphose sacrée. On voit le canal médullaire à partir duquel les nerfs rachidiens des segments de la moelle épinière se dirigent vers la périphérie en passant dans les trous de conjugaison. La partie la plus basse de la colonne vertébrale est reliée aux deux os iliaques (l'os iliaque droit est indiqué en blanc sur le dessin) au niveau de la ceinture pelvienne.

Les muscles profonds de la nuque

Les **muscles profonds** (ou *courts*) **de la nuque** sont situés entre la première ou la deuxième vertèbre cervicale et l'os occipital. Ils agissent aussi bien pour le maintien que pour différents mouvements de la tête (inclinaison latérale, rotation, hochement).

8.3.2 **Le rachis - Généralités**

La **rachis** (*colonne vertébrale*) forme l'axe principal du squelette. Il est composé de 24 os en forme de parallélépipèdes, les **vertèbres**, ainsi que du **sacrum** et du **coccyx**. Les vertèbres sont mobiles les unes par rapport aux autres et permettent de ce fait des mouvements vers l'avant, l'arrière, la droite, la gauche et dans l'axe. Cette mobilité est assistée par les disques qui, par ailleurs, stabilisent le rachis avec l'aide de nombreux ligaments. La colonne vertébrale entoure et protège la moelle épinière qui s'étend vers le bas à travers les trous vertébraux. Elle supporte la tête et sert d'attache aux côtes et à la musculature du dos.

Entre les vertèbres existent des ouvertures que l'on appelle les **trous de conjugaison**. Y passent les nerfs qui proviennent de la moelle épinière ou qui s'y dirigent, les **nerfs rachidiens** (☞ 11.7.3).

La colonne vertébrale est divisée en cinq segments :

- le **rachis cervical** avec 7 vertèbres (abréviation : C1 - C7),
- le **rachis dorsal** avec 12 vertèbres qui sont reliées par des articulations aux côtes (D1 - D12),
- le **rachis lombaire** avec 5 vertèbres (L1 - L5).
- C'est à ce niveau que s'attache le **sacrum** - à cet endroit, 5 vertèbres sacrées sont soudées entre elles pour former un os compact.
- Environ 4 "vertèbres" coccygiennes atrophiées forment le **coccyx**.

Les courbures du rachis

Vue de face, un rachis normal est a peu près rectiligne. Si l'on observe par contre la colonne vertébrale de côté, apparaissent quatre courbures caractéristiques (☞ Fig. 8.16). Pour deux d'entre elles, l'arc est cintré vers l'avant ; elles s'appellent la **lordose cervicale** et la **lordose lombaire**. Pour les deux autres, la courbure de l'arc est en arrière. Elles sont désignées par les appellations de **cyphose dorsale** et de **cyphose sacrée**.

Ces courbures donnent une grande stabilité au rachis. Les forces qui entrent en jeu lors des différents mouvements seront ainsi réparties de manière égale sur toutes les vertèbres.

Contraintes de charge inadaptées sur le rachis

Des contraintes de charge inadaptées au cours de développement, et également à l'âge adulte, peuvent accentuer les courbures du rachis de manière pathologique : la fixation d'une hyperlordose lombaire aboutit à un *dos creux* ou une cyphose dorsale accentuée entraîne un *dos rond*. Ce type de mauvaises positions est un facteur favorisant de l'apparition de *douleurs dorsales chroniques*, principalement au niveau du rachis lombaire.

Prévention : l'école du dos

Chacun peut de lui même prévenir ce type de troubles ou de lésions du rachis : afin de ne pas solliciter le dos de manière inadaptée, il faut par exemple être attentif à adopter une technique adéquate pour le soulèvement de charges (en particulier pour la mobilisation des patients) ; la musculature du dos peut être renforcée par la gymnastique et la souplesse du rachis peut être ainsi conservée.

Les vertèbres

Les vertèbres ont la même structure de la 3ème cervicale à la 5ème lombaire, même lorsqu'elles se différencient par leur taille et leur forme en fonction des besoins fonctionnels de chaque segment du rachis.

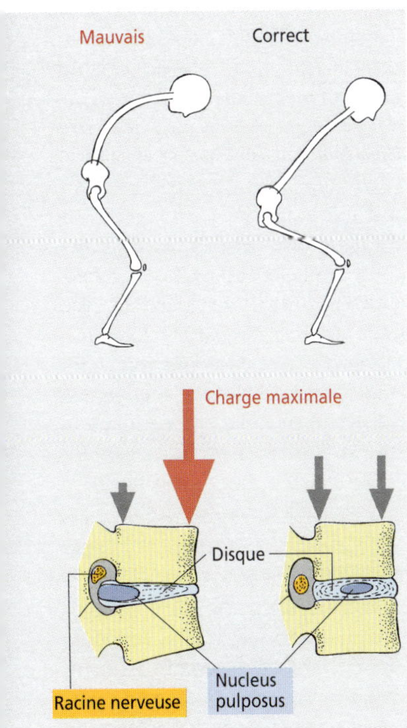

Fig. 8.16a : Pour prévenir les lésions rachidiennes, certains mouvements incorrects doivent être évités. Le soulèvement de charge ne doit, par exemple, jamais se faire avec le dos courbé.

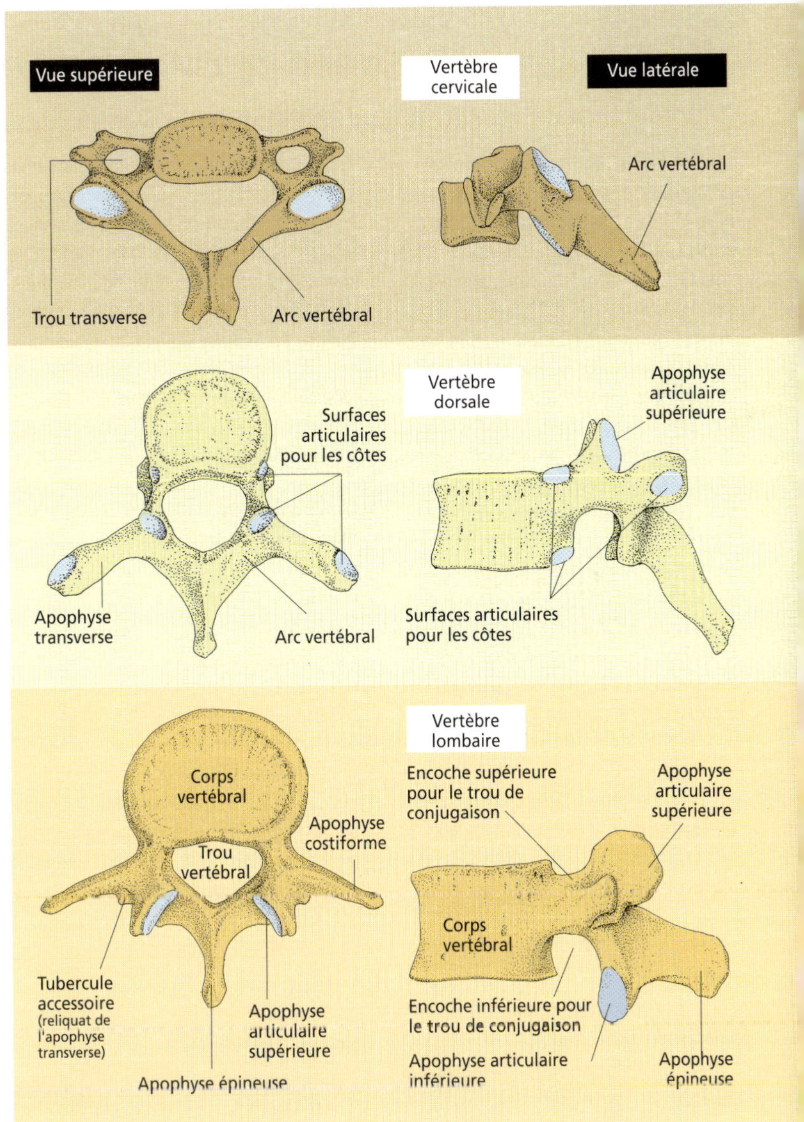

Fig. 8.17 : Vertèbre cervicale, dorsale et lombaire (comparaison vue supérieure et vue latérale). Les différentes formes reflètent les exigences fonctionnelles. Les vertèbres cervicales sont graciles et de ce fait très mobiles, les vertèbres dorsales ont de grosses apophyses costales pour la fixation des côtes et les vertèbres lombaires ont une structure très stable, car elles doivent supporter la charge la plus importante.

Les corps vertébraux, "disques osseux" épais et arrondis, forment la partie de la colonne vertébrale qui supporte le poids du corps. Comme tous les corps vertébraux sont les uns au dessus des autres, ils sont responsables de la forme verticale caractéristique de notre axe corporel.

A la face postérieure du corps vertébral se trouve un anneau osseux, l'**arc vertébral**. Il entoure le **trou vertébral**. Tous les trous vertébraux forment ensemble le **canal médullaire** à travers lequel la moelle épinière s'étend à partir du **trou occipital**. De l'arc vertébral partent trois apophyses osseuses sur lesquelles prennent naissance et se fixent des muscles : celle qui se dirige vers le bas et en arrière, l'**apophyse épineuse** et de chaque côté, à droite et à gauche, une **apophyse transverse**.

A peu près à la hauteur des apophyses transverses, naissent, à partir de l'arc vertébral, les deux apophyses articulaires, l'une vers le haut, l'autre vers le bas. Elles relient les vertèbres entre elles. Entre les apophyses articulaires inférieures et le corps de la vertèbre existe toujours un espace libre, il en est de même entre l'apophyse articulaire supérieure et le corps de la vertèbre. Ces deux encoches siègent directement l'une au dessus de l'autre au niveau de deux vertèbres adjacentes et délimitent le **trou de conjugaison** (☞ Fig. 8.19). Les nerfs rachidiens quittent le canal médullaire à travers les trous de conjugaison.

8.3.3 Les segments de la colonne vertébrale

Le rachis cervical

Le rachis cervical est la partie la plus mobile du rachis. L'atlas et l'axis, c'est-à-dire les 1ère et 2ème vertèbres cervicales, ont une forme et une fonction particulières qui ont déjà été décrites dans le paragraphe 8.3.1. Les vertèbres sous-jacentes C3 - C7 sont relativement petites en comparaison de leur trou médullaire. Les apophyses transverses sont plates et possèdent, à la différence des autres vertèbres, chacune un trou (*trou transverse*) à travers lequel passent les vaisseaux (artères et veines vertébrales) qui alimentent le cerveau et la moelle (☞ Fig. 11.28 et 29).

Les apophyses épineuses de C2 à C6 sont en général divisées en deux à leur extrémité. La 7ème vertèbre (C7) est également appelée *vertèbre proéminente*, car son apophyse épineuse est celle qui saille le plus loin en arrière. Elle offre à la palpation de la peau un bon repère "géographique" de la jonction entre le rachis cervical et le rachis dorsal.

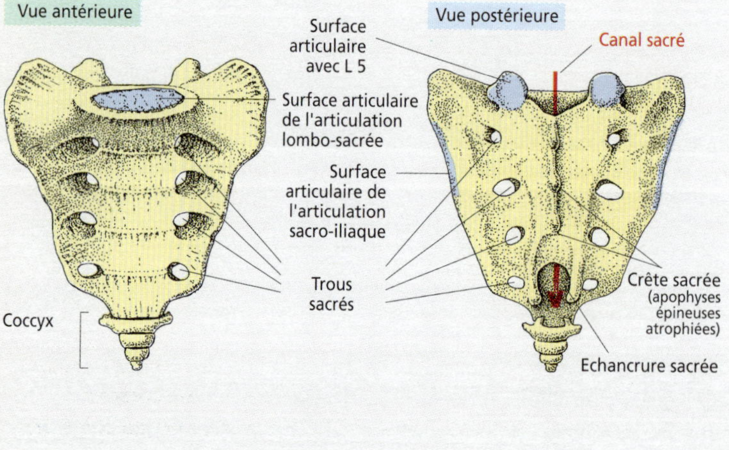

Fig. 8.18 : Sacrum et coccyx.

Le rachis dorsal

Le rachis dorsal est un segment du rachis peu mobile - la fonction de soutien de la cage thoracique est prédominante. Les vertèbres thoraciques sont considérablement plus grosses et plus résistantes que les vertèbres du cou. Le trou médullaire est a peu près rond et de la taille d'un doigt.

Toutes les vertèbres thoraciques possèdent sur leur corps, et - hormis D11 et D12 - également au niveau des apophyses transverses, des surfaces articulaires pour la liaison avec les côtes.

Le rachis lombaire

On trouve au niveau du rachis lombaire les plus grosses vertèbres de l'organisme. Elles possèdent un corps massif et, en comparaison, un petit trou médullaire de forme triangulaire. Elles ne sont plus liées aux côtes mais possèdent une apophyse costale qui est le signe de l'existence d'une côte qui s'est atrophiée. Les apophyses épineuses des vertèbres lombaires apparaissent relativement droites de l'arrière. Le corps de la 5ème vertèbre lombaire est cunéiforme, de même que celui de la 1ère vertèbre sacrée sous-jacente. Elles forment la zone de jonction entre la lordose lombaire et la cyphose sacrée, le **promontoire** (☞ voir également Fig. 8.16).

Sacrum et coccyx

Le **sacrum** est un os aplati triangulaire qui est formé de cinq vertèbres qui se soudent ensemble pendant l'enfance. Le sacrum forme la partie centrale postérieure des fesses et est relié avec les deux os iliaques par l'articulation sacro-iliaque (Fig. 8.41), qui est quasiment immobile. Correspondant aux trous de conjugaison des autres vertèbres, on trouve quatre paires de **trous sacrés** en

relation avec le **canal sacré**. Y passent les *nerfs sacrés* antérieurs et postérieurs, noms que prennent les nerfs rachidiens dans cette région. Le canal sacré est le prolongement du canal médullaire et présente une ouverte à son extrémité basse (le *hiatus sacré*). A la face postérieure du sacrum, on trouve également des apophyses costales et épineuses atrophiées.
En haut, le sacrum est relié à la 5ème vertèbre lombaire par une relativement grosse articulation intervertébrale, l'*articulation lombo-sacrée*, et vers le bas, au **coccyx** par une articulation rigide.

Les disques

Entre les corps vertébraux du rachis cervical, dorsal et lombaire ainsi qu'entre L5 et le sacrum siègent les **disques intervertébraux**. Chaque disque est épais d'environ 5 mm et est composé de deux couches de tissu conjonctif :

- un anneau extérieur, l'**anneau fibreux**, à base de fibres compactes de collagène et de cartilage fibreux, et
- un noyau gélatineux, le **nucleus pulposus**. Ce dernier équilibre comme un coussin d'eau les différences de pression entre les deux vertèbres, lorsque ces dernières se déplacent l'une par rapport à l'autre. Ce mécanisme est décrit sur la Fig. 8.19.

Les disques forment des liaisons élastiques entre les vertèbres. Ils augmentent la mobilité des vertèbres au sein desquelles ils se déforment en permanence et jouent le rôle d'amortisseurs lors des mises sous pression de la colonne vertébrale, comme par exemple lorsque l'on saute d'une chaise.

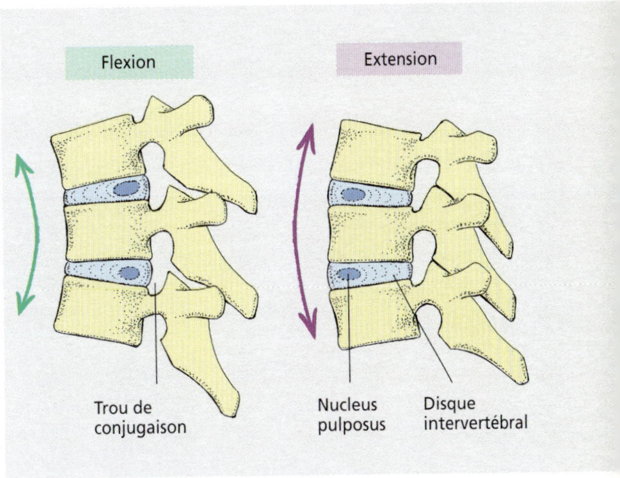

Fig. 8.19 : Fonction des disques intervertébraux. Le nucleus pulposus se déplace au sein du disque au cours des mouvements de flexion et d'extension du rachis.

8.3.4 La musculature autonome du dos

Bien que les vertèbres ne soient que peu mobiles entre elles, la colonne vertébrale présente au total une mobilité de type de celle d'une énarthrose. Cette mobilité est avant tout rendue possible par un système complexe de bandes de fibres musculaires, qui recouvrent le rachis sur toute sa longueur, que l'on appelle la **musculature autonome du dos** (*m.épi-épineux*). Les muscles de ce système musculaire puissant courent le long du rachis et permettent sa rotation autour de son axe. De plus, la musculature autonome du dos stabilise le rachis en collaboration avec l'appareil ligamentaire et détermine ses courbures physiologiques. A l'inverse de la musculature de la locomotion, ces groupes de muscles font partie de la **musculature de soutien**.
Les muscles de la musculature autonome relient entre elles les apophyses épineuses et transverses sur toute la longueur du rachis, avec des faisceaux musculaires qui s'étendent sur plusieurs vertèbres. Ils s'attachent également à l'os occipital et au sacrum si bien qu'ils haubanent la totalité de la colonne vertébrale. Ils participent ainsi à la totalité des mouvements possibles, à l'exception de la flexion vers l'avant.
La flexion du rachis est principalement assurée par la musculature abdominale antérieure (☞ 8.3.7) et le muscle du psoas (☞ 8.7.3).
Enfin les muscles profonds de la nuque (☞ 8.3.1), qui participent à la mobilité de la tête, font également partie de la musculature autonome du dos.

8.3.5 Le thorax osseux

Le **thorax** osseux ou cage thoracique est formé du **sternum**, des **côtes** et de la **colonne vertébrale**. La cage thoracique entoure la cavité thoracique qui contient le cœur, les poumons et la partie supérieure de la cavité abdominale. Elle a une forme de tonneau, ouvert en haut et en bas, dont la circonférence s'élargit du haut vers le bas. Au niveau dorsal et médian se trouve le rachis dont les corps vertébraux pénètrent dans l'espace intra-thoracique.

Les côtes

12 côtes participent à la structure de la cage thoracique. Chaque côte est composée d'une partie postérieure osseuse et d'une face antérieure cartilagineuse qui, reliées ensemble, ont la forme d'un demi-cœur. Leur longueur

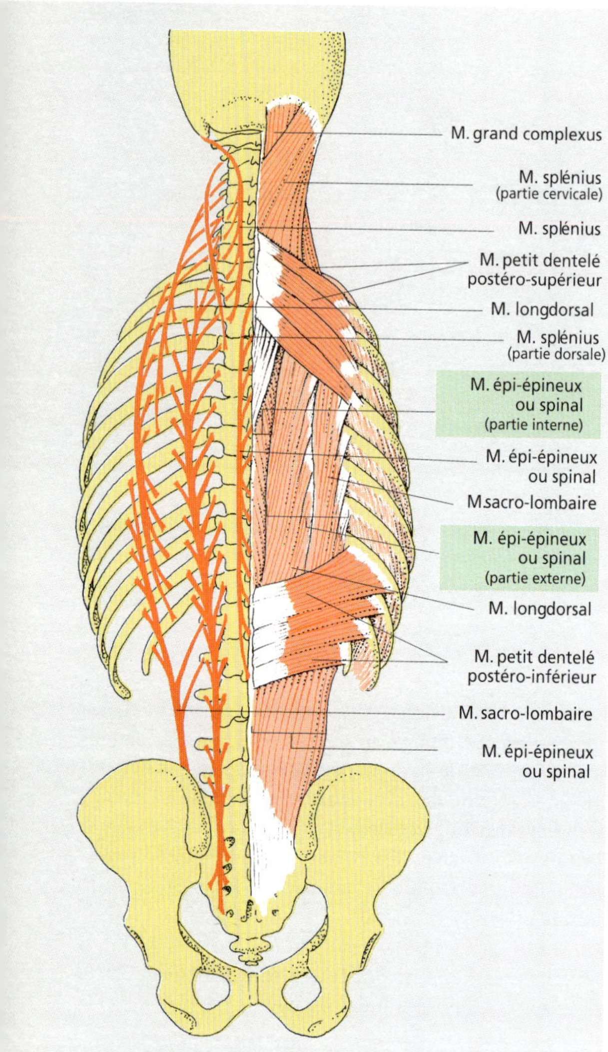

Fig. 8.20 : Musculature autonome du dos (m. épi-épineux ou spinal), faisceaux médian et latéral.
Pour plus de compréhension, les faisceaux musculaires individualisés sont représentés de manière schématique. Les muscles petit dentelé postéro-supérieur et petit dentelé postéro-inférieur recouvrent la musculature autonome du dos. Ils s'étendent du rachis vers les côtes; le m. petit dentelé postéro-supérieur facilite l'inspiration en soulevant les côtes, le m. petit dentelé postéro-inférieur, l'expiration en les abaissant.

croît jusqu'à la 7ème côte puis diminue ensuite. Chacune des dix premières côtes est reliée par deux articulations avec le corps vertébral et l'apophyse transverse de "leur" vertèbre, la 11ème et la 12ème côtes ne le sont qu'avec le corps vertébral correspondant.

Les cartilages de la 1ère à la 7ème côtes ont une liaison articulaire directe avec le **sternum**. Ces côtes sont appelées **vraies côtes**. Les cinq autres côtes sont désignées sous le terme de **fausses côtes**, car elles ont soit un contact indirect avec le sternum (8ème à la 10ème côtes), soit des extrémités libres (11ème et 12ème côtes, appelées aussi côtes flottantes). Les 8, 9 et 10èmes cartilages costaux sont reliés entre eux par ce que l'on appelle l'**arc costal**.

Une passerelle du même type existe aussi avec la 7ème côte si bien que la liaison se fait avec le sternum.

Les liaisons articulaires des côtes permettent la mobilité de la cage thoracique osseuse de telle manière qu'elle puisse s'élargir par élévation des côtes et, à l'inverse, de nouveau se rétrécir. Cette capacité est très importante pour la mécanique respiratoire (☞ 17.8).

L'étroit espace entre deux côtes s'appelle l'**espace intercostal** (*EIC*). Il est recouvert par le **muscle intercostal**. Au bord supérieur de chaque espace intercostal cheminent une artère, une veine et un nerf.

Le sternum

Le **sternum** est un os plat, étroit qui forme la partie antérieure médiane de la cage thoracique. Il est composé de trois parties en allant du haut vers le bas :

- le **manubrium sternal** qui est une plaque osseuse étroite et courte entre la clavicule et la première paire de côtes à laquelle se fixent de nombreux muscles hyoïdiens et cervicaux ;
- le **corps sternal** qui est une plaque osseuse longue et étroite avec des surfaces articulaires pour les 3ème à 7ème côtes (la deuxième côte s'attache directement à la jonction entre le manubium et le corps sternal) ;
- l'**appendice xyphoïde** qui s'enfonce librement vers le bas et qui sert de point d'ancrage pour certains muscles thoraciques.

8.3.6 La musculature respiratoire

Les **muscles intercostaux** participent activement à la respiration au cours de laquelle ils élèvent les côtes (*muscles intercostaux externes*) et élargissent ainsi la cage thoracique puis, à l'inverse, abaissent les côtes et réduisent ainsi son volume (*muscles intercostaux internes*, ☞ Fig. 17.10). Ils assistent ainsi la musculature diaphragmatique qui joue un rôle essentiel pour l'inspiration et l'expiration. Le **diaphragme** a la forme d'une coupole située entre le sternum, les 6 côtes inférieures et le rachis lombaire, il sépare ainsi la cage thoracique de la cavité abdominale. Lorsque le diaphragme se contracte, les poumons sont attirés vers le bas ce qui provoque une dépression dans la cage thoracique et l'entrée d'un flux d'air dans les poumons (inspiration).

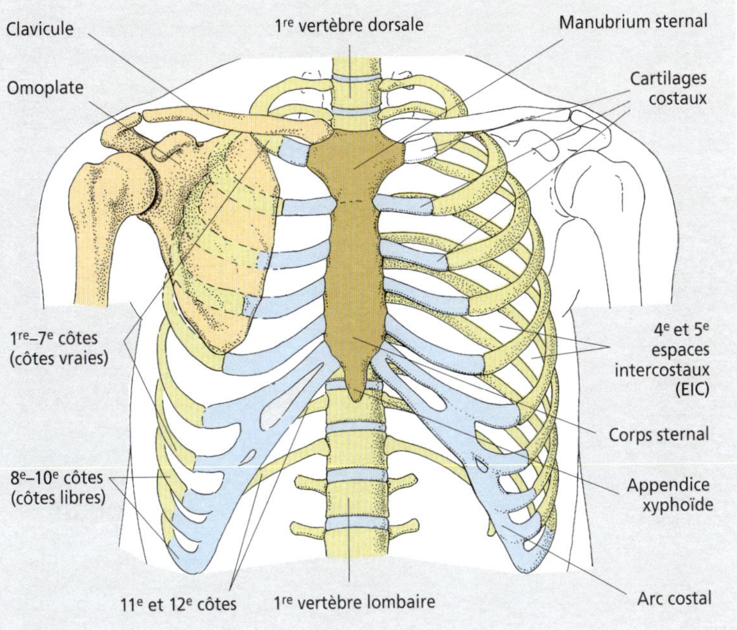

Fig. 8.21 : Vue de face de la cage thoracique (parties osseuse et cartilagineuse) avec représentation de la ceinture osseuse scapulaire.

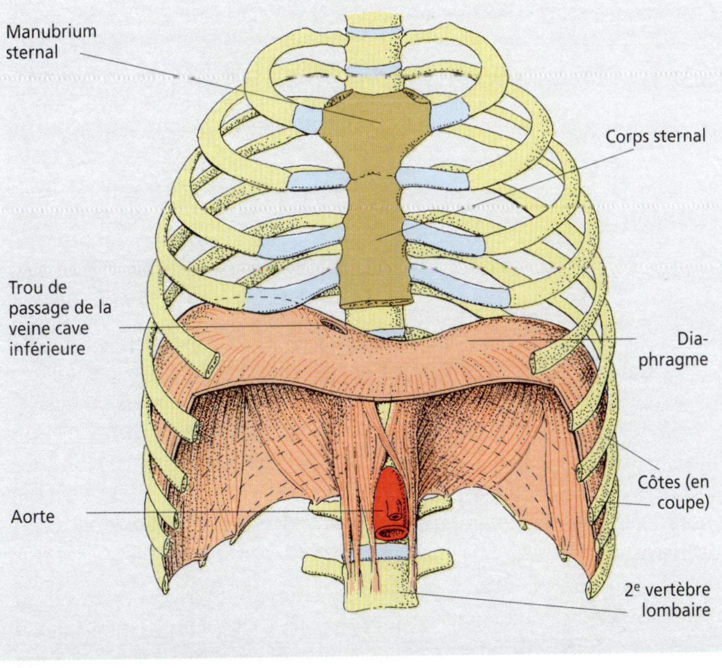

Fig. 8.22 : Diaphragme et thorax osseux, vue de face. Sont également représentés les points de passage des gros vaisseaux et les différents segments du sternum.

Lors du relâchement du diaphragme, le poumon remonte passivement vers le haut (expiration). L'aorte, l'œsophage et la veine cave traversent le diaphragme à des endroits différents (☞ Fig. 8.22).

Si la respiration d'un patient devient très difficile, par ex. du fait d'une maladie pulmonaire, alors d'autres muscles peuvent également la soutenir. Ces muscles sont appelés les **muscles respiratoires accessoires**. Ils permettent d'élargir ou de rétrécir encore plus la cage thoracique en position penchée en avant avec appui sur les bras (position de Kutscher).

Font partie des **muscles respiratoires accessoires** pour l'inspiration :

- les muscles **grand** et **petit pectoral** (☞ Fig. 8.23),
- les muscles **petit dentelé postéro-supérieur** et **dentelé postéro-inférieur** (☞ Fig. 8.20), ainsi que le **grand dentelé**,
- les muscles **scalènes** (☞ Fig. 8.14) et
- le muscle **sterno-cléido-mastoïdien** (☞ Fig. 8.13).

La musculature abdominale sert de musculature accessoire lors de l'expiration.

8.3.7 La musculature de la paroi abdominale antérieure

La paroi abdominale, composée de plusieurs couches musculaires, ferme la cavité abdominale en avant et sur le côté. Ces muscles s'étendent entre l'arc costal inférieur et le bassin. En fonction de leur position, ils agissent soit pour la flexion, soit pour la rotation du tronc. Si toutes les couches musculaires se contractent ensemble, les organes intra-abdominaux sont comprimés (*compression abdominale*, ☞ 17.8.3) et l'évacuation de l'intestin et de la vessie sera facilitée.

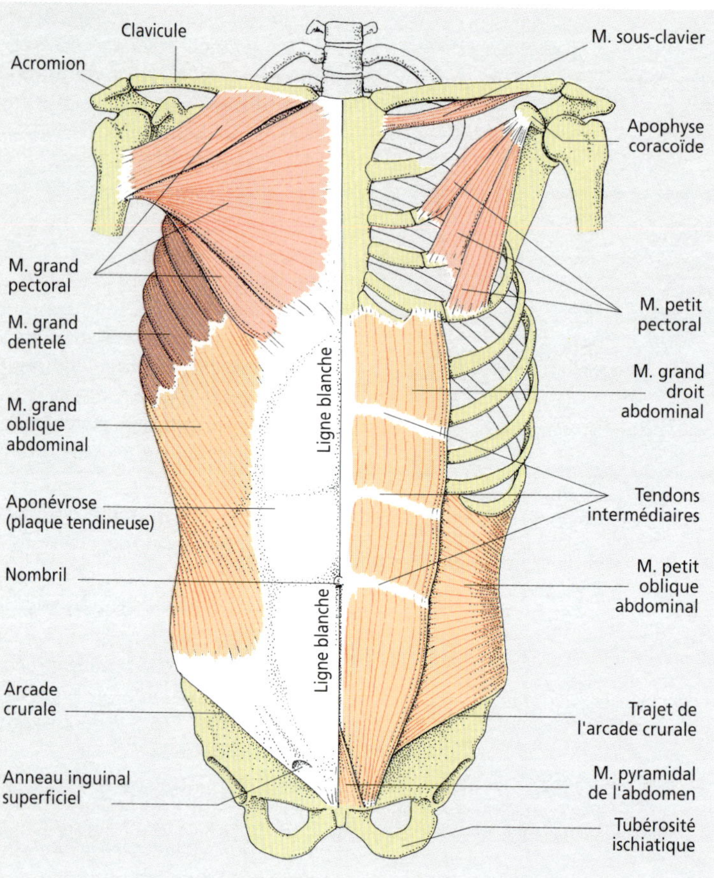

Fig. 8.23 : Musculature de la paroi thoracique antérieure. Après ablation de l'aponévrose superficielle et du muscle grand pectoral, on reconnaît sur la partie gauche du corps le m. grand droit abdominal, le m. petit oblique abdominal et le m. petit pectoral. Le m. transverse de l'abdomen qui se trouve sous le m. oblique interne abdominal n'est pas visible.

Le **m. grand droit de abdomen** est le plus superficiel et s'étend entre les 5ème et 7ème cartilages costaux, l'appendice xyphoïde du sternum et le pubis. Il est interrompu sur ce long trajet par trois tendons intermédiaires (☞ Fig. 8.23). Sous le m. grand droit, passent les deux **muscles grand** et **petit oblique de l'abdomen**. Pour se souvenir du trajet du m. grand oblique, il suffit de se rappeler qu'il va dans la direction des avant-bras lorsque les mains sont enfoncées dans les poches d'un pantalon. Le m. oblique interne s'étend en forme d'éventail de la tubérosité iliaque vers le milieu de l'abdomen et croise par derrière les faisceaux du m. oblique externe. Les attaches tendineuses des deux muscles se réunissent en avant en une large **bande tendineuse** (*aponévrose*). La couche la plus profonde de la musculature de la paroi abdominale est formée par le **m. transverse de l'abdomen** (☞ Fig. 8.24). Il s'étend, comme une ceinture, de la face latérale vers la partie médiane de la paroi abdominale où il s'y fixe de la même manière que les muscles obliques, sous la forme d'une large plaque tendineuse. Le m. grand droit est inclus dans la plaque tendineuse des muscles obliques et transverses de l'abdomen. Comme cela fait penser à une épée dans sa gaine, on l'appelle la *gaine du grand droit*. Au milieu, entre les muscles grand droit gauche et droit, les deux plaques tendineuses se réunissent. Cette étroite bande de tissu conjonctif est appelée la **ligne blanche**.

8.3.8 Le canal inguinal

Le **canal inguinal** est une communication, longue de 4 à 5 cm, entre la cavité abdominale et la région du pubis. Il traverse toutes les couches musculaires de la paroi abdominale en effectuant un trajet oblique, avec un orifice interne latéral et un orifice externe médian. La trouée dans le m. oblique externe abdominal est appelée *anneau inguinal interne* et le passage à travers le tendon du m. transverse abdominal, *anneau inguinal externe*. Chez l'homme, le **cordon spermatique** passe dans le canal inguinal pour aller des testicules à la prostate. Avant la naissance, les testicules migrent à travers le canal inguinal de la cavité abdominale vers les bourses. Chez la femme, le canal inguinal contient seulement une bande de tissu conjonctif et du tissu adipeux.

8.4 Bras et jambes - Généralités

Conséquence de la position debout

Au cours de l'histoire du développement, les vertébrés supérieurs ont subi une profonde transformation dans la forme et les fonctions de la ceinture scapulaire : avec l'intro-

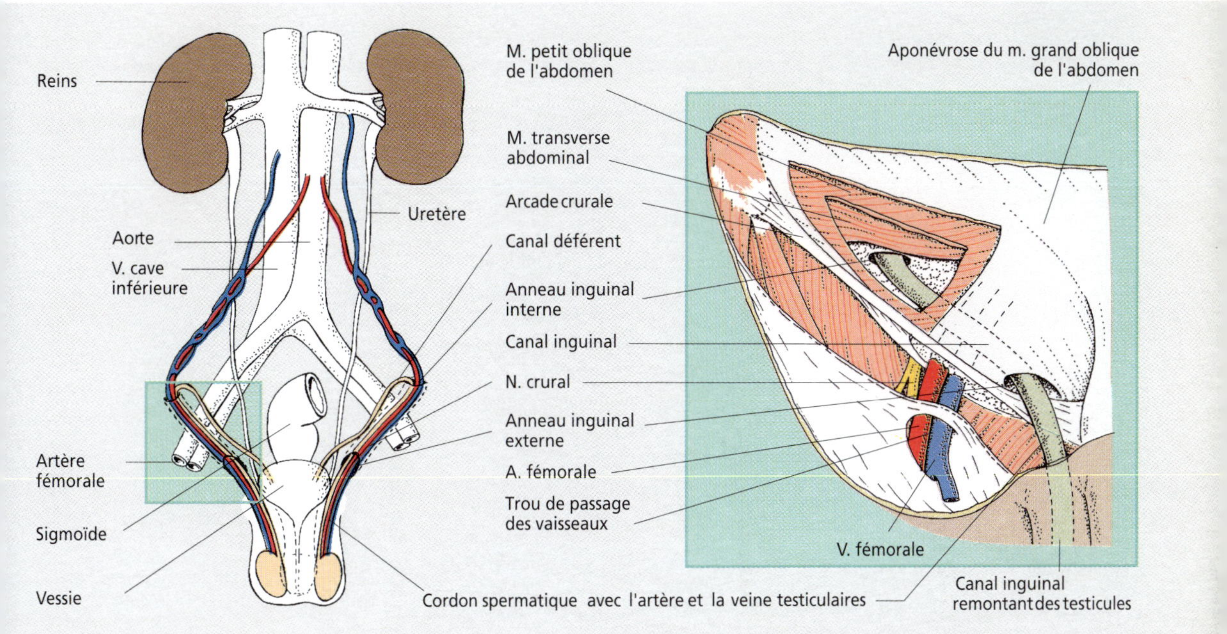

Fig. 8.24 : Anatomie du canal inguinal chez l'homme. A gauche : vue générale de la localisation spatiale des organes sans la musculature. A droite : vue détaillée avec la musculature de la paroi abdominale.

duction de la marche debout chez les ancêtres des hommes actuels, les *membres supérieurs* sont devenus inutiles en tant qu'organe de l'appui et de la marche. A la place, ils se sont développés en tant qu'organe complexe de la préhension et du tact.

Les membres inférieurs deviennent de ce fait seuls responsables de la marche et de la course, et leurs fonctions d'appui et de maintien sont renforcées. Comme les jambes ont du alors supporter l'ensemble du poids du corps, les os et les articulations ont renforcé leur structure au cours de l'évolution. Les membres inférieurs ne peuvent remplir, dans de nombreux cas, qu'incomplètement les exigences croissantes de la marche debout tout au long de la vie. La majorité des personnes âgées souffre de l'apparition de phénomènes d'usure, principalement au niveau de l'articulation de la hanche.

8.5 **La ceinture scapulaire**

La **ceinture scapulaire** relie les os des membres supérieurs avec le tronc. Elle est constituée de chaque côté de deux os, la **clavicule** et l'**omoplate**. La clavicule est un os relativement fin, en forme de S, qui possède une surface articulaire à chacune de ses extrémités. Elle est située en haut et en avant de la cage thoracique, et est reliée avec le **sternum** à son extrémité interne par l'*articulation sterno-claviculaire*. Vers l'extérieur, la clavicule forme une articulation avec l'omoplate qui siège au niveau dorsal, l'*articulation* ***acromio-claviculaire***.

L'omoplate

L'**omoplate** est un os plat, à peu près triangulaire, à la partie postérieure de laquelle s'élève sur une surface importante l'**épine de l'omoplate**. Son extrémité libre, l'**acromion**, est reliée à la clavicule. Une dépression en forme d'auge dans le coin supéro-externe de l'omoplate dessine la **cavité glénoïde** (*cavité articulaire de l'épaule*) qui forme une énarthrose avec la tête de l'humérus. La cavité glénoïde représente la seule liaison du bras avec le squelette du tronc. Comme elle est relativement petite et plate, elle ne peut contenir la totalité de la tête humérale.

Pour que l'articulation reste stable, elle est enveloppée d'une solide capsule faite de tendons, de ligaments et de muscles, stabilisant le bras (☞ 8.6.1).

La musculature de la ceinture scapulaire

La musculature de la ceinture scapulaire fixe l'omoplate et lui permet des mouvements de glissement sur la paroi postérieure du thorax. Cette fixation est la condi-

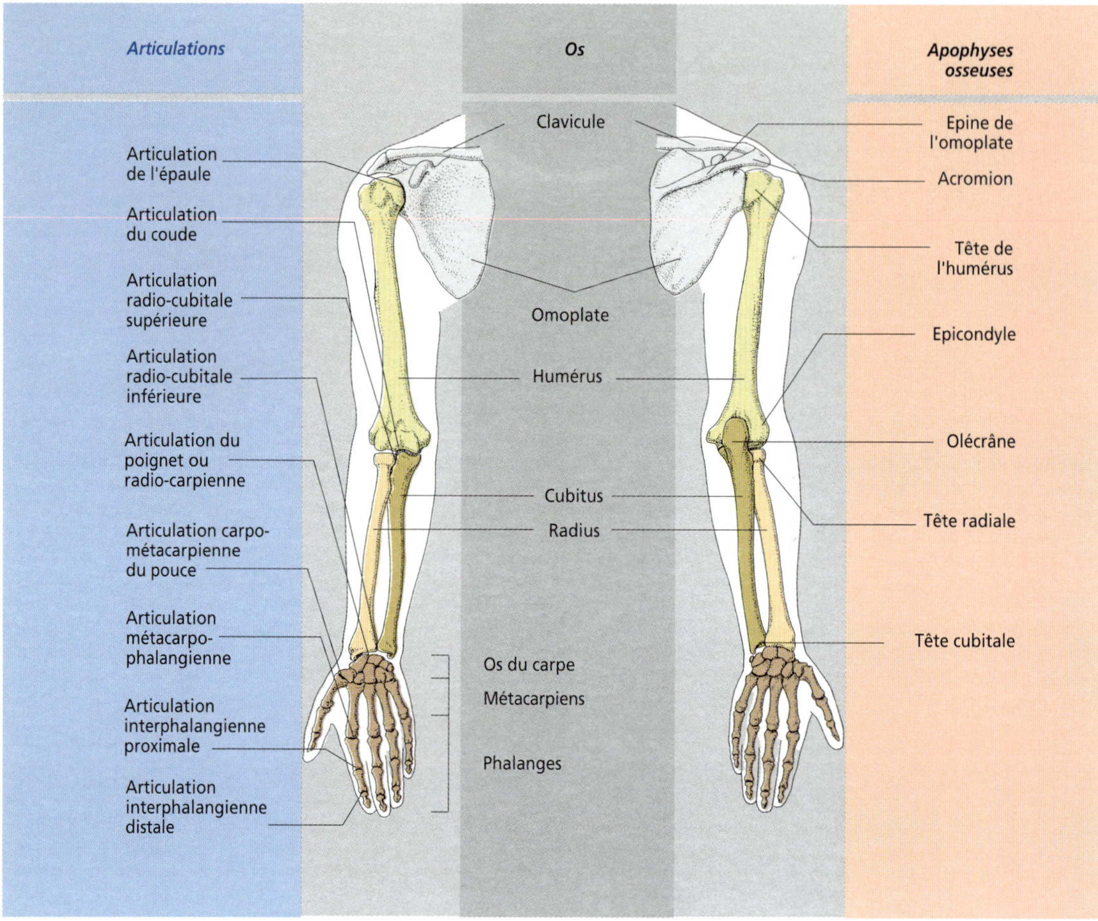

Fig. 8.25 : Aperçu des os de l'extrémité supérieure. A gauche : vue de face, à droite vue de dos.

tion indispensable pour assurer les fonctions des muscles du bras qui partent de l'omoplate : pour pouvoir bouger le bras dans l'articulation scapulaire, ils doivent posséder une origine "immobile" qui serve de butée contre laquelle ils attirent le bras. La clavicule est dans ce cas mobilisée de manière passive.

On différencie un groupe **antérieur** (*ventral*) et un groupe **postérieur** (*dorsal*) parmi les muscles de la ceinture scapulaire. Appartiennent à la **musculature scapulaire antérieure** (☞ Fig. 8.23) :

- le **m. sous-clavier** qui va de la $1^{\text{ère}}$ côte à la clavicule et qui peut ainsi la soulever ;
- le **m. petit pectoral** qui va de la $3^{\text{ème}}$ à la $5^{\text{ème}}$ côte jusqu'à l'omoplate qu'il peut tirer vers le bas et vers l'avant. En même temps, c'est un muscle respiratoire accessoire (☞ 8.3.6) car il soulève les côtes lorsque l'omoplate est fixée ;
- le **m. grand dentelé** qui va de la $1^{\text{ère}}$ à la $9^{\text{ème}}$ côte jusqu'à l'omoplate. Il tourne l'omoplate vers le haut et sur le côté. C'est également un muscle respiratoire accessoire.

Appartiennent à la **musculature scapulaire postérieure** :

- le **m. trapèze**, un muscle large, aplati qui va de l'os occipital et de l'ensemble des vertèbres du cou et du thorax jusqu'à la clavicule et l'omoplate qu'il lève (par ex. pour porter une valise). Par ailleurs, il permet la rotation de l'omoplate et de la tête. Il est très facilement palpable au niveau de l'épaule ;
- le **m. angulaire de l'omoplate** qui s'étend entre les $4^{\text{ème}}$ et $5^{\text{ème}}$ vertèbres cervicales et l'omoplate ;
- les **m. grand** et **petit rhomboïde** qui vont des apophyses épineuses du rachis cervical bas et thoracique haut jusqu'à l'omoplate et qui provoquent les mouvements de l'omoplate vers le haut et le milieu.

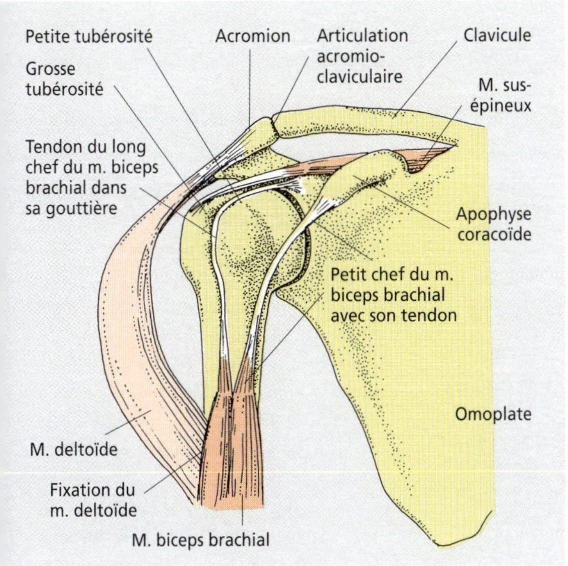

Fig. 8.26 : Articulation de l'épaule. Vue de face avec le trajet des tendons du m. biceps brachial. Le tendon du long chef passe par une gouttière osseuse entre la grande et la petite tubérosité. Le tendon du court chef se fixe au niveau de l'apophyse coracoïde, une excroissance osseuse de l'omoplate qui fait une saillie vers l'avant.

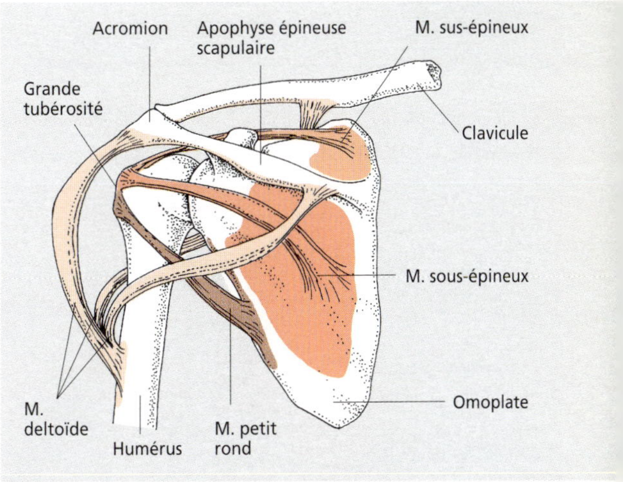

Fig. 8.27 : Omoplate avec représentation schématique de la musculature dorsale de l'épaule. Les muscles ne sont représentés que par de fines bandes pour une meilleure visibilité.

Pour une meilleure compréhension, les muscles postérieurs de l'épaule sont représentés de manière schématique sur la Fig. 8.26.

8.6 Les membres supérieurs

Le bras possède plus de 24 os. Il peut se diviser en trois parties :

- le **bras** avec l'**humérus**,
- l'**avant-bras** avec le **cubitus** et le **radius**,
- la **main** avec les **os du carpe**, les **métacarpiens** et les **phalanges**.

8.6.1 Le bras

L'**humérus** est le plus long et le plus gros os du membre supérieur. Son extrémité supérieure est reliée à l'omoplate par l'articulation de l'épaule, l'inférieure avec le radius et le cubitus par l'articulation du coude. La **tête humérale** est un peu oblique sur la face interne de l'extrémité céphalique de l'os. Presque à la même hauteur se trouvent latéralement une **petite** et une **grosse tubérosité**. Le petit sillon entre la tête et les tubérosités, et donc la diaphyse humérale, est appelé *col anatomique*. La **diaphyse humérale** qui s'y attache a une forme cylindrique et est la partie la plus longue de l'os. Plusieurs excroissances et aspérités, comme les deux tubérosités déjà évoquées, servent de points d'attache aux muscles et aux ligaments du bras. Au niveau distal, la diaphyse s'élargit et forme des excroissances interne et externe, l'**épicondyle** (côté externe) et l'**épitrochlée** (côté interne). Entre ces deux excroissances se trouve la surface articulaire pour l'**articulation du coude**. La surface articulaire est divisée entre la **trochlée** et le **condyle**. L'épicondyle et l'épitrochlée sont situés à l'extérieur de l'articulation et servent de points d'insertion à différents muscles. Au dessus de l'articulation se trouve une cavité osseuse (*fosse olécrânienne*) qui accueille l'apophyse de l'extrémité supérieure du cubitus, l'**olécrâne**. Au même niveau, on trouve en avant deux cavités plus petites. La **cavité interne** (*fossette coronoïde*) qui accueille l'apophyse coronoïde du cubitus lors des mouvements de flexion de l'articulation. La **cavité externe** (*fossette radiale*) qui reçoit la tête radiale lors de certains mouvements de l'avant-bras.

La musculature du bras

Seuls deux muscles (**m. grand pectoral** et **m. grand dorsal**), qui passent au dessus de l'articulation de l'épaule et vont jusqu'à l'humérus, prennent leur naissance au niveau du tronc. Les autres muscles naissent

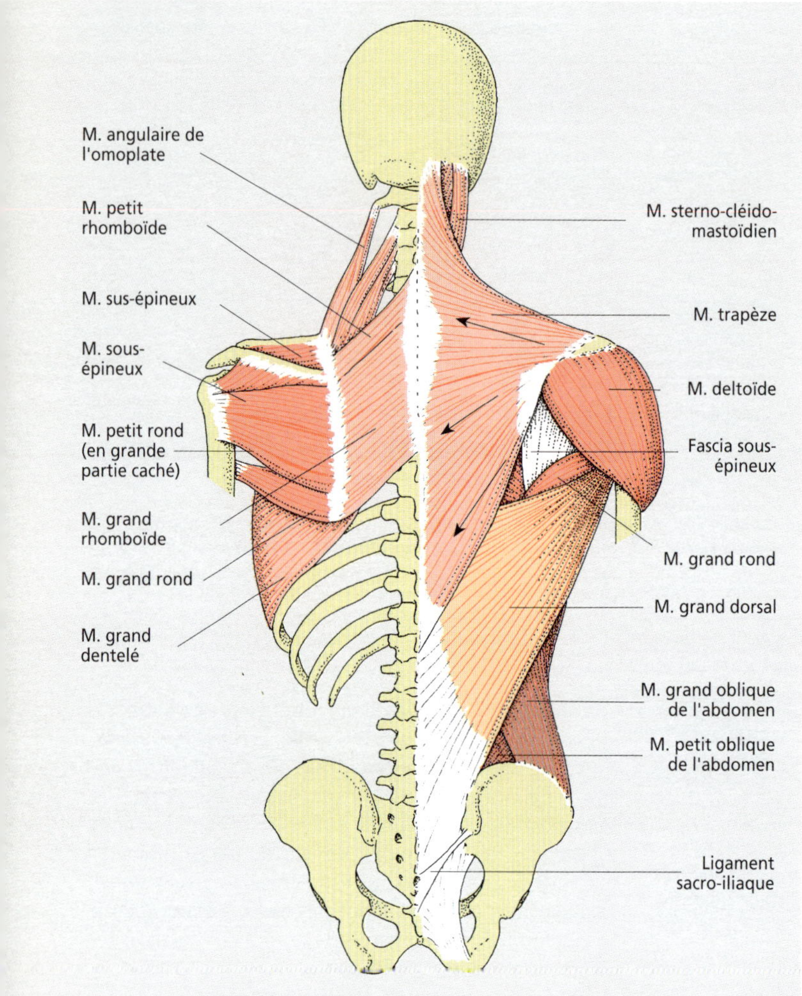

Fig. 8.28 : Musculature dorsale de la ceinture scapulaire ; à droite, couche superficielle qui va jusqu'au bassin, à gauche, la couche profonde.

sur l'omoplate. La stabilité de l'articulation de l'épaule - l'articulation la plus mobile de notre organisme - sera principalement assurée par les muscles de l'épaule et leurs tendons qui l'enveloppent comme un manteau.

Le muscle deltoïde

Le plus gros muscle du bras est le **m. deltoïde** (☞ Fig. 8.30 et 8.5). Il a une forme triangulaire dont la base est une large insertion qui s'étend sur l'apophyse épineuse scapulaire, l'acromion et le bord externe de la clavicule et dont la pointe s'attache sur la surface externe de l'humérus. De ce fait, les fibres musculaires s'étendent dans trois directions, ce qui permet au muscle deltoïde de participer aux six mouvements de l'articulation de l'épaule. Sa fonction principale est de lever le bras. Le muscle deltoïde peut également, avec l'aide des autres muscles de l'épaule cités sur le schéma, participer aux mouvements de rotation, d'anté- et de rétropulsion ainsi que la rabaisser.

Fléchisseurs et extenseurs du coude

D'autres muscles du bras se fixent sur l'humérus ainsi que sur la ceinture scapulaire au niveau de l'articulation de l'épaule et se dirigent vers les os de l'avant-bras. Il sont responsables des mouvements de l'articulation du coude. Comme cette articulation est de type trochléenne (☞ 7.2.4), il s'agit donc de muscles fléchisseurs et extenseurs.

Le muscle fléchisseur principal de l'avant-bras est le **muscle biceps brachial** ("biceps", muscles possédant deux chefs, ☞ Fig. 8.30). Comme son nom l'indique, il possède deux chefs musculaires. Ils courent séparément au dessus de l'articulation de l'épaule, mais s'insèrent cependant par le même tendon sur la tête du radius. Précédemment, ce tendon entoure en partie le radius si bien que le biceps permet non seulement de fléchir mais aussi, en partie, d'effectuer une rotation externe (supination). Le **m. brachial antérieur** et le **m. long supinateur** agissent comme fléchisseurs de l'articulation du coude.

Le **m. triceps brachial** ("triceps", muscles possédant trois chefs) s'étend à la face postérieure du bras et s'insère sur la face postérieure du cubitus. Il étend l'avant-bras au niveau de l'articulation du coude et est également le muscle antagoniste (☞ 7.3.2) du biceps brachial.

8.6.2 **L'avant-bras**

L'avant-bras s'étend de l'articulation du coude jusqu'au carpe. Il se compose de deux os : le **cubitus** et le **radius**.

Le cubitus

A son extrémité supérieure, au niveau de l'articulation du coude, le radius présente une échancrure profonde, en demi-cercle, qui est limitée et surplombée en avant par une petite apophyse (*apophyse coronoïde*) et en arrière par une grosse apophyse en forme de crochet (**olécrâne**). La face interne du crochet sert de cavité glénoïde pour l'articulation du coude et reçoit la **trochlée** de l'humérus (☞ 8.6.1). L'olécrâne est bien palpable et représente la pointe du coude. Une petite incisure à côté de l'apophyse coronoïde, la *petite cavité sigmoïde du cubitus*, sert de surface articulaire pour la **tête radiale** et participe à l'*articulation radio-cubitale supérieure*. On retrouve sur le cubitus différentes excroissances et surfaces rugueuses pour l'insertion des muscles. A la fine extrémité inférieure se trouve la **tête cubitale** qui possède à sa face postérieure une petite apophyse osseuse (*apophyse styloïde cubitale*).

Le radius

Le radius siège le long du cubitus du côté du pouce. A son extrémité supérieure se trouve la tête radiale qui a approximativement la forme d'un gros disque possédant une dépression en son centre. Elle forme avec le cubitus une articulation de type trochoïde (☞ 7.2.4 et Fig. 7.8). La diaphyse radiale offre des zones d'insertion pour de nombreux muscles et présente de ce fait de nombreuses excroissances et surfaces rugueuses. Elle est plus fine et avec des arêtes plus vives que la diaphyse cubitale. L'extrémité inférieure s'élargit en forme de massue et porte les surfaces articulaires pour les os du carpe. Comme dans le cas du cubitus, le radius possède également une apophyse styloïde située par contre sur la face latérale de son extrémité.

A leurs extrémités distales, le radius et le cubitus sont reliés entre eux par une articulation (*articulation radio-cubitale inférieure*) de type trochoïde (☞ 7.2.4).

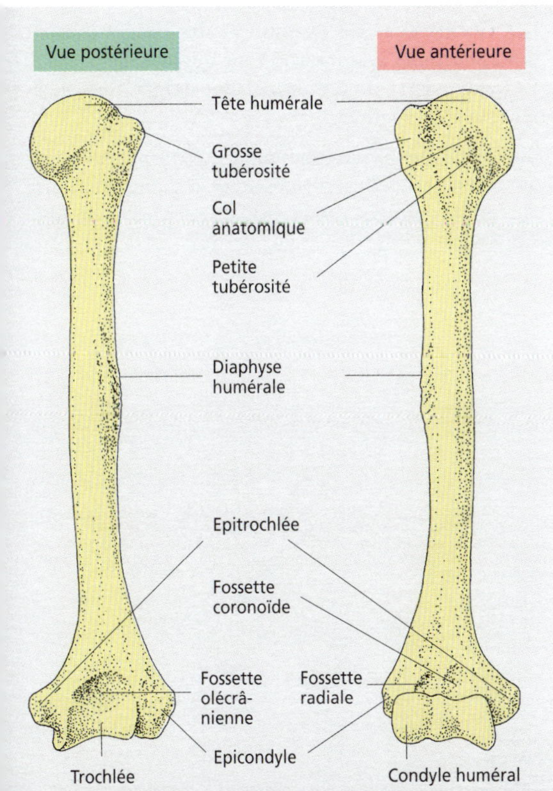

Fig. 8.29 : Humérus droit. A gauche : vue postérieure, à droite : vue antérieure.

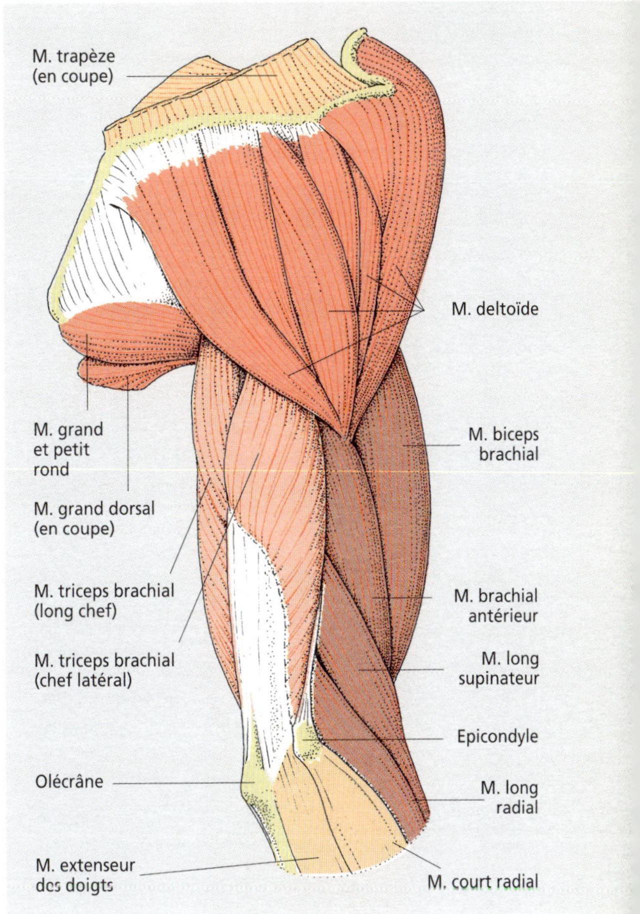

Fig. 8.30 : Muscles du bras droit (vue postéro-latérale).

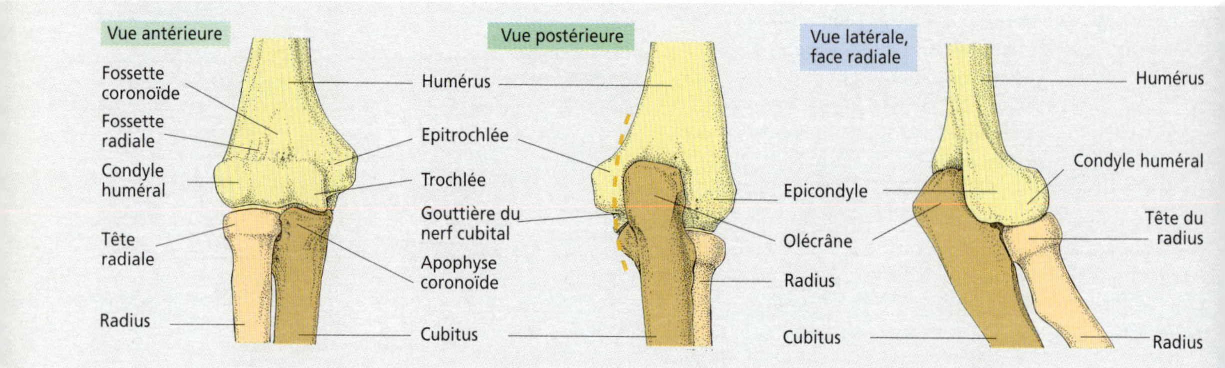

Fig. 8.31 : Articulation du coude (vue antérieure, vue postérieure et vue latérale).

Fig. 8.32 : Musculature de l'avant-bras (vue antérieure).

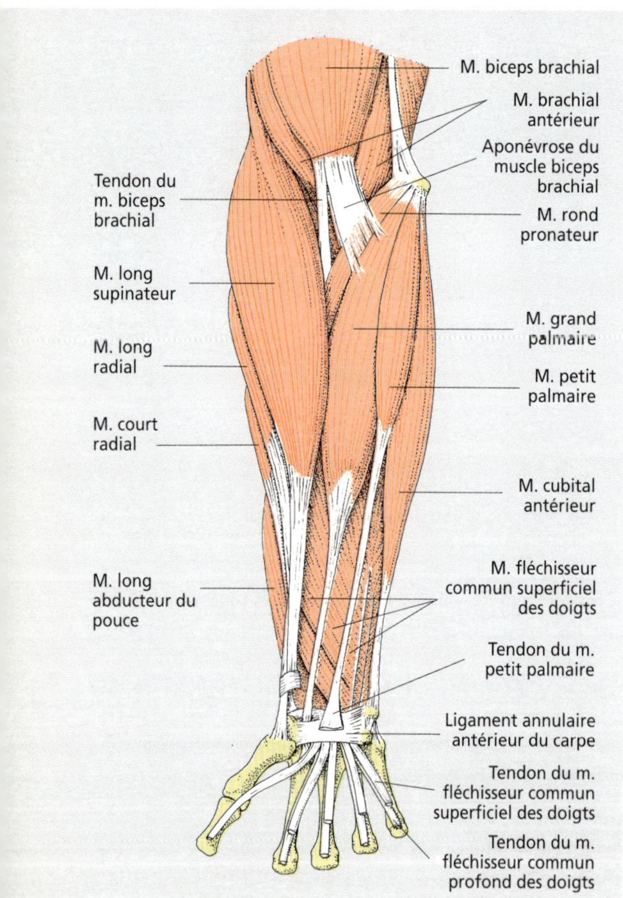

La musculature de l'avant-bras

Les muscles de l'avant-bras peuvent être séparés en quatre groupes en fonction de leur rôle :

- Les **muscles pronateurs**. Ils permettent une rotation interne du radius et du cubitus autour de leur grand axe.
- Les **muscles supinateurs**. Ils provoquent une rotation du radius et du cubitus autour de leur grand axe, inverse de la précédente (*supination*).
- Les **fléchisseurs de la main** et **des doigts** qui ont principalement leur insertion sur l'épitrochlée.
- Les **extenseurs de la main** et **des doigts** qui s'insèrent sur l'épicondyle.

Etant donné que la musculature de l'avant-bras a des relations fonctionnelles étroites avec les muscles de la main et des doigts, nous les aborderons ensemble (☞ 8.6.3).

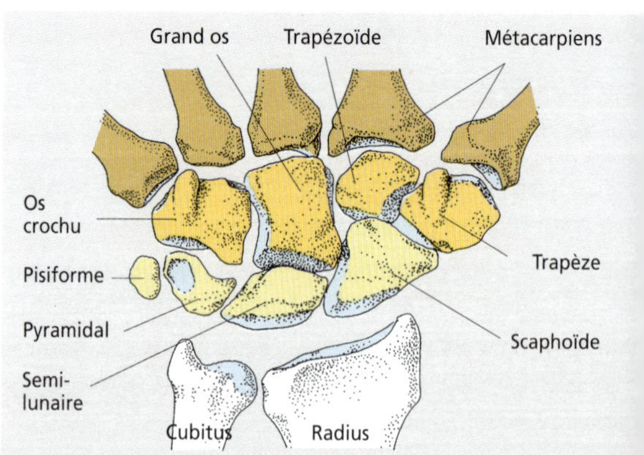

Fig. 8.33 : Les os du carpe de la main gauche. Vue postérieure (dos de la main), "éclatée").

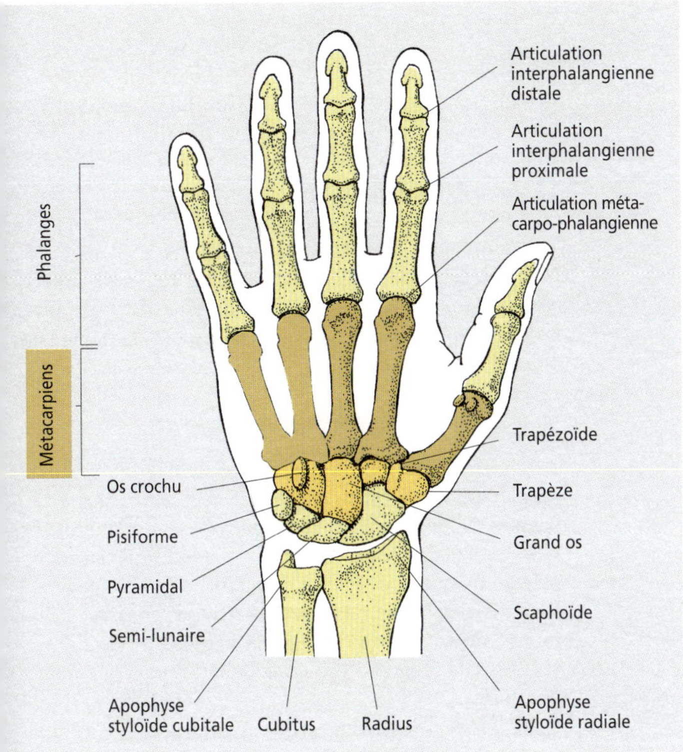

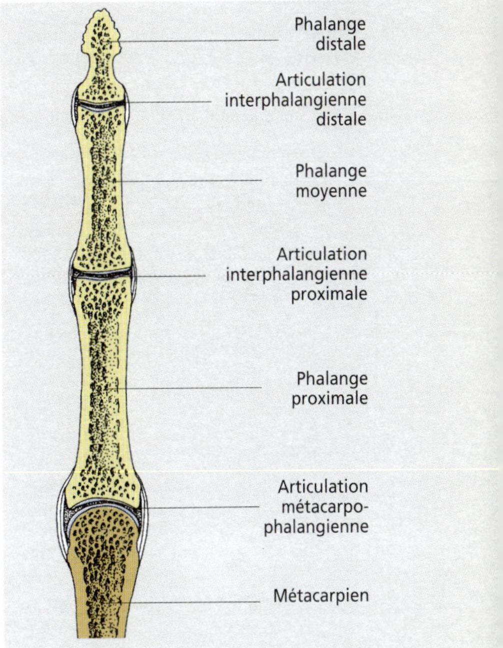

Fig. 8.34 (à gauche) : Squelette de la main (vue postérieure).
Fig. 8.35 (au dessus): Os et articulations du doigt.

8.6.3 La main

Le **carpe** est composé des huit **os carpiens**. Ils sont reliés entre eux par des ligaments et sont disposés en deux rangées de quatre os chacune. En partant du côté radial (côté du pouce) et en allant vers le côté cubital (côté du petit doigt), on trouve :

- Sur la rangée proximale : le **scaphoïde**, le **semi-lunaire**, le **pyramidal**, le **pisiforme**.
- Sur la rangée distale : le **trapèze**, le **trapèzoïde**, le **grand os**, l'**os crochu**.

Le scaphoïde, le semi-lunaire et le pyramidal possèdent chacun une surface articulaire sur leur face proximale ; ces surfaces forment l'**articulation du poignet** ou **radio-carpienne** avec la surface articulaire du radius. Cette dernière fonctionne comme une articulation condylienne (☞ Fig. 7.8) car les trois surfaces articulaires des os du carpe forment ensemble un segment d'ellipsoïde. La tête cubitale ne fait pas partie de l'articulation supérieure de la main mais y participe indirectement par un disque cartilagineux.

Les os du métacarpe

Les os longs de la main sont reliés aux os du carpe qui possèdent de nombreuses facettes. Les extrémités proximales (bases) et distales (têtes) des **métacarpiens** portent des surfaces articulaires assurant les liaisons avec les os du carpe ainsi qu'avec ceux des doigts. Le métacarpien du premier doigt (pouce) est relié avec le carpe pour une articulation par emboîtement réciproque (☞ Fig. 7.8). A ce niveau, la surface articulaire du trapèze représente la partie convexe sur laquelle « s'emboîte » la base concave du métacarpien. Dans cette articulation, le pouce s'oppose aux autres doigts (le verbe « s'opposer » signifie toucher un autre doigt avec un mouvement de pince). Ce n'est qu'ainsi que la main peut saisir et tenir des objets. Les autres articulations entre le carpe et le métacarpe sont reliées par des ligaments rigides et sont pratiquement immobiles.

Les phalanges

Les cinq os métacarpiens sont prolongés par les doigts qui sont composés de deux os, les **phalanges**, au niveau du pouce et de trois phalanges aux autres doigts. Elles s'appellent en partant du métacarpe et en allant vers l'extrémité distale : **phalange proximale** ou *P I*, **phalange médiane** ou *P II* et **phalange distale** ou *P III*. Elles sont reliées entre elles par de petites articulations.

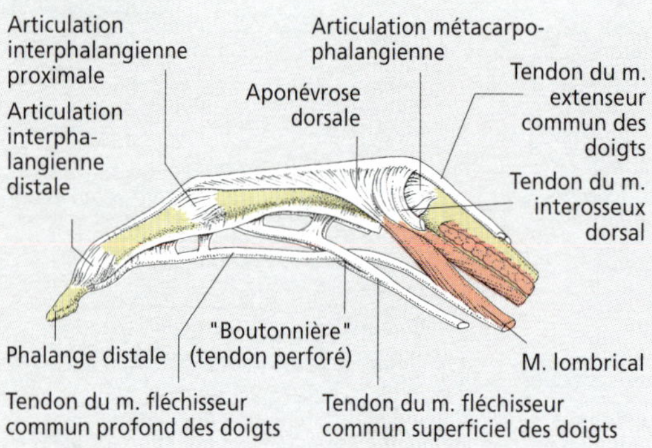

Fig. 8.36 : Appareil tendineux fléchisseur et extenseur d'un doigt. Les tendons du m. fléchisseur commun profond des doigts traversent la perforation ("boutonnière") du tendon du m. fléchisseur commun superficiel des doigts. Le m. fléchisseur commun superficiel des doigts fléchit le doigt au niveau des articulations métacarpo-phalangienne et interphalangienne proximale ; le m. fléchisseur commun profond des doigts agit également au niveau de l'interphalangienne distale, car son tendon est plus long et va jusqu'à la phalange distale.

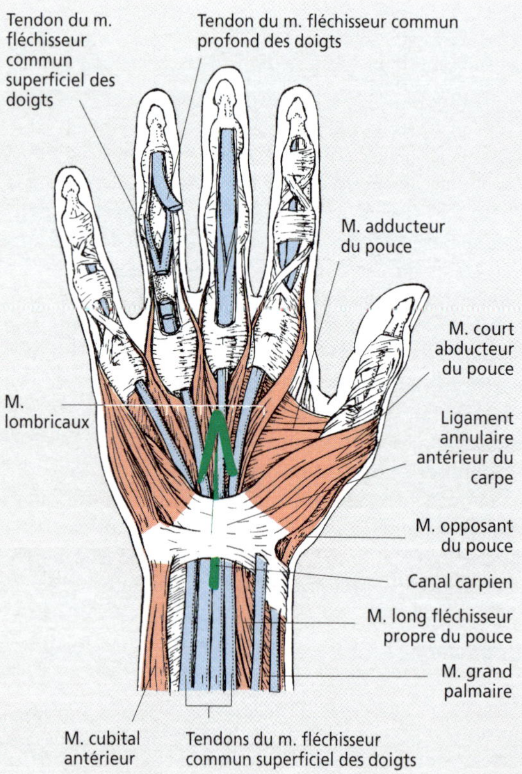

Fig. 8.37 : Musculature de la paume de la main. Sous le ligament annulaire antérieur du carpe se trouve le canal carpien à travers lequel passent les tendons fléchisseurs et le nerf médian (flèche).

Les liaisons entre les métacarpiens et les phalanges proximales s'appellent **articulations métacarpo-phalangiennes** ; les deux rangées d'articulations entre les phalanges s'appellent l'**articulation interphalangienne proximale** et l'**articulation interphalangienne distale** (en abréviation : *IPP* et *IPD*).

Les articulations métacarpo-phalangiennes sont, exception faite de celle du pouce, des **énarthroses**. Cela signifie qu'elles sont mobiles dans les trois plans. Pour l'articulation pouce-métacarpe et pour toutes les interphalangiennes, il s'agit d'articulations de type trochléennes (☞ Fig. 7.8). Dans ce cas, seules la flexion et l'extension sont possibles.

La musculature du poignet et des doigts

Les muscles qui permettent de bouger la main et les doigts sont séparés en muscles fléchisseurs et extenseurs. Les longs ventres efflanqués des muscles s'étendent en deux couches, respectivement au niveau de la face de flexion et de la face d'extension de l'avant-bras. Les muscles d'une des couches sont responsables des mouvements de la totalité de la main, ceux de l'autre couche sont responsables uniquement des mouvements des doigts.

Tous les muscles fléchisseurs et extenseurs s'insèrent sur le bras ou l'avant bras et se fixent sur la main et les doigts par de longs et fins tendons (si les ventres des muscles se poursuivaient jusqu'à la main et les doigts, aucun mouvement ne serait possible du fait de l'augmentation de volume). Donc, les tendons fléchisseurs et les tendons extenseurs courent en grande partie dans des sortes de glissières, c'est-à-dire qu'ils sont maintenus dans leur position par des ligaments. Ainsi le **ligament annulaire dorsal du carpe** recouvre les tendons extenseurs sur la face postérieure du carpe ; le **ligament annulaire antérieur du carpe** recouvre les tendons fléchisseurs sur la face antérieure du carpe. L'agencement des os du carpe forme à ce niveau une gouttière dans laquelle passent les tendons fléchisseurs. Cet espace recouvert par une voûte forme un tunnel qui s'appelle le **canal carpien**. La surface de la main sera recouverte par une plaque tendineuse solide, l'**aponévrose palmaire**.

Afin d'éviter les frottements avec l'environnement du fait des mouvements continuels des tendons fléchisseurs et extenseurs dans les ligaments de maintien, ces derniers sont entourés de gaines tendineuses en tissu conjonctif, qui permettent un glissement des tendons sans frottement du fait de la présence d'un film liquide à l'intérieur.

Il existe six muscles au niveau du poignet qui font bouger la main. Ils proviennent en partie du bras et franchissent le poignet pour atteindre les métacarpiens.

Trois muscles fléchisseurs s'insèrent sur l'épicondyle. En fonction de leur insertion et de leur trajet, ils peuvent non seulement fléchir ou étendre la main, c'est-à-dire la bouger en direction du dos ou de la paume de la main, mais également l'incliner du côté cubital ou radial, c'est-à-dire la fléchir du côté du pouce ou du petit doigt.

Appartiennent au groupe des **muscles extenseurs** au niveau du poignet :

- le **m. premier** ou **long radial** ; ce muscle participe à l'abduction radiale ;
- le **m. deuxième** ou **court radial** et
- le **m. cubital postérieur** ; ce muscle participe à l'abduction cubitale.

Appartiennent au groupe des **muscles fléchisseurs** au niveau du poignet :

- le **m. grand palmaire**,
- le **m. cubital antérieur**,
- le **m. petit palmaire**.

Chez environ 20 % des gens, le muscle long palmaire est manquant - ils ne possèdent donc que cinq muscles.

La flexion et l'extension ne sont cependant pas suffisantes pour assurer la mobilité de la main et de l'avant-bras ; la main doit également pouvoir se tourner vers l'avant et vers l'arrière. On appelle ces mouvements la **supination** (*rotation vers l'arrière*) et la **pronation** (*rotation vers l'avant*). Les **supinateurs** purs sont :

- le **m. biceps brachial** qui fléchit en même temps le bras,
- le **m. court supinateur** qui va de l'épicondyle à la face antérieure du radius.

Les **pronateurs** purs sont :

- le **m. rond pronateur** qui va de l'épitrochlée de l'humérus en passant sur le cubitus et autour du radius jusqu'à sa face postérieure et permet ainsi de fléchir en même temps l'avant-bras,
- le **m. carré pronateur** ; ce muscle va de la face antérieure du cubitus à la face antérieure du radius.

Le **m. long supinateur** fléchit le coude et amène l'avant-bras de la situation de pronation ou de supination vers la position médiane. Il est donc aussi bien pronateur que supinateur.

La grande mobilité du *doigt* est permise par une structure musculaire très complexe. Les muscles qui agissent sur les articulations des doigts proviennent soit du bras, soit de la main elle-même. Ils seront donc appelés soit *muscles longs*, soit *muscles courts*. Les ventres musculaires des muscles longs des doigts sont situés au niveau de l'avant-bras et seuls leurs tendons se poursuivent au delà du poignet.

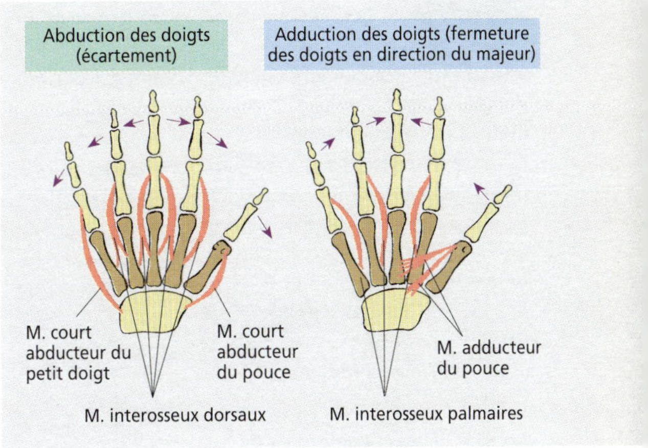

Fig. 8.38 : Ab- et adduction des doigts. Les m. abducteur du petit doigt et court abducteur du pouce écartent les doigts (abduction). Les m. interosseux palmaires et adducteur du pouce rapprochent les doigts (adduction).

Appartiennent aux **fléchisseurs des doigts** :

- le **m. fléchisseur commun superficiel des doigts** dont les tendons, après division en quatre parties, se dirigent vers les phalanges médianes des 2ème à 5ème doigts ;
- le **m. fléchisseur commun profond des doigts** dont les tendons de la même manière se dirigent vers les 2ème à 5ème doigts, mais sur les phalanges distales,
- le **m. long fléchisseur propre du pouce** qui ne fléchit que le pouce.

L'extrémité du tendon du fléchisseur commun superficiel se divise et s'insère à droite et à gauche sur la - phalange médiane. Grâce à cette "boutonnière" (☞ Fig. 8.36), le tendon du m. fléchisseur profond des doigts va jusqu'à la phalange distale et s'attache en une seule partie sur la face postérieure. Ainsi le m. fléchisseur superficiel des doigts fléchit le doigt au niveau de l'articulation métacarpo-phalangienne et de l'interphalangienne proximale, le m. fléchisseur profond des doigts fléchit en plus l'interphalangienne distale. Afin que les tendons ne glissent pas sur le doigt, ils sont maintenus par des solides ligaments.

Appartiennent aux **extenseurs des doigts** qui sont situés sur la face dorsale de la main :

- le **m. extenseur commun des doigts** (☞ Fig. 8.36). Il forme, à la face postérieure de chaque doigt, avec les muscles du petit doigt, une plaque tendineuse qui s'étend jusqu'à la phalange distale. Il permet ainsi l'extension des articulations métacarpo-phalangienne, interphalangienne proximale et interphalangienne distale ;

- le **m. extenseur propre du petit doigt** ; ce dernier est un muscle extenseur propre du petit doigt qui s'ajoute à l'extenseur commun des doigts ;
- le **m. extenseur propre de l'index** ; ce dernier est un muscle extenseur supplémentaire de l'index.

Le pouce dispose également de ses propres muscles extenseurs :

- le **m. court extenseur du pouce** qui va tirer sur la phalange proximale et l'étendre ;
- le **m. long extenseur du pouce** qui tire sur la phalange distale du pouce et étend l'ensemble du pouce ;
- le **m. long abducteur du pouce** qui tire le pouce du côté radial et l'éloigne des autres doigts.

Sur la main elle-même se trouvent les muscles que l'on appelle les muscles courts de la main (☞ Fig. 8.37 et 8.38). Ils s'insèrent sur les métacarpiens (**m. interosseux palmaires** et **dorsaux**) et sur les tendons des fléchisseurs profonds des doigts (**m. lombricaux**), puis vont s'attacher latéralement sur les faces fléchisseuses des 2ème à 5ème doigts.

Les muscles interosseux dorsaux et palmaires écartent les doigts au niveau des articulations métacarpo-phalangiennes (groupe dorsal) et les rapprochent (groupe palmaire). Par ailleurs, ils fléchissent les doigts, avec les muscles lombricaux, au niveau de l'articulation métacarpo-phalangienne et les étendent au niveau des articulations interphalangiennes proximales et distales.

Plusieurs muscles, qui se dirigent vers le pouce et le petit doigt, s'insèrent sur le ligament annulaire antérieur du carpe (☞ Fig. 8.37) :

- le **m. court fléchisseur du pouce**,
- le **m. court fléchisseur du petit doigt**,
- le **m. court abducteur du pouce**,
- le **m. court abducteur du petit doigt**.

Le **m. opposant du pouce** (☞ Fig. 8.37) tire sur la face postérieure du pouce. Il a un rôle très important car il est le seul à permettre l'opposition du pouce avec les autres doigts et les mouvements de griffe.
Le **m. adducteur du pouce** rapproche le pouce des autres doigts. Il passe transversalement en dessous des tendons des longs fléchisseurs superficiels du majeur et de l'index et va vers le pouce.

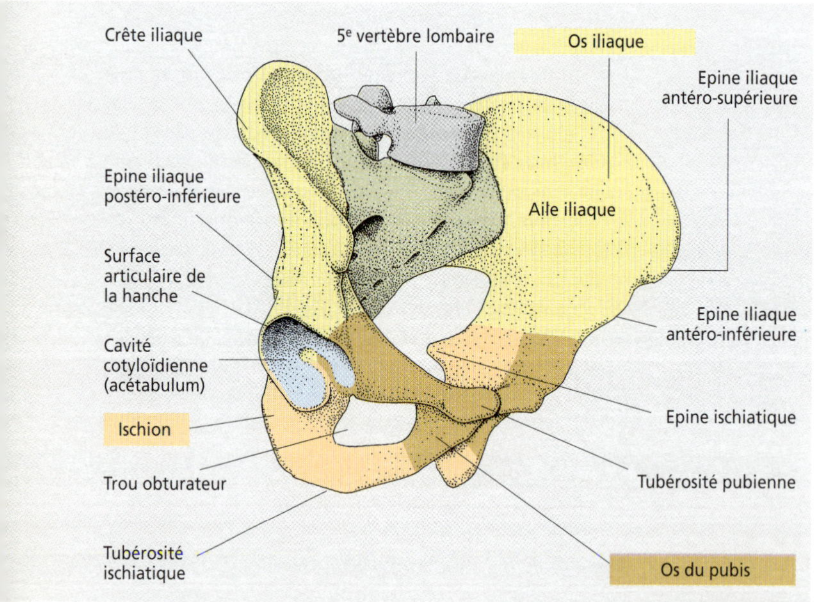

Fig. 8.39 : Os iliaque (vue latérale). Ilion, ischion et pubis forment ensemble la cavité cotyloïdienne de l'articulation de la hanche.

8.7 Le bassin

8.7.1 Le bassin osseux

Les membres inférieurs sont reliés au squelette du tronc par l'intermédiaire du **bassin** (*pelvis*). On l'appelle également *ceinture pelvienne* ou *anneau pelvien* car les trois os qui le composent sont soudés entre eux en forme d'anneau.

Le **sacrum** (☞ Fig. 8.18) forme la paroi postérieure du bassin osseux. Il siège entre les deux os iliaques, dont les contreforts vont vers l'avant en formant un arc, et se soudent à ce niveau par l'intermédiaire d'une liaison cartilagineuse, la **symphyse pubienne**. Les deux **articulations sacro-iliaques**, entre le sacrum et l'os iliaque, sont formées par un solide appareillage ligamentaire qui les rendent presque immobiles.

Les os iliaques sont composés chacun de trois os soudés entre eux : l'**ilion**, l'**ischion** et le **pubis**. Pendant la période de croissance, ces trois os se développent ensemble si bien que leurs frontières ne sont plus visibles à l'âge adulte. Comme l'ilion contient de la moelle osseuse fabriquant des cellules sanguines, la crête iliaque est, après le sternum, la deuxième zone disponible pour les ponctions de moelle osseuse.

L'os iliaque possède quatre apophyses osseuses : les apophyses postérieures s'appellent **épines iliaques postéro-inférieure** et **postéro-supérieure**. La seule partie de l'os iliaque facilement palpable sous la peau, et qui est la plus antérieure, est appelée **épine iliaque antéro-supérieure**. En dessous se trouve l'**épine iliaque antéro-inférieure**. La crête iliaque et l'épine iliaque antéro-supérieure sont des points de repère importants pour la localisation de la *zone d'injection dans le muscle fessier*.

Articulation de la hanche et structures environnantes

La **cavité cotyloïdienne de la hanche** (*acétabulum*), une dépression en forme d'assiette creuse qui accueille la tête du fémur et forme avec elle l'**articulation de la hanche**, est constituée par la réunion de morceaux des trois os de la hanche. Comme cette articulation doit non seulement permettre de nombreux mouvements mais également résister à des forces de pression importantes, elle est entourée d'un appareil ligamentaire très solide.

Les bords arciformes de l'ischion et du pubis ainsi que celui de l'acetabulum forment le **trou obturateur**. Il est fermé par une membrane résistante de tissu conjonctif (**membrane obturatrice**) qui laisse passer des vaisseaux et des nerfs et permet l'insertion de plusieurs muscles.

Grand et petit bassin

Vu dans son ensemble, le bassin osseux rappelle la forme d'un court entonnoir. L'ouverture supérieure de cet "entonnoir du bassin", l'entrée du bassin, est formée par les grandes ailes iliaques. En dessous des grandes ailes iliaques, en diagonale vers l'avant et en bas, les différents os assurent la fermeture de l'anneau pelvien. La bordure ainsi formée et qui s'étend vers l'avant est appelée **ligne terminale**. La zone au dessus de cette ligne est appelée **grand bassin**. En dessous de cette ligne, on trouve une partie du sacrum avec le coccyx et les arcs de l'ilion et du pubis. Cette zone plus étroite de "l'entonnoir" est appelée le **petit bassin**.

Bassin chez la femme et chez l'homme

Le bassin de l'homme se différencie considérablement de celui de la femme :

- Le bassin de la femme est plus plat et plus léger que celui de l'homme ;
- le *détroit supérieur du bassin* de la femme, frontière entre le grand et le petit bassin délimitée par la ligne terminale et le promontoire (☞ Fig. 8.16), est plus grand et de forme ovalaire alors que celui de l'homme est en forme de cœur ;
- le *détroit inférieur du bassin* chez la femme - délimité par le bord inférieur de la symphyse pubienne, les tubérosités ischiatiques et la pointe du coccyx - est beaucoup plus large ;
- l'angle du pubis (l'angle entre les deux arcs pubiens, Fig. 8.41) est obtus chez la femme (plus de 90°), chez l'homme plutôt aigu (moins de 90°) et
- le sacrum de la femme est plus court, plus large et, à sa partie inférieure, incliné vers l'avant.

Toutes les particularités du bassin de la femme s'expliquent par les nécessités de l'accouchement. Le détroit supérieur, au niveau de la ligne terminale, doit être suffisamment large pour que l'enfant puisse passer dans le petit bassin (filière génitale).

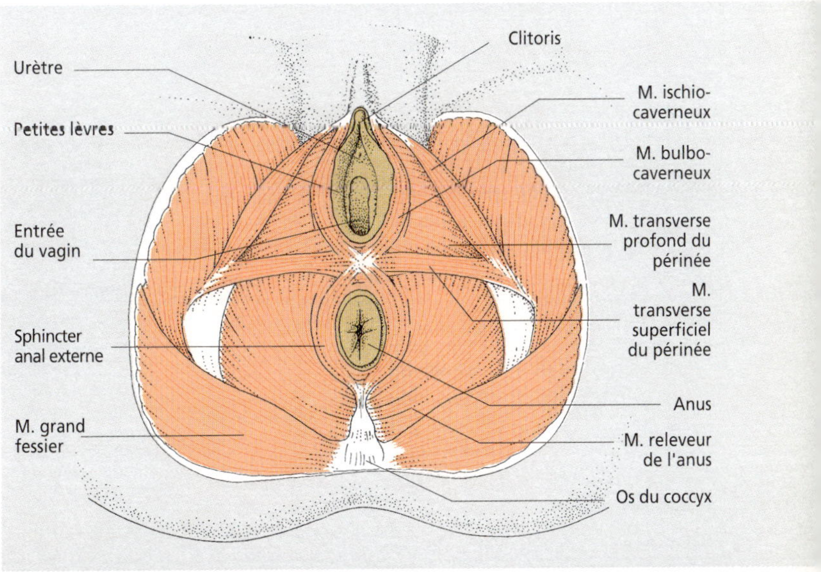

Fig. 8.40 : Plancher pelvien de la femme.

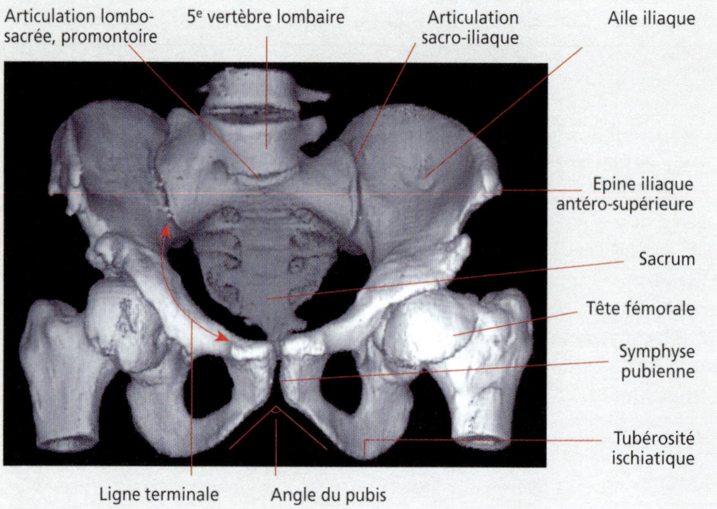

Fig. 8.41 : Reconstruction informatique en trois dimensions d'un bassin de femme à partir de tomographies.

8.7.2 Le plancher pelvien

Comme le détroit inférieur du bassin osseux est ouvert et qu'il doit supporter le poids de l'ensemble des organes internes, il est fermé par une plaque de muscles et de ligaments.

La limite inférieure du petit bassin s'appelle le **plancher pelvien**. Les muscles du plancher pelvien supportent le poids des viscères grâce à un tonus de base relativement important.

Appartiennent à ce groupe :

- le **m. releveur de l'anus** qui recouvre la totalité du détroit inférieur jusqu'à la zone antérieure, à proximité de la symphyse pubienne, où il délimite la *fente uro-génitale* ;
- le **m. transverse profond du périnée** qui s'étend entre les deux branches de l'ischion et qui recouvre la fente uro-génitale. Il forme le *diaphragme uro-génital* en association avec un fascia qui le recouvre et un ligament qui s'étend entre les deux branches du pubis ;
- le **m. bulbo-caverneux** complète, en association avec le sphincter anal externe, le système musculaire de maintien des organes contenus dans le bassin, la vessie, les intestins, l'utérus et le vagin ;
- le **m. ischio-caverneux** qui, à droite et à gauche, recouvre l'espace entre la branche du pubis et la tubérosité ischiatique ;
- le **m. transverse superficiel du périnée** qui s'étend obliquement entre les deux tubérosités ischiatiques et s'entrelace avec le diaphragme uro-génital.

8.7.3 Les muscles de la région pelvienne

La plupart des muscles de la région

Fig. 8.42 : Musculature externe de la hanche. Vue latérale de la hanche. Le m. grand fessier a été enlevé. En dessous, le m. moyen fessier, qui possède une large insertion, est visible.

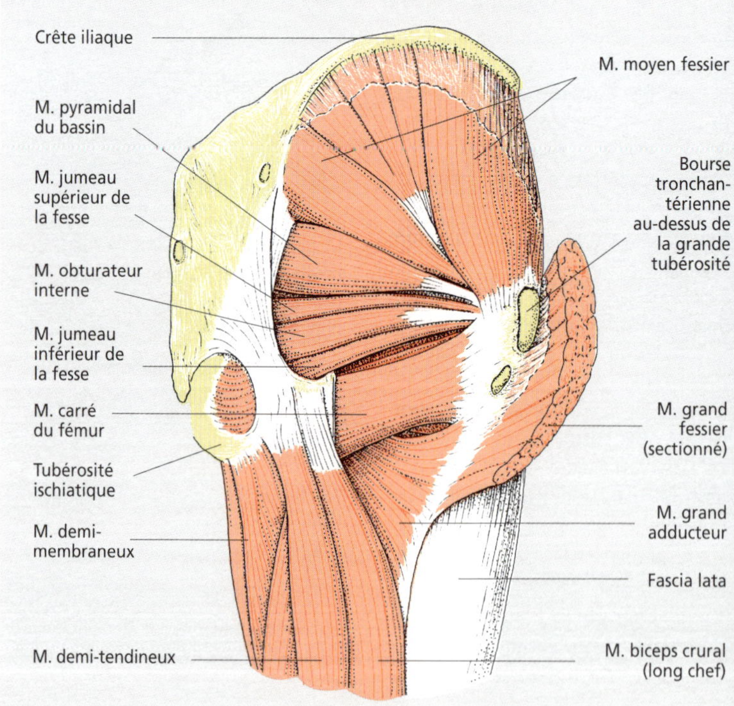

pelvienne tirent sur la cuisse et permettent les mouvements au niveau de l'articulation de la hanche, la plus grosse articulation de type énarthrose chez l'homme. Cette dernière autorise des mouvements dans les trois axes :

- dans l'axe sagittal : flexion de la jambe en avant contre le tronc (*antéversion*), extension de la jambe en arrière en s'éloignant du tronc (*rétroversion*) ;
- dans l'axe horizontal : écartement de la jambe sur le côté (*abduction*), rapprochement de la jambe (*adduction*) ;
- dans l'axe longitudinal : rotation de la jambe vers l'intérieur (*rotation interne*) et rotation de la jambe vers l'extérieur (*rotation externe*).

Plusieurs muscles participent à chacun de ces mouvements. Quelques uns de ces muscles passent directement au dessus de l'articulation de la hanche ; une partie ne s'insère pas sur la cuisse mais s'étend plus loin jusqu'à la jambe en passant au dessus de l'articulation du genou. Ces muscles peuvent mobiliser le membre inférieur aussi bien au niveau de l'articulation de la hanche que de celle du genou.

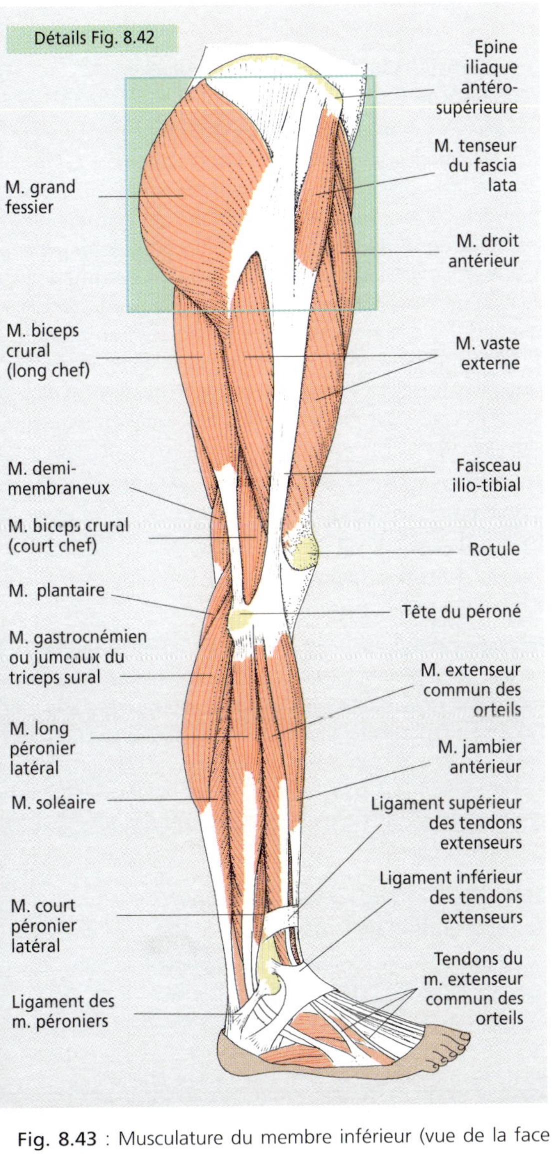

Fig. 8.43 : Musculature du membre inférieur (vue de la face externe).

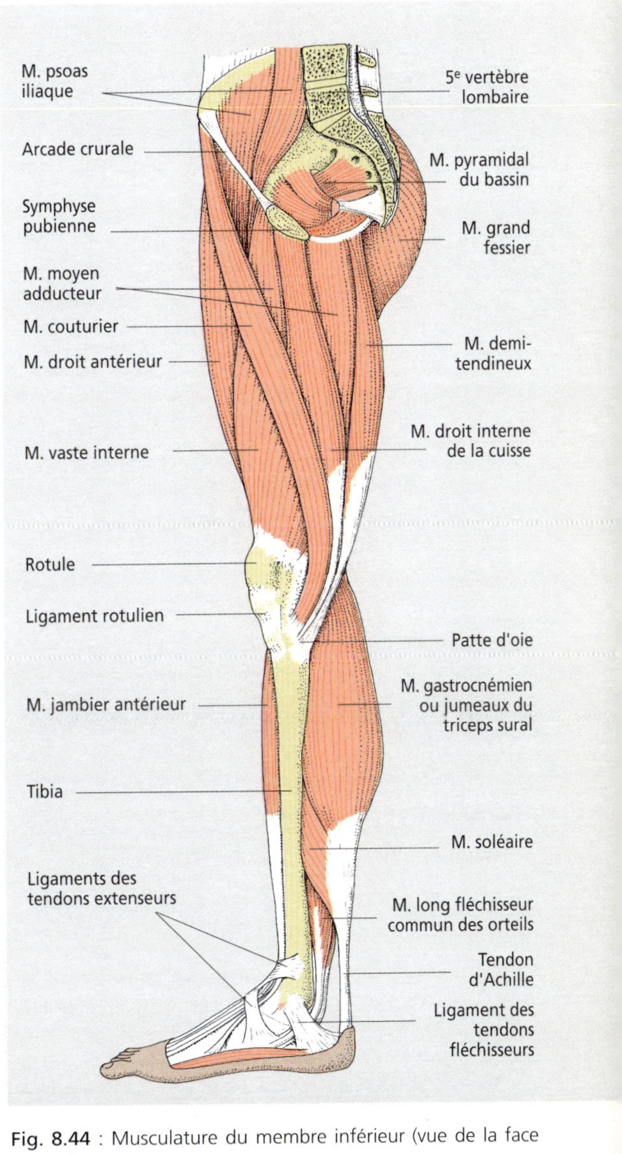

Fig. 8.44 : Musculature du membre inférieur (vue de la face interne)

Les fléchisseurs au niveau de l'articulation de la hanche

Le principal muscle fléchisseur de la hanche est le **m. psoas iliaque**. Il est formé de deux parties, le **m. iliaque** et le **m. psoas** qui forment ensemble une unité fonctionnelle. Le m. psoas iliaque s'insère sur les corps des vertèbres lombaires (m. psoas) ainsi que sur la face interne de la crête iliaque (m. iliaque) et se dirige en bas vers le fémur.

Comme tous les muscles fléchisseurs, il passe *en avant* de l'articulation de la hanche. Il fléchit la jambe sur le tronc.

Un autre muscle fléchisseur important est le **m. droit antérieur** (☞ Fig. 8.44). Il part de la face interne de l'os iliaque, se dirige en bas vers la face antérieure de la cuisse puis passe par dessus le genou pour aller jusqu'à la jambe. Il peut de ce fait aussi bien avoir une action de flexion au niveau de l'articulation de la hanche qu'une action d'extension au niveau de celle du genou. Le m. droit antérieur est une partie du **m. quadriceps crural**. Ses partenaires, les trois autres chefs (**m. vaste interne**, **m. vaste externe** et **m. crural**) s'insèrent sur le fémur et se dirigent vers la jambe, ils n'entraînent que l'extension du genou. L'ensemble des quatre muscles s'insère par un large tendon unique sur la partie haute de la face antérieure du tibia. Ce dernier contient un os sésamoïde au niveau de l'articulation du genou, la **rotule,** et est appelé pour cette raison, **tendon rotulien**. Le **m. couturier,** qui participe aussi à la flexion de la hanche, s'insère sur l'épine iliaque antéro-supérieure puis descend en biais vers la face interne de la partie supérieure du tibia. Ce dernier est le muscle le plus long chez l'homme.

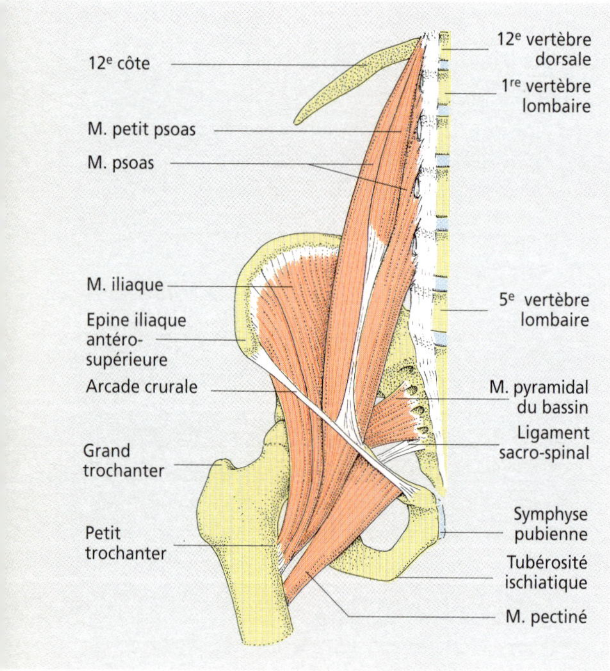

Fig. 8.45 : La musculature interne de la hanche : les fléchisseurs de la hanche. Le m. psoas iliaque est divisé en deux parties : le m. iliaque et le m. psoas. Ils se réunissent et se dirigent vers le fémur en passant sous l'arcade crurale. Le m. petit psoas, efflanqué, également visible, irradie dans le fascia du m. psoas iliaque - il n'a chez l'homme qu'une importance limitée. Le m. pectiné a également une fonction d'adducteur en plus de celle de fléchisseur de la hanche.

Les extenseurs au niveau de l'articulation de la hanche

Les muscles extenseurs s'étendent du bassin, en arrière de l'articulation de la hanche, jusqu'au fémur. Le plus important extenseur est le **m. grand fessier** (voir également Fig. 8.6), un muscle puissant, qui participe au maintien de la partie supérieure du corps et empêche que le tronc ne bascule en avant lors de la position debout. Il prend son origine par une large insertion au niveau de l'os iliaque et se dirige vers la face postérieure du fémur. Il est le principal responsable de la forme typique des fesses. S'il est paralysé, le redressement de la position accroupie ou la montée des escaliers ne sont plus possible.

Trois autres muscles assistent le m. grand fessier dans sa fonction d'extension :

- le **m. biceps crural**,
- le **m. demi-tendineux**,
- le **m. demi-membraneux**.

Ces trois muscles passent derrière les articulations de la hanche et du genou, se dirigent vers la jambe et sont non seulement des extenseurs de la hanche mais également des fléchisseurs du genou. Comme leur insertion se trouve en arrière, latéralement, en dessous de l'articulation du genou, ils peuvent également assurer les mouvements de rotation interne et externe au niveau du genou.

Abducteurs et adducteurs au niveau de l'articulation de la hanche

Les abducteurs au niveau de l'articulation de la hanche sont les **m. moyen fessier** et **petit fessier**, à moitié recouverts par le m. grand fessier, qui s'étendent de la face postérieure de l'aile iliaque jusqu'au grand trochanter sur le fémur. Ils possèdent également une importante fonction statique : ils empêchent un basculement du bassin, pendant la marche, sur le côté où la jambe est soulevée pour commencer le pas suivant. Ils tirent le bassin légèrement vers le bas par une contraction du côté de la jambe de soutien. Le soulèvement simultané de l'autre côté permet de cette manière d'effectuer le pas suivant. Les m. moyen et petit fessier facilitent également la rotation interne et externe du membre inférieur au niveau de l'articulation de la hanche.

Six muscles (**adducteurs**, Fig. 8.46) rapprochent la jambe après qu'elle ait été écartée.

Ils s'étendent de l'ischion et du pubis vers la face interne du fémur où ils s'insèrent sur une crête osseuse rugueuse. Cette dernière s'étend le long de toute la diaphyse fémorale et est appelée **ligne âpre** (☞ Fig. 8.48). Appartiennent au groupe des adducteurs :

- le **m. moyen adducteur**,
- le **m. petit adducteur**,
- le **muscle grand adducteur**,
- le **m. obturateur externe**,
- le **m. droit interne de la cuisse**,
- le **m. pectiné**.

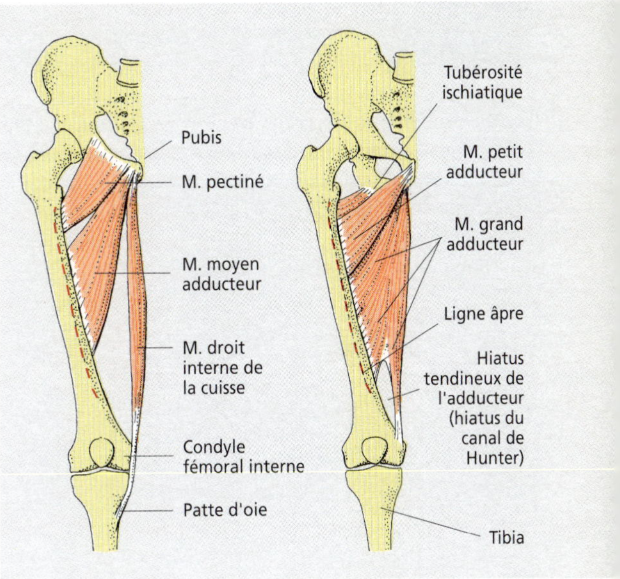

Fig. 8.46 : Adducteurs de la cuisse. A gauche la couche superficielle, à droite la couche profonde. Le m. obturateur externe se trouve sous le m. court adducteur et, de ce fait, n'est pas visible.

Le fascia lata

Tous les muscles qui passent le long du bord externe de la cuisse (musculature externe de l'articulation de la hanche ☞ Fig. 8.42) sont réunis dans une enveloppe solide de tissu conjonctif, le **fascia lata**. Ce dernier est renforcé sur la face extérieure de la cuisse, formant un ligament, (appelé **ligament ilio-tibial**) et y est maintenu en tension par un muscle indépendant (**m. tenseur du fascia lata**, ☞ Fig. 8.43).

8.8 Les membres inférieurs

Comme pour les membres supérieurs, on peut les diviser en trois segments : la cuisse reliée au tronc par le bassin, la jambe et le pied.

8.8.1 La cuisse

L'os de la cuisse, le **fémur**, est l'os le plus long et le plus lourd de l'organisme. A son extrémité proximale se trouve la **tête fémorale** qui forme l'articulation de la hanche avec la cavité cotyloïdienne du bassin. L'extrémité distale est reliée par une articulation avec le **tibia**. La tête fémorale est reliée à la diaphyse par le **col fémoral** qui forme un embranchement oblique. A la jonction entre le col et la diaphyse fémorale se trouvent deux excroissances osseuses, au niveau supéro-externe, le **grand trochanter,** et en inféro-interne, le **petit trochanter**. Le grand trochanter est facilement palpable sous la peau. Ils servent tous les deux à l'insertion de muscles de la hanche.

Sur la diaphyse fémorale sous-jacente se trouvent plusieurs aspérités et excroissances osseuses sur lesquelles s'insèrent des muscles de la hanche (ligne rugueuse, ☞ 8.46). La diaphyse fémorale descend de manière oblique vers l'intérieur, si bien que l'articulation du genou est située plus près de l'axe du corps que celle de la hanche. Comme l'humérus (☞ 8.6.1), le fémur possède vers l'intérieur et vers l'extérieur deux *excroissances articulaires* (**condyles interne** et **externe**). A leurs faces inférieures se trouvent les surfaces articulaires pour le tibia, en arc de cercle, qui se poursuivent en partie vers la face postérieure de l'os. Cette forme permet les mouvements d'enroulement de l'articulation du genou pour la flexion et l'extension.

La musculature de la cuisse

Les muscles du membre inférieur sont beaucoup plus puissants que ceux du membre supérieur, car chaque jambe doit stabiliser, tenir et mobiliser des poids importants. C'est pourquoi, la plupart des muscles de la cuisse s'insèrent sur le bassin et passent souvent au dessus de deux articulations, c'est-à-dire également au dessus du genou. Ils permettent des mouvements aussi bien de l'articulation de la hanche que de celle du genou. Ces muscles ont déjà été décrits avec l'articulation de la hanche.

8.8.2 L'articulation du genou

L'**articulation du genou** est la plus grosse articulation du corps et elle est la mieux protégée. Les surfaces articulaires des condyles du fémur et du tibia en font partie. A la différence de l'articulation de la hanche, les mouvements dans l'articulation du genou ne sont possibles que dans deux axes. Ainsi on peut principalement fléchir et étendre le genou. En position fléchie, la rotation interne et externe sont également possibles, mais d'un degré très limité.

Le fémur et le tibia n'ont pas de contact direct car deux structures cartilagineuses, les *ménisques*, sont insérées entre eux. Ces derniers sont situés l'un du côté interne et l'autre du côté externe et sont de ce fait appelés **ménisque interne** et **ménisque externe**. L'interne a une forme en demi-lune et l'externe d'un cercle presque fermé. Ils sont en contact étroit par leur bord externe épaissi avec la capsule articulaire, mais ils y sont attachés en gardant une certaine mobilité ce qui leur permet de pouvoir encore glisser sur la surface articulaire du tibia. Ils offrent ainsi au fémur une cavité adaptée en fonction de la position de l'articulation. Comme par ailleurs les ménisques possèdent une certaine élasticité, ils équilibrent les pressions qui s'exercent sur le genou.

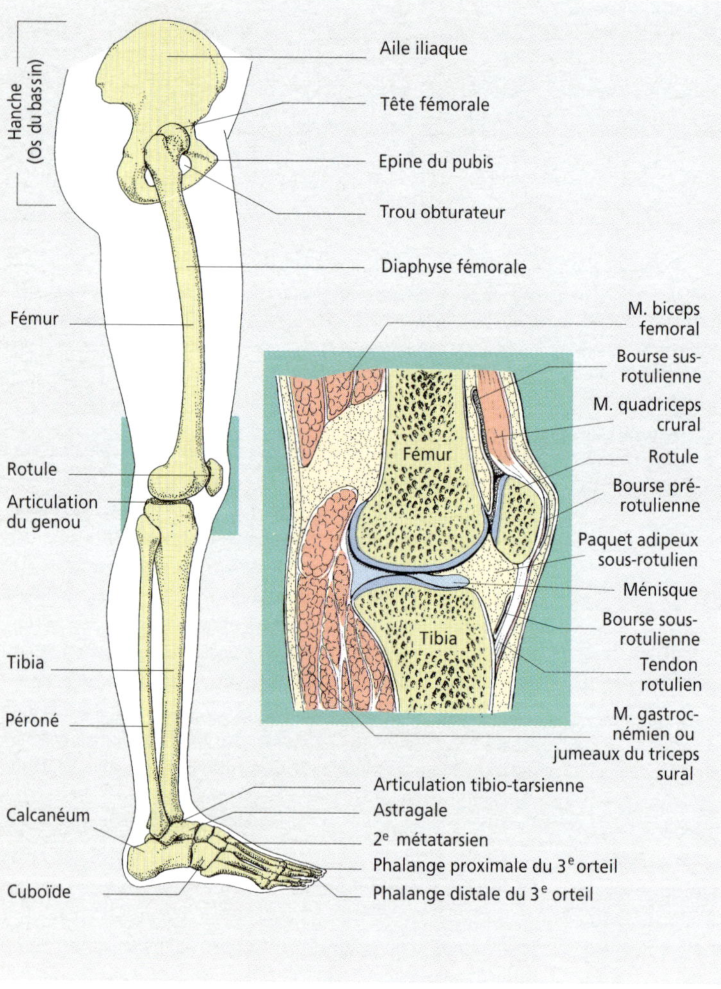

Fig. 8.47 : Structure osseuse du membre inférieur. Vue de face avec section longitudinale de l'articulation du genou. Le fémur et le tibia n'ont pas de contact direct entre eux, mais sont reliés par deux structures cartilagineuses, les ménisques, qui équilibrent les forces de pression et offrent au fémur une cavité cotyloïdienne optimale dans n'importe quelle position articulaire. Par ailleurs le paquet adipeux sous-rotulien permet l'équilibration des mouvements grâce à sa déformabilité et évite les frottements des tendons sur l'os lors de l'extension et de la flexion.

Ligaments latéraux et croisés

Il existe à l'intérieur de l'articulation les ligaments croisés, deux puissants ligaments qui se croisent (**ligament croisé antérieur** et **postérieur**), et qui empêchent un glissement des deux segments de l'articulation vers l'avant ou vers l'arrière. Sur les faces latérales, l'articulation du genou est renforcée par les **ligaments latéraux interne** et **externe** qui complètent le tendon rotulien situé en avant, avec de solides bandes fibreuses.

Le genou possède en plus un paquet adipeux qui est situé en avant de l'articulation et qui équilibre les mouvements du fait de sa déformabilité (☞ Fig. 8.47). Afin qu'aucun dommage ne survienne aux tendons qui passent au dessus de l'articulation, des bourses sont placées au niveau des points de frottement, en avant et en arrière du genou (*bourse sus-rotulienne*, *bourse pré-rotulienne*, *bourse sous-rotulienne*).

L'articulation du genou est enfin stabilisée par la musculature qui agit sur elle. Ces muscles proviennent pour leur plus grande partie du bassin et ont déjà été largement cités.

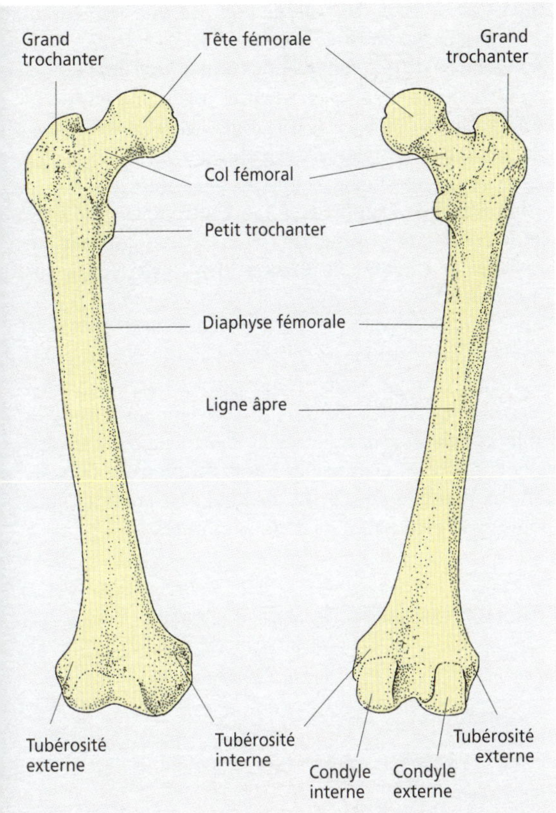

Fig. 8.48 : Fémur droit. A gauche : vue antérieure, à droite : vue postérieure.

Le muscle quadriceps crural avec ses quatre chefs (m. droit antérieur, m. vaste interne, m. vaste externe et muscle vaste intermédiaire) est un muscle **extenseur du genou.**

Appartiennent au groupe **des fléchisseurs du genou** :

- le m. biceps crural,
- le m. couturier,
- le m. droit interne de la cuisse,
- le m. demi-tendineux,
- le m. demi-membraneux.

Un seul petit muscle, le **m. poplité**, appartient exclusivement à l'articulation du genou et participe à la flexion et à la rotation interne de la jambe. Par ailleurs, il tire vers l'arrière le ménisque externe lors de la flexion du genou et empêche que la capsule articulaire ne se coince.

Un autre fléchisseur du genou, qui en fait n'est pas un muscle de la cuisse, est le **m. gastrocnémien** ou **m. jumeaux du triceps sural**.

8.8.3 La jambe

La jambe est constituée de deux os longs, le **tibia** et le **péroné** ainsi que de la musculature qui y est attachée et qui s'étend en plus grande partie jusqu'au pied.

Le tibia

Le **tibia** est le plus solide des deux os. Sa diaphyse présente en coupe la forme d'un triangle qui pointe vers l'avant. La *crête tibiale* est bien palpable sous la peau et est la cible du célèbre "coup de pied dans le tibia".

L'extrémité proximale du tibia, la **tête tibiale**, est élargie sur ses deux faces latérales (**tubérosités interne** et **externe**). Entre les deux tubérosités, la tête tibiale porte une surface articulaire plane. Cette dernière forme l'**articulation du genou** avec son vis-à-vis sur l'extrémité du fémur. Elle possède en son milieu une excroissance osseuse sur laquelle se fixent les ligaments croisés de l'articulation. La face postérieure cartilagineuse de la **rotule** fait également partie de l'articulation du genou. Cette dernière est incluse dans le tendon du m. quadriceps crural qui passe en avant de l'articulation du genou et qui se fixe sur une aspérité du tibia (*tubérosité tibiale antérieure*) juste en dessous de l'articulation. Sur la tubérosité externe de la tête du tibia se trouve une autre petite surface articulaire qui est en liaison avec la **tête du péroné**.

L'extrémité inférieure du tibia est un peu élargie et possède vers l'intérieur une excroissance osseuse, appelée **malléole interne,** qui est bien palpable sous la peau.

Du fait de sa forme triangulaire, le tibia possède égale-

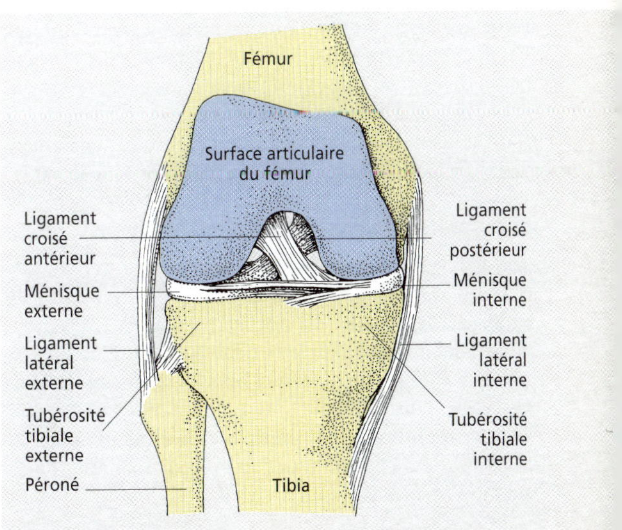

Fig. 8.49 : Articulation du genou de face et en position fléchie. Dans cette position, les ligaments croisés sont mieux visibles.

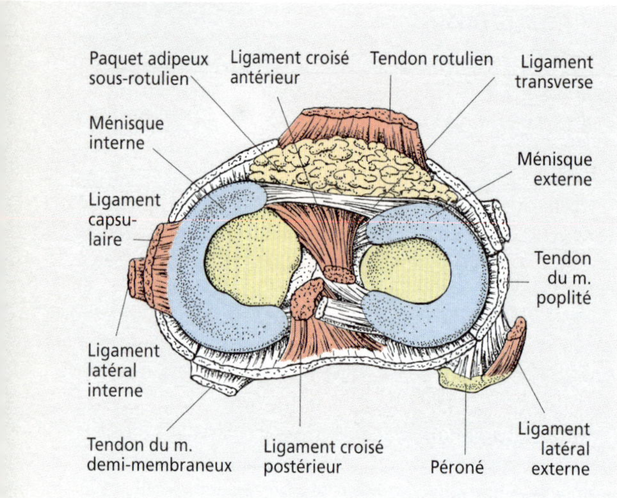

Fig. 8.50 : Vue de l'articulation du genou droit ouverte par le haut. Les deux ligaments croisés traversent en diagonale l'articulation du genou.

ment, en plus de la crête tibiale, un *bord interne* et un *bord externe*. Enfin, il existe sur toute la longueur un solide ligament (**membrane interosseuse**) qui ferme complètement l'espace entre le tibia et le péroné.

Le péroné

Le **péroné** est un os long, très fin, situé à l'extérieur du tibia. Son extrémité supérieure, un peu plus large (**tête du péroné**), possède une liaison articulaire avec la tubérosité externe du tibia. Elle est palpable, sous la forme d'une excroissance osseuse, latéralement sous l'articulation du genou. Son extrémité inférieure, notablement plus élargie, forme la **malléole externe** bien palpable sous la peau. La membrane interosseuse est également fixée sur toute la longueur de la diaphyse du péroné.

La pince malléolaire

Les deux malléoles, ainsi que l'extrémité inférieure du tibia qu'elles enserrent, font partie de l'**articulation tibio-astragalienne**. La forme particulière des malléoles, qui enserrent ici la surface articulaire de l'astragale (☞ 8.8.4), est également appelée **pince malléolaire**. En dessous de l'articulation tibio-tarsienne, se trouve l'**articulation astragalo-calcanéenne** (☞ 8.8.4). Elles forment ensemble une unité fonctionnelle, l'articulation tibio-tarsienne.

Musculature de la jambe - les muscles longs du pied

La silhouette caractéristique de la jambe est due aux ventres de plusieurs muscles qui se rétrécissent pour la plupart en se dirigeant vers le pied, ce qui explique la forme du mollet (☞ Fig. 8.43 et 8.44).

Des cloisons de tissu conjonctif (septa) divisent la musculature de la jambe en quatre **loges musculaires** (☞ Fig. 8.52) :

- en antérieur, le **groupe des extenseurs**,
- en antéro-latéral, le **groupe des péroniers**,
- au milieu de la jambe, en relation étroite avec le tibia et le péroné, le **groupe des fléchisseurs profonds**, en postérieur (dorsal), le **groupe des fléchisseurs superficiels**.

Tous les muscles de la jambe s'insèrent sur le pied et le mettent en mouvement par l'intermédiaire des articulations tibio-astragalienne et astragalo-calcanéenne ainsi que celle des orteils. Comme ils proviennent tous de la jambe et agissent sur les articulations du pied, on les appelle également les **muscles longs du pied**, en opposition aux **muscles courts du pied** qui s'insèrent uniquement sur le pied par leurs deux extrémités.

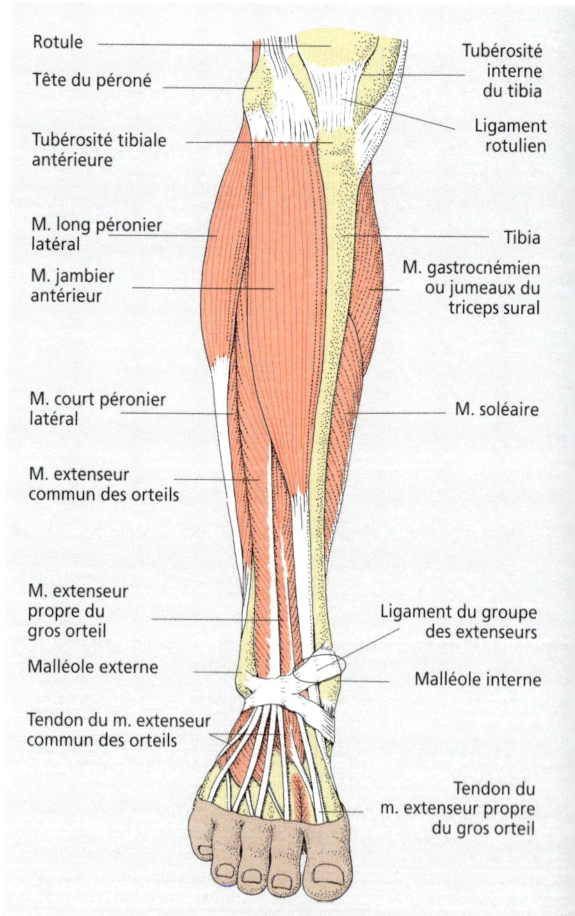

Fig. 8.51 : Musculature de la jambe (vue antérieure).

En fonction de leur rôle, on distingue, dans la musculature de la jambe, les muscles fléchisseurs et extenseurs. Les extenseurs tirent le pied ainsi que les orteils vers le haut (**extension dorsale**), les fléchisseurs vers le bas (**flexion plantaire**). L'ensemble des fléchisseurs, à l'exception du groupe des péroniers, inclinent aussi le pied vers l'intérieur (**supination**) ; tous les extenseurs participent à la **pronation**, mouvement du bord du pied vers l'extérieur et le haut (☞ Fig. 8.3).

Le plus gros muscle de la jambe, appelé **m. triceps sural**, siège en arrière et possède comme son nom l'indique trois chefs : il est composé du **m. gastrocnémien** ou **jumeaux du triceps sural** qui a deux chefs et du **m. soléaire**. Ils sont rassemblés dans la même loge musculaire comme fléchisseurs superficiels et s'insèrent avec un tendon commun, le célèbre **tendon d'Achille**, sur le calcanéum. Ce dernier forme une corde épaisse, au dessus du talon, qui est bien visible et palpable. Les muscles du mollet fléchissent le pied vers la plante au niveau de l'articulation tibio-astragalienne (☞ 8.8.4).

Un autre fléchisseur au niveau de l'articulation tibio-astragalienne est le **m. jambier postérieur**. Il chemine avec les deux autres fléchisseurs profonds, c'est-à-dire avec le **m. long fléchisseur propre du gros orteil** et le **m. long fléchisseur commun des orteils**, dans la loge musculaire du groupe des fléchisseurs profonds. A l'intérieur de cette enveloppe, environ au centre de la jambe, passent également les gros vaisseaux et les nerfs de la jambe. Alors que le m. jambier postérieur s'insère sur les os du tarse et du métatarse, les tendons du m. long fléchisseur commun des orteils se poursuivent jusqu'aux phalanges distales des orteils.

Les muscles de la loge externe, les **m. long péronier latéral** et **court péronier latéral** (☞ Fig. 8.51) possèdent également une fonction de flexion, mais leur rôle principal est de relever le bord externe du pied vers le haut (pronation). Ils passent tous les deux autour de la malléole externe et s'insèrent sur les métatarsiens.

Dans la loge musculaire antérieure passent les extenseurs du pied. Le **m. jambier antérieur**, comme les m. long extenseur des orteils et long extenseur du gros orteil, descend le long de la face antérieure du tibia jusqu'au dos du pied. A cet endroit, il s'insère sur les os du tarse et du métatarse. Le **m. extenseur commun des orteils** va plus loin jusqu'à la face dorsale des orteils.

Tous les muscles longs du pied passent au dessus de l'articulation avec leurs tendons. Ces derniers se dirigent ensuite vers leurs insertions respectives. Certains maintiennent - en coopération avec les muscles courts et les ligaments du pied - la courbure de la voûte plantaire (☞ Fig. 8.54).

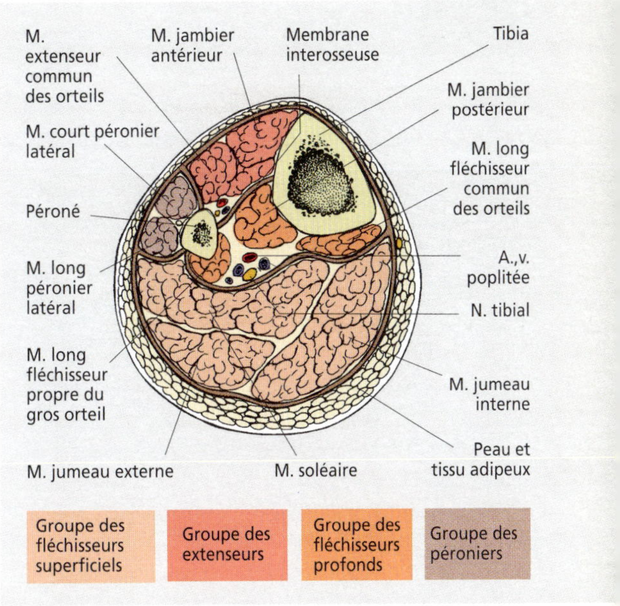

Fig. 8.52 : Coupe transversale de la partie proximale (supérieure) de la jambe. Quatre loges musculaires sont formées par la séparation des différents groupes musculaires par des septa.

8.8.4 Le pied

Le pied est la partie du corps qui est la plus sollicitée par des forces de pression car il doit supporter la totalité de notre poids. Pour cela, il possède des os particulièrement compacts et un grand nombre de ligaments de soutien et de muscles de maintien.

Le **pied** est composé, comme la main, de trois segments dont les dénominations sont les suivantes :

- le **tarse** avec sept os tarsiens,
- le **métatarse** avec cinq os métatarsiens,
- cinq **orteils** parmi lesquels le **gros orteil** comprend deux os et les autres orteils, chacun trois os.

Le tarse

Le **calcanéum** est le plus gros des os du tarse et siège le plus en arrière. Sa partie postérieure, la **tubérosité calcanéenne**, sert de point d'insertion au tendon d'Achille et de pilier postérieur pour la voûte plantaire. L'**astragale** s'appuie sur le calcanéum.

Dans la direction des orteils par rapport à l'astragale et vers l'intérieur par rapport au calcanéum, se trouve le **scaphoïde tarsien**. Au niveau des surfaces articulaires antérieures du calcanéum et du scaphoïde qui est à côté du lui, se trouvent les trois **cunéiformes** et le **cuboïde** qui sont alignés les uns à côté des autres. Tous les os du

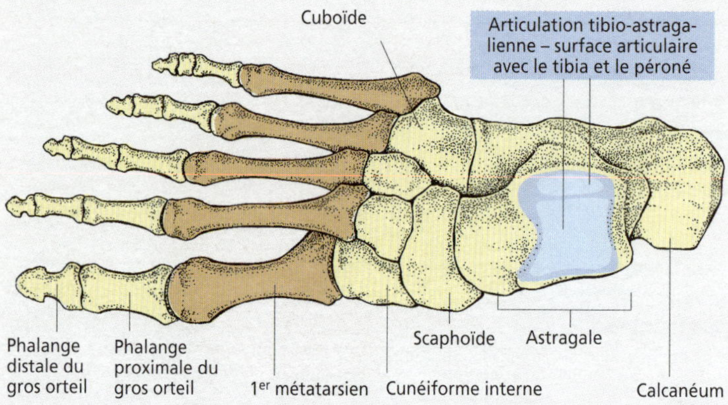

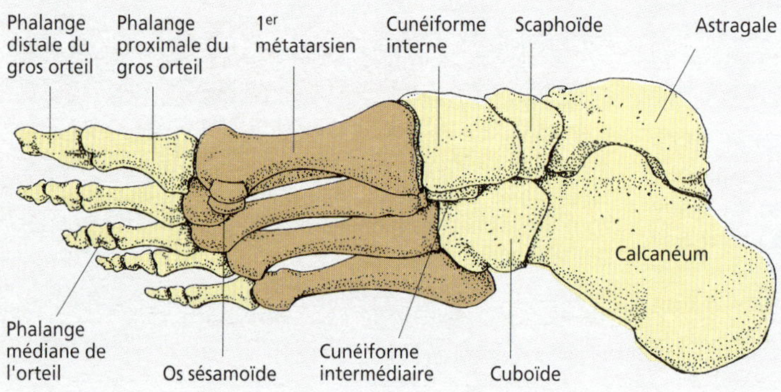

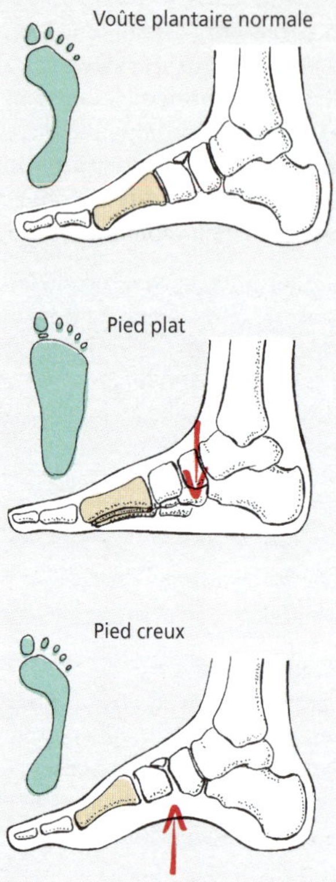

Fig. 8.53 (en haut) : Squelette du pied. Vue d'en haut avec l'articulation tibio-astragalienne.

Fig. 8.54 (en bas) : Squelette du pied. Vue d'en bas avec un aperçu de la voûte plantaire.

Fig. 8.55 : En haut : voûte plantaire saine, "normale", en vue latérale avec l'empreinte caractéristique du pied.

tarse ont une forme qui rappelle celle d'un dé à facettes multiples.

Les articulations de la cheville

L'astragale forme à sa face supérieure, avec les surfaces articulaires du tibia et du péroné, l'*articulation tibio-astragalienne*. L'articulation tibio-astragalienne est entourée d'une fine capsule qui est renforcée par plusieurs ligaments. L'articulation tibio-astragalienne (articulation trochléenne) permet de relever et d'abaisser le pied..

Le calcanéum forme l'*articulation astragalo-calcanéenne* avec l'astragale qui le surplombe ainsi qu'avec la scaphoïde situé sur sa face interne. Cette articulation permet la supination ou la pronation du pied.

Le métatarse

Les cinq **métatarsiens**, qui siègent les uns à côté des autres en rayon de roue, s'attachent aux os cunéiformes et à l'os cuboïde du tarse. L'extrémité proximale s'appelle la base, l'extrémité distale la tête. Les deux extrémités portent

Malheureusement on observe fréquemment des *anomalies fonctionnelles* de la voûte plantaire, en particulier les deux formes représentées, le *pied plat* (image du milieu, aplatissement dans le sens transversal et longitudinal - si l'aplatissement est seulement dans le sens transversal, on parle de *pied en éventail*) et le *pied creux* (image du bas, voûte plantaire surélevée).

En dehors des prédispositions héréditaires, les erreurs de charge favorisent la formation d'anomalies fonctionnelles. Le traitement va de la prescription de support simple par des chaussures orthopédiques jusqu'à l'intervention chirurgicale.

des surfaces articulaires, la proximale est reliée avec les os du tarse et la distale avec les phalanges proximales.

Les orteils

Les articulations proximales des orteils sont des énarthroses; les articulations interphalangiennes, plus distales, sont de type trochléenne. Du fait de leur taille réduite, les orteils sont moins mobiles que les doigts

La voûte plantaire

Le squelette du pied possède une **voûte transversale** et une **voûte longitudinale**. Bien qu'elles soient haubanées de ligaments, tendons et muscles, elles possèdent une certaine flexibilité afin d'amortir de manière élastique les forces de pression agissant sur le pied.

La **voûte longitudinale** siège au niveau de la face interne du pied et est formée par l'astragale, le scaphoïde et les métacarpiens. Elle repose sur trois piliers : en arrière sur le tubérosité calcanéenne, an niveau externe sur le cuboïde et le cinquième métacarpien et en avant sur l'avant-pied. Une empreinte typique, par exemple sur du sable mouillé, dessine seulement cette ligne osseuse déjà décrite, en forme d'arc. La voûte longitudinale est soutenue par de nombreux muscles courts du pied.

La **voûte transversale** s'étend entre les parties externe et interne des os du tarse et des métacarpiens, perpendiculairement à la voûte longitudinale. Les ligaments et les tendons du *m. long péronier latéral* s'étendent entre les os de la voûte transversale. L'ensemble des os du tarse et des métacarpiens sont de plus reliés par des ligaments solides, ce qui renforce la stabilité de la voûte et garantit sa nécessaire élasticité.

Anomalies fonctionnelles de la voûte plantaire ☞ *Légende de la Fig. 8.55*

Les muscles courts du pied

Les **muscles courts du pied** sont divisés en quatre groupes :

- les **muscles du dos du pied**,
- les muscles de la partie interne de la plante du pied (**loge du gros orteil**),

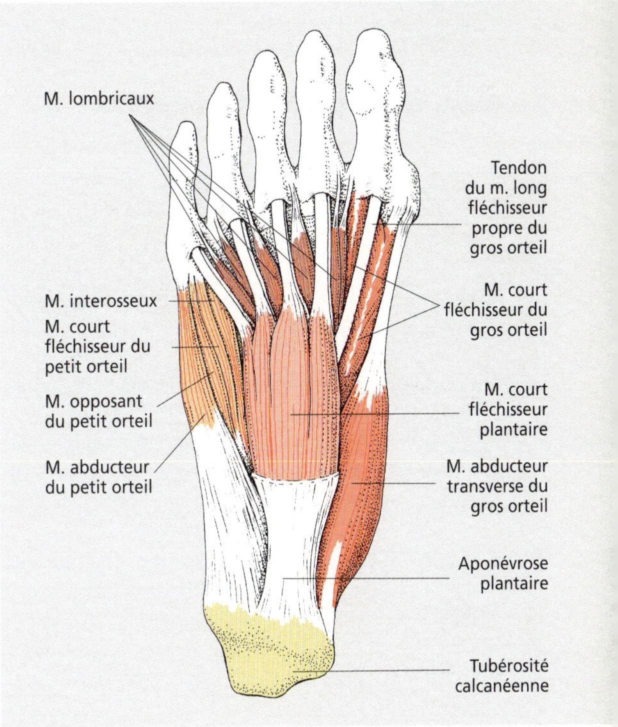

Fig. 8.56 : Les trois groupes musculaires de la plante du pied.

- les muscles de la partie centrale de la plante du pied (**loge centrale**),
- les muscles de la partie externe de la plante du pied (**loge du petit orteil**).

Les trois groupes musculaires de la plante du pied sont recouverts d'une plaque tendineuse résistante, l'**aponévrose plantaire**. Elle s'insère sur le bord inférieur du calcanéum et s'étend en large nappe vers l'avant. Deux cloisons intermédiaires (**septa**) s'enfoncent verticalement pour aller vers les os du pied. Elles séparent les trois loges de la plante du pied. L'aponévrose plantaire renforce la voûte longitudinale avec l'aide de quelques uns des muscles de la plante du pied.

Questions de révision

1. A quelle période l'homme grandit-il le plus ? (☞ 8.1.1)

2.Quels sont les deux groupes d'os qui composent le crâne ? (☞ 8.2.1)

3. Pourquoi les fontanelles sont-elles de bons points de repère pour l'accoucheur ? (☞ 8.2.2)

4. Quels sont les différentes parties de la base du crâne ? (☞ 8.2.3)

5. Quelle est la particularité qui permet aux muscles de la mimique de donner au visage sa richesse expressive ? (☞ 8.2.4)

6. Comment s'appellent les deux premières vertèbres ? (☞ 8.3.1)

7. De combien de vertèbres est composée la colonne vertébrale ? (☞ 8.3.2)

8. De quoi sont composés les disques intervertébraux ? (☞ 8.3.3)

9. Quelles sont les différentes parties osseuses composant la cage thoracique ? (☞ 8.3.5)

10. Quelles sont les muscles qui font partie de la musculature respiratoire ? (☞ 8.3.6)

11. Comment s'appellent les quatre grands muscles qui forment la paroi abdominale ? (☞ 8.3.7)

12. Quelles sont les structures qui traversent le canal inguinal chez l'homme ? (☞ 8.3.8)

13. Quels sont les os qui composent la ceinture scapulaire ? (☞ 8.3.8)

14. Quel est le plus gros muscle du bras ? (☞ 8.6.1)

15. Quels sont les noms des fléchisseurs et des extenseurs de l'articulation du coude ? (☞ 8.6.1)

16. Combien d'os composent le carpe ? (☞ 8.6.3)

17. Comment s'appellent les articulations du doigt ? (☞ 8.6.3)

18. Quel long fléchisseur de l'articulation du poignet n'est pas présent chez un cinquième de la population ? (☞ 8.6.3)

19. De quels os est constitué l'anneau pelvien ? (☞ 8.7.1)

20. Quelle zone du bassin est utilisée pour la ponction de moelle osseuse ? (☞ 8.7.1)

21. Quelles sont les plus importantes différences entre le bassin de l'homme et de la femme, et comment ces différences sont-elles fonctionnellement explicables ? (☞ 8.7.1)

22. Comment s'appelle le principal muscle fléchisseur de l'articulation de la hanche ? (☞ 8.7.3)

23. Comment s'appelle le principal muscle extenseur de l'articulation de la hanche ? (☞ 8.7.3)

24. Quels sont les deux muscles qui empêchent, lors de la marche, que le bassin ne bascule du côté de la jambe qui est soulevée ? (☞ 8.7.3)

25. Quelles sont les structures ligamentaires du genou ? (☞ 8.8.2)

26. Quelles sont les fonctions du paquet adipeux et des bourses séreuses au niveau de l'articulation du genou ? (☞ 8.8.2)

27. Comment s'appelle le plus gros muscle du mollet ? (☞ 8.8.3)

28. Quels os forment l'articulation tibio-astragalienne? (☞ 8.8.4)

29. Sur quel os s'insère le tendon d'Achille ? (☞ 8.8.4)

30. Quels sont les os en rapport direct avec le calcanéum ? (☞ Fig. 8.53)

LA PEAU

9.1 Introduction

Les missions de la peau

La peau avec une surface de 1,5 à 2 m^2 et un poids de 3,5 à 10 kg est le plus grand organe du corps humain. Ses principales fonctions sont :

- la protection du corps contre les agressions de l'environnement,
- la réception des sensations du monde extérieur et
- la régulation de l'équilibre hydrique et de la température corporelle.

La composition de la peau

Une division grossière permet de distinguer trois couches au niveau de la peau : l'**épiderme** qui est la couche superficielle, le **derme** et au niveau le plus profond, le **tissu sous-cutané**. Les deux couches supérieures - l'épiderme et le derme - sont souvent réunies sous le terme de **tissu cutané**.

Par ailleurs on distingue deux types de peau. En effet, la peau que l'on retrouve au niveau de la paume des mains et de la plante des pieds est recouverte de stries que l'on appelle les **dermatoglyphes** et elle ne possède ni poils, ni glandes sébacées.

9.2 L'épiderme

L'épiderme est la couche superficielle de la peau. Elle ne possède pas de vaisseaux sanguins et est formée d'un épithélium plat corné et multicouches qui est principalement composé de **kératinocytes**. Il s'agit de cellules qui fabriquent la substance appelée **kératine**. La kératine est hydrofuge (repousse l'eau) et apporte protection et fermeté à la peau.

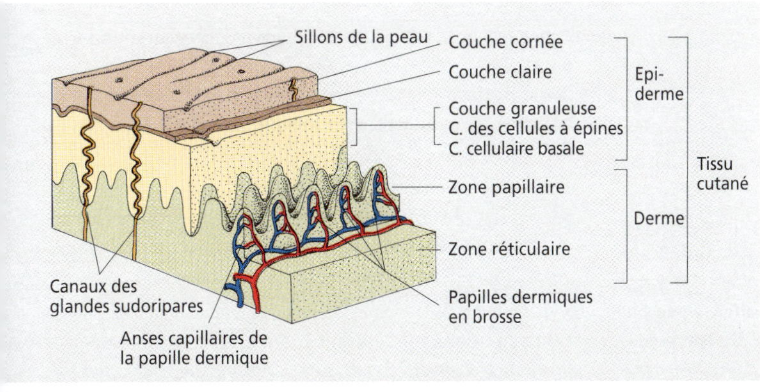

Fig. 9.1 : Aperçu de la structure de la peau glabre (sans poils). On reconnaît l'épiderme et le derme. Le tissu sous-cutané n'est pas représenté. La surface de la peau est parcourue de petits sillons qui délimitent des plages cutanées au sommet desquelles aboutissent les canaux des glandes sudoripares.

9.2.1 Les couches de l'épiderme

Les kératinocytes de l'épiderme sont normalement superposés en quatre couches. Au niveau des zones où les forces de pression sont les plus importantes (par ex. la paume des mains et la plante des pieds), il peut exister éventuellement cinq couches. On distingue de l'intérieur vers l'extérieur :

- La **couche cellulaire basale** (***stratum basale***) est une couche cellulaire simple où des cellules se divisent en permanence et d'où les cellules nouvellement formées migrent en direction de la surface. Arrivées à ce niveau, elles perdent leur noyau, desquament et sont finalement remplacées par de plus jeunes cellules qui poussent par derrière - il s'agit d'un processus sans fin. La couche cellulaire basale de la peau glabre (sans poils) possède des terminaisons nerveuses sensitives tactiles, les **disques de Merkel** (☞ Fig. 12.2.1).
- La **couche des cellules à épines** (*stratum spinosum*) est composée de huit à dix couches de cellules dont certaines contiennent des pigments et qui possèdent des excroissances pointues qui permettent aux cellules de se lier entre elles.
- La **couche granuleuse** (*stratum granulosum*) : composée de trois à cinq couches de cellules aplaties qui contiennent une substance importante pour la formation de la kératine. Par ailleurs, la couche

granuleuse excrète des substances huileuses qui donnent sa souplesse à l'épiderme.
- La **couche claire** (*stratum lucidum*) : composée de plusieurs couches de cellules plates, transparentes. Présente seulement au niveau des paumes des mains et des plantes des pieds, elle sert à la protection de la peau contre les forces de pression.
- La **couche cornée** (*stratum corneum*) : contient 25-30 couches de cellules plates et entièrement remplies de kératine (**kératinocytes**). Ces derniers sont éliminés en permanence et elle représente la véritable couche de séparation entre l'intérieur du corps et l'environnement extérieur.

Dans les couches basale et des cellules à épines, on trouve les **mélanocytes**. Ils produisent un pigment, la mélanine, qui donne sa couleur à la peau et protègent les couches profondes des atteintes des dangereux *rayons U.*V. En cas d'excès d'exposition au soleil, les mélanocytes peuvent également être lésés et se transformer en cellules malignes. Peut alors apparaître un **mélanome malin**, une tumeur cutanée agressive, qui répond rarement au traitement, hormis aux stades précoces de la maladie.

9.2.2 La kératinisation de l'épiderme

La **kératine** donne à la peau sa propriété hydrofuge (repousse d'eau). La kératinisation provient du fait que les cellules nouvellement formées au niveau de la couche basale sont poussées vers la surface de la peau. Pendant cette migration, le cytoplasme, le noyau et les organites cellulaires disparaissent et sont remplacés par la kératine. En fin de course, les cellules cornées se détacheront de la surface de l'épiderme.

9.2.3 La couleur de la peau

La couleur de la peau de la peau est déterminée par :
- la **mélanine**, un pigment de l'épiderme (☞ 9.2.1),
- le **carotène**, un pigment du derme et du tissu sous-cutané,
- les capillaires sanguins du derme (bonne vascularisation : peau rosée).

La proportion de ces pigments dans la peau est différente en fonction des origines ethniques et des couleurs de peau, comme par ex. entre les Européens et les Africains. En cas d'existence d'une anomalie congénitale de la production de mélanine, on parle d'**albinisme**. Ces personnes sont très pâles et très sensibles au soleil car elles ne possèdent pas de pigment au niveau de la peau, des cheveux et des yeux. Du fait de l'absence de la fonction de filtre de la mélanine pour les rayons U.V., ces personnes sont particulièrement exposées aux tumeurs de la peau.

9.3 Derme et tissu sous-cutané

9.3.1 Le derme

Le **derme**, tissu conjonctif, qui est situé sous l'épiderme, peut atteindre une épaisseur de 2,4 mm au niveau de la paume des mains et de la plante des pieds mais seulement de 0,3 mm au niveau des paupières et du pénis. Il donne à la peau d'une part une résistance au déchirement et d'autre part une élasticité à l'étirement.

La couche superficielle du derme, la **couche papillaire**, est composée de tissu conjonctif lâche avec de fines fibres élastiques. La surface de la frontière avec l'épiderme est augmentée (☞ Fig. 9.1) par la présence de petites expansions en forme de mamelons *(papilles dermiques)* dans lesquelles courent des vaisseaux sanguins qui alimentent l'épiderme.

Certaines papilles dermiques contiennent des récepteurs sensitifs, les corpuscules de Meissner (principalement au niveau de la pulpe des doigts).

La couche profonde du derme, la **zone papillaire**, est formée de tissu conjonctif dense, à l'ordonnancement irrégulier qui, à côté des fibres de collagène et élastiques, contient également des vaisseaux sanguins, du tissu adipeux, des follicules pileux, des nerfs, des glandes sébacées et sudoripares. La combinaison de fibres de collagène et élastique donne sa souplesse à la peau tout en lui conférant une bonne stabilité.

9.3.2 Le tissu sous-cutané

Le **tissu sous-cutané** est composé de tissu conjonctif lâche. Il constitue la couche de glissement du tissu cutané sur les structures sous-jacentes comme les *aponévroses musculaires* ou le *périoste*.

Dans le tissu sous-cutané siègent les glandes sudoripares, les parties basses des follicules pileux ainsi que des corpuscules particuliers pour la pression et les vibrations, les **corpuscules lamellaires de Vater-Pacini** (☞ Fig. 12.1).

Une plus ou moins grande quantité de cellules adipeuses est présente dans le derme en fonction de la zone du corps et de la morphologie. Ce tissu adipeux sous-cutané sert d'amortisseur, de protection contre le froid et de réservoir d'énergie.

Le tissu sous-cutané sert également de lieu d'injection pour quelques médicaments, comme par ex. l'insuline et l'héparine. La zone d'injection adaptée pour les *injections sous-cutanées* est la paroi abdominale ou la face antérieure de la cuisse, car dans ces régions la peau est particulièrement épaisse.

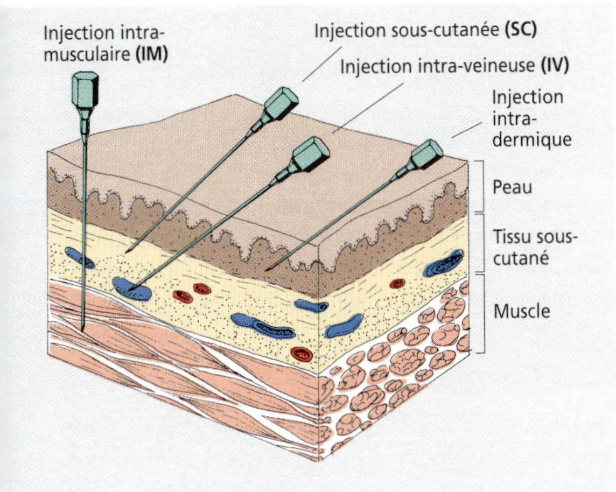

Fig. 9.2 : Les quatre différents types d'injection. L'avantage de l'injection sous-cutanée est une absorption lente et régulière dans le sang. L'injection intra-veineuse entraîne au contraire des concentrations efficaces, immédiatement élevées mais l'élimination est également plus rapide. L'injection intra-musculaire est un compromis entre les deux.

9.3.3 Les escarres

En cas de pression prolongée sur la peau, il existe un risque de troubles de la vascularisation du fait d'une compression des vaisseaux qui alimentent la peau. La conséquence en est une déficience de l'apport sanguin à la peau qui se traduit initialement par un érythème. A un stade plus évolué, la peau dépérit et apparaissent des déficits cutanés qui peuvent découvrir les muscles et les os (on appelle ces lésions des **escarres**). Les patients confinés au lit sont les plus exposés. Les régions du corps les plus touchées sont celles où les os sont au contact direct de la peau, comme par ex. au niveau du sacrum, des talons et des malléoles. La *prévention des escarres* passe par le changement de position régulier de tous les patients alités. Sont également particulièrement importants les soins d'hygiène corporelle, une position évitant les points d'appui sur des matelas spéciaux et des exercices améliorant la vascularisation (kinésithérapie par exemple).

9.4 Les structures annexes de la peau

Font partie des **structures annexes de la peau**, les poils, des glandes et les ongles. Elles traversent toutes l'épiderme et aboutissent à la surface cutanée.

9.4.1 Les poils

Il existe des **poils** sur la presque totalité de la surface cutanée. Leur mission essentielle est la protection contre le froid et les forces de pression mécaniques. Les cheveux préservent le crâne d'une exposition trop forte au soleil; les sourcils et les cils protègent les yeux contre des corps étrangers. Les poils des narines empêchent que des insectes ou des particules de poussière soient inhalés.

Du point de vue anatomique, on peut se représenter un poil comme un fil formé de cellules cornées agglomérées. Il est composé d'un **corps pileux** et d'une **racine pileuse**. La racine s'enfonce jusque dans le derme et va parfois jusqu'au tissu sous-cutané.

Chaque poil est associé avec une glande sébacée dont le canal excrétoire s'abouche sur le corps du poil, à proximité de la surface cutanée. La racine du poil se termine par le **follicule pileux**.

Des fibres nerveuses aboutissent autour du follicule pileux. Elles sont très sensibles et enregistrent jusqu'aux plus petits mouvements des poils comme par ex. lorsqu'ils sont entraînés par un flux d'air.

La terminaison de chaque poil qui siège dans la peau s'élargit pour former une structure en forme d'oignon que l'on appelle le **bulbe**. En son centre se trouve la papille pileuse qui contient de nombreux vaisseaux sanguins et qui fournit les nutriments pour la croissance du poil. Le bulbe contient en plus la *matrice* à partir de laquelle de nouvelles cellules sont formées. Le long du follicule pileux chemine un faisceau de cellules musculaires lisses (*m. arrecteur du poil*, ☞ Fig. 9.3) qui peut relever le poil en situation de froid ou de stress (chair de poule).

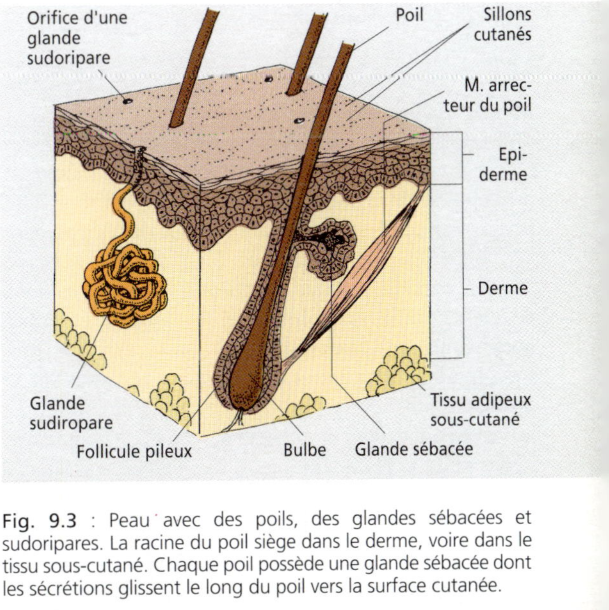

Fig. 9.3 : Peau avec des poils, des glandes sébacées et sudoripares. La racine du poil siège dans le derme, voire dans le tissu sous-cutané. Chaque poil possède une glande sébacée dont les sécrétions glissent le long du poil vers la surface cutanée.

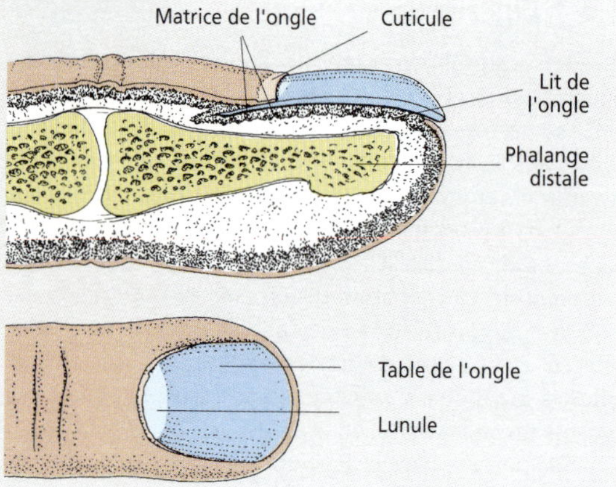

Fig. 9.4 : Coupe longitudinale de l'extrémité du doigt et de l'ongle.

La **couleur du poil** est déterminée par le contenu en mélanine des cellules cornées. Une diminution de la production de mélanine associée à l'inclusion d'air dans le corps du poil sont responsables de la coloration grise des cheveux chez les personnes âgées.

9.4.2 Les glandes annexées à la peau

On différencie les **glandes sébacées**, les **glandes sudoripares eccrines** et les **glandes sudoripares apocrines**. Par ailleurs, il existe au niveau du conduit auditif externe, d'autres glandes qui produisent le cérumen.
Les **glandes sébacées** sont en général annexées à un follicule pileux. La partie sécrétrice de la glande siège dans la peau et s'ouvre directement au contact du corps du poil, à proximité de la surface cutanée.
Les sécrétions produites par les glandes sébacées sont un mélange de graisses, de cholestérol, d'albumine et d'électrolytes.
Le sébum protège le poil du dessèchement et maintient la souplesse de la peau, tout en évitant une trop grande perte d'eau par évaporation ainsi que le développement des bactéries. Si le canal de la glande sébacée se bouche, apparaissent des **comédons**. Si ces comédons deviennent inflammatoires et se développent en grand nombre, on parle alors d'**acné**.
Les **glandes sudoripares eccrines** sont réparties sur la presque totalité de la surface du corps. Elles sont présentes en plus grand nombre au niveau de la paume des mains et de la plante des pieds. Les canaux excréteurs des glandes sudoripares se terminent par un pore. La sueur est un mélange d'eau, de sel, d'urée, d'acide urique, d'acides aminés, d'ammoniaque, de sucre, d'acide lactique et d'acide ascorbique (vitamine C). Son rôle est, d'une part la régulation de la température corporelle, d'autre part l'élimination de produits de dégradation du métabolisme. Par ailleurs, les sécrétions acides des glandes sudoripares fabriquent ce que l'on appelle le film de protection acide (pH 4,5) qui freine le développement des germes au niveau de la peau.
Les **glandes sudoripares apocrines** se retrouvent au niveau du creux des aisselles, du pubis et autour des mamelons. Elles produisent des sécrétions odoriférantes qui sont également dépendantes de facteurs physiques.

9.4.3 Les ongles

Les ongles sont des plaques de cellules cornées épidermiques assemblées de manière compacte et dure. Ils facilitent la prise (en particulier en motricité fine) et protègent les extrémités des doigts et des orteils contre de possibles lésions. La partie principale de la zone visible de l'ongle, la **table unguéale**, est de couleur rosée du fait de la bonne vascularisation sanguine du lit de l'ongle sous-jacent. L'ongle avance vers l'avant sur ce lit. La zone blanche en demi-lune située à la partie proximale de l'ongle s'appelle la **lunule**. Sous la lunule se trouve la **matrice** à partir de laquelle s'effectue la croissance de l'ongle. A ce niveau, les cellules superficielles de la matrice se transforment en cellules unguéales cornées mortes. La **cuticule** n'a pas de véritable fonction, elle correspond à la couche cornée de l'épiderme.
Le **périonychium**, un bourrelet de peau sur les bords de la table de l'ongle, est une zone particulièrement exposée aux infections bactériennes qui sont connues sous le nom de **panaris**.

Questions de révision

1. Quelles les différentes couches qui composent la peau ? (☞ 9.1)
2. Comment se différencient les deux types de peau ? (☞ 9.1)
3. Quelles sont les fonctions des mélanocytes ? (☞ 9.2.1)
4. Que veut dire le terme « albinisme » ? (☞ 9.2.3)
5. Quelle est la structure d'un poil ? (☞ 9.4.1)
6. Quelles sont les glandes annexes de la peau ? (☞ 9.4.2)
7. De quelle matière sont formés les ongles ? (☞ 9.4.3)

LE TISSU NERVEUX

10.1 Missions et organisation du tissu nerveux

L'ensemble du tissu nerveux de l'homme est appelé **système nerveux**. Le système nerveux est l'objet du Chapitre 11, mais nous proposons d'en donner déjà un aperçu pour une meilleure compréhension.

Le système nerveux sert à la saisie, l'exploitation, le stockage et l'envoi d'*informations*. En lien avec le système hormonal, il permet de réguler le fonctionnement de l'ensemble des organes et, à l'organisme, de s'adapter aux exigences, sans cesse changeantes, de l'environnement extérieur.

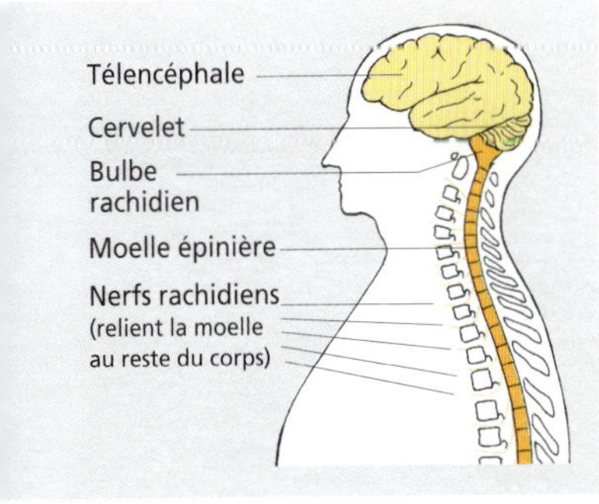

Fig. 10.1 : Système nerveux central et périphérique.
Le cerveau et la moelle épinière appartiennent au système nerveux central (SNC). Les nerfs rachidiens et tous les autres nerfs et cellules nerveuses appartiennent aux système nerveux périphérique.

A l'aide de **récepteurs** spécialisés, le système nerveux perçoit les modifications de la situation du corps et de son environnement ; il les transmet par les fibres nerveuses **afférentes** (qui vont vers) vers les centres nerveux supérieurs, où elles sont traitées et d'où repart une réponse par les fibres nerveuses **efférentes** (qui partent de) qui déclenche une réaction adaptée.

Système nerveux central et périphérique

Le système nerveux est divisé en fonction de sa structure en système nerveux **périphérique** et système nerveux **central**. Appartiennent au *système nerveux central* (**SNC**), les centres supérieurs que sont, le cerveau et la moelle épinière ; appartiennent au *système nerveux périphérique*, tous les autres nerfs ou cellules nerveuses (☞ 11.8 et 11.10.3) qui ne font pas partie de ces deux structures. Ces derniers relient la périphérie avec le système nerveux central.

Système nerveux volontaire et végétatif

Selon leur fonction et leur mode de commande, on différencie par ailleurs le **système nerveux volontaire** (*somatique*), qui dirige tous les processus (par ex. la contraction des muscles) sous le contrôle de la conscience et de la volonté, et le **système nerveux végétatif** (*autonome*), qui dirige principalement les fonctions des organes internes. Il n'est que peu influençable par la volonté.

Les deux systèmes nerveux ont des liaisons étroites avec les systèmes hormonal et immunitaire et sont clairement différenciables, soit par leur fonction, soit par leur structure. Ils ne prennent des voies clairement séparées que dans le système nerveux périphérique, alors que, dans le SNC, ils sont complètement et intimement liés.

10.2 Structures et principes fonctionnels du tissu nerveux

Le tissu nerveux est composé de deux différents types de cellules, les

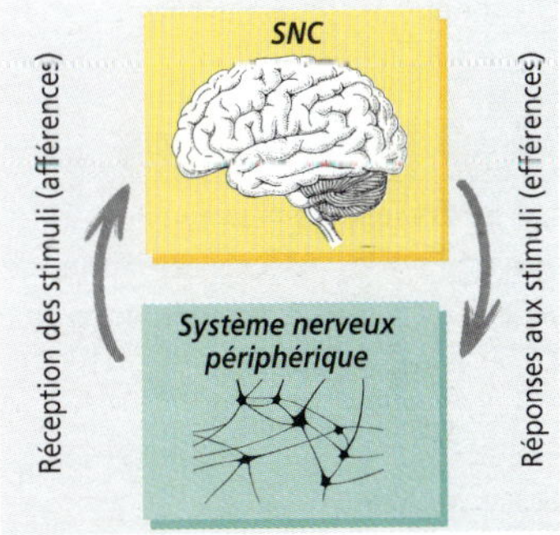

Fig. 10.2 : Les stimuli de l'environnement parviennent au SNC par l'intermédiaire du système nerveux périphérique.
Après traitement et préparation d'une réaction adaptée dans le SNC, les muscles nécessaires pour la réponse au stimulus seront excités par le système nerveux périphérique.

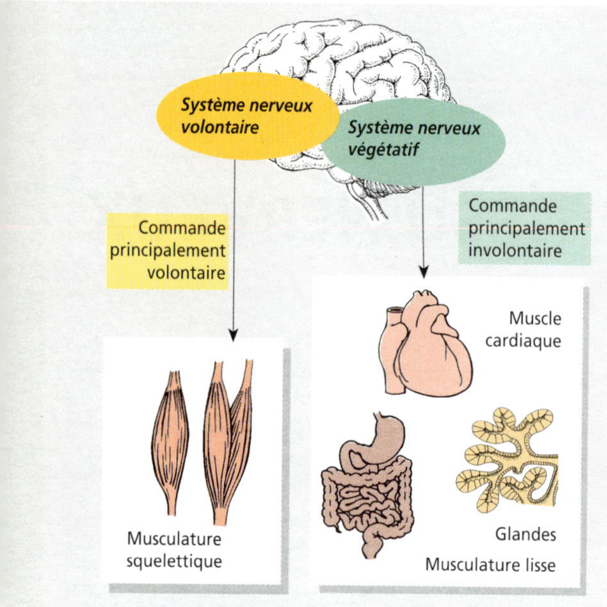

Fig. 10.3 : Comparaison du système nerveux volontaire et du système nerveux végétatif. Alors que le système nerveux volontaire commande la musculature squelettique, le système nerveux végétatif influe sur le muscle cardiaque, la musculature lisse et les glandes.

neurones (cellules nerveuses) et les **cellules gliales** (cellules de protection).

Les neurones sont des cellules hautement spécialisées qui possèdent la capacité de créer et de transmettre des excitations, alors qu'elles ont perdu d'autres capacités plus simples. Ainsi elles ne peuvent se protéger ou se nourrir seules. Les cellules gliales sont responsables de ces fonctions, parmi d'autres (☞ 10.2.2).

10.2.1 **Les neurones**

Les **neurones** - le cerveau en contient seul 100 milliards - possèdent les mêmes structures de base et sont contrôlés par les gènes de la même manière que les autres cellules de l'organisme. Ils se différencient cependant pour trois propriétés de base :

- Ils ne peuvent plus se diviser après la fin de la phase de croissance du cerveau.

- Ils possèdent des appendices particuliers - appelés *dendrites* et *axone* qui permettent le contact avec d'autres cellules. Un seul neurone possède en général plusieurs milliers de zones de connexion (*synapses*) avec d'autres neurones (☞ Fig. 10.11).

- Ils ont une membrane cellulaire qui produit des signaux électriques et qui peut recevoir des signaux par l'intermédiaire de substances messagères et de récepteurs ; cela les différencie de nombreux - mais pas de tous - autres types de cellules (les cellules du nœud sinusal et des voies de la conduction au niveau cardiaque en sont aussi capables par exemple ; ☞ 15.5).

Les neurones sont séparés en fonction de la *direction de cheminement du signal* en neurones **afférents** et **efférents** : les *neurones afférents* conduisent l'influx des récepteurs ou des cellules nerveuses situées en périphérie *vers le SNC*, alors que les *neurones efférents* conduisent l'influx *du SNC vers* les cellules-cibles (par ex. des cellules musculaires ou glandulaires) à la périphérie.

Structure du neurone

Un neurone est composé d'un corps cellulaire et d'appendices.

Appartiennent au **corps cellulaire**, le noyau et le cytoplasme avec les organites. C'est ici que se déroule la synthèse des protéines et l'ensemble du métabolisme. Les organites, nécessaires pour la division cellulaire, n'existent dans le neurone que pendant la phase de développement du système nerveux, avant et pendant peu de temps après la naissance. C'est la raison pour laquelle les neurones qui meurent après cette période ne peuvent être remplacés.

Appendices cellulaires

Les appendices des neurones s'appellent **dendrites** et **axones** :

- Les **dendrites** sont de courtes excroissances ramifiées du cytoplasme. Ce sont des appendices récepteurs, c'est-à-dire qu'ils reçoivent les stimuli des cellules adjacentes et les transmettent au corps cellulaire.
- Les **axones** sont des excroissances longilignes du cytoplasme. Ils émergent du cône axonal, la zone de liai-

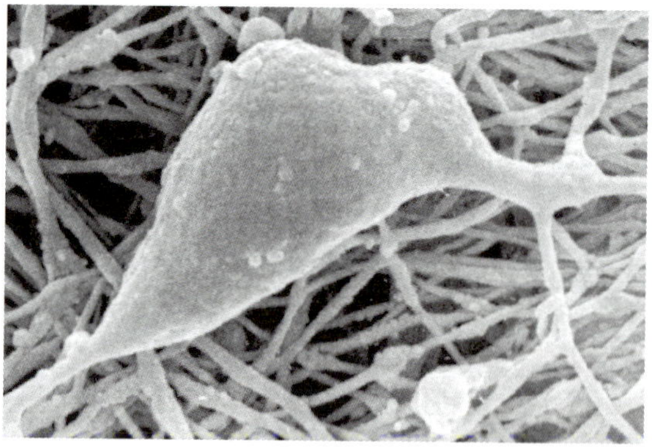

Fig. 10.4 : Image au microscope électronique d'un neurone. En arrière-plan, on aperçoit un entrelacs dense d'appendices neuronaux qui proviennent de neurones voisins. La distinction entre dendrites et axones n'est pas possible.

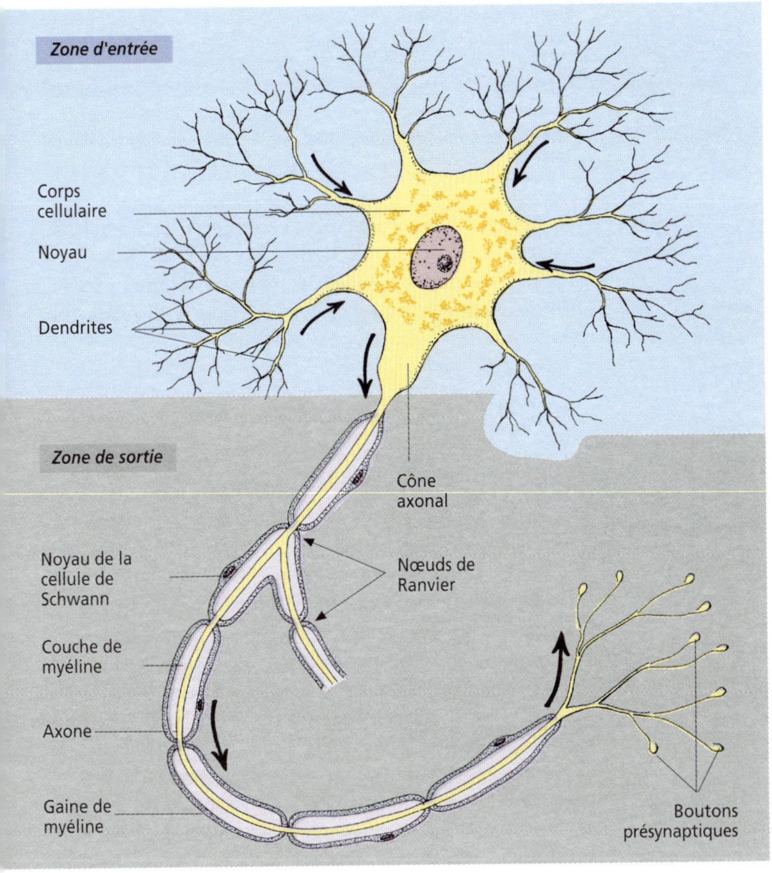

Fig. 10.5 : Structure d'un neurone.
La moitié supérieure du dessin, sur fond bleu, représente la « zone d'entrée » du neurone, là où les informations sont saisies ; la moitié inférieure, sur fond gris, représente la « zone de sortie » où les informations sont acheminées vers d'autre neurones ou vers des cellules musculaires.

son avec le corps de la cellule, et se prolongent ensuite sous la forme d'un fin appendice, en forme de câble, vers d'autres neurones et se divisent à leur extrémité en de nombreuses terminaisons ramifiées. En tant qu'appendices efférents, ils transmettent l'influx électrique vers d'autres neurones ou vers des cellules musculaires. La longueur des axones varie de quelques millimètres (par ex. au niveau du SNC) jusqu'à plus d'un mètre (par ex. de la moelle épinière jusqu'au pied).

La plupart des neurones possède plusieurs dendrites, mais un seul axone.

Les synapses

Les axones transmettent en général leur influx aux dendrites du neurone suivant. Pour cela l'extrémité de l'axone se ramifie en d'innombrables **synapses** qui représentent les zones d'échanges essentielles pour les communications entre les neurones. Au niveau de chaque zone de contact, les terminaisons ramifiées des axones sont renflées et forment les **boutons présynaptiques**. Ces derniers contiennent des vésicules, les **vésicules synaptiques**, dans lesquelles les substances transmettrices, c'est-à-dire les **neurotransmetteurs** (☞ 10.4.3), sont stockés.

10.2.2 Les cellules gliales du tissu nerveux

A la différence des neurones, les cellules gliales ne sont pas capables de déclencher ou de transmettre des influx nerveux, mais remplissent des fonctions de protection, d'alimentation et immunologique pour le neurone. On différencie plusieurs types de cellules gliales parmi lesquelles deux doivent être détaillés ici :

Les **astrocytes** sont des cellules en forme d'étoiles avec de nombreux appendices ; ils se trouvent dans le cerveau et dans la moelle épinière. Après une lésion du tissu nerveux, les astrocytes fabriquent un produit cicatrisant de remplacement (la *glie*). Ils sont en relation étroite avec les capillaires sanguins du SNC et influent sur le passage de produits du sang vers les neurones. Afin que les fragiles neurones soient protégés contre les produits dangereux, cette **barrière hémato-encéphalique** empêche le passage de nombreuses substances (par ex. les poisons, les produits de dégradation du métabolisme, certains médicaments).

Les **oligodendrocytes** forment dans le SNC les *gaines de myéline* (☞ 10.2.3) qui agissent comme isolant électrique. Dans le système nerveux périphérique, cette mission est assurée par les *cellules de Schwann.*

Les astrocytes et les oligodendrocytes forment ensemble ce que l'on appelle les **cellules de la macroglie**.

10.2.3 Les gaines de myéline

Au niveau des nerfs périphériques, chaque axone est entouré à la manière d'un tuyau par des cellules gliales particulières, les *cellules de Schwann.*

On appelle **fibre nerveuse** l'axone et la cellule de Schwann qui l'en-

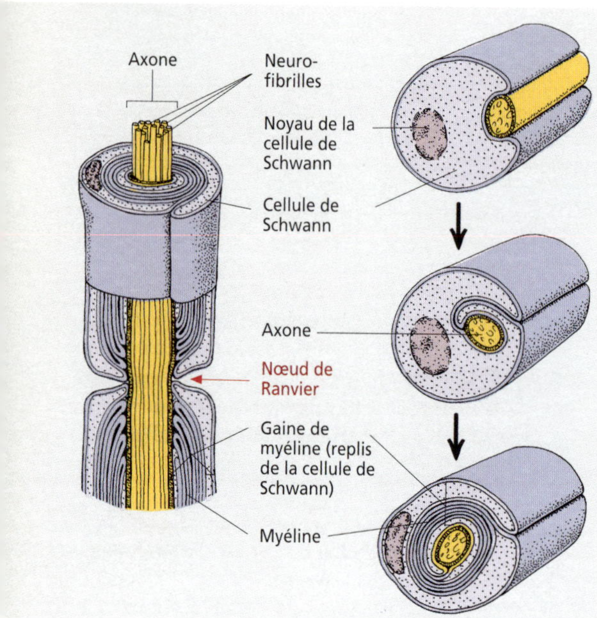

Fig. 10.6 : Coupe d'une fibre comportant une gaine de myéline. L'axone est entouré d'une gaine isolante qui est fabriquée par les cellules de Schwann. A droite est représentée la manière dont les cellules de Schwann évoluent au cours du développement du neurone : placées tout d'abord au contact de l'axone, elles l'entourent puis forment la gaine de myéline à l'aide de nombreux replis de la membrane cellulaire.

toure. Dans certaines fibres nerveuses, la cellule de Schwann se replie plusieurs fois sur elle-même autour de l'axone et forme un manteau composé d'un mélange de graisse et de protéine, la **myéline**.

Ce manteau de protection de myéline est appelé **gaine de myéline**. En coupe, une fibre de ce type ressemble à un fil entouré d'une gaine isolante. Cette isolation électrique augmente la vitesse de conduction de l'influx nerveux. On distingue les **fibres nerveuses myélinisées** des **fibres nerveuses amyéliniques** :

- fibres nerveuses myélinisées : épaisse gaine de myéline et vitesse de conduction élevée,
- fibres nerveuses amyéliniques : couche très fine de myéline et faible vitesse de conduction.

En cas d'atteinte des gaines de myéline au niveau du SNC, comme c'est le cas dans la sclérose en plaques, la conduction de l'influx nerveux est altérée. Les conséquences en sont des troubles moteurs et sensitifs.

La conduction saltatoire

La raison de la vitesse de conduction supérieure dans les fibres nerveuses myélinisées réside dans ses propriétés électriques améliorées. Comme le montre la Fig. 10.5, la gaine de myéline de la fibre nerveuse est régulièrement interrompue. Ces étranglements sont appelés **nœuds de Ranvier**.

Ce n'est qu'au niveau de ces nœuds que le signal électrique est en contact avec la substance intercellulaire environnante, ce qui consomme proportionnellement beaucoup de temps. Dans les sections intermédiaires myélinisées, il n'existe pas de contact entre le signal électrique et l'environnement extérieur si bien que le signal effectue de grands sauts d'un nœud de Ranvier à l'autre. Ainsi le temps de transmission sera réduit, l'influx « saute » de nœud en nœud (**conduction saltatoire** ; saltatoire = qui fait des sauts).

10.2.4 **Fibres nerveuses et nerfs**

Un axone et sa gaine de myéline forment ce que l'on appelle une **fibre nerveuse**. Comme nous l'avons déjà dit, les fibres nerveuses qui partent du SNC vers la périphérie sont appelées *fibres nerveuses efférentes*. Si elles alimentent un muscle squelettique, elles prennent le nom de **fibres nerveuses motrices**. A l'inverse les fibres qui se dirigent vers le SNC s'appellent les *fibres nerveuses afférentes*. Si elles transmettent des informations en provenance de cellules ou d'organes sensoriels, elles s'appellent **fibres sensorielles ou sensitives**.

Un paquet de plusieurs fibres nerveuses parallèles, qui sont enveloppées ensemble dans une gaine de tissu conjonctif, forment un **nerf**. Un nerf peut se diviser plusieurs fois au cours de son cheminement ou bien s'unir également avec d'autres nerfs. Il peut contenir aussi bien des fibres motrices que des fibres sensitives (= nerfs mixtes).

10.2.5 **Substance grise et substance blanche**

La myéline apparaît blanche en vision macroscopique. Les zones du SNC dans lesquelles se trouvent des fibres

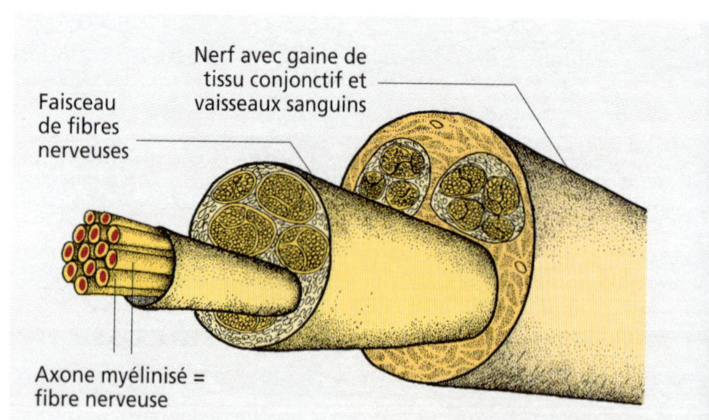

Fig. 10.7 : Indication des différentes couches d'un nerf avec ses enveloppes.

nerveuses myélinisées - appelées **cordons** au niveau du cerveau - sont désignées de ce fait par le terme de **substance blanche**.

Un gros amas dense de corps cellulaires avec leurs dendrites les uns à côté des autres - appelé **cortex** ou **écorce cérébrale** au niveau du cerveau - apparaît à l'inverse gris et sera donc désigné sous le terme de **substance grise** (☞ voir aussi Fig. 11.8).

10.3 Les fonctions des neurones

10.3.1 Éléments de base du traitement de l'information

La capacité hautement spécialisée des neurones de recevoir les informations sous la forme de signaux électriques, de les traiter et de les transmettre, repose sur des mécanismes électriques et biochimiques.

On différencie sur chaque neurone un segment qui *reçoit* des signaux (dendrites, « côté entrée ») et un segment qui *transmet* les signaux vers d'autres cellules (axone avec ses boutons pré-synaptiques, « côté sortie »). Les signaux électriques du côté de l'entrée se modifient relativement lentement et dépendent du nombre de synapses qui doivent être activées. Le **potentiel électrique** (qui représente la tension électrique par rapport à un point quelconque à l'extérieur de la membrane cellulaire, appelée également pour cette raison **potentiel de membrane**), peut prendre différentes valeurs finement graduées. Lorsque le potentiel au niveau du corps cellulaire dépasse un certain seuil, un **potentiel d'action** va être subitement libéré au niveau du cône axonal (c'est-à-dire la zone de sortie du neurone). Les potentiels d'action fonctionnent selon le *principe du tout ou rien* et sont comparables à des impulsions électriques brutales. Lorsque le potentiel d'action est établi au niveau des boutons de l'extrémité synaptique, la synapse active (comme cela sera décrit de manière détaillée plus loin) la zone d'entrée du neurone suivant.

10.3.2 Le potentiel de repos

Pour qu'un neurone puisse traduire des informations en influx électriques, deux conditions différentes sont au minimum nécessaires : un état de repos («éteint ») et un état actif («allumé »). L'état de repos correspond pour le neurone au **potentiel de repos**. A l'état de repos, il existe au niveau de la membrane plasmique du neurone une tension de - 70mV (pile courante du commerce = 1500 mV) car le milieu intérieur de la cellule est chargé négativement par rapport au milieu extra-cellulaire (ce qui explique les -70 mV). L'explication en est des concentrations différentes en particules (ions) entre l'intérieur et l'extérieur de la cellule.

Dans le Chapitre 3 nous avons déjà vu que, dans toutes les cellules, les différents ions sont très inégalement répartis entre l'intérieur et l'extérieur de la cellule. Il existe du fait de ces différences de concentrations des forces de diffusion (☞ 3.5.4) qui attirent, par

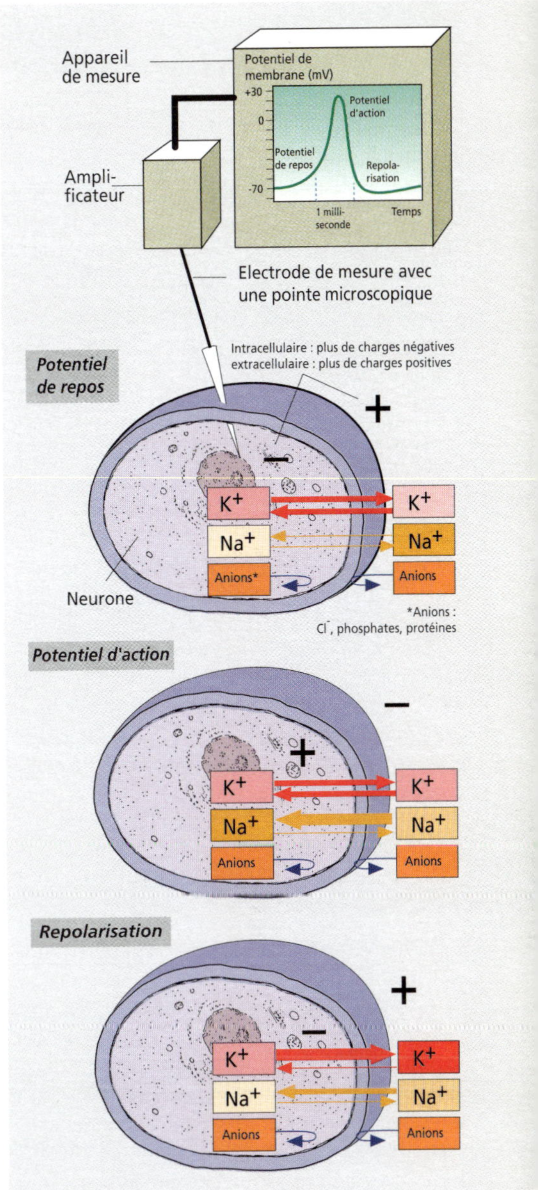

Fig. 10.8 : Déplacement de la charge au niveau de la membrane cellulaire au cours du potentiel d'action. Pendant le potentiel de repos qui est caractérisé principalement par la diffusion du potassium à travers la membrane cellulaire, l'intérieur de la cellule est chargé négativement par rapport au milieu extérieur. Lorsque la force d'excitation est suffisante, la membrane devient brutalement perméable au sodium et un potentiel d'action est déclenché. Au sommet de ce processus d'inversion de polarité, la membrane redevient peu perméable au sodium et un flux important de potassium s'installe : la polarité s'inverse de nouveau (repolarisation).

exemple, les ions potassium (K^+) à travers la membrane cellulaire vers l'extérieur et, à l'inverse, pour les ions sodium (Na^+), de l'extérieur vers l'intérieur.

La membrane cellulaire d'un neurone est cependant peu perméable aux ions. A la phase de repos, les neurones sont dix fois plus perméables pour les ions potassium que pour les ions sodium. La membrane du neurone n'est pas perméable pour les ions phosphates et les protéines du milieu intra-cellulaire, chargés négativement. En comparaison, la grande **perméabilité** aux ions potassium permet, grâce à la force de diffusion, le passage à travers la membrane cellulaire des ions potassium chargés positivement, si bien que les charges positives s'accumulent à l'extérieur. Par contre, au niveau du milieu intra-cellulaire, il existe un déficit en particules positives si bien qu'y prédomine une charge négative : se crée ainsi une différence de charge électrique, appelé potentiel de repos. Son niveau est de - 70 mV (millivolt) comme nous l'avons déjà dit.

Le flux sortant d'ions potassium pendant la phase de repos se limite cependant de lui-même : l'excès grandissant de charges négatives du côté interne de la membrane cellulaire agit finalement contre la poursuite de la sortie d'ions potassium, ce qui entraîne un *flux de retour des ions potassium* du fait du différentiel électrique grandissant. Finalement, un état d'équilibre s'installe où le flux entrant de potassium est équivalent au flux sortant.

10.3.3 Le potentiel de génération

Aussitôt que les synapses qui se trouvent au niveau des dendrites du corps cellulaire sont activées, il se produit une modification du potentiel de membrane au niveau de la cellule réceptrice. Certaines synapses peuvent atténuer le potentiel de repos (on parle alors de **dépolarisation**), d'autres peuvent le renforcer, c'est à dire encore abaisser la tension (**hyperpolarisation**). Si l'effet va de manière prépondérante dans le sens de la dépolarisation, il peut se produire un potentiel d'action. Aussi longtemps que le potentiel de membrane n'a pas encore atteint le seuil de déclenchement, on parle de **potentiel de génération**.

10.3.4 Le potentiel d'action

Alors que le potentiel de repos de la membrane correspond à l'état de repos («éteint »), le **potentiel d'action** représente le deuxième état de charge du neurone («allumé »). Cela se déroule de la manière suivante : lorsque un certain niveau de charge est atteint au cours de la dépolarisation, la perméabilité de la membrane du neurone aux ions sodium, jusque là très limitée, explose brutalement. Du fait des différences de concentrations ioniques (il existe peu d'ions sodium à l'intérieur de la cellule) et de la charge négative du milieu intérieur de la cellule, un important flux entrant de sodium s'installe rapidement. Les charges s'inversent alors : maintenant, une charge positive prédomine du côté interne de la membrane, elle atteint + 30mV. Ainsi est enclenché le potentiel d'action (☞ Fig. 10.9). Il peut alors être transmis le long de l'axone à d'autres cellules.

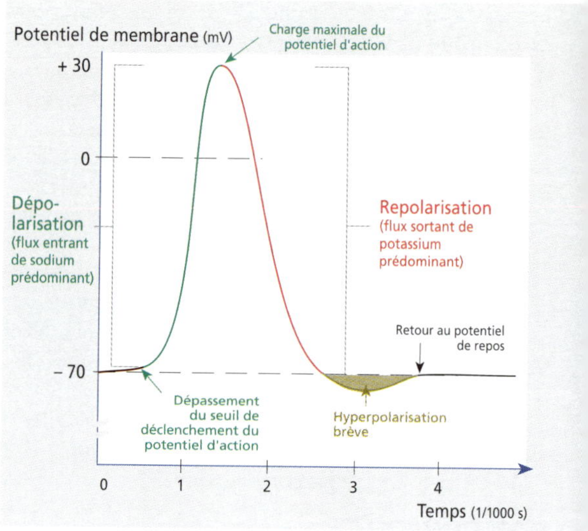

Fig. 10.9 : Évolution de la charge au niveau de la membrane cellulaire pendant le déroulement d'un potentiel d'action

10.3.5 La repolarisation

Afin qu'après l'envoi d'un tel signal, l'état de repos puisse de nouveau s'installer rapidement, la perméabilité de la membrane cellulaire pour les ions Na^+ décroît brutalement dès que le maximum de la dépolarisation a été atteint et la perméabilité pour les ions K^+ augmente brutalement pour une courte période. Le flux entrant de Na^+ est ainsi interrompu et les ions K^+ sortent de la cellule. De cette manière, en 1 milliseconde prédomine de nouveau une charge négative au niveau de la face interne de la membrane cellulaire et il existe même, pendant un court instant, une hyperpolarisation (☞ Fig. 10.9). Ensuite se réinstalle l'état de base, le potentiel de repos. On appelle cette phase la **repolarisation**.

10.3.6 La période réfractaire

Pendant et immédiatement après le déroulement d'un potentiel d'action, le neurone n'est pas de nouveau excitable. Pendant cette période, appelée **période réfractaire**, aucun potentiel d'action ne peut être déclenché directement ou par l'intermédiaire d'impulsions provenant de neurones en connexion. La phase réfractaire représente un mécanisme de « filtre » qui protège le neurone d'une excitation ininterrompue et ne permet des excitations qu'à des intervalles prédéterminés.

En résumé, **cinq remarques** :

- Il existe au niveau de la membrane d'un neurone non excité une charge de repos, le potentiel de repos (négative à l'intérieur, positive à l'extérieur).
- Grâce à la dépolarisation, le potentiel de membrane peut atteindre une valeur critique qui, par dépassement de ce seuil, déclenche un potentiel d'action selon le principe du tout ou rien ; pendant le potentiel d'action, les charges s'inversent (positive à l'intérieur, négative à l'extérieur).
- Le potentiel d'action se diffuse le long de l'axone jusqu'aux synapses.
- Le potentiel de repos sera de nouveau atteint grâce à la dépolarisation.
- Pendant et immédiatement après un potentiel d'action, le neurone n'est pas excitable (réfractaire).

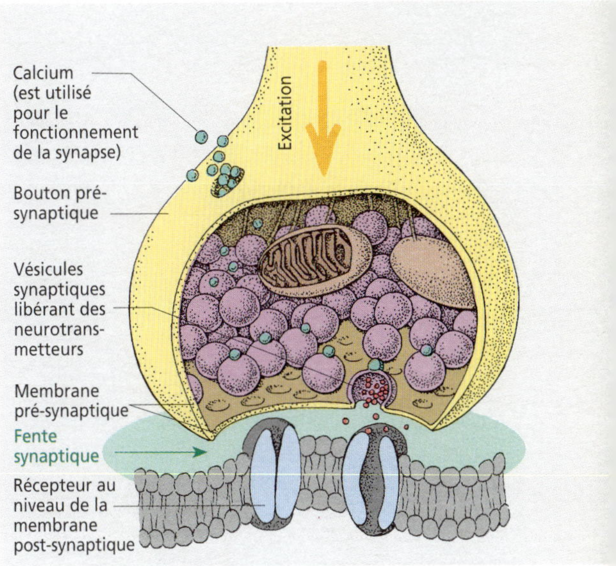

Fig. 10.10 : Structure d'une synapse. En cas d'excitation, les neurotransmetteurs stockés dans les vésicules pré-synaptiques sont libérés dans la fente synaptique. Sur la membrane post-synaptique se trouvent des récepteurs sur lesquels se fixent les neurotransmetteurs.

10.4 La coopération entre les neurones

10.4.1 La transmission des signaux neurologiques

Afin que les informations soient transformées en potentiels d'action, ces dernières doivent pouvoir être transmises de leur lieu d'émergence vers le membrane du neurone. Un segment de membrane déjà excité possède une charge électrique inverse par rapport aux segments de membranes voisins, non encore excités (rappel : potentiel d'action = + 30 mV, potentiel de repos = -70 mV). Cette différence de potentiel entraîne un flux ionique de la zone positive vers la zone négative, c'est-à-dire du segment de membrane excité vers les segments de membranes présentant un potentiel de repos. Ces flux ioniques dépolarisent la membrane de l'axone, segment par segment et, ainsi, l'excitation se propage par étapes le long de l'axone jusqu'au neurone suivant.

Cette propagation de l'excitation (électronique) par « étapes » existe au niveau des fibres nerveuses amyéliniques. Au niveau des fibres myélinisées, l'alternance de segments myélinisés et de nœuds de Ranvier permet une propagation de l'excitation beaucoup plus rapide (propagation saltatoire, ☞ 10.2.3).

10.4.2 La transmission de l'influx au niveau des synapses

Les informations ne doivent cependant pas uniquement être transmises à l'intérieur d'un seul neurone mais un transfert vers d'autres cellules doit également avoir lieu. C'est ce qui se produit au niveau des **synapses,** qui sont des zones de liaison particulières entre des cellules voisines. Les synapses relient les neurones entre eux (en règle générale par le biais de l'axone d'une cellule avec les dendrites d'une autre cellule), mais également, entre neurones et cellules musculaires ou entre neurones et cellules glandulaires. La liaison synaptique entre un axone et une cellule musculaire est appelée **plaque motrice** (☞ 7.3.5).

Une synapse est formée de trois parties :

- L'extrémité ramifiée d'un axone formée de nombreux boutons présynaptiques (**neurone pré-synaptique**, pré = avant). Elle contient les vésicules remplies de neurotransmetteurs.
- La **cellule post-synaptique** qui suit (post = après) avec la **membrane post-synaptique**. Elle supporte les récepteurs pour les neurotransmetteurs.
- La **fente synaptique** entre les cellules pré- et post-synaptique. Elle est remplie de liquide extra-cellulaire.

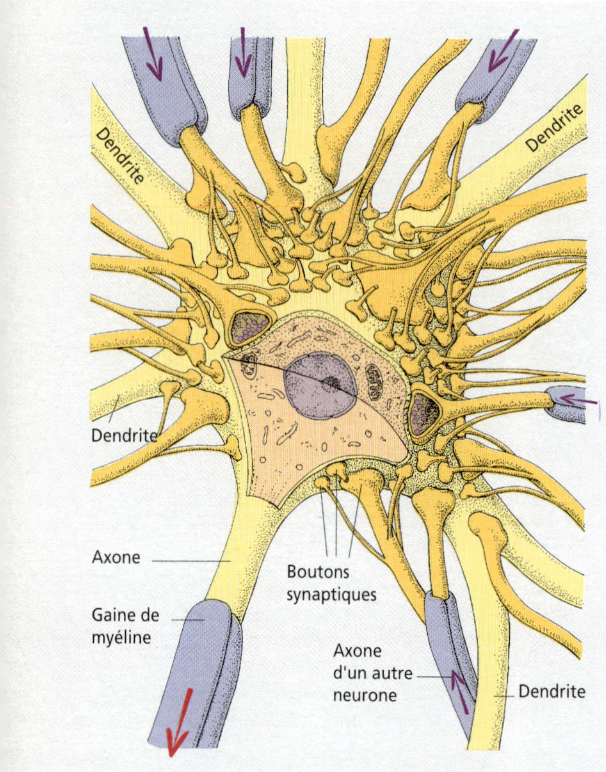

Fig. 10.11 : Synapses d'un neurone au niveau du SNC. La surface du corps cellulaire du neurone est presqu'entièrement recouverte de boutons synaptiques dont plusieurs proviennent à chaque fois d'un même axone. Des centaines de synapses excitatrices ou inhibitrices influent sur la capacité de transmission de la membrane post-synaptique.

Si un influx parvient aux terminaisons pré-synaptiques d'un axone, il se produit à ce niveau une libération de **neurotransmetteurs** (*substances messagères* pour le transfert d'informations au niveau de la synapse) des vésicules dans la fente synaptique. Les neurotransmetteurs franchissent la fente synaptique en l'espace d'un millième de seconde et se fixent sur les récepteurs de la membrane post-synaptique. Ainsi se modifie la perméabilité au niveau de la membrane post-synaptique et se produit un potentiel post-synaptique.

Après la réaction avec le récepteur, le neurotransmetteur est ensuite rapidement inactivé, soit par destruction enzymatique, soit par recapture par les vésicules du bouton pré-synaptique.

En général la libération des neurotransmetteurs d'une seule vésicule synaptique ne suffit pas pour exciter un neurone post-synaptique. Le potentiel de génération est d'autant plus vite atteint lorsque, soit plusieurs influx se succèdent au niveau d'une synapse (*sommation temporelle*), soit plusieurs vésicules synaptiques libèrent en même temps leurs neurotransmetteurs (*sommation spatiale*).

Des effets différents peuvent exister au niveau de la membrane post-synaptique en fonction du type de neurotransmetteur et du type de récepteur. Dans les **synapses excitatrices,** le neurotransmetteur est en situation de déclencher une dépolarisation et un potentiel d'action au niveau de la membrane post synaptique. Dans les **synapses inhibitrices,** le neurotransmetteur entraîne au contraire une hyperpolarisation. Dans ce cas, le potentiel de repos est abaissé dans la zone de négativité et l'excitabilité de la membrane post-synaptique est diminuée.

En résumé, on pourrait décrire la transmission de l'influx le long de plusieurs axones de la manière suivante :

> L'influx transmis *électriquement* le long de l'axone va être traduit *chimiquement* au niveau de la synapse. Au niveau de la membrane du neurone suivant, les informations qui arrivent seront de nouveau transmises sous une forme électrique au niveau du potentiel de génération.

10.4.3 Aperçu des neurotransmetteurs

Les neurotransmetteurs ont une action sur la membrane post-synaptique, soit **excitatrice**, soit **inhibitrice**. Il

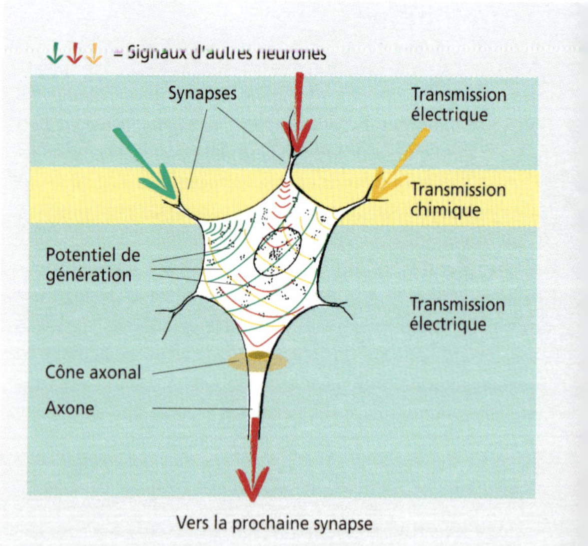

Fig. 10.12 : Cheminement de l'influx nerveux. L'information sera codée tour à tour électriquement ou chimiquement.

existe de nombreux neurotransmetteurs différents. Parmi les plus importants, on trouve l'acétylcholine, les catécholamines que sont l'adrénaline, la sérotonine et la dopamine, ainsi que différents neuropeptides.

Les neurotransmetteurs participent à la commande de nos sensations et de nos comportements et sont ainsi d'une importance primordiale pour notre organisme. Normalement, il existe un équilibre précis entre les différents neurotransmetteurs.

Si l'équilibre très précis entre les différents neurotransmetteurs au niveau du SNC est perturbé, cela peut se traduire par des maladies psychiatriques et/ou somatiques. Ainsi une relation a été établie entre un déséquilibre en neurotransmetteurs et deux maladies psychiatriques graves, la *dépression* et la *schizophrénie*. Les nombreux *psychotropes* agissent également sur les concentrations en neurotransmetteurs.

Nous allons voir maintenant plus en détail certains neurotransmetteurs :

L'acétylcholine

L'**acétylcholine** est le neurotransmetteur qui sert pour la transmission de l'influx nerveux des neurones efférents vers les muscles. Elle agit de manière classique sur la plaque motrice (☞ Fig. 10.13). Par ailleurs, elle joue un rôle important au niveau du système nerveux végétatif : la majorité des synapses du système sympathique et toutes les synapses du système parasympathique fonctionnent avec de l'acétylcholine (☞ 11.10).

L'acétylcholine agit principalement comme excitatrice au niveau des structures connectées en aval. Elle est rapidement détruite par l'enzyme acétylcholinestérase.

Le *E 605®* (*parathion*), utilisé comme insecticide, inhibe l'acétylcholinestérase de manière irréversible. De ce fait, comme l'acétylcholine ne peut plus être dégradée, sa concentration augmente au niveau de la plaque motrice et il existe une excitation continue des récepteurs à l'acétylcholine. En quelques minutes se développe une tétanisation musculaire mortelle.

Utilisé comme poison sur les flèches des Indiens, les curares bloquent au contraire les récepteurs à l'acétylcholine au niveau de la plaque motrice et empêchent ainsi la dépolarisation de la membrane post-synaptique. De cette manière, l'ensemble des muscles est complètement relâché, un effet qui est utilisé par exemple en anesthésie. Afin de lever le blocage des récepteurs, on peut administrer comme antidote un inhibiteur des cholinestérases.

La dopamine

La **dopamine** est également un neurotransmetteur excitateur qui commande les réactions émotionnelles et intellectuelles ainsi que l'élaboration des mouvements. La conséquence du déficit en dopamine, dans certaines parties précises du cerveau, est la *maladie de Parkinson* ("paralysie tremblante").

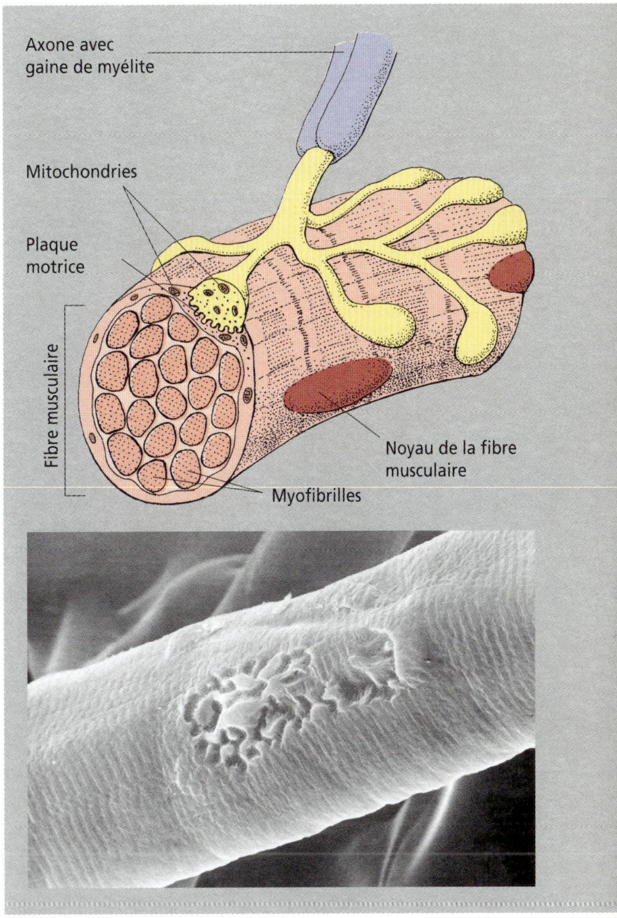

Fig. 10.13 : La plaque motrice.
En haut: un nerf moteur se ramifie en plusieurs boutons synaptiques qui forment une plaque motrice avec une fibre musculaire.
En bas: plaque motrice en microscopie électronique.

Les neuropeptides

Les neuropetides sont des substances messagères du cerveau de découverte récente. Ils sont composés de chaînes d'acides aminés de longueurs variables et participent aux systèmes de commande de la faim, du sommeil, de la sexualité et de la sensibilité à la douleur.

Parmi les neuropeptides découverts à ce jour, les plus connus sont les opioïdes endogènes ou **endorphines**. Les endorphines paraissent non seulement particulière-

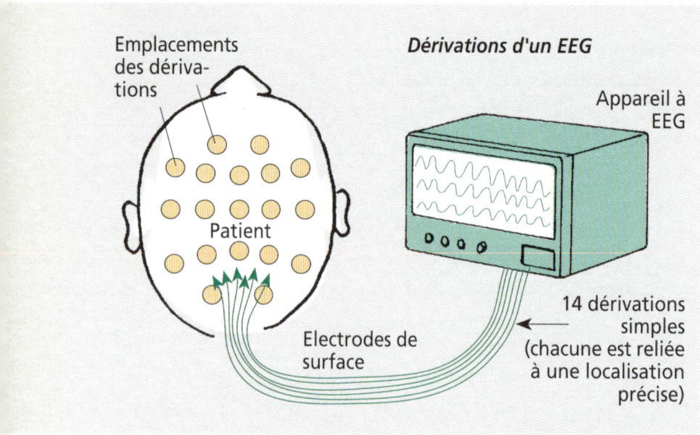

Fig. 10.14 : L'EEG (électroencéphalogramme) : exemple d'un moyen diagnostique en neurologie.
Il est possible d'enregistrer des courants électriques en provenance du cortex à l'aide d'électrodes de surface fixées sur le cuir chevelu à des endroits bien définis.

ment importants pour l'équilibre émotionnel - par exemple, la satisfaction lors de l'absorption de chocolat, au cours du sport ou de l'orgasme - mais participent également de manière essentielle à la régulation de la douleur.

10.5 Méthodes diagnostiques en neurologie

L'activité des neurones au niveau du cortex produit des courants électriques ; ces derniers peuvent être mesurés par le biais d'électrodes fixées sur le cuir chevelu. L'**électro-encéphalogramme** (*EEG*) indique les zones du cerveau présentant une activité perturbée et apporte ainsi des indications importantes pour le diagnostic de nombreuses maladies neurologiques.

L'**électro-myogramme** (*EMG*) permet de mesurer la vitesse de conduction au niveau des nerfs périphériques. On retrouve par exemple une vitesse de conduction nettement réduite en cas d'atteinte de la gaine de myéline.

La tomodensitométrie de la tête (**scanner crânien**) est devenu un examen de référence en neurologie. De nombreuses lésions (par ex. les tumeurs) peuvent ainsi être localisées et les procédures thérapeutiques peuvent être ensuite planifiées de manière précise.

L'**imagerie par résonance magnétique nucléaire** (*RMN* ou *IRM*) complète de mieux en mieux le scanner, avec des représentations de haute résolution au niveau du tronc cérébral et de la moelle épinière. La Fig. 11.2 en donne un exemple.

Questions de révision

1. De quoi est composé le système nerveux central ? (☞ 10.1)

2. De quels types de cellules est composé le tissu nerveux ? (☞ 10.2)

3. En quoi se différencient les neurones efférents et les neurones afférents ? (☞ 10.2.1)

4. Quelles sont les fonctions des cellules gliales ? (☞ 10.2.2)

5. Quelle fonction remplit la gaine de myéline de l'axone ? (☞ 10.2.3)

6. Qu'entend-on sous le terme de "conduction saltatoire" ? (☞ 10.2.3)

7. De quoi est composé un nerf ? (☞ 10.2.4)

8. Comment est produit un potentiel d'action ? (☞ 10.3.4)

9. Comment est rétabli le potentiel de repos après un potentiel d'action ? (☞ 10.3.5)

10. Pourquoi les neurones ont-ils besoin d'une période réfractaire ? (10.3.6)

11. Comment s'appelle la liaison synaptique entre un axone et une cellule musculaire ? (☞ 10.4.2)

12. Comment est organisée une synapse ? (☞ 10.4.2)

13. Quelles sont les fonctions des neurotransmetteurs ? (☞ 10.4.3)

14. A quel endroit agit principalement l'acétylcholine ? (☞ 10.4.3)

15. Quels sont les examens diagnostiques les plus intéressants en neurologie ? (☞ 10.5)

LE SYSTÈME NERVEUX

11.1 Les fonctions du système nerveux en partant d'un exemple

Etant donnés la complexité et le nombre de niveaux différents des fonctions du système nerveux, l'exemple suivant sera plus parlant pour introduire ce thème difficile :

Un enfant de 10 ans a perdu ses parents dans l'après-midi au cours d'une longue promenade. Il ressent une faim grandissante. Après une longue recherche, il trouve un poirier couvert de fruits, il grimpe dessus, cueille une poire et la mange.

Au cours de cet incident, la masse de travail du système nerveux qui est nécessaire pour répondre aux besoins de l'ensemble de l'organisme, peut être mise en évidence :

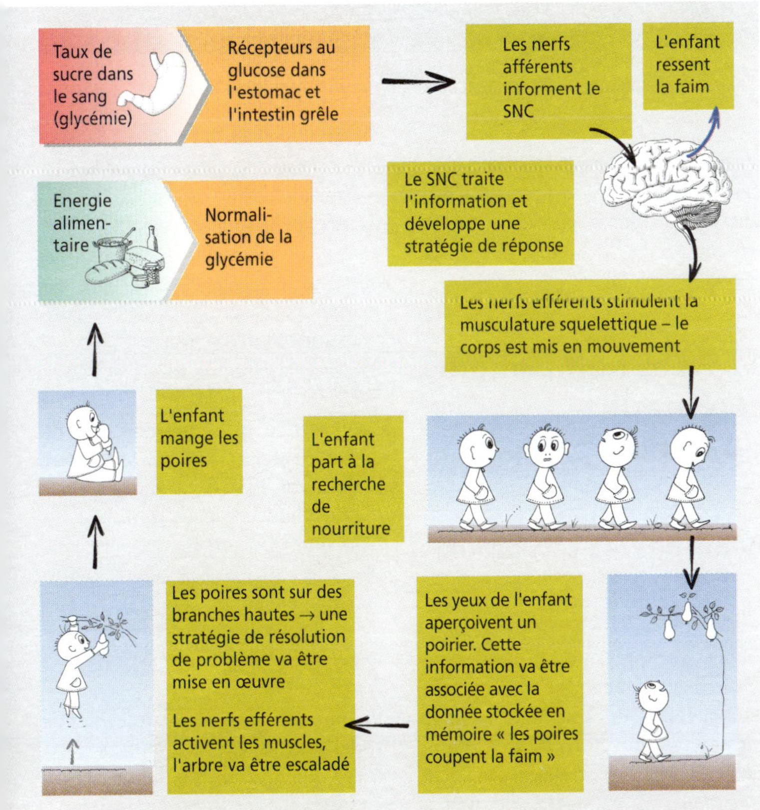

Fig. 11.1 : Représentation graphique de l'histoire citée en exemple dans le texte.

Le facteur déclenchant de l'activité de l'enfant est la sensation de faim. On ressent toujours la sensation de faim lorsque s'installe un déficit en sucre dans le sang (glycémie). Cette pénurie en glucose est enregistrée par des récepteurs au glucose au niveau du tube digestif et transmis au SNC. L'information est assimilée au niveau du *thalamus* et des *hémisphères cérébraux* : la sensation de faim restera d'abord en arrière plan puis deviendra de plus en plus pressante. Il existe un besoin constant et pressant de calmer cette faim. Cette pulsion (ainsi nomme-t-on de telles injonctions comportementales qui viennent de l'intérieur) impose à l'enfant de chercher de la nourriture. Pour pouvoir rechercher de la nourriture, les jambes du garçon doivent se mettre en mouvement, acte qui est commandé par des influx nerveux en provenance des *zones motrices du cortex* (moteur = mouvement).

Toutes les informations sensorielles (= en provenance des organes des sens) arrivant en permanence des récepteurs sensoriels des yeux, mais également du nez et des oreilles, sont triées, sélectionnées et comparées dans les zones d'associations sensorielles de l'encéphale avec les informations déjà stockées sur les sources de nourriture.

Aussitôt que l'enfant aperçoit le poirier avec ses fruits, les informations suivantes sont mises en relation avec le contenu de la mémoire :

- les poires apaisent la faim
- les poires sont sucrées
- les poires ne sont pas toxiques.

Des propositions d'actions vont provenir du cerveau pour pouvoir approcher les poires. Pour escalader l'arbre, les zones motrices du cortex seront de nouveau activées. La musculature appropriée sera activée par les fibres nerveuses et les nerfs périphériques provenant de la moelle épinière, et l'arbre pourra être escaladé.

Pour mordre ainsi que pour mâcher et avaler la poire, l'enfant n'a pas besoin de beaucoup réfléchir : l'ensemble de ces actions est en partie des types de comportements réflexes inconscients ("instinctifs"), en partie des types de comportements quasi automatiques, déjà acquis à l'âge du nourrisson et qui ont leur origine au niveau du *tronc cérébral*.

La particularité du cerveau humain

Malgré la complexité des processus décrits, l'exemple décrit ne contient pratiquement aucune réaction caractéristique de l'homme - on pourrait décrire le même enchaînement chez un écureuil. Le SNC de l'homme se caractérise cependant par d'autres fonctions essentielles, comme par exemple :

- la **conscience de soi,**
- un **système éthique de valeur** (par ex. "on ne cueille pas les poires du voisin"),
- la capacité de **parler** et ainsi de se comprendre,
- une **capacité d'abstraction** très développée (abstraire = passer d'un cas concret au général ou aux conséquences qui en découlent).

Le cerveau de l'homme permet beaucoup plus de choses que le cerveau d'un mammifère de classe supérieure. Pour acquérir ces capacités complexes supplémentaires, il a perdu de nombreuse fonctions instinctives. Certains types de comportement (par ex. la nage) doivent être appris au préalable.

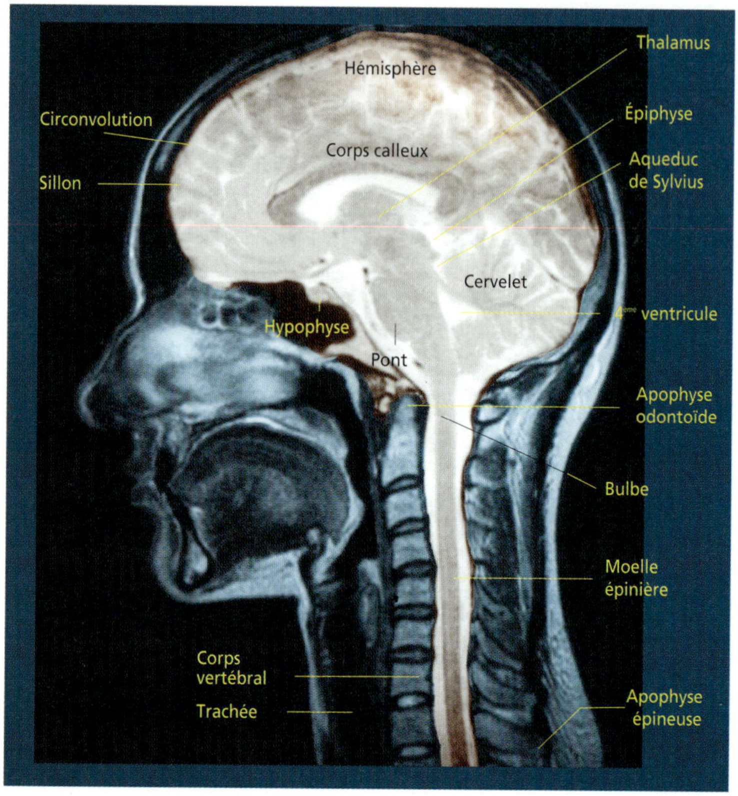

Fig. 11.2 : Coupe sagittale du cerveau (IRM).

11.2 Les hémisphères cérébraux ou télencéphale

11.2.1 La structure des hémisphères cérébraux

Le **télencéphale** est situé directement sous la calotte osseuse crânienne. Il représente la plus grosse partie du cerveau et est posé comme le chapeau d'un champignon sur le **mésencéphale** et le **diencéphale**. Le télencéphale est le siège de la *conscience*, c'est-à-dire de toutes les sensations et comportements conscients, de la volonté, de la créativité et de la mémoire. A la surface externe du télencéphale se trouve le cortex. Son aspect extérieur est marqué par la présence des **circonvolutions** et des **scissures**.

Les scissures profondes

La **scissure inter-hémisphérique** est évidente à l'œil nu et s'étire d'avant en arrière en partageant le télencéphale en deux moitiés, les *hémisphères* droit et gauche (☞ Fig. 11.7). Les deux hémisphères ne sont réunis entre eux qu'en profondeur, à leur base, par une épaisse lame transversale, le **corps calleux**.

En plus de la scissure inter-hémisphérique, il existe d'autres scissures qui divisent les hémisphères en **lobes** :

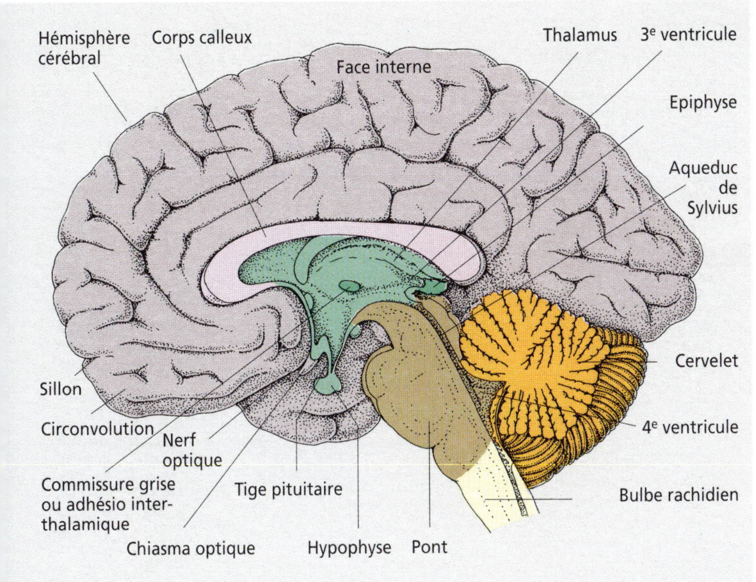

Fig. 11.3 : Coupe sagittale du cerveau.

- La **scissure centrale** ou **scissure de Rolando** dessine une ligne de séparation entre le *lobe frontal* et le *lobe pariétal*.
- La **scissure latérale** ou **scissure de Sylvius** sépare le *lobe temporal* du lobe pariétal.
- La **scissure pariéto-occipitale** limite le lobe occipital en avant.

Les quatre lobes délimités par les scissures du télencéphale sont indiqués sur la Fig. 11.4.

La substance grise du télencéphale

Le cortex recouvre la totalité de la surface du télencéphale et contient 70 % de l'ensemble des **neurones** du cerveau. Du fait de la grande densité de neurones, le cortex apparaît gris et fait partie pour cette raison de la **substance grise** (☞ 10.2.5) du SNC.

Dans cette zone siègent des regroupements de neurones qui possèdent des fonctions identiques et qui forment des **aires corticales** accolées les unes aux autres. Ces dernières ne peuvent être individualisées à l'œil ; on différencie cependant en fonction de leur rôle, des **aires motrices** et des **aires sensitives** ainsi que des **aires mixtes**. Au niveau de la circonvolution pré-centrale (ou frontale ascendante) siègent les *aires motrices* qui commandent les mouvements de la musculature squelettique. Les influx neuronaux *moteurs* partent donc du cortex et vont vers les muscles ; ils sont donc efférents (☞ 10.2.1). Les neurones des *aires sensitives* situées au niveau de la circonvolution post-centrale (ou pariétale ascendante) transforment par contre les informations sensorielles qui sont saisies par les récepteurs des sens et transmises au cerveau ; les neurones *sensoriels* sont donc *afférents*.

La substance grise des hémisphères cérébraux n'est cependant pas limitée au cortex. D'autres amas denses de neurones, à la couleur « grise », sont situés dans les profondeurs du télencéphale au milieu de la substance blanche. Ils prennent alors l'appellation de **noyaux** (par ex. noyaux gris centraux, ☞ 11.2.5).

Démence

La ***démence*** est la conséquence de la perte progressive de fonctions du télencéphale qui est due à la mort de neurones : altération de la mémoire, dépérissement des intérêts et atrophie des émotions aboutissent à la décomposition de la structure de la personnalité et finalement à la mort dans les 2 à 5 ans. Bien que sa cause essentielle ne soit pas claire, elle est souvent liée à une calcification des artères nourricières. L'alcool peut également entraîner ou accélérer une démence.

Fig. 11.4 : Partage du télencéphale en différents lobes. Vue latérale.

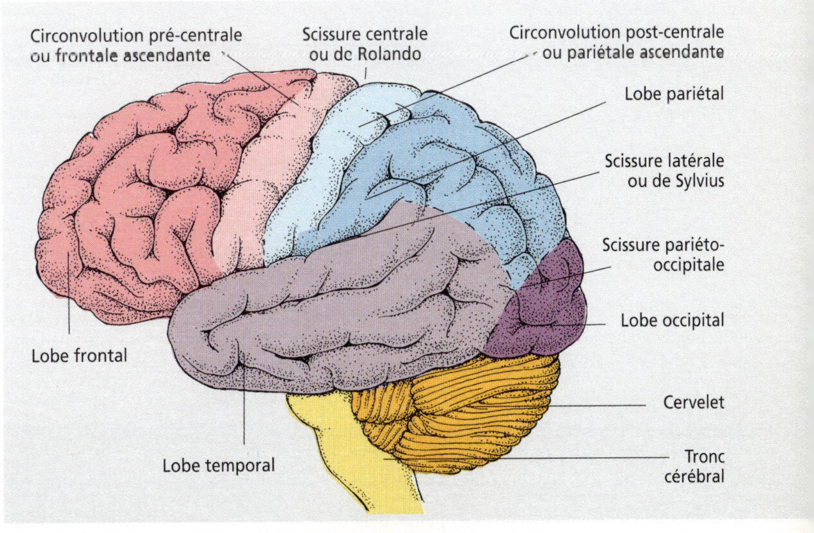

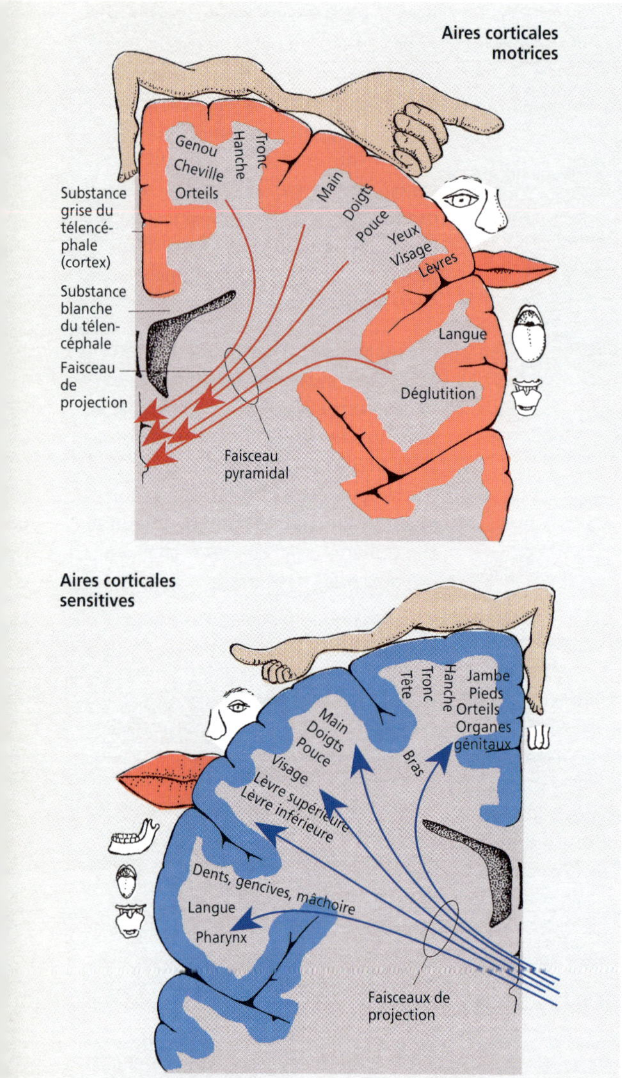

Fig. 11.5 : Représentation des aires motrices et sensitives primaires au niveau du cortex.
La totalité de la musculature squelettique est représentée au niveau du cortex de la circonvolution pré-centrale : les neurones qui commandent les cellules musculaires de la moitié supérieure du corps sont en bas, les neurones pour la moitié inférieure, en haut. Comme pour l'aire corticale motrice au niveau de la circonvolution pré-centrale, le schéma corporel siège « la tête en bas » au niveau de l'aire sensitive qui est située sur la circonvolution post-centrale.
Les régions corporelles sensorielles (par ex. les lèvres et les doigts) sont sur-représentées.

La substance blanche du télencéphale

La substance blanche du télencéphale est composée de faisceaux de fibres nerveuses qui relient différentes parties du cerveau entre elles :

- Les **fibres commissurales inter-hémiphériques** sont transversales et relient les deux hémisphères. La commissure la plus importante est le corps calleux dont nous avons déjà parlé (☞ Fig. 11.3).
- Les **fibres d'association intra-hémisphériques** (associer = relier) conduisent les influx à l'intérieur d'un hémisphère.
- Les **fibres de projection** conduisent les excitations des différentes parties du corps vers le télencéphale et inversement.

11.2.2 **Les aires corticales du télencéphale**

Comme nous l'avons déjà vu, les aires corticales sont des zones du cortex au niveau desquelles siègent des groupes de neurones qui possèdent la même fonction et sont divisées en aires motrices et aires sensitives (☞ 11.2.1).

On différencie les *aires primaires* et *secondaires* ainsi que les *aires associatives*.

Aires corticales primaires

Une **aire corticale primaire** est une zone du télencéphale qui est reliée par une liaison de type projection point par point aux différentes parties du corps. Au niveau des **aires motrices**, les liaisons sont *efférentes* (partent du SNC) ; au niveau des **aires sensitives**, elles sont *afférentes* (vont vers le SNC). La taille d'une aire corticale motrice n'est pas établie en fonction de la taille de la partie du corps correspondante mais en fonction du nombre des mouvements possibles (par ex. l'aire corticale correspondant aux muscles de la main est beaucoup plus grande que celle des muscles du tronc). De la même manière, la taille d'une aire sensitive ne sera pas déterminée par la taille de la partie du corps à partir de laquelle elle recueille des informations, mais du nombre et de la sensibilité des récepteurs qui s'y trouvent. Ainsi l'aire sensitive de la lèvre est plus grosse que celle de la peau du tronc.

L'aire corticale somato-motrice ou motrice primaire

La principale partie de l'**aire corticale somato-motrice** est située au niveau de la circonvolution se trouvant juste en avant de la scissure de Rolando, que l'on appelle **circonvolution pré-centrale** ou **frontale ascendante**. A ce niveau se trouvent, serrés les uns contre les autres, l'ensemble des neurones qui commandent la motricité volontaire et où chaque partie du corps correspond à une région précise. Si l'on « représente » sur cette portion de cortex les différentes régions du corps, on obtient un homme avec des proportions corporelles

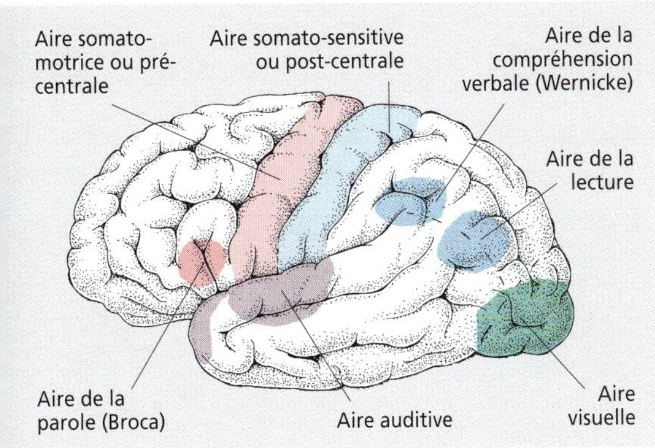

Fig. 11.6 : Vue générale des aires motrices et sensitives primaires et secondaires.

bizarres, car les parties du corps qui possèdent une motricité fine sont sur-représentées.

L'aire somato-sensitive ou sensitive primaire

L'**aire somato-sensitive**, qui sert pour la sensibilité générale, siège au niveau de la circonvolution située juste en arrière de la scissure de Rolando, la **circonvolution post-centrale** ou **pariétale ascendante**. Elle reçoit ses informations des récepteurs périphériques (par ex. de la peau, des muscles, des articulations ou des organes internes). On peut également « reconstruire » à ce niveau un homme où les différents segments de cortex représentent une partie du corps.

Aire corticale motrice secondaire

De l'aire somato-motrice, des ordres volontaires seront envoyés aux muscles striés. Auparavant, ils reçoivent des **aires corticales motrices secondaires** des informations comme, par exemple, la manière dont le mouvement a été mis en œuvre de la meilleure manière auparavant et comment il peut être exécuté correctement à cet instant. L'aire corticale motrice secondaire est donc un centre de coordination et de mémoire en amont du centre primaire. Un exemple est représenté par l'**aire de la parole** (ou **aire de Broca**) qui coordonne les mouvements spécifiques des muscles du larynx, des lèvres et de la langue au cours du processus de la parole. Si cette aire est déficiente, du fait d'un accident vasculaire par exemple, alors les muscles peuvent être mis en mouvement mais la coordination est altérée, si bien que la parole est inintelligible ou impossible.

Aire corticale sensitive secondaire

De la même manière, les aires sensitives primaires sont reliées avec des **aires sensitives secondaires**. A ce niveau sont stockées des expériences précédentes de sensations, afin que les nouvelles informations sensorielles entrantes, par ex. sur la position des articulations, longueur et équilibre des muscles, puissent y être comparées, reconnues et interprétées.

Les aires corticales des organes des sens

Les sensations en provenance des principaux organes des sens que sont la vue, l'audition, l'odorat et le goût seront transmises vers des aires corticales particulières, extérieures à la circonvolution pariétale ascendante.

Le **centre de la vue** siège au niveau du lobe occipital du télencéphale (☞ Fig. 11.6). On différencie une *aire visuelle primaire* et une *aire visuelle secondaire*. Le faisceau optique aboutit au niveau de l'aire visuelle primaire. Les images sont interprétées au niveau de l'aire visuelle secondaire, par ex. comparées avec des impressions optiques précédentes, si bien que la vision n'est pas seulement enregistrée (« C'est une grosse femme avec des cheveux bouclés et un tablier blanc »),

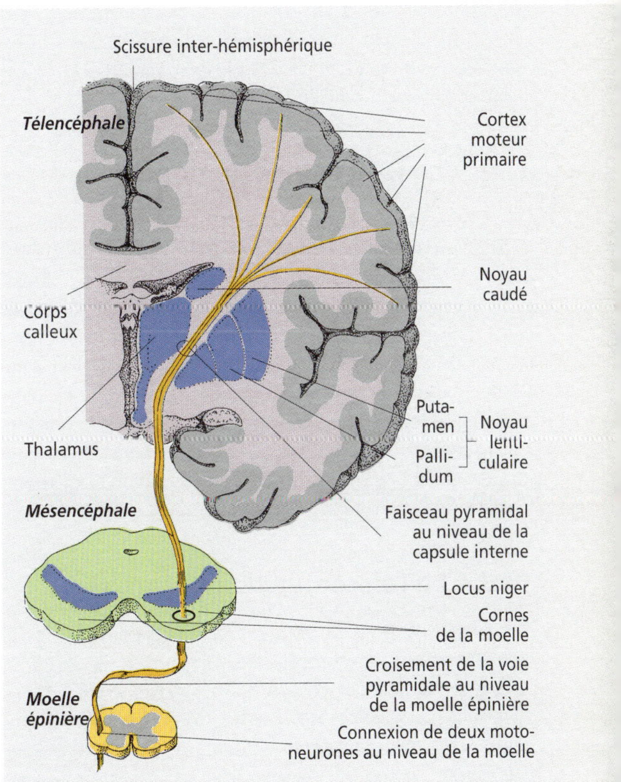

Fig. 11.7 : Trajet de la voie pyramidale. Partant de l'aire corticale somato-motrice, elle emprunte le faisceau pyramidal de la capsule interne et traverse le tronc cérébral. Sous le tronc cérébral, la majorité des fibres croise la moelle pour aller vers la corne opposée (les fibres non croisées ne sont pas représentées)

mais également identifiée (« C'est la surveillante Helga »). Le **centre de la lecture** au niveau du lobe pariétal fait également partie des centres visuels secondaires.

Le **centre de l'audition** siège au niveau du lobe temporal du télencéphale (☞ Fig. 11.6), directement en dessous de la scissure latérale. Le faisceau auditif se termine au niveau du centre auditif *primaire*. Le centre auditif *secondaire* permet l'identification des sons. Pour la *compréhension du langage*, il existe un aire corticale particulière, le **centre de Wernicke**.

Les aires associatives

De nombreuses aires participent activement au déroulement d'une action. Le principe suivant s'applique : plus l'action est complexe, plus nombreuses sont les aires impliquées. Les informations des différentes aires corticales sont transmises à un **centre associatif** supérieur qui est responsable de la synthèse de ces informations, de l'interprétation des impressions sensorielles ainsi que de l'élaboration de scénarii de comportement. En reliant différentes aires motrices et sensitives, les aires associatives sont à la base des performances du cerveau comme par ex. la pensée logique et la créativité.

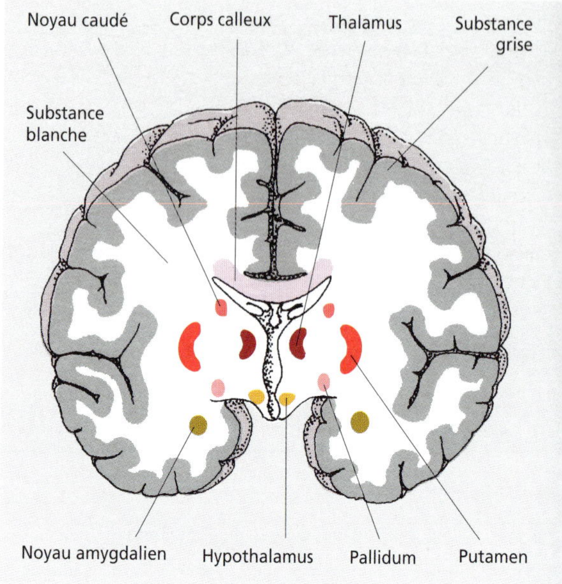

Fig. 11.8 : Position des noyaux gris centraux en coupe transversale. Le corps calleux n'est pas un noyau mais représente la liaison transversale entre les deux hémisphères et est principalement composé d'axones.

11.2.3 Le faisceau pyramidal

Les fibres nerveuses en provenance des neurones de l'aire somato-motrice filent vers les noyaux moteurs des nerfs crâniens, puis vers la moelle, en suivant le **faisceau pyramidal**. Le faisceau pyramidal transmet de cette manière les ordres pour les mouvements volontaires, conscients. Du fait que la majorité des fibres du faisceau pyramidal franchissent la ligne médiane à la hauteur du bulbe pour cheminer ensuite dans le cordon contro-latéral de la moelle, les fibres et les cellules pyramidales de la partie droite du télencéphale contrôlent la partie gauche du corps et inversement.

11.2.4 Le faisceau extra-pyramidal

Les fibres de la voie extra-pyramidale courent de la même manière du télencéphale vers la moelle épinière en dehors du faisceau pyramidal. Ce système est principalement responsable des contractions musculaires *involontaires* mais intervient également dans la *motricité volontaire* : il modifie la motricité consciente et commande le tonus musculaire de base.

Les neurones du système extra-pyramidal siègent au niveau des noyaux gris centraux sous le cortex (pour certains, dans les noyaux gris centraux du télencéphale et dans la zone du tronc cérébral). Ils sont en relation avec le cortex du télencéphale, le cervelet, les organes de la vision et de l'équilibre. A l'aide de ces nombreuses connexions, les mouvements peuvent être coordonnés, si bien que l'équilibre peut être maintenu même lors de mouvements complexes.

11.2.5 Les noyaux gris centraux

Les **noyaux gris centraux** siègent en profondeur au niveau du télencéphale et du diencéphale. Avec les zones des noyaux inférieurs du diencéphale et du tronc cérébral, ils appartiennent au *système moteur extra-pyramidal* et sont des centres de coordination moteurs importants. Comme nous l'avons déjà dit, les motricité musculaire involontaire et le tonus musculaire sont commandés par le système extra-pyramidal qui influence également la motricité volontaire.

Le plus important groupe de noyaux gris centraux est le **striatum**. Le striatum est composé des noyaux striés qui représentent le centre de coordination supérieur de la motricité involontaire. Il est séparé en deux parties par l'épais faisceau pyramidal au dessus de la capsule interne (☞ Fig. 11.8) : le **noyau caudé** et le **putamen**. Une classification anatomique ancienne rassemble sous l'appellation de **noyau lenticulaire** le putamen et le **pallidum** car ils sont très proches l'un de l'autre. Sur le plan fonctionnel, il sont cependant largement diffé-

rents ; le putamen fait partie du télencéphale alors que le pallidum appartient au diencéphale.
Un autre groupe de noyaux qui font partie des noyaux gris centraux est le **corps amygdalien**. Il fait également partie du système limbique.
En cas de détérioration des noyaux gris centraux, il existe des troubles de la motricité. La maladie neurologique la plus fréquente qui est une conséquence d'un désordre du système extra-pyramidal, est la **maladie de Parkinson** ; elle apparaît principalement chez les personnes âgées.

11.2.6 Le système limbique

Le **système limbique** est une unité fonctionnelle qui est formée par des structures du télencéphale, du diencéphale et du mésencéphale. Il forme une sorte de « bordure » (*limbe*) autour de la zone des noyaux gris du tronc cérébral et du corps calleux.
Appartiennent entre autres au système limbique :

- le **corps amygdalien**,
- l'**hippocampe**,
- une partie de l'**hypothalamus** qui est un élément du diencéphale, ainsi que le corps mamillaire et le fornix (ou trigone) qui est une commissure en forme de dos d'âne (☞ Fig. 11.9).

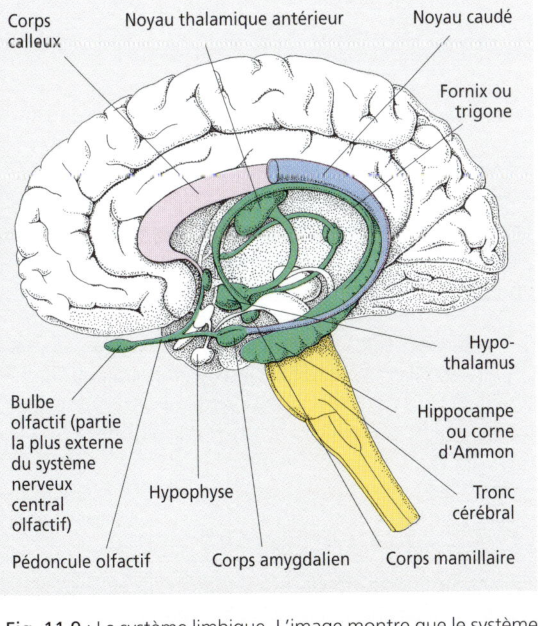

Fig. 11.9 : Le système limbique. L'image montre que le système limbique est formé de nombreuses structures qui forment une bordure autour du corps calleux et du tronc cérébral. Elles s'entrecroisent de multiples fois.

Les sentiments et les réactions émotionnelles comme la peur, la colère et l'agressivité émanent de ce système avec une participation du cortex, du thalamus et de l'hypothalamus.
Les stimuli du système limbique agissent sur de nombreuses fonctions végétatives par l'intermédiaire de l'hypothalamus. La diarrhée, une poussée tensionnelle et une tachycardie avant des examens sont des exemples de l'action du système limbique.

11.3 Le diencéphale

Le **diencéphale** est la zone de jonction entre le télencéphale et le tronc cérébral. Les composants principaux du diencéphale sont le **thalamus** et **l'hypothalamus** auquel l'**hypophyse** est suspendue comme une grosse goutte d'eau.

11.3.1 Le thalamus

Le **thalamus** est composé principalement de substance grise. Toutes les informations sensorielles en provenance de l'environnement ou de l'intérieur de l'organisme remontent par des faisceaux ascendants vers le thalamus. Elles y sont alors rassemblées, mises en relation et interprétées avant d'être transmises, par les faisceaux de projection (☞ Fig. 11.5), au télencéphale où elles sont transformées en sensations conscientes. D'autres liaisons existent avec le système limbique. Afin que le télencéphale et la conscience ne soient pas « submergés » par les signaux, le thalamus agit comme un filtre qui ne peut être franchi que par des influx ayant un intérêt pour l'ensemble de l'organisme.

11.3.2 L'hypothalamus et l'hypophyse

L'**hypothalamus** est la partie la plus inférieure du diencéphale qui est située sous le thalamus. Il est d'une importance particulière pour la commande de nombreux processus somatiques et psychiques. Cette commande transite en partie par les *voies nerveuses* et est en partie transmise par *voie hormonale* à travers la circulation sanguine. L'hypothalamus représente de ce fait une liaison, au niveau central, entre le système nerveux et le système hormonal.
De nombreuses fonctions de l'organisme sont contrôlées par l'hypothalamus à l'aide de récepteurs hautement spécialisés :

- Les *thermo-récepteurs* mesurent la température du corps.
- Les *récepteurs osmotiques* contrôlent le contenu en eau de l'organisme.

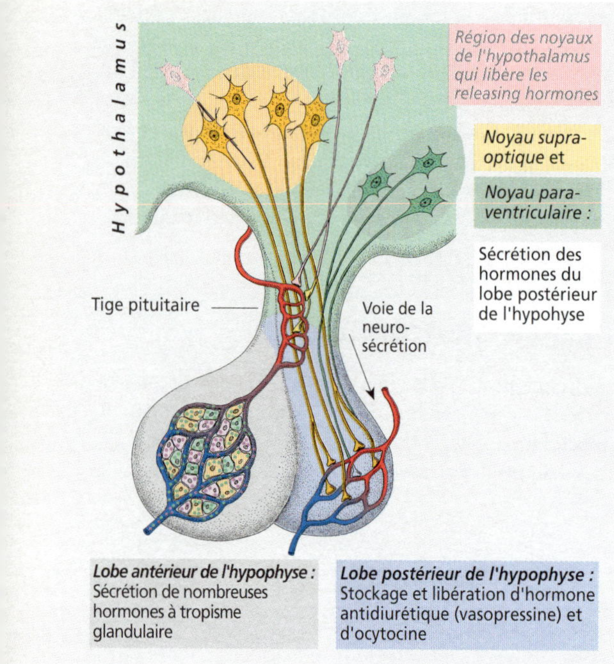

Fig. 11.10: L'hypophyse. Les hormones du lobe postérieur de l'hypophyse proviennent de la zone des noyaux de l'hypothalamus et aboutissent par la voie de la neurosécrétion dans le lobe postérieur de l'hypophyse, puis dans le sang.

- Les *récepteurs hormonaux,* avec d'autres récepteurs, surveillent les fonctions circulatoire du tube digestif et de la vessie.
- Par le biais des *centres de la soif*, de la *faim* et de la *satiété* (☞ 11.1) seront contrôlées les prises de nourriture et de boissons.
- L'hypothalamus intervient également dans l'apparition de sentiments comme la colère et l'agressivité.

L'hypothalamus est relié à l'*hypophyse* par un récessus inférieur, la *tige pituitaire*. L'**hormone antidiurétique** et l'**ocytocine** sont élaborées dans la région des noyaux de l'hypothalamus qui est particulièrement bien irriguée (détails, ☞ 13.2.1).

Ces deux hormones transitent par voie nerveuse vers la partie postérieure de l'hypophyse, le **lobe postérieur de l'hypophyse** (*neurohypophyse*). C'est ici que sont stockées ces hormones qui sont libérées dans le sang à la demande. Ce type de distribution d'hormones par les neurones à travers les fibres nerveuses s'appelle la **neurosécrétion**.

D'autres hormones sont fabriquées dans des noyaux de l'hypothalamus. Elles n'ont pas d'action directe mais parviennent, par les *vaisseaux sanguins* de la *partie antérieure de l'hypophyse,* au niveau du **lobe antérieur de l'hypophyse** où elle agissent comme *releasing hormones* (stimulent l'excrétion des hormones du lobe antérieur de l'hypophyse, ☞ 13.2.2). Le lobe antérieur est une importante *glande endocrine* de l'organisme (☞ 13.2.2) qui secrète des hormone à *tropisme glandulaire* (qui agissent sur les glandes).

11.4 Tronc cérébral et formation réticulée

Le **tronc cérébral** est la partie la plus basse du cerveau qui est divisée en trois parties : le mésencéphale, le pont (ou protubérance) et le bulbe rachidien qui se prolonge par la moelle épinière en passant par le trou occipital. Le tronc cérébral est composé de faisceaux ascendants et descendants (substance blanche) et d'amas de neurones (substance grise).

11.4.1 Le mésencéphale

On appelle **mésencéphale** le segment intermédiaire, long de 1,5 cm, entre la limite supérieure du pont et le diencéphale. Les zones importantes du mésencéphale sont :

- les **tubercules quadrijumeaux** qui servent de centres pour les réflexes de la vue et de l'audition,
- les **pédoncules cérébraux**, longs faisceaux qui forment deux cintres qui se dirigent vers la base des hémisphères. Ils contiennent les faisceaux de projection de la liaison télencéphale - cervelet et le faisceau pyramidal. Les pédoncules cérébraux servent ainsi à l'échange d'informations motrices et sensitives entre la moelle épinière, le bulbe rachidien, le pont, le cervelet, le thalamus et le télencéphale.

Le mésencéphale contient en outre les noyaux du système extra-pyramidal. Ils prennent le nom de **locus niger** (*substance noire*) et de **noyau rouge** du fait de leur coloration en coupe microscopique. Les deux sont des centres de connexion qui permettent d'adapter la motricité involontaire des yeux, de la tête et du tronc, aux informations en provenance de la vue et de l'audition. Le mésencéphale est traversé par l'aqueduc de Sylvius, un mince canal de liquide cérébro-rachidien qui relie les 3ème et le 4ème ventricules (☞ Fig. 11.26).

11.4.2 Le pont ou protubérance.

Passent au niveau du **pont** les longs faisceaux qui relient les hémisphères cérébraux à la moelle épinière. En outre, le pont relie le télencéphale au cervelet par des faisceaux de fibres transversales. On trouve au niveau du pont les régions d'origine de nombreux nerfs crâniens ainsi qu'un centre de régulation de la respiration.

11.4.3 Le bulbe rachidien

Le **bulbe rachidien** (*moelle allongée*) forme la partie inférieure du tronc cérébral et donc la zone de transition avec la moelle épinière. Il contient, au niveau de sa substance blanche, des faisceaux ascendants et descendants qui se dirigent ou qui proviennent de la moelle. C'est à ce niveau que se situe le croisement de la plus grande partie des fibres du faisceau pyramidal (☞ 11.2.3).

A côté de ces faisceaux, le bulbe contient, dans sa substance grise, les centres de commande pour un certain nombre de fonctions vitales : par ex. le centre de commande cardio-circulatoire, le centre de commande respiratoire ainsi que les centres de la déglutition, de la toux, de l'éternuement et des vomissements. Ces centres reçoivent les informations nécessaires pour remplir leurs missions par le biais des voies du système nerveux végétatif (par ex. des nerfs crâniens IX et X) ; les récepteurs se trouvent en partie au niveau du bulbe (☞ par ex. pour le pH et les pressions partielles en oxygène et en dioxyde de carbone). Enfin, on trouve au niveau du bulbe les noyaux des paires de nerfs crâniens VII, IX, X, XI et XII.

Du fait de la concentration de centres de commande vitaux au niveau du bulbe, un simple coup au niveau de la base du crâne (par exemple lors d'un combat de boxe) peut être mortel. De la même manière, un engagement du bulbe dans le trou occipital du fait d'une augmentation de la pression intracrânienne entraîne en général une mort rapide.

D'un autre côté, des patients, chez lesquels le télencéphale est totalement endommagé du fait d'une carence en oxygène (anoxie), peuvent continuer à vivre, le cas échéant, sans être reliés à des appareils. Dans ces situations de maintien des seules fonctions du tronc cérébral, on parle de **coma végétatif.**

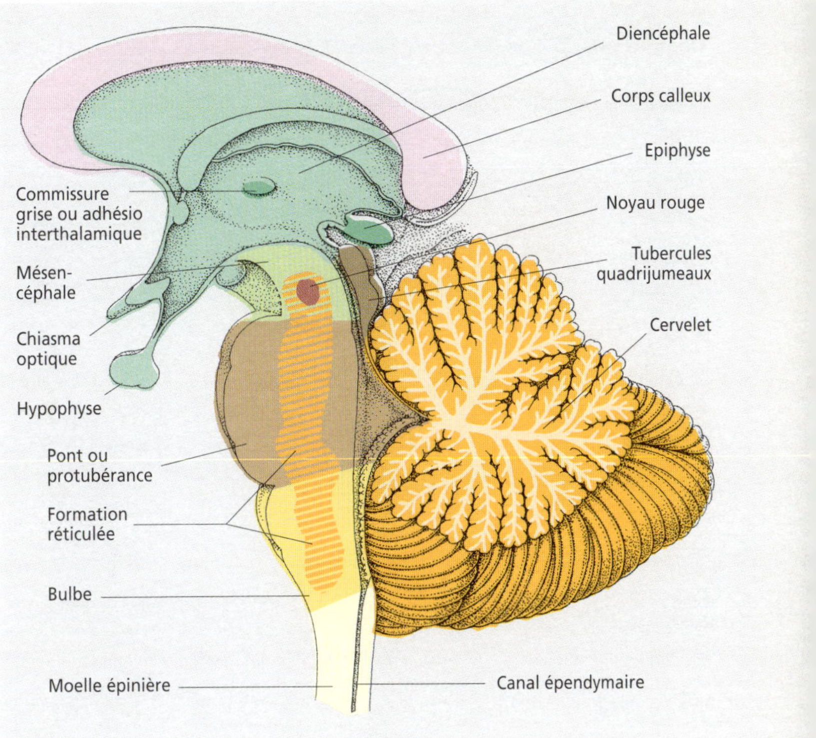

Fig. 11.11 : Centres fonctionnels du tronc cérébral.

11.4.4 La formation réticulée

Des groupements de neurones, qui ne sont pas en amas délimités comme les noyaux gris, siègent au niveau de l'ensemble du tronc et s'étendent jusqu'au niveau de la zone du thalamus dans le diencéphale. Avec leurs fibres nerveuses, ils forment un réseau en mailles de filet et prennent ainsi le nom de **formation réticulée** (réticulé = en mailles de filet).

La formation réticulée représente un centre de régulation de l'activité de l'ensemble du système nerveux. Elle joue un rôle de décision dans la commande de l'état de conscience et du rythme veille-sommeil.

11.4.5 L'état de conscience

En fonction de l'activité de ce système s'installe des états de conscience variables qui vont d'une « attention soutenue » jusqu'au sommeil. L'état de conscience peut également être influencé par l'alcool et les drogues, mais également par la méditation. Les lésions du cerveau peuvent entraîner une altération profonde de l'état de conscience, le **coma**.

11.4.6 La physiologie du sommeil

Le **sommeil**, auquel nous consacrons un tiers de notre vie, est un

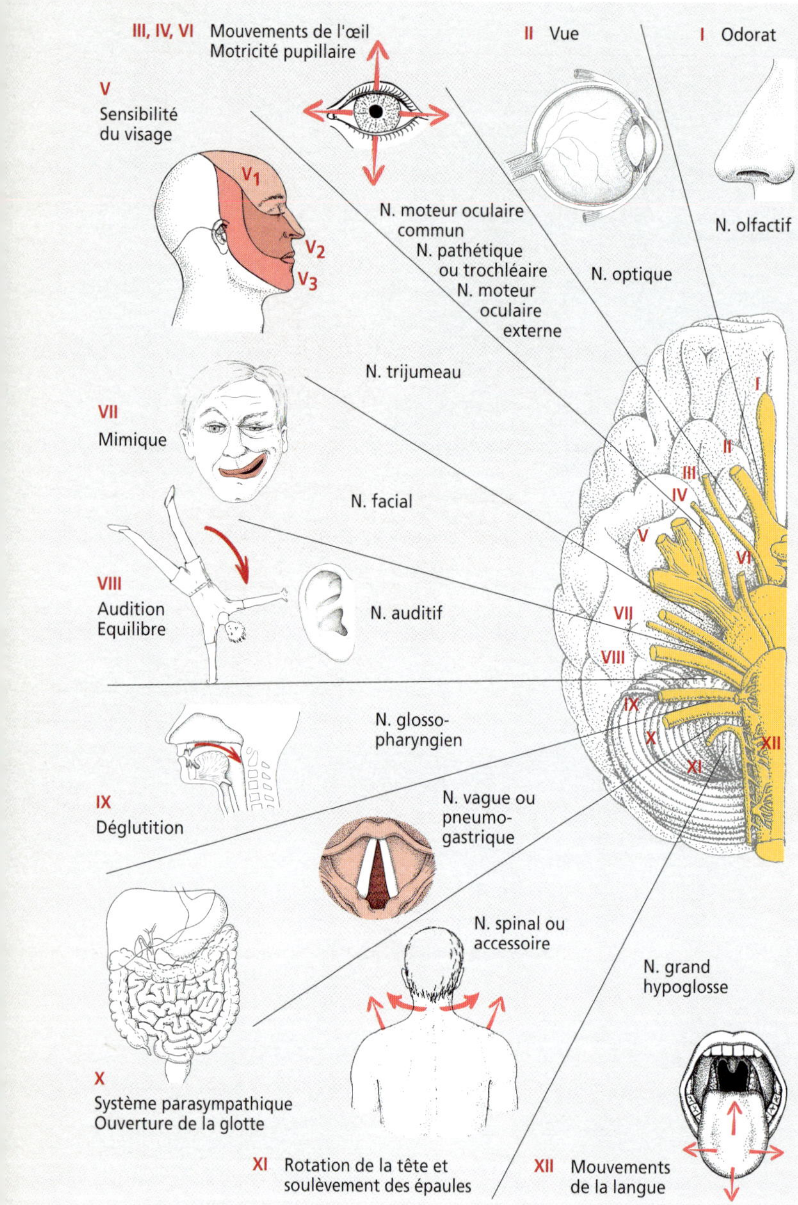

Fig. 11.12 : Les douze nerfs crâniens (vue du cerveau par en dessous).

état physiologique d'«i ncon-science » limité dans le temps.

Il constitue la phase de construction et de récupération la plus importante et est essentiel pour la vie. On peut différencier plusieurs phases au cours du sommeil : soit des phases qui sont caractérisées par des mouvements spécifiques rapides des globes oculaires (*rapid eye movements*, en abréviation **sommeil REM**), soit des phases plus calmes, sans mouvements oculaires (**sommeil non-REM**).

Sommeil REM et non-REM

Pendant le *sommeil REM*, le pouls et la respiration sont accélérés et irréguliers, la pression artérielle présente d'importantes variations, le tonus musculaire est diminué et les *rêves* sont fréquents. Par contre, pendant le *sommeil non-REM*, sans rêves, la pression artérielle et la température chutent par paliers jusqu'à l'installation du *sommeil profond* pendant laquelle l'individu est difficilement réveillable.

Les phases de sommeil REM actives et les phases de sommeil non-REM de récupération s'intercalent par période d'environ une heure au cours de la nuit, de telle manière que les phases REM deviennent de plus en plus longues (durée de 5 à 50 min), pendant que les phases non-REM, à l'inverse, deviennent de plus en plus courtes au fur et à mesure que la nuit s'avance.

Les troubles du sommeil, parmi lesquels on distingue les **troubles de l'endormissement** et les **troubles du sommeil installé**, peuvent, s'ils persistent, nuire de manière importante à la santé de l'individu.

11.5 **Les nerfs crâniens**

Les nerfs crâniens représentent l'ensemble des faisceaux de fibres nerveuses qui quittent le SNC au dessus de la moelle épinière. Ils innervent la tête et le cou ainsi que l'ensemble des viscères et relient tous les organes des sens au cerveau.

Il existe *douze* paires de nerfs crâniens qui, en fonction de leur ordre d'émergence au niveau du crâne, du haut vers le bas, sont numérotés en chiffre romains (de I à XII). Tous les nerfs crâniens quittent le cerveau par de petits trous au niveau de la paroi osseuse du crâne.

Classification fonctionnelle des nerfs crâniens

On différencie selon leur fonction :

- les nerfs crâniens *sensoriels* qui conduisent les stimuli en provenance des organes des sens vers le cerveau,

- les nerfs crâniens *somatiques moteurs* prédominants,
- les nerfs crâniens *mixtes* qui sont composés de différentes fibres (motrices volontaires, sensorielles et parasympathiques).

Nous allons maintenant décrire plus en détail certains nerfs crâniens.

I : nerf olfactif
II : nerf optique
III : nerf moteur oculaire commun
IV : nerf pathétique ou trochléaire
V : nerf trijumeau
VI : nerf moteur oculaire externe
VII : nerf facial
VIII : nerf auditif
IX : nerf glosso-pharyngien
X : nerf pneumogastrique ou vague
XI : nerf spinal
XII : nerf grand hypoglosse

Moyen mnémotechnique : **O**h ! **O**scar **m**a **p**etite **t**héière **me** **f**ait **à** **g**rand **p**eine **s**ix **g**rogs.

Le nerf trijumeau

Le **nerf trijumeau** (V) est un nerf de la face qui se divise après sa sortie de la boîte crânienne en trois branches principales :

- le **nerf ophtalmique** : est responsable de la sensibilité de l'orbite et du front ;
- le **nerf maxillaire supérieur** : est responsable en partie de la sensibilité de la peau du visage, de la muqueuse nasale, de la lèvre supérieure et des dents de la mâchoire supérieure ;
- le **nerf maxillaire inférieur** : est responsable de la sensibilité de la région mandibulaire (lèvre inférieure, gencive et dents) et de la motricité de l'ensemble des muscles masticateurs et du plancher de la bouche.

En cas d'inflammation de cause externe du nerf trijumeau, il existe des douleurs dans les aires de projection du nerf (**névralgie du trijumeau**).

Le nerf facial

Le **nerf facial** (VII) est un nerf mixte : sa partie motrice commande les muscles de la mimique, ses fibres parasympathiques se dirigent vers les glandes lacrymales (☞ 12.6.6) et vers les glandes sous-maxillaires et sublinguales (☞ 18.2.4). Les fibres sensorielles transmettent les stimuli des récepteurs du goût des deux tiers antérieurs de la langue vers le tronc cérébral, à partir duquel elles sont transférées vers le cortex du télencéphale.

Une paralysie du nerf facial (*paralysie faciale*) est la plus fréquente des *paralysies périphériques* (☞ 11.11). L'œil du côté atteint ne peut plus se fermer, le front ne peut la plupart du temps plus être plissé et la commissure labiale est affaissée.

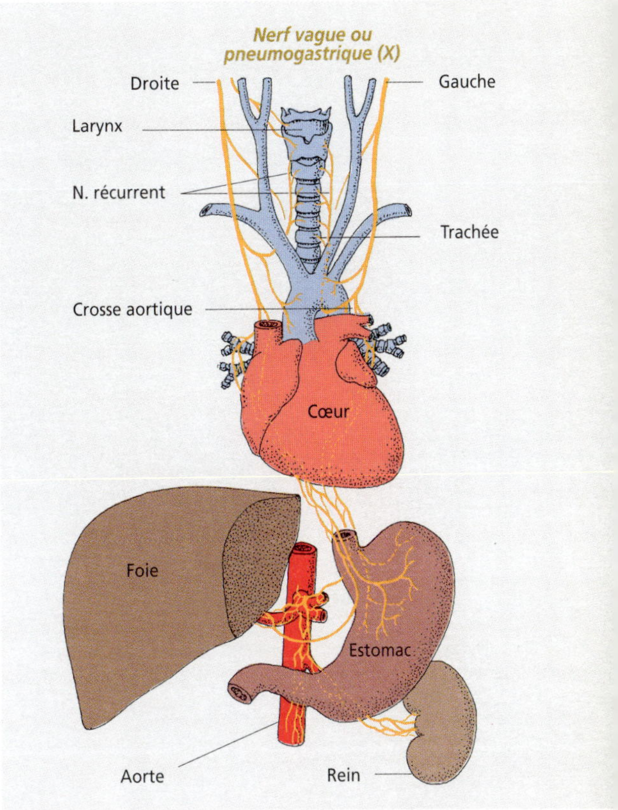

Fig. 11.13 : Trajet du nerf vague ou pneumogastrique.

Le nerf pneumogastrique ou vague

Le **nerf pneumogastrique** (X) innerve, en tant que principal nerf du système parasympathique, une partie des organes du cou, du thorax et la plus grande partie des viscères abdominaux. La figure 11.13 montre le trajet des fibres du nerf vague qui peuvent être très longues et se dirigent vers le bas de manière asymétrique.

Le nerf vague transmet aussi bien des stimuli sensitifs des organes vers le SNC, que des stimuli efférents pour la musculature motrice lisse et pour la sécrétion des viscères. Ainsi il peut influencer par exemple la fréquence et la contractilité cardiaque.

En ce qui concerne les actions sur les viscères, le nerf vague a souvent un adversaire : les fibres sympathiques (☞ Fig. 11.22).

11.6 **Le cervelet**

Le *cervelet* se trouve dans la fosse postérieure sous les lobes occipitaux du télencéphale (☞ Fig. 11.2).

Comme pour le télencéphale, la surface du cervelet pos-

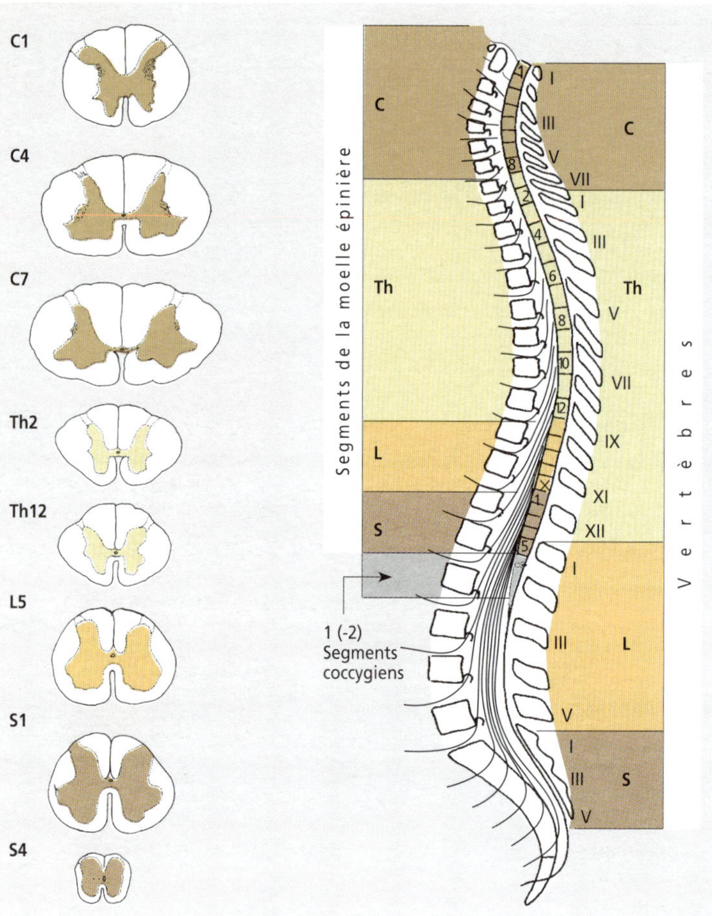

Fig. 11.14 : La moelle épinière et les nerfs rachidiens. La moelle s'étend dans le canal rachidien de la première vertèbre cervicale jusqu'à la deuxième vertèbre lombaire. Tous les segments de la moelle sont donc décalés vers le haut par rapport aux vertèbres correspondantes comme le montre la coupe longitudinale à droite. L'image de gauche compare des coupes transversales des différents segments médullaires. Les coupes au niveau de C7 et de L5 sont beaucoup plus larges car les innervations des bras et des jambes se situent à ce niveau.

sède des sillons et des circonvolutions qui sont cependant de plus petite taille.

A la surface du cervelet, on trouve un cortex de substance grise de 1 mm d'épaisseur. En dessous se trouvent, comme dans les hémisphères, les fibres nerveuses de la substance blanche. Le cervelet est relié par des voies ascendantes et descendantes avec la moelle épinière, le diencéphale et, par l'intermédiaire du pont, avec les hémisphères et l'organe de l'équilibre. Ces liaisons permettent au cervelet de jouer son rôle de *centre de coordination de la motricité*.

Le cervelet, centre de coordination

Le cervelet régule, par le biais des fibres du système extra-pyramidal et en lien avec le télencéphale, le tonus musculaire de base et synchronise les mouvements entre eux. A l'aide des informations en provenance de l'organe de l'équilibre (☞ 12.7.3), il commande les positions du corps afin de maintenir son équilibre.

11.7 **La moelle épinière**

La *moelle épinière* assure la liaison entre le cerveau et les *nerfs rachidiens*, et transmet les influx nerveux du cerveau vers la périphérie, ou l'inverse, grâce à de gros faisceaux ascendants ou descendants (substance blanche).

On trouve au niveau de la substance grise de la moelle des zones de connexion au niveau desquelles des réactions motrices rapidement nécessaires, et parfois vitales, peuvent être immédiatement déclenchées par un mécanisme de **réflexe médullaire**. Ainsi la moelle fait partie, à une moindre échelle, des centres de coordination.

11.7.1 **La structure générale de la moelle épinière**

Le tissu nerveux émerge du bulbe au niveau du trou occipital sous la forme d'un cordon d'un centimètre de diamètre et descend dans le canal rachidien jusqu'au niveau du corps de la deuxième vertèbre lombaire. Sur la totalité de sa longueur émergent, à intervalles réguliers, 31 paires de **racines nerveuses** qui, à chaque fois, se réunissent pour former un nerf rachidien. La moelle est divisée à l'aide des intervalles entre les racines nerveuses, en 31 segments. Chaque segment médullaire possède ses propres centres réflexes et de connexion. On différencie les segments suivants :

- huit **segments cervicaux** (C1 à C8) qui, en plus des muscles respiratoires, innervent principalement les membres supérieurs,

- douze **segments thoraciques** (Th1 à Th12) dont les racines nerveuses innervent entre autre la plus grande partie des parois du tronc,
- cinq **segments lombaires** (L1 à L5) qui avec
- cinq **segments sacrés** (S1 à S5) innervent les membres inférieurs, les organes génitaux externes et l'anus,
- un à trois **segments coccygiens** qui innervent la peau dans la région du coccyx.

11.7.2 La structure interne de la moelle épinière

Au centre de la moelle se trouve la *substance grise,* avec les corps des neurones, qui apparaît sous la forme d'un papillon en coupe transversale. Autour de la substance grise siège le système des faisceaux ascendants et descendants (substance blanche).
Les parties les plus externes de la substance grise sont appelées les « cornes » et, selon leur position, on différencie une corne antérieure, une corne latérale et une corne postérieure :

- Au niveau de la **corne antérieure** siègent les neurones *moteurs* dont les axones se dirigent, par l'intermédiaire des nerfs rachidiens, vers les muscles striés.
- Les fibres *sensitives* émergent des neurones situés dans la **corne postérieure**. Ils transmettent les influx nerveux à la moelle par l'intermédiaire du nerf rachidien et de sa racine postérieure.
- Au niveau de la **corne latérale** se trouvent les neurones afférents et efférents du *système végétatif* (☞ 11.10). Les axones des cellules efférentes quittent la moelle par la racine antérieure comme les fibres motrices, elles se séparent du nerf rachidien peu après la sortie du canal rachidien, pour arriver finalement au niveau de la chaîne sympathique latéro-vertébrale (☞ Fig. 11.22).

Un sillon antérieur profond et un sillon postérieur fin séparent la *substance blanche* en deux moitiés. Du fait de l'émergence des racines nerveuses antérieures et postérieures, chaque moitié est de nouveau divisée en trois cordons. Ils seront appelés en fonction de leur position : **cordon antérieur**, **cordon latéral** et **cordon postérieur**. Les cordons antérieur et latéral seront souvent rassemblés sous la dénomination de **cordon antéro-latéral**. Chaque cordon contient, en fonction de la direction de la transmission des signaux, des faisceaux ascendants et/ou des faisceaux descendants.
Pendant que les faisceaux ascendants du cordon postérieur transmettent des informations en provenance des récepteurs de la peau, des muscles, des tendons et des articulations vers le cerveau, le cordon antéro-latéral transmet des informations concernant la pression grossière, la douleur et la température. Les faisceaux ascendants les plus importants de la moelle sont les voies des systèmes pyramidal et extra-pyramidal (☞ 11.2.3 et 11.2.4).

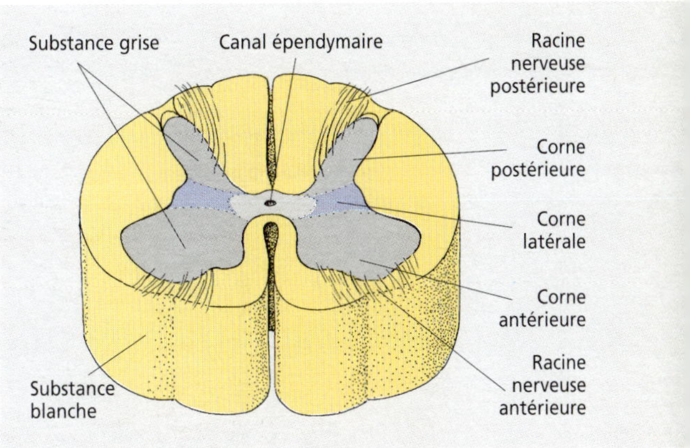

Fig. 11.15 : Coupe transversale de la moelle épinière. La substance grise a une forme de papillon et est composée d'une corne antérieure, d'une corne latérale et d'une corne postérieure. Au milieu on trouve le canal épendymaire qui traverse la totalité de la moelle épinière et est relié aux citernes de liquide céphalo-rachidien du cerveau.

11.7.3 Les nerfs rachidiens

Comme le montre la Fig. 11.15, il part de chaque segment de moelle épinière, à gauche et à droite, une racine nerveuse *antérieure* et une racine nerveuse *postérieure*. Les deux racines se réunissent au bout de quelques millimètres pour former le **nerf rachidien** (☞ Fig. 11.17). Les nerfs rachidiens font partie du **système nerveux périphérique** et quittent le canal rachidien latéralement par le trou de conjugaison, c'est-à-dire par des ouvertures entre deux vertèbres voisines.

11.8 Le système nerveux périphérique

11.8.1 Les branches des nerfs rachidiens

Immédiatement après sa sortie par le trou de conjugaison, le nerf rachidien se divise en différentes branches : les branches postérieures innervent la peau et les muscles profonds du cou jusqu'à la région sacrée. Les branches antérieures des nerfs rachidiens ont différentes fonctions

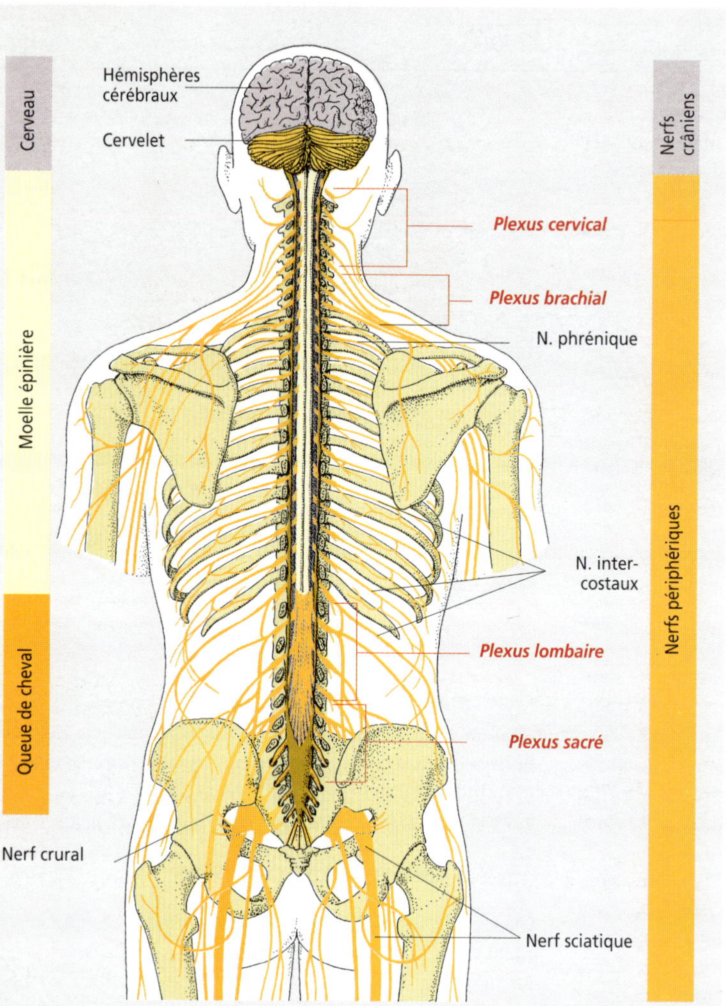

Fig. 11.16 : Nerfs périphériques. Appartiennent aux nerfs périphériques les 12 nerfs crâniens (ne sont pas représentés ici) et les nerfs rachidiens avec leurs quatre plexus et leurs nombreuses ramifications.

et trajets : à partir des 2ème à 11ème segments thoraciques, ils forment les **nerfs intercostaux** qui innervent la peau ainsi que les muscles de la cage thoracique et de l'abdomen. Les branches antérieures des autres nerfs se rejoignent et forment ce qu'on appelle les **plexus nerveux rachidiens** avant de donner naissance, par de nouvelles divisions, aux nerfs périphériques qui vont innerver les bras et les jambes.

11.8.2 Les plexus des nerfs rachidiens et quelques nerfs périphériques importants

La dénomination des anastomoses des nerfs rachidiens dépend du segment duquel ils émergent :

Le plexus cervical

Le **plexus cervical** situé entre les segments C1 et C4 innerve la peau et les muscles des régions du cou et des épaules ainsi que le diaphragme, avec la participation du **nerf phrénique**.

Le plexus brachial

Du **plexus brachial** (C5 à Th1) partent, à côté des petites branches qui se dirigent vers la nuque et les épaules, les trois gros nerfs du bras :

- Le **nerf radial** est moteur pour l'extension du bras et de l'avant-bras ainsi que, partiellement, du dos de la main.
- Le **nerf cubital** est moteur pour les *muscles fléchisseurs* de l'avant-bras ainsi que des muscles de la main ; il est sensitif pour la peau des 4ème et 5ème doigts ainsi que des régions limitrophes du dos de la main.
- Le **nerf médian** innerve les muscles fléchisseurs de l'avant-bras et du pouce ainsi que la peau des quatre premiers doigts.

Le plexus lombaire

Les nerfs du **plexus lombaire** (L1 à L4) innervent la partie basse de la paroi abdominale, les organes génitaux externes ainsi que la peau et les muscles extenseurs des membres inférieurs. Le nerf le plus important de ce plexus est le **nerf crural**. Il descend sur la face antérieure de la

Fig. 11.17 : Structure d'un nerf rachidien. La racine antérieure (fibres motrices) et la racine postérieure (fibres sensitives) se réunissent pour former le nerf rachidien, qui est donc un nerf mixte.

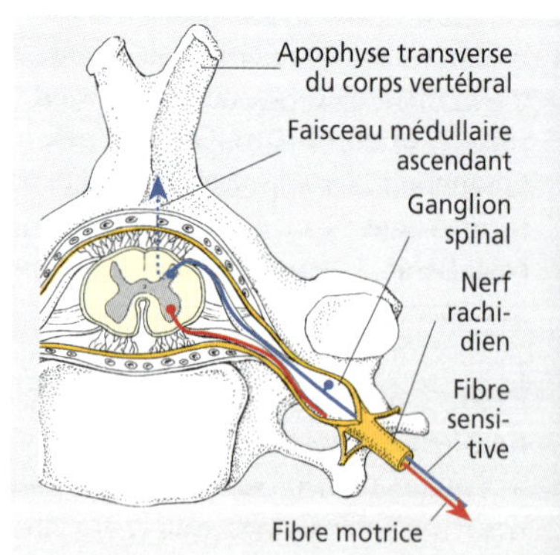

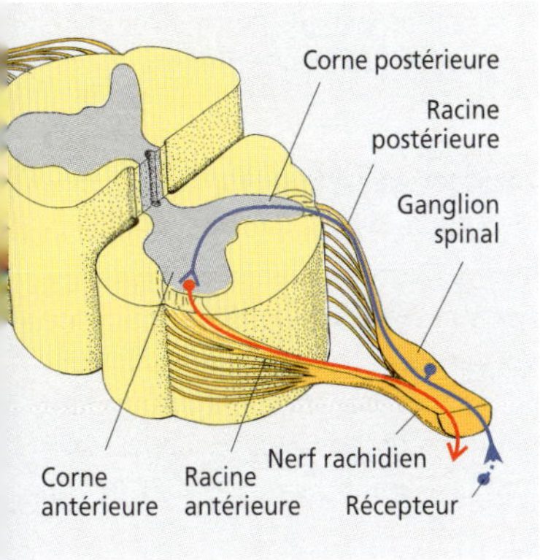

Fig. 11.18 : Arc réflexe lors du réflexe proprioceptif : un stimulus est transmis à la moelle par le nerf rachidien qu'il atteint par la corne postérieure. Au niveau de la corne antérieure siège une connexion avec une cellule motrice de la corne antérieure. L'influx quitte la moelle par l'intermédiaire de la racine antérieure et est transmis par le nerf rachidien au muscle où il provoque une excitation.

cuisse et y innerve la peau et les *muscles extenseurs*, en particulier le quadriceps.

Le plexus sacré

Le **plexus sacré** (L4 à S3), qui est le plus gros plexus chez l'homme, innerve les fesses, une partie du périnée et les membres inférieurs à l'aide de nombreuses branches nerveuses. Le **nerf grand sciatique**, qui est le nerf le plus gros et le plus long chez l'homme, émerge également de ce plexus. Son trajet part de la région de la fesse, puis est oblique vers le bas sur la face postérieure de la cuisse où il innerve les *muscles fléchisseurs*. Au dessus du creux poplité, il se divise en deux branches : le **nerf sciatique poplité interne** et le **nerf sciatique poplité externe**. Ces derniers innervent la peau et les muscles de la jambe et du pied.

Le plexus honteux

Le **plexus honteux** (S3 à S5) innerve les organes du petit bassin, le périnée et les organes génitaux externes.

11.9 **Les réflexes**

En plus de la transmission de l'activité des neurones, la moelle met en œuvre des **réflexes**. Les réflexes sont des réactions aux stimuli indépendantes de la volonté. Pour une part, ils surviennent très rapidement dans des situations où une réflexion consciente prendrait trop de temps, comme par exemple la protection par les mains lors d'une chute fortuite.

Par ailleurs, les réflexes régulent en permanence des fonctions de l'organisme qui ne nécessitent donc aucune intervention consciente. Ainsi, il n'est pas nécessaire de se "préoccuper", par exemple, de son tonus musculaire (tonus musculaire de base, ☞ 7.3.6), car ce dernier est principalement régulé de manière réflexe.

Les réflexes sont déclenchés par ce qu'on appelle les **arcs réflexes**. Un arc réflexe est composé des éléments suivants :

- Un *récepteur* qui recueille le stimulus.
- Ce dernier est transmis par des *fibres nerveuses sensitives* vers
- un *centre réflexe* au niveau du SNC, par ex. au niveau de la moelle épinière. C'est à ce niveau que la réponse sera déclenchée.
- Les **fibres nerveuses motrices** transmettent la réponse réflexe vers
- l'organe-cible (*effecteur*), par exemple un groupe musculaire.

Réflexe proprioceptif et réflexe extéroceptif

On différencie les **réflexes proprioceptifs** des **réflexes extéroceptifs** :

Au cours du réflexe proprioceptif, le stimulus et la réponse concernent le même organe et, presque constamment, des muscles qui contiennent des fuseaux qui servent de récepteurs. Si ces derniers sont stimulés, l'influx chemine vers la moelle par les fibres nerveuses (racine postérieure) où il est immédiatement transmis aux neurones moteurs de la corne antérieure, si bien qu'on obtient une contraction du muscle qui a été étiré. Un exemple de réflexe proprioceptif est le **réflexe rotulien** : un coup bref sur le tendon du muscle quadriceps en dessous de la rotule déclenche un raccourcissement de ce muscle. L'articulation du genou qui était auparavant fléchie sera brusquement étendue. D'autres réflexes proprioceptifs importants, qui seront testés lors de l'examen neurologique, sont

Fig. 11.19 : Schéma d'un réflexe extéroceptif avec une réaction de retrait apres un stimulus douloureux : stimulus et réponse sont situés sur deux organes différents.

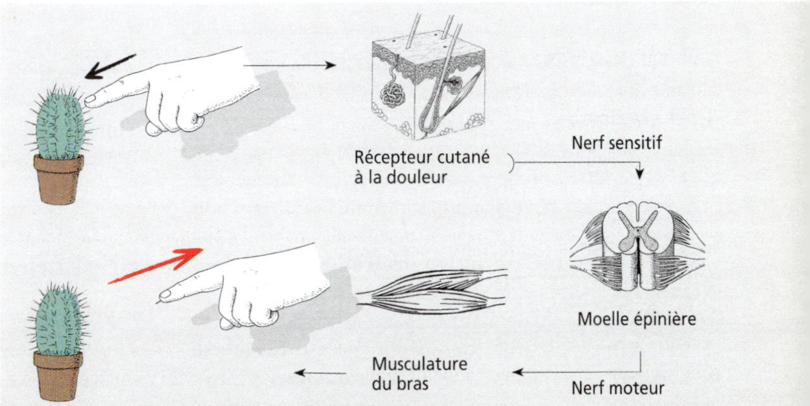

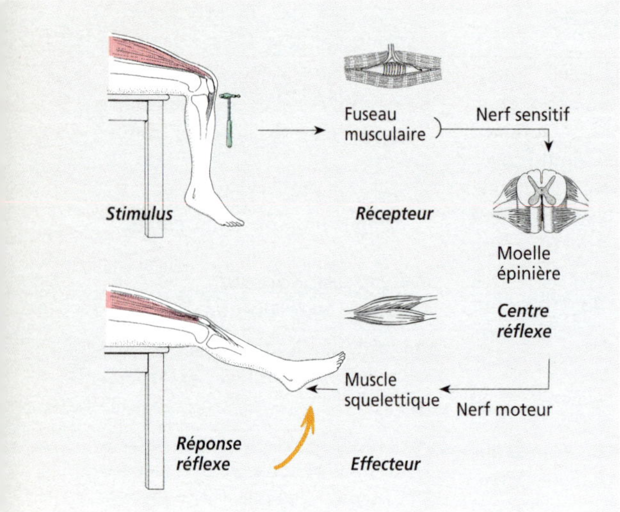

Fig. 11.20 : Schéma d'un arc réflexe lors d'un réflexe proprioceptif : au cours du réflexe rotulien, le stimulus et la réponse se situent au niveau du même organe, le muscle quadriceps.

les **réflexes achilléen**, **bicipital**, **tricipital** et **stylo-radial**.

Les réflexes proprioceptifs peuvent exister également sans stimulus extérieur et servent ainsi à la régulation de la posture du corps.

Lors des **réflexes extéroceptifs**, le stimulus et la réponse sont situés sur des organes différents. A la différence du réflexe proprioceptif, l'arc réflexe traverse plusieurs zones de connexion entre des neurones sensitifs et des neurones moteurs.

Un exemple de réflexe extéroceptif est le **réflexe cutané abdominal**. Un stimulus de la peau de l'abdomen par une léger balayage déclenche une contraction des *muscles de la paroi abdominale*.

Réflexe viscéral

La musculature lisse des organes internes est également commandée par des mécanismes réflexes. Ils sont transmis par le système nerveux végétatif et sont appelés **réflexes viscéraux**.

Ici aussi on peut distinguer des réflexes proprioceptifs et extéroceptifs. Lorsque des stimuli en provenance des organes internes influencent la motricité ou la sécrétion des mêmes organes, il s'agit d'un réflexe proprioceptif viscéral (par ex. **réflexe vésico-urétral** et **réflexe anorectal**). Par contre si le stimulus et la réponse ne sont pas situés au niveau du même organe, il s'agit à l'inverse d'un réflexe viscéral extéroceptif (par ex. le **réflexe de la toux** : stimulus au niveau de la muqueuse bronchique, réponse par la musculature respiratoire ; **réflexe sécrétoire salivaire** : stimulus par les yeux ou la muqueuse nasale, réponse par les glandes salivaires).

11.10 **Le système nerveux végétatif**

La mission du **système nerveux végétatif** est la commande des fonctions organiques vitales (par ex. la respiration, la circulation, le métabolisme, l'équilibre hydrique) qui fonctionnent de manière inconsciente et ne sont pas influencées par la volonté.

11.10.1 **Systèmes sympathique et parasympathique**

Le système nerveux végétatif est composé du **système sympathique** et du **système parasympathique** qui ont souvent des actions contraires.

Le système sympathique est principalement stimulé par les activités de l'organisme qui sont dirigées *vers l'extérieur* (par ex. travail corporel, réaction au stress). Le système parasympathique domine par contre au niveau des fonctions de l'organisme dirigées *vers l'intérieur* (par ex. manger, digérer, exonérer). Grâce à l'action conjointe des systèmes sympathique et parasympathique, il existe en permanence une réponse optimale aux différents besoins de l'organisme.

11.10.2 **Le système nerveux végétatif central**

Le système nerveux végétatif central régule les activités des organes qui sont innervés par le système nerveux végétatif périphérique :

- Les fonctions digestives, vésicales et sexuelles sont régulées à un niveau de la moelle épinière.
- Les centres de régulation de la respiration, des fonctions cardiaque et circulatoire sont situés au niveau du tronc cérébral (☞ 11.4).
- Les fonctions végétatives plus complexes, comme par ex. la régulation de la température corporelle, sont commandées à partir du diencéphale et partiellement à partir du cortex du télencéphale.

11.10.3 **Les système nerveux végétatif périphérique**

Le système sympathique périphérique

Le système sympathique périphérique prend naissance au niveau des neurones situés au niveau de la corne latérale de la moelle. Les axones quittent la moelle par l'intermédiaire de la racine antérieure (☞ Fig. 11.18), en même temps que le nerf rachidien du système nerveux volontaire, et se dirigent vers la **chaîne sympathique latéro-vertébrale**. Au niveau de cette chaîne, on trouve plusieurs **ganglions** situés de manière segmentaire étagée, reliés les uns aux autres comme un collier de perle par des fibres nerveuses. Un **ganglion** est un amas de neurones extérieur au SNC et sert de zone de connexion entre les neurones venant du SNC (*neurone pré-ganglonnaire*) et les *neurones post-ganglionnaires* qui quittent le ganglion pour aller vers les organes internes correspondants.

A partir des zones de connexion de la chaîne sympathique latéro-vertébrale partent des fibres du système sympathique en partie directement, en partie avec les nerfs rachidiens, vers les organes-cibles. Au niveau de l'abdomen et du bassin, les fibres sympathiques sont connectées aux *ganglions pré-vertébraux*, situés en avant du rachis, au lieu de l'être à la chaîne sympathique latéro-vertébrale. A ce niveau, les fibres sympathiques - et en partie les fibres parasympathiques - s'amassent en gros **plexus nerveux**. Le plus gros d'entre eux est celui que l'on appelle le **plexus solaire** qui innerve les viscères abdominaux.

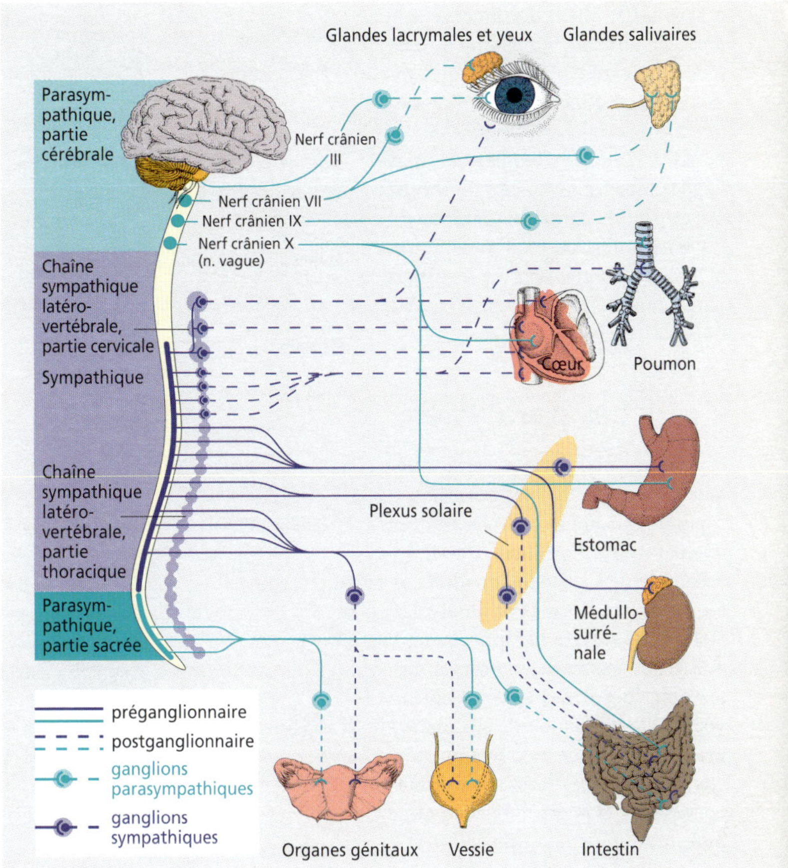

Fig. 11.22 : Aperçu du système nerveux végétatif.

Les fibres parasympathiques partent des nerfs crâniens III, VII, IX et X ainsi que de la moelle sacrée.

Les fibres sympathiques naissent de la partie basse de la moelle cervicale, de la moelle thoracique et de la partie haute de la moelle lombaire et se dirigent vers les organes après connexion dans les ganglions pré-vertébraux.

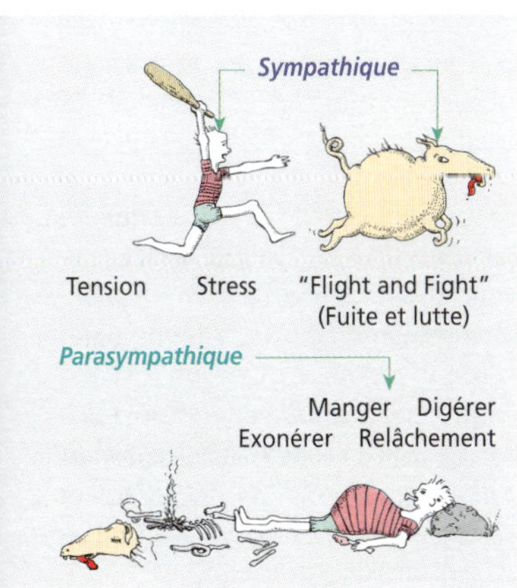

Fig. 11.21 : Cette histoire imagée éclaire les fonctions opposées du sympathique et du parasympathique : un homme chasse et tue un animal (système sympathique) pour pouvoir ensuite le manger et le digérer (système parasympathique).

Le système parasympathique périphérique

L'origine du système parasympathique périphérique est située au niveau des noyaux du tronc cérébral et des cornes latérales de la moelle sacrée (S2 à S4, ☞ Fig. 11.22). Ensuite, les axones se dirigent, avec les nerfs crâniens ou rachidiens, vers les ganglions parasympathiques qui, au contraire des ganglions sympathiques, siègent loin de la moelle, à proximité immédiate de l'organe-cible, voire à l'intérieur même.

Ils peuvent se situer, par ex. sous la forme de plexus nerveux, sur ou dans la paroi des organes creux. De tels plexus nerveux, sur lesquels aboutissent également des fibres sympathiques, siègent par ex. dans la paroi de l'estomac, de l'intestin, de la vessie et de l'utérus. Les nerfs crâniens III, VII et IX innervent la tête au niveau parasympathique (III : motricité pupillaire, accommodation ; VII et IX : sécrétion des larmes, des mucosités nasales et de la salive), le nerf crânien X (nerf vague) innerve la totalité du thorax et une grande partie de l'abdomen. La partie inférieure de l'abdomen et le bassin sont innervés par les fibres parasympathiques en provenance de la moelle sacrée.

Organe	Effet sympathique	Effet parasympathique
Muscle cardiaque	Augmentation de la fréquence et de la contractilité cardiaque	Diminution modérée de la fréquence et de la contractilité cardiaque
Vaisseaux de la peau, des muqueuses et des viscères	Rétrécissement (constriction)	Pas d'effet connu
Vaisseaux musculaires	Dilatation	Pas d'effet connu
Vaisseaux du cerveau	Légère constriction	Pas d'effet connu
Bronches	Dilatation	Rétrécissement
Glandes salivaires	Diminution de la sécrétion	Augmentation de la sécrétion
Tube digestif	Diminution du tonus et de la motricité Contraction des sphincters	Augmentation du tonus et de la motricité Relâchement des sphincters
Glandes digestives	Diminution de la sécrétion	Augmentation de la sécrétion
Organes sexuels masculins	Déclenchement de l'éjaculation	Déclenchement de l'érection
Glandes lacrymales	Pas d'effet connu	Augmentation de la sécrétion
Pupilles	Dilatation	Rétrécissement

Tableau 11.23 : Principales fonctions des systèmes sympathique et parasympathique. Presque tous les organes sont innervés par les deux systèmes. En fonction de la capacité de chaque organe, le sympathique ou le parasympathique peuvent être soit stimulant, soit inhibiteur. Le cœur constitue une exception : à son niveau le sympathique est dominant pendant que le parasympathique est au contraire de peu d'effet.

11.11 Les paralysies

A chaque niveau du système moteur peuvent se produire des interruptions qui ont pour conséquence une paralysie. En fonction de la localisation de l'accident, on différencie différentes formes de paralysies. Dans la **paralysie périphérique**, il existe une lésion des neurones moteurs de la corne antérieure au niveau de la moelle ou de ses racines nerveuses. De ce fait la transmission de l'influx vers les muscles concernés est interrompue, ce qui a pour conséquence une *paralysie flasque* (par ex. poliomyélite)

Si la lésion siège plus haut au niveau du cortex primaire moteur du télencéphale ou du faisceau pyramidal, on parle alors de **paralysie centrale**. Du fait, dans ce cas, de l'intégrité du réflexe musculaire et de l'absence de commande centrale, il existe une *paralysie spastique* (spasmos = spasme, crampe) avec un tonus musculaire de repos plus important (par ex. paralysies consécutives à des accidents vasculaires cérébraux ischémiques ou hémorragiques).

La **paralysie transverse** survient en cas d'une section de la moelle lors d'un accident par exemple. Lorsque la section est totale avec atteinte de l'ensemble des voies ascendantes et descendantes, toutes les sensations et tous les mouvements volontaires en dessous de la lésion sont abolis.

Les paralysies en dessous de la lésion sont **spastiques**, à la hauteur de la lésion ce sont des paralysies *flasques* du fait de l'atteinte des neurones moteurs de la corne antérieure.

En plus de l'abolition de la sensibilité et de la motricité volontaire, les fonctions végétatives (par ex. les fonctions vésicale, intestinale et sexuelle) sont également touchées en cas de paralysie transverse.

11.12 Les structures nourricières et de protection du SNC

Le fragile tissu nerveux du cerveau et de la moelle épinière est protégé par les structures osseuses que sont la boîte crânienne et le canal rachidien. Une protection supplémentaire est apportée par trois structures de tissu conjonctif, les **méninges**, qui recouvrent le cerveau et la moelle.

Elles s'appellent la **dure-mère**, l'**arachnoïde** et la **pie-mère** ; le cerveau est en contact direct avec cette dernière. Entre l'arachnoïde et la pie-mère se trouve un espace rempli par le *liquide céphalo-rachidien*, l'**espace sous-arachnoïdien** qui protège le cerveau des coups et des mouvements brusques, à la manière d'un coussin d'eau.

11.12.1 La dure-mère

La **dure-mère** est constituée de tissu conjonctif (☞ 5.3.1) rigide et forme l'enveloppe externe du SNC.

La dure-mère rachidienne

Au niveau de la moelle, la dure-mère est constituée de deux feuillets séparés. Son feuillet externe se trouve au contact du canal rachidien et constitue l'équivalent du périoste. Le feuillet interne entoure la moelle et les racines des nerfs rachidiens, comme une gaine résistante de tissu conjonctif. Entre les deux feuillets se trouve l'**espace épidural** qui contient de la graisse et du tissu conjonctif. Ce manteau protège la moelle lors des mouvements du rachis.

La dure-mère crânienne

Au niveau de la boite crânienne, les deux feuillets de la dure-mère sont en grande partie soudés en un seule membrane qui est fixée sur les os du crâne et sert de périoste. Par ailleurs, la dure-mère forme des feuillets de tissu conjonctif rigides (**septa dure-mériens**) qui séparent les lobes cérébraux. Grâce à ces entretoises, les différentes parties du cerveau sont maintenues dans leur position lors des mouvements de la tête.

La **faux cérébrale** sépare les deux hémisphères cérébraux à la manière d'un mur vertical. Elle se poursuit vers la fosse postérieure par la **faux cérébelleuse** qui sépare les deux hémisphères cérébelleux. Entre le télencéphale et le cervelet s'étend horizontalement la **tente du cervelet**.

En certains endroits, les feuillets de la dure-mère, qui sont ailleurs soudés, restent séparés. A l'intérieur se trouvent des canaux aplatis dans le sens transversal, les sinus, qui recueillent le sang veineux de l'ensemble de la boîte crânienne et le conduisent vers la veine cave supérieure par l'intermédiaire de la veine jugulaire interne (☞ Fig. 16.8).

11.12.2 **L'arachnoïde**

La méninge moyenne prend le nom d'*arachnoïde* du fait de son aspect extérieur en toile d'araignée. Elle est presque avasculaire et tapisse l'intérieur de la dure-mère. Entre la dure-mère et l'arachnoïde se trouve l'**espace sous-dural**. Au niveau des sinus, des petites masses de tissu arachnoïdien en forme de bourgeons villeux s'enfoncent dans l'espace veineux : les **granulations de Pacchioni**. Par ces granulations, le liquide clair qui se trouve dans les cavités de la moelle épinière et du cerveau, le *liquide céphalo-rachidien*, est dérivé vers le système veineux (☞ 11.2.4).

11.12.3 **La pie-mère**

La fine **pie-mère** contient de nombreux vaisseaux sanguins et recouvre directement la surface du tissu nerveux. Elle le suit jusqu'au fond de ses replis.

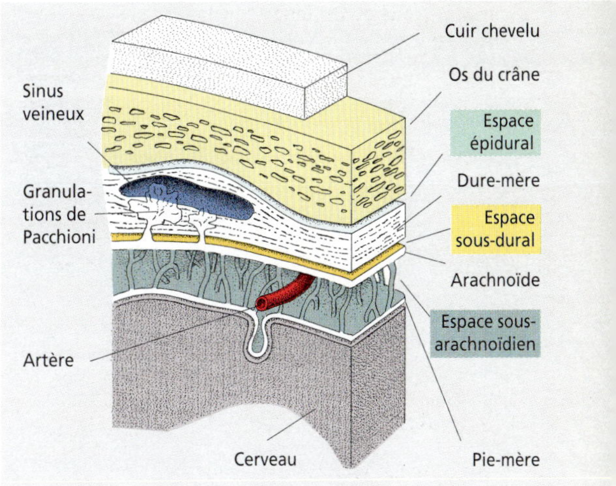

Fig. 11.24 : Les méninges. Les deux feuillets de la dure-mère sont adhérents au niveau du cerveau, si bien qu'il n'existe pratiquement pas d'espace épidural.

Les deux méninges internes, l'arachnoïde et la pie-mère, sont également appelées les **méninges molles**. Entre elles, se trouve l'**espace sous-arachnoïdien**. De fines fibres de l'arachnoïde s'étendent à travers cet espace et permettent, avec l'aide du liquide céphalo-rachidien environnant, de maintenir le cerveau en suspension, ce qui le protège des coups.

11.12.4 **Le liquide céphalo-rachidien**

Le **liquide céphalo-rachidien** (*LCR*) est un liquide clair, incolore qui remplit les cavités du cerveau ainsi que l'espace sous-arachnoïdien.

Le tissu nerveux est soutenu par le LCR et est protégé des effets des coups, des frottements et des compressions comme par un coussin d'eau. Par ailleurs le LCR remplit des fonctions importantes au niveau des échanges de substances entre le sang et le tissu nerveux : il prend des nutriments dans le sang avec lesquels il alimente le cerveau et évacue les produits du métabolisme du tissu nerveux.

De nombreuses maladies du SNC et/ou de ses cavités entraînent des modifications de la composition du LCR, si bien que les analyses biochimiques et microscopiques du LCR peuvent apporter des indications diagnostiques importantes (par ex. méningite, hémorragie méningée). Pour prélever du LCR afin d'effectuer des analyses, on ponctionnera l'espace sous-arachnoïdien entre les apophyses épineuses des troisième et quatrième vertèbres lombaires (**ponction lombaire**). Pour cela, après une anesthésie locale, on piquera pour traverser la peau et

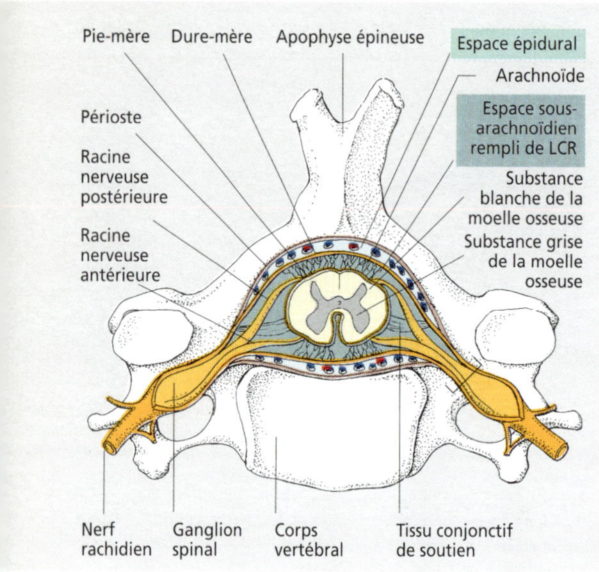

Fig. 11.25 : Les enveloppes de la moelle épinière. La moelle est recouverte par la pie-mère, l'arachnoïde et la dure-mère. L'espace épidural siège entre le périoste et la dure-mère ; il contient des veines, du tissu adipeux et des vaisseaux lymphatiques.

les ligaments du rachis, entre L3 et L4, pour atteindre le canal lombaire rempli de LCR.

A ce niveau, la ponction lombaire est sans danger car la moelle épinière se termine au niveau du corps de la deuxième vertèbre lombaire.

11.12.5 **Les espaces remplis de LCR**

Au niveau anatomique on distingue deux espaces remplis de LCR au niveau du SNC :

- L'**espace sous-arachnoïdien** (☞ 11.12.3) forme l'enveloppe extérieure remplie de LCR qui entoure le cerveau et la moelle épinière.
- Les cavités internes remplies de LCR sont le **système ventriculaire** et le canal épendymaire de la moelle épinière (☞ Fig. 11.27).

Les cavités internes remplies de LCR

Il existe quatre ventricules : les deux **ventricules latéraux** (également appelés 1er et 2ème ventricules) sont des cavités allongées, arciformes, situées dans les hémisphères cérébraux. Ils sont reliés, par l'intermédiaire des deux **trous de Monro,** au 3ème ventricule situé au niveau du diencéphale. L'**aqueduc de Sylvius**, un étroit canal au niveau du mésencéphale, relie le 3ème au 4ème ventricule. Le 4ème ventricule se jette dans le **canal épendymaire** de la moelle épinière et possède également trois connexions supplémentaires avec l'espace sous-arachnoïdien, ce qui permet une communication entre l'enveloppe externe de LCR et les cavités internes.

La barrière hémato-méningée

La pie-mère émet dans les ventricules des houppes vasculaires en forme de villosités (*plexus choroïdiens).* C'est à ce niveau que le LCR sera formé à partir du sang par des mécanismes de filtration et de sécrétion.

Il existe à ce niveau une barrière, appelée **barrière hémato-méningée** (☞ 10.2.2), afin qu'aucune substance toxique ne passe du sang dans le tissu nerveux. Elle est d'une grande importance clinique car (excepté lors d'une méningite où le processus inflammatoire la rend perméable) elle ne laisse passer que de rares médicaments (*médicaments franchissant la barrière hémato-méningée*).

Le LCR formé en permanence au niveau des plexus choroïdiens de la pie-mère passe des ventricules dans l'espace sous-arachnoïdien où il est réabsorbé par les granulations de Pacchioni (☞ 11.12.2) et est évacué par les sinus du réseau veineux.

Il existe normalement un équilibre entre la formation et la résorption du LCR. En cas de rupture de cet équilibre, s'installe une **hydrocéphalie** avec, soit une augmentation de la quantité de LCR dans les ventricules (*hydrocéphalie interne*), soit au niveau de l'espace sous-arachnoïdien (*hydrocéphalie externe*).

11.12.6 **La vascularisation du cerveau**

Du fait des importants besoins en oxygène du cerveau, une interruption d'alimentation en oxygène de quelques minutes peut déjà entraîner des lésions irréversibles, car

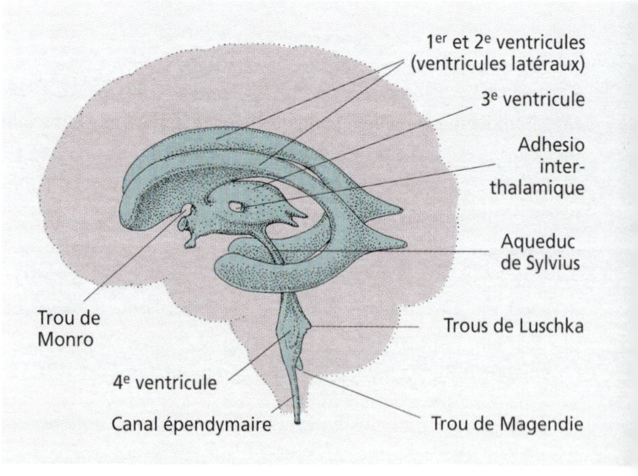

Fig. 11.26 : Le système ventriculaire cérébral. On distingue les deux ventricules latéraux qui sont reliés au 3ème ventricule par les trous de Monro. Le mince aqueduc de Sylvius relie les 3ème et 4ème ventricule.

les neurones morts ne peuvent être remplacés. Ces lésions neuronales peuvent être la cause d'accidents neurologiques (paralysies, troubles de la sensibilités), voire d'une **mort cérébrale**, c'est-à-dire d'une perte complète et irréversible de toutes les fonctions du cerveau.

Les artères cérébrales

L'apport permanent en oxygène et en nutriments au cerveau est assuré par l'intermédiaire d'un réseau artériel situé au niveau de la **base du cerveau** (face inférieure du cerveau). L'alimentation se fait par l'intermédiaire des deux **artères carotides internes** et, dans une moindre mesure, par les **artères vertébrales**.

Afin qu'une interruption du flux sanguin dans un de ces vaisseaux n'aboutisse pas immédiatement à une perte de tissu nerveux, ces couples d'artères sont reliées par un anneau vasculaire (**polygone de Willis**) comme le montre la Fig. 11.29.

Les deux branches terminales de l'artère carotide interne - les **ar-**

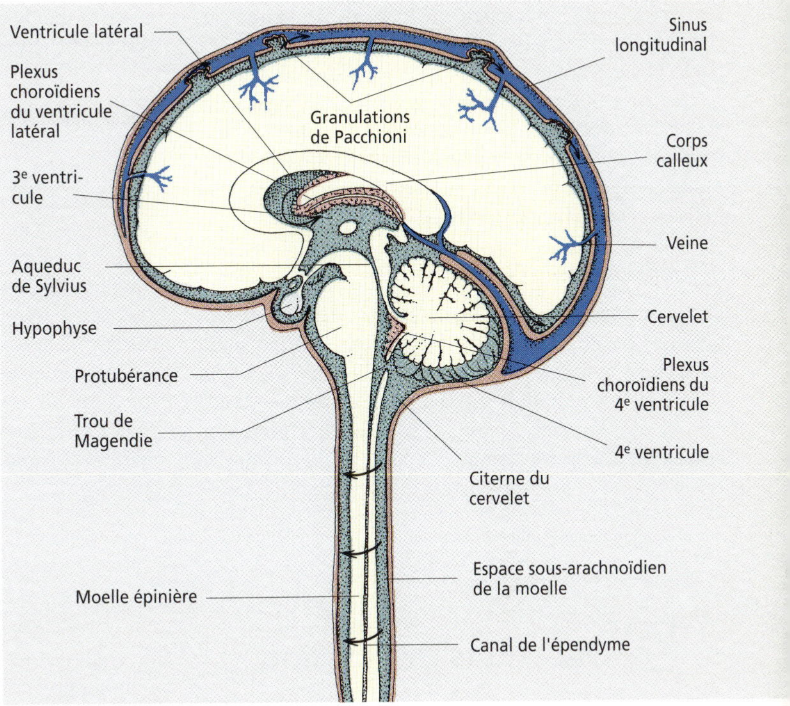

Fig. 11.27 (au dessus) : Les cavités de LCR avec les zones de formation de les directions d'écoulement (flèches) du liquide. Le LCR est formé au niveau des plexus choroïdiens de la pie-mère et baigne la totalité du cerveau et de la moelle épinière. Le LCR est résorbé au niveau des granulations de Pacchioni.

Fig. 11.28 (à gauche) : Les artères cérébrales au niveau de la base du cerveau. Vue d'en dessous.

Fig. 11.29 (à droite) : Détail du polygone de Willis.

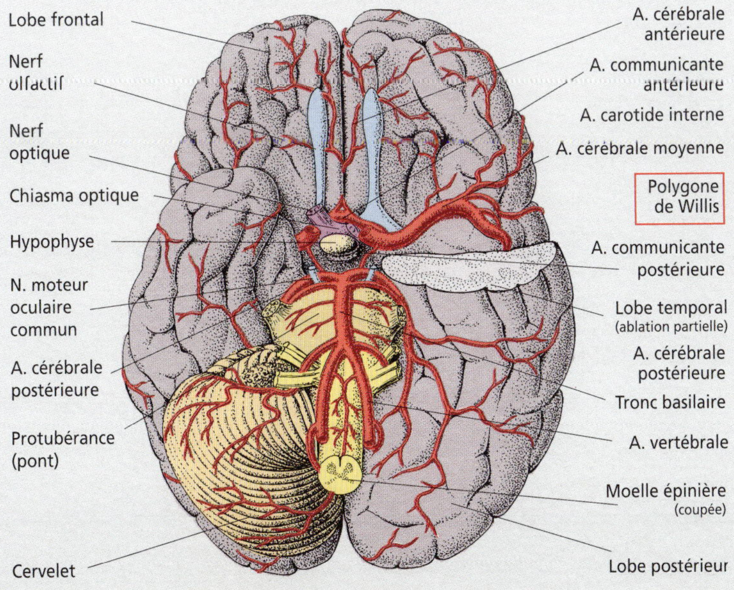

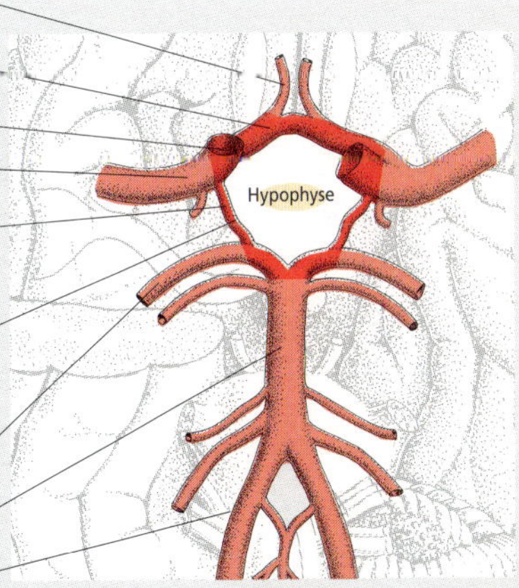

tères cérébrale antérieure et **cérébrale moyenne** - irriguent les parties antérieure et moyenne du cerveau. La partie postérieure et la base du cerveau sont alimentées par les artères vertébrales qui, après leur passage à travers le trou occipital, se réunissent pour former le **tronc basilaire** au niveau de la base du cerveau. Ce dernier rejoint le polygone de Willis par l'intermédiaire des deux **artères cérébrales postérieures**.

Accident vasculaire cérébral

Une perturbation de la vascularisation artérielle de certaines zones du cerveau, du fait d'occlusions thrombotiques ou emboliques sur des vaisseaux aux parois artériosclméreuses, se traduit par une perte de tissu nerveux. Les signes cliniques en rapport avec cet **accident vasculaire cérébral** (*apoplexie*) dépendent de la zone du cerveau touchée et se présentent sous la forme de paralysies et d'atteintes sensitives, de modérées à sévères.

Les veines cérébrales

Alors que les artères cérébrales atteignent le cerveau au niveau de la base du crâne, le retour veineux s'effectue principalement au niveau de la surface externe du cerveau. Le sang veineux, après avoir quitté le cerveau par l'intermédiaire des capillaires, transite rapidement à travers les méninges molles et se collecte dans les **sinus** (☞ 11.12.1). Ces derniers conduisent le sang vers les veines jugulaires internes droite et gauche qui assurent le retour du sang vers le cœur par l'intermédiaire des troncs brachio-céphaliques droite et gauche, puis de la *veine cave supérieure*. (☞ Fig. 16.8).

Questions de révision

1. Quel est la fonction du télencéphale ? (☞ 11.2.1)

2. De quoi est constituée la substance grise de télencéphale ? (☞ 11.2.1)

3. De quoi est constituée la substance blanche ? (☞ 11.2.1)

4. Que trouve-t-on au niveau de la circonvolution frontale ascendante ? (☞ 11.2.1)

5. Quelle est la fonction du faisceau pyramidal ? (☞ 11.2.3)

6. De quoi est responsable le système extra-pyramidal ? (☞ 11.2.4)

7. En quoi se différencient les aires corticales primaires des aires corticales secondaires ? (☞ 11.2.2)

8. Quelles fonctions remplissent les noyaux gris centraux ? (☞ 11.2.5)

9. Sur quoi agit le système limbique ? (☞ 11.2.6)

10. Quels sont les principaux composants du diencéphale ? (☞ 11.3)

11. De quoi est responsable le thalamus ? (☞ 11.3.1)

12. Quelles sont les structures qui font partie du tronc cérébral ? (☞ 11.4)

13. Où sont situés les centres de commande indispensables à la vie ? (☞ 11.4.3)

14. Que se passe-t-il pendant le sommeil REM ? (☞ 11.4.6)

15. Quelles sont les fonctions des douze paires de nerfs crâniens ? (☞ 11.5)

16. Quel est le rôle du cervelet ? (☞ 11.6)

17. Quelle est la fonction de la moelle épinière ? (☞ 11.7)

18. Comment l'arc réflexe est-il structuré ? (☞ 11.8)

19. Quelles sont les actions des systèmes sympathique et parasympathique ? (☞ 11.10.1)

20. Quelles sont les différences entre les paralysies centrale et périphérique ? (☞ 11.11)

21. Comment s'appellent les trois méninges ? (☞ 11.12)

22. Quelle est la fonction du LCR ? (☞ 11.12.4)

SENSIBILITÉ ET ORGANES DES SENS

12.1 Introduction

La **sensibilité** est la capacité d'identifier les modifications dans l'environnement ou à l'intérieur du corps qui seront enregistrées par les **organes des sens** sous la forme d'informations sensorielles.

Une **information sensorielle** donnée est enregistrée par un organe sensoriel donné. En plus des *cinq sens* traditionnels que sont la vue, l'ouïe, le goût, l'odorat et le toucher, il existe d'autres sens comme par exemple la sensibilité au froid et au chaud, la sensibilité à la douleur, le sens de l'équilibre ainsi que le sens pour le mouvement (*kinesthésie*) et la position d'une articulation (*statesthésie*).

Types de récepteurs

Les **récepteurs** sont des cellules spécialisées (généralement des cellules nerveuses) qui peuvent recevoir des stimuli extérieurs ou intérieurs et qui peuvent les transmettre sous forme d'influx électriques ou de réactions chimiques. Un stimulus d'intensité suffisante agit sur un récepteur adapté pour ce type d'excitation (« senseurs ») en modifiant la tension de la membrane ; il est ensuite transmis en règle générale par l'intermédiaire de l'appendice d'un neurone sensitif connecté au récepteur.

A quoi réagissent les récepteurs

Chaque récepteur réagit spécifiquement à un type de stimulus :

- Les **mécanorécepteurs** (= récepteurs au mouvement) : ils réagissent aux actions mécaniques (forces de pression et de traction). Un type particulier de mécanorécepteur est représenté par les *récepteurs à l'étirement* au niveau des fuseaux musculaires.
- Les **thermorécepteurs** (= récepteurs à la température) : pour les modifications de température.
- Les **photorécepteurs** : pour la lumière.
- Les **chémorécepteurs** : pour la saveur des produits dans la bouche et les produits odoriférants au niveau du nez.
- Les **nocicepteurs** : pour la douleur en cas de lésions tissulaires. Tous les stimuli peuvent déclencher des sensations douloureuses à partir d'une certaine intensité (un bruit extrêmement fort par exemple ne sera pas seulement perçu comme fort mais également comme douloureux).

Transmission et interprétation des stimuli

Les informations récoltées par les récepteurs et traduits sous la forme d'influx nerveux seront transmis à la moelle épinière et/ou au cerveau. Ils entraînent des réactions variables aux différents niveaux du SNC :

- Au niveau de la moelle épinière et du tronc cérébral se produisent des réponses *inconscientes* sous la forme de réflexes (☞ 11.9).
- Les influx, qui atteignent le thalamus au niveau du diencéphale, y seront filtrés. Les influx, qui seront ressentis comme importants pour l'organisme, seront alors transmis de ce niveau vers le cortex du télencéphale où ils déclencheront alors une *sensation consciente*.

12.2 La sensibilité de la peau : sensations tactiles et thermiques

De nombreux récepteurs sensoriels siègent au niveau de la peau qui représente la frontière avec l'environnement extérieur. Ils permettent la reconnaissance des *objets extérieurs* et également l'expérience de sa *propre surface corporelle* à partir des « contacts environnementaux » (comme une chaise dure).

Les **récepteurs cutanés** sont composés d'appendices de neurones sensitifs qui se terminent librement dans la peau ou qui sont enchâssés dans les épithéliums ou dans des structures conjonctives. Les stimuli en provenance des récepteurs cutanés seront transmis aux aires sensorielles du télencéphale (☞ Fig. 11.5).

Il existe différents récepteurs cutanés qui sont spécialisés à chaque fois pour un type de stimulus particulier et qui sont situés à des profondeurs variables de la surface corporelle :

Les récepteurs tactiles

- Les **disques de Meckel** sont des cellules cutanées spécialisées au niveau des régions corporelles qui sont sans poils,

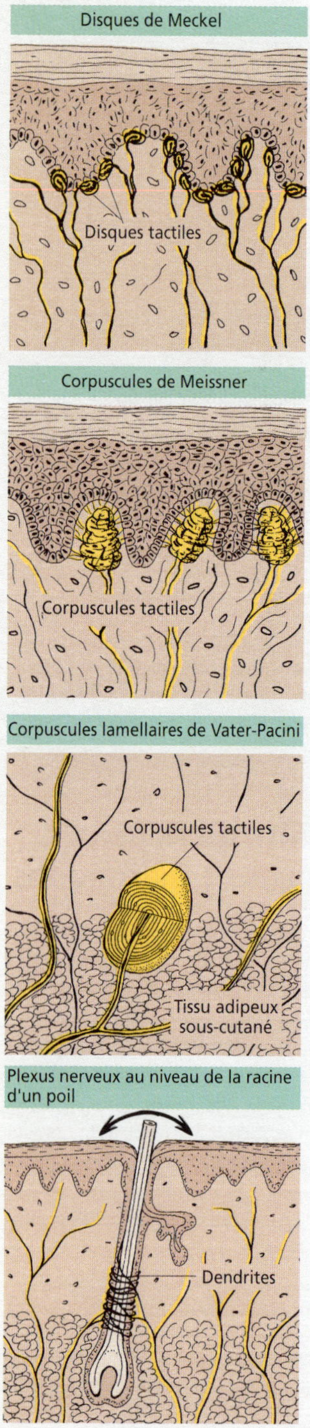

Fig. 12.1 : Quatre types importants de récepteurs tactiles au niveau de la peau.

- Les **corpuscules de Meissner** se trouvent au niveau de l'extrémité des doigts, de la paume des mains et de la plante des pieds ainsi qu'au niveau des paupières, des lèvres et des organes génitaux externes,
- Les **corpuscules lamellaires de Vater-Pacini** sont situés au niveau des couches sous-cutanées, des organes internes, des muscles et des articulations,
- Les **plexus nerveux** entourent les racines des poils de la peau,
- Les **terminaisons nerveuses libres** sont des dendrites (☞ Fig. 10.5) sans gaine de myéline.

Une stimulation *faible* de l'un de ces cinq récepteurs entraîne des *sensations tactiles*, une stimulation *forte* déclenche des *sensations de pression* ; une stimulation *très forte* des récepteurs sera ressentie de manière douloureuse. Les terminaisons nerveuses libres peuvent enregistrer des stimuli thermiques ou de type démangeaisons.

Les récepteurs thermiques

Le SNC est informé en permanence sur les conditions thermiques au niveau de la surface cutanée et de l'intérieur du corps par les **thermorécepteurs** qui, selon toute apparence, sont disséminés partout au niveau de la peau, de l'intérieur du corps et du SNC.

On différencie les **récepteurs à la chaleur** et les **récepteurs au froid** qui peuvent enregistrer les températures entre 10 °C et 45 °C. En dessous et au dessus de ces limites, ce sont principalement les **récepteurs à la douleur** qui seront stimulés.

12.3 Les sensations douloureuses

Les **récepteurs à la douleur** sont présents partout au niveau de la peau et de nombreuses régions internes du corps. Même lorsque leurs stimulations agissent comme une torture, ils possèdent une fonction de déclencheurs d'alarme en indiquant une lésion corporelle.

12.3.1 Origine de la douleur

Les sensations douloureuses sont transmises par les terminaisons nerveuses libres de la même manière que celles concernant la température. Les récepteurs à la douleur réagissent à des substances chimiques, comme par ex. les prostaglandines ou l'histamine, qui sont libérées lors de lésions tissulaires ou de troubles du métabolisme cellulaire (par ex. lors de processus inflammatoires).

En cas de stimulation des récepteurs à la douleur, le signal douloureux parvient à la moelle épinière

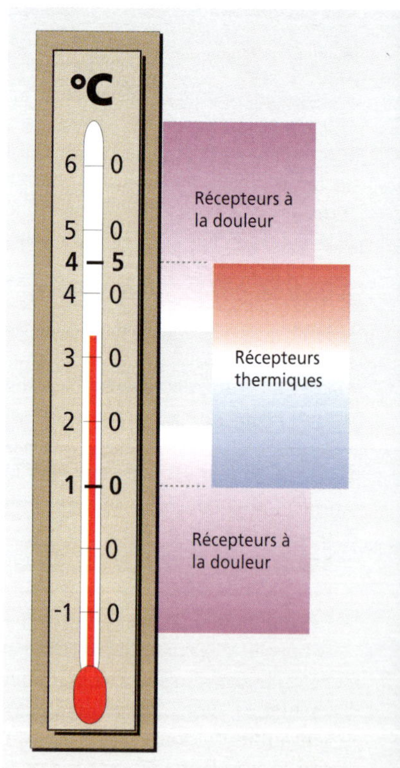

Fig. 12.2 : Zones de sensibilité à la température des récepteurs thermiques et des récepteurs à la douleur.

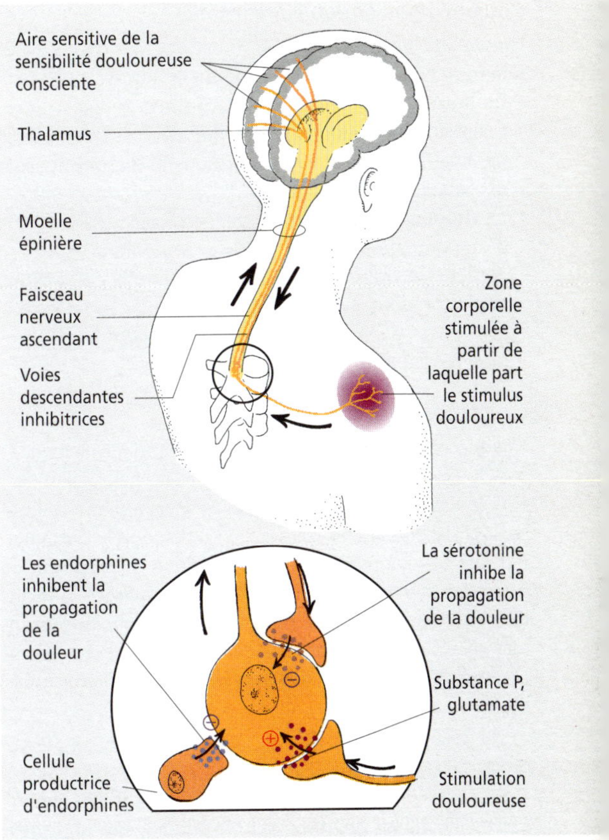

Fig. 12.3 : Du stimulus douloureux à la sensation douloureuse. Le signal douloureux est transmis, par l'intermédiaire de la moelle épinière et du thalamus, au cortex du télencéphale où se déclenche la conscience de la sensation douloureuse. La transmission du stimulus peut être diminuée par le système inhibiteur descendant.

par l'intermédiaire des nerfs périphériques (également par les fibres du système nerveux végétatif pour les organes). De là, il est transmis, en passant par le thalamus, aux aires sensitives du télencéphale où la conscience de la sensation douloureuse se produit. Cette transmission peut être inhibée ou diminuée (**système inhibiteur descendant**) par des substances libérées par le cerveau. Cette possibilité de régulation est rationnelle afin que les stimuli douloureux n'entraînent pas des interruptions de comportements vitaux essentiels (par ex. des réactions de fuite). Une personne qui est « en pleine action » sera beaucoup moins sensible aux stimuli douloureux qu'une personne alitée (cela est par exemple utilisé lorsque l'on attire fortement l'attention d'un nourrisson pour pouvoir lui ponctionner une veine, si possible rapidement).

12.3.2 **Les caractéristiques de la douleur**

Les douleurs sont séparées, indépendamment de leur lieu d'origine, en deux types : les douleurs *somatiques* (corporelles externes) et les douleurs *viscérales* (provenant des organes internes). Par ailleurs, il existe en plus les douleurs *neurogènes* (en provenance des nerfs) et les douleurs *psychogènes* (d'origine psychologique).

La douleur somatique

Lorsque la sensation douloureuse provient de la peau, de l'appareil locomoteur ou des tissus conjonctifs, on parle de **douleur somatique**. On peut la diviser en deux catégories : si le stimulus est situé au niveau de la peau, on parle alors de **douleur de surface** (par ex. une piqûre d'aiguille) ; si la douleur provient par contre des muscles, des articulations, des os ou des tissus conjonctifs (par ex. des céphalées), on parlera alors de **douleur profonde**. Alors que la douleur de surface est vive, peut être bien localisée et disparaît rapidement après arrêt du stimulus, la douleur profonde est plutôt sourde ou à type de brûlure, est plus difficilement localisable et disparaît lentement.

La douleur viscérale

La **douleur viscérale** est similaire à la douleur profonde par son caractère sourd. Elles survient par exemple lors de l'extension (dilatation par une flatulence) ou lors de spasmes (par ex. douleurs menstruelles) de la musculature lisse, lors d'une irrigation sanguine déficiente et lors d'un processus inflammatoire. Elle peut prendre la forme d'une douleur continue (par ex. des douleurs gastriques) ou d'une douleur revenant périodiquement (par ex. des contractions utérines (☞ 21.6) ou des coliques).

La douleur neurogène

La **douleur neurogène** provient d'un stimulus des fibres et des voies nerveuses lorsqu'elles sont lésées ou interrompues et se présente sous la forme d'une douleur interne « vive » (par ex. les *douleurs fantômes* après une amputation).

La douleur psychogène

Toutes les douleurs n'ont pas pour origine la stimulation des récepteurs à la douleur. Il peut par contre exister une perturbation psychosomatique au cours de laquelle le patient ne peut pas exprimer son conflit psychique d'une autre manière que par des plaintes douloureuses répétitives. Le désordre psychologique trouve donc son expression sous une forme somatique par le biais de la douleur.

Douleur aiguë et douleur continue

En plus du lieu de survenue, il est intéressant de différencier les douleurs en fonction de la durée :

- La **douleur aiguë** a une durée limitée et disparaît rapidement. Cette douleur peut souvent être tolérée sans médicament, même en cas d'intensité importante (par ex. lors de soins dentaires).
- La **douleur chronique** se présente soit sous la forme d'une douleur continue (par ex. douleurs dorsales ou douleurs d'origine cancéreuse), soit sous celle d'une douleur revenant fréquemment (par ex. céphalées migraineuses ou angine de poitrine). Les douleurs chroniques sont dures à supporter.

La susceptibilité à la douleur

Chaque sensation douloureuse est fortement influencée par la *susceptibilité individuelle*. La peur peut par exemple notablement augmenter la sensation douloureuse, la distraction et un soutien accru peuvent la diminuer. Par ailleurs les récepteurs à la douleur ne montrent en général aucune accoutumance (**adaptation**), c'est-à-dire que leur sensibilité pour les stimuli qui se présentent reste en permanence élevée, ce qui sera ressenti comme une véritable torture dans les douleurs chroniques.

12.3.3 Traitement de la douleur

Les médicaments qui diminuent la douleur (**antalgiques**) sont les médicaments les plus fréquemment administrés en France. Bien qu'un certain nombre de substances soient en vente libre, leur prescription n'est en aucun cas dénuée de risque. Des effets secondaires possibles (par ex. des douleurs abdominales, des hémorragies) doivent être pris en compte ainsi que le développement d'une éventuelle dépendance et des erreurs de dosage.
On utilisera fréquemment, pour le traitement des douleurs légères ou d'origine inflammatoire, l'acide acétylsalicylique (aspirine), le paracétamol ou des produits de la classe des *anti-inflammatoires non stéroïdiens* (**AINS**). Pour les douleurs très fortes (par ex. en postopératoire ou les douleurs cancéreuses), les opiacés sont souvent nécessaires. Ils peuvent entraîner cependant une dépendance, c'est la raison pour laquelle leur délivrance est sévèrement contrôlée par l'intermédiaire des *prescriptions sur carnets à souches*.

12.4 La sensibilité profonde

En état de veille, nous sommes informés en permanence sur la position de nos membres les uns par rapport aux autres (**statesthésie**). Nous pouvons prendre en compte les mouvements de nos articulations (**kinesthésie**) et nous ressentons une sensation de la résistance contre laquelle nos muscles agissent pour développer les mouvements (**baresthésie**). Ces capacités, qui sont assurées grâce à des mécanorécepteurs au niveau des muscles, des articulations et des tendons, sont rassemblées sous le terme de **sensibilité profonde**.
On différencie les récepteurs suivants :

- Les **fuseaux musculaires** sont des fibres musculaires striées spécialisées qui sont stimulées par l'allongement du muscle concerné ;
- Les **organes tendineux de Golgi** siègent au niveau de la zone de jonction entre les tendons et les muscles, réagissent au stimulations d'étirement et empêchent un allongement trop important du tendon concerné et du muscle qui lui est relié.
- Les **corpuscules lamellaires de Vater-Pacini** sont situés dans les articulations, en particulier au niveau des capsules articulaires, enregistrent les déformations (par ex. lors des mouvements de l'articulation) et informent ainsi sur la position de l'articulation concernée.

Les stimulations en provenance de ces récepteurs produisent en partie des *sensations conscientes* qui, le cas échéant, entraîneront en réponse des *mouvements volontaires*. De nombreuses autres stimulations, par exemple pour le maintien du tonus musculaire, l'action conjointe de muscles fléchisseurs et extenseurs et la coordination de mouvements complexes, restent inconscientes et, de la même manière, les réponses se produisent de manière réflexe, *inconsciente*.

12.5 L'odorat et le goût

L'odorat et le goût qui sont très liés entre eux, seront traités ensemble dans le même paragraphe. Ces deux

Fig. 12.4 : Structure de la muqueuse olfactive formée de cellules de soutien, de cellules basales et de cellules olfactives.

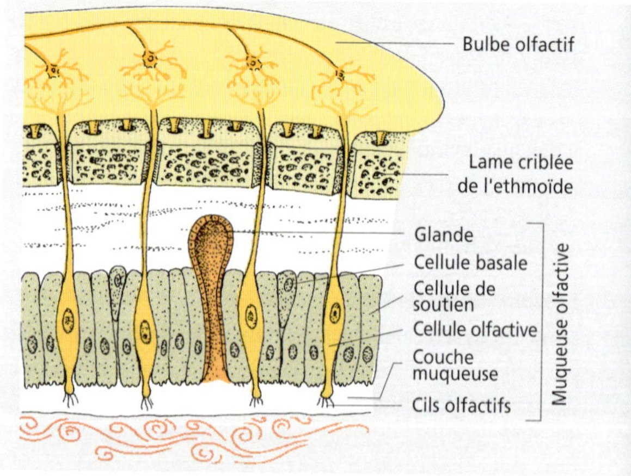

organes des sens présentent un liaison étroite avec le système nerveux végétatif. Chacun sait qu'une odeur ou qu'un goût désagréable peuvent déclencher des nausées et des vomissements ; par contre, des odeurs agréables déclenchent une sécrétion salivaire et gastrique.

12.5.1 L'odorat

L'odorat agit comme « station de contrôle » de l'*air* à l'entrée des voies respiratoires. Ses récepteurs sont des *chémorécepteurs* qui siègent au niveau des **aires olfactives** situées dans les deux narines au niveau de la zone supérieure de la cloison nasale et du cornet supérieur. La muqueuse des aires olfactives est composée au niveau microscopique, de trois différents types de cellules : les **cellules de soutien**, les **cellules basales** et les **cellules olfactives**.

Les *cellules de soutien* qui se trouvent en surface sont vraisemblablement formées par les *cellules basales* siégeant en profondeur. Les *cellules olfactives* se trouvent enchâssées entre plusieurs cellules de soutien. Ces dernières possèdent deux extrémités opposées : sur une des extrémités se trouvent six à huit **cils olfactifs** qui réagissent avec les substances odoriférantes contenues dans le flux d'air entrant lors de l'inspiration ; à l'autre extrémité, leurs appendices nerveux, qui se réuniront plus haut au premier nerf crânien (**nerf olfactif**), filent vers le **bulbe olfactif** en passant à travers la lame criblée de l'ethmoïde.

Les bulbes olfactifs siègent de chaque côté au niveau de la fosse antérieure, sous les lobes frontaux des hémisphères.

12.5.2 Le goût

Les *chémorécepteurs* du goût sont stimulés dans la cavité buccales par des *substances dissoutes*. L'odorat est impliqué en permanence dans l'ensemble des sensations du goût. Si celui-ci est altéré (par ex. en cas de respiration nasale gênée par un rhume), le goût est également significativement atteint.

Les récepteurs du goût siègent au niveau des **corpuscules gustatifs** situés sur la langue, la muqueuse buccale, le pharynx et le larynx. Ils sont particulièrement concentrés au niveau des différentes papilles de la langue. Comme au niveau des aires olfactives, les corpuscules gustatifs sont formés de *cellules de soutien* et de cellules sensorielles - les **cellules gustatives**. Les cellules de soutien sont des cellules épithéliales spécialisées de la muqueuse buccale qui sont formées par les *cellules basales*. Elles organisent une capsule autour des cellules sensorielles. Chacune des cellules sensorielles allongées possède à une extrémité, un petit appendice, le **bâtonnet gustatif**. Il émerge par une ouverture, le **pore gustatif**, du corpuscule gustatif et s'avance dans la cavité buccale où il sert à capter le stimulus. A son extrémité opposée se trouvent les dendrites efférentes grâce auxquelles les stimuli sensoriels seront transmis au télencéphale (☞ 11.2.2).

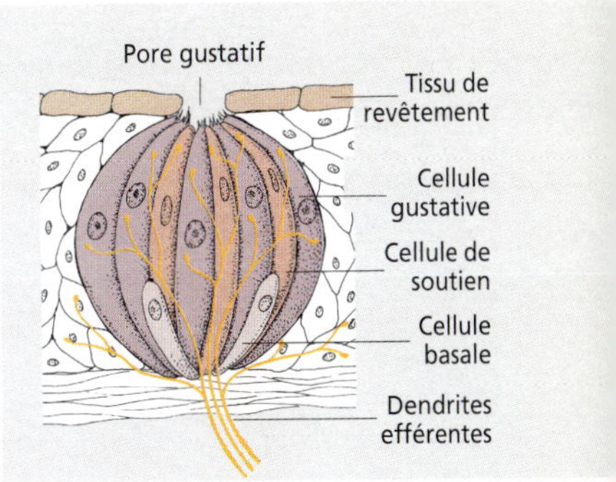

Fig. 12.5 : Structure d'un corpuscule gustatif à la surface de la langue.

L'ensemble des sensations de goût peuvent être réduites à quatre qualités de base : *sucré*, *salé*, *amer* et *aigre*. Il existe vraisemblablement pour chacune d'entre elles un type de récepteur particulier dont la localisation est particulière :

- **récepteurs au sucré** : pointe de la langue ;
- **récepteurs au salé** : pointe de la langue, bord latéral de la partie antérieure de la langue ;
- **récepteurs à l'aigre** : bord latéral de la partie postérieure de la langue ;
- **récepteurs à l'amer** : base de la langue.

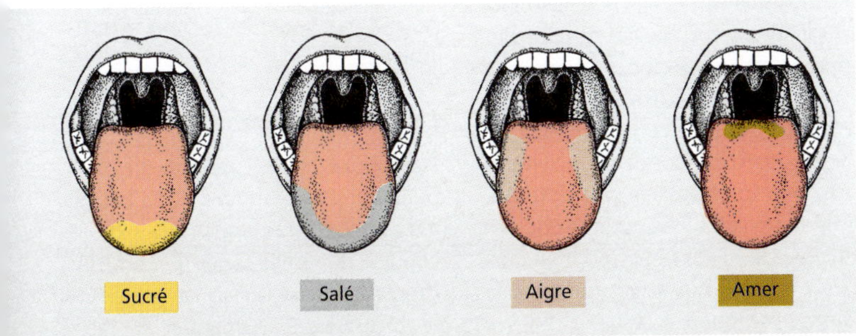

Fig. 12.6 : Répartition des récepteurs sur la langue pour les quatre qualités du goût.

12.6 Œil et vue

12.6.1 Généralités

Le globe oculaire de forme sphérique siège dans l'orbite qui est recouverte de tissu adipeux. Sa paroi est formée de trois couches individualisées ; au niveau de sa couche interne siègent les structures de pro-

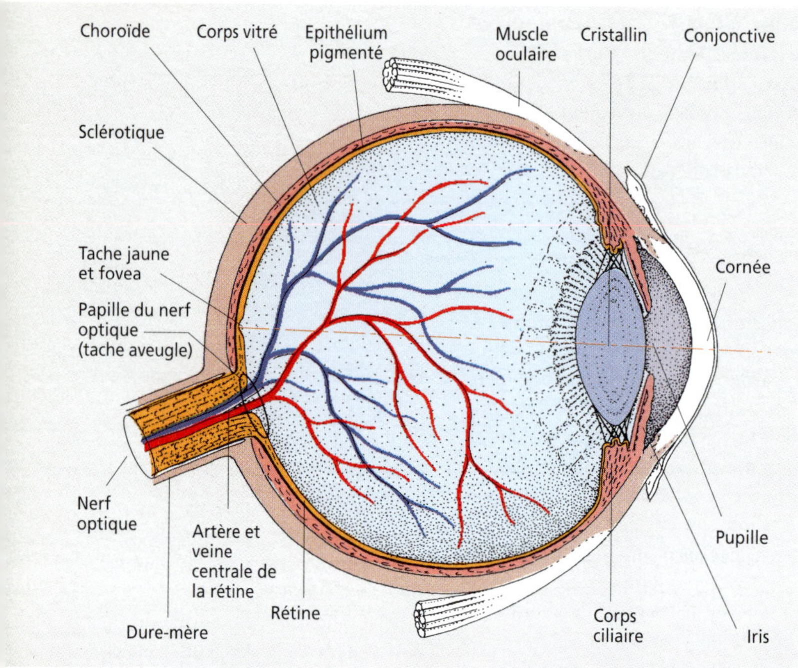

Fig. 12.7 : Structure du globe oculaire avec la cornée et le nerf optique.

tection et de réfringence. Les sensations visuelles sont transmises au télencéphale par le nerf optique qui émerge du pôle postérieur de l'œil. Les mouvements du globe oculaire dépendent de six muscles oculaires extérieurs.

Les structures de protection de l'œil sont les sourcils, les paupières, les cils, la conjonctive et l'appareil lacrymal.

12.6.2 Le globe oculaire

Le **globe oculaire** est composé de trois couches comme des pelures d'oignon : l'enveloppe externe, moyenne et interne.

L'enveloppe externe

La **sclérotique** est composée de tissu conjonctif résistant. Elle entoure la totalité du globe oculaire et lui donne sa forme. En antérieur, la sclérotique se confond avec la **cornée** qui est translucide et avasculaire. Cette dernière présente une courbure plus accentuée que le reste du globe oculaire et participe de manière essentielle à la réfringence.

L'enveloppe moyenne

Elle est richement vascularisée et est appelée **choroïde** dans sa partie postérieure. Ses très nombreux vaisseaux irriguent et alimentent la rétine.

Au niveau de la partie antérieure de l'œil, la choroïde se confond avec le **corps ciliaire** auquel est attachée le cristallin par des fibres conjonctives. Le corps cilaire contient un muscle (**muscle ciliaire**) qui peut modifier la courbure du cristallin pour la vue de près et de loin (**accommodation**, 12.6.4). L'**humeur aqueuse** est formée au niveau des appendices conjonctifs richement vascularisés du corps ciliaire ; elle remplit la **chambre antérieure de l'œil**, située en avant du cristallin ainsi que la **chambre postérieure**, située sur ses côtés, et apporte les nutriments nécessaires pour la cornée et le cristallin. L'écoulement de l'humeur aqueuse se fait par le *canal de Schlemm* situé au niveau de la jonction entre la sclérotique et la cornée. Normalement, il existe un équilibre entre la production et l'élimination de l'humeur aqueuse afin de maintenir a un même niveau la pression intra-oculaire générée par l'humeur aqueuse.

Dans le **glaucome**, il existe une pression intra-oculaire élevée. En l'absence de traitement, elle entraîne une lésion de la rétine et du nerf optique, et conduit finalement à une cécité.

Plus en avant, l'**iris** s'attache au corps ciliaire. Ce dernier est un disque circulaire qui possède un trou en son milieu, la **pupille.** En plus de nombreux pigments qui lui donnent sa coloration, il contient des fibres musculaires lisses, formant un grillage, qui peuvent modifier la *largeur des pupilles* en fonction de la luminosité - comme lors du flash d'un appareil photo. Ces muscles sont appelés **sphincters de la pupille** (*rétrécissement de la pupille*) et **m. dilatateurs de la pupille** (*élargissement de la pupille*) ; ils sont tous les deux innervés par le système nerveux végétatif. Ainsi s'installe, de manière réflexe, un rétrécissement de la pupille (**myosis**) par ex. en cas de grande luminosité, de fatigue ou pour la vue rapprochée ; au contraire, lors du crépuscule, pour la vue de loin ou lors de réactions de stress se produit un élargissement de la pupille (**mydriase**). La capacité de la pupille de se rétrécir lors d'une brusque exposition à une source lumineuse, pour pouvoir s'adapter à l'intensité lumineuse, est appelée **réflexe photomoteur**.

L'enveloppe interne

La couche la plus interne du globe oculaire est composée de la **rétine,** avec les cellules sensorielles de réception des images, et de l'**épithélium pigmenté** qui recouvre la rétine et assure les échanges métaboliques entre cette dernière et la choroïde. Il n'existe de liaison solide entre l'épithélium pigmenté et la rétine qu'au niveau de l'émergence du nerf optique (**papille**) et du corps ciliaire. Aux autres endroits, le nécessaire contact entre les différentes couches est assuré par la pression intra-oculaire.

La rétine est alimentée par l'**artère centrale de la rétine** qui pénètre dans l'œil avec le nerf optique. L'évacuation du sang veineux se fait par la **veine centrale de la rétine** qui chemine parallèle à l'artère. Avec un **ophtalmoscope**, il est possible d'examiner le fond d'œil avec les vaisseaux qui s'y trouvent.

La rétine est formée elle-même de plusieurs couches qui contiennent différents types de cellules nerveuses : on peut grossièrement les séparer en **couche de cellules cérébrales** et **couche de cellules sensorielles**.

La couche de cellules sensorielles contient les *cônes* et les *bâtonnets* sensibles à la lumière. Les cônes perçoivent les différences de couleurs et les images détaillées ; ils sont ainsi responsables de la vue pendant le jour. Ils sont principalement situés au niveau du centre de la rétine, directement en face du point central de la cornée et de la pupille (**axe visuel**). Cette zone riche en cônes est appelée **tâche jaune** (*macula lutea* ou *fovea centralis*) et est le lieu de la vision la plus fine.

Les bâtonnets, par contre, sont plus particulièrement situés en périphérie de la rétine. Ils reconnaissent les différents niveaux de clarté, les impressions de mouvement de manière vague et sont adaptés pour la vue crépusculaire.

Fig. 12.8 : Corps ciliaire, cristallin et appareil de suspension.

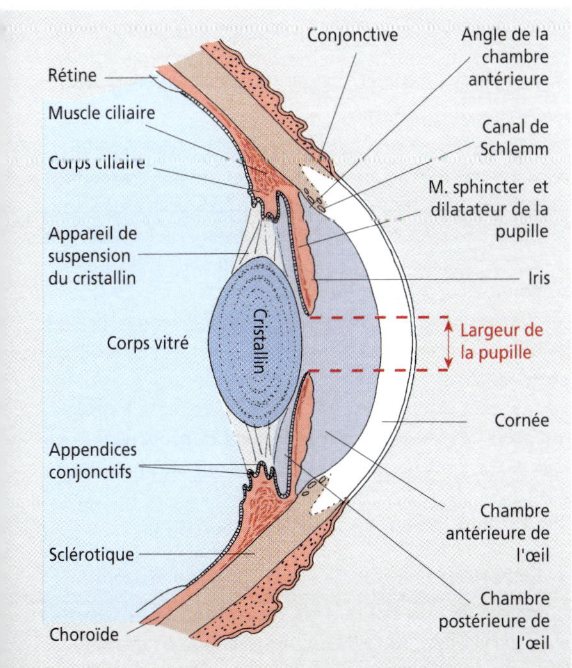

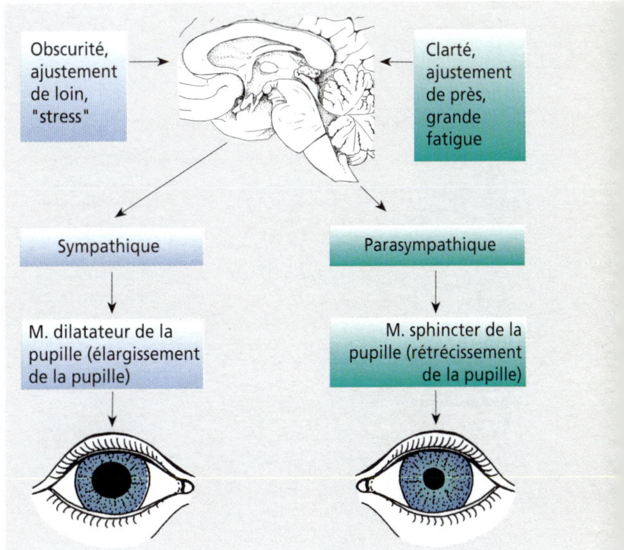

Fig. 12.9 : Les réactions pupillaires commandées par le système sympathique et le système parasympathique - les deux antagonistes du système nerveux végétatif.

La capacité des yeux de pouvoir assimiler des stimuli lumineux d'intensités variables - vision le jour et la nuit - sera désignée sous le terme d'**adaptation**. En cas d'éblouissement, il se produit pendant environ une minute un abaissement de la sensibilité à la lumière de la rétine. Le processus d'adaptation de la rétine à une obscurité subite dure par contre jusqu'à 30 minutes.

Avant de pouvoir atteindre les cellules sensorielles, les stimulations lumineuses et colorées doivent traverser la couche des cellules nerveuses. Les impressions sensorielles des cônes et des bâtonnets seront traduites par les cellules nerveuses, puis transmises au cerveau (☞ Fig. 11.6) par leurs appendices qui se réunissent au niveau de la papille pour former le **nerf optique**.

A l'endroit où le nerf optique quitte l'œil (**papille**), il n'existe ni cônes, ni bâtonnets, si bien que la vision est complètement impossible. Cette zone est appelée également, pour cette raison, la **tâche aveugle**.

12.6.3 L'organe de réfringence

Les structures réfringentes sont incluses à l'intérieur de la cavité du globe oculaire et forment avec l'humeur aqueuse et la cornée, l'**appareil optique** de l'œil qui, avec le système du cristallin, peut être comparé à un appareil photo.

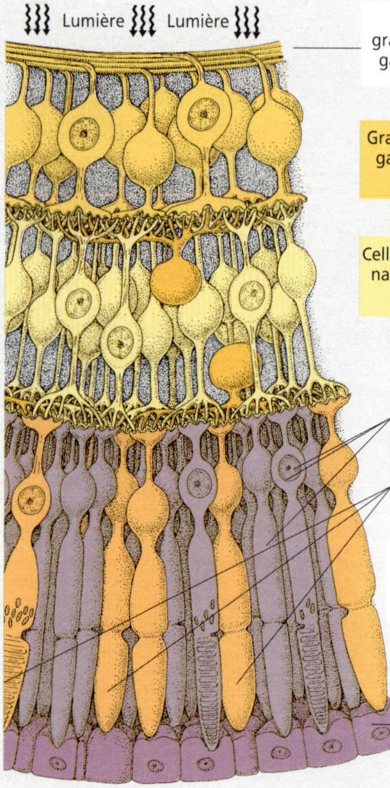

Fig. 12.10 : Structure des couches de la rétine (détails).

La mission du système optique de l'œil est de rassembler en permanence les rayons lumineux incidents pour obtenir une image nette au niveau de la rétine.

Appartiennent au système optique de l'œil - en dehors de la cornée et de l'humeur aqueuse - le **cristallin** et le **corps vitré**. Toutes les stimulations lumineuses entrantes doivent traverser ces couches réfringentes avant d'atteindre finalement la couche des cellules sensorielles.

Cristallin

Le **cristallin** est le composant le plus important de ce système optique. C'est un corps lenticulaire, avasculaire et transparent qui est entouré d'une solide capsule. Le cristallin est suspendu au corps ciliaire en arrière de l'iris à l'aide de fibres conjonctives. La forme du cristallin peut être aplatie ou arrondie de manière importante par une traction ou un relâchement de ces fibres. Ainsi la capacité de réfringence de l'œil se modifie afin que les rayons lumineux incidents puissent toujours se réunir et former une image nette sur la rétine. Ce mécanisme, qui joue un rôle important pour les visions rapprochée et éloignée, est appelé **accommodation** (☞ paragraphe plus loin).

En vieillissant apparaît souvent une opacification du cristallin qui est appelée la **cataracte**. Dans ce cas, il existe une atteinte croissante des capacités visuelles qui aboutit au fait que seules les différences de clarté seront encore perceptibles. Lors d'une **opération de la cataracte**, le cristallin opaque sera remplacé par un cristallin synthétique.

Corps vitré

L'espace intérieur du globe oculaire, en arrière du cristallin, est occupé par le **corps vitré**. Il est composé d'une masse translucide, gélatineuse. Du fait qu'il exerce une pression constante sur la rétine, il assure un solide contact entre cette dernière et l'épithélium pigmenté qui est nécessaire pour assurer une apport nutritionnel suffisant à la rétine.

12.6.4 **La vue**

Dans leur trajet vers les cellules sensorielles de la rétine, les rayons lumineux doivent franchir successivement les milieux réfringents suivants : la cornée, l'humeur aqueuse, le cristallin et le corps vitré. Du fait des propriétés physiques concernant le cheminement des rayons lumineux, il se forme, au niveau de la rétine, une image *réduite*, *en miroir* et *inversée* de l'objet regardé. Afin de pouvoir obtenir en permanence des images nettes aussi bien en vision rapprochée qu'éloignée, la réfringence de l'œil doit pouvoir varier en permanence. Ceci est réalisé principalement grâce au cristallin qui peut modifier son rayon de courbure et donc sa réfringence (**accommodation**).

Pour la vision rapprochée, la contraction du muscle ciliaire, qui permet au cristallin de prendre une forme plus arrondie, augmente le pouvoir de réfringence de l'œil. Pour la vue de loin, c'est le contraire qui se produit : le muscle ciliaire se relâche, le cristallin s'affaisse et la réfringence de l'œil diminue.

Les impressions lumineuses et colorées reçues par les cellules sensorielles sont transmises au cerveau par l'intermédiaire du nerf optique et la perception visuelle finale est perçue au niveau de l'aire visuelle du lobe postérieur. A ce niveau, les informations en provenance des deux yeux sont mélangées. Le cerveau apprend dès la naissance à faire les corrections pour obtenir une image unique, dans le bon sens et fidèle à la réalité.

Perturbations fréquentes de la fonction visuelle

La **presbytie** : du fait de la perte de l'élasticité du cristallin avec l'âge, sa capacité de réfringence diminue si bien que des objets proches ne sont pas représentés de

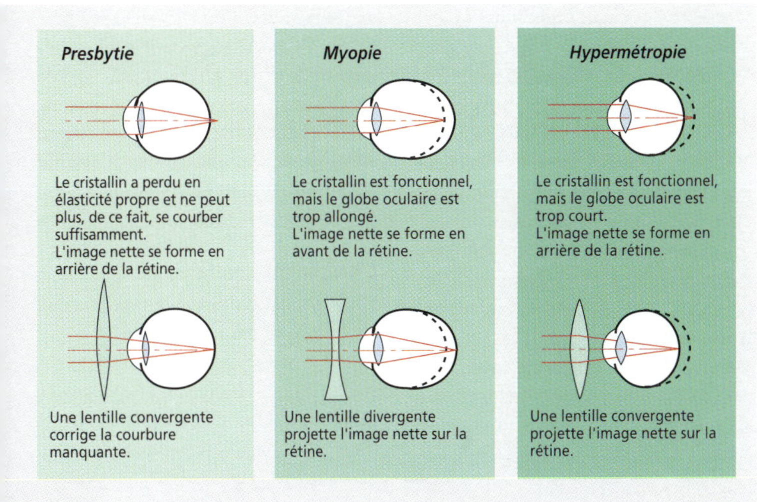

Fig. 12.11 : Trajet des rayons en cas de presbytie, de myopie et d'hypermétropie ; en haut sans correction, en bas avec correction.

manière visible sur la rétine. Correction par une lentille convergente.

La **myopie** : en général le globe oculaire est trop allongé si bien que les rayons incidents parallèles se croisent *en avant* de la rétine. Dans ce cas, les objets éloignés ne seront pas vus avec netteté. Correction par des lentilles divergentes.

L'**hypermétropie** : en cas de globe oculaire trop court, les rayons se croisent *en arrière* de la rétine. Correction par des lentilles convergentes.

12.6.5 Les muscles oculaires

Les globes oculaires sont mobilisés à l'intérieur des orbites par six muscles striés. Ils sont fixés aux parois osseuses de l'orbite et s'insèrent sur la sclérotique qui est l'enveloppe la plus externe. Le tissu adipeux de l'orbite joue le rôle de coussinet lors de l'ensemble des mouvements.

L'innervation est assurée par différents nerfs crâniens et permet normalement une action coordonnée des muscles des deux yeux. Si cette coordination est altérée, apparaît une vision double (**strabisme**).

12.6.6 Les protections de l'œil

Les protections de l'œil sont : les sourcils, les paupières, les cils, la conjonctive et l'appareil lacrymal.

Les **sourcils** forment un rempart de protection au dessus des yeux pour le rayonnement solaire intense, contre les corps étrangers et la sueur salée du front.

La **fente palpébrale** est délimitée par les **paupières supérieure** et **inférieure**. A côté de nombreuses glandes sébacées, on trouve au niveau des paupières de fins muscles qui peuvent fermer l'œil de manière volontaire et involontaire (réflexe de défense). La partie interne des paupières est recouverte par la conjonctive.

Sur les bords des paupières se trouvent les **cils** qui - comme les sourcils - protègent conte les rayons du soleil et les corps étrangers.

La **conjonctive** est une muqueuse richement vascularisée. Elle recouvre la partie antérieure visible de la sclérotique ainsi que la face interne des paupières et réalise de cette manière une liaison entre le globe oculaire et les paupières.

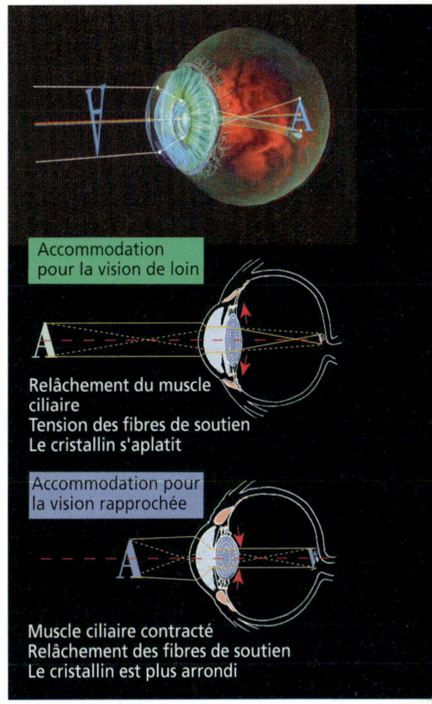

Fig. 12.12 : Accommodation du cristallin pour la vision rapprochée et la vision de loin.

Comme elle contient de nombreuses terminaisons nerveuses pour la douleur et le tact, elle est très sensible à la douleur pour des stimulations extérieures (par ex. par des corps étrangers).

L'appareil lacrymal

Ce dernier est composé des **glandes lacrymales** et des **conduits lacrymaux**.

Les glandes lacrymales siègent au dessus de l'angle de l'œil dans l'orbite et produisent les **larmes**. Les larmes sont salées et contiennent un enzyme anti-bactérien, le *lysozyme*. Elles permettent d'éliminer les corps étrangers des culs-de-sac conjonctivaux et, avec l'aide des battements des paupières, elles préviennent le dessèchement des parties de l'œil exposées à l'air.

Les larmes parviennent au niveau de la paupière supérieure dans le cul-de-sac conjonctival par l'inter-

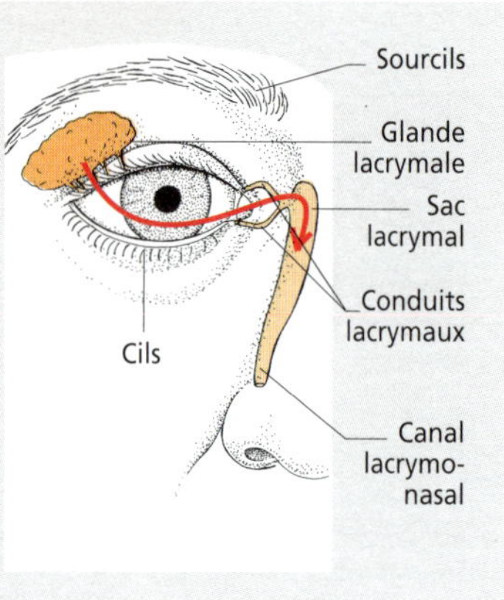

Fig. 12.13 : Structures de protection de l'œil

médiaire de nombreux canaux et se collectent au niveau de l'angle interne de la paupières.

A ce niveau se trouvent deux fins petits canaux lacrymaux qui s'abouchent dans un **sac lacrymal**. De là, le liquide lacrymal s'écoule dans les narines par le **canal lacrymo-nasal**.

En cas d'augmentation du flux lacrymal par des stimuli extérieurs (par ex. un corps étranger) ou des émotions, les voies excrétrices normales ne suffisent plus et les larmes s'écoulent par dessus le bord de la paupière.

12.7 L'organe de l'audition et de l'équilibre

12.7.1 Aperçu général

L'**organe de l'audition** et l'**organe de l'équilibre** se trouvent ensemble, bien protégés, au niveau de la pyramide du rocher de l'os temporal.

Les deux organes sont situés au niveau de deux structures distinctes de l'oreille interne et ont deux fonctions différentes :

- L'**audition** sert à la saisie des stimuli sonores ; ses cellules sensorielles sont contenues dans la cochlée ou limaçon.
- L'**organe de l'équilibre** enregistre les positions du corps et les mouvements dans l'espace ; ses cellules sensorielles se trouvent au niveau du vestibule et dans les canaux semi-circulaires.

Les informations des deux organes sont transmises au cerveau par l'intermédiaire du **n. auditif** ou **vestibulo-cochléaire** (*nerf crânien VIII*). Ce nerf chemine avec les vaisseaux nourriciers de l'oreille dans le conduit auditif interne à l'intérieur du crâne.

12.7.2 L'organe de l'audition

L'organe de l'audition peut être divisé en oreille externe, oreille moyenne et oreille interne.

L'oreille externe

Le **pavillon de l'oreille** et le **conduit auditif externe** font partie de l'oreille externe. Le conduit auditif externe qui chemine en effectuant un léger coude entre le pavillon de l'oreille et le tympan, contient des glandes qui fabriquent le **cérumen** ainsi que quelques poils. Ils protègent contre la pénétration de corps étrangers.

Le **tympan**, une fine membrane de tissu conjonctif, est la frontière entre l'oreille externe et l'oreille moyenne. Il peut être vu et examiné par **otoscopie** directe.

L'oreille moyenne

L'**oreille moyenne** siège au niveau de la **caisse du tympan**, une petite cavité osseuse remplie d'air qui est située dans le rocher. Cette dernière est recouverte d'un épithélium et s'étend de la membrane du tympan jusqu'au mur osseux de l'oreille interne. Au niveau de ce mur se trouvent deux fenêtres osseuses fermées par des membranes - la **fenêtre ronde** et la **fenêtre ovale** - qui réalisent une liaison avec l'oreille interne. En arrière, la caisse du tympan se termine par des diverticules qui prennent le nom de **cavités mastoïdiennes**.

La **trompe d'Eustache** réalise une communication entre l'oreille

Fig. 12.14 : Vue générale des oreilles externe, moyenne et interne. Les flèches indiquent le cheminement de l'onde sonore jusqu'au cellules sensorielles.

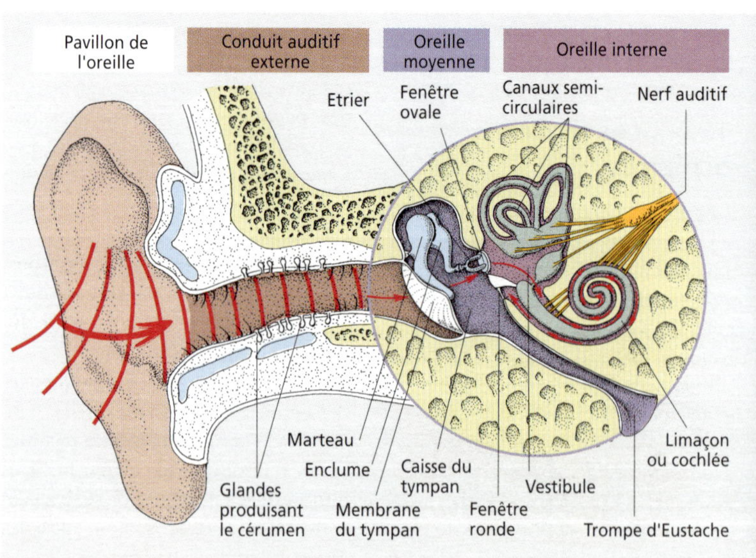

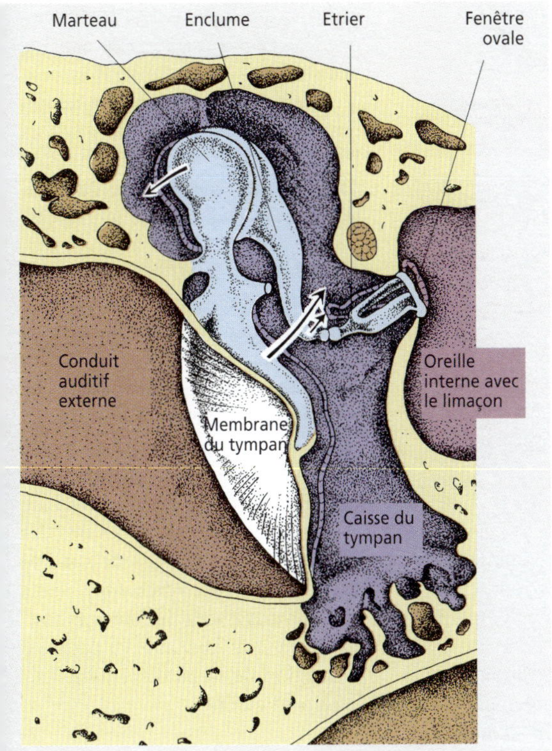

Fig. 12.15 : La caisse du tympan. Les flèches indiquent la mise en mouvement progressive des osselets.

moyenne et le pharynx. Elle permet une *équilibration des pressions aériennes* entre les deux cavités en s'ouvrant automatiquement lors de chaque mouvement de déglutition. Des infections des cavités nasales peuvent s'étendre à la cavité du tympan en passant par la trompe d'Eustache et entraîner une **otite moyenne aiguë**.

Les trois **osselets de l'appareil auditif** sont situés dans la caisse du tympan : le **marteau**, l'**enclume** et l'**étrier**. Le *manche du marteau* est fixé solidement à la membrane du tympan. Son *apophyse* la plus courte est reliée avec l'enclume qui est elle-même reliée avec l'étrier. L'étrier est fixé à la fenêtre ovale par sa « platine ». Les osselets transforment les vibrations aériennes qui arrivent au niveau de la membrane du tympan en vibration des osselets et amortissent les oscillations trop fortes du tympan afin que l'oreille interne ne soit pas lésée par des vibrations ou des bruits extrêmes.

L'oreille interne

L'oreille interne contient les récepteurs sensoriels de l'audition et de l'équilibre, et est située dans un réseau compliqué de cavités, le **labyrinthe osseux** du rocher. Ce dernier est composé du vestibule, des canaux semi-circulaires et du limaçon (ou cochlée) et est rempli d'un liquide, la **périlymphe**. Au niveau du vestibule et des canaux semi-circulaires se trouvent les récepteurs sensoriels de l'organe de l'équilibre. Le limaçon contient les récepteurs sensoriels pour l'audition.

Le **limaçon osseux** (*cochlée*) est une cavité osseuse enroulée en spirale qui est remplie par la **périlymphe** qui est un liquide similaire au LCR. Une lame intermédiaire sépare le limaçon en deux étages : la **rampe vestibulaire**, au niveau supérieur, commence au niveau de la fenêtre ovale et se poursuit après passage de la coupole (extrémité fermée du limaçon) par la **rampe tympanique**, au niveau inférieur, qui se termine au niveau de la fenêtre ronde.

Le **limaçon membraneux** (*canal cochléaire*) est entouré par le limaçon osseux. C'est un tuyau membraneux, rempli par de la lymphe (**endolymphe**). La membrane basilaire avec les cellules sensorielles est située à son niveau. Les cellules sensorielles de l'audition s'appel

Fig. 12.16 : Coupe du limaçon. On reconnaît la rampe vestibulaire, le limaçon membraneux et la rampe tympanique. A droite : limaçon membraneux en détail.

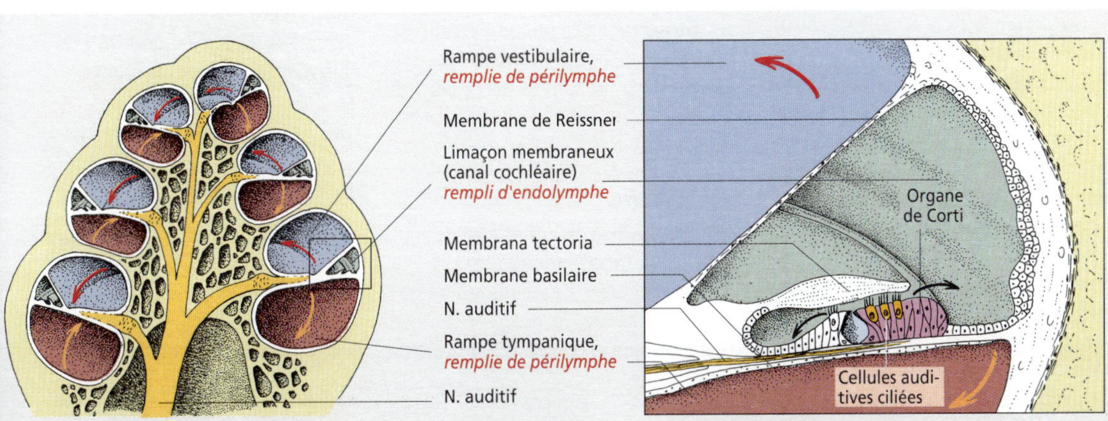

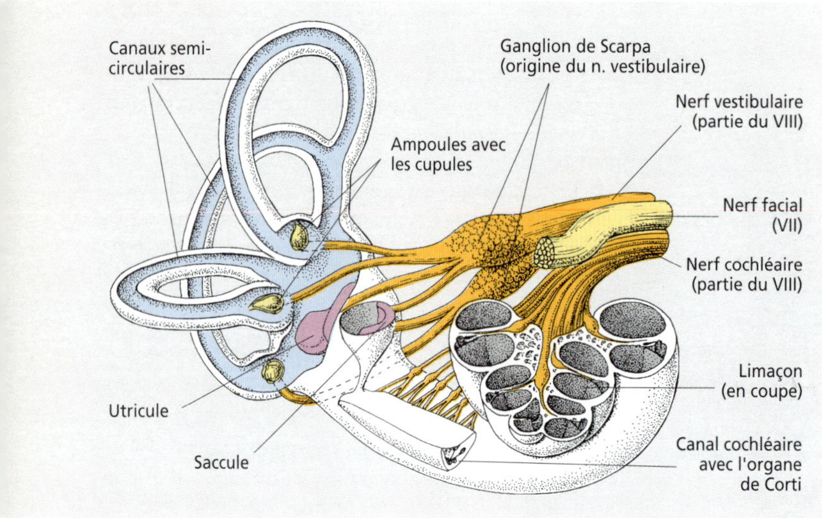

Fig. 12.17 : Coupe du limaçon osseux, du vestibule et des canaux semi-circulaires avec leurs rapports avec les nerfs crâniens VII et VIII.

lent les **cellules auditives ciliées** car elles portent de fins poils au niveau de leur pôle apical qui baignent dans l'endolymphe du limaçon membraneux et sont recouverts par une membrane gélatineuse (*membrana tectoria*).

A leur base, les cellules ciliées sont entourées par les fibres du nerf crânien VIII (n. auditif).

12.7.3 La fonction de l'audition

Les **ondes sonores** sont des vibrations aériennes qui se diffusent de manière ondulatoire.

Les ondes sonores atteignant l'oreille sont recueillies par le pavillon de l'oreille et conduites vers la membrane du tympan par le conduit auditif externe. Les ondes sonores provoquent des vibrations de la membrane du tympan qui sont transmises à la chaîne des osselets et atteignent finalement la fenêtre ovale.

Les vibrations de l'étrier au niveau de la fenêtre ovale sont transmises à la périlymphe de la rampe vestibulaire qu'elles remontent jusqu'à la coupole du limaçon sous la forme d'*ondes liquides* et redescendent ensuite la rampe tympanique jusqu'à la fenêtre ronde où elles s'éteignent. Les ondes liquides dans la périlymphe font également vibrer la membrane basilaire au niveau du *limaçon membraneux*. De cette manière apparaissent des mouvements de cisaillement entre les cellules ciliées sur la membrane basilaire et la membrana tectoria, qui aboutissent au fait que les poils des cellules sensorielles sont courbés. Les cellules ciliées sont excitées par ces stimuli *mécaniques* de flexion et vont transmettre ces excitations aux fibres nerveuses au niveau de la membrane basilaire. Les fibres nerveuses se réunissent plus loin avec les fibres de l'organe de l'équilibre pour former le **nerf auditif**, puis se dirigent vers le centre de l'audition au niveau du lobe temporal du télencéphale (☞ 11.2.2).

Audiométrie

L'**audiométrie** est un moyen de mesure de la fonction auditive. Elle est réalisée à l'aide d'un audiomètre qui peut émettre des sons de fréquence (mesurées en *Hertz* = Hz) et d'intensité (mesurées en *décibel* = dB) prédéterminées. Il est possible ainsi de dépister les seuils auditifs individuels, c'est-à-dire les intensités sonores minimales avec lesquelles des sons de fréquence déterminée peuvent être perçus correctement. En cas de surdité, les seuils auditifs sont augmentés.

Troubles de l'audition

En cas de troubles de l'audition, on différencie en fonction du lieu du trouble, la **surdité de transmission** avec une atteinte au niveau de l'oreille externe ou moyenne (cause : inflammation de l'oreille moyenne par ex.), de la **surdité de perception** avec une atteinte de l'oreille interne (par ex. lésions des cellules ciliées). En cas de **surdité liée à l'âge** (*prebyacousie*), seuls les sons aigus sont initialement touchés, ce qui fait que la capacité d'audition de la parole est particulièrement atteinte.

12.7.4 L'organe de l'équilibre

Le **sens de l'équilibre** sert, avec l'aide d'autres organes des sens (yeux, sensibilité profonde), pour l'orientation dans l'espace et le maintien en position verticale de la tête et du corps au repos et lors des mouvements. Appartiennent à l'**organe de l'équilibre** (*appareil vestibulaire*), le **vestibule** et les trois **canaux semi-circulaires**. Ils siègent avec l'organe de l'audition dans le labyrinthe osseux du rocher.

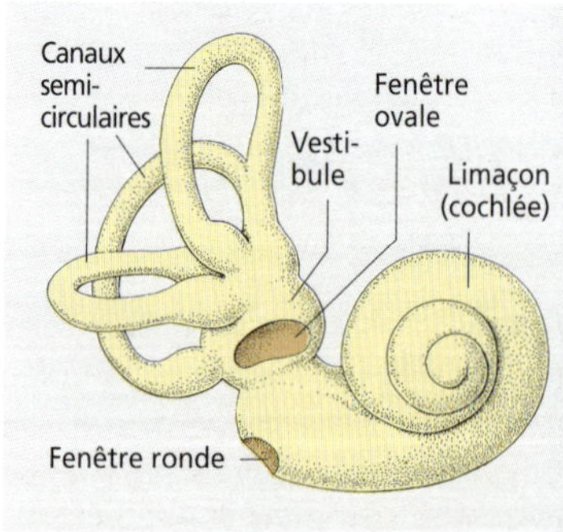

Fig. 12.18 : Le labyrinthe osseux (moulage)

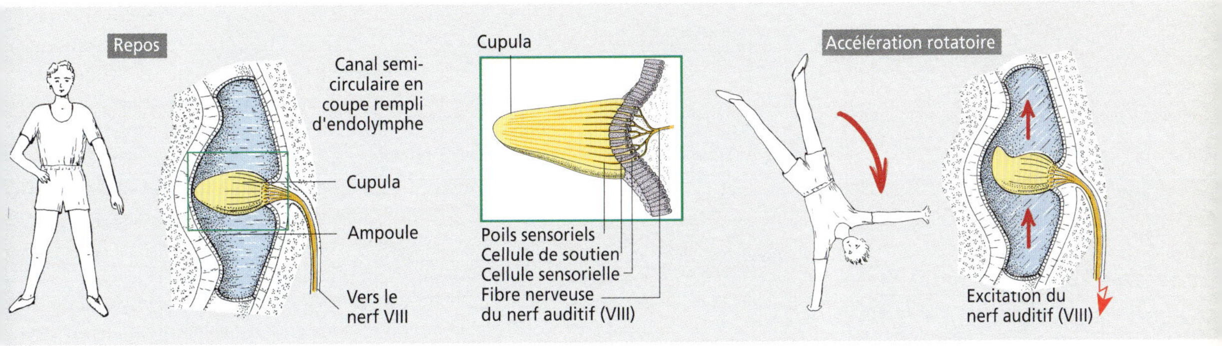

Fig. 12.19 : Mouvement de la cupula lors d'une accélération rotatoire.

Le vestibule

Du **vestibule**, situé au centre du labyrinthe osseux, partent vers l'arrière, les trois canaux semi-circulaires et vers l'avant, l'organe de l'audition qui sont remplis de périlymphe comme l'ensemble du labyrinthe osseux et qui contiennent les structures membranaires (labyrinthe membraneux) remplies d'endolymphe.

Ces structures membranaires sont appelées **utricule** et **saccule** au niveau du vestibule. Ils sont reliés entre eux par deux petits canaux.

L'utricule et le saccule contiennent chacun dans leur paroi une zone sensorielle (**macula**) qui est sur un plan *horizontal* au niveau de l'utricule et sur un plan *vertical* dans le saccule. Ces zones sensorielles sont - comme dans l'organe de l'audition - constituées de cellules sensorielles et de soutien. Les cellules sensorielles sont des cellules ciliées dont les poils pénètrent dans une membrane gélatineuse. Cette membrane (**membrane des statolithes**) recouvre la totalité de la zone sensorielle et possède, enchâssés à sa surface, de petits cristaux de carbonate de calcium (**statolithes**).

Les cellules sensorielles de la macula réagissent à la gravitation et aux accélérations dans le plan vertical ou horizontal. S'il existe à ce niveau une modification de la pression qui est produite par la membrane des statolithes, cela entraîne une courbure des poils sensoriels qui sont donc excités comme des mécanorécepteurs. La transformation de leurs signaux au niveau SNC se traduit par des sensations conscientes comme « tomber », « freiner » ou « monter » et conduit de manière réflexe à l'adaptation du tonus et à la mobilisation de la musculature squelettique.

Les canaux semi-circulaires

Les trois *canaux semi-circulaires* sont à peu près perpendiculaires les uns aux autres dans les trois plans de l'espace. Il y a un canal semi-circulaire *vertical* antérieur, un canal vertical postérieur et un canal *horizontal* latéral. Ils débutent et se terminent tous au niveau du vestibule si bien qu'ils forment chacun un anneau avec ce dernier. Dans les canaux semi-circulaires osseux siègent les canaux semi-circulaires membraneux remplis d'endolymphe. Chaque canal semi-circulaire possède une zone élargie à son extrémité, l'**ampoule**, où siègent les cellules sensorielles du système des canaux semi-circulaires. Ce sont des cellules ciliées qui sont entourées de cellules de soutien. Leurs poils s'enfoncent dans une masse gélatineuse en forme de dôme (**cupula**).

Les cellules sensorielles des canaux semi-circulaires réagissent aux **mouvements de rotation**. L'existence d'une mobilisation de l'endolymphe et de la cupula entraîne une traction sur les poils qui y sont inclus, ce qui correspond à une excitation pour les cellules sensorielles. L'influx nerveux en provenance des cellules ciliées entraîne au niveau du SNC des sensations conscientes de mouvements de rotation et une adaptation de la musculature et de la position du corps aux nécessités de la situation.

Voies de conduction de l'organe de l'équilibre

Les stimuli en provenance des cellules ciliées de l'organe des sens sont transmises tout d'abord aux cellules nerveuses qui sont situées dans le conduit auditif interne. Leurs fibres forment le **nerf vestibulaire** (partie du n. auditif) qui conduit ses informations vers de nom-

Fig. 12.20 : Structure de la macula

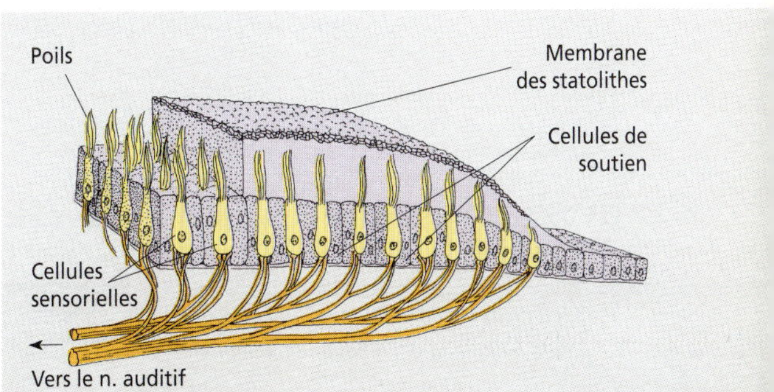

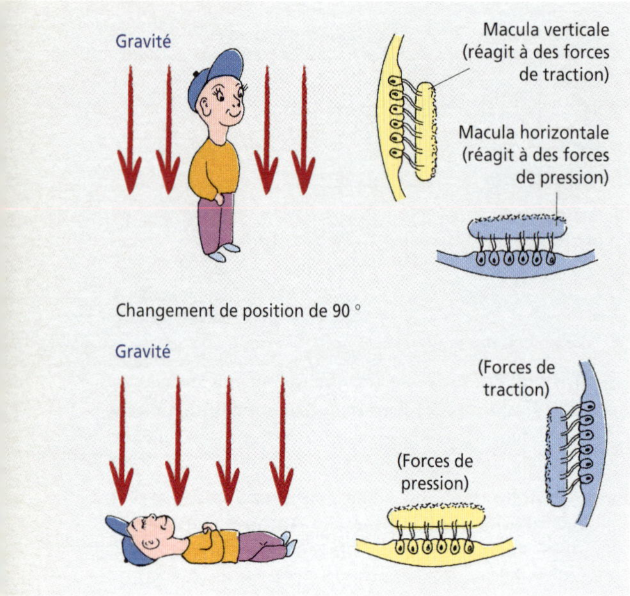

breuses régions du cerveau (moelle épinière, cervelet, formation réticulaire, thalamus et noyaux des nerfs crâniens). Par ces connexions, les stimuli de l'organe de l'équilibre seront reliés avec le système moteur, si bien que les actions musculaires nécessaires à une position normale de la tête, du corps et des yeux pourront être commandées de manière réflexe en fonction des besoins au repos, lors des changements de position ou des mouvements.
La conscience de la position du corps et de ses changements est située au niveau du cortex du télencéphale. Si survient la reconnaissance à ce niveau d'une position inadéquate du corps, l'individu réagit grâce au cortex moteur du télencéphale par des changements de position correspondants.

Fig. 12.21 : Mobilisation de la membrane des statolithes en cas de changement de position.

Questions de révision

1. Qu'appelle-t-on des récepteurs ? (☞ 12.1)

2. Où sont transmis les stimuli des récepteurs cutanés ? (☞ 12.1)

3. Qu'appelle-t-on une douleur somatique ? (☞ 12.3.1)

4. Qu'est-ce qu'une douleur viscérale ? (☞ 12.3.1)

5. Qu'entend-on par sensibilité profonde ? (☞ 12.4)

6. Où sont situés les récepteurs pour l'organe du goût ? (☞ 12.5.2)

7. Pour quels types de goût existe-t-il des récepteurs ? (☞ 12.5.2)

8. Quelles sont les différentes couches qui entourent le globe oculaire ? (☞ 12.6.2)

9. Comment s'appellent les cellules sensorielles de la rétine ? (☞ 12.6.2)

10. Comment appelle-t-on l'adaptation du cristallin pour la vision de près et de loin ? (☞ 12.6.3)

11. Quelles sont les structures de protection de l'œil ? (☞ 12.6.6)

12. Quelles sont les fonctions physiologiques des larmes ? (☞ 12.6.5)

13. Quelles sont les structures qui sont situées dans la caisse du tympan ? (☞ 12.7.2)

14. Où sont situés les récepteurs sensoriels pour l'audition et pour l'équilibre ? (☞ 12.7.2)

15. Quelles sont les différents types de surdité ? (☞ 12.7.3)

16. De quoi est composé l'organe de l'équilibre ? (☞ 12.7.4)

17. A quoi réagissent les cellules sensorielles de la macula ? (☞ 12.7.4)

18. A quoi réagissent les cellules sensorielles des canaux semi-circulaires ? (☞ 12.7.4)

LE SYSTÈME HORMONAL (ENDOCRINOLOGIE)

13.1 Fonction et mode d'action des hormones

Les **hormones** sont des **substances messagères** qui agissent de manière décisive sur les mécanismes biologiques, les comportements et les sensations de l'homme. Cela n'est pas seulement valable pour les réactions de stress par exemple, mais également pour les mécanismes de développement comme la croissance et la puberté, pour les conduites comme boire, manger et dormir, pour le psychisme et pour les réactions face aux maladies.

Les hormones
- régulent la composition du milieu intérieur,
- régulent le métabolisme organique et la balance énergétique,
- aident le corps à venir à bout des situations de contrainte comme par ex. les infections, les traumatismes, le stress émotionnel, la soif, la faim, les hémorragies et les variations extrêmes de température,
- activent la croissance et le développement,
- dirigent les processus de reproduction comme la formation des ovules et du sperme, la fécondation, l'approvisionnement de l'enfant dans le corps de la mère, l'accouchement ainsi que l'alimentation du nouveau-né.

13.1.1 La structure du système hormonal

La plupart des hormones sont synthétisées par des *glandes endocrines* particulières, les **glandes hormonales** (☞ Fig. 13.1). A la différence des glandes exocrines qui libèrent leurs sécrétions à la surface de la peau ou des muqueuses, les glandes endocrines livrent leurs produits (c'est-à-dire les hormones) dans le tissu interstitiel qui les entourent. Cet espace est en général richement irrigué par un réseau capillaire dense. Les hormones diffusent rapidement de l'interstitium vers les capillaires qui permettent une répartition dans l'ensemble de l'organisme grâce au flux sanguin. Ainsi les hormones atteignent leurs **cellules-cibles** spécifiques. Ces dernières sont toutes les cellules qui peuvent comprendre le « message » de l'hormone au niveau de récepteurs adaptés.

Comment la cellule-cible et l'hormone se reconnaissent-ils ?

Pour qu'une cellule-cible puisse recevoir un signal hormonal, elle doit posséder des **récepteurs hormonaux spécifiques** où l'hormone peut se fixer. L'hormone et le récepteur hormonal doivent donc se correspondre comme une clef et une serrure. Après que l'hormone se soit fixée sur la cellule, un ensemble de réactions métaboliques compliquées est déclenché qui aboutissent finalement à l'effet hormonal escompté.
Des cellules de différents tissus peuvent posséder des récepteurs pour la même hormone. Les actions d'une hormone peuvent différer en fonction des tissus où se trouvent les cellules-cibles. Ainsi « l'hormone du stress », l'adrénaline, entraîne une augmentation de la vascularisation des muscles squelettiques pendant que celle du tractus digestif est diminuée.
D'un autre côté, chaque cellule est une cellule-cible pour différentes hormones et possède de ce fait plusieurs types de récepteurs hormonaux différents. Les hormones peuvent ainsi déclencher dans chaque cellule du corps des réactions différentes, voir contraires dans certaines circonstances.

Comparaison entre signal hormonal et signal nerveux

Alors que le système nerveux transmet ses informations seulement vers des cellules sélectionnées, comme par ex. des fibres musculaires, des cellules glandulaires ou des neurones, les hormones sont distribuées par voie sanguine en principe à *toutes* les cellules de l'organisme. A l'inverse du signal nerveux, les hormones agissent relativement lentement : il peut se passer des minutes, des heures voire des mois avant que la réponse de l'organisme n'apparaisse (☞ Tableau 13.2).

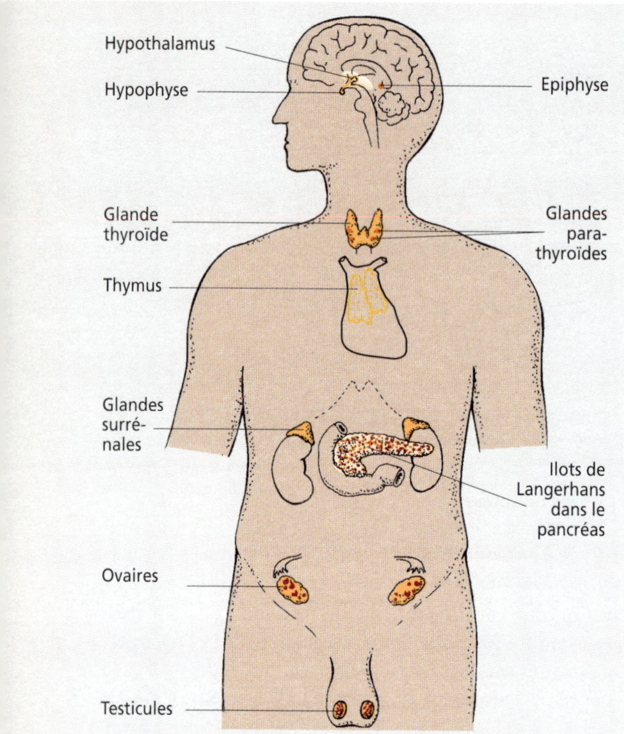

Fig. 13.1 : Les glandes hormonales chez l'homme.

13.1.2 Classification des hormones en comparaison avec les autres substances messagères

Concept hormonal étendu

Il n'y a pas que les glandes endocrines qui fabriquent des hormones : souvent, les hormones sont fabriquées dans d'autres tissus de l'organisme (c'est la raison pour laquelle on ne parle pas seulement de glandes hormonales mais de **tissus endocrines**).

L'érythropoïetine (☞ 13.7.1) et les prostaglandines, par exemple, appartiennent à ces **hormones tissulaires** qui ne sont pas synthétisées par les glandes hormonales. Il existe aussi des hormones qui, en dehors de leur « classique fonction hormonale », remplissent des missions particulières au niveau du cerveau.

- Ainsi on sait, que l'hormone utérotonique *oxytocine* et l'hormone régulatrice de l'équilibre hydrique, l'*hormone anti-diurétique* (*ADH*), ont également une influence comme *neuropeptides* au niveau du diencéphale, du système limbique et du tronc cérébral sur, par exemple, l'apprentissage et la mémoire.
- L'hormone *ACTH* (☞ 13.6.2) ne commande pas seulement la libération des hormones gluco-corticoïdes mais inhibe manifestement, en tant que neurotransmetteur (☞ 10.4.3), les capacités d'apprentissage et de mémoire au niveau du SNC.
- La *noradrénaline* possède une double fonction comme hormone et comme *neurotransmetteur*.

Les hormones agissent également au plus près

L'ancienne notion enseignée sur le fait que les hormones agissent loin de leur lieu de libération n'est aujourd'hui plus valable : de nombreuses substances messagères, comme par ex. l'*histamine*, n'agissent pas seulement comme de vraies hormones avec des expressions évidentes pour l'ensemble de l'organisme (par ex. en cas de choc anaphylactique, ☞ 6.4.1), mais également de manière localisée au sein d'une réaction inflammatoire en tant que *médiateurs de l'inflammation*.

Relations transversales

Il existe des relations transversales entre les hormones, les neurotransmetteurs, les neuropeptides et les médiateurs de l'inflammation. Vraisemblablement, en fonction des faits précédents, il est plus adapté de parler globalement de *substances messagères* qui, selon l'origine de leur production et leur fonction, agissent comme des hormones, des hormones tissulaires, des neurotransmetteurs ou des neuropeptides.

L'interprétation moderne prend en compte moins la structure chimique que la fonction et le lieu de sécrétion pour classer une substance messagère parmi les hormones.

Tableau 13.2 : Comparaison entre les signaux nerveux et les signaux hormonaux

	Système nerveux	**Système hormonal**
Transmission du signal	électrique (neurone, axone) *et* chimique (synapse)	chimique (hormone)
Cellules-cibles	fibres musculaires, glandes, autres cellules nerveuses	toutes les cellules du corps avec des récepteurs adaptés (*spécifiques*)
Délai d'action	millisecondes à secondes	secondes à mois
Effet réactionnel	activation d'autres cellules nerveuses, contraction musculaire	pour toutes les modifications du métabolisme (par ex. la croissance)

Classe	Hormone	Lieu principal d'action
Dérivés d'acides aminés	- thyroxine et tri-iodo-thyronine	Glande thyroïde
	- adrénaline et noradrénaline (désignées sous le terme commun de *catécholamines*)	Médullo-surrénale
Hormone peptidique	- Oxytocine, hormone anti-diurétique (ADH) - Releasing hormone (RH) - Inhibiting hormone (IH)	Hypothalamus
	- Insuline	Pancréas
	- Hormone de croissance, prolactine, TSH, ACTH, FSH, LH	Lobe antérieur de l'hypophyse
	- Calcitonine	Glande thyroïde
	- Parathormone (PTH)	Glande parathyroïde
Hormones stéroïdiennes	- Aldostérone, cortisol	Cortico-surrénale
	- Testostérone	Testicules
	- Œstrogène et progestérone	Ovaires

Tableau 13.3 : Aperçu des trois classes hormonales avec leurs lieux de synthèse.

13.1.3 Structure chimique des hormones

On peut séparer chimiquement les hormones en trois classes :

- Les **dérivés d'acides aminés** : elles sont dérivées d'un *acide aminé* (☞ 2.22) et sont de ce fait essentiellement hydrosolubles.
- Les **hormones peptidiques** : ces hormones sont formées de chaînes d'acides aminés. Elles sont également hydrosolubles.
- Les **hormones stéroïdiennes** : ces hormones sont dérivées du cholestérol (☞ 2.8.2). Elles sont liposolubles.

Signification clinique de la classification chimique des hormones

La forme d'absorption thérapeutique est également déterminée par les différentes structures chimiques des hormones. Les hormones peptidiques sont décomposées dans le tractus digestif en cas de prise orale et sont donc sans effet. Elles doivent de ce fait être administrées par voie parentérale (par ex. les injections d'insuline), c'est-à-dire en ne passant pas par le tractus digestif. Les hormones stéroïdiennes et celles dérivées des acides aminés ne sont par contre pas détruites dans le tube digestif. Elles peuvent donc être prises sous la forme de comprimés (comme la « pilule », un mélange des hormones stéroïdiennes, œstrogène et progestérone).

13.1.4 Protéines de transport des hormones

Toutes les hormones liposolubles, mais également de nombreuses hormones hydrosolubles, sont liées dans le sang à des protéines de transport. Par exemple, les hormones thyroïdiennes se lient à la **thyroxin binding globuline** (*TBG*) et l'hormone sexuelle masculine à l'**androgen binding globuline** (*ABG*).
Un déficit en protéines de transport entraîne une diffusion insuffisante de l'hormone dans le sang - un déficit en TBG peut ainsi, par exemple, simuler un déficit en hormone thyroïdienne.

13.1.5 Récepteurs hormonaux

Les récepteurs hormonaux peuvent être situés soit au niveau de la membrane cellulaire (☞ Fig. 3.2), soit à l'intérieur de la cellule-cible.

Récepteurs hormonaux sur la membrane cellulaire

La plupart des hormones dérivées des acides aminés et des hormones peptidiques ne peuvent pas, du fait de leur bonne solubilité dans l'eau (*hydrophilie*), franchir la membrane cellulaire lipophile. Afin de pouvoir transmettre cependant le « message » à la cellule, ces hormones se lient, lors de l'arrivée sur la cellule, sur un **récepteur membranaire** qui siège sur la surface externe de la membrane cellulaire. Le récepteur, activé par l'hormone, active de son côté l'enzyme **adénylate-cyclase** qui se trouve à l'intérieur de la cellule. Cet enzyme permet la transformation de l'ATP en cAMP (adénosine monophosphate cyclique). Le cAMP, comme

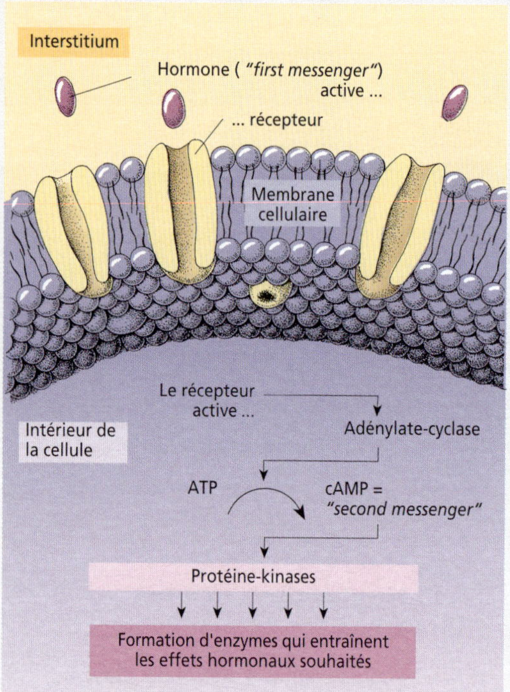

Fig. 13.4 : Médiation de l'action des hormones qui nécessitent un « second messenger ». Les hormones qui franchissent la membrane peuvent au contraire se fixer directement sur un récepteur intracellulaire et l'activer.

l'ATP, un nucléotide très réactif (☞ 2.8.5), active ensuite un ou plusieurs enzymes que l'on appellent les **protéines-kinases**.

Les protéines-kinases entraînent la formation d'enzymes qui provoquent la réponse hormonale souhaitée au niveau de la cellule-cible (par ex. la synthèse ou l'excrétion de sécrétions ou la modification de la perméabilité de la membrane cellulaire).

De nombreuses hormones ont besoin d'un médiateur (**second messenger**) pour pouvoir agir car elles ne peuvent pas entrer directement dans les cellules.

Récepteurs hormonaux intra-cellulaires

Les hormones stéroïdiennes très liposolubles et aussi les hormones thyroïdiennes influencent directement la fonction de leurs cellules-cibles, sans l'étape intermédiaire d'un second messenger, car elles peuvent franchir elles-mêmes sans problème la membrane cellulaire. Après que les hormones aient atteint leurs cellules-cibles par voie sanguine et se soient détachées de leurs protéines de transport, elles traversent la membrane plasmatique et se lient avec les **récepteurs hormonaux intra-cellulaires**. Ces récepteurs se trouvent en majorité au niveau du noyau. L'activation du récepteur hormonal entraîne une activation d'un segment déterminé d'ADN qui conduit ensuite aux processus métaboliques souhaités par l'intermédiaire de la formation de protéines - en général des enzymes.

13.1.6 **Destruction des hormones**

Après la mise en route des mécanismes métaboliques déclenchés par l'hormone, cette dernière sera détruite en règle générale par la cellule-cible, si bien qu'elle ne peut plus développer aucune action. Les produits de dégradation qui en résultent seront principalement éliminés par le foie et/ou le rein.

13.1.7 **La hiérarchie de la sécrétion hormonale**

Les quantités d'hormones libérées par les glandes dans le sang sont très faibles (exemple : la concentration sanguine de l'hormone thyroïdienne thyroxine est d'environ 100 nmol/l) et de faibles modifications de concentration peuvent avoir des conséquences majeures. On comprend donc que la sécrétion hormonale doive être contrôlée précisément. Cela est possible grâce à des *cycles de régulation* et, même, la plupart du temps *plusieurs* cycles de régulation agissent *simultanément* qui s'harmonisent finement entre activation et inhibition.

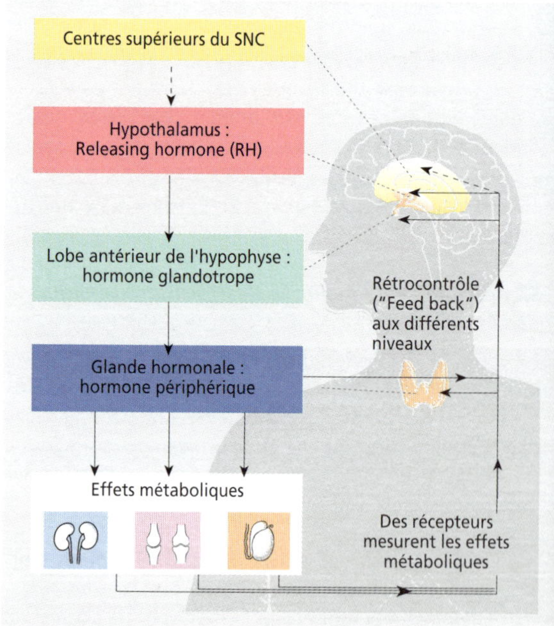

Fig. 13.5 : Hiérarchie de la régulation hormonale

L'**hypothalamus** fait fonction de centre de régulation de plus haut niveau. A cet endroit convergent de nombreuses informations sur l'environnement extérieur et le milieu intérieur. Par ailleurs, on y trouve une connexion avec le système nerveux végétatif. L'hypothalamus influence un deuxième régulateur, le **lobe antérieur de l'hypophyse**, par l'intermédiaire des *releasing hormones* (stimulatrices) et des *inhibiting hormones* (freinatrices).

Le **lobe antérieur de l'hypophyse** libère à son tour des *hormones glandotropes* (glandotropes = agissant sur les glandes) qui agissent sur les **glandes hormonales** de niveau inférieur.

Les glandes hormonales « de niveau inférieur » (par ex. la glande thyroïde) se trouvent les dernières dans la hiérarchie et agissent directement, par ce que l'on appelle les hormones périphériques, sur les **cellules-cibles** correspondantes.

Hiérarchie raccourcie

Toutes les glandes hormonales ne fonctionnent pas avec cette ordonnancement hiérarchisé sur trois niveaux. Ainsi les hormones du lobe antérieur de l'hypophyse (oxytocine et hormone anti-diurétique = ADH, 13.2.1) sautent un niveau et agissent directement sur les cellules-cibles (☞ Fig. 13.7). D'autres glandes hormonales fonctionnent d'une manière largement indépendante de l'hypothalamus et de l'hypophyse, par ex. les glandes parathyroïdes (parathormone, ☞ 13.5) et le pancréas (insuline et glucagon, ☞ 13.7.3).

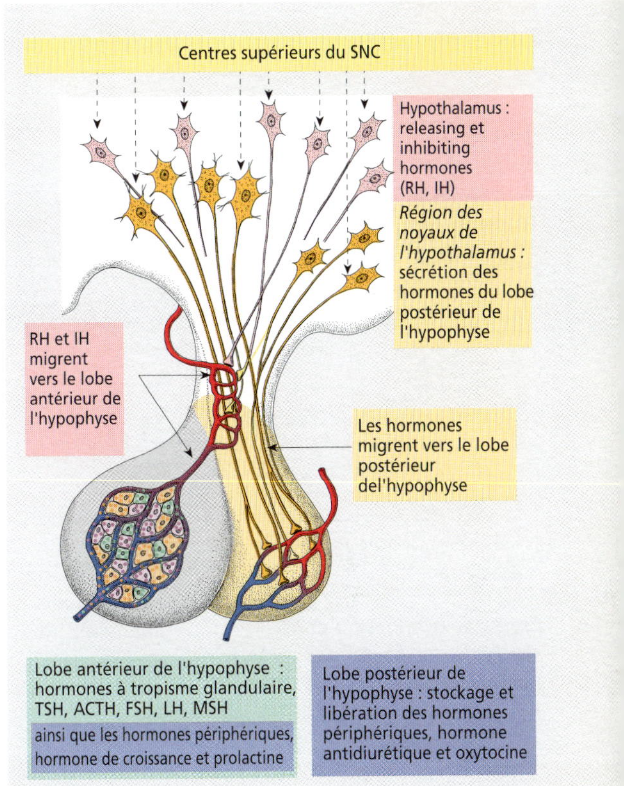

Fig. 13.6: Importance de l'hypophyse dans la sécrétion et la régulation hormonale.

13.2 Hypothalamus et hypophyse

L'hypothalamus et l'hypophyse siègent au niveau de la partie inférieure du diencéphale (☞ 11.3).

L'**hypothalamus** est la zone du cerveau la plus importante en ce qui concerne la régulation du milieu intérieur et est également le centre supérieur du système hormonal.

L'**hypophyse** est constituée du *lobe antérieur* qui représente 75 % du poids total et qui est formé de tissu glandulaire, et du *lobe postérieur*, plus petit, qui est formé principalement d'un entrelacs d'axones. Les corps cellulaires de ces axones se trouvent dans l'hypothalamus, si bien que le lobe postérieur de l'hypophyse doit être considéré comme une dépendance fonctionnelle et anatomique de l'hypothalamus.

13.2.1 Les hormones de l'hypothalamus

Les **releasing hormones** (**RH**) = *releasing factors* et les **inhibiting hormones** (**IH**) seront sécrétées dans l'hypothalamus. Les releasing hormones stimulent la libération des hormones du lobe antérieur de l'hypophyse, pendant que les inhibiting hormones (IH) inhibent la sécrétion de ces mêmes hormones. Les hormones les plus importantes de l'hypothalamus sont (présentation complète incluant les correspondances avec leurs hormones périphériques) :

- la **TRH** (*thyreotropin releasing hormone*), stimule la libération de TSH (thyroid stimulating hormone, ☞ 13.4.1)
- la **CRH** (*corticotropin releasing hormone*), stimule la libération d'ACTH (adenocorticotropic hormone, ☞ 13.6.2)
- la **Gn-RH**, la releasing hormone commune pour les hormones sexuelles à tropisme glandulaire, FSH et LH (☞ 20.1.3 et 20.2.5)
- la **GH-RH** (*growth hormone-releasing hormone*), stimule la libération de l'hormone de croissance (☞ 13.2.2)
- la **somatostatine**, également appelée **GH-IH** *(growth hormone-inhibiting hormone*), inhibe la libération de l'hormone de croissance
- la **PRL-RH** (*prolactin-releasing hormone*), stimule la libération de prolactine

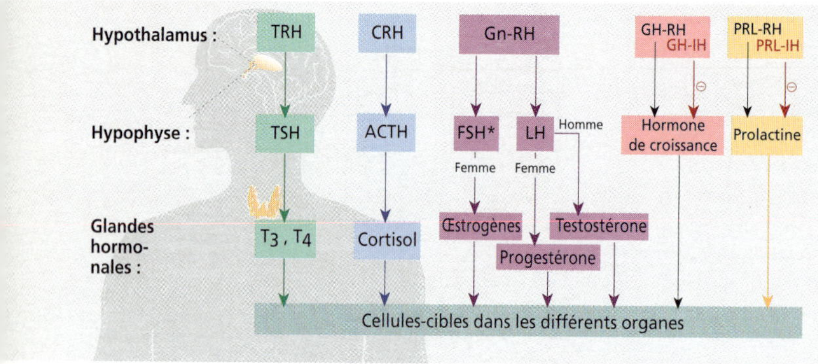

Fig. 13.7 : Les axes hormonaux de l'hypothalamus en passant par l'hypophyse jusqu'aux glandes hormonales périphériques.

* : Chez l'homme la FSH provoque principalement la production de l'androgen binding globuline (ABG, ☞ 13.1.4).

- la **PRL-IH** (*prolactin-inhibiting hormone*), inhibe la libération de prolactine.

Zones de production et de stockage des hormones du lobe postérieur de l'hypophyse

En dehors des hormones qui agissent sur le lobe antérieur de l'hypophyse, d'autres hormones sont également synthétisées dans des zones spécifiques de l'hypothalamus et vont produire les **hormones du lobe postérieur de l'hypophyse**. Les deux plus importantes sont l'**oxytocine** et l'**ADH** (hormone anti-diurétique) qui passeront, par l'intermédiaire d'axones (appendices des neurones), de l'hypothalamus dans le lobe postérieur de l'hypophyse où elles seront stockées et libérées dans le sang en fonction des besoins.

Oxytocine

L'**oxytocine** provoque des contractions utérines au moment de l'accouchement et entraîne la sécrétion de lait pendant la période d'allaitement.

Hormone antidiurétique

L'**hormone antidiurétique = ADH** (dirigée contre la production d'urines) ou *vasopressine* prend une part déterminante dans la régulation de la pression osmotique (☞ 3.5.5) et des volumes liquidiens. Elle favorise la résorption d'eau, par mécanisme osmotique, des tubules rénaux vers le sang et elle augmente la perméabilité de la membrane des cellules tubulaires et du tube collecteur (☞ 19.2.3). Ainsi moins d'urine sera excrétée.

13.2.2 Le lobe antérieur de l'hypophyse

Le **lobe antérieur de l'hypophyse** fabrique un grand nombre d'hormones peptidiques différentes. D'une part, il s'agit d'hormones qui dirigent des glandes hormonales sous-jacentes (hormones à tropisme glandulaire) et, d'autre part, d'hormones qui agissent directement sur des cellules-cibles.

La libération des hormones du lobe antérieur de l'hypophyse sera contrôlée par les releasing et les inhibiting hormones de l'hypothalamus qui parviennent par voie sanguine au niveau du lobe antérieur.

Font partie des principales hormones glandotropes du lobe antérieur de l'hypophyse :

- la **TSH** (*thyroid stimulating hormone*, ☞ 13.4.1),
- l'**ACTH** (*adenocorticotropin hormone*), stimule la libération de cortisol au niveau des surrénales (☞ 13.6.2),
- la **FSH** (*follicule stimulating hormone*), stimule la formation d'œstrogènes, la division ovulaire chez la femme et le développement des spermatozoïdes chez l'homme (☞ 20.2.5 et 20.1.3),
- la **LH** (*luteotropic hormone*), provoque la maturation ovulaire, l'ovulation et la formation du corps jaune chez la femme, et la maturation des spermatozoïdes chez l'homme,
- la **MSH** (*melanocyte stimulating hormone*), agit entre autre sur la pigmentation de la peau par l'intermédiaire des mélanocytes (☞ 9.2.1).

Agissent directement sur les cellules-cibles :

- l'**hormone de croissance** (également appelée *somatotrop hormone = STH* ou *human growth hormone = HGH*), qui contrôle la croissance corporelle en provoquant la croissance et la multiplication cellulaires,
- la **prolactine** qui, entre autre, provoque la production de lait dans les glandes mammaires (☞ 21.6.4).

Les hormones prolactine, FSH et LH qui sont liées à la fonction sexuelle seront étudiées dans les chapitres 20 et 21.

13.3 L'épiphyse

Une autre partie du SNC assure des missions au niveau du système hormonal : l'**épiphyse** (*glande pinéale*). C'est une glande de la taille d'un petit pois qui siège au dessus du mésencéphale. Sa mission exacte chez l'homme n'est pas complètement éclaircie. On sait que les stimuli de type lumière-obscurité agissent sur l'épiphyse.

Sa réaction à ce niveau est la libération de l'hormone **mélatonine**. Peu de choses sont sûres en ce qui concerne l'action de la mélatonine chez l'homme. On sait que l'hormone diminue l'attention et agit sur la sécrétion de FSH et de LH. Le fait que l'épiphyse réagisse particulièrement au changement entre la lumière et l'obscurité et, de ce fait, influence vraisemblablement les fonctions de l'organisme au niveau du rythme jour-nuit, rend par exemple les vols intercontinentaux souvent difficiles à supporter pour l'homme. Des troubles du sommeil et des difficultés de concentration peuvent persister plusieurs jours après le voyage. On pense que des taux élevés de mélatonine expliquent ces difficultés.

13.4 La glande thyroïde et ses hormones

La structure de la glande thyroïde

La **thyroïde** est un organe de 25 g environ, en forme de fer à cheval qui siège au niveau du cou, en avant de la trachée, juste en dessous du cartilage thyroïdien. Elle est formée de deux lobes latéraux qui sont réunis par un pont de tissu, l'*isthme*. Au niveau microscopique, la thyroïde est séparée en lobules individualisés par des parois de tissu conjonctif. Chacun de ces lobules est constitué de nombreuses petites vésicules, les **follicules**. Leurs parois sont formées d'un épithélium pavimenteux. Les cellules épithéliales fabriquent les hormones thyroïdiennes et les libèrent dans les cavités vésiculaires où elles sont stockées sous forme de gouttelettes que l'on appelle la *colloïde*.
Entre les follicules siègent les cellules appelées **cellules C** ou *cellules parafolliculaires*. Elles sécrètent l'hormone *calcitonine* (☞ 13.5).

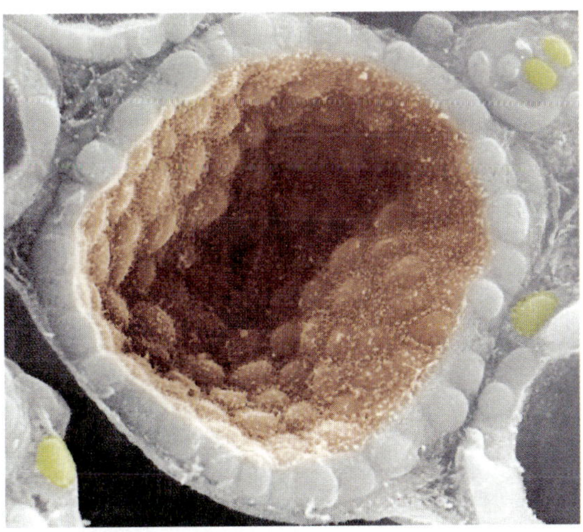

Fig. 13.8 : Vue en microscopie électronique d'un gros follicule glandulaire thyroïdien. Les cellules de l'épithélium folliculaire saillent en forme de coupole dans la lumière (en rouge-brun) et sont recouvertes de microvillosités. Les cellules coloriées en jaune sont les cellules C productrices de calcitonine.

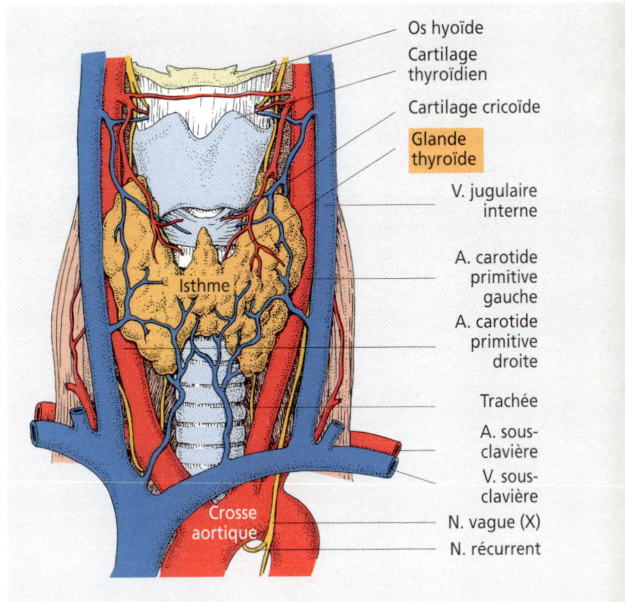

Fig. 13.9 : Anatomie de la glande thyroïde. Le n. récurrent innerve les cordes vocales.

Pas de fabrication hormonale sans iode

Les cellules folliculaires produisent deux hormones thyroïdiennes : la **thyroxine** (T_4) et la **tri-iodo-thyronine** (T_3). Ces deux dernières sont fabriquées à partir de l'acide aminé *tyrosine* par dépôt d'iode. La thyroxine (T_4) contient quatre atomes d'iode, la tri-iodo-thrononine (T_3) n'en a par contre que trois.
La thyroxine est moins active biologiquement que la tri-iodo-thyronine, c'est pourquoi sa concentration sanguine est dix fois plus élevée et, de toute façon, après la sécrétion, la plus grande partie de la thyroxine est transformée en tri-iodo-thyronine. Les deux hormones entraînent :

- une augmentation du métabolisme énergétique : les hormones thyroïdiennes augmentent le *métabolisme de base* en élevant le travail cardiaque, la température corporelle ainsi que la combustion des graisses et du glycogène.
- une stimulation de la croissance et de la maturation cérébrale : la croissance en taille et le développement intellectuel sont avant tout dépendant de la présence d'hormones thyroïdiennes.
- un accroissement de l'activité du système nerveux : des taux élevés d'hormones thyroïdiennes entraînent une hyper-reflexie musculaire.

Les hormones thyroïdiennes sont libérées en permanence dans la circulation sanguine. Si une quantité plus importante d'énergie est utilisée dans certaines situations comme par ex. le froid ou pendant la grossesse, le mé-

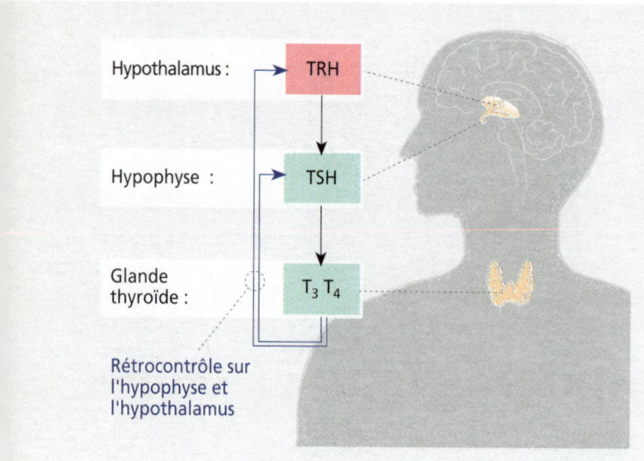

Fig. 13.10 : Boucle de régulation des hormones thyroïdiennes.

tabolisme de base devra être augmenté, donc la sécrétion d'hormone également.

13.4.1 La boucle de régulation des hormones thyroïdiennes

La releasing hormone de cette boucle de régulation s'appelle la *thyreotropin releasing hormone* (**TRH**). Cette hormone de l'hypothalamus stimule, au niveau du lobe antérieur de l'hypophyse, la libération de **TSH** (*thyroid stimulating hormone*).

La TSH entraîne une augmentation de la formation d'hormones au niveau de la thyroïde et la libération des molécules hormonales dans un réservoir-tampon, la colloïde. Les hormones thyroïdiennes atteignent toutes les régions du corps par l'intermédiaire du flux sanguin, y compris l'hypophyse et l'hypothalamus qui enregistrent les taux élevés de T_3 et de T_4 à l'aide de récepteurs appropriés. De cette manière, la formation de TRH et de TSH et, par là même, la sécrétion de T_3 et de T_4 sera inhibée (*rétrocontrôle négatif*).

Hyperthyroïdie

Une **hyperthyroïdie** se manifeste par : une perte de poids du fait d'une augmentation pathologique du métabolisme de base, une élévation de la température corporelle, un accroissement du travail cardiaque du fait d'une accélération de la fréquence cardiaque et d'une augmentation de la force de contraction, une insomnie et une anxiété, une instabilité psychique, un tremblement fin des mains et parfois également une diarrhée. La cause la plus fréquente de cet hyperfonctionnement est un *adénome autonome* (= indépendant) du tissu thyroïdien ; une tumeur thyroïdienne bénigne dont les cellules ne travaillent plus sous le contrôle de l'hypophyse. Il produit de la thyroxine et de la tri-iodo-thyronine sans subir aucune action freinatrice.

Hypothyroïdie

Une **hypothyroïdie** entraîne une symptomatologie complètement opposée : métabolisme de base ralenti, prise de poids, diminution de la sensibilité au froid. On observe par ailleurs, des épaississements et des tuméfactions de la peau (appelés *myxoedème*), une voix basse et rauque, un ralentissement intellectuel et une fatigue, une peau sèche et hirsute ainsi qu'une perte de la libido et une impuissance.

13.5 Glandes parathyroïdes et régulation des contenus en calcium et en phosphore

Les **glandes parathyroïdes** sont quatre petits nodules, de la taille d'un grain de blé, situés à la face postérieure de la thyroïde. Les parathyroïdes sécrètent la **parathormone** (*PTH*). Cette hormone peptidique régule, avec l'aide d'autres hormones, le métabolisme du calcium et du phosphore dans l'organisme.

Elle possède les actions suivantes :

- libération de calcium à partir des os,
- diminution de l'élimination du calcium au niveau des reins, accompagnée d'une augmentation de celle du phosphore,
- augmentation indirecte de l'absorption calcique au niveau de l'intestin par accélération de la transforma-

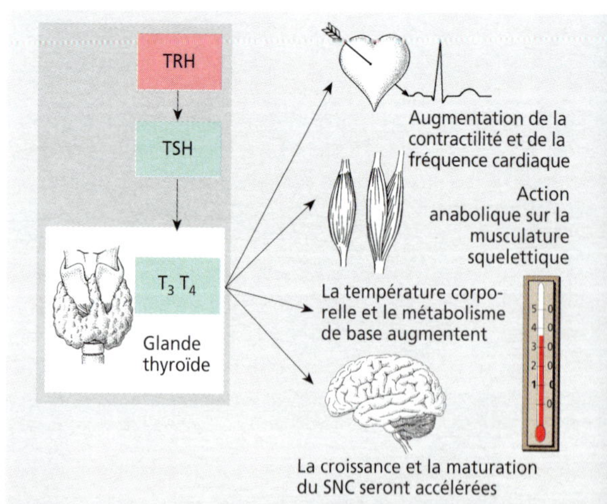

Fig. 13.11 : Action des hormones thyroïdiennes T3 et T4 sur les différents organes. Dans le cadre de l'élévation du métabolisme de base, le travail cardiaque et la température corporelle augmentent. La T3 et T4 ont également une action anabolique, c'est-à-dire qu'elles favorisent la synthèse des protéines.

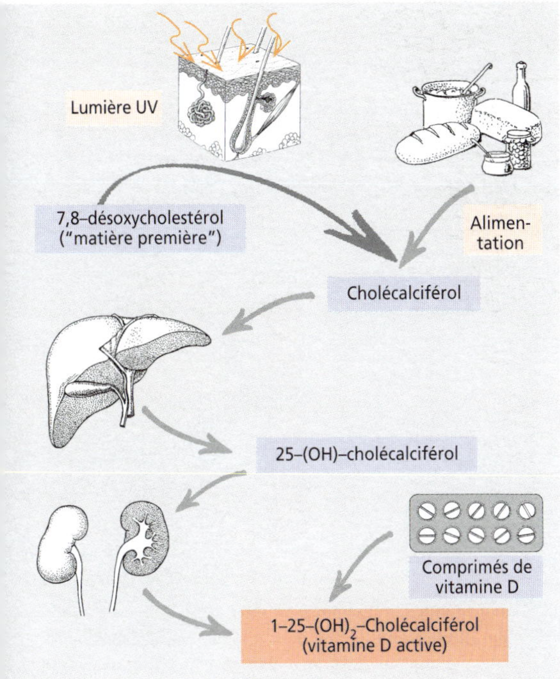

Fig. 13.12 : Métabolisme de l'hormone vitamine D. La vitamine D, abréviation courante de l'hormone vitamine D, n'est pas une vraie vitamine car l'organisme peut la synthétiser lui-même à partir de précurseurs grâce à l'action de la lumière UV sur la peau. Ces précurseurs dérivent du cholestérol.
A l'aide de transformations au niveau du foie et des reins des précurseurs de la vitamine D, on obtient finalement la forme active de l'hormone vitamine D, le 1,25-(OH$_2$)-cholécalciférol. Ce dernier peut être absorbé directement par l'homme au niveau du tube digestif. La vitamine D stimule l'absorption de calcium par l'intestin et augmente ainsi, comme la parathormone, le taux de calcium sanguin.

tion d'un précurseur de la vitamine D en vitamine D efficace.

La libération de parathormone est provoquée par des taux bas de calcium sanguin. Une calcémie élevée inhibe la libération de parathormone par un mécanisme de rétrocontrôle négatif.

Hyper- et hypoparathyroïdie

Un hyperfonctionnement des glandes parathyroïdes s'appellera une **hyperparathyroïdie**. L'élévation de la sécrétion de parathormone entraîne une augmentation de l'élimination du phosphore par le rein. Du fait d'un remodelage osseux augmenté apparaissent des douleurs osseuses. Les taux de calcémie élevés entraînent des dépôts de calcium au niveau de la peau, de la cornée et des reins. La conséquence est souvent des calculs rénaux. La cause en est souvent une tumeur bénigne des parathyroïdes.

Un hypofonctionnement des glandes parathyroïdes (**hypoparathyroïdie**) est la conséquence la plus fréquente d'une chirurgie « trop large » de la thyroïde au cours de laquelle les parathyroïdes ont été enlevées par mégarde. Cliniquement, la conséquence de la calcémie basse est, entre autre, une hyperexcitabilité des nerfs et des muscles qui se traduit par la survenue de crampes brutales (*tétanie*).

Vitamine D

Pour que la parathormone puisse être efficace au niveau des os et des reins, elle a besoin de la **vitamine D** (☞ Fig. 13.12).

Rachitisme

Il peut exister un déficit en *vitamine D* du fait d'une sous-exposition aux rayons du soleil ou d'une alimentation insuffisante. Dans ce cas, comme la parathormone ne peut développer complètement son action, il existe un absorption déficiente du calcium au niveau de l'intestin et un déficit de calcium dans le sang.
Afin de maintenir tout de même la calcémie à un niveau constant, l'organisme puise, sous la stimulation par une élévation du taux de parathormone, de manière plus importante dans le réservoir de calcium osseux. La conséquence est un ramollissement généralisé et une courbure de certaines parties du squelette qui peuvent conduire, par exemple, à des jambes arquées ou à une cage

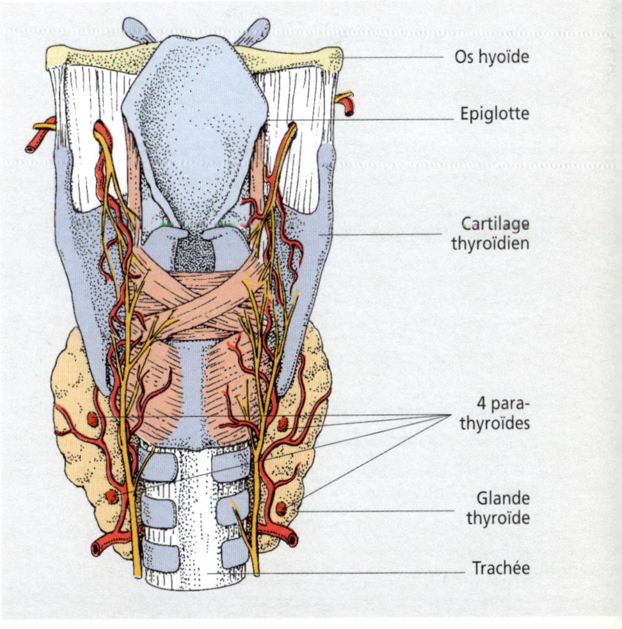

Fig. 13.13 : Anatomie des glandes parathyroïdes. Vue postérieure sur la trachée et la thyroïde.

thoracique en forme de cloche. Ce type de maladie est appelé le **rachitisme**.

Calcitonine

La **calcitonine** (*thyrocalcitonine*) participe également à la régulation du contenu en calcium et en phosphore. La calcitonine est formée, comme nous l'avons déjà dit, dans les cellules C de la thyroïde. Les *cellules C* se trouvent aussi au niveau des parathyroïdes et du pancréas. La calcitonine inhibe la libération du calcium et du phosphore par les os et facilite en même temps leur incorporation dans la *matrice osseuse* (☞ 5.6). Ainsi, la concentration de calcium dans le sang chute. Au niveau des reins, la calcitonine augmente l'excrétion du phosphore, du calcium, mais également des ions sodium, potassium et magnésium.

13.6 **Les hormones de la surrénale**

Les **glandes surrénales** sont des organes pairs d'un poids d'environ 5 g, en forme de petit chapeau. Elles siègent de chaque côté, au dessus du pôle supérieur du rein. On différencie la cortico-surrénale et la médullo-surrénale.

13.6.1 **La cortico-surrénale**

La **cortico-surrénale** représente en volume plus des 3/4 de la totalité de la surrénale. On peut distinguer au niveau histologique trois couches dans lesquelles différentes hormones seront produites :

- Les minéralo-corticoïdes (par ex. l'aldostérone) dans le *zone glomérulée* externe,
- Les gluco-corticoïdes (par ex. le cortisol) dans la *zone fasciculée* médiane,
- Une quantité réduite d'hormones sexuelles, principalement des androgènes (hormones sexuelles masculines), dans la *zone réticulée* interne.

Toutes les hormones surrénaliennes sont des hormones stéroïdes (☞ Tableau 13.3). Elles sont synthétisées à partir du cholestérol (☞ 2.8.2).

13.6.2 **ACTH et glucocorticoïdes**

La libération des glucocorticoïdes (stéroïdes) sera commandée par la **CRH** (*corticotropin releasing hormone*) en provenance de l'hypothalamus et l'**ACTH** en provenance de l'hypophyse. La CRH entraîne la sécrétion de l'ACTH et l'ACTH stimule à son tour la libération de glucocorticoïdes.

Il existe un système de rétrocontrôle négatif entre les glucocorticoïdes de la cortico-surrénale et les zones glandulaires productrices d'ACTH : des taux abaissé et élevé de glucocorticoïdes dans le sang inhibent la libération d'ACTH. Une deuxième rétrocontrôle négatif existe sur l'hypothalamus. On obtient ainsi, en cas de taux élevés de glucocorticoïdes, une diminution de la libération de CRH au niveau de l'hypothalamus et de cette façon, indirectement, une réduction de la sécrétion d'ACTH (☞ Fig. 13.15).

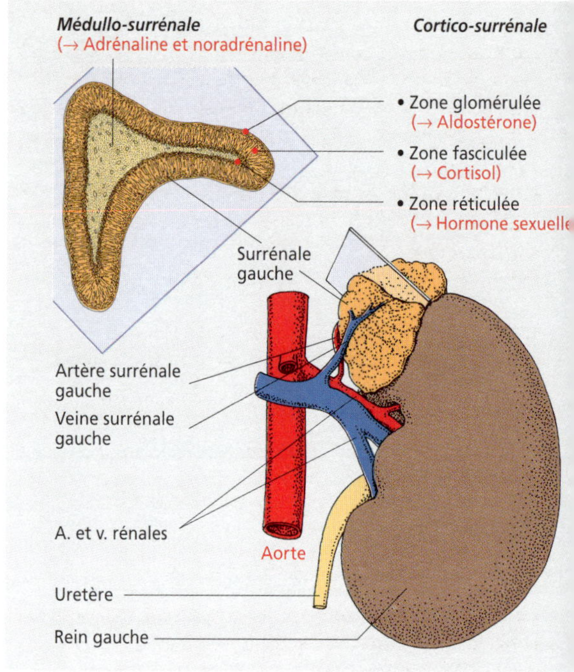

Fig. 13.14 : Anatomie de la surrénale. Le plan de coupe en haut à gauche correspond à la « plaque de verre » du dessin droit

Glucocorticoïdes

Le glucocorticoïde le plus actif est le **cortisol**. La cortico-surrénale fabrique également d'autres glucocorticoïdes comme la *cortisone* et la *corticostérone*.

En collaboration avec d'autres hormones, les glucocorticoïdes dirigent de nombreux mécanismes métaboliques allant dans le sens de la *préparation de vecteurs énergétiques* (glucose et acides gras). Ils aident ainsi à surpasser les situations de stress, c'est pourquoi on les appellent également les « hormones du stress ».

Les « actions naturelles » sont en particulier :

- Dégradation des protéines au niveau des muscles, des tissus cutané et adipeux (*effet catabolique*).
- Augmentation de la néoglucogénèse (☞ 2.8.1) à partir des acides aminés dans le foie ; élévation de la glycémie.
- Dégradation des graisses (*lipolyse*) à la périphérie entraînant une libération d'acides gras dans les sang.

En cas de fortes concentrations sanguines, ils présentent les actions suivantes :

• Après une blessure, inhibition de l'inflammation de la région de la plaie, de la réparation et de la cicatrisation de la plaie (*action anti-inflammatoire*).
• Inhibition des cellules de défense, en particulier des lymphocytes, et de la phagocytose (*effet immuno-suppresseur*).
• Inhibition des réactions inflammatoires à la suite de réactions (immédiates) antigène-anticorps (*effet anti-allergique*).
• Amincissement des os (*effet ostéoporotique*).

Traitement avec les glucocorticoïdes

Du fait de leur action sur le système immunitaire, les glucocorticoïdes sont adaptés pour le traitement des allergies, des inflammations chroniques (par ex. la polyarthrite chronique) et les maladies auto-immunes - dans tous les cas où l'inhibition de l'inflammation et/ou l'immuno-suppression sont souhaitées.

13.6.3 **Minéralo-corticoïdes**

Le minéralo-corticoïde le plus important est l'**aldostérone**. Sa libération est stimulée par l'hormone rénine (☞ 13.7) fabriquée dans le rein, par une natrémie basse, par une diminution du volume sanguin ainsi que par un abaissement de la pression artérielle. L'aldostérone agit principalement sur le rein et participe ainsi à la régulation de l'équilibre hydro-électrolytique, du volume sanguin et de la pression sanguine. L'aldostérone stimule la résorption du sodium et de l'eau au niveau du rein et augmente dans le même temps l'élimination du potassium dans les urines. Elle *augmente* ainsi la *natrémie* et diminue la *kaliémie*.

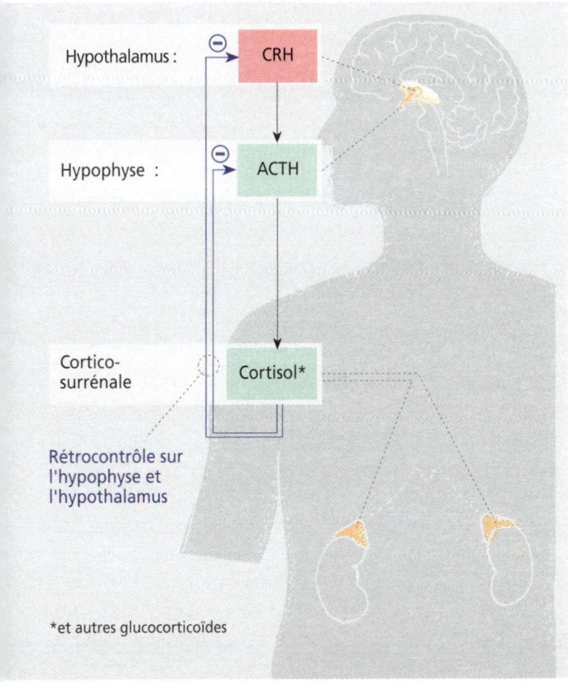

Fig. 13.15 : Le circuit de régulation de la libération des glucocorticoïdes

13.6.4 **Hormones sexuelles**

Les **androgènes** sont les hormones sexuelles masculines. L'androgène le plus important est la *testostérone*. Elle est produite en petite quantité chez l'homme *et* chez la femme dans la cortico-surrénale. La zone de production principale est (chez l'homme) les cellules interstitielles de Leydig dans les testicules, pour cette raison, cette hormone sera abordée dans le paragraphe 20.1.3. Dans une très faible mesure, d'autres hormones sexuelles sont également élaborées dans la cortico-surrénale, principalement la progestérone (☞ 20.2.5).

13.6.5 **La médullo-surrénale**

A la différence de la cortico-surrénale, la médullo-surrénale n'est pas une véritable glande hormonale au vrai sens du terme. Elle s'apparenterait plutôt à un prolongement du système nerveux végétatif (☞ 11.10) car l'histoire de son développement correspond à celle d'un ganglion sympathique. Pour cette raison, on y trouve des neurones hautement spécialisés du système sympathique. Ces cellules libèrent - après stimulation par les neurones végétatifs du SNC - de l'**adrénaline** et de la **noradrénaline** dans le sang.

L'adrénaline et la noradrénaline font partie (avec la dopamine et la sérotonine) des **catécholamines** et sont des neurotransmetteurs du système nerveux (☞ 10.4.3). Leur action principale est l'augmentation très rapide de l'énergie disponible. Elles sont sécrétées en permanence à des faibles taux par la médullo-surrénale, mais ce qui est caractéristique est leur libération à des concentrations élevées lors de situations de stress.

13.6.6 **La réaction de stress**

Les événements qui provoquent un stress - il peut s'agir de situations de stress physique comme des infections, des traumatismes ou des brûlures, mais également des situations de stress psychologique comme la peur, la colère, une situation de pression psychologique ou la joie - déclenchent, au niveau du SNC (avant tout dans le cortex du télencéphale et du système limbique), deux chaînes de réactions parallèles qui sont désignées sous le terme de **réaction de stress** :

• Au niveau de la première, l'hypothalamus sera activé et la libération de **CRH** commence. Celle-ci entraîne l'excrétion d'**ACTH** qui va stimuler la libération de glucocorticoïdes au niveau de la cortico-surrénale.

- Dans la deuxième chaîne de réactions, la médullo-surrénale sera activée par le système sympathique ce qui va entraîner dans la seconde la libération d'un mélange de catécholamines, avec environ 80 % d'**adrénaline** et 20 % de **noradrénaline**.

A court terme, l'action des catécholamines domine, c'est-à-dire que toutes les fonctions organiques, qui sont essentielles au maintien de la vie, seront activées : la fréquence et la contractilité cardiaque augmentent, la vascularisation de la peau et des viscères diminue. Tous les organes qui sont essentiels immédiatement pour surmonter la situation de stress, seront ainsi mieux irrigués. Ce sont les muscles squelettiques, le muscle cardiaque et les poumons. Les bronches se dilatent également afin que plus d'oxygène puisse être disponible pour le travail musculaire. Le foie libérera une plus grande quantité de glucose dans le sang. Les processus conscients seront par contre bloqués au profit de comportements réflexes adaptés programmés. Ce mécanisme explique, par exemple, le blocage au moment des examens où les notions apprises apparaissent comme « évanouies », dans une situation qui déclenche une véritable peur.

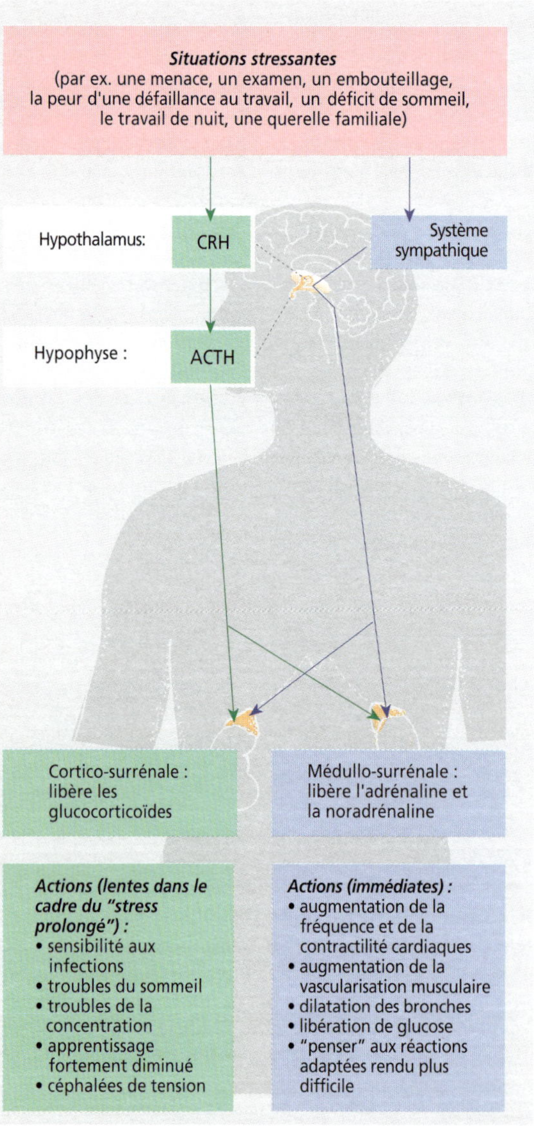

Fig. 13.16 : Les chaînes de réactions lors d'une réaction de stress

L'effet de stress immédiat peut être parfois désagréable - en particulier lors du blocage au cours des examens que nous venons de décrire et où il ne s'agit pas de « maladie volontaire ». Les effets des agents de stress à action longue ou de ceux qui sont répétitifs (« stress prolongé ») sont beaucoup plus dangereux : dans ce cas, les effets des glucocorticoïdes dominent, c'est pourquoi elles sont considérées comme les hormones du stress :

- le sommeil est influencé de manière négative par les glucocorticoïdes,
- les infections sont plus fréquentes du fait de l'affaiblissement du système immunitaire et guériront lentement,
- les capacités de concentration et d'apprentissage diminuent,
- les céphalées de tension sont plus fréquentes.

Le **stress** est le déclencheur essentiel d'émotions négatives et de maladies somatiques et psychiques. A l'inverse, les situations de stress maîtrisées (comme un examen réussi) entraînent des émotions positives, un sentiment de pouvoir mener sa vie à bien et renforcent également le système immunitaire. Les théories sur les origines du stress et les méthodes de maîtrise du stress ont de ce fait gagné un grand intérêt pratique.

Agents de stress sains et pathogènes

Pour savoir si le stress est sain ou pathogène, il faut prendre en compte la durée d'action du stress, dont nous avons déjà parlé et, apparemment dans la pratique, du type de facteur déclenchant. Ce dernier dépend de plusieurs facteurs :

- De l'*intensité* du stimulus (un niveau de bruit modéré dans l'environnement de travail peut être un stimulant, un vacarme assourdissant tue toute motivation au travail).
- Des *possibilités de maîtrise* et d'évitement des causes de stress : celui (médecin-chef) qui peut se soustraire à un patient « stressant » sera moins sous pression que quelqu'un qui peut à peine l'éviter (infirmier, aide-soignant).
- Des *expériences acquises* : le sentiment d'avoir réussi à chaque examen jusqu'à présent peut inverser une

Hormone		Lieu d'action	Action
Gastrine	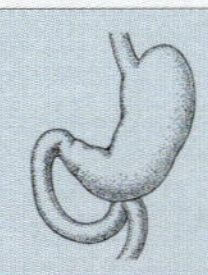	Cellules G de la muqueuse gastrique	• augmente la formation d'acide chlorhydrique dans l'estomac • augmente la mobilité gastrique • augmente la sécrétion de la vésicule biliaire et du pancréas
Cholécystokinine-pancréozymine (CCK)	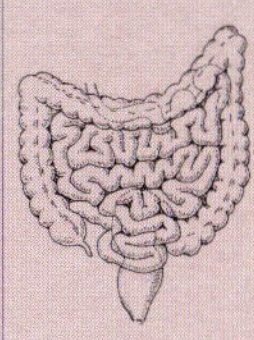	Muqueuse de l'intestin grêle	• augmente la sécrétion du pancréas • provoque la contraction de la vésicule biliaire • stimule la mobilité intestinale et inhibe celle de l'estomac
Sécrétine		Muqueuse de l'intestin grêle	• stimule la formation de bicarbonates dans le pancréas (la sécrétion devient alcaline) • augmente la production de la vésicule biliaire • inhibe la mobilité gastrique
VIP (vasoactiv intestinal peptide)		Neurones dans différents segments de la paroi intestinale	• élève le tonus de la musculature lisse • augmente la vascularisation
Somatostatine	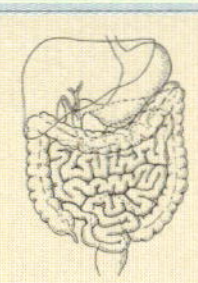	Dans les cellules D qui sont réparties dans l'ensemble du tractus digestif (par ailleurs inhibiting hormone au niveau de l'hypothalamus)	• inhibe la sécrétion de suc gastrique • inhibe la sécrétion du pancréas • inhibe la mobilité de l'estomac et de l'intestin

Tableau 13.17 : Quelques unes des principales hormones du tractus digestif. Par ailleurs quelques substances similaires aux hormones sont décrites dans le cadre de la régulation des fonctions digestive et métabolique et dont l'importance médicale exacte n'est encore que partiellement connue.

angoisse de l'examen en une attente joyeuse de ce dernier. Pour celui qui échoue souvent, chaque nouvel examen peut être une expérience terrifiante.

- De la durée et de la fréquence des stimuli de stress.
- De la *personnalité* : il existe des personnes qui, après une journée calme dans un service d'urgences, rentrent à la maison énervés et ennuyés ; par contre lorsque les patients s'accumulent en salle d'attente, ils se sentent pleinement dans leur élément. D'autres par contre ont des aigreurs d'estomac dès qu'ils aperçoivent des patients qui attendent.
- De l'*état d'activation* lors de la réception du stimulus de stress : un patient fatigant « stresse » beaucoup plus la nuit à trois heures que le matin à onze heures, même lorsqu'il demande exactement la même chose.
- De l'*environnement social* : si les facteurs de stress peuvent être « amortis », ils apparaissent moins contraignants pour l'individu - une peine partagée est une demie-peine.

13.7 **Le rein en tant qu'organe endocrine**

En dehors de sa fonction d'élimination (☞ 19.2), le rein possède également les propriétés d'une glande hormonale. Il fabrique les deux « hormones rénales », la rénine et l'érythropoïétine :

La **rénine** est fabriquée dans les cellules de l'*appareil juxta-glomérulaire* (☞ 19.1.5). En cas de diminution de la vascularisation du rein ainsi qu'en cas de natrémie abaissée, l'élimination sera augmentée et une augmentation de la production d'angiotensine II entraînera une élévation de la pression artérielle, ainsi qu'une libération accrue d'aldostérone qui va entraîner une élévation de la natrémie et du volume sanguin. Ce mécanisme de régulation complexe de maintien de la pression artérielle, du contenu en sodium et de la vascularisation des reins est également appelé le *système rénine-angiotensine-aldostérone*.

L'**érythropoïétine** est une hormone peptidique dont la libération sera augmentée en cas d'hypoxie (précisément : en cas de diminution de la *pression partielle en oxygène* dans le sang artériel, ☞ 17.9). Elle entraîne une activation de l'*érythropoïèse* - la formation de globules rouges dans la moelle osseuse (☞ 14.1.3) grâce auxquels une quantité plus importante d'oxygène pourra être transportée. Ce système de régulation sera activé par ex. en cas d'**acclimatation à l'altitude** où l'air des sommets possède une pression partielle en oxygène diminuée.

13.8 Hormones du tractus digestif

Un grand nombre d'hormones participe au processus de la digestion. Elles coordonnent les différentes étapes de la digestion dans l'estomac et dans l'intestin. Elles seront présentées plus en détail dans le chapitre 18.

Un aperçu des différentes hormones, de leurs lieux de fabrication et d'action se trouve dans le tableau 13.17.

Le **pancréas** a une importance particulière en tant que glande hormonale : de petits îlots, appelés **îlots de Langerhans**, sont dispersés dans le pancréas et fabriquent différentes hormones :

- L'**insuline** est synthétisée par les cellules B qui représentent 60 % des cellules des îlots.
- Le **glucagon** est synthétisé par les cellules A (25 % des cellules des îlots).
- La **somatostatine** (☞ 18.6.1) est synthétisée par les cellules D (15 % des cellules des îlots).

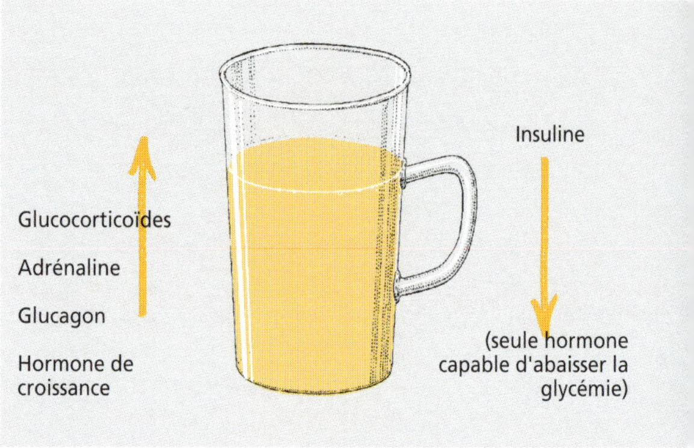

Fig. 13.18 : Les deux hormones du pancréas, l'insuline et le glucagon, sont des hormones essentielles pour la régulation de la glycémie.

L'insuline est l'unique hormone qui peut abaisser la glycémie. Par contre, quatre hormones permettent d'augmenter la glycémie : le glucagon, les glucocorticoïdes, l'adrénaline et l'hormone de croissance.

Questions de révision

1. Quelles sont les missions des hormones ? (☞ 13.1)
2. Comment une molécule hormonale reconnaît-elle sa cellule-cible ? (☞ 13.1.1)
3. Dans quelles classes chimiques peut-on placer les hormones ? (☞ 13.1.1)
4. Comment la plupart des hormones sont-elles transportées dans le sang vers leurs cellules-cibles ? (☞ 13.1.4)
5. Comment le récepteur de la membrane cellulaire transmet-il le message hormonal à l'intérieur de la cellule ? (☞ 13.1.5)
6. Comment les hormones stéroïdiennes peuvent-elles influencer directement, c'est-à-dire sans « second messenger », les fonctions de leurs cellules-cibles ? (☞ 13.1.5)
7. Comment s'appelle le centre de contrôle le plus élevé du système hormonal ? (☞ 13.1.7)
8. Quels sont les deux hormones qui sont stockées au niveau de lobe antérieur de l'hypophyse ? (☞ 13.2.2)
9. Comment est contrôlée la libération des hormones du lobe antérieur de l'hypophyse ? (☞ 13.2.2)
10. Quelles sont les effets des hormones thyroïdiennes ? (☞ 13.4)
11. Quels sont les symptômes d'une hyperthyroïdie ? (☞ 13.4.1)
12. Quelles sont les effets de la parathormone ? (☞ 13.5)
13. Quelles sont les hormones produites dans la corticosurrénale ? (☞ 13.6.1)
14. Quelles sont les effets des glucocorticoïdes comme par ex. la cortisone ? (☞ 13.6.2)
15. Quelles substances sont libérées par la médullosurrénale ? (☞ 13.6.5)
16. Quelles sont les effets des catécholamines dans une réaction de stress ? (☞ 13.6.6)
17. Comment s'appellent les deux hormones qui sont fabriquées par le rein ? (☞ 13.7.1)
18. Quelles hormones sont fabriquées dans les îlots de Langerhans du pancréas ? (☞ 13.7.3)

LE SANG ET LE SYSTÈME LYMPHATIQUE

14.1 Le sang : composition et missions

Que le sang soit « une humeur particulière » était déjà dans la tête de Gœthe et, bien qu'il apparaisse à l'oeil nu comme un liquide homogène, il est en vérité un mélange compliqué de différents composants. Le sang modifie sa composition en pratique lors de chaque maladie, car il participe de manière essentielle à la victoire contre ces dernières.

On centrifuge le sang (on le fait tourner à grande vitesse), ce qui permet de le séparer en deux phases :

- une phase solide, où se trouvent les **cellules sanguines,** qui représente environ 40-45 % du volume total de sang,
- une phase liquide, le **plasma sanguin** (« eau du sang ») qui représente 55-60 % du volume sanguin. Lorsqu'il s'agit de la fraction liquide du sang, on parle souvent de **sérum** (**sanguin**) qui représente le plasma sanguin débarrassé des facteurs de la coagulation (principalement du fibrinogène, ☞ 14.5.2). (Moyen mnémotechnique : **pl**asma = sérum **pl**us les facteurs de la coagulation). Le sérum constitue le liquide surnageant lorsqu'on laisse le sang coaguler dans un tube.

14.1.1 Missions du sang

Chez l'homme, la quantité de sang circulant dans le cœur et les vaisseaux représente environ 8 % du poids du corps. Cela représente chez un adulte de 70 kg environ 5 à 6 litres.

Par l'intermédiaire du réseau vasculaire très ramifié, le sang atteint chaque recoin du corps. Il a les missions suivantes :

- **Fonctions de transport** : le sang apporte l'oxygène et les nutriments aux cellules et évacue dans le même temps le dioxyde de carbone et les déchets du métabolisme. Par ailleurs, il apporte les hormones aux cellules-cibles.
- **Fonctions de défense** : une partie des cellules sanguines sont des cellules de défense (☞ 6.2.1). Elles luttent contre les particules étrangères et les agents pathogènes, et reconnaissent les cellules de l'organisme dégénérées ou infectées.
- **Fonction de régulation thermique** : par l'intermédiaire de la circulation sanguine, le corps maintient une température constante d'environ 36,5 °C.
- **Occlusion** des parois vasculaires grâce à la capacité de coagulation.
- **Fonction tampon** : les variations du pH sont équilibrées par un système tampon (☞ 2.7.4) contenu dans le sang.

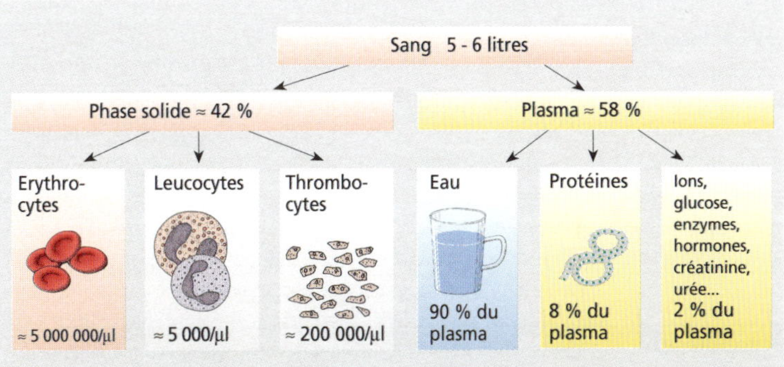

Fig. 14.1 : Aperçu des phases solide et liquide du sang.

14.1.2 Les cellules sanguines

Les **cellules sanguines** peuvent être divisées en cinq groupes :

- Les **érythrocytes** (*globules rouges*) transportent l'oxygène et le dioxyde de carbone et représentent, avec 99 %, la partie la plus importante en volume des cellules sanguines.
- Les **leucocytes** (*globules blancs*) qui servent à la défense contre les

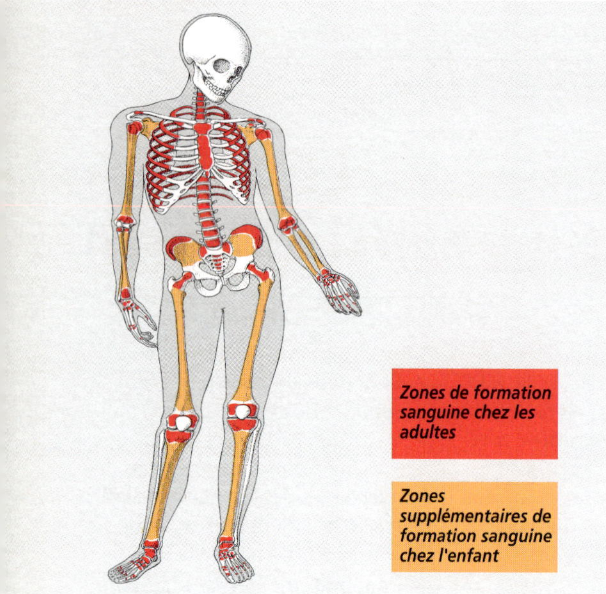

Fig. 14.2 : La moelle osseuse rouge qui fabrique le sang se trouve chez les adultes principalement dans les os courts et plats ainsi qu'au niveau des épiphyses des os longs ; chez les enfants, elle existe aussi dans les diaphyses des os longs (coloriées en orange).

agents infectieux et les autres substances étrangères, et qui peuvent de nouveau être divisés en trois groupes, à savoir les **granulocytes**, les **lymphocytes** et les **monocytes**.
- Les **thrombocytes** (*plaquettes*) qui participent à la coagulation sanguine.

14.1.3 L'hématopoïèse

Le besoin de cellules sanguines est immense : chaque seconde, plus de deux millions de cellules sanguines doivent être de nouveau fabriquées par le processus de l'**hématopoïèse** (formation sanguine). Si l'on remonte les étapes de développement et de maturation des différentes cellules sanguines, on constate que l'on aboutit à des cellules-souches indifférenciées (*totipotentes*). Ces dernières se divisent en permanence et chacune de ces cellules-souches nouvellement formées peut se différencier en cinq lignées cellulaires différentes. Chacune de ces lignées cellulaires se spécialise finalement, grâce à de nombreuses divisions, en un des cinq groupes (érythrocytes, granulocytes, lymphocytes, monocytes ou plaquettes).

La formation des globules rouges (érythropoïèse)

Si une cellule se spécialise vers les globules rouges, elle se développe tout d'abord en un *proérythroblaste* qui se transforme ensuite en un *érythroblate* après incorporation de fer et la formation du pigment sanguin hémoglobine. Alors que l'érythroblaste possède un noyau de forme normale, ce dernier se condense ensuite progressivement et s'atrophie lors de l'étape de développement suivante, le stade du *normoblaste*.

Avant que la cellule sanguine rouge quitte la moelle comme **érythrocyte** et passe dans le système vasculaire, elle perd complètement son noyau - ainsi disparaît sa capacité de division cellulaire. Chez les jeunes érythrocytes, on reconnaît encore des structures réticulaires à la place de l'ancien noyau qui représentent vraisemblablement les restes de l'ADN et de l'ARN. Du fait de ces structures réticulaires (rete = filet), ces érythrocytes nouvellement formés sont appelés des **réticulocytes**. En quelques jours, cette structure réticulaire disparaît ; alors apparaît l'érythrocyte « fini » (mûr) avec une taille de 7 mm.

La formation des globules blancs (leucopoïèse)

Si une cellule-souche de la moelle osseuse doit donner naissance à des leucocytes, elle se différencie d'abord en une des trois cellules-précurseurs, *monoblaste*, *lymphoblaste* ou *myéloblaste*, à partir desquelles se développent les lignées cellulaires principales des globules blancs :
- Les monoblastes se transforment en plusieurs étapes de division en *promonocytes* qui se développent ensuite en **monocytes**.
- Les lymphoblastes se transforment en *prolymphocytes*, puis évoluent vers les différentes classes de **lymphocytes** qui prennent le nom de cellules B et de cellules T - en fonction de leur lieu de maturation - soit dans la moelle osseuse (B = bone marrow), soit dans le thymus (= T) (☞ 14.3.3).
- Les **granulocytes** se développent à partir des myéloblastes en passant par le stade des *promyelocytes*. A ce niveau, l'arbre se divise encore une fois en trois lignées, à savoir les *granulocytes éosinophiles, basophiles* ou *neutrophiles*.

La formation des thrombocytes (thrombocytopoïèse)

Certaines cellules-souches se différencient au cours d'une première étape en *mégacaryoblastes*. Ensuite se développent, en passant par l'étape intermédiaire des *promégacaryocytes*, les *mégacaryocytes*, également appelés cellules géantes de la moelle osseuse. Avec un diamètre entre 30 et 100 mm, ce sont les plus grandes cellules de la moelle osseuse. Par rétrécissement du cytoplasme, les mégacaryocytes donnent naissance aux **thrombocytes**. Ce sont des formations sans noyau, en forme de petites plaques ayant un diamètre de seulement 2 à 3,5 mm.

14.1.4 Le plasma

Le plasma sanguin est un liquide clair, jaunâtre. Il est composé d'environ :

- 90 % d'eau,
- 8 % de protéines : albumine et globulines,
- 2 % de petites molécules : ions, glucose, vitamines, hormones, enzymes, urée, acide urique, créatinine et d'autres produits du métabolisme.

Les échanges entre le plasma et le liquide interstitiel

Le sang coule à travers le réseau vasculaire artériel dans toutes les régions du corps, même les plus reculées. Les artères se ramifient toujours plus - jusqu'aux plus petits vaisseaux sanguins, les *capillaires*. Les capillaires ont des parois très fines qui possèdent des petits trous (*pores*) d'environ 8 nm. A l'origine des capillaires, donc au niveau de l'anse artérielle, il existe du fait de la pression sanguine générée par le muscle cardiaque, une *pression de filtration effective* de 1,5 mm Hg. Cette pression entraîne un passage d'environ 0,5 % du volume du plasma qui traverse les capillaires vers l'espace interstitiel. Ainsi 20 litres de liquide seront *filtrés* à travers les capillaires. Avec le plasma passent dans l'espace interstitiel toutes les substances qui y sont dissoutes, à l'exception des grosses molécules des protéines du plasma, ce qui permet ainsi d'alimenter les cellules.

La pression osmotique colloïdale créée par les protéines sanguines à l'intérieur des vaisseaux contrecarre la pression sanguine (☞ 3.5.7). D'une part, la pression veineuse plus basse et, d'autre part, l'élévation de la concentration des protéines du plasma à l'intérieur du vaisseau, du fait de la filtration, entraînent une inversion des rapports de pression au niveau de l'anse capillaire veineuse : à ce niveau s'installe une *pression effective de réabsorption*. Cette aspiration fait que la plus grande partie des liquides filtrés retourne dans les vaisseaux capillaires. Ainsi, environ 90 % des volumes précédemment filtrés, soit environ 18 litres, sont repris (*réabsorbés*) par les capillaires veineux afin de pouvoir retourner vers le cœur droit par l'intermédiaire du système veineux. Les 2 litres restants passent dans ce que l'on nomme la lymphe au niveau d'un autre système vasculaire, le réseau lymphatique (☞ 14.4.1).

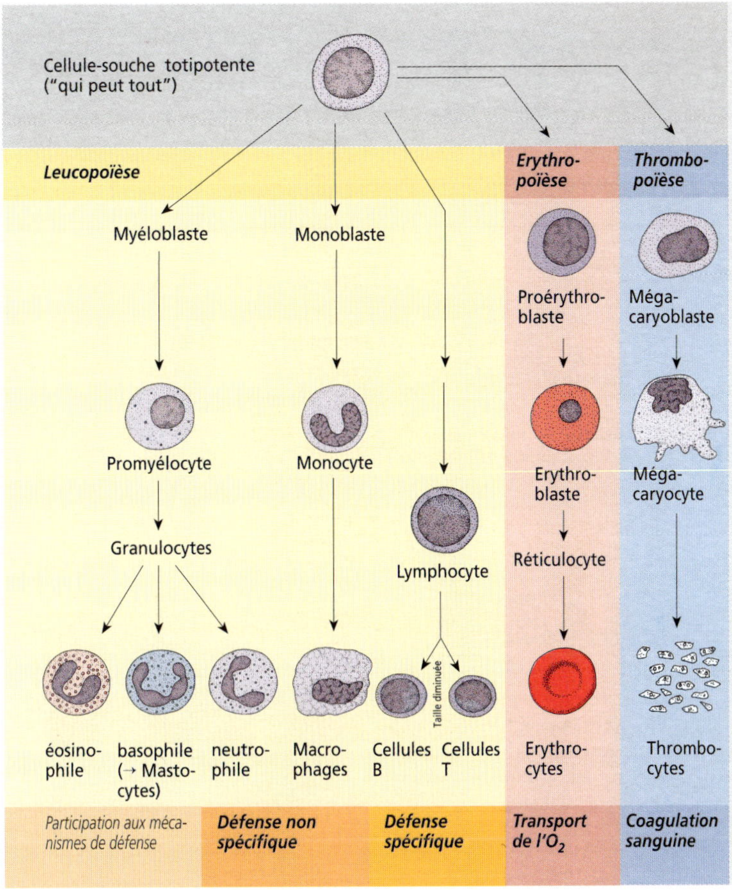

Fig. 14.3 : Hématopoïèse, schéma simplifié. A partir d'une cellule-souche commune, les cellules sanguines se développent vers les monocytes, les granulocytes, les érythrocytes et les thrombocytes.

Les protéines du plasma

Les protéines du plasma sont un mélange d'une centaine de protéines différentes dissoutes dans le plasma. Il est possible grâce à l'**électrophorèse des protéines** de les séparer en cinq groupes individualisés. Il s'agit d'une procédure de séparation au cours de laquelle les différentes vitesses de migration des protéines dans un champ électrique sont utilisées pour les isoler. Ainsi, on peut déterminer les quantités des différentes fractions protéiques suivantes : albumine (la plus importante en quantité avec 40 g par litre), **α_1-globuline**, **α_2.globuline**, **β-globuline** et **γ-globuline** (on prononce : alpha, bêta et gamma-globuline).

Les différentes protéines du plasma

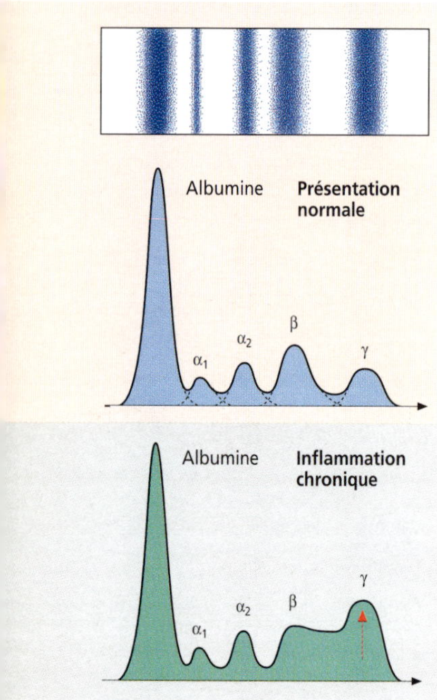

Fig. 14.4 : Électrophorèse des protéines : en cas d'inflammation chronique apparaît une élévation de la fraction de γ-globulines qui provient d'une augmentation des anticorps.

remplissent les fonctions suivantes :

- Maintien de la *pression osmotique colloïdale* - l'albumine en est la principale responsable. En cas de diminution du taux d'albumine dans le plasma, par ex. du fait d'une sous-alimentation ou d'une perte protéique, la pression osmotique chute ; de ce fait, une quantité insuffisante d'eau retournera de l'interstitium vers les capillaires (diminution de la réabsorption), ce qui entraîne une rétention d'eau dans les tissus : un *oedème* apparaît.
- *Véhicule de transport* : de nombreuses petites molécules, comme par ex. les hormones et la bilirubine, doivent être liées dans le sang à des protéines de transport ou plasmatiques (exemples ☞ 13.1.4).
- *Fonction tampon* : les protéines peuvent capter des ions H^+ et ainsi participer au maintien d'une valeur de pH constante (☞ 19.8.1).
- *Coagulation sanguine* : les facteurs de la coagulation appartiennent aux protéines du plasma (☞ 14.5.2).
- *Réservoir de protéines* : sont dissoutes dans le plasma d'un adulte environ 200 g de protéines qui représentent une réserve rapidement disponible.

14.2 Les érythrocytes

14.2.1 La forme des érythrocytes

Les **érythrocytes** - qui sont au nombre d'environ 30 000 milliards chez un adulte - n'ont pas de noyau et sont des disques avec une dépression en leur centre, d'un diamètre de 7,5 mm, d'une épaisseur sur ses bords de 2 mm et d'une épaisseur au centre de 1 mm. La membrane cellulaire des érythrocytes est semi-perméable, c'est-à-dire qu'elle laisse passer facilement certaines substances, par ex. l'eau, par contre, elle est difficilement franchie par d'autres comme par ex. les cations (ions chargés positivement, ☞ 2.4.1)

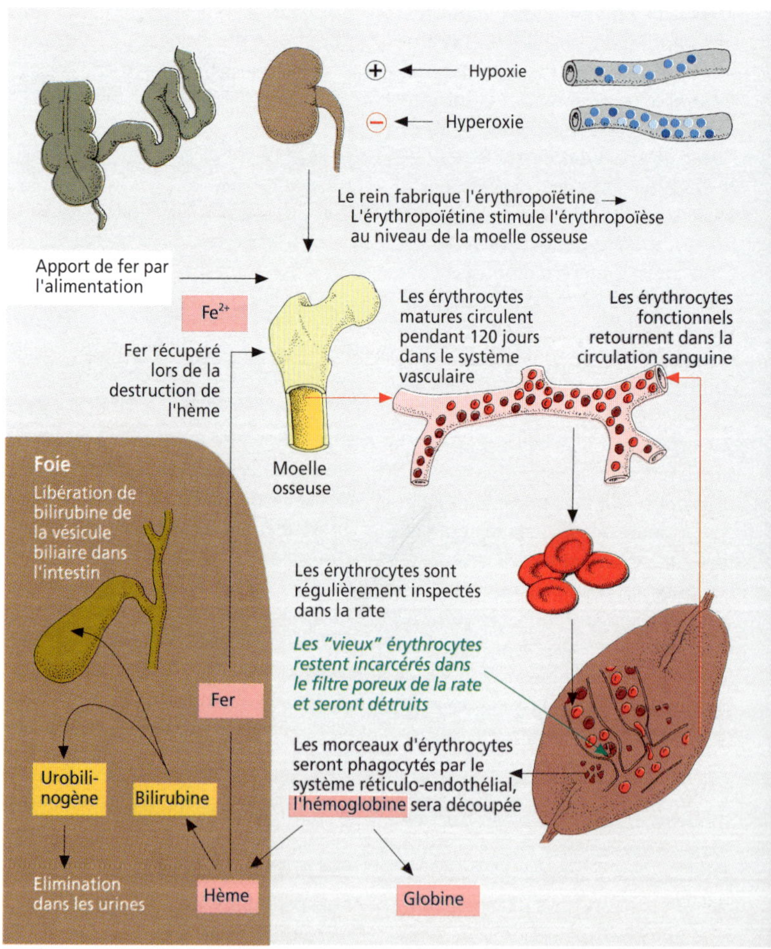

Fig. 14.5 : Cycle de la vie des globules rouges. L'organisme essaye de récupérer le maximum du précieux fer des vieux érythrocytes (« recyclage ») afin de pouvoir former de nouveaux érythrocytes.

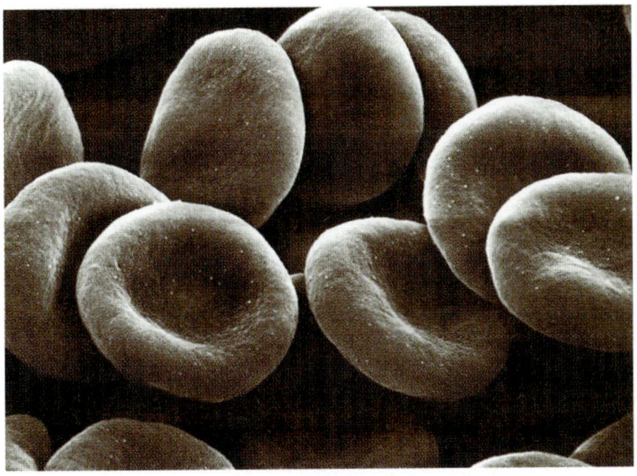

Fig. 14.6 : Érythrocytes en microscopie électronique

et les grosses molécules. Si les érythrocytes sont placés dans une solution de chlorure de sodium dont la concentration en particules dissoutes est supérieure à celle du plasma (*solution hypertonique*), l'eau sort des érythrocytes vers la zone de concentration plus élevée. L'érythrocyte s'affaisse et prend la forme d'un *échinocyte*. Si au contraire la solution de chlorure de sodium est hypotonique - sa concentration ionique est inférieure à celle du plasma -, alors l'eau pénètre dans l'érythrocyte, si bien qu'il gonfle lentement pour se transformer en *sphérocyte* et peut même éclater. On parle alors d'**hémolyse**.

14.2.2 L'hémoglobine

Pendant leur développement dans la moelle osseuse, les érythrocytes perdent leur noyau (☞ 14.1.3) et sont remplis dans le même temps par le pigment sanguin **hémoglobine** qui leur donne leur couleur rouge typique. L'hémoglobine représente environ un tiers de la masse totale des globules rouges. C'est leur composant essentiel qui participe de manière décisive, aussi bien au transport de l'oxygène (Détails ☞ 17.9.1) et du dioxyde de carbone (☞ 17.9.2) qu'à l'action tampon du sang (☞ 19.8.1). L'hémoglobine est une molécule protéique qui est formée de quatre chaînes polypeptidiques (☞ 2.8.3) qui, chacune, possèdent un composant pigmentaire contenant du fer, l'**hème**. C'est le *fer* de cet hème qui peut fixer de manière lâche l'oxygène dans les poumons et le relarguer facilement dans les tissus.

14.2.3 La régulation de l'érythropoïèse

Afin que suffisamment d'érythrocytes soient présents dans la circulation sanguine, l'érythropoïèse (☞ 14.1.3) doit être stimulée en permanence à un niveau adapté. Sinon, il se produit un déficit en globules rouges - l'**anémie**. Le manque d'oxygène dans les tissus, conséquence fréquente d'un déficit en globules rouges, mais également d'une bronchite chronique, est un stimulus puissant de l'érythropoïèse. Un tel déficit en oxygène provoquera une libération de l'hormone **érythropoïétine,** synthétisée dans les reins et qui stimule directement la formation d'érythrocytes dans la moelle osseuse.

14.2.4 La destruction des érythrocytes

Les érythrocytes, qui ont subi une maturation dans la moelle osseuse et qui ont été libérés, circulent pendant environ 120 jours dans le sang. Ils sont alors régulièrement testés dans la rate qui est un organe de *purification du sang* : les érythrocytes âgés et non fonctionnels sont retirés de la circulation et démantelés.

Les morceaux d'érythrocytes seront finalement phagocytés et détruits par des cellules capables de phagocytose au niveau des sinus de la rate, mais également dans le foie et la moelle osseuse (☞ Fig. 14.5). L'hémoglobine libérée par cette hémolyse physiologique sera séparée en *hème* et en *globine*. Finalement, le fer sera libéré par l'hème et immédiatement capté par une protéine de transport. Cela permet de protéger les petits ions de fer, importants pour l'organisme, de l'élimination par le rein.

Le reliquat de la molécule de l'hème, maintenant libéré du fer, sera dégradé en plusieurs étapes en *bilirubine* et sera finalement transformé dans le foie et les voies bi-

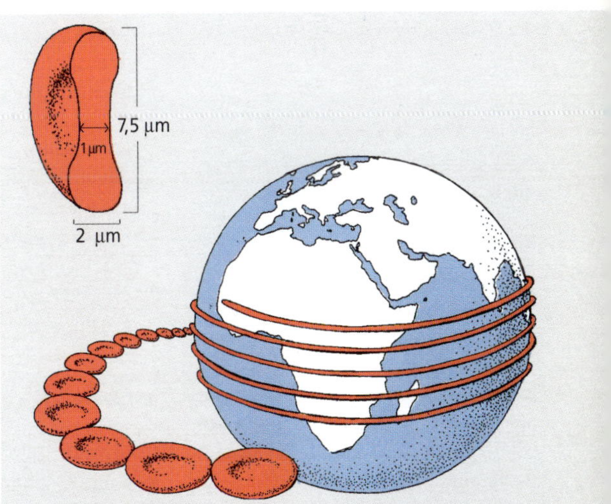

Fig. 14.7 : Comparaison de taille. Si l'on alignait les 30 000 milliards d'érythrocytes les uns derrière les autres, cela représenterait cinq fois la circonférence de la terre au niveau de l'équateur.

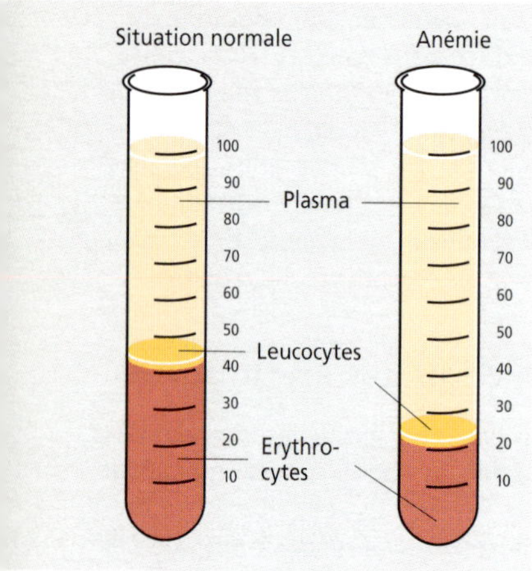

Fig. 14.8 : Hématocrite : situation normale et en cas d'anémie. Les composants solides se sont amassés dans le fond du tube lors de la centrifugation. Leur volume représente 45 % du total. Entre le plasma et les érythrocytes se trouvent les leucocytes formant une mince couche. A droite : situation en cas d'anémie sévère.

liaires en urobilinogène hydrosoluble, puis éliminé dans les urines. Si l'élimination de la bilirubine est perturbée parce que le foie est malade par exemple, ou bien en cas d'apparition d'un excès de bilirubine, apparaît alors une *jaunisse* (**ictère**).

Tout dysfonctionnement affectant l'érythropoïèse et/ou la dégradation des érythrocytes entraîne soit une **anémie** (☞ 14.2.5), soit une **polyglobulie** (☞ 14.2.6).

14.2.5 **Anémie**

Les patients avec une anémie sont pâles et fatigués. Leur cœur est accéléré et, en cas d'anémie marquée, ils ne supportent que des efforts limités du fait d'une dyspnée car l'alimentation en oxygène des tissus n'est plus suffisante. Étant donné qu'un anémie non traitée peut entraîner un décès et est parfois le seul symptôme d'une maladie tumorale, la cause d'une anémie devra être recherchée de manière systématique.

Les anémies sont la conséquence de trois groupes de maladies :

- Le plus fréquemment, il s'agit d'un **trouble de l'érythropoïèse** ; il n'y aura pas suffisamment d'érythrocytes fonctionnels formés du fait d'un déficit en fer, en vitamine B_{12} ou en acide folique. On rencontre des troubles de l'érythropoïèse également en cas de déficit en érythropoïétine, comme en cas d'inflammations chroniques et de lésions tumorales. Dans ces deux derniers cas, il existe un trouble de l'*utilisation du fer* dans la moelle osseuse du fait d'un processus inflammatoire ou de croissance maligne. Dans de rares cas, des médicaments peuvent également perturber ou complètement annihiler les fonctions de la moelle osseuse du fait de réactions allergiques ou par action toxique directe.
- Plus rarement, les anémies sont causées par une destruction trop importante d'érythrocytes ; on parle alors d'**anémies hémolytiques**. Les causes en sont très variées et vont des maladies héréditaires (par ex. drépanocytose), en passant par les irritations mécaniques, comme en cas de valves cardiaques prothétiques, jusqu'aux maladies allergiques.
- Enfin, l'anémie peut également être la conséquence d'une perte sanguine importante (**anémie hémorragique**).

14.2.6 **Polyglobulie**

La proportion d'érythrocytes dans le volume sanguin total a une grande influence sur la *viscosité* et, de ce fait, sur les propriétés d'écoulement du sang. Si le sang s'épaissit du fait d'une érythropoïèse excessive, ce qui - comme nous l'avons déjà dit - se produit en cas d'une insuffisance de la fonction respiratoire, les troubles circulatoires au niveau des vaisseaux des jambes, du cerveau ou du cœur seront favorisés du fait d'une occlusion des plus petits d'entre eux, ce qui peut se traduire par exemple par un accident vasculaire cérébral.

L'hémogramme

Les examens de laboratoire jouent un rôle important dans le quotidien des hôpitaux. Voici un résumé des principales valeurs des examens courants :

- **Concentration en hémoglobine sanguine** ou **hémoglobinémie** (*Hb*) : valeur normale chez l'homme, 130 - 180 g/l (= 13 - 18 g/dl), chez la femme 110 - 160 g/l (11 - 16 g/dl).
- **Nombre d'érythrocytes** (*«GR»*) : en moyenne, chez l'homme, on trouve 5,1 millions d'érythrocytes par millilitre de sang, chez la femme, 4,6 millions. Les modifications du nombre d'érythrocytes correspondent souvent à celles de l'hémoglobine.
- **Hématocrite** (*Hte*) : par centrifugation, on peut séparer la phase solide de la phase liquide du sang. La proportion des cellules sanguines par rapport à la totalité du volume sanguin est désignée sous le terme d'hématocrite. Sa moyenne est de 47 % chez l'homme et de 42 % chez la femme. L'hématocrite est élevé en cas de polyglobulie et diminué en cas d'anémie.

14.2.7 **Les groupes sanguins**

Si l'on mélange du sang de différents donneurs, on obtient souvent une **agglutination**. Manifestement, il existe différentes « sortes de sang » qui, en partie, ne s'accordent pas entre elles.

Le système ABO

Karl Landsteiner découvrait déjà en 1901 les causes de ce phénomène : chaque homme possède un des **quatre groupes sanguins A, B, AB** et **O**, qui ne sont pas compatibles. Ces différents groupes sont la marque des propriétés immunologiques particulières (précisément : des *modèles antigéniques* différents) des érythrocytes qui resteront constantes tout au long de la vie et sont transmises par l'hérédité selon des règles rigides (☞ 4.2). Les quatre groupes sanguins se retrouvent selon des proportions différentes dans la population comme le montre la Fig. 14.9. Par ailleurs, on sait qu'il existe 300 systèmes différents de groupes sanguins. Les deux plus importants sont le système ABO que nous venons de voir et le système Rhésus que nous allons aborder.

Pourquoi y-a-t-il agglutination ?

On trouve dans le plasma des anticorps des groupes A, B et O, que l'on appelle les **agglutinines**, et qui sont dirigés contre les antigènes de surface des érythrocytes des *autres* groupes sanguins. Ainsi, le plasma du groupe sanguin A contient des agglutinines contre les érythrocytes du groupe B (en abrégé : anti-B) et vice-versa. Le plasma du groupe O contient des agglutinines contre les groupes A et B, ainsi que AB. Seul le plasma du groupe AB est exempt de telles agglutinines. Si l'on mélange par ex. des érythrocytes du groupe A avec un plasma contenant des anti-A, alors il y a une agglutination. Cette réaction d'agglutination est utilisée en laboratoire : si l'on mélange des érythrocytes avec des sérums-tests anti-A et anti-B, on peut alors déterminer exactement le type de groupe ABO (☞ Fig. 14.10).

Le système Rhésus

Il existe, en dehors des propriétés ABO des érythrocytes, de nombreux autres systèmes de groupes sanguins, c'est-à-dire de modèles antigéniques sur les cellules sanguines, parmi lesquels le **système Rhésus** est le plus significatif. Il regroupe plusieurs antigènes dont le plus important est l'**antigène D**. 86 % de la population possèdent l'antigène D à la surface de leurs érythrocytes - ils sont alors *Rhésus-positif*. 14 % ne possèdent par contre pas l'antigène D - ils sont *Rhésus-négatif*. Les poches de sang Rhésus-positif sont marquées « **D+**», les Rhésus-négatif, « **d-** ». Au contraire des agglutinines du système ABO qui sont déjà présentes dès la naissance avant tout contact avec les antigènes correspondants, les anticorps du système Rhésus sont formés après contact avec les antigènes.

> Si les patients Rhésus -négatif subissent une transfusion avec du sang Rhésus-négatif, ils vont fabriquer des **anticorps anti-D**. Si au cours de leur vie, du sang Rhésus-positif leur est de nouveau transfusé, il peut se produire des effets pathogènes du fait d'une réaction anticorps-antigène qui correspondent à ceux d'une incompatibilité ABO (☞ 14.2.8), mais sont le plus souvent moins sévères. Alors que la transfusion d'un sang au groupe Rhésus étranger n'est dangereuse qu'à partir de la deuxième transfusion car les anticorps ne sont fabriqués qu'en réaction après la première transfusion, la première administration de sang peut déjà mettre en jeu le pronostic vital en cas d'incompatibilité ABO, car les anticorps (agglutinines) sont déjà présents à forte concentration dès la naissance

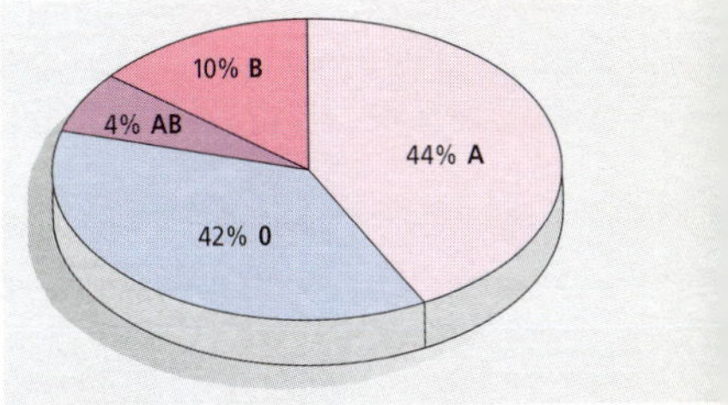

Fig. 14.9 : Répartition des quatre groupes sanguins (population allemande).

14.2.8 Produits sanguins et transfusion sanguine

De nombreux états pathologiques, mettant en jeu le pronostic vital, sont associés à un déficit en composés sanguins. Ainsi l'administration de produits sanguins (produits préparés en laboratoire) peut souvent être salvatrice :

- **Sang total** : Dans ce cas, le sang frais et entier du donneur est administré. Les préparations de sang total ne seront plus utilisées aujourd'hui qu'en situation de détresse du fait des réactions d'incompatibilités plus fréquentes et d'un risque infectieux comparativement élevé.
- **Concentrés globulaires** (*CG*) : Préparés et transformés à l'aide d'appareils adaptés (séparateurs) à partir d'un don de sang total. Hématocrite de 75 - 80 % ; en poche de 250 ml, conservation 4 - 5 semaines à 4 °C. Indication : transfusion de routine en cas de pertes sanguines, par ex. pendant ou après des opérations importantes.
- **Plasma frais congelé** (*PFC*) : Poche de 250 ml de plasma citraté (☞ 14.5.2), conservation 1 an à -30 °C. Indication : troubles de la coagulation par déficit en facteurs (par ex. en cas de maladies hépatiques).
- **Albumine humaine** : Solution d'albumine humaine avec une

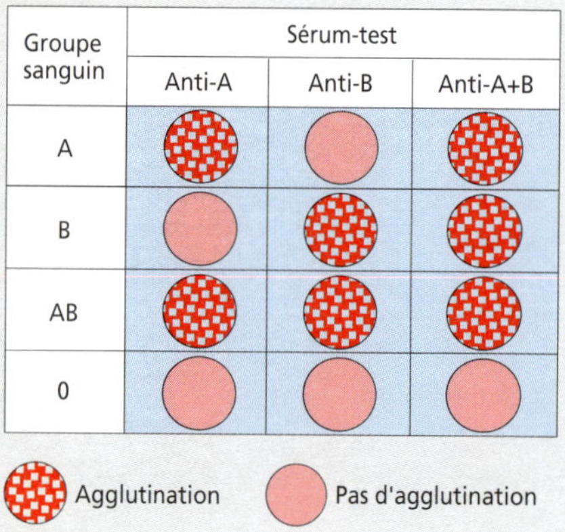

Fig. 14.10 : Détermination des groupes sanguins avec des sérums-tests - Schéma des réactions normales.

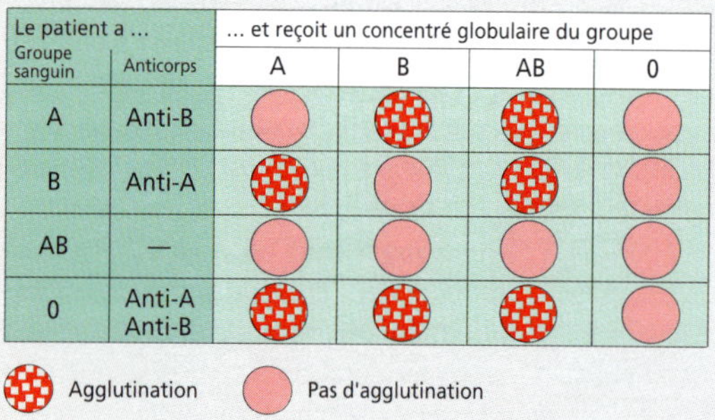

Fig. 14.11 : Test de compatibilité. Le sérum du receveur sera mélangé avec les érythrocytes du donneur. Exemple : le sérum du donneur du groupe A ne montre pas d'agglutination avec les érythrocytes du groupe sanguin O. Les érythrocytes du groupe O ne portent à leur surface aucun antigène du système AB (donc groupe O pour zéro) et sont compatibles avec les sérums de tous les autres groupes sanguins.

proportion de protéines entre 4 et 20 %. Indication : en cas de perte protéique, par ex. après des brûlures.

- **Autotransfusion** : alternative possible pour les transfusions usuelles sans risque infectieux lors de toutes les interventions chirurgicales programmées. Si par ex. deux concentrés globulaires seront nécessaires, le patient donne, à 10 et 5 jours de l'opération prévue, à chaque fois environ 300 ml de sang qui lui seront restitués sur prescription.

Compatibilité croisée et test au lit du patient

Afin d'exclure les réactions d'agglutination et les autres incompatibilités, les **épreuves de compatibilité croisée** (*cross-match*) sont prescrites et seront effectuées à la **banque du sang** - le lieu central de conservation des produits sanguins dans l'hôpital.

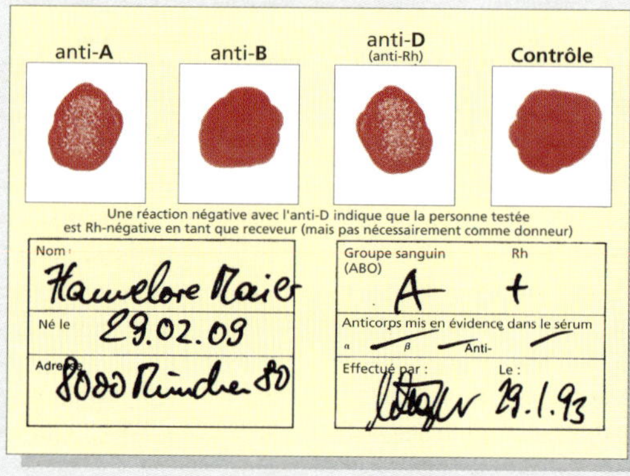

Fig. 14.12 : Test au lit du malade. Les cartes de contrôle prêtes à l'emploi contiennent de l'anti-A, de l'anti-B et de l'anti-D dans les différentes cases. Après application d'une goutte de sang dans chaque case, il y a dans cet exemple agglutination avec l'anti-A et l'anti-D mais pas avec l'anti-B ; le patient est donc du groupe A et est Rhésus-positif.

On différencie l'*épreuve majeure* (☞ Fig. 14.11), au cour de laquelle la compatibilité des érythrocytes du donneur est testée avec le sérum du receveur, et l'*épreuve mineure*, qui apprécie la compatibilité des érythrocytes du receveur avec le sérum du donneur. Pour éviter des erreurs, l'infirmière effectue encore un **test au lit du patient** juste avant la transfusion. On utilise pour cela des cartes de contrôle prêtes à l'emploi comme le montre la Fig. 14.12.

Après la transfusion sanguine, il sera nécessaire de conserver les poches vides avec les tubulures de perfusion pendant au moins 24 heures au réfrigérateur, afin de pouvoir effectuer des recherches sur le sang transfusé en cas de réactions d'incompatibilité.

Réactions post-transfusionnelles

Des réactions post-transfusionnelles mineures peuvent se manifester chez le patient par une agitation, des céphalées, des vertiges, des nausées, des vomissements, de la fièvre, des frissons et un prurit. Les accidents de transfusion sévères, menaçant le pronostic vital, dus le plus souvent à un erreur de groupage ABO, s'extériorisent tout d'abord par des douleurs lombaires et des bouffées de chaleur, de la fièvre, des frissons, un état de choc et des signes d'hémolyse aiguë entraînant des troubles du rythme cardiaque et une défaillance rénale.

14.3 **Les leucocytes**

Les *globules blancs* ou **leucocytes,** doivent leur nom à la couleur blanche qu'ils possèdent dans une préparation de sang non colorée. Comme nous l'avons déjà vu, les leucocytes ne constituent pas un groupe homogène de cellules (☞ 14.1.3). Cependant, leur point commun est qu'ils *possèdent un noyau*, qu'ils sont *mobiles* et qu'ils prennent tous part à la *défense contre les corps étrangers et les agents pathogènes* (☞ Tableau 6.3), ainsi qu'aux *processus inflammatoires*. Le nombre total de leucocytes dans le sang est normalement de 4 à 9 par nanolitre (nl). Par ailleurs, un nombre beaucoup plus important se cache en dehors du système vasculaire dans la moelle osseuse et dans les tissus : seuls à peine 10 % des leucocytes présents dans l'organisme circulent dans le sang. Le système vasculaire ne représente qu'un moyen de transport pour les leucocytes pour pouvoir se déplacer du lieu de leur formation vers les zones d'action dans les tissus, où ils remplissent leurs missions dans le cadre de la défense immunitaire.

Des trois classes de leucocytes dont nous avons déjà parlé lors de l'hématopoïèse,

- les granulocytes,
- les lymphocytes et
- les monocytes,

les granulocytes sont les mieux représentés dans le sang avec une proportion d'environ 60 % du total.

Les **leucémies** proviennent d'une multiplication cancéreuse de leucocytes dégénérés dans le sang et dans la moelle osseuse. Sans traitement, elles conduisent rapidement à un décès.

14.3.1 Les granulocytes (ou polynucléaires)

Les granulocytes, appelés ainsi à cause des **granulations** qu'ils montrent au microscope dans leur plasma après une coloration, sont nettement plus grands que les érythrocytes avec un diamètre de 10 -17 µm. Environ 95 % de l'ensemble des granulocytes ne présentent que des granulations faiblement colorées - les *granulocytes neutrophiles*. Quelques uns contiennent des granulations bleutées - les *granulocytes basophiles*, d'autres des granulations rouges - les *granulocytes éosinophiles*.

Granulocytes neutrophiles (ou polynucléaires neutrophiles)

Les **granulocytes neutrophiles** ne restent, après leur maturation dans la moelle osseuse, que 6 -8 heures dans le sang avant de migrer vers leurs zones d'action, les tissus et, en particulier, les muqueuses. A ce niveau, ils peuvent phagocyter («manger », ☞ Fig. 3.15) les bactéries dans le cadre de la défense non-spécifique. Lorsque les granulocytes neutrophiles ont phagocyté les bactéries et éventuellement des cellules mortes, ils meurent et apparaît un mélange de débris de granulocytes et de résidus tissulaires, le **pus**. Le pus est produit le plus souvent en cas d'infections bactériennes.

Granulocytes éosinophiles

Tout juste 3 % des granulocytes sont des **éosinophiles**, c'est-à-dire qu'ils montrent des granulations colorées en rouge par le colorant *éosine*. Il existe une augmentation des granulocytes éosinophiles principalement lors des réactions allergiques, des infections parasitaires et les maladies auto-immunes (☞ 6.4.3). On parle alors d'*éosinophilie*.

Granulocytes basophiles

Au maximum 2 % des granulocytes montrent des granulations **basophiles**, c'est-à-dire colorées en bleu, qui contiennent en particulier des liaisons histamine. Les granulocytes basophiles quittent les vaisseaux et se fixent dans l'espace interstitiel sous la forme de **mastocytes** (c'est pourquoi on peut également appeler les granulocytes neutrophiles, les **mastocytes sanguins**).

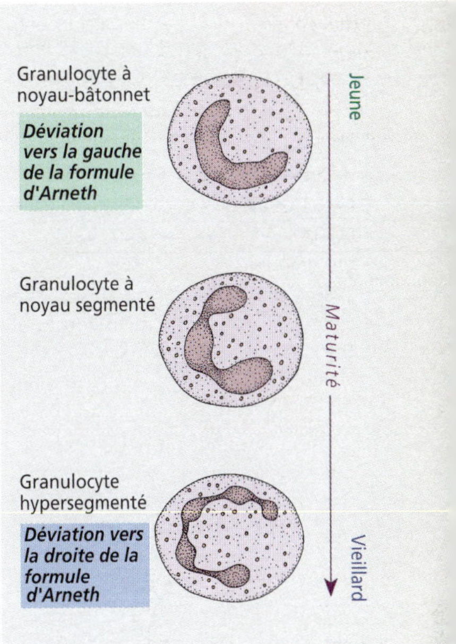

Fig. 14.13 : L'âge du granulocyte est reconnaissable à la forme de son noyau. On différencie les granulocytes jeunes à noyau-bâtonnet, les adultes à noyau segmenté, les vieillards à noyau hypersegmenté.

Dans le sang comme dans les tissus, ils servent de médiateurs, avec les granulocytes éosinophiles, des réactions d'allergie immédiate ainsi que du *choc anaphylactique* (☞ 16.3.6) qui peut menacer le pronostic vital, pendant lesquels les substances contenues dans les granulations sont libérées.

Granulocytes à noyau-bâtonnet, à noyau segmenté et hypersegmenté

Alors que les jeunes granulocytes possèdent tout d'abord un noyau en forme de bâtonnet, ce dernier en vieillissant se divise de plus en plus en petits segments (*segmenté*). On parle pour cette raison de *granulocytes à noyau segmenté* en opposition aux jeunes *granulocytes à noyau-bâtonnet*. Si l'on retrouve dans un préparation de sang colorée une augmentation des granulocytes à noyau-bâtonnet, le clinicien parle alors de *déviation gauche de la formule d'Arneth* (☞ Fig. 14.13) du fait de la représentation traditionnelle de la différenciation sanguine. Elle indique une infection aiguë au cours de laquelle la moelle osseuse libère immédiatement un plus grand nombre de granulocytes dans le sang afin de renforcer les capacités de défense de l'organisme. Par contre, si l'on retrouve essentiellement des granulocytes segmentés ou *hypersegmentés* (= hors d'âge), cela signifie qu'il existe un trouble de la leucopoïèse dans la moelle osseuse.

14.3.2 Les monocytes

Les **monocytes**, avec un diamètre de 12 à 20 µm sont les plus grosses cellules du sang. Ils possèdent un gros noyau, le plus souvent recourbé ou échancré en forme de fer à cheval, qui se trouve dans un cytoplasme bleuâtre. Les monocytes ne restent que 1 - 2 jours dans le système vasculaire et migrent ensuite dans différents organes où ils se transforment en **macrophages**. La mission des macrophages consiste, comme leur nom l'indique, en la phagocytose des micro-organismes ; par ailleurs, ils font partie des *cellules de présentation des antigènes* (☞ Tableau 6.3).

14.3.3 Les lymphocytes

Les **lymphocytes**, qui représentent juste un tiers des leucocytes, sont de petites cellules d'un diamètre de 7 - 12 µm. Ils possèdent un noyau rond, de couleur bleutée. Les lymphocytes sont formés dans la moelle osseuse, les ganglions lymphatiques et dans le thymus. Seuls environ 4 % des lymphocytes se trouvent dans le sang ; par contre, on en trouve 70 % dans les organes du système lymphatique (☞ 14.4), 10 % dans la moelle osseuse et le reste dans d'autres organes. Leur durée de vie est très variable. A côté de formes à vie courte, qui meurent environ au bout de 8 jours, il en existe d'autres qui peuvent devenir âgés de plusieurs centaines de jours. En fonction du lieu de leur maturation, on différencie les **lymphocytes T** (maturation dans le thymus) et les **lymphocytes B** (maturation dans la moelle osseuse = bone marrow). Les lymphocytes B et T ont des fonctions essentielles au niveau du système de défense spécifique ; la production d'anticorps spécialisés (spécifiques) se déroule dans les **plasmocytes** (☞ 6.1.5) qui sont dérivés des lymphocytes B.

Les lymphocytes T se divisent dans un rapport de 7 pour 3 en deux sous-groupes :

- les **cellules T-amplificateur** ou **helper** (désignées du fait de leur antigène caractéristique sous le nom de *cellules T_4*) qui stimulent la maturation des lymphocytes B en plasmocytes,
- les **cellules T-suppresseur** (T_8) qui empêchent les réactions immunitaires brutales (☞ 6.1.6).

14.3.4 La formule sanguine

La détermination de la concentration des différentes types de globules blancs donne souvent des indications décisives sur les maladies.

La valeur de base de la formule sanguine est le **nombre de leucocytes**, c'est-à-dire le nombre total de globules blancs. La valeur normale est de 4 - 9/nl = 4000 - 9000/ml. Si le nombre de leucocytes est trop bas (*leucopénie*) ou trop élevé (*leucocytose*), la formule sanguine apporte des informations détaillées sur l'évolution quantitative des différentes catégories de globules blancs :

- Les **lymphocytes** - Valeur normale 1,5 - 4/nl = 20 - 45 % des leucocytes ; augmentation (*lymphocytose*) par ex. en cas de tuberculose ; diminution (*lymphopénie*) par ex. en cas d'infection à VIH.
- **Granulocytes neutrophiles** - Valeur normale 2 - 7/nl ; augmentation par ex. lors de toutes les infections bactériennes.
- **Granulocytes éosinophiles** - Valeur normale 0,2 - 0,4/nl = 2 - 4 % des leucocytes ; augmentation (*éosinophilie*) lors des pathologies allergiques et parasitaires.
- **Granulocytes basophiles** - Valeur normale < 0,2/nl = < 2 % des leucocytes ; augmentation dans de nombreuses maladies chroniques.

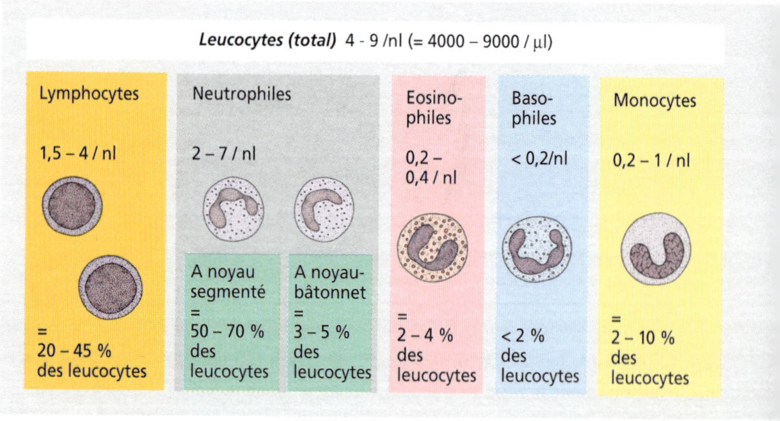

Fig. 14.14 : Répartition (différenciation) des leucocytes dans les différents types de cellules.

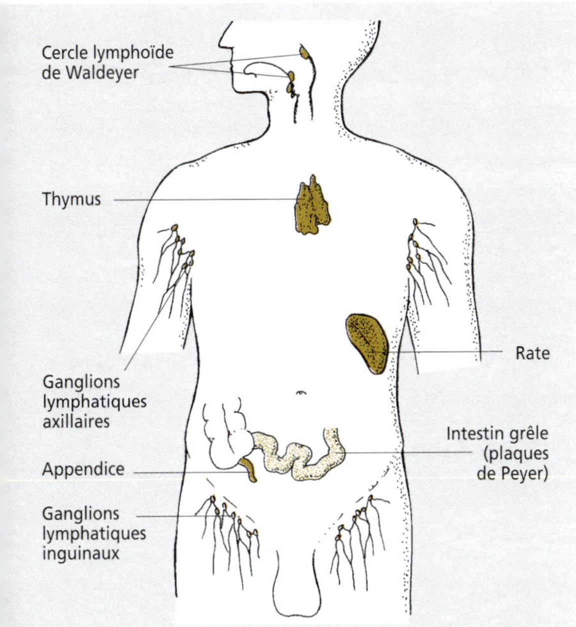

Fig. 14.15 : Les organes lymphoïdes. Après leur formation et leur maturation, les lymphocytes migrent dans les organes lymphatiques qui sont disséminés dans l'ensemble du corps. La fonction de certains de ces organes n'est pas encore très claire (par ex. l'appendice).

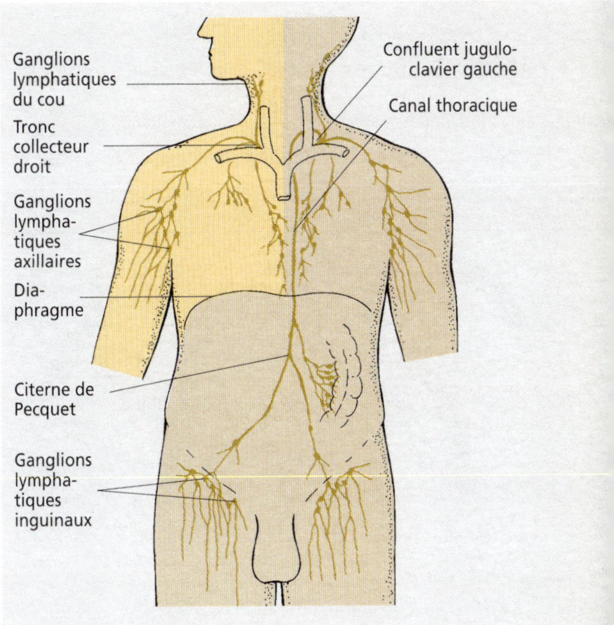

Fig. 14.16 : Principaux vaisseaux et zones ganglionnaires lymphatiques. Le canal thoracique collecte la plus grande partie du flux lymphatique. La lymphe de la partie supérieure droite du corps se collecte par contre, de manière séparée du reste, dans le tronc collecteur droit.

- **Monocytes** - Valeur normale 0,2 - 1/nl = 2 - 10 % des leucocytes ; augmentation en particulier dans de nombreuses infections et inflammations chroniques ainsi que dans les infections aiguës en phase de guérison et lors de différents processus tumoraux.

La formule sanguine sera souvent complétée par d'autres tests sanguins :

- **Vitesse de sédimentation** (*VS*) : dans une seringue de 2 ml, préparée au préalable avec 0,4 ml d'une solution à 3,8 % de citrate de sodium, on recueille 1,6 ml de sang ; on remplira une pipette verticale préparée spécialement à cet effet avec ce mélange. Une heure plus tard, une lecture sera faite pour mesurer de combien de millimètres s'est abaissée la colonne de particules solides du sang (= hauteur du plasma surnageant). Valeur normale : abaissement de 10 - 20 mm/h chez les femmes et de 5 - 10 mm/h chez les hommes. On retrouvera une VS accélérée en cas d'inflammations, de tumeurs et de modifications de la teneur en protéines du sang.
- La **CRP** (*C-réactiv proteine*) montre les mêmes variations que la VS. Bien qu'elle ne puisse pas être mesurée directement dans le service mais uniquement au laboratoire, elle supplante de plus en plus la VS car elle est moins sujette à des perturbations externes et réagit moins lentement que cette dernière. Valeur normale < 5 mg/l

14.4 Le système lymphatique

On appelle **système lymphatique** l'ensemble des vaisseaux lymphatiques ainsi que les **organes lymphoïdes** que sont la *rate*, le *thymus*, le *cercle lymphoïde de Waldeyer* avec les amygdales pharyngées, laryngées, linguales et palatines, les *ganglions lymphatiques* et les *tissus lymphoïdes* de l'intestin (par ex. les plaques de Peyer de l'intestin grêle, ☞ 18.5.3). Tous les organes lymphoïdes présentent une proportion importante de tissu conjonctif réticulaire (☞ 5.3.1) et de lymphocytes

Pris sur le plan anatomique, le système lymphatique est largement identique au système immunitaire ; il remplit cependant, en dehors de la coopération avec le *système de défense immunitaire*, encore deux autres missions importantes :

- le *drainage* de l'interstitium par l'intermédiaire du liquide spécifique du système lymphatique, la *lymphe*,
- le *transport* des graisses alimentaires en provenance de l'intestin (☞ 18.5.3).

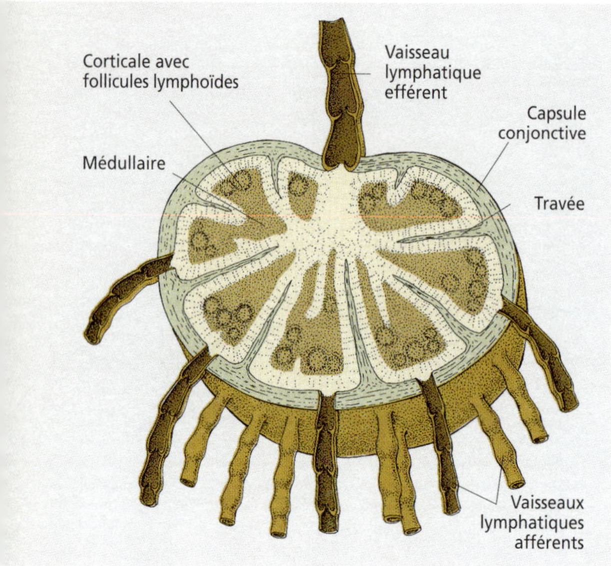

Fig. 14.17 : Ganglion lymphatique (schématisé). La lymphe entrant par plusieurs vaisseaux (vaisseaux afférents) est filtrée et repart par un gros vaisseau lymphatique (vaisseau efférent).

14.4.1 Lymphe et vaisseaux lymphatiques

Comme nous l'avons vu dans le paragraphe 14.1.4, 2 litres de *lymphe* environ sont formés journellement dans le corps, soit environ 10 % de la quantité de plasma filtrée dans l'espace interstitiel. Sa composition comprend une concentration en protéines inférieure des deux tiers à celle du plasma sanguin. Elle contient en moyenne 20 g/l de protéines contre 70 - 80 g/l dans le plasma. La **lymphe** sera recueillie dans les capillaires lymphatiques qui commencent en cul-de-sac dans l'ensemble des tissus de l'organisme. Ils courent parallèlement aux veines et se réunissent en des **vaisseaux lymphatiques** de plus grande taille. Les vaisseaux lymphatiques représentent un deuxième système circulatoire à côté du système veineux, grâce auquel le liquide interstitiel sera reconduit dans le flux sanguin. Alors que la fonction de transport est au premier rang pour le système veineux, la lymphe séjourne vraiment longtemps dans les vaisseaux lymphatiques. Ainsi l'organisme a le temps de pouvoir réellement épurer une partie de sa composante liquide (interstitielle) et de se libérer de substances étrangères et d'agents infectieux. Les produits du métabolisme, les débris cellulaires, les lymphocytes et les corps étrangers (comme par ex. les petites particules de poussière qui ont pénétré dans l'organisme par l'intermédiaire des voies respiratoires) contenus dans la lymphe seront éliminés. La plus grande partie de ce travail d'épuration et de défense se produit au niveau des **ganglions lymphatiques** (☞ 14.4.2). Après le passage dans les ganglions lymphatiques, la lymphe se collecte dans les gros troncs collecteurs lymphatiques.

Les gros troncs lymphatiques de la partie inférieure du corps se réunissent dans la citerne de Pecquet et forment le **canal thoracique** qui traverse le diaphragme et chemine dans le médiastin postérieur. Après l'arrivée du tronc collecteur du bras gauche et de la moitié gauche de la tête, le canal thoracique s'abouche dans la circulation sanguine au niveau du **confluent veineux jugulo-clavier** gauche, réunion des veines du bras et de la moitié gauche de la tête. La lymphe de la partie supérieure droite du corps aboutit directement au niveau du confluent veineux droit par l'intermédiaire du **tronc collecteur droit**.

14.4.2 Les ganglions lymphatiques

Les ganglions lymphatiques sont regroupés en paquets au niveau des vaisseaux lymphatiques et servent de stations de filtration biologiques. Chaque région du corps est drainée par un **groupe régional de ganglions lymphatiques.** La mission des ganglions lymphatiques consiste à épurer la lymphe, à fabriquer des lymphocytes et à permettre le contact des cellules de défense avec les antigènes présents dans la lymphe afin de pouvoir mettre en action les mécanismes de défense spécifiques, en cas d'infection.

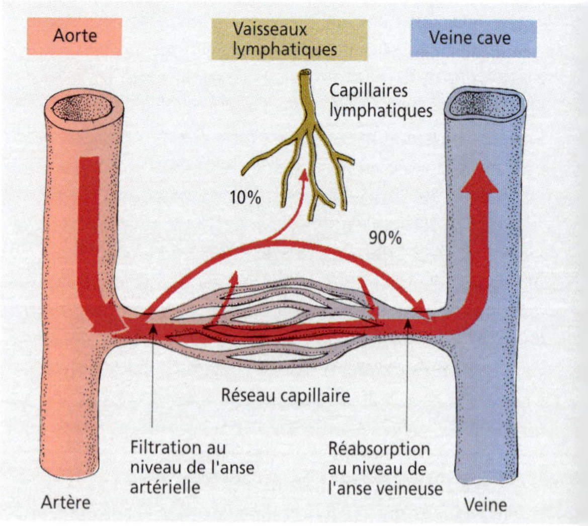

Fig. 14.18 : Formation de la lymphe au niveau du réseau capillaire. Les capillaires lymphatiques absorbent environ 10 % des liquides filtrés dans l'interstitium et les ramèrent vers le réseau veineux par l'intermédiaire des gros troncs lymphatiques collecteurs.

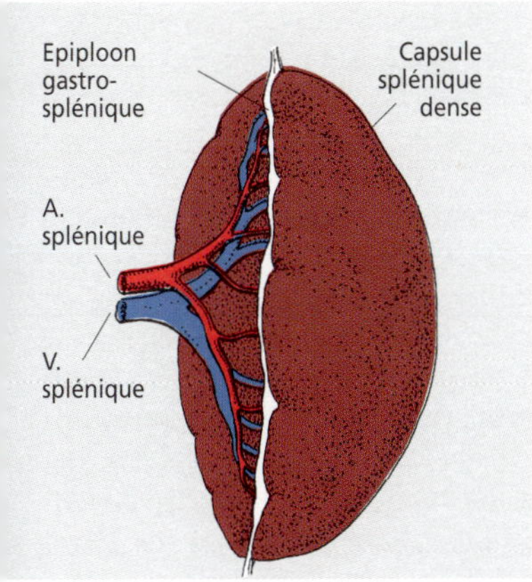

Fig. 14.19 : Anatomie de la rate. Elle mesure environ 12 cm de long. De la capsule de la rate part un ligament (épiploon gastro-splénique) qui se dirige vers l'estomac.

Un **ganglion lymphatique** est une structure en forme de haricot mesurant quelques millimètres qui est entourée d'une capsule conjonctive. Cette dernière maintient un réseau interne de *cellules réticulaires*. Ces cellules sont capables de phagocytose. On trouve également des cellules réticulaires dans d'autres organes, comme par ex. la rate, mais également dans la moelle osseuse en tant que réseau cellulaire de soutien. Le tissu lymphatique se trouve dans les espaces ainsi délimités où se déroule la formation des lymphocytes (*lymphopoïèse*). On différencie une zone *médullaire* interne et une zone corticale externe au niveau des ganglions. Les lymphocytes siègent au niveau de la *corticale* sous la forme d'amas de forme arrondie, les *follicules lymphoïdes*. On trouve à ce niveau principalement des lymphocytes B. La lymphe arrive par de nombreux vaisseaux (*lymphatiques afférents*) au niveau de la face convexe du ganglion. Elle s'écoule ensuite lentement à travers un système cavitaire très ramifié (*sinus*) en direction de la face concave où elle pénètre dans un ou deux vaisseaux (*lymphatiques efférents*).

14.4.3 La rate

La rate est un organe qui pèse environ 150 g et qui siège au niveau de l'hypochondre gauche sous le diaphragme. L'*artère splénique*, vaisseau nourricier de la rate, pénètre au niveau du *hile*, pendant que la *veine splénique* la quitte au même endroit. La rate est entourée d'une capsule de tissu conjonctif très dense qui émet de nombreuses ramifications, les *cloisons fibreuses*, à l'intérieur de l'organe. Ce réseau trabéculaire en trois dimensions délimite des zones qui contiennent le tissu splénique spécifique. Ce dernier s'appelle la **pulpe**. La surface de coupe d'une rate fraîche montre à un examen attentif un tissu étendu, de couleur rouge sombre, la **pulpe rouge**, dans lequel sont disséminés des petits points blancs en forme de tête d'épingle. Ces derniers seront appelés la pulpe blanche. La pulpe rouge et la **pulpe blanche** se répartissent dans une proportion en volume de 3 : 1. Dans de nombreuses pathologies, ce rapport est modifié.

La pulpe blanche se trouve avec le tissu lymphatique qui accompagne les vaisseaux d'origine artérielle. Par ailleurs, on trouve des follicules lymphatiques arrondis. La pulpe rouge est formée par contre de gros espaces vasculaires, les **sinus**, et d'un réseau finement maillé de tissu conjonctif dans lequel sont stockés de nombreux globules rouges et blancs.

Que permet la rate ?

Les fonctions définies de la rate sont :

- identification et destruction des cellules sanguines trop vieilles (« Purification du sang », ☞ 14.2.4),
- stockage de thrombocytes : en cas d'une augmentation de l'utilisation, par ex. en cas d'hémorragies, des thrombocytes peuvent être libérés,
- capture et destruction de produits de la coagulation (petits thrombi),
- siège de l'hématopoïèse avant la naissance.

Chez les adultes, la rate ne fait pas partie des organes indispensables à la vie car ses fonctions peuvent être facilement supplées par le foie, la moelle osseuse et les autres organes lymphatiques.

14.4.4 Le thymus

Le **thymus** siège dans le médiastin antérieur au dessus du péricarde. Chez les enfants et les adolescents, l'organe est à son développement complet et atteint un poids maximum de 40 g. A partir de la puber-

Fig. 14.20 : Structure histologique de la rate (schématisée).

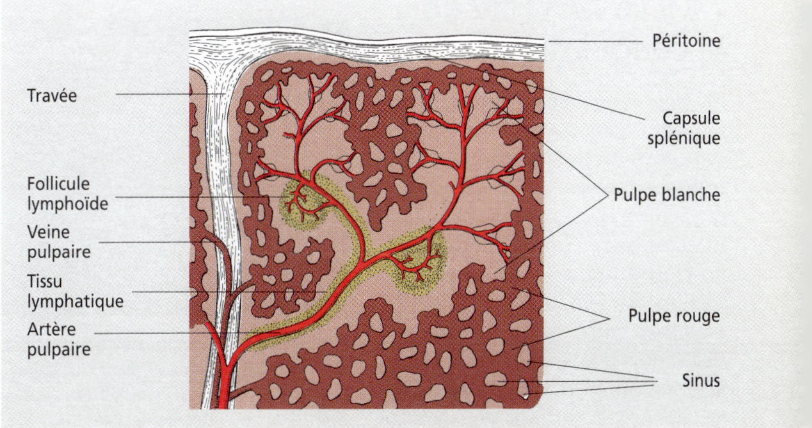

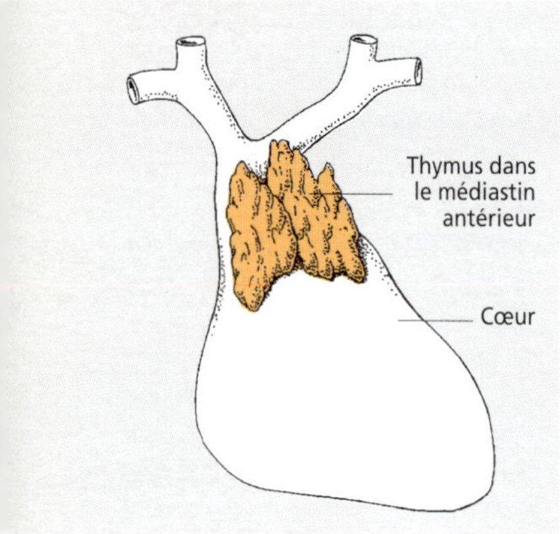

Fig. 14.21 : Anatomie et position par rapport au cœur du thymus chez l'enfant.

té, il régresse (*involution*), si bien que ne subsiste chez l'adulte que des reliquats cicatriciels de thymus, incorporés dans un corps adipeux thymique.

Signification du thymus

La maturation des lymphocytes T s'effectue dans le thymus (☞ 6.1.10). Par ailleurs, le thymus sécrète des pseudo-hormones (appelées *thymosine*, *facteur thymique* ou *thymopoïétine*) qui dirigent la maturation des cellules immunitaires dans les ganglions lymphatiques. On suppose qu'un déficit en thymosine entraînera des perturbations immunologiques.

14.5 Le système de la coagulation

La bon fonctionnement de notre système de coagulation n'est pas seulement nécessaire lors de lésions externes visibles - en permanence, des petits vaisseaux deviennent perméables, par ex. lors de processus de croissance, de phénomènes inflammatoires ou lors du choc d'une partie du corps contre un support dur. Comme le système artériel est sous pression, il peut exister des saignements à partir de plus petites lésions vasculaires. Afin de contrecarrer ces problèmes toujours possibles, les vaisseaux perméables seront obturés de l'intérieur vers l'extérieur par le **système de la coagulation**. Trois mécanismes sont ainsi intriqués :

- la réaction vasculaire,
- l'hémostase,
- la coagulation sanguine.

14.5.1 Thrombocytes et hémostase

Les **thrombocytes** (*plaquettes*) sont fabriqués dans la moelle osseuse (☞ 14.1.3) et seront détruits en général une à deux semaines plus tard dans la rate et dans le foie. Ils sont anucléés et ont 3 mm de long. On retrouve normalement entre 150 et 400 thrombocytes par nanolitre de sang.

L'hémostase

Si un vaisseau est lésé, les thrombocytes s'agglutinent sur les fibres de tissu conjonctif de la paroi de la plaie. Ainsi est créé un *clou* ou *thrombus plaquettaire* qui obturera normalement la plaie - si elle n'est pas trop grande - en une à trois minutes. Ce mécanisme s'appelle l'*agrégation plaquettaire* qui, en référence au temps nécessaire, sera désigné sous le nom de **temps de saignement**. Un thrombus qui se forme lentement à la périphérie du vaisseau, comme nous l'avons décrit précédemment, s'appellera **thrombus blanc** (du fait de sa couleur). A l'inverse, on dénomme **thrombus rouge**, un thrombus dans lequel se fixent en plus des érythrocytes. Il ne se forme pas à la suite de la lésion d'une paroi vasculaire mais lorsque le flux sanguin d'un vaisseau est brusquement interrompu, par ex. par un caillot sanguin (embol, ☞ 14.5.3), et que la colonne de sang est « figée ».

14.5.2 La coagulation sanguine

Autour du clou plaquettaire s'enroule un filet fibreux constitué de **fibrine** : le **thrombus définitif** se forme qui sera protégé d'une dissolution prématurée par le **facteur XIII**, stabilisant de la fibrine. Finalement, le filet de fibrine se resserre (*rétraction*) et les bords de la plaie se rapprochent - la plaie se réduit. Au sein de la fibrine stable, réticulée, les fibrobastes (cellules du tissu conjonctif) peuvent alors croître, organiser une trame conjonctive au sein du thrombus et finalement fermer la plaie. Une **cicatrice** apparaît. Dans le sang circulant, il n'existe pas de fibrine solide, sinon elle obturerait immédiatement les vaisseaux vitaux, mais son précurseur

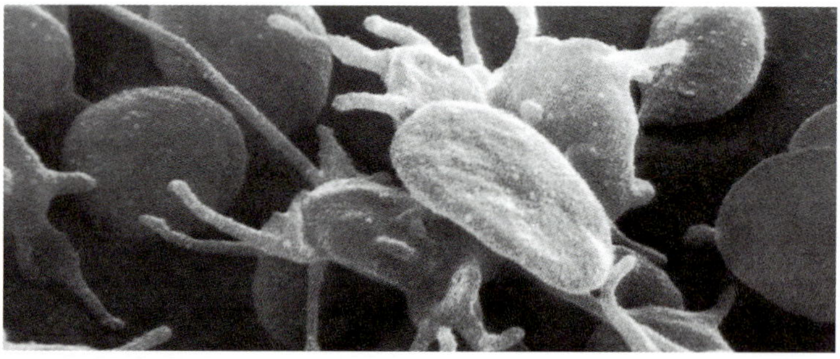

Fig. 14.22 : Thrombocytes (plaquettes) au début d'une réaction de coagulation. Les thrombocytes émettent des excroissances microvillositaires grâce auxquelles la réaction d'agrégation sera mise en route jusqu'à la formation du thrombus. En arrière plan, on voit des érythrocytes.

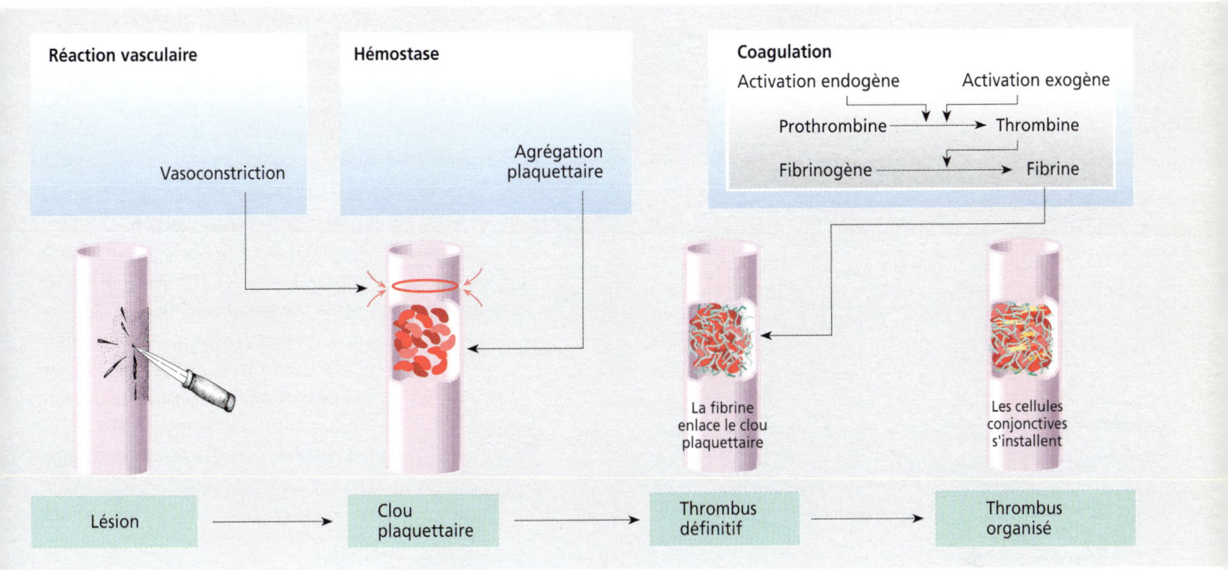

Fig. 14.23 : Aperçu des différentes étapes du processus d'hémostase et de coagulation.

soluble - le **fibrinogène**. Le fibrinogène sera tout d'abord transformé, au niveau de la plaie, par l'enzyme thrombine, en fibrine active. Mais la **thrombine** elle-même est tout d'abord activée au niveau de la plaie. On trouve dans le sang uniquement le précurseur inactif, la **prothrombine**. La transformation de la prothrombine en thrombine est assurée grâce aux facteurs de la coagulation V et XII, ainsi qu'au calcium.

Le rôle clef du calcium

Le **calcium** tient une place essentielle, non seulement dans la formation de la thrombine mais également dans de nombreuses autres étapes de la réaction. On peut ainsi rendre le sang incoagulable si l'on en élimine les ions calcium - ceci est essentiel, par exemple, pour la préparation de dérivés sanguins ou pour la conservation d'échantillon pour les tests de coagulation, car, sinon, les facteurs de la coagulation seraient utilisés de manière prématurée et incontrôlée par une coagulation spontanée dans le « tube ». Au laboratoire, des ions calcium seront ensuite rajoutés pour la réalisation des différents tests de coagulation afin que les propriétés coagulantes du sang puissent être mesurées. Pour éliminer les ions calcium, on utilise une solution de *citrate de sodium* que l'on additionne dès le prélèvement sanguin. Le citrate se lie avec le calcium ce qui permet d'éliminer les ions calcium du sang.

La cascade de la coagulation en détail

Afin que la formation de fibrine puisse s'effectuer dans le sang, de nombreux facteurs de la coagulation doivent au préalable être activés les uns après les autres - dans le cadre d'une réaction en chaîne. On désigne cet enchaînement de réactions successives par le terme de **cascade de la coagulation**. Le système de la coagulation peut être activé par deux voies différentes :

- La **voie exogène** (*voie extra-vasculaire*) sera activée en cas de lésions tissulaires externes importantes au cours desquelles se produit un saignement au sein des tissus environnants.
- Si la lésion vasculaire est limitée à la paroi interne du vaisseau (endothélium), le système exogène ne sera pas activé. Dans ce cas, la coagulation débute par le **voie endogène** (*voie intra-vasculaire*). La cascade de la coagulation parcoure dans ce cas plus d'étapes que dans la voie exogène et demande donc plus de temps.

Les voies exogène et endogène de la coagulation se réunissent à l'étape de l'activation du facteur X.

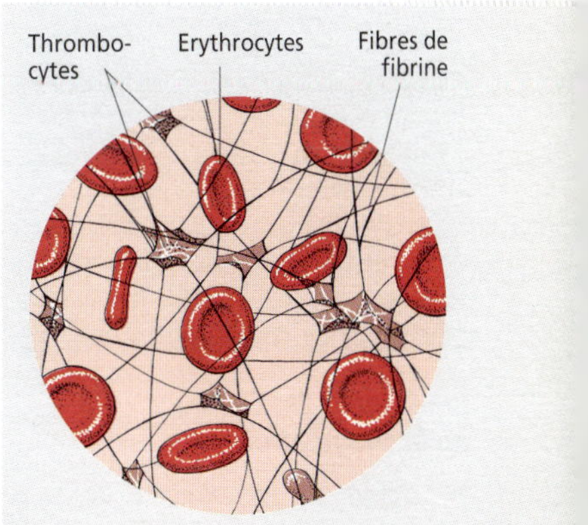

Fig. 14.24 : Thrombus rouge vu au microscope (représentation schématique). Des érythrocytes sont inclus dans le filet de fibrine très ramifié.

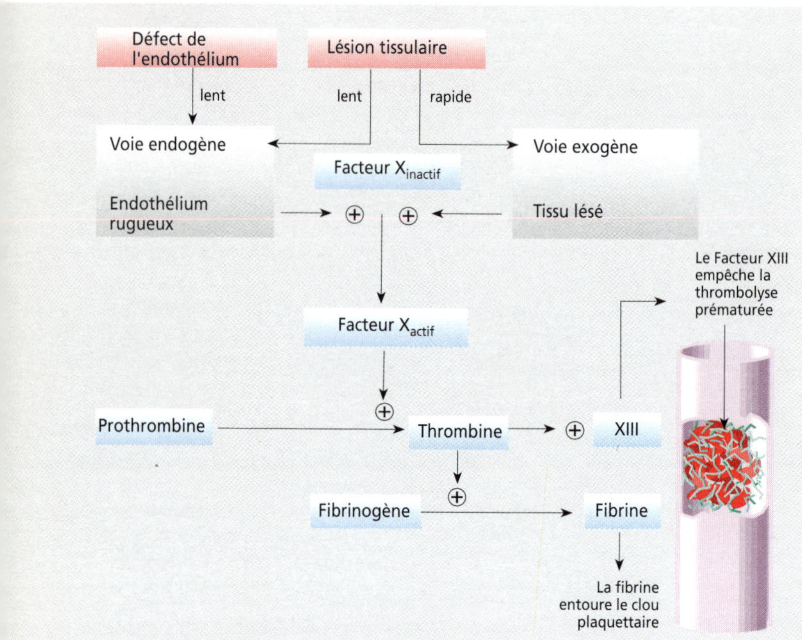

Fig. 14.25 : La cascade de la coagulation

Le facteur X entraîne, avec l'aide du facteur V et du calcium, la transformation de la prothrombine en thrombine active qui permet, comme nous l'avons vu, le passage du fibrinogène vers la fibrine.

Si l'on compare notre système vasculaire avec un réseau d'adduction d'eau, la voie endogène sert pour le robinet qui goutte et la voie exogène pour la rupture de canalisation. La voie endogène répare lentement mais commence son travail dès l'apparition des plus petites modifications de l'endothélium ; la voie exogène est rapide mais a besoin d'un stimulus fort (saignement). Les deux voies ont une terminaison commune.

Inhibiteurs des facteurs de la coagulation

Il circule en permanence dans le sang des inhibiteurs des facteurs de la coagulation. Ces **inhibiteurs** servent à ce que, par exemple, la fibrine en provenance d'une zone lésée qui passe dans la circulation soit immédiatement inactivée afin que la coagulation ne se mette en route que là où c'est nécessaire, c'est-à-dire au niveau de la zone blessée. Cette chaîne de réaction qui aboutit à la dissolution de la fibrine et ainsi des thrombi, est appelée la **thrombolyse** (lyser = dissoudre). Des détails supplémentaires sont donnés sur la Fig. 14.26.

Etape finale de la guérison d'une blessure

Ce ne serait pas ingénieux que le vaisseau lésé reste obturé de manière durable. Des jours à des semaines après une cicatrisation réussie de la blessure, les amas de fibrine seront le plus souvent démolis en plusieurs étapes - rassemblées sous le terme de **fibrinolyse** - afin que le vaisseau occlus soit de nouveau ouvert (*recanalisé*). La fibrinolyse sera déclenchée par l'enzyme **plasmine**. La plasmine n'existe dans le sang que sous la forme d'un précurseur inactif, le **plasminogène**. Le plasminogène sera transformé en plasmine par des activateurs en fonction des besoins.

Synthèse des facteurs de la coagulation

Le fibrinogène, la prothrombine et les autres facteurs de la coagulation

Fig. 14.26 : Les étapes de la fibrinolyse. La médecine moderne développe de plus en plus des activateurs « thérapeutiques » qui permettent de dissoudre des caillots occlusifs menaçant le pronostic vital (en particulier dans l'infarctus du myocarde). Un inconvénient réside dans le coût élevé du traitement.

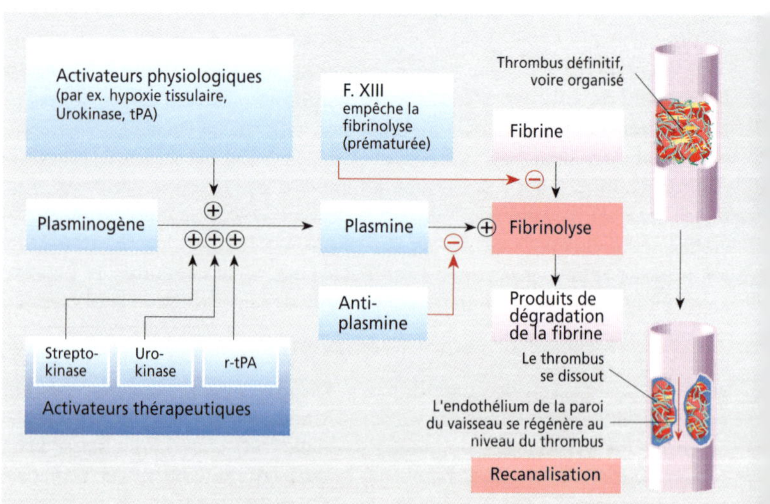

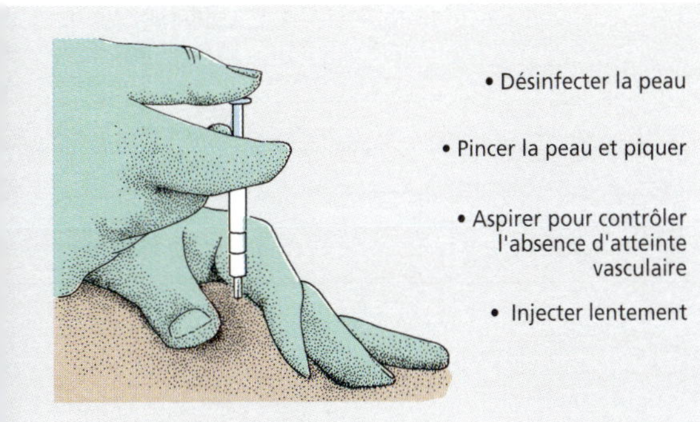

Fig. 14.27 : Injection d'héparine en sous-cutané en prophylaxie thrombo-embolique.

sont synthétisés dans le foie. Pour cette raison, les maladies du foie peuvent entraîner un déficit en facteurs de la coagulation et, de ce fait, des troubles de la coagulation.

14.5.3 Thrombose et embolie

Lorsqu'il se forme un caillot sanguin dans un vaisseau et qu'il provoque une occlusion, on parle de **thrombose**.
Une thrombose peut se produire dans les artères mais, beaucoup plus souvent, ce sont les veines qui sont touchées, en particulier celles de la jambe et du bassin. Une **thrombose veineuse** (appelée également *phlébothrombose*) atteint dans 60 % des cas la jambe gauche.
Si le thrombus ou une partie de celui-ci se détache, il part (on parle d'**embol**) dans le flux sanguin et entraîne une **embolie** (*thrombo-embolie*) dès qu'il atteint un segment de vaisseau plus étroit où il se coince et qu'il obstrue. Les thrombi qui se détachent des veines de la jambe ou du bassin migrent souvent à travers le cœur droit et provoquent une obstruction au niveau de la circulation pulmonaire. Ils sont la cause la plus fréquente d'une **embolie pulmonaire**, une complication grave en post-opératoire ou après un accouchement. L'infarctus du myocarde (☞ Fig. 15.19) est également une conséquence d'une occlusion thrombo-embolique d'une artère coronaire ou d'un tronc coronaire sur un rétrécissement athérosclérotique de la paroi du vaisseau (☞ 16.1.2).

14.5.4 Anticoagulation et thrombolyse

Pour traiter une thrombose ou une embolie ou pour l'éviter chez les patients à risque, la coagulabilité du sang doit être diminuée à l'aide de médicaments. On appelle cette thérapeutique l'**anticoagulation**. Si la fibrinolyse est mise en œuvre à l'aide d'activateurs thérapeutiques (☞ Fig. 14.26), on parle de **thrombolyse**.
Les deux médicaments le plus importants pour l'anticoagulation sont l'**héparine** et les **anti-vitamine K**.

Héparine

L'héparine inhibe la formation de fibrine en bloquant, plus ou moins, différentes étapes de la voie endogène et également dans le même temps l'agrégation des thrombocytes. Pour prévenir les thromboses (*prophylaxie thrombo-embolique*), on utilise de faibles doses d'*héparine calcique* ou d'*héparine de bas poids moléculaire* (*HBPM*) en injection sous-cutanée (**héparinisation préventive** ou **prophylaxie thrombo-embolique**).
L'héparinisation préventive peut être complétée par des bas de contention (ils compriment les veines superficielles et améliorent ainsi le retour veineux du réseau veineux profond) et des exercices musculaires de kinésithérapie qui activent la pompe musculaire.

> La meilleure prévention de la thrombose est avant tout la mobilisation : à chaque fois que cela est médicalement justifié, les patients doivent être mobilisés précocement - un minimum de 6 heures par jour hors du lit est la condition nécessaire pour pouvoir se passer d'une thrombo-prophylaxie.

L'**héparinisation thérapeutique,** avec une dose d'environ 30 000 U.I. par 24 heures en intra-veineux à l'aide d'un pousse-seringue électrique, est utilisée pour le traitement des thromboses veineuses diagnostiquées ou des embolies pulmonaires ; par ailleurs, on l'utilise en cas d'infarctus du myocarde et d'obstruction artérielle. L'héparine n'agit pas en règle générale comme dissolvant du caillot (*thrombolytique*) mais elle permet uniquement d'éviter de nouvelles formations de thrombus pouvant mettre en jeu le pronostic vital. Pour la thrombolyse, on utilise les produits modernes comme la streptokinase, l'urokinase et le r-tPA (☞ Fig. 14.26). L'héparinisation thérapeutique est - à la différence du traitement par les anti-vitamine K - immédiatement efficace. L'inconvénient est la nécessité d'une administration intra-veineuse. Pour les traitements au long cours, les anti-vitamine K sont par contre plus maniables car ils s'administrent per os.

Anti-vitamine K

Les **anti-vitamine K** (*dérivés de la coumarine*) agissent au niveau de la formation des facteurs de la coagulation dans le foie. Seule la synthèse des facteurs II, VII, IX et X dépend de la vitamine K. Les anti-vitamine K sont des antagonistes de la vitamine K et inhibent ainsi sa synthèse dans le foie. La durée de vie de certains anti-vitamine K peut être très longue (7 jours ! - le dosage doit donc être précis, aussi bien au début qu'à la fin du traitement, ainsi que son équilibration. Le dosage doit être contrôlé en permanence par un *temps du Quick* (☞ 14.5.5). Les patients sous anti-vitamine K doivent, du fait du risque de saignement, éviter de se blesser et être porteur d'une carte indiquant leur traitement particulier. *Ils ne doivent en aucun cas recevoir des injections en intra-musculaire* du fait du risque de la formation d'hématomes dans les tissus.

14.5.5 **Exploration de la coagulation**

Les examens de laboratoire les plus importants pour surveiller la fonction de la coagulation, également en cas de traitement anticoagulant et thrombolytique, sont :

- **Temps de Quick** (*taux de prothrombine = TP*) : la valeur normale est de 70 - 120 %. En cas de troubles de la coagulation ou de traitement anticoagulant, il peut être abaissé jusqu'à 15 %.
- **Temps de céphaline-activée = TCA** (ou de *temps de céphaline-kaolin = TCK*) : le TCA est entre autre utile pour surveiller une héparinisation thérapeutique et sera dans ce cas au double de la normale (soit environ 60 - 80 s).
- **Temps de thrombine** : c'est une méthode équivalente et alternative pour surveiller une héparinisation thérapeutique. Le temps de thrombine visé sera dans ce cas de 2 -3 fois la normale, soit 40 - 60 secondes, au lieu de 20 secondes.
- **Nombre de plaquettes** : valeur normale 150 - 400/nl = 150 000 - 400 000/ml.

Questions de révision

1. Quelles sont les missions du sang ? (☞ 14.1.1)

2. Quels sont les différents types de globules sanguins ? (☞ 14.1.2)

3. Qu'est-ce qu'un réticulocyte ? (☞ 14.1.3)

4. Comment s'appellent les cinq classes de protéines plasmatiques ? (☞ 14.1.4)

5. Qu'entend-on par hémolyse ? (☞ 14.2.1)

6. Quelle partie de l'hémoglobine sert au transport de l'oxygène ? (☞ 14.2.2)

7. A quel endroit les vieux érythrocytes sont-ils filtrés hors du sang et détruits ? (☞ 14.2.4)

8. Quelles sont les trois principales causes d'anémie ? (☞ 14.2.5)

9. Que mesure-t-on avec l'hémogramme ? (☞ 14.2.6)

10. Comment s'appellent les deux systèmes de groupes sanguins ? (☞ 14.2.7)

11. En quoi la première transfusion de sang ABO incompatible peut-elle immédiatement engager le pronostic vital ? (☞ 14.2.7)

12. Quels sont les produits sanguins les plus souvent utilisés pour la transfusion sanguine ? (☞ 14.2.8)

13. Quelles sont les propriétés communes des différents groupes de leucocytes ? (☞ 14.3)

14. Quelles sont les fonctions des granulocytes neutrophiles ? (☞ 14.3.1)

15. Quand existe-t-il une augmentation des granulocytes éosinophiles ? (☞ 14.3.1)

16. Sur quoi la formule sanguine donne-t-elle des indications ? (☞ 14.3.4)

17. Quelles sont les missions du système lymphatique ? (☞ 14.4)

18. Quelles missions remplissent les ganglions lymphatiques ? (☞ 14.4.2)

19. En quoi se différencie le thrombus blanc du thrombus rouge ? (☞ 14.5.1)

20. Quelles sont les deux voies par lesquelles le système de la coagulation peut être activé ? (☞ 14.5.2)

LE CŒUR

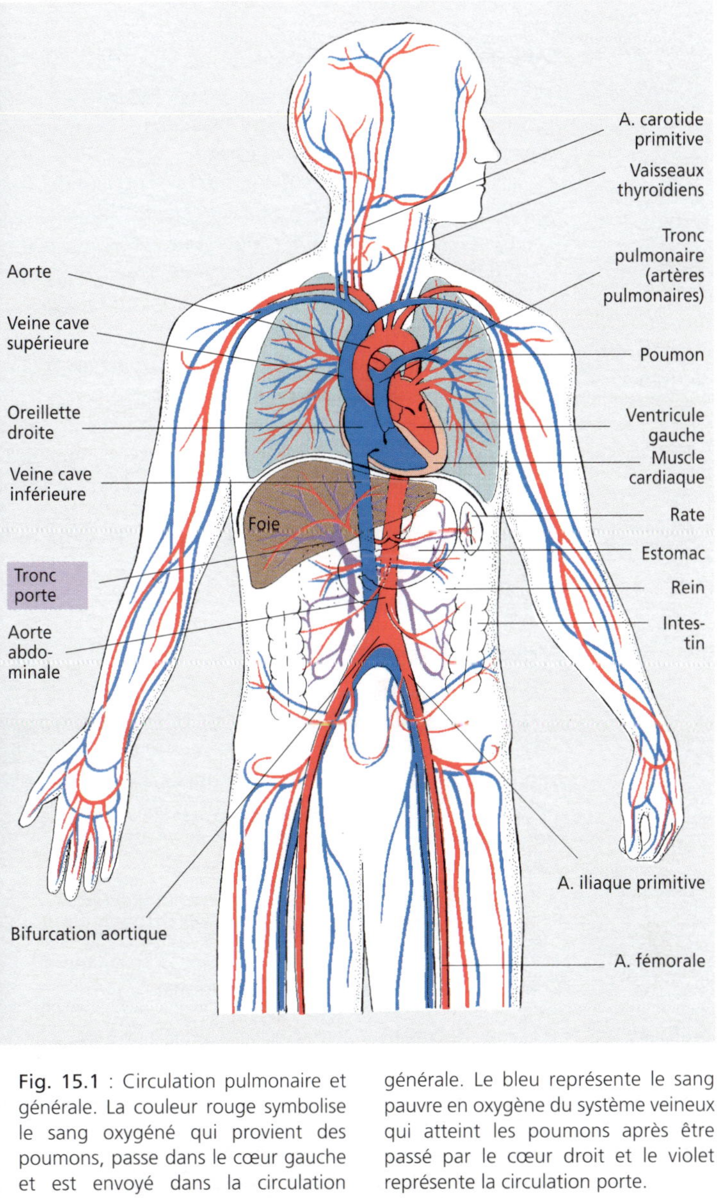

Fig. 15.1 : Circulation pulmonaire et générale. La couleur rouge symbolise le sang oxygéné qui provient des poumons, passe dans le cœur gauche et est envoyé dans la circulation générale. Le bleu représente le sang pauvre en oxygène du système veineux qui atteint les poumons après être passé par le cœur droit et le violet représente la circulation porte.

15.1 Introduction

Le **cœur** est un muscle creux qui commande, en tant que pompe circulatoire centrale, les mécanismes de transport dans les vaisseaux sanguins.

Les vaisseaux sanguins et le cœur forment ensemble le système cardio-circulatoire qui assure l'alimentation du corps en oxygène et en nutriments et permet l'évacuation du dioxyde de carbone (CO_2).

Deux circulations

Le **septum cardiaque** partage le cœur en deux parties :

- Le *cœur droit* aspire le sang du système veineux pauvre en oxygène et l'envoie dans la **circulation pulmonaire** où il est enrichi en oxygène (O_2).
- Le sang revient des poumons dans le *cœur gauche* qui l'éjecte dans l'**aorte** et l'envoie ainsi dans la **circulation générale**.

Attention - Circulation pulmonaire et générale : les parties du système vasculaire qui vont du cœur droit vers le cœur gauche, passent à travers les poumons et font donc partie de la **circulation pulmonaire** (également appelée *petite circulation*). Les vaisseaux qui partent du cœur gauche vers l'ensemble du corps et reviennent vers le cœur droit appartiennent à la **circulation générale** (ou *grande circulation*).

Pointe du cœur et choc de pointe

L'axe longitudinal du cœur pointe vers la gauche, en bas et en avant, si bien

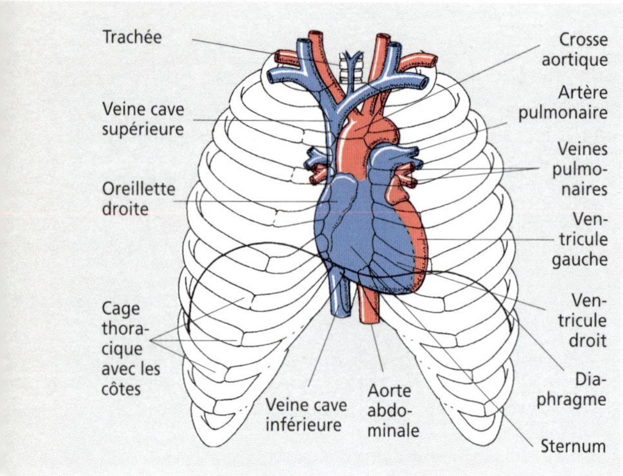

Fig. 15.2 : Position du cœur dans le médiastin.

que la **pointe du cœur** est très proche de la paroi thoracique. Chaque contraction cardiaque est transmise sous la forme d'un coup de la pointe du cœur contre la paroi thoracique. En palpant la paroi thoracique, on peut sentir le *choc de pointe* et de cette manière déterminer la position de la pointe du cœur.

Structures environnantes

- En avant : paroi postérieure du sternum,
- Latéralement : poumons droit et gauche,
- En arrière : œsophage et aorte,
- En haut : gros troncs vasculaires,
- En bas : diaphragme.

15.2 **Les ventricules et le système valvulaire cardiaques**

15.2.1 **Les quatre cavités**

Chacune des deux moitiés du cœur se divise en deux cavités :

- une petite **oreillette** à la paroi musculaire fine qui « recueille » dans un premier temps le sang en provenance du corps ou des poumons,
- un **ventricule** qui aspire le sang de l'oreillette et l'éjecte dans la circulation pulmonaire ou générale.

Le septum cardiaque possède également deux parties : le **septum inter-auriculaire** entre les oreillettes droite et gauche et le **septum inter-ventriculaire** qui sépare les ventricules droit et gauche.

15.2.2 **Le système valvulaire**

Les deux ventricules cardiaques possèdent chacun une entrée et une sortie. Les entrées mènent des petites oreillettes aux gros ventricules. Les sorties emmènent le sang dans les deux grosses artères de l'organisme, l'**aorte** et le **tronc pulmonaire**. A ces niveaux se trouvent les valvules cardiaques. Chaque valvule ne se laisse ouvrir par pression que dans un sens. Si la pression est appliquée de l'autre côté, elle se claque et ferme le passage. Comme la valve unidirectionnelle d'une chambre à air de vélo qui retient l'air insufflé, les valvules saines n'autorisent le passage du sang pompé que dans une seule direction.

Valvules mitrale et tricuspide

Les valvules entre les oreillettes et les ventricules sont formées d'un fin tissu conjonctif blanchâtre. Du fait de leur position entre les oreillettes et les ventricules, on les appelle également les **valvules atrio-ventriculaires**. L'abréviation **valvules AV** est fréquente en clinique.

- La valvule AV gauche a deux valves. Avec un peu d'imagination, on peut la comparer à un chapeau d'évêque (mitre) et on l'appelle pour cette raison la **valvule mitrale**.
- La valvule AV droite s'appelle la **valvule tricuspide** car elle possède trois valves (tri cuspis).

Les bords des valves sont reliés aux parois du ventricule par de fins cordages. Cet ancrage permet que, lors de la contraction des ventricules (systole, ☞ 15.4), elles ferment les oreillettes, c'est-à-dire, qu'elles ne peuvent pas s'ouvrir dans l'oreillette (☞ Fig. 15.4). Pendant la relaxation des ventricules, elles s'ouvrent et laissent passer le sang en provenance des oreillettes.

Valvules aortique et pulmonaire

Les valvules entre les ventricules et les grosses artères, sont appelées **valvules sigmoïdes**, du fait de leur forme en S. Lorsque le sang est éjecté des ventricules, ces sigmoïdes s'affaissent. Lorsqu'à la fin de l'éjection, le sang commence à retourner en direction des ventricules, les sigmoïdes se remplissent de sang ; leurs bords se rapprochent et ferment ainsi l'ouverture.

- La valvule sigmoïde entre le ventricule gauche et l'aorte s'appelle la **valvule aortique**.
- La valvule entre le ventricule droit et le tronc pulmonaires s'appelle la **valvule pulmonaire**.

Chacune des quatre valvules est suspendue à un anneau de tissu conjonctif et siège à la frontière entre les oreillettes et les ventricules, ainsi qu'à celle entre les ventricules et les artères. Elles forment à ce niveau un plan, le **plan valvulaire**. Comme les valvules fonctionnent comme des soupapes, on parle également de plan des soupapes.

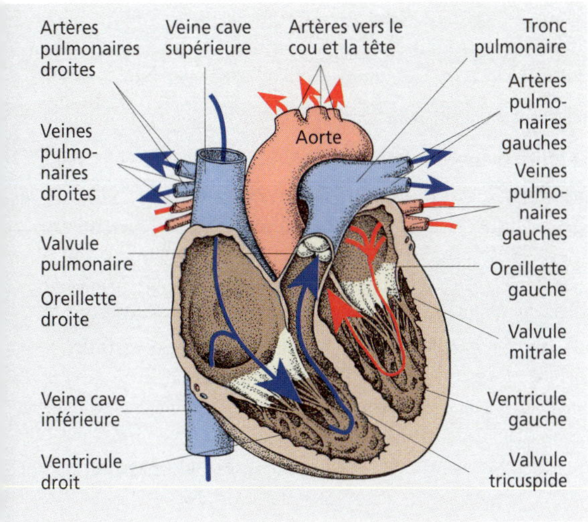

Fig. 15.3 : Coupe longitudinale du cœur.
Les flèches indiquent les directions des flux sanguins. Le sang pauvre en oxygène (flèches bleues) arrive dans l'oreillette gauche par les veines cave inférieure et supérieure et parvient ensuite aux poumons en passant par le ventricule droit. A ce niveau, il est enrichi en oxygène et parvient sous la forme de sang oxygéné (flèches rouges) dans l'oreillette gauche par l'intermédiaire des veines pulmonaires ; de là, il atteint le ventricule gauche et est ensuite éjecté dans la circulation générale à l'aide de l'aorte.

Valvules défectueuses

Comme nous l'avons vu, une valvule cardiaque à deux missions : d'une part, elle doit s'ouvrir pour permettre le passage du sang dans une direction donnée et, d'autre part, elle doit pouvoir se refermer rapidement afin d'empêcher un retour (*reflux*) du sang.

Chacune de ces fonctions peut être perturbée par des modifications pathologiques.

Lorsque les valvules AV ou les sigmoïdes ne peuvent pas suffisamment s'ouvrir, l'orifice valvulaire est trop étroit. On parle alors de **rétrécissement valvulaire**. En cas de rétrécissement valvulaire, le cœur doit produire une pression plus élevée pour pouvoir éjecter le sang à travers un orifice plus étroit.

Si une valvule ne se ferme plus de manière étanche, on parle alors d'**insuffisance valvulaire**. Dans ce cas, à chaque battement cardiaque, du sang reflue dans la direction inverse du flux sanguin normal. L'aller-retour pendulaire et inutile de ce sang entraîne un supplément de travail pour le cœur que l'on appelle surcharge volumique.

Aussi bien une surcharge volumique qu'hypertensive peut dépasser les capacités cardiaques, ce qui débouche sur une **insuffisance cardiaque** (☞15.7.3).

15.2.3 **Les différentes cavités cardiaques**

L'oreillette droite

Deux grosses veines conduisent le sang pauvre en oxygène vers l'**oreillette droite**. Elles s'y abouchent toutes les deux sans valves :

- La **veine cave supérieure** (☞ Fig. 15.3) collecte le sang de la moitié supérieure du corps, c'est-à-dire en provenance de la tête, du cou, des bras et de la paroi thoracique.
- La **veine cave inférieure** transporte le sang en provenance des membres inférieurs, du tronc et des organes intra-abdominaux.

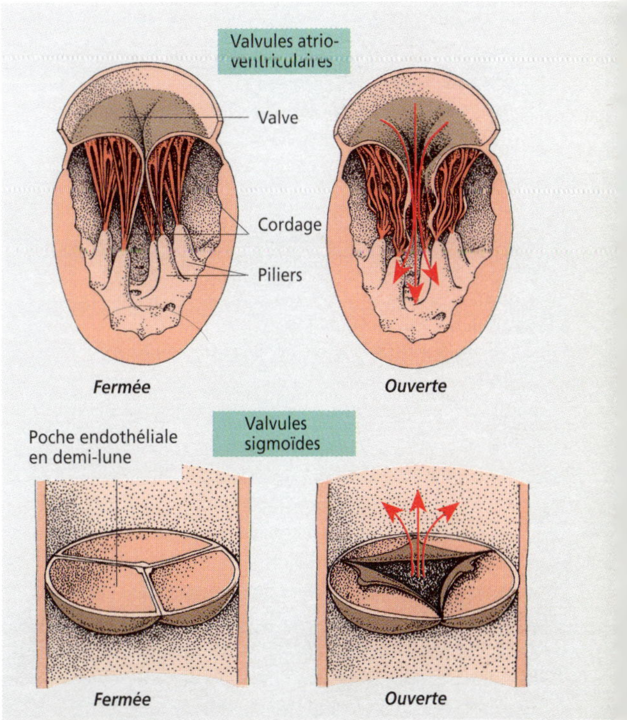

Fig. 15.4 : Comparaison entre les valvules atrio-ventriculaires et les valvules sigmoïdes. Les valvules atrio-ventriculaires se ferment sous l'action de la pression dans la chambre ventriculaire. Les cordages, qui sont fixés sur des muscles papillaires ou piliers, empêchent l'ouverture des valvules dans l'oreillette. Les valvules sigmoïdes ont une forme en cupule avec des épaississements de tissu conjonctif punctiformes au centre. Elles se ferment sous l'action de la pression sanguine qui règne dans les artères.

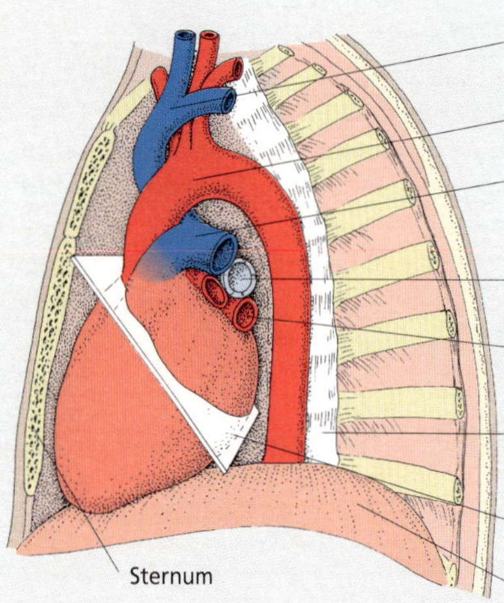

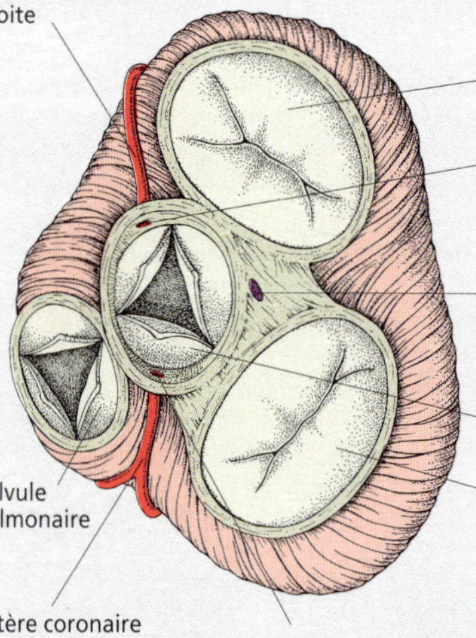

Fig. 15.5 (en haut) : Position du plan valvulaire en coupe sur le muscle cardiaque.
Fig. 15.6 (en bas) : Vue supérieure du plan valvulaire après ablation des oreillettes.
Les quatre valves siègent sur un plan et sont liées entre elles par une charpente de tissu conjonctif. On reconnaît les orifices des deux artères coronaires dans l'aorte au dessus de la valvule aortique. Par ailleurs, le faisceau de His est sectionné (☞15.5.3) ; il appartient au système de conduction cardiaque et s'étend entre l'oreillette droite et le septum inter-ventriculaire.

Le sang que le cœur utilise lui-même, passe également dans l'oreillette droite : le sang veineux des coronaires (☞15.6) se collecte dans un gros vaisseau, le **sinus coronaire,** au niveau de la face postérieure du cœur et part directement vers l'oreillette droite.

L'oreillette droite (comme la gauche) possède un bombement externe, bien visible, en forme d'oreille, l'**auricule**. Les auricules droit et gauche remplissent les niches entre le cœur et ses gros troncs vasculaires.

Le ventricule droit

Le **ventricule droit** a la forme d'une pyramide renversée, oblique. Si l'on observe l'intérieur du ventricule, on aperçoit de fines bandes musculaires (**colonnes charnues**). Il existe parmi ces dernières trois excroissances musculaires plus épaisses, appelées les **piliers** ou **muscles papillaires**. La valvule AV du cœur droit, la valvule tricuspide dont nous avons déjà parlé, y est suspendue par ses cordages.
Le **tronc pulmonaire** représente le « chemin de sortie » du ventricule droit. Le sang quitte le ventricule par

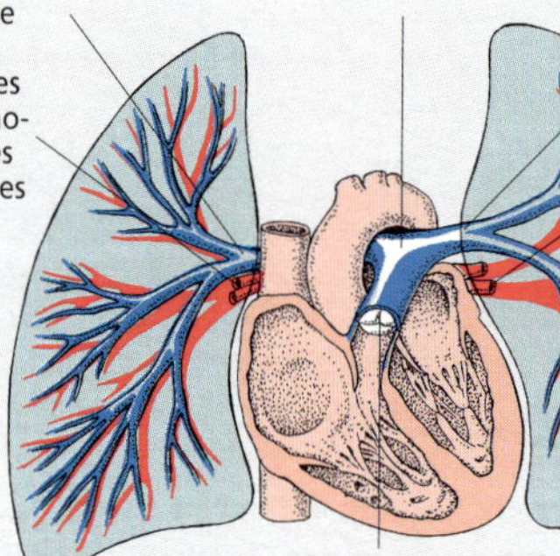

Fig. 15.7 : Division du tronc pulmonaire (bleu) en artères pulmonaires droite et gauche et en branches artérielles plus petites. Elles longent les bronches et envoient le sang pauvre en oxygène dans les capillaires pulmonaires. Après recharge en oxygène, le sang revient dans l'oreillette gauche par l'intermédiaire des veines pulmonaires (rouge).

ce tronc vasculaire et atteint les **artères pulmonaires** droite et gauche. La valvule pulmonaire se trouve au niveau de l'ouverture du ventricule droit dans le tronc pulmonaire.

L'oreillette gauche

Le sang en provenance des poumons arrive dans l'**oreillette gauche** par l'intermédiaire de quatre veines pulmonaires qui courent horizontalement. La valvule mitrale, qui forme la « porte d'entrée » du ventricule gauche, est constituée de deux valves. Comme les valves de la valvule tricuspide, elles sont reliées par des cordages aux piliers de la paroi ventriculaire.

Le ventricule gauche

La musculature du **ventricule gauche** est la plus épaisse et la puissante de tout le cœur. A partir de ce dernier le sang est envoyé dans l'**aorte**. La valvule aortique sépare le ventricule de l'aorte.

15.3 La structure de la paroi cardiaque

La paroi cardiaque n'est pas uniquement constituée de muscle mais se divise de l'intérieur vers l'extérieur en trois couches :

- La couche interne ou **endocarde** (moins de 1 mm d'épaisseur). Il recouvre la totalité des cavités cardiaques.
- La couche musculaire ou **myocarde** (épais d'environ 8 - 11 mm dans la ventricule gauche, de 2 - 4 mm dans le ventricule droit et de moins d'1 mm dans les oreillettes).
- La couche externe représentée par le feuillet viscéral du péricarde ou **épicarde** (épais de moins d'1 mm).
- Le cœur est entouré par le **péricarde** qui est composé de deux feuillets (épais de moins d'1 mm chacun).

15.3.1 Le myocarde

Le **myocarde** est la couche du cœur qui travaille.

Le sang est éjecté grâce à la **contraction** du muscle cardiaque. La musculature du ventricule gauche apporte la plus grosse contribution - de ce dernier le sang est envoyé dans la circulation générale, ce qui nécessite un effort de pompe plus important que pour la circulation pulmonaire. C'est la raison pour laquelle la musculature du ventricule gauche est la plus épaisse. Les oreillettes possèdent seulement une mince couche musculaire : elle génère uniquement le flux sanguin entre l'oreillette et le ventricule (Détails ☞ 15.4.2).

Au niveau microscopique, la musculature cardiaque est constituée d'un réseau de fibres musculaires striées qui s'entrecroisent et qui entourent en spirale les cavités cardiaques. Les fibres musculaires cardiaques occupent une place particulière entre la musculature striée et la musculature lisse :

- D'un côté, elles possèdent une activité spontanée, c'est-à-dire qu'elles n'ont pas besoin d'influx nerveux ou électrique extérieur pour battre ; pour cela, elle sont donc comme la musculature lisse.
- D'un autre côté, elles peuvent se contracter aussi vite que la musculature striée.

Hypertrophie du muscle cardiaque

Le muscle cardiaque peut s'adapter à des charges de travail de longue durée pendant lesquelles les fibres musculaires s'allongent et grossissent. On appelle cela l'**hypertrophie musculaire**. L'hypertrophie permet au cœur de produire de plus grandes performances. En particulier, les sportifs d'endurance ont souvent des cœurs nettement plus gros que les « employés de bureau » sédentaires. Une hypertrophie pathogène survient le plus souvent comme conséquence d'une résistance augmentée dans la circulation

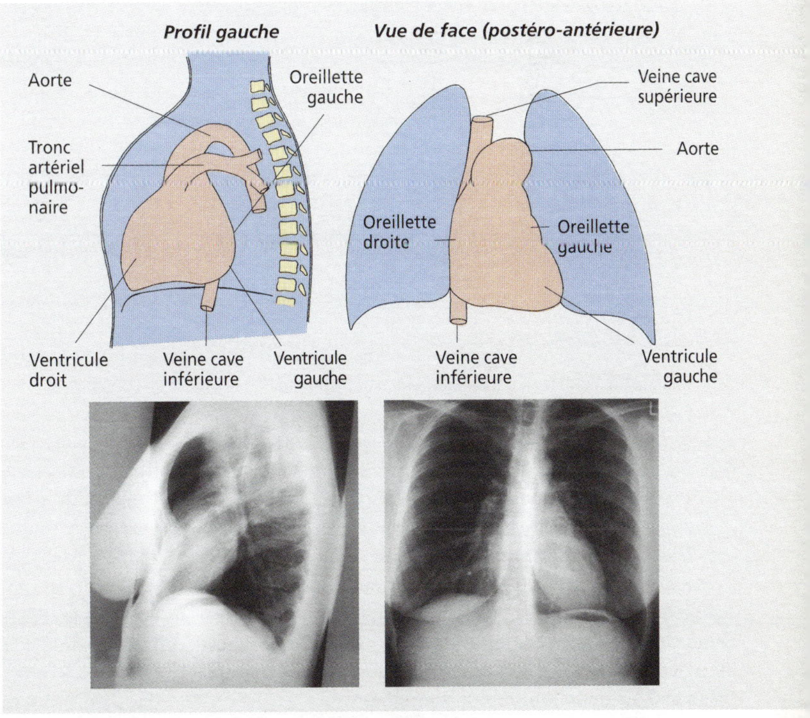

Fig. 15.8 : Radiographie du thorax de profil et de face (le clinicien parle de « cliché postéro-antérieur »). La forme du cœur à la radio donne une indication sur la taille de ses différentes parties. Des anomalies par rapport à la norme, par exemple un bombement de la forme du cœur, orientent vers une maladie cardiaque (par ex. insuffisance cardiaque).

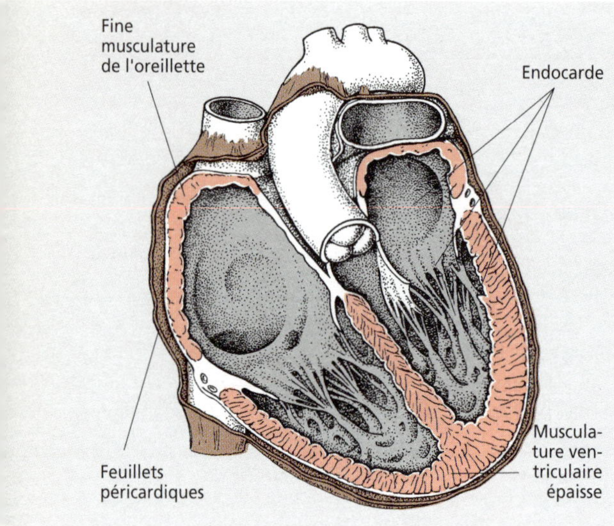

Fig. 15.9 : Coupe longitudinale du cœur. On reconnaît la structure en trois couches de la paroi cardiaque. Les valvules cardiaques sont formées d'une double couche de tissu endocardique. Le myocarde est le plus épais au niveau du ventricule gauche (à droite sur le dessin) et est le plus fin au niveau des oreillettes. Le péricarde est une enveloppe fine de tissu conjonctif dense.

générale, qui est fréquemment liée à une hypertension et/ou à une athérosclérose marquée.

En même temps, les cavités ventriculaires s'élargissent du fait de l'élévation des pressions intra-ventriculaires (*dilatation* des ventricules).

Malheureusement les vaisseaux ne grossissent pas quand les fibres musculaires cardiaques s'hypertrophient. La vascularisation n'est donc plus suffisante à partir d'une certaine épaisseur des fibres musculaires. En règle générale, cela survient lorsque le poids du cœur dépasse 500 g. Cette valeur sera appelée de ce fait, *masse critique du cœur*.

15.3.2 Le péricarde

Le **feuillet interne du péricarde** ou **épicarde** est en contact étroit avec le myocarde. Le cœur est enveloppé par le **feuillet externe du péricarde** qui est une couche de tissu conjonctif dense et résistant à la déchirure. Le péricarde est adhérent en bas avec le diaphragme et sur les côtés avec la plèvre. Ainsi le cœur est fixé dans le médiastin par le **péricarde**. Ce dernier facilite les mouvements du muscle cardiaque en formant une *couche de glissement* qui diminue les frottements. Le péricarde est donc formé, comme la plèvre (☞17.10), de deux feuillets. Au niveau du passage des gros vaisseaux cardiaques, les deux feuillets se rejoignent.

Les deux feuillets forment une cavité virtuelle fermée. Dans cette espace, le feuillet interne sécrète une petite quantité de liquide clair : le *liquide péricardique*. Il sert de film lubrifiant pendant les battements cardiaques et réduit ainsi le frottement des feuillets du péricarde au minimum.

15.4 Le cycle cardiaque

Chez les adultes en bonne santé, le cœur bat au repos aux environs de 70 coups par minute ; la **fréquence cardiaque** est donc de 70/min. A chaque battement (**contraction**), le sang est éjecté des ventricules dans les circulations pulmonaire et générale. Pour cela, la contraction réduit de manière brutale l'espace intérieur des cavités cardiaques si bien que le sang est expulsé.

Finalement, la musculature se relâche - les cavités s'élargissent et se remplissent de nouveau de sang.

La phase de contraction des cavités cardiaques est appelée **systole**. Elle dure environ 0,15 seconde. La phase de relaxation (= phase de remplissage) s'appelle la **diastole**. Elle dure environ 0,7 seconde.

15.4.1 Le cycle auriculaire

A côté des ventricules, les oreillettes travaillent aussi avec une alternance de contractions et de relaxations. Les contractions des ventricules et des oreillettes sont parfaitement coordonnées afin d'obtenir une performance d'éjection maximale. Plus précisément, la musculature des oreillettes se contracte environ 0,12 - 0,20 seconde avant celle des ventricules, si bien qu'à la fin de la diastole la quantité de sang nécessaire ait été poussée dans les ventricules.

15.4.2 Le cycle ventriculaire

Lorsque la musculature ventriculaire se relâche, l'espace intérieur des ventricules s'élargit et il se produit une aspiration. Ainsi les valvules auriculo-ventriculaires s'ouvrent et laissent passer le sang en provenance des oreillettes. Le cœur ne fonctionne pas uniquement comme une pompe générant une pression mais également comme une *pompe aspirante*. La **contraction de l'oreillette** dont nous avons parlé ne remplit le ventricule qu'à environ 20 %.

Lors de la systole ventriculaire, le myocarde se contracte. Ainsi, le sang contenu dans le muscle cardiaque est comprimé. L'augmentation de la pression permet la fermeture des valvules auriculo-ventriculaires ; l'ancrage des valvules aux piliers empêche leur « retournement » dans l'oreillette.

Finalement le sang « force le passage » à travers les valvules sigmoïdes du fait de la pression élevée, et est éjecté dans l'aorte et le tronc pulmonaire.

Lors de l'expulsion du sang hors du cœur, la pression dans les ventricules diminue. Dans le même temps, la pression dans l'aorte et le *tronc pulmonaire* augmente. Lorsque le ventricule a été vidé environ de moitié, la contraction cesse : la musculature ventriculaire se relâche. Chez un homme en bon état général, au repos, 70 ml de sang sont éjectés de chaque ventricule à chaque battement cardiaque.

Si l'on examine de plus près les événements dans les ventricules, on peut les diviser en trois phases :

La **systole ventriculaire** est composée de deux phases :

- **Phase de contraction**. Les ventricules sont remplis de sang et les valvules auriculo-ventriculaires sont déjà fermées. Une pression est exercée sur le sang par contraction du myocarde. La pression n'est pas encore suffisamment élevée pour repousser les valvules sigmoïdes.
- **Phase d'éjection**. La pression dans les ventricules dépasse maintenant la pression dans l'aorte et le tronc pulmonaire : les valvules sigmoïdes seront ouvertes et le sang sera éjecté dans les troncs artériels. A la fin de la phase d'éjection, les valvules sigmoïdes se referment car la pression dans les vaisseaux devient supérieure à celle dans les ventricules (☞ 15.2.2). La systole est terminée et la diastole commence.

La diastole ventriculaire est composée d'une seule longue **phase de relaxation = phase de remplissage** : le myocarde ventriculaire se relâche et les valvules auriculo-ventriculaires s'ouvrent, si bien que le sang passe des oreillettes vers les ventricules.

La phase de remplissage se termine avec la fermeture des valvules auriculo-ventriculaires - une nouvelle systole commence.

Dans toutes les pathologies cardiaques sévères (en particulier en cas de déficience valvulaire), il existe des perturbations importantes dans l'équilibre très précis des pressions cardiaques. Un cardiologue peut mesurer les modifications à l'aide d'un *cathétérisme cardiaque*.

15.4.3 **Bruits du cœur et souffles cardiaques**

Le cœur ne travaille pas de manière silencieuse. Les vibrations créées par les battements de l'activité cardiaque seront transmises à la cage thoracique où elles pourront

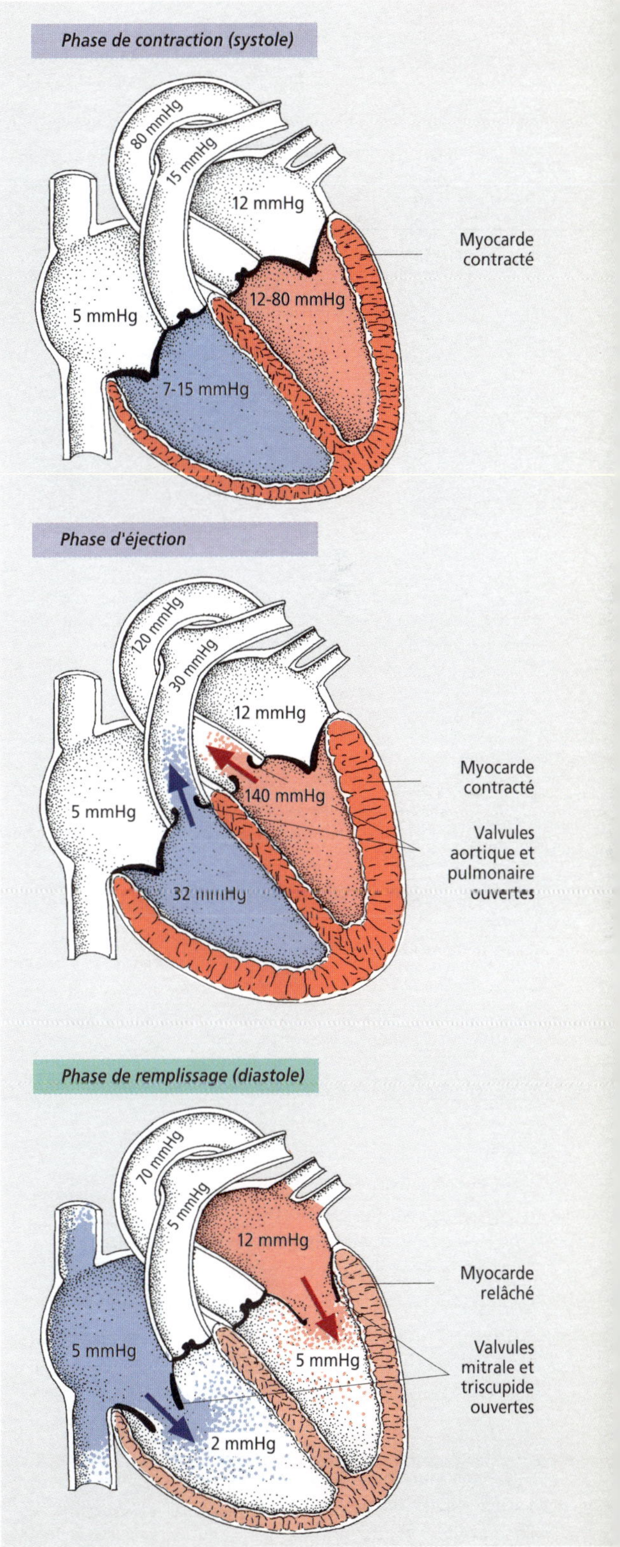

Fig. 15.10 : Les phases du cycle cardiaque.
Lors de la systole, on différencie la phase de contraction (pendant laquelle les valvules sigmoïdes sont encore fermées) de la phase d'éjection.
Pendant la diastole, du sang frais passe des oreillettes à travers les valvules mitrale et tricuspide vers les ventricules.

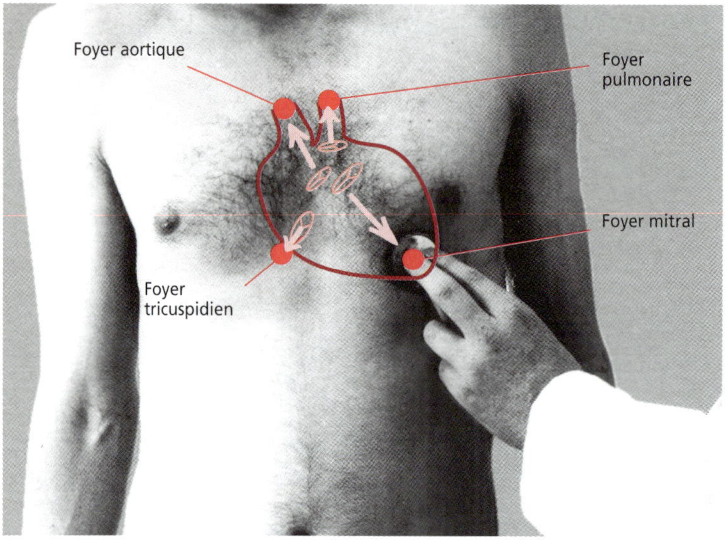

Fig. 15.11 : Auscultation d'un patient. Sont représentées les projections des quatre valvules sur la paroi thoracique et les zones d'auscultation privilégiées pour chacune de ces valvules. Les flèches indiquent la direction du flux sanguin qui transmet le bruit des valvules.

être entendues à l'aide d'un stéthoscope.

On appelle cet examen l'**auscultation** (« l'écoute ») du cœur. On entend deux bruits cardiaques lors de l'auscultation d'un cœur sain :

- Le **premier bruit cardiaque** = $\mathbf{B_1}$ est entendu pendant la phase de contraction de la systole. Du fait de la contraction musculaire brutale, le sang dans les ventricules se met en vibration. Le premier bruit cardiaque s'appelle pour cela le *bruit de contraction*.
- Le **deuxième bruit cardiaque** = $\mathbf{B_2}$ survient à la fin de la systole lors de la fermeture brutale des valves pulmonaire et aortique.

Ces **deux bruits cardiaques** se retrouvent chez tous les individus en bonne santé.

Chez les enfants, on peut également entendre un troisième bruit lors de la phase de remplissage du ventricule.

Souffles cardiaques

Tous les autres sons sont appelés **souffles cardiaques** pour les différencier des bruits cardiaques normaux. Ils sont souvent pathologiques et indiquent une anomalie du flux sanguin.

Rétrécissement et insuffisance valvulaire

Lors d'un rétrécissement valvulaire (☞ 15.2.2), le sang « passe en force » à travers une ouverture rétrécie : il se forme des tourbillons qui se traduisent par des souffles - comme dans le rapide d'une rivière. Si une valvule ne se referme pas de manière étanche (elle est alors appelée « insuffisante »), alors sa fonction anti-retour est en partie ou complètement abolie : il existe dans ce cas un *reflux* de sang. On a également dans ce cas des souffles cardiaques anormaux.

- Si l'on entend un souffle pendant la systole, on parle alors de **souffle systolique**.
- S'il survient lors de la diastole, on parle de **souffle diastolique**.

Souvent, la seule auscultation du cœur permet de suspecter une rétrécissement ou une insuffisance valvulaire. Dans ce cas, le médecin mène une *exploration diagnostique cardiologique* : elle comprend au minimum, un **ECG** (☞ 15.5.4), une *échocardiographie* et un **radiographie du thorax** (☞ Fig. 15.8).

15.5 **Formation et conduction de l'excitation**

15.5.1 **L'autonomie du cœur**

Si le cœur est séparé du corps et est conservé dans un liquide nutritif adapté, il continue à battre. Cette

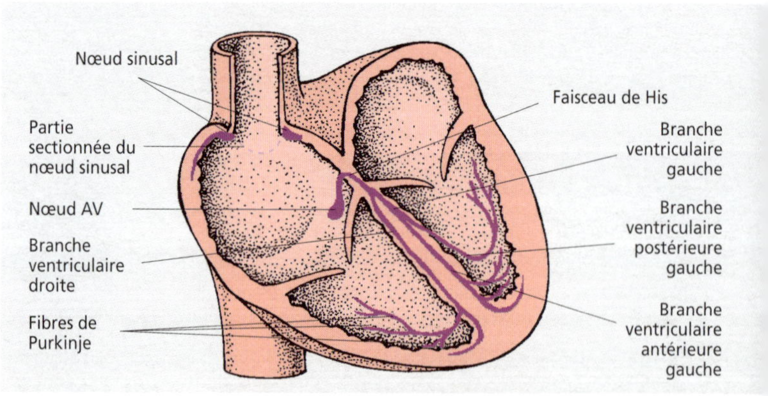

Fig. 15.12 : Système de conduction de l'excitation du cœur avec une représentation schématique du nœud sinusal, du nœud AV, des branches ventriculaires et des fibres de Purkinje. Le faisceau de His traverse le plan valvulaire.

expérience peut facilement être faite sur des animaux de boucherie, par exemple, et montre clairement que la commande de l'activité cardiaque se trouve dans le cœur lui-même - le cœur travaille de manière *autonome* (indépendante).

En effet, chaque muscle a besoin d'une impulsion électrique pour se contracter. Cependant, alors que le muscle squelettique est excité par un nerf, le cœur s'excite lui-même. Naturellement, le cœur reçoit également des impulsions en provenance du SNC (par le système sympathique et par le n. vague) - les nerfs qui se dirigent vers le cœur n'ont cependant qu'une action régulatrice limitée, sans influence sur la cadence (☞ 15.7.2). Le cœur pourrait également fonctionner en leur absence.

Le cœur doit cette indépendance à un système de cellules musculaires spécialisées qui sont en capacité de produire des excitations et de les conduire rapidement. Cette musculature particulière est appelée pour cela **système d'excitation** et **système de conduction**.

15.5.2 Le nœud sinusal

La structure la plus importante pour la formation de l'excitation est le **nœud sinusal**. Toutes les excitations du cœur partent normalement du nœud sinusal. Il s'agit d'un plexus de fibres musculaires spécialisées - *non pas* de cellules nerveuses comme on pourrait le supposer.

Le nœud sinusal se trouve dans la paroi de l'oreillette droite, à proximité immédiate de l'abouchement de la veine cave supérieure. Ce centre de commande détermine la fréquence cardiaque (vitesse des battements cardiaques). Il est également considéré, pour cette raison, comme l'**entraîneur** ou **pacemaker** cardiaque.

Partant du nœud sinusal, l'excitation parvient, à travers une musculature normale de l'oreillette, à un autre centre pacemaker, le nœud AV (☞ 15.5.3).

Pacemaker artificiel

Si le nœud sinusal devient déficient, par ex. du fait de modifications dues à l'âge, alors il est souvent nécessaire d'implanter un entraîneur électrique artificiel (*pacemaker*).

15.5.3 Autres centres d'excitation

Le **nœud AV** se trouve au niveau du plancher de l'oreillette droite à proximité du septum inter-auriculaire. Il se trouve donc près de la frontière entre oreillette et ventricule. Il doit son nom (nœud AV = nœud **a**trio-**v**entriculaire) à cette localisation. Il reçoit l'excitation de la musculature de l'oreillette et la transmet au *faisceau de His*.

Le **faisceau de His** est très court et chemine le long du plancher de l'oreillette en direction du septum inter-ventriculaire. A ce niveau, il se divise en une branche ventriculaire droite et une branche ventriculaire gauche.

Les **branches ventriculaires** (également appelées *branches de Tawara*) se dirigent vers la pointe du cœur en longeant les deux bords du septum inter-ventriculaire. Les ramifications terminales des branches ventriculaires s'appellent les **fibres de Purkinje**.

Les excitations passent directement des fibres de Purkinje à la musculature ventriculaire.

Quelle est la signification d'un système de conduction aussi compliqué ?

Comme les limites des cellules ne représentent pas des obstacles à la conduction des excitations, les fibres myocardiques pourraient être atteintes les unes après les autres par l'excitation du nœud sinusal - seulement ceci serait si long qu'une

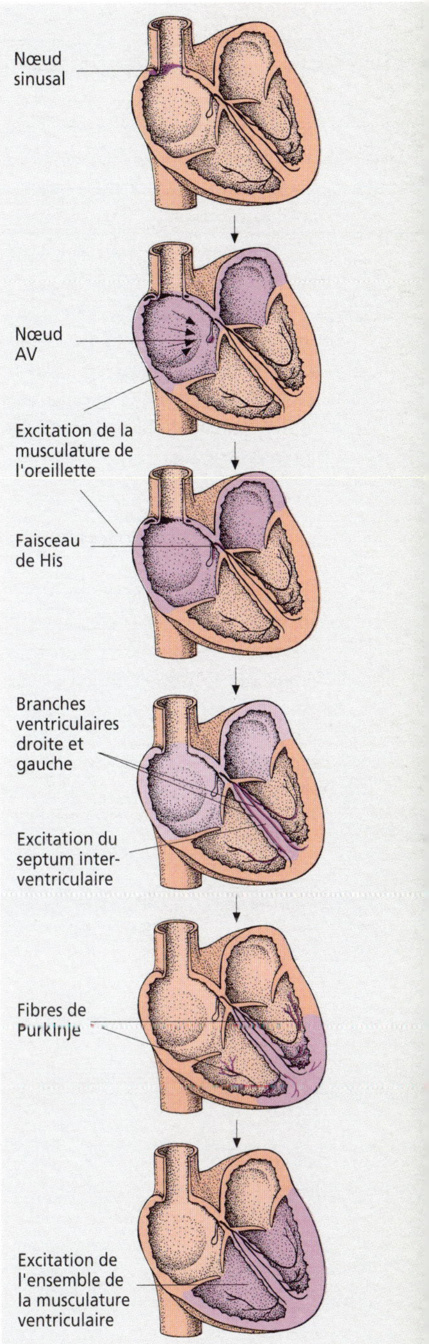

Fig. 15.13 : La diffusion de l'excitation ; les surfaces violettes indiquent les zones de musculature excitée.
En premier se contracte la musculature de l'oreillette. Ensuite, l'excitation atteint les ventricules au niveau desquels le septum se contracte en premier.

contraction simultanée serait impossible. Les structures du système de conduction ont donc la mission de transmettre l'excitation à l'ensemble du muscle cardiaque avec une *vitesse élevée*. Les cellules musculaires des différentes régions du cœur seront ainsi excitées en même temps rapidement. Car seule une excitation concomitante des cellules musculaires permet une contraction efficace.

La conduction ne subit un léger ralentissement qu'au niveau du nœud AV. Ce ralentissement est utile car il sert à ce que les oreillettes se contractent *en premier* et qu'*ensuite* ce soit le tour des ventricules. Ce n'est que grâce à ce léger décalage que la contraction de l'oreillette permet de remplir le ventricule avant que la valvule auriculo-ventriculaire ne se ferme du fait de la contraction du ventricule.

15.5.4 **L'électrocardiogramme (ECG)**

L'excitation électrique du nœud sinusal s'étend dans le cœur selon des voies prédéfinies. Il existe pour cela un *courant électrique* (même minime). Ce courant ne s'arrête pas aux frontières du cœur mais s'étend jusqu'à la surface du corps. Il peut donc être mesuré au niveau de la paroi thoracique ou des bras et des jambes. Afin d'obtenir une image standardisée et, de ce fait, comparable du courant électrique, on place les électrodes en des lieux bien définis comme cela est montré sur la Fig. 15.14.

Le tracé du courant électrique s'appelle l'**électrocardiogramme** ou en abrégé **ECG**.

L'ECG donne par exemple des indications sur les modifications de la musculature cardiaque : si une partie du tissu musculaire meurt du fait, par exemple, d'un infarctus du myocarde, alors le courant ne sera plus transmis. La zone est muette électriquement. Ainsi, le cheminement de la diffusion de l'excitation se modifie, ce qui donne souvent des modifications typiques au niveau de l'ECG. C'est pourquoi, ce dernier a une grande valeur dans le diagnostic de l'infarctus du myocarde.

On peut également apprécier la fréquence et le rythme cardiaques grâce à l'ECG. Il est donc particulièrement indiqué pour diagnostiquer les troubles du rythme cardiaque.

Les **troubles du rythme** et **de la conduction** cardiaque ne sont pas uniquement dus à des atteintes du nœud sinusal - le nœud AV et toutes les branches de conduction en aval peuvent fonctionner de manière irrégulière (arythmique) ou être complètement déficientes : on parle alors de *bloc auriculo-ventriculaire* ou de *bloc de branche*.

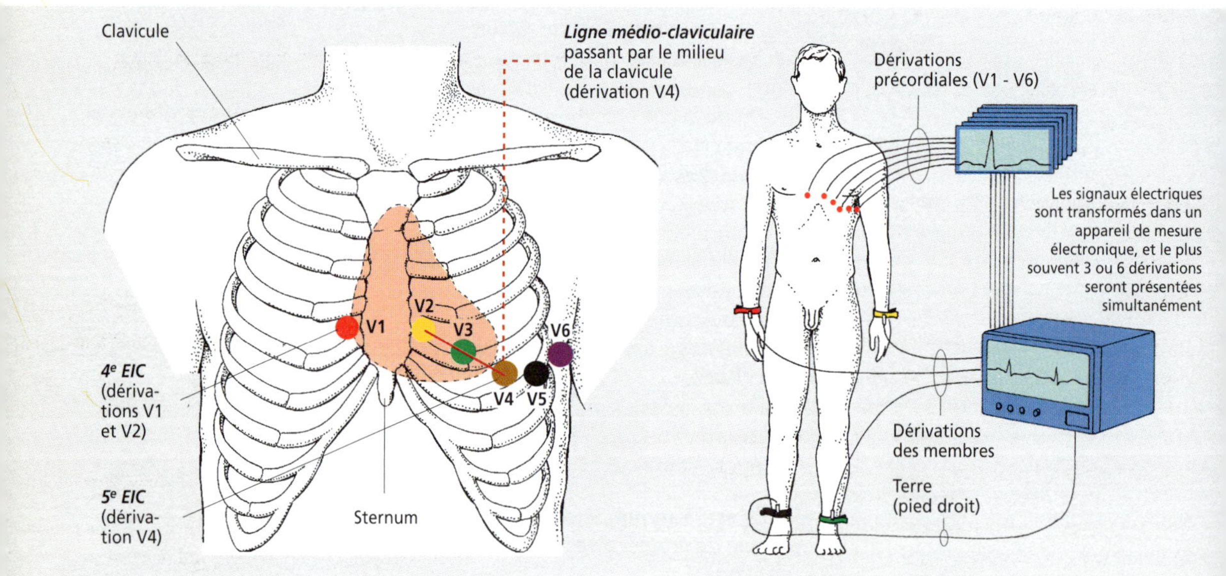

Fig. 15.14 : Position des électrodes sur la paroi thoracique et au niveau des membres. On différencie les dérivations standards (ou des membres) des dérivations précordiales.
Les quatre électrodes des dérivations standards sont fixées aux poignets et aux chevilles. C'est ce que montre le dessin à droite. Le positionnement précis ne joue pas de grand rôle dans ce cas. Les six électrodes des dérivations précordiales doivent par contre être posées en des points très précis de la paroi thoracique : V1 au niveau du 4ème EIC (espace inter-costal) droit le long du sternum, V2 au niveau du 4ème EIC gauche, V4 au niveau du 5ème EIC gauche sur la ligne médio-claviculaire, V3 au milieu de la ligne reliant V2 à V4, V5 et V6 au même niveau que V4, l'un sur la ligne axillaire antérieure, l'autre sur la ligne axillaire moyenne.

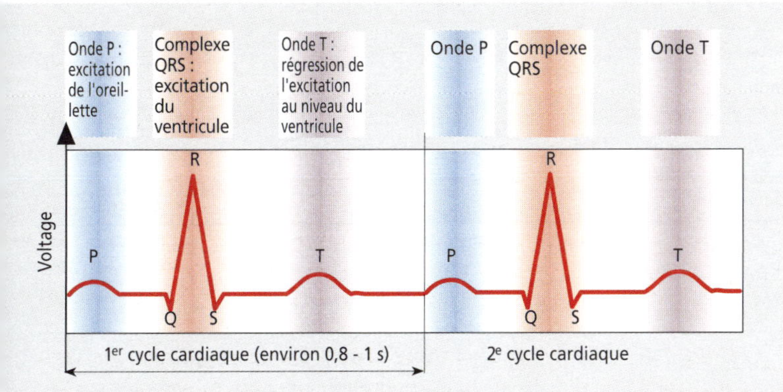

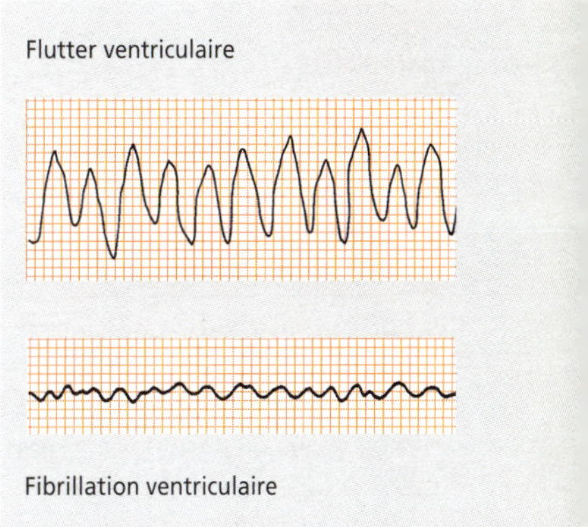

Fig. 15.15 (à gauche) : ECG standard.
L'activité cardiaque se reflète sous la forme d'un courant électrique.
L'onde P correspond à l'excitation de l'oreillette, le complexe QRS à celle du ventricule et l'onde T à la régression de l'excitation du ventricule.
Ensuite, les oreillettes sont de nouveau excitées - sur l'ECG apparaît une nouvelle onde P.
L'intervalle entre deux ondes P ou entre deux ondes R permet de calculer la fréquence cardiaque.

Fig. 15.16 (à droite) : Flutter et fibrillation ventriculaire sur un tracé ECG. Lors de la fibrillation ventriculaire, la fréquence d'excitation du ventricule dépasse 400/min. L'étape préalable à la fibrillation est le flutter où la fréquence se situe entre 250 et 400/min.

Les différents troubles du rythme et de la conduction sont très fréquents. Chez les personnes jeunes, il sont en général sans gravité, chez les patients plus âgés, ils sont souvent plus graves et parfois même mortels.

15.5.5 **Flutter et fibrillation ventriculaire**

Est particulièrement redoutée, l'excitation continue en court-circuit de la musculature ventriculaire : conséquence de désordres dans la formation et la transmission de l'excitation, par ex. au cours d'un infarctus du myocarde, elle peut entraîner une excitation très rapide et désordonnée de la musculature cardiaque ; les contractions qui en résultent sont trop faibles pour pouvoir éjecter suffisamment de sang hors des ventricules.

Bien que le cœur « batte », aucun pouls n'est perceptible. Cela conduit à un **arrêt cardio-circulatoire**.

La **fibrillation ventriculaire**, au cours de laquelle l'ECG indique une fréquence de 400 - 600/min, nécessite la mise en oeuvre immédiate d'une réanimation cardio-pulmonaire (massage cardiaque). Par ailleurs le médecin (urgentiste) essaye d'arrêter le dysfonctionnement de l'excitabilité cardiaque par un choc électrique (**défibrillation**). Ainsi, dans les cas favorables, il est possible de rétablir une excitation normale.

En cas de **flutter ventriculaire** avec une fréquence cardiaque entre 250 et 400/min, l'excitation du muscle cardiaque n'est pas complètement désordonnée comme dans la fibrillation ventriculaire. Cependant, la capacité d'éjection du cœur est très faible si bien qu'en l'absence de traitement un état de choc s'installe. Par ailleurs, le flutter peut se transformer en fibrillation ventriculaire.

15.6 **La vascularisation du cœur**

Comme tout organe, le cœur *lui-même* doit être alimenté par du sang. Pour cela, le cœur utilise pour son propre fonctionnement 1/20 de la totalité du sang pompé (soit environ 300 ml/min).

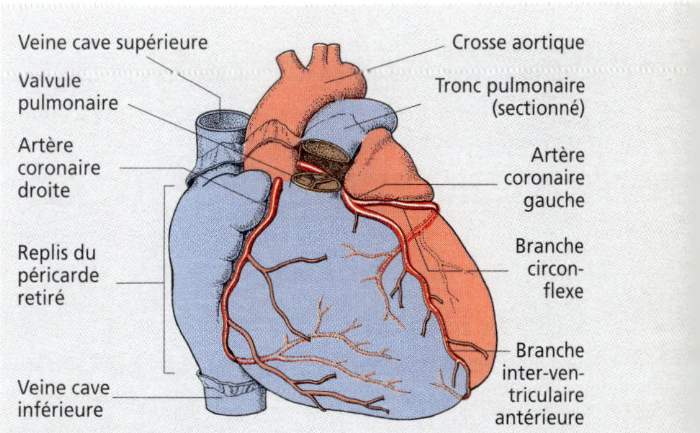

Fig. 15.17 : Trajet des artères coronaires.
L'artère coronaire gauche part en arrière du tronc pulmonaire vers la face antérieure du cœur où elle se divise en une branche antérieure, l'artère inter-ventriculaire antérieure, et en une branche latérale, l'artère circonflexe.

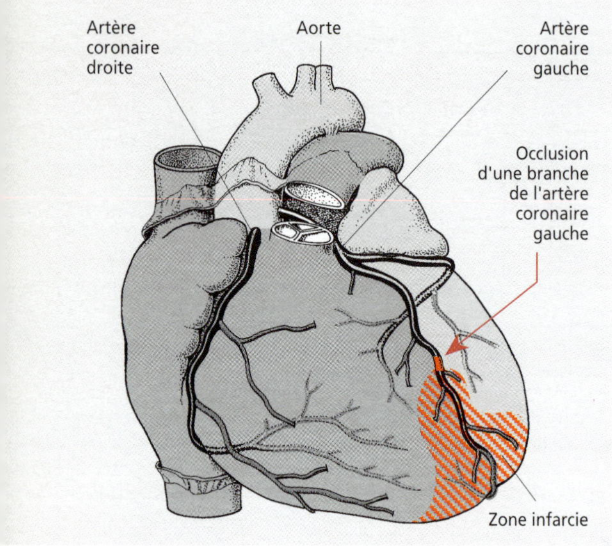

Fig. 15.18 : Infarctus du myocarde. L'occlusion d'une artère coronaire entraîne la mort du tissu musculaire cardiaque irrigué par cette artère.

Les vaisseaux coronaires

L'alimentation du cœur est assurée par deux petits vaisseaux qui naissent de l'aorte : l'un part en travers sur la partie droite du cœur, l'autre en travers sur la partie gauche. Comme ces deux artères avec leurs ramifications entourent le cœur comme une couronne, on les appelle les **artères coronaires**.

- L'**artère coronaire droite** alimente, chez la plupart des personnes, l'oreillette droite, le ventricule droit, la paroi postérieure du cœur et une petite partie du septum inter-ventriculaire.
- L'**artère coronaire gauche** se divise en deux grosses branches (l'*artère circonflexe* et l'*artère inter-ventriculaire antérieure*) qui normalement irriguent l'oreillette gauche, le ventricule gauche et une grande partie du septum inter-ventriculaire.

Les veines du cœur longent parallèlement les artères, se réunissent en vaisseaux de plus en plus gros et s'abouchent sous la forme du *sinus coronaire* dans l'oreillette droite.

La maladie coronaire

Au cours de la vie, les artères coronaires peuvent être rétrécies par des dépôts sur les parois vasculaires (*athérosclérose*, ☞ 16.1.2). Ces rétrécissements coronaires (*sténoses coronaires*) sont particulièrement favorisés par ex. par des désordres du métabolisme lipidique ou par le tabac. Moins de sang s'écoule alors dans les artères coronaires et la vascularisation du muscle cardiaque sera moins bonne.

Dans ce cas, on parle de **maladie coronaire** ou **coronaropathie**. C'est une maladie particulièrement fréquente.

Si les artères coronaires sont très rétrécies (*sténosées*), il peut alors facilement se produire une occlusion complète d'une coronaire - par ex. par la formation d'un petit caillot de sang (thrombus). Dans ce cas l'apport d'oxygène est tellement diminué qu'une partie des fibres musculaires cardiaques meurent. La mort (*nécrose*) de tissu musculaire cardiaque par un défaut d'apport en oxygène s'appelle un **infarctus du myocarde**.

L'infarctus du myocarde est la principale cause de décès en Allemagne : 13 % des décès chez les hommes et 8 % chez les femmes. Le deuxième ou le troisième infarctus entraîne le plus souvent la mort.

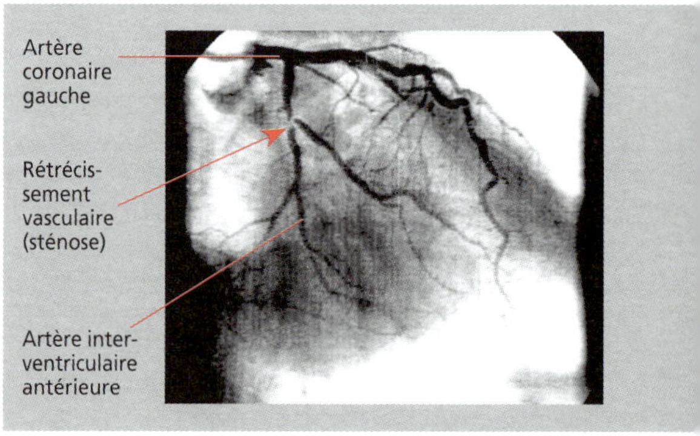

Fig. 15.19 : Coronarographie d'un patient présentant une coronaropathie sévère. On reconnaît une occlusion presque complète de la branche inter-ventriculaire antérieure de la coronaire gauche. Ce patient est menacé d'un infarctus du myocarde.

15.7 Le travail cardiaque et sa régulation

15.7.1 Volume d'éjection et volume par minute

Au repos, la *fréquence cardiaque* d'un adulte est d'environ 70 battements par minute (chez le nouveau-né, la fréquence est de 130, soit deux fois plus rapide). Tant le ventricule droit que le ventricule gauche éjecte environ 70 ml de sang - appelé **volume d'éjection** - à chaque battement pour un cœur d'adulte.

Le débit cardiaque

Le **débit cardiaque** se calcule à partir des deux valeurs suivantes :

Volume d'éjection x Fréquence cardiaque = Débit cardiaque par ex. 70 ml x 70/min = 4900 ml par min.

Au repos, le cœur envoie donc environ 5 l de sang par minute dans la circulation pulmonaire et dans la circulation générale. Les scientifiques ont calculé que le travail ainsi fourni correspond par ex. à celui d'un moteur d'environ 70 Watt ou 0,1 cheval-vapeur. Le débit cardiaque est une mesure importante en anesthésie et en réanimation : une chute brutale indique une menace pour le pronostic vital et doit être prise en charge rapidement.

Adaptation à l'effort

A l'effort, le débit cardiaque, et donc le travail cardiaque, augmentent de manière significative. L'augmentation du travail cardiaque sera permise par une augmentation de la *fréquence cardiaque* et du *volume d'éjection*. En situation extrême, le cœur peut assurer un débit de 25 l/min.

L'adaptation des capacités du cœur aux besoins instantanés de l'ensemble de l'organisme est principalement sous le contrôle de l'innervation cardiaque.

15.7.2 **L'innervation cardiaque**

Le système nerveux végétatif agit en permanence sur le cœur avec ses deux composantes - le système sympathique et le système parasympathique. L'innervation du cœur est essentielle pour l'adaptation à des efforts de courte durée.

Effets du sympathique et du parasympathique

Le *système sympathique* augmente la performance cardiaque. Par contre, le nerf vague (☞ Fig. 11.12), qui appartient au *système parasympathique* et qui est relié uniquement avec l'oreillette droite, a une influence inhibante, moins marquée. Trois paramètres sont influencés individuellement :

- L'innervation cardiaque agit sur la fréquence cardiaque : si l'influence du nerf vague prédomine, le cœur est ralenti (*action chronotrope négative*) ; si l'influence du système sympathique domine, alors le cœur est accéléré (*action chonotrope positive*).
- La force de contraction du myocarde est influencée de la même manière par l'innervation cardiaque. Le sympathique augmente la force de contraction du muscle (*action inotrope positive*) ; le nerf vague la diminue (*action inotrope négative*).
- La vitesse de conduction de l'excitation est également modifiée par l'innervation cardiaque : sous l'influence du système sympathique, la vitesse de conduction est augmentée (*action dromotrope positive*) ; sous l'influence du nerf vague, elle est ralentie (*action dromotrope négative*).

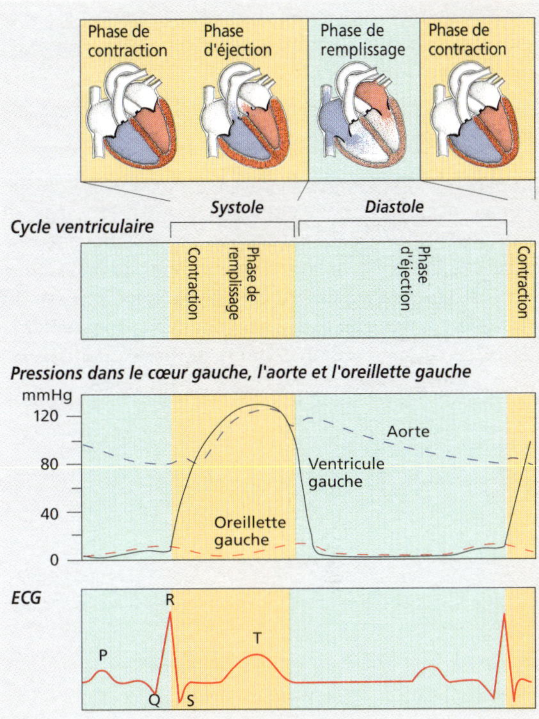

Fig. 15.20 : Représentation synthétique du cycle cardiaque avec les niveaux de pression dans l'aorte, le ventricule gauche et l'oreillette gauche ainsi que la correspondance sur l'ECG.

L'innervation cardiaque régule différentes composantes de la fonction cardiaque :
- **Fréquence cardiaque** (*chronotropie*)
- **Contractilité** (*inotropie*)
- **Vitesse de conduction** (*dromotropie*).

15.7.3 **La régulation autonome du volume d'éjection**

Dans certaines limites, le cœur est capable, indépendamment de l'action nerveuse, de réguler de manière autonome le volume d'éjection : quand, par exemple, il existe une augmentation de la pression dans l'aorte, le ventricule gauche a des difficultés pour éjecter son sang. Cela a pour conséquence qu'une plus grande quantité résiduelle de sang reste dans le ventricule gauche.

Ainsi, la musculature du ventricule sera allongée afin que les fibres musculaires puissent maintenir une plus grande tension. Cela fonctionne correctement pour un cœur sain et des efforts normaux : comme pour un élastique tendu, les fibres musculaires peuvent également se contracter plus fortement et éjecter le sang avec une plus grande force. Ce principe est décrit sous le nom du *mécanisme de Starling*.

Insuffisance cardiaque

Lorsque le cœur ne peut plus remplir son travail de pompe nécessaire pour alimenter le corps en sang, il existe une insuffisance cardiaque. Le plus souvent, elle s'installe après des années de contraintes de pression et de volume élevées, par ex. lors d'une hypertension ou de valvulopathies. Il existe souvent une coronaropathie associée, ce qui réduit d'autant la performance cardiaque. L'insuffisance cardiaque limite de plus en plus les capacités à l'effort (typiquement par ex. la dyspnée à la montée des escaliers), entraîne une *cardiomégalie* (gros cœur) - visible également à la radiographie - et des *œdèmes* (rétention d'eau par ex. dans les poumons, l'abdomen, les chevilles ou les pieds). Heureusement, la médecine moderne met à notre disposition de nombreuses classes médicamenteuses efficaces pour le traitement de l'insuffisance cardiaque, comme les *inhibiteurs de l'enzyme de conversion* (*IEC*), les *digitaliques* (dérivés semi-synthétiques de la digitale) ainsi que différents *diurétiques* (médicaments actifs sur le rein).

Questions de révision

1. Quelle moitié du cœur envoie le sang dans quelle circulation ? (☞ 15.1)

2. Comment s'appellent les valvules cardiaques entre les oreillettes et les ventricules ? (☞ 15.2.2)

3. Quelles modifications des valvules cardiaques sont souvent la cause d'une insuffisance cardiaque ? (☞ 15.2.2)

4. Quels sont les vaisseaux qui s'abouchent dans l'oreillette droite ? (☞ 15.2.3)

5. Vers où le ventricule droit éjecte-t-il son sang ? (☞ 15.2.3)

6. Comment s'appellent les différentes couches de la paroi du cœur, (☞ 15.3)

7. Pourquoi la musculature du ventricule gauche est-elle nettement plus épaisse que celle du ventricule droit ? (☞15.3.1)

8. Que se passe-t-il lors de la systole, lors de la diastole ? (☞15.4)

9. En quoi se différencient les bruits des souffles cardiaques ? (☞ 15.4.3)

10. Quelle est la mission du système de conduction de l'excitation au niveau du cœur ? (☞ 15.5.1)

11. De quels pacemakers naturels partent les excitations responsables des contractions dans un cœur sain ? (☞ 15.5.2)

12. Quels troubles du rythme cardiaque sont particulièrement dangereux et nécessitent une prise en charge immédiate ? (☞ 15.5.5)

13. Quels vaisseaux sont responsables de la vascularisation du cœur ? (☞ 15.6)

14. Sur quels aspects de l'activité cardiaque le système sympathique a-t-il une influence ? (☞ 15.7.2)

15. Comment fonctionne le mécanisme de Starling ? (☞ 15.7.3)

LE SYSTÈME VASCULAIRE

16.1 La structure du système vasculaire

16.1.1 Le système cardio-vasculaire

Les vaisseaux sanguins sont les voies de transport les plus importantes du corps chez l'homme. Avec le cœur, ils forment le *système cardio-circulatoire* ou **système cardio-vasculaire**. Ce dernier alimente l'ensemble des cellules en oxygène et en nutriments et évacue dans le même temps les produits de dégradation du métabolisme comme, par exemple, le dioxyde de carbone ou les substances à élimination urinaire.

La circulation chez l'homme est composée de deux parties principales : la **circulation générale** et la **circulation pulmonaire** (☞ Voir Fig. 15.1). Le ventricule gauche éjecte le sang dans l'**aorte** qui est la plus grosse artère de l'organisme. Cette dernière se divise en d'autres grosses **artères** ; elles emmènent le sang oxygéné, rouge vif, du cœur vers les différentes régions du corps. Pour cela, elles se ramifient en branches de plus en plus petites, ces vaisseaux s'appellent les **artérioles**.

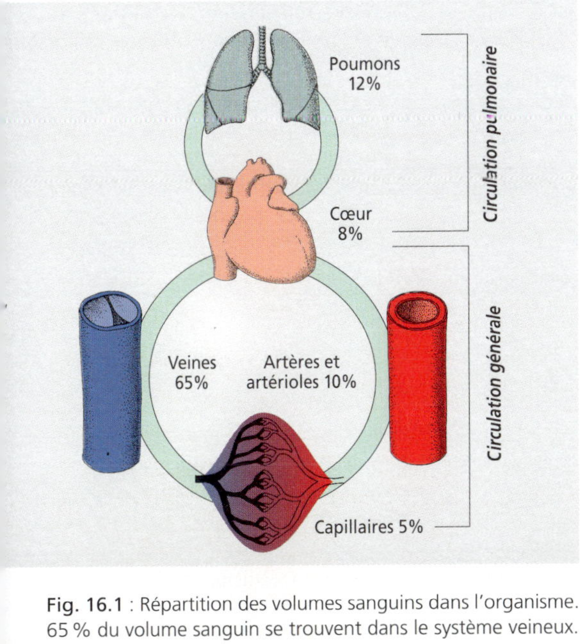

Fig. 16.1 : Répartition des volumes sanguins dans l'organisme. 65 % du volume sanguin se trouvent dans le système veineux.

Les artérioles se terminent par des vaisseaux fins comme des cheveux que l'on appelle des **capillaires**. A travers leurs fines parois perméables, l'oxygène, les nutriments et les produits de dégradation du métabolisme sont échangés entre les tissus et le sang. Les capillaires constituent par ailleurs la liaison entre les artères et les **veines**. Finalement les veinules conduisent le sang rouge sombre, maintenant appauvri en oxygène, dans de fins vaisseaux qui se réunissent pour former des veines de plus en plus grosses. Les deux plus grosses veines de l'organisme, la **veine cave supérieure** et la **veine cave inférieure** (☞ Fig. 16.8), conduisent le sang en fin de course dans l'oreillette droite.

Le ventricule droit éjecte le sang dans la **circulation pulmonaire** qui est structurée de la même façon que la circulation générale : à ce niveau également, les artères se divisent jusqu'au stade des capillaires.

Dans le réseau capillaire pulmonaire, le sang s'enrichit en oxygène et rejette dans le même temps le dioxyde de carbone dans l'air qui sera finalement expiré. Les veines pulmonaires ramènent le sang dans l'oreillette gauche où le cycle circulatoire commence.

Les **artères** sont les vaisseaux grâce auxquels le sang quitte le cœur. Les artères évacuent le sang rouge vif, richement oxygéné, dans la circulation générale ; par contre, dans la circulation pulmonaire, il y coule du sang rouge sombre, appauvri en oxygène.

Les **veines** ramènent le sang vers le cœur et véhiculent, dans la circulation générale, du sang rouge sombre, pauvre en oxygène, alors qu'elles transportent du sang riche en oxygène dans la circulation pulmonaire. Ainsi, les veines pulmonaires sont les seules veines de l'organisme dans lesquelles coule du sang riche en oxygène ; de la même manière, les artères pulmonaires sont les seules artères qui véhiculent du sang pauvre en oxygène.

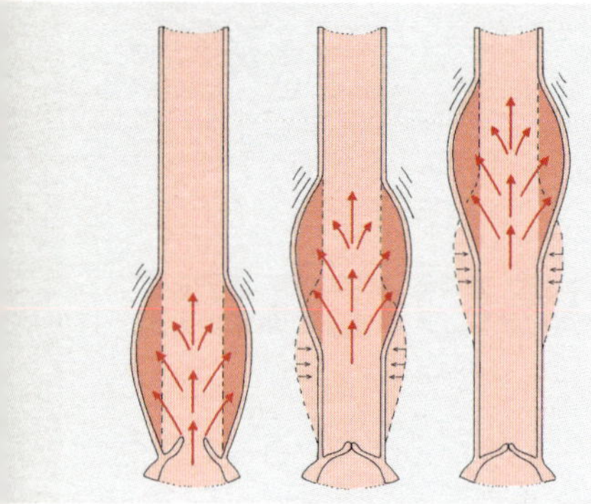

Fig. 16.2 : Fonction de réservoir des vaisseaux artériels. Pendant la systole, la paroi aortique se distend et le sang est stocké. Pendant la diastole, la paroi vasculaire revient en position normale et pousse le sang en avant ; ce mécanisme distend la paroi de la section de vaisseau suivante. Ainsi la vague pulsatile se diffuse dans la totalité des artères élastiques.

16.1.2 Artères et artérioles

Les artères possèdent une paroi constituée de trois couches qui délimite une cavité, la **lumière vasculaire** (lumière désigne « l'espace intérieur » d'un organe creux). Des cellules pavimenteuses recouvrent les parois de la lumière vasculaire et forment l'**endothélium vasculaire**. On trouve en dessous une membrane élastique formée de fines fibres de tissu conjonctif qui constitue avec l'endothélium, l'**intima** (tunique interne).

Au niveau de la couche moyenne, la plus résistante, appelée la **media** (tunique moyenne), courent des cellules musculaires lisses et des fibres élastiques. Pour les artères proches du cœur, comme l'aorte ou la carotide, les fibres élastiques prédominent - ce sont des *artères de type élastique*.

La fonction de réservoir

Ce type d'artères apporte une contribution pour équilibrer la fonction circulatoire : le flux sanguin brutal éjecté par le cœur au cours de la systole distend légèrement la paroi vasculaire de l'aorte et des artères proches du cœur. Pendant que le muscle cardiaque se relâche au cours de la diastole, la paroi vasculaire se contracte et pousse ainsi plus loin le sang qui y est contenu. Ainsi les artères élastiques proches du cœur assurent un flux sanguin régulier. Si l'aorte était rigide comme une canalisation d'eau, le flux sanguin s'immobiliserait à la fin de chaque cycle cardiaque. En comparaison avec la cuve d'équilibration et de stockage au sein d'une pompe à piston, ce mécanisme s'appelle la **fonction de réservoir**.

Par contre, au niveau des artères périphériques, prédominent les cellules musculaires lisses. Ces *artères de type musculaire* peuvent modifier, par contraction ou relaxation, la taille de leur lumière et ainsi la vascularisation des organes qu'elles irriguent.

La couche externe de la paroi artérielle, l'**adventice** (tunique externe), est composée de tissu conjonctif et de fibres élastiques. Dans les plus grosses artères courent des vaisseaux, appelés *vasa vasorum*, et des nerfs pour l'alimentation de la paroi vasculaire.

A la jonction entre les artères et les capillaires se trouvent les **artérioles**. La paroi de ces artères de type musculaire est formée d'un endothélium, d'une couche fibreuse en treillis et d'une couche de cellules musculaires lisses. Le système nerveux commande l'état de tension de la musculature lisse dans cette partie du système vasculaire et peut de ce fait influencer l'importance de la vascularisation. Si les muscles se contractent (**vasoconstriction**), le diamètre des vaisseaux se rétrécit et la vascularisation dans la zone capillaire en aval diminue. S'ils se relâchent (**vasodilatation**), les artérioles s'élargissent - la rougeur du visage en est un exemple.

Athérosclérose

Le danger numéro 1 pour les vaisseaux sains est l'**athérosclérose**. Elle est caractérisée par des lésions extensives de la paroi vasculaire que l'on désigne sous le terme de *plaques d'athérome*. Les parois de l'artère s'épaississent et se durcissent, perdent leur élasticité et rétrécissent la lumière de l'artère. L'occlusion des vaisseaux et les infarctus tissulaires qui en résultent, se manifestent sous la forme de pathologies comme l'infarctus du myocarde, une insuffisance cardiaque, une insuffisance rénale, des accidents vasculaires

Fig. 16.3 : Structures des couches des artères et des veines. Les veines ont des parois plus fines que les artères car les cellules musculaires contenues dans la media sont plus petites.

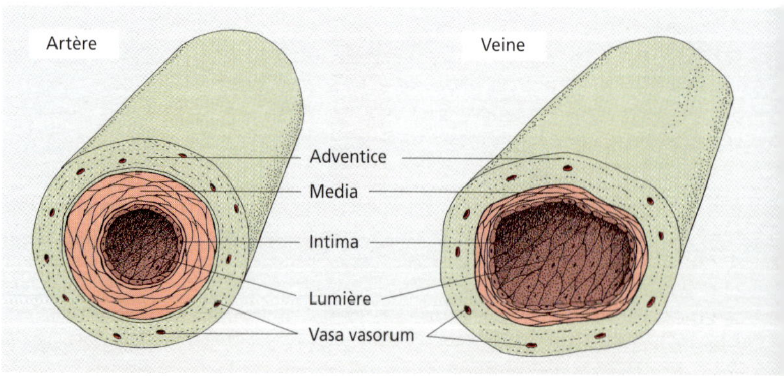

cérébraux qui représentent les principales causes de décès dans les pays industrialisés.

16.1.3 Les capillaires

Ces vaisseaux microscopiques relient les artères et les veines. Les **capillaires** forment un réseau très ramifié qui s'étend dans l'ensemble de l'organisme :

- Les tissus avec des besoins importants en oxygène, comme par exemple les muscles ou les reins, possèdent de nombreux capillaires (lors d'un entraînement de type musculation, la densité en capillaire augmente dans les muscles correspondants, ☞ 7.3.6).
- Les tendons et les tissus du même type avec une activité métabolique plus faible possèdent par contre peu de capillaires.
- Au niveau du cristallin et de la cornée ainsi que dans les cartilages, les valvules cardiaques et au niveau de l'épiderme, on ne trouve normalement pas de capillaires. Ces structures sont en général alimentées par des mécanismes de diffusion.

L'ensemble de ces fins vaisseaux représente en coupe la plus grande surface de l'organisme et le flux sanguin y est particulièrement lent (☞ Fig. 16.9) - une circonstance qui permet que les échanges au niveau des capillaires soient satisfaisants. Car, à la différence des artères dont la paroi est imperméable pour le sang, la fine paroi capillaire est poreuse et n'est plus composée que de la seule couche cellulaire interne, l'endothélium, qui est perméable. A travers les pores de l'endothélium, l'organisme échange des substances entre les vaisseaux et les tissus. Autrement dit : les parois capillaires forment une membrane *semi-perméable* (☞ 3.3.2) qui commande les échanges. Exception faite des cellules sanguines et des molécules géantes, toutes les substances peuvent passer à travers les pores.

Les rapports de pression dans le réseau capillaire

La plus grande partie des échanges à travers la paroi capillaire se fait par diffusion : l'eau, les ions et les autres petites molécules passent les pores de la paroi capillaire du fait de leurs propriétés physiques. La pression *hydrostatique* - c'est-à-dire la différence de pression entre les vaisseaux (pression élevée) et les tissus (pression plus basse) - permet cet important échange. Cette différence de pression est élevée du côté artériel du réseau capillaire et faible du côté veineux.

Du côté artériel, les nutriments parviennent de cette manière dans les tissus environnants. Du côté veineux, le mécanisme de transport est inversé : les produits de dégradation et les liquides rentrent dans le système vasculaire. Un deuxième système de pression est responsable de cette inversion de sens, il s'agit de la pression osmotique colloïdale (☞ 3.5.7). Cette pression est générée par les protéines plasmatiques. Les protéines, au contraire des ions, ne peuvent pas franchir les pores capillaires. De ce fait, la concentration de protéines reste plus élevée dans la lumière capillaire que dans les tissus.

De cette manière s'établit une pression des tissus vers la lumière capillaire qui agit contre la pression hydrostatique. Cette pression, appelée osmotique colloïdale, dépasse, sur le versant veineux du réseau capillaire, la pression hydrostatique qui a diminué, si bien que les liquides tissulaires retournent dans les vaisseaux (☞ Fig. 14.18).

20 litres de liquide passent par jour à travers les parois capillaires (exception faite de celles des reins) vers l'espace interstitiel (filtration). 18 litres retournent dans le système vasculaire sur le versant veineux des capillaires (réabsorption). Les 2 litres restants retournent indirectement dans les vaisseaux sanguins en passant par le système lymphatique (☞ 14.4.1).

Œdème

En cas de déséquilibre entre la filtration et la réabsorption, du liquide reste dans les tissus. La conséquence est une rétention d'eau dans l'interstitium, l'**œdème**. Cependant, le plus souvent, les œdèmes proviennent d'une élévation de la pression hydrostatique (par ex. en cas d'insuffisance cardiaque).

16.1.4 Régulation locale de la circulation

La régulation de la vascularisation des différents organes se fait dans un premier temps par la modification du diamètre des vaisseaux. Des stimuli *locaux*, *hormonaux* et *nerveux* agissent sur la musculature d'un vaisseau et régulent son diamètre.

La *régulation locale de la vascularisation* (appelée **autorégulation**) est la réaction d'un segment de vaisseau à des excitations directes, locales. Elle maintient constante l'irrigation sanguine des organes en cas de modifications de la pression sanguine, par exemple, elle répond aux besoins en cas d'instauration d'un travail corporel (☞ Fig. 7.14).

Les artérioles dépendent principalement de l'autorégulation. Un déficit en oxygène dans les tissus entraîne, par exemple, une dilatation des artérioles et élève ainsi directement l'apport de sang dans un organe. Les organes avec une autorégulation marquée de leur vascularisation sont les reins et le cerveau.

Le dioxyde de carbone, les lactates, les ions hydrogène (pH acide), l'ADP (= ATP utilisé) ainsi que le calcium provoquent une dilatation des vaisseaux.

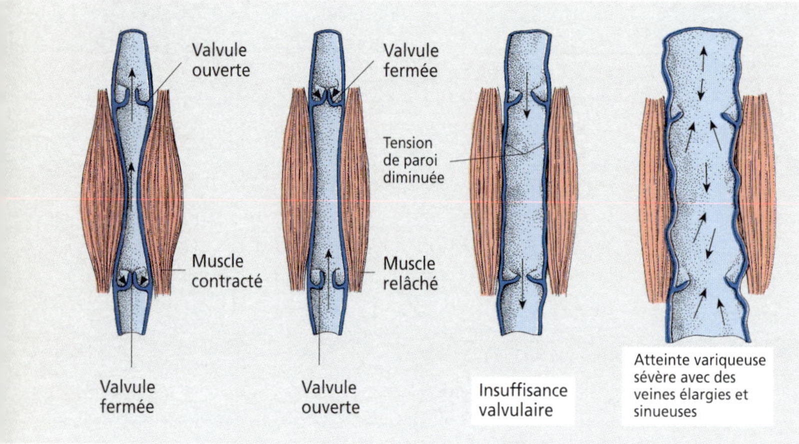

Fig. 16.4 : Fonction des valvules veineuses. Sur le premier dessin, le sang est poussé vers le haut, en direction du cœur, par la contraction du muscle en regard, à travers la valvule veineuse ouverte. Dans le même temps, la valvule inférieure fermée empêche le reflux sanguin. Lors du relâchement de la musculature, le sang peut remonter par la valvule de nouveau ouverte. Si les veines sont dilatées, les valvules ne se ferment plus complètement. En conséquence, le sang retourne vers la périphérie du corps. En cas de persistance dans le temps d'une telle insuffisance valvulaire, les veines se dilatent de plus en plus et deviennent sinueuses. S'installe alors une maladie variqueuse (varices).

Cette *vasodilatation* n'améliore pas seulement l'apport en oxygène mais également accélère le passage de ce dernier.

Dans le cadre de la *régulation hormonale de la vascularisation*, des substances vaso-actives comme l'**histamine**, la **bradykinine** et la **sérotonine** dilatent les vaisseaux, principalement au cours de réactions inflammatoires.

A côté de ces stimuli chimiques, le *système nerveux végétatif* a une grande influence sur la taille des vaisseaux. A l'exception des capillaires, les vaisseaux sont principalement innervés par des fibres sympathiques. Le système sympathique (☞ 11.10.1) agit comme vasoconstricteur dans la plupart des régions du corps. Par contre, au niveau des muscles squelettiques, le système sympathique a une action dominante vasodilatatrice (☞ Tableau 11.23). *Au total*, ce mécanisme aboutit à un transfert de vascularisation des organes internes et de la peau vers les muscles squelettiques qui est d'une grande importance dans le cadre de la réaction de stress (« fuir ou combattre », ☞ Fig. 11.21).

16.2.5 **Veinules et veines**

Après que le sang ait traversé les capillaires, il arrive dans de petites veines, les **veinules**, qui recueillent le sang et l'emmènent vers de plus grosses veines et qui, ensuite, le ramènent vers le cœur.

Plus des deux-tiers du volume sanguin total se trouvent dans les veines et les veinules (☞ Fig. 16.1). Du fait de cette fonction de réservoir, on appelle les veines, les **vaisseaux capacitaires**. En cas de besoin, de grandes quantités de sang peuvent être envoyées, à partir de ce réservoir, vers d'autres parties du corps. On utilise cette fonction, par exemple, en allongeant les patients ayant perdu connaissance et en leur relevant les jambes afin d'envoyer le sang en direction du cœur.

Une pression plus faible que dans les artères règne dans les veines, c'est la raison pour laquelle leurs parois sont plus fines. La structure des couches de la paroi des veines présente les différences suivantes avec celle des artères : la couche externe est plus épaisse, la musculature est moins importante et la couche interne forme des **valvules** dans les petites et moyennes veines. Deux ou trois de ces replis d'endothélium forment ensemble une sorte de valve anti-retour qui laisse passer le sang en direction du cœur. Si le sang s'écoule par contre dans la direction inverse, les valvules se déplient et empêchent le reflux du sang.

La musculature squelettique qui entoure la veine va appuyer ce système valvulaire. Si la musculature squelettique environnante se contracte, elle comprime la veine et pousse le sang vers le cœur ; le retour du sang vers le cœur est assuré en plus grande partie par cette *pompe musculaire*.

Au niveau du membre inférieur, se trouvent trois types de veines qui disposent de valvules : les **veines profondes** qui sont situées en profondeur dans les muscles et qui ramènent le sang vers le cœur, les **veines superficielles** qui forment un réseau ramifié sous la peau et, enfin, les **veines perforantes** (perforation = passer à travers) qui relient les veines superficielles et profondes. Les veines perforantes saines sont des voies à sens unique - le sang ne peut les franchir que dans le sens veines superficielles vers veines profondes.

Varices

Le système valvulaire veineux ne fonctionne que grâce à un **tonus** (état de tension) suffisant de la paroi veineuse. Si cet état de tension n'est pas adéquat, les bords des valvules s'écartent et elles ne se ferment plus de manière étanche ; on parle alors d'**insuffisance valvulaire veineuse**. Le reflux distend la paroi de la veine et finalement des **varices** apparaissent.

Thromboses veineuses

Si un caillot sanguin se forme à l'intérieur d'une veine et obstrue le vaisseau, apparaît une **thrombose veineuse** (*formation d'un bouchon sanguin*). La plupart du temps, ce sont les veines des jambes qui sont touchées. Des lésions de la paroi vasculaire, des troubles de la coagulation ou un ralentissement du flux sanguin peuvent conduire à la formation d'un thrombus qui adhère à la paroi du vaisseau (☞ 14.5.2).

Prophylaxie anti-thrombotique. Des thromboses sont particulièrement fréquentes lors du maintien en position allongée, car le flux sanguin est dans ce cas ralenti et favorise la formation de caillots. C'est pour cette raison qu'une prophylaxie anti-thrombotique est particulièrement importante chez tous les patients qui sont peu mobiles et restent longtemps au lit. La prévention médicamenteuse, par exemple par des injections d'*héparine de bas poids moléculaire* (*HBPM*), diminue la coagulabilité du sang et empêche l'agrégation plaquettaire. Les *bas de contention* compriment les veines superficielles et accélèrent le retour du sang veineux. Des exercices musculaires (kinésithérapie) activent la pompe musculaire et produisent le même effet.

La **thrombophlébite** est un tableau particulier de thrombose veineuse qui est une inflammation des veines superficielles. Elle survient souvent après un traumatisme bénin ou également après une injection. Des cordons rougeâtres, douloureux apparaissent le plus souvent au niveau de la cuisse ou de la jambe et ils disparaissent en général en quelques jours avec un bandage rafraîchissant (éventuellement avec des bandes alcoolisées ou une pommade anti-inflammatoire).

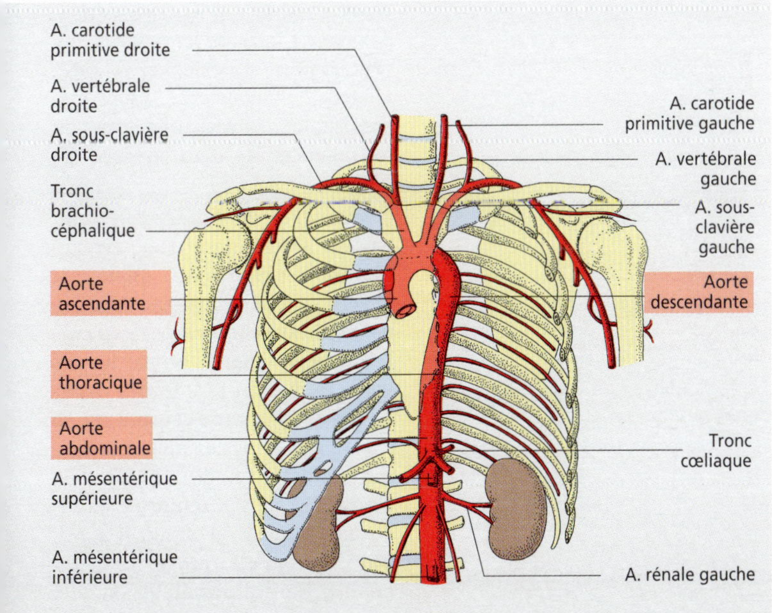

Fig. 16.5 : Aperçu des principales branches de l'aorte.

16.2 Les différentes parties de l'appareil circulatoire

16.2.1 Les artères de la circulation générale

La **circulation générale** (*grande circulation*) commence au niveau du ventricule gauche, se poursuit par l'aorte jusqu'aux réseaux capillaires et revient vers l'oreille droite par le système veineux, en passant par les veines caves inférieure et supérieure.

L'aorte donne tout d'abord deux petits troncs artériels qui irriguent le muscle cardiaque : les **artères coronaires** droite et gauche. Ensuite, elle remonte vers le haut (**aorte ascendante**), décrit une arc autour du tronc pulmonaire et se dirige ensuite vers le bas (**aorte descendante**).

La crosse aortique

Plusieurs grosses artères naissent au niveau de la **crosse aortique** : tout d'abord, part à droite le **tronc brachio-céphalique**. Ce tronc vasculaire se divise après quelques centimètres en l'**a. carotide primitive droite** et l'**a. sous-clavière droite**. Ensuite partent de l'aorte l'**a. carotide primitive gauche** et l'**a. sous-clavière gauche**.

Les deux carotides partent chacune d'un côté de la tête. Elles se divisent chacune au niveau de la **bifurcation carotidienne,** située à hauteur de la face latérale du larynx, en **a. carotide externe** et en **a. carotide interne**. L'a. carotide externe irrigue le larynx, la cavité buccale, la glande thyroïde, la musculature de la mastication et le visage. L'a. carotide interne alimente l'œil et une grande partie du cerveau.

Les artères des bras

Les a. sous-clavières irriguent les bras (☞ Fig. 16.6). Elles se dirigent tout d'abord vers les aisselles en donnant un certain nombre de branches. Parmi ces dernières, on

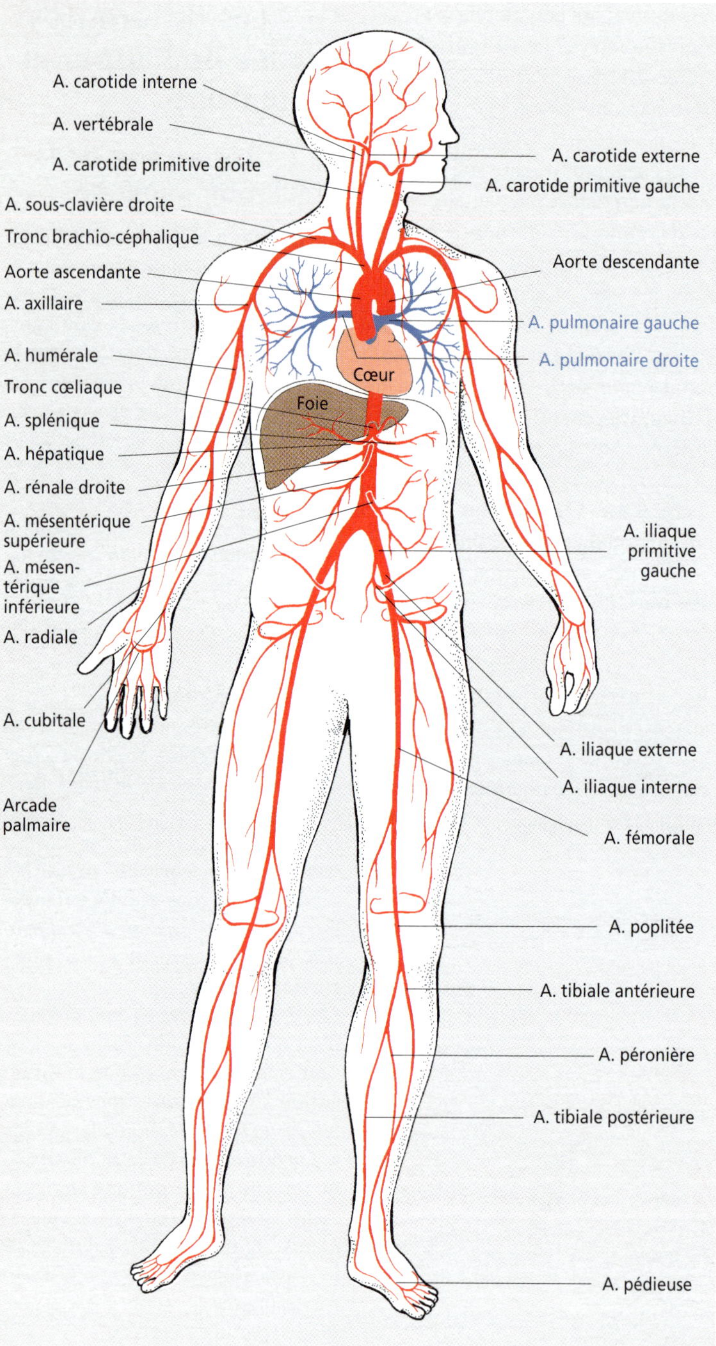

Fig. 16.6 : Principales artères chez l'homme.

trouve les **a. vertébrales** droite et gauche qui partent vers le cerveau le long du rachis et plusieurs branches pour la paroi thoracique ainsi que la région du cou et de la nuque. Au niveau de l'aisselle, l'**a. sous-clavière** change de nom et devient l'**a. axillaire**. Cette dernière part vers le bras et devient l'**a. humérale**.

Celle-ci se divise au niveau du coude en **a. radiale** et en **a. cubitale**. L'a. radiale descend le long du radius en direction de la main. C'est sur elle que sera en général mesuré le pouls. L'a. cubitale descend le long du bord cubital. Ces deux dernières se ramifient et irriguent l'avant-bras et la main.

Les vaisseaux de l'abdomen

L'aorte descend collée le long du rachis par l'intermédiaire de l'*aorte descendante* et donne dans le thorax les **artères intercostales** qui courent le long des côtes. Ensuite, elle franchit le diaphragme et passe dans le rétro-péritoine.

Jusqu'au diaphragme l'aorte s'appelle **aorte thoracique** et ensuite elle prend le nom d'**aorte abdominale**. Dans l'abdomen, elle donne d'abord le **tronc cœliaque**, un tronc artériel important qui se divise après quelques centimètres en trois branches pour l'estomac, le foie et la rate. Plus bas, l'aorte donne deux grosses artères qui irriguent principalement l'intestin, les **artères mésentériques supérieure** et **inférieure**. A hauteur de l'artère mésentérique supérieure, partent latéralement les deux **artères rénales**.

A hauteur de la 4ème vertèbre lombaire, l'aorte bifurque en **artères iliaques primitives** droite et gauche qui de nouveau se séparent en **a. iliaques interne** et **externe**. L'a. iliaque interne irrigue les organes du bassin. L'a. iliaque externe franchit l'**arcade crurale** par un espace entre l'os du pubis et le ligament crural. En descendant, elle prend le nom d'**a. fémorale** au niveau de la cuisse et ensuite d'**a. poplitée** lorsqu'elle arrive au creux poplité. En dessous du genou, elle se divise en trois branches : l'**a. péronière**, l'**a. tibiale antérieure** et

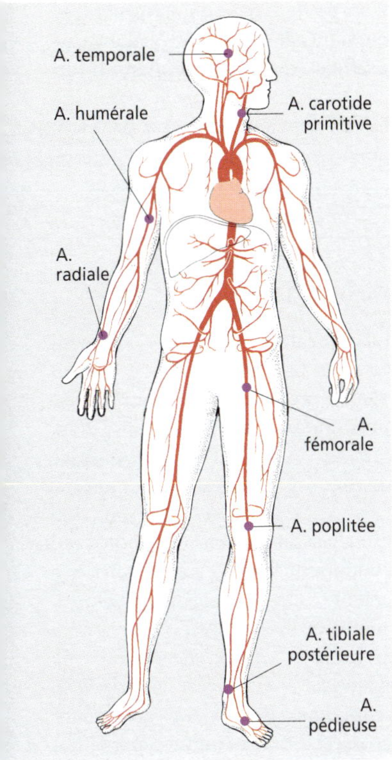

Fig. 16.7 : Les points de palpation indiqués pour la mesure du pouls se trouvent le plus souvent là où les grosses artères sont proches de la surface de la peau ou là où elles passent sur des structures dures, comme les os, contre lesquelles ont peut le palper.
Si un pouls est imprenable, il existe probablement un trouble circulatoire.

l'**a. tibiale postérieure**. Ces trois artères se ramifient et irriguent la jambe et le pied.

La mesure du pouls

La **mesure du pouls** est un examen important et facile, grâce auquel on peut obtenir des indications décisives sur l'état circulatoire du patient. On peut savoir ainsi, par exemple, s'il existe une **tachycardie** (pouls trop rapide) ou une **bradycardie** (pouls trop lent).

Le plus souvent, le pouls est mesuré au niveau de l'artère radiale. Les autres points au niveau desquels il est encore possible de le palper, même en cas de mauvais état circulatoire (par exemple en cas de choc), sont l'a. carotide au niveau du cou et l'a. fémorale au niveau de l'aine.

Fait partie également de l'examen clinique usuel, la palpation des pouls au niveau de l'aine, du creux poplité, du dos du pied et en arrière de la malléole externe. L'examinateur peut ainsi reconnaître des occlusions vasculaires comme, par exemple, c'est fréquemment le cas chez les fumeurs.

16.2.2 **Le système porte**

Le sang veineux en provenance des organes intra-abdominaux ne revient pas directement au cœur droit mais se collecte au préalable dans une grosse veine, la **veine porte**. La veine porte emmène le sang riche en nutriments qui provient du tractus digestif vers le foie où il se mélange avec le sang riche en oxygène de l'artère hépatique (☞ Fig. 18.6 et Fig. 15.1).

Dans le foie se produisent alors de très nombreux processus biochimiques. Le foie détoxifie des substances dangereuses et transforme de nombreux produits absorbés de telle manière que les cellules de l'organisme puissent les métaboliser (☞ voir également Fig. 18.27). Pour cela, le sang de la veine porte et de l'artère hépatique passe dans le réseau capillaire hépatique et peut ensuite rejoindre le ventricule droit par la veine cave inférieure, après avoir traversé le foie.

16.2.3 **Les veines de la circulation générale**

Les veines récupèrent le sang en provenance des réseaux capillaires et de la périphérie de l'organisme. Le parcours des veines est souvent le même que celui des artères ; il existe cependant plus de veines que d'artères. Toutes les veines se dirigent soit vers la veine cave supérieure, soit vers la veine cave inférieure. La **veine cave supérieure** collecte le sang en provenance des bras, de la tête, du cou et du thorax. La **veine cave inférieure** récupère le sang en provenance de la cavité et de la paroi abdominales, des organes du bassin et des jambes.

Le sang veineux du muscle cardiaque coule dans de nombreuses petites veines qui se réunissent dans le **sinus coronarien**, un gros tronc collecteur qui s'abouche dans l'oreillette droite.

Au niveau du membre supérieur, on trouve deux **v. cubitales** et deux **v. radiales** qui se réunissent dans la **v. humérale**. Cette dernière se transforme en **v. axillaire** et finalement en **v. sous-clavière** qui se réunit au niveau du carrefour veineux droit ou gauche (☞ Fig. 14.16) avec la **v. jugulaire interne** et le canal collecteur lymphatique droit ou le canal thoracique et aboutit à la veine cave supérieure. Dans la v. jugulaire interne, le sang veineux en provenance du cerveau mais également du visage revient vers le cœur. Le sang veineux en provenance du cuir chevelu et du plancher de la bouche revient dans la **v. jugulaire externe** qui s'abouche dans la v. sous-clavière ou au niveau du tronc brachiocéphalique. Le sang en provenance des organes intra-abdominaux est collecté dans la veine porte et revient par la v. cave inférieure après le passage hépatique. Le sang en provenance des organes du bassin se collecte dans des **plexus veineux** étendus qui finalement s'abouchent tous dans la v. cave inférieure.

Au niveau de la jambe, le sang veineux coule en grande partie dans le **réseau veineux profond** et se collecte ensuite dans la **v. poplitée**. Le sang remonte la cuisse dans la **v. fémorale** puis passe dans la **v. iliaque externe** et finalement dans la **v. iliaque primitive**.

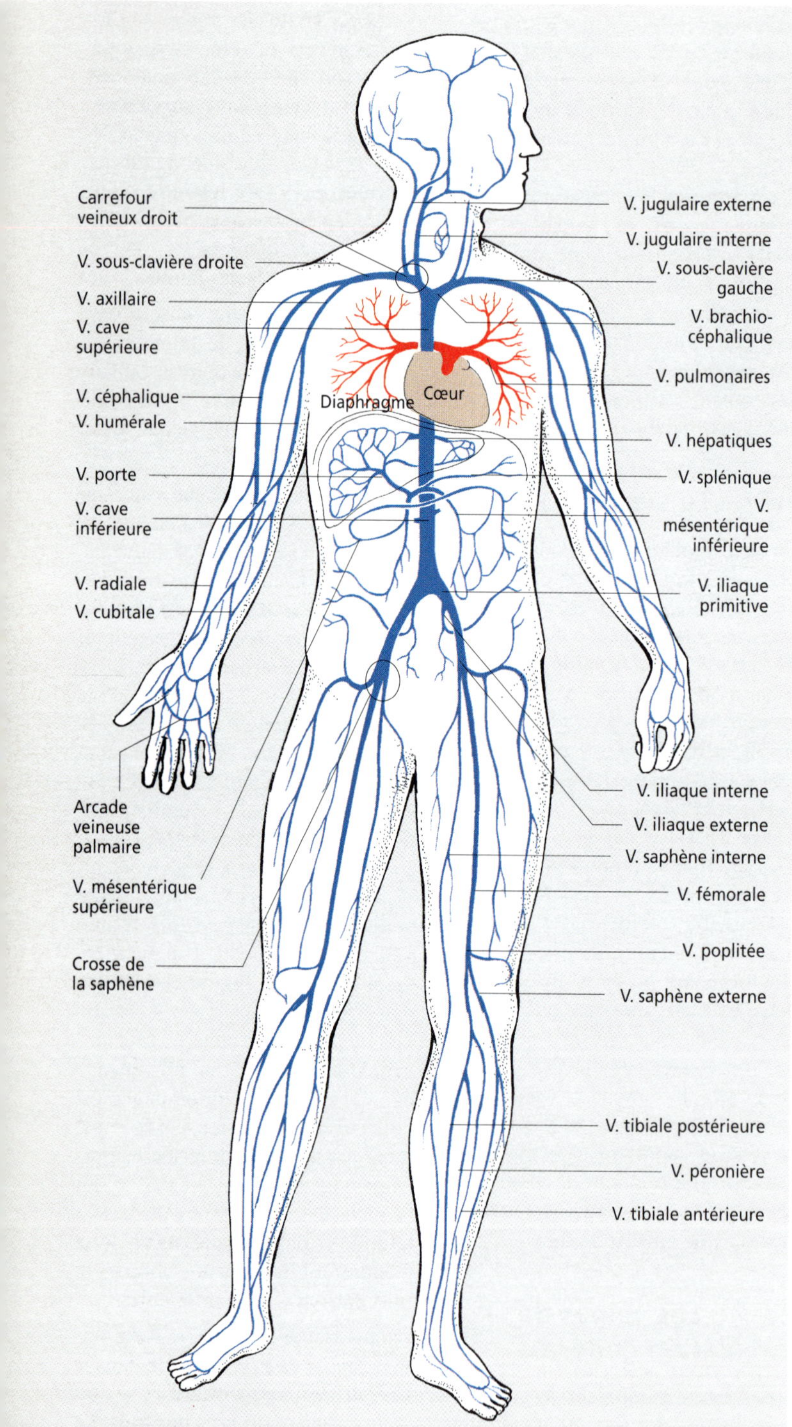

Fig. 16.8 : Aperçu des principales veines. Le système porte représente une exception car la veine porte ne se jette pas directement dans le cœur mais se ramifie en un réseau capillaire dans le foie.

Une petite partie du sang veineux parvient, par le réseau veineux superficiel, dans la **v. saphène interne** qui s'abouche dans la v. fémorale, qui provient des plans profonds de la cuisse, au niveau de ce qu'on appelle la **crosse de la saphène**.

16.2.4 La circulation pulmonaire

La circulation pulmonaire commence dans le ventricule droit et finit dans l'oreillette droite. Le **tronc pulmonaire** se divise en deux grosses artères, l'**a. pulmonaire droite** et l'**a. pulmonaire gauche**. Ces dernières se divisent en branches de plus en plus petites qui conduisent le sang pauvre en oxygène vers les alvéoles pulmonaires, au niveau desquelles l'oxygène sera assimilé et le dioxyde de carbone rejeté. Les veinules et les veines se réunissent finalement en quatre grosses veines pulmonaires qui conduisent le sang maintenant chargé en oxygène vers l'oreillette gauche.

16.3 Propriétés physiologiques du système vasculaire

16.3.1 Le flux sanguin

Le **flux sanguin** résulte des différences de pression au sein du système circulatoire. Le sang s'écoule des régions centrales à haute pression vers le réseau vasculaire périphérique à basse pression. La vitesse d'écoulement dépend principalement de la *pression sanguine* et des *résistances vasculaires*. Si la pression sanguine augmente, les résistances s'élèvent.

La vitesse moyenne d'écoulement s'élève à 20 cm/s dans les grosses artères, à seulement 0,05 cm/s dans les capillaires et à 12 cm/s dans les veines.

Fig. 16.9 : Variation de la pression sanguine, de la vitesse d'écoulement et de la surface de section des vaisseaux le long des différents segments vasculaires de la circulation générale et pulmonaire. Au niveau du réseau capillaire, il existe une chute de la pression artérielle du fait de l'importante augmentation de la surface de section des vaisseaux. A ce niveau, la vitesse d'écoulement chute (un flux plus large coule plus lentement).

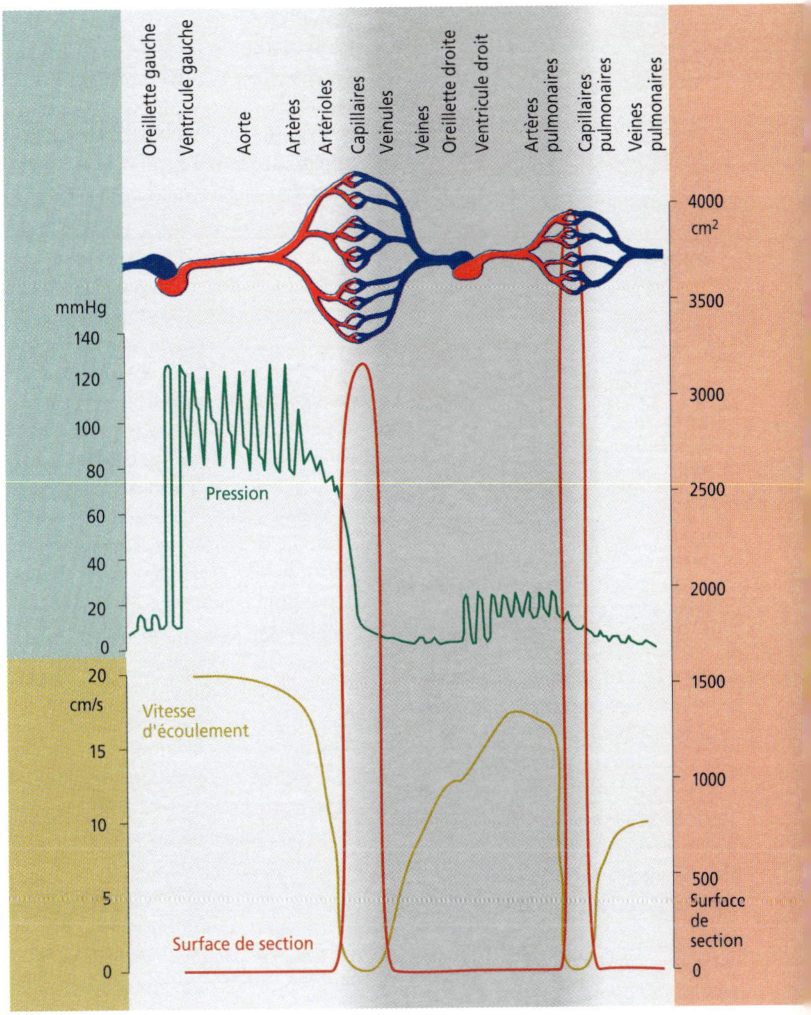

16.3.2 Les résistances vasculaires

Les vaisseaux opposent une résistance au flux sanguin, les **résistances vasculaires**.
Le niveau de cette résistance sera déterminé par :

- le *diamètre* du vaisseau sanguin,
- la *viscosité* du sang (frottement interne d'un liquide),
- la *longueur* du segment vasculaire (n'est pas modifiable).

Le diamètre du vaisseau

Si le diamètre d'un vaisseau diminue, la résistance augmente. La contraction des vaisseaux s'appelle la **vasoconstriction**. Ce mécanisme joue un rôle central dans la régulation de la pression artérielle. A l'état normal, plus de 80 % des artérioles sont contractées ce qui permet leur ouverture et leur fermeture de manière alternée afin de fournir une vascularisation adaptée aux besoins pour les différents organes. S'il existe un besoin accru en oxygène au niveau d'un organe, par exemple le muscle squelettique au travail, les artérioles concernées se dilatent ; la vascularisation locale augmente fortement, la résistance vasculaire chute. Pour cela, d'autres organes, qui à cet instant n'ont pas de grands besoins en oxygène, sont moins irrigués et les artérioles concernées se contractent. A ce niveau, la résistance vasculaire augmente.

La viscosité sanguine

La viscosité sanguine dépend du rapport entre les parties solides (cellules sanguines) et les parties liquides du sang, et, dans une moindre mesure, également de la composition en protéines du plasma. La déshydratation (perte de liquides de l'organisme, ☞ 19.6), par exemple, entraîne une augmentation de la viscosité du fait de la prédominance des composants solides du sang et augmente ainsi la résistance vasculaire. Par contre, en cas de perte de cellules sanguines, par exemple en cas d'hémorragie, il existe une augmentation compensatrice de l'entrée de liquides dans les vaisseaux qui abaisse la viscosité.

Les résistances périphériques

La somme des résistances dans les différentes zones vasculaires donne les *résistances périphériques totales*. Avec le débit cardiaque (☞ 15.7.1) et le volume sanguin total, ces résistances déterminent la pression sanguine. Si les résistances périphériques totales augmentent (avec un débit cardiaque et un volume sanguin constants), alors la pression artérielle s'élève.

16.3.3 La pression artérielle sanguine

La **pression sanguine** représente la force que le sang exerce sur les

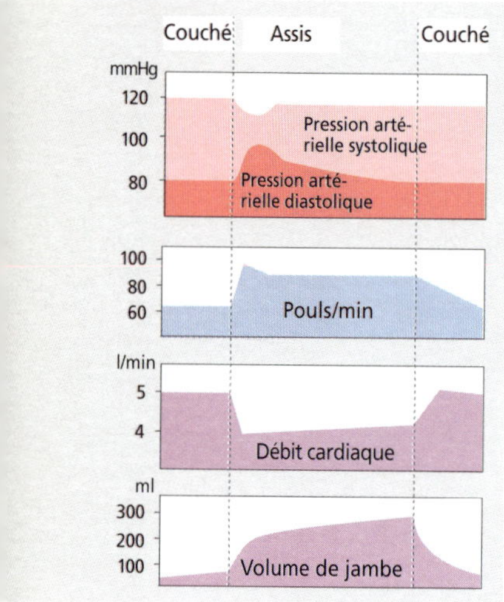

Fig. 16.10 : Variations normales de la pression artérielle, du pouls, du débit cardiaque et du volume de la jambe en position assise et couchée.

parois des vaisseaux. Cette force agit aussi bien sur les artères que sur les veines. Au niveau de la traduction en langage clinique, la notion de pression dans les grosses artères est exprimée sous la forme de pression artérielle sanguine. Le niveau de la pression artérielle dépend du *débit cardiaque*, du *volume sanguin* (*volémie*) et des *résistances périphériques*.

Le débit cardiaque est la quantité de sang que le cœur envoie dans la circulation en une minute - si le débit cardiaque chute, en général la pression artérielle chute aussi. Au repos, le débit cardiaque s'élève à environ 5 l/min. La pression artérielle est également dépendante du volume sanguin. Une diminution du volume sanguin - conséquence par exemple d'une hémorragie sévère - entraîne généralement une chute de la pression artérielle.

La pression moyenne au niveau de l'aorte est de 100 mmHg. Lorsque le cœur éjecte le sang dans l'aorte lors de la contraction du ventricule (systole), la pression monte jusqu'à 120 mmHg chez un adulte jeune en bonne santé. Ce chiffre est celui de la **pression artérielle systolique**. La **pression artérielle diastolique** est d'environ 80 mmHg, lorsque le cœur se relâche au cours de la diastole et que la pression baisse au niveau de l'aorte (☞ Fig. 15.17).

La pression ne varie pas uniquement de manière périodique au cours du cycle cardiaque au sein du système cardio-vasculaire mais est également influencée par les différentes résistances et les différentes conditions de pression hydrostatique dans chacune des zones vasculaires. On retrouve en général sur les artères des jambes au niveau desquelles s'exerce, en position debout, la pression hydrostatique la plus élevée, des pressions systoliques supérieures à 200 mmHg.

La pression systolique moyenne au niveau du ventricule gauche est d'environ 120 mmHg et la pression diastolique, de seulement 10 mmHg. Dans les artères, comme l'a. humérale, règne une pression systolique d'environ 110 à 140 mmHg qui chute en diastole à 60 - 80 mmHg.

Au niveau des artérioles, les valeurs moyennes sont de 70 - 30 mmHg et au niveau des capillaires, aux environs de 20 mmHg. Au niveau des veines proches du cœur, il règne encore une pression de 2 - 4 mmHg. Au niveau de la circulation pulmonaire, on retrouve une pression systolique de 20 mmHg et diastolique de 10 mmHg.

Adaptation de la pression artérielle en cas de changement de position

Au passage de la position couchée à la position debout, une partie du sang stagne dans le système veineux avec comme conséquence une diminution du retour sanguin vers le cœur. De ce fait, le volume d'éjection et le débit cardiaque chutent. Le débit cardiaque diminue car le sang « stagne » au niveau de la moitié inférieure du corps (principalement des jambes), ce qui entraîne une diminution du retour veineux. Afin de pouvoir tout de même maintenir une pression sanguine suffisante, les résistances périphériques totales seront augmentées de manière réflexe et le cœur sera stimulé pour augmenter sa fréquence. Dans ce cas, la pression diastolique augmente et la pression systolique diminue, si bien que le différentiel de pression diminue (☞ Fig. 16.10).

La mesure de la pression artérielle

Avec la méthode *Riva-Rocci* qui est la plus utilisée pour la *mesure indirecte de la pression artérielle*, l'examinateur pose son stéthoscope au niveau du pli du coude - sur la zone où passe l'a. humérale - et gonfle le brassard, posé un petit peu au dessus, jusqu'à ce qu'aucun bruit ne soit plus audible au stéthoscope ou que le pouls ne soit plus palpable au niveau de l'a. radiale. Ensuite la pression est relâchée. En aval du brassard, on entend rapidement le bruit du flux sanguin synchrone avec le pouls, les **bruits de Korot-**

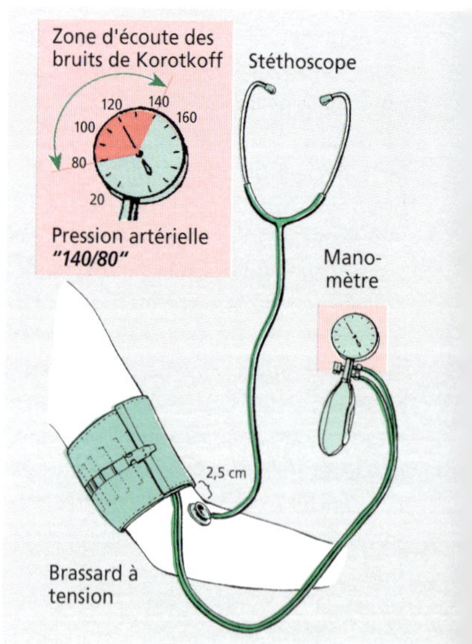

Fig. 16.11 : Mesure de la pression artérielle selon Riva-Rocci.

koff. Le premier de ces bruits indique la pression systolique. A un niveau de pression plus bas, les bruits deviennent brusquement beaucoup moins audibles - ce seuil indique le niveau de pression diastolique. Afin d'obtenir des chiffres tensionnels comparables, la pression artérielle doit être mesurée uniquement au repos.

Des influences psychologiques peuvent entraîner une augmentation de la pression artérielle jusqu'à 40 mmHg lors de l'examen. Cette élévation de la pression artérielle, appelée parfois ironiquement, l'*hypertension de la blouse blanche*, peut être fréquemment observée lors du premier examen par un médecin. Par ailleurs, il faut veiller à une bonne adaptation de la taille du brassard à la circonférence du bras. Si ce dernier est trop petit - par exemple chez un gros patient -, les chiffres recueillis peuvent être augmentés.

La pression artérielle est mesurée avec l'unité *millimètre de mercure* (**mmHg**) ; la nouvelle unité, le Pascal, ne s'est pas imposée (Conversion, ☞ voir Tableau 1.6).

Un résultat de 140/80 correspond par exemple à une pression systolique de 140 mmHg et une diastolique de 80 mmHg.

Hypertension

Il n'y a pas de chiffre de pression artérielle normalisé unique car il existe des fluctuations à chaque âge de la vie. Afin d'apprécier la pression artérielle, on considérera les valeurs d'usage suivantes comme normales :

- Enfants (variable en fonction de l'âge) : jusqu'à 100/70 mmHg
- Adultes : jusqu'à 140/90 mmHg
- Hypertension limite : jusqu'à 160/95 mmHg
- Hypertension manifeste : au dessus de 160/95 mmHg
- Hypertension maligne : au dessus de 120 mmHg pour la diastolique

45 % des personnes âgées de plus de 65 ans dépassent la valeur critique de 140/95 mmHg qui, d'après de grandes études de population, représente la limite entre le normal et le pathologique (d'où l'appellation *hypertension limite*). 15 % des plus de 65 ans sont des hypertendus manifestes. Pour ces derniers, l'hypertension est une bombe à retardement : la maladie hypertensive (**hypertension**) avec des lésions des principaux organes fait partie, avec l'hypercholestérolémie et le tabagisme, des principaux facteurs de risque, aussi bien pour la survenue d'accidents vasculaires cérébraux que pour celle d'infarctus du myocarde.

La forme la plus grave des déséquilibres tensionnels est l'**hypertension maligne**. Dans ce cas apparaissent très rapidement des lésions organiques sévères au niveau des reins, des yeux et du SNC qui, en l'absence de traitement, conduisent à la mort de 95 % des patients dans les cinq ans.

Mais également les patients avec une hypertension manifeste moins importante (pression artérielle diastolique entre 95 et 120 mmHg) meurent dans 80 % des cas d'accidents vasculaires cérébraux ischémiques ou hémorragiques.

Dans 90 % des cas de l'ensemble des maladies tensionnelles, la cause déclenchante reste inconnue. La maladie prend le nom dans ce cas d'hypertension essentielle ou hypertension primaire. Les causes des hypertensions secondaires, dans ce cas au contraire de l'hypertension primaire la cause est connue, peuvent être des pathologies rénales, une hyperthyroïdie, des tumeurs des glandes surrénales ou un abus d'alcool.

16.3.4 La régulation de la pression artérielle

La pression artérielle ne devrait varier que dans des limites pré-réglées. Des chiffres trop élevés (**hypertension**) peuvent entraîner des lésions du cœur mais aussi des reins et du cerveau. Une pression artérielle trop basse (**hypotension**) entraîne le fait que trop peu d'oxygène et de nutriments parviennent aux organes ; dans les situations extrêmes, l'état de choc (☞ 16.3.6), elle entraîne une *défaillance viscérale*. Dans le même temps, la pression artérielle doit pouvoir être adaptée à des conditions de travail variables - lors d'une course de fond fatigante, les valeurs sont élevées pour pouvoir fournir un débit cardiaque supérieur (jusqu'à 18 l/min) à celui développé pendant le sommeil (5 - 6 l/min).

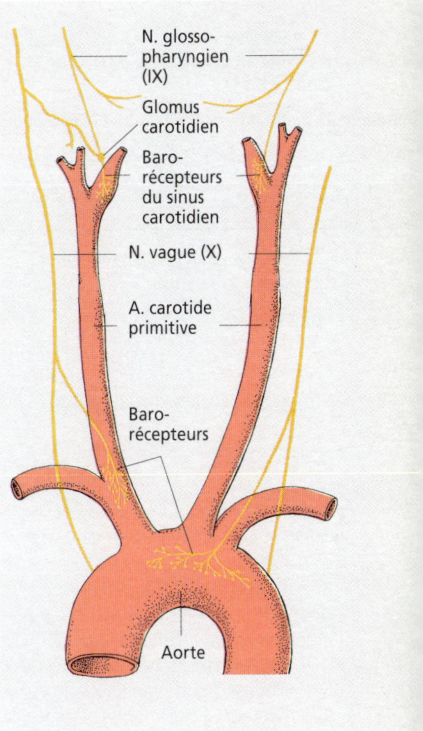

Fig. 16.12 : Les barorécepteurs de la crosse aortique, le long de l'a. carotide primitive et en particulier au niveau de sa bifurcation (sinus carotidien), mesurent la pression artérielle et transmettent sa valeur au centre vasomoteur cérébral par l'intermédiaire du n. vague (X) et du n. glosso-phayngien (XI). Le glomus carotidien sert de chémorécepteur pour la régulation de la respiration.

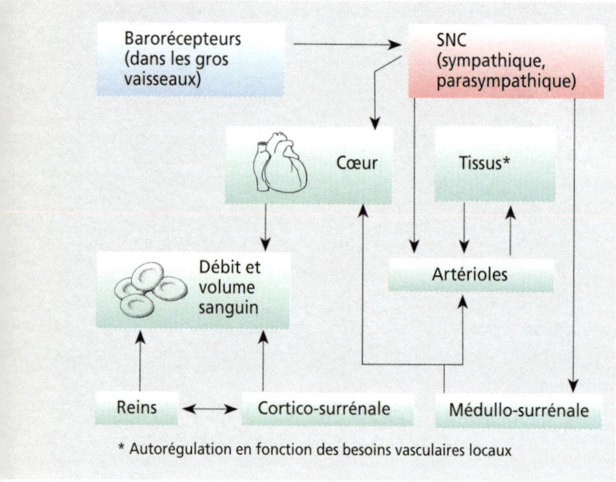

Fig. 16.13 : Ampleur des influences sur le niveau de la pression artérielle. Le SNC ne commande pas seulement la pression artérielle par voie nerveuse mais l'influence également indirectement par l'intermédiaire de la médullo-surrénale. A ce niveau des hormones sont en effet libérées (par ex. de l'adrénaline) qui peuvent agir sur la pression artérielle en faisant varier la taille des vaisseaux. La cortico-surrénale et les reins influent sur la pression artérielle, principalement par l'intermédiaire de la modification de la volémie ; le rein agit principalement par l'intermédiaire de l'hormone rénine.

Ainsi l'organisme adapte lui-même la pression artérielle

Dans l'aorte, les carotides ainsi que dans les autres grosses artères thoraciques et cervicales, des cellules sensorielles pour la pression, les **barorécepteurs**, enregistrent la tension de la paroi vasculaire. Si une pression plus élevée appuie sur la paroi, alors les barorécepteurs renforcent leurs influx en direction du bulbe rachidien. Ces influx inhibent le **centre vasomoteur** et diminuent ainsi l'activité du système sympathique. En conséquence, les vaisseaux se relâchent, le volume d'éjection et la fréquence cardiaque chutent.

En cas de chiffres de pression artérielle trop faibles (par ex. en cas de passage entre la position assise et la position debout), les mécanismes sont inversés : le centre vasomoteur renforce ces stimuli sympathiques si bien que les artérioles et les veinules se contractent, et la fréquence et le volume d'éjection cardiaques augmentent. La pression artérielle s'élève.

16.3.5 **La régulation de la répartition sanguine**

Comme nous l'avons dit, la répartition du sang dans l'organisme est fixée de manière *concomitante* par la régulation des résistances périphériques totales et celle de la pression artérielle. Si toutes les artérioles étaient ouvertes en même temps, plus de 20 l de sang seraient nécessaires pour pouvoir maintenir une pression artérielle suffisante. Comme un adulte ne dispose que de 5 l de sang, ce dernier doit être réparti de manière adéquate en fonction des besoins.

Pour que cela fonctionne, il faut une pression artérielle suffisamment élevée - en cas de défaillance des mécanismes de régulation, il se produit une chute trop importante de la pression artérielle (systolique) et le patient est en danger de mort (État de choc, voir page suivante).

Comment fonctionne donc cette régulation ? - Lorsque les organes ont besoin d'une augmentation de leur vascularisation (par ex. les muscles au travail), un plus grand nombre d'artérioles de l'organe concerné se dilatent grâce au mécanisme d'autorégulation. Ainsi la vascularisation locale est améliorée mais, dans le même temps, les résistances périphériques totales pourraient être cependant abaissées, avec comme conséquence une dangereuse chute de la pression artérielle si plusieurs mécanismes inverses ne devenaient immédiatement efficaces :

- Une augmentation brutale de la vascularisation musculaire est toujours accompagnée d'une *réaction de stress* (☞ 13.6.6). Ainsi, la médullo-surrénale libère de l'**adrénaline** et de la **noradrénaline**. D'une part, ces deux hormones augmentent la fréquence et la contractilité du cœur, d'autre part, elles agissent, comme nous l'avons déjà dit, directement sur les vaisseaux : les artères abdominales et cutanées se contractent et, par contre, celles des muscles se dilatent. La pression artérielle augmente. Ainsi, le volume sanguin est correctement réparti afin que, par exemple, une réaction de fuite soit possible.
- Une partie du volume sanguin de la circulation pulmonaire et du cœur gauche sera poussée dans la circulation artérielle générale.
- Le cœur s'accélère et augmente sa contractilité immédiatement.
- Une diminution du volume sanguin circulant, mais également une diminution isolée de la vascularisation rénale, entraînent une augmentation de la libération de l'hormone **rénine**, laquelle, par l'intermédiaire de l'hormone **angiotensine II**, déclenche une vasoconstriction importante des artères et également des veines, ainsi que la libération de l'hormone **aldostérone** capable, si besoin, d'augmenter la pression artérielle.

Le but principal de ces mécanismes de régulation est avant tout d'assurer une vascularisation suffisante au niveau du cerveau et de la moelle épinière dont les neurones sont particulièrement sensibles à un manque d'oxygène, ainsi qu'au niveau des organes vitaux que sont le cœur, les poumons et les reins. La vascularisa-

tion de ces organes ne doit pas diminuer en cas de besoin brutal d'une augmentation de la vascularisation musculaire.
Si cette situation survient du fait d'une défaillance du système de régulation ou d'une perte sanguine importante, alors s'installe un état de choc.

16.3.6 **L'état de choc**

Une défaillance de la régulation circulatoire avec une diminution dangereuse de la vascularisation des organes vitaux, s'appelle un **état de choc**. Les cellules ne sont plus correctement alimentées et les produits délétères de dégradation du métabolisme ne peuvent plus être évacués.

> Le signe principal de l'état de choc est la baisse dangereuse de la *pression artérielle systolique* qui descend au dessous de 80 mmHg et qui n'est parfois même plus mesurable dans les situations engageant le pronostic vital.

Causes de l'état de choc

Différents événements peuvent entraîner une diminution de la vascularisation des organes vitaux engageant le pronostic vital :

- En cas de **choc hypovolémique**, par ex. lors d'une accident de la voie publique avec une hémorragie interne, il existe une perte sanguine qui diminue le retour veineux. En conséquence, il n'existe plus suffisamment de sang disponible dans la grande circulation.
- En cas de **choc cardiogénique**, la fonction de pompe du cœur est défaillante. La cause en est souvent un infarctus du myocarde à la phase aiguë.
- Des réactions allergiques aux médicaments ou aux insectes peuvent entraîner un **choc anaphylactique** (☞ Détails 6.4.1). De grandes quantités d'histamine et d'autres substances vasoactives sont la cause d'une vasodilatation *généralisée* (touchant tous les vaisseaux) qui entraîne une chute brutale de la pression artérielle.
- Lors du **choc septique**, les toxines issues des micro-organismes circulant dans le sang dans le cadre d'un sepsis (infection toxique du sang) entraînent une vasodilatation importante.
- Le **choc neurogénique** est en comparaison de faible gravité : des événements « choquants » entraînent une réaction inadaptée du système nerveux végétatif avec, le plus souvent, une perte de connaissance immédiate brutale.
- Le **choc hypoglycémique** apparaît lors de la décompensation d'un diabète du fait d'une administration trop importante d'insuline et/ou d'une prise de nourriture insuffisante.

Mécanismes de compensation de l'organisme

Afin d'augmenter la pression artérielle et assurer avant tout la vascularisation du cerveau, l'organisme libère au cours de l'état de choc des quantités importantes des hormones du stress comme l'adrénaline ainsi que l'aldostérone et l'ADH (☞ 13.2.1). Ainsi, la vascularisation des zones périphériques comme la peau et la musculature ainsi que celle du tractus digestif sera limitée au profit de celles du cerveau et du cœur.
Ce phénomène s'appelle la **centralisation de la vascularisation** et représente le mécanisme de compensation le plus important de l'organisme. Il est mis en œuvre dans tous les types d'état de choc.

16.3.7 **La régulation de la température**

Le système vasculaire joue également un rôle important dans la **régulation de la température**. Malgré les variations de la température extérieure et de la production ainsi que de la perte de chaleur, le corps maintient constante sa température à 37 °C, avec des variations au cours de la journée d'environ +/- 0,5 °C. Le minimum est atteint le matin aux environs de 3 h, le maximum en début de soirée aux environs de 18 h.
Chez les femmes, la température n'est pas toujours la même - au sein du cycle menstruel, elle augmente d'environ 0,3 - 0,5 °C après l'ovulation (☞ Fig. 20.11). Ces chiffres de température sont valables uniquement pour la **température centrale**, celle des organes internes. La peau et les extrémités sont significativement plus froides : pour une température ambiante de 20 °C et une température centrale de 37 °C, les pieds et les mains indiquent une valeur moyenne de seulement 28 °C.
L'*hypothalamus*, une partie du diencéphale, commande le maintien de la température. Des instruments de mesure de la température, les **thermorécepteurs**, évaluent la température centrale, celle de la peau et au niveau de la moelle épinière, et envoient leurs informations au niveau du **centre de la thermorégulation** dans l'hypothalamus. Si les thermorécepteurs centraux enregistrent une température trop élevée, la vascularisation de la peau augmente par vasodilatation afin de pouvoir évacuer la chaleur en excès - la rougeur de la peau lors d'un effort est une conséquence de ce mécanisme. Par ailleurs, le retour veineux s'effectue au niveau des veines superficielles plutôt qu'à celui des veines profondes et la sécrétion sudorale augmente. La surface de la peau sera ainsi rafraîchie.
Ces mécanismes fonctionnent de manière inverse lorsque les thermorécepteurs cutanés enregistrent des températures extérieures trop basses. Avant que la température centrale chute, l'organisme réduit la vascularisation de la peau. Par ailleurs, une augmentation de la

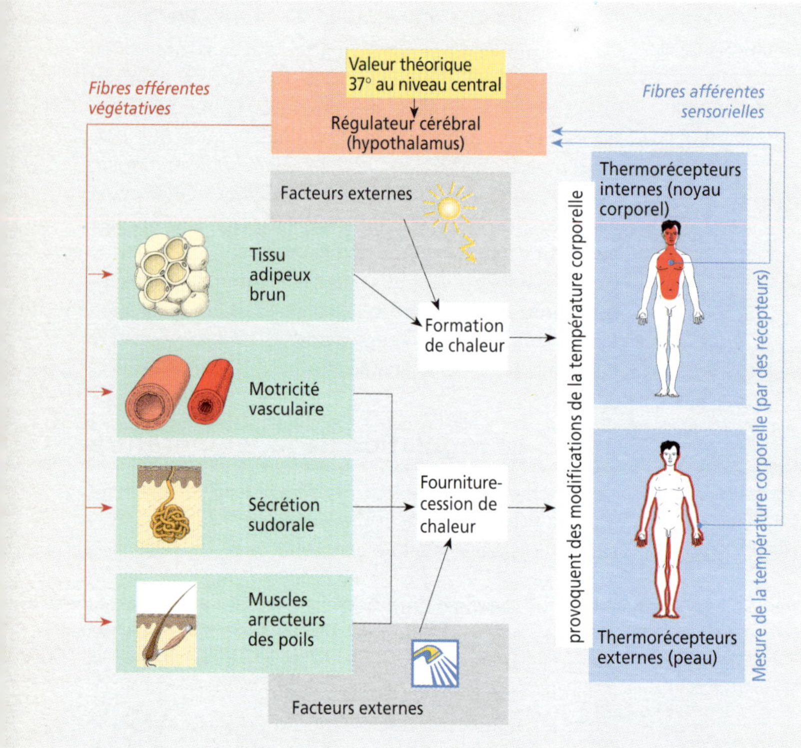

Fig. 16.14 : Circuit de régulation de la température corporelle. Les récepteurs cutanés et centraux mesurent la température corporelle et la transmettent au cerveau où la valeur réelle est comparée à la valeur théorique. L'adaptation nécessaire de la température sera commandée à ce niveau par la production de chaleur, la modification de la vascularisation, la sécrétion sudorale et un comportement adapté (par ex. mettre une casquette).

production de chaleur (**thermogenèse**) lutte contre le refroidissement : des mouvements volontaires et des tremblements musculaires augmentent la température.

Fièvre

On entend par **fièvre,** une température centrale au dessus de 38 °C.

Le plus souvent, cette augmentation de la température est la conséquence de l'activité d'**agents pyrogènes**, c'est-à-dire de produits déclenchant une fièvre, en provenance de bactéries, de virus ou de champignons, mais également d'activateurs endogènes comme les leucocytes ou des *prostaglandines* libérées lors des processus inflammatoires. Ils déclenchent de la fièvre dès qu'ils sont présents en petites quantités dans la circulation sanguine.

La fièvre est un mécanisme de réaction adapté dans le cadre des processus inflammatoires, car une augmentation de la température est nécessaire pour pouvoir mettre en route plus rapidement les mécanismes de défense et de guérison.

Les *tremblements* et les *frissons* sont des symptômes typiques d'une poussée fébrile. A l'inverse, le patient éprouve des bouffées de chaleur lors de la chute de la fièvre («il élimine sa fièvre en suant »).

Questions de révision

1. Quel chemin emprunte le sang pour passer du ventricule gauche au ventricule droit ? (☞ 16.1.1)
2. Qu'entend-on par la fonction de réservoir des artères ? (☞ 16.1.2)
3. Quelles sont les fonctions des artérioles ? (☞ 16.1.2)
4. Quelles sont les propriétés qui caractérisent les capillaires ? (☞ 16.1.3)
5. Quels sont les facteurs qui peuvent réguler la taille des vaisseaux ? (☞ 16.1.4)
6. Comment les veines empêchent-elles que le sang « stagne » dans les jambes ? (☞ 16.1.5)
7. De quoi dépend la vitesse du flux sanguin ? (☞ 16.3.1)
8. Comment sont déterminées les pressions systolique et diastolique ? (☞ 16.3.3)
9. Que se passe-t-il au niveau tensionnel lors du passage de la position couchée à la position debout ? (☞ 16.3.3)
10. Quels organes doivent être protégés en priorité par les mécanismes de régulation de la pression artérielle ? (☞ 16.3.5)
11. Comment la température corporelle est-elle régulée ? (☞ 16.3.7)

LE SYSTÈME RESPIRATOIRE

Avec le **système respiratoire**, l'organisme est en capacité de respirer, c'est-à-dire d'effectuer des échanges gazeux avec l'environnement. Cet échange gazeux entre le sang et l'environnement est appelé également la **respiration externe**. Les poumons, organes principaux de la respiration externe, ont donc la fonction de fournir l'oxygène nécessaire pour l'ensemble des processus vitaux et d'éliminer le produit de dégradation du métabolisme, le dioxyde de carbone.

On désigne par contre sous le terme de **respiration interne**, la combustion dans la cellule des nutriments permettant de produire de l'énergie (ATP ; ☞ 2.8.5) qui se déroule en utilisant de l'oxygène. La respiration externe est donc une condition nécessaire à la respiration interne.

Les voies respiratoires sont séparées en :

- **voies aériennes supérieures** : nez, sinus et pharynx,
- **voies aériennes inférieures** : larynx, trachée, bronches et poumons eux-mêmes.

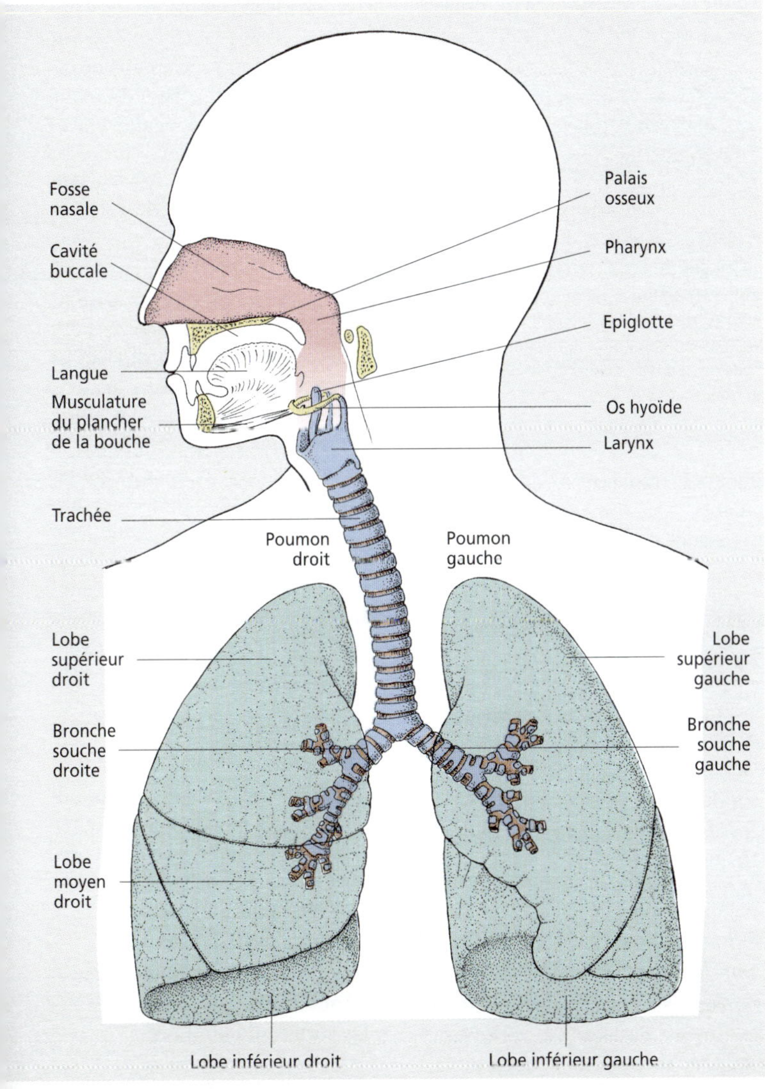

Fig. 17.1 : L'appareil respiratoire - Vue générale.

17.1 Le nez

17.1.1 Structure

Appartiennent aux parties externes visibles du nez, les narines, la cloison nasale cartilagineuse et les ailes du nez.

La partie interne du nez, représentée par les **fosses nasales** (☞ Fig. 17.1), est nettement plus importante. Cette dernière est limi-

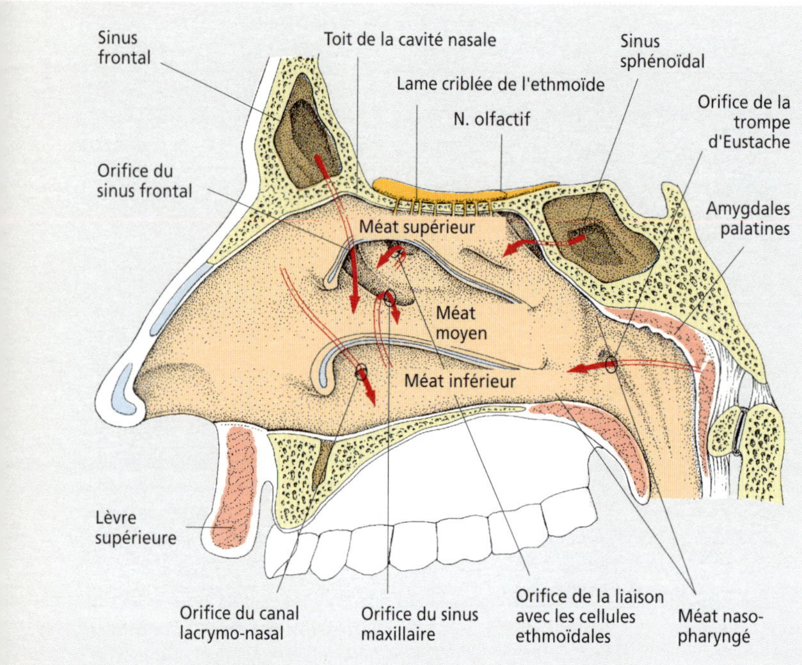

Fig. 17.2 : Coupe d'une fosse nasale. La fosse nasale a un système de connexions avec différentes cavités. Au niveau du méat supérieur s'abouche le sinus ethmoïdal, le méat moyen possède des liaisons avec le sinus frontal, les cellules ethmoïdales et le sinus maxillaire. Au niveau du méat inférieur s'abouche le canal lacrymo-nasal. A la partie postérieure de la cavité nasale se trouve l'orifice de la trompe d'Eustache ; cette dernière relie le nez et l'oreille moyenne et sert pour l'équilibration des pressions.

tée vers le bas par le palais osseux (☞ Fig. 17.3) et en haut par la lame criblée de l'ethmoïde au niveau de la base du crâne (☞ Fig. 17.2) ; les parois latérales sont formées par les maxillaires supérieurs. Les fosses nasales délimitent ainsi un volume a peu près pyramidal qui est séparé en une moitié droite et une moitié gauche par la **cloison nasale**. L'orifice postérieur de la cavité nasale qui mène vers le pharynx est formé par les deux **méats naso-pharyngés**. Au niveau des orifices narinaires, des poils raides, plus ou moins longs empêchent la pénétration de corps étrangers.

La surface des parois latérales de la cavité nasale est épaissie par les **cornets inférieurs**, **moyens** et **supérieurs**. En dessous de ces derniers se trouvent à droite et à gauche, les méats inférieurs, moyens et supérieurs.

17.1.2 Les fonctions du nez

Les fosses nasales ont principalement trois fonctions :

- réchauffement, épuration et humidification de l'air inspiré,
- hébergement de l'organe de l'olfaction (☞ 12.5),
- caisse de résonance pour la voix.

Réchauffement, épuration et humidification de l'air inspiré

Pour remplir ces fonctions, la paroi des fosses nasales est recouverte d'une muqueuse à la surface de laquelle se trouve un *épithélium cilié pseudo-stratifié* (☞ Fig. 5.1). Les cils vibratiles se meuvent de manière rythmique dans la direction de l'orifice narinaire externe afin de pouvoir évacuer vers l'extérieur les corps étrangers retenus par la muqueuse. Entre les cellules épithéliales ciliées se trouvent des *cellules muqueuses* (qui produisent du mucus).

Ainsi l'épithélium cilié assure une *épuration* et une *humidification* de l'air inspiré. Son *réchauffement* est assuré par un réseau dense de fins vaisseaux sanguins au niveau de la muqueuse nasale. Plus l'air inspiré est froid, plus la muqueuse sera vascularisée et plus de ce fait l'air inspiré sera réchauffé. Certains de ces vaisseaux peuvent éclater du fait de petites lésions mais également en cas d'inflammations ou d'infections - le patient présente des **saignements de nez** (*épistaxis*).

La fonction olfactive

Sous le toit des fosses nasales, formé par la lame criblée de l'ethmoïde, se trouve la **muqueuse olfactive** avec les cellules olfactives (☞ Fig. 12.4). Ces cellules olfactives sont les corps cellulaires du *nerf olfactif* (nerf crânien I) qui pénètrent avec ses nombreuses et fines fibres dans la fosse cérébrale antérieure à travers la lame criblée de l'ethmoïde et transmettent au centre olfactif cérébral les modifications d'odeur de l'air inspiré (☞ 11.5).

17.1.3 Sinus

Les **sinus**, structures paires de grand intérêt en clinique, s'abouchent dans la cavité nasale ; on distingue :

- les **sinus frontaux**,
- les **sinus maxillaires**,
- les **cellules ethmoïdales** ou **sinus ethmoïdaux**,
- les **sinus sphénoïdaux**.

Les sinus diminuent le poids des os

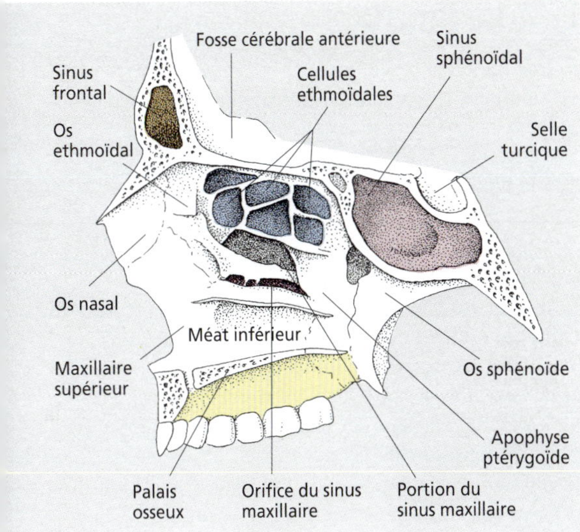

Fig. 17.3 : Sinus (coupe sagittale).

du crâne et forment une caisse de résonance pour la voix. Les infections de la cavité nasale sont fréquemment transmises aux sinus où il se développe alors un œdème de la muqueuse et la production de sécrétions (**sinusite**).

17.1.4 Le canal lacrymo-nasal

Au niveau du méat inférieur s'abouche le **canal lacrymo-nasal** grâce auquel les larmes s'écoulent de l'angle interne de l'oeil vers la cavité nasale (☞ Fig. 12.13). C'est ainsi que l'on doit se moucher lorsque l'on pleure, c'est-à-dire en cas d'augmentation de la sécrétion de larmes.

17.2 Le pharynx

Le **pharynx** est une cavité en forme de tuyau qui s'étend de la base du crâne jusqu'à l'œsophage. Au niveau du pharynx se croisent les voies aériennes et les voies digestives qui vont ensuite se séparer à son extrémité inférieure en :

- une voie aérienne (larynx et trachée) qui se poursuit en avant,
- l'œsophage qui descend en arrière le long du rachis.

L'**épiglotte** sert de système d'aiguillage de ce « carrefour » entre les voies aériennes et les voies digestives. Lors de l'inspiration et de l'expiration, l'épiglotte reste redressée - l'air peut descendre du méat naso-pharyngé vers le larynx. Lors de la déglutition, le larynx se ferme grâce à l'épiglotte qui forme un toit protecteur au niveau de l'entrée du larynx (Déglutition 18.2.7). Ainsi, le bol alimentaire passe du pharynx dans l'œsophage. Lors d'une **fausse-route**, la nourriture passe, du fait d'un mécanisme de déglutition perturbé, dans le larynx et la trachée.

Le naso-pharynx

Le tiers supérieur du pharynx est appelé le **naso-pharynx**. A son niveau s'abouchent le méat naso-pharyngé et les trompes d'Eustache (☞ 12.7.2).

Les **amygdales pharyngées** siègent également au niveau du naso-pharynx et constituent le système de défense de la sphère naso-pharyngée avec les **amygdales palatines**.

L'oro-pharynx

L'**oro-pharynx** est la partie moyenne du pharynx et possède une large ouverture sur la cavité buccale. Il sert de zone de passage commune aussi bien pour l'air que pour les aliments liquides et solides. A son niveau se trouvent les deux **amygdales palatines**.

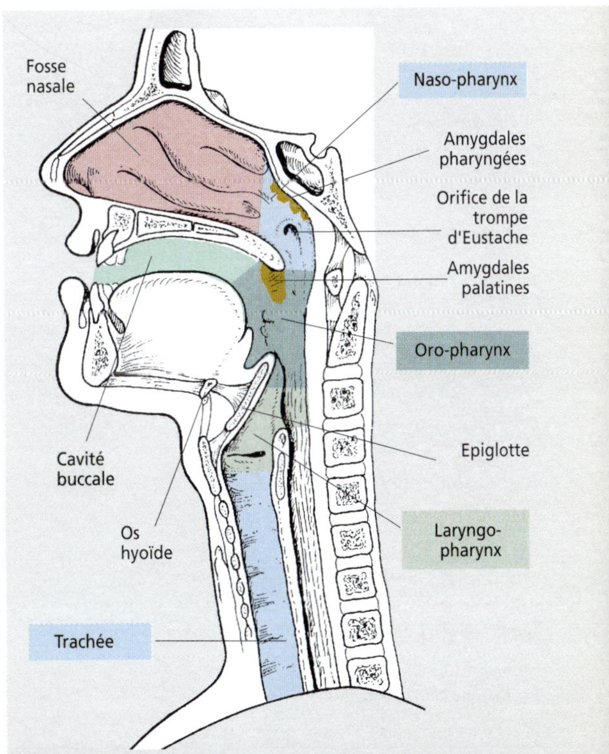

Fig. 17.4 : Coupe du pharynx avec ses trois étages : naso-, oro- et laryngo-pharynx.

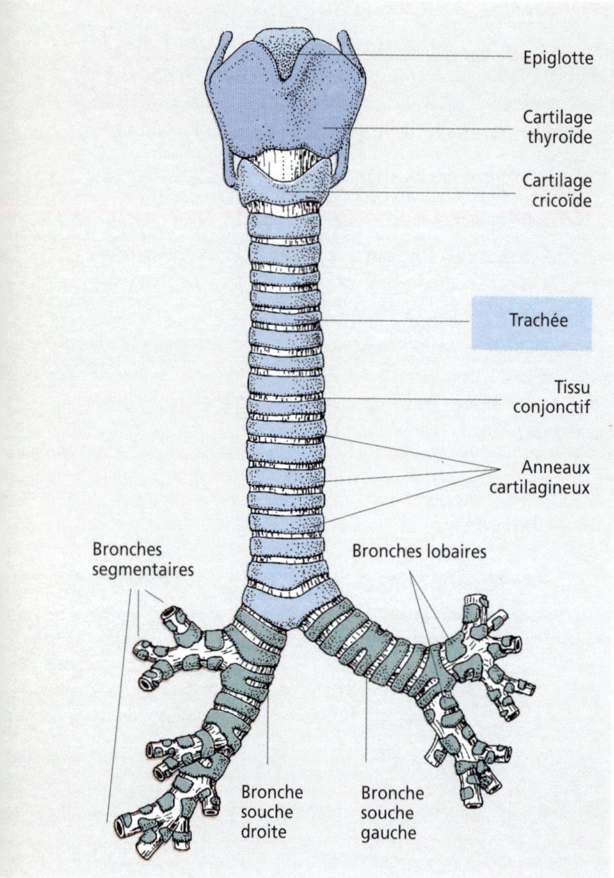

Fig. 17.5 : Larynx, trachée et grosses bronches. On reconnaît les deux ailes du cartilage thyroïdien, le cartilage cricoïde et les anneaux cartilagineux de la trachée. La division de la trachée en deux bronches souches est également représentée.

Ces « amygdales » appartiennent - avec les amygdales pharyngées et les amygdales linguales situées à la base de la langue - au système lymphatique et servent à la défense immunitaire.

Dans les profondeurs des replis de ces structures, les germes, en particulier les *streptocoques*, peuvent facilement se rassembler et déclencher des inflammations ; une telle inflammation des amygdales palatines est appelée **angine**.

Le laryngo-pharynx

La segment inférieur du pharynx s'appelle le **laryngo-pharynx** et s'étend de l'os hyoïde jusqu'à l'œsophage et le larynx. C'est à ce niveau qui se déroule en fait l'acte de déglutition.

17.3 Le larynx

Le **larynx** a deux fonctions :

- d'une part, il ferme les voies aériennes inférieures et régule leur ventilation,
- d'autre part, il est l'organe principal de la formation de la parole.

17.3.1 La structure du larynx

Le larynx est une structure cartilagineuse en forme de tuyau qui s'étend de la base de la langue jusqu'à la trachée. Ses composants les plus importants sont les cordes vocales (☞ 17.3.2). Sa rigidité est assurée par des éléments cartilagineux qui sont reliés par des ligaments et des muscles.
Le plus gros cartilage est le **cartilage thyroïdien** dont l'excroissance pointue marque la pomme d'Adam et donne au larynx sa forme triangulaire.
Au bord supérieur du cartilage thyroïdien se trouve l'**épiglotte** qui, comme nous l'avons dit, joue un rôle essentiel dans la déglutition.
En dessous du cartilage thyroïdien se trouve le **cartilage cricoïde,** en forme de chevalière, dont le renforcement (le « sceau ») est tourné vers l'arrière. Les cartilages thyroïdien et cricoïde sont reliés ensemble par des articulations. Le sceau du cartilage cricoïde sert de base

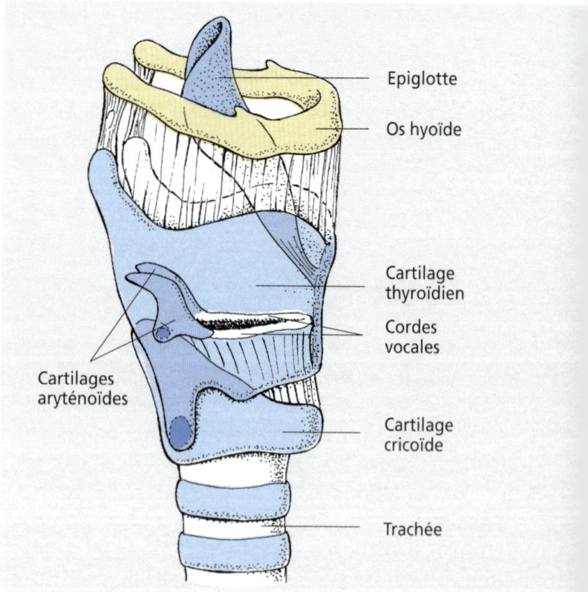

Fig. 17.6 : Os hyoïde. L'épiglotte est également représentée en position intermédiaire ainsi que la structure cartilagineuse du larynx.

pour les deux très petits **cartilages aryténoïdes** qui servent à l'insertion et à la tension des cordes vocales.
L'ensemble du larynx, exception faite de l'épiglotte et des cordes vocales, est recouvert d'une muqueuse richement vascularisée comme la muqueuse nasale. L'air inspiré est encore humidifié au niveau du larynx, épuré des plus petites particules de poussière et réchauffé.

17.3.2 Les cordes vocales et la voix

La muqueuse laryngée forme deux paires de replis horizontaux l'un au dessus de l'autre : les **replis aryténo-épiglottiques** au dessus et les **bandes ventriculaires** en dessous. Les bords supérieurs libres des bandes ventriculaires, situés au centre du larynx, sont appelées les **cordes vocales** (☞ Fig. 17.7). Elles s'étendent de la face interne du cartilage thyroïde vers l'arrière en direction des deux cartilages aryténoïdes. Sur les cartilages aryténoïdes s'insèrent de très petits muscles qui peuvent mobiliser indirectement les cordes vocales. L'ouverture entre les deux cordes vocales est appelée la **glotte** ; la taille de cette ouverture peut être modifiée par l'action des muscles laryngés. Les cordes vocales sont innervées par le **n. récurrent**, une branche du n. vague (☞ Fig. 11.13).

La formation de la voix

Pour **former la voix** (*phonation*), les cordes vocales seront mises en vibration de manière régulière par le flux aérien. La fréquence des vibrations et ainsi la hauteur du son peuvent être régulées par des modifications de la tension des cordes vocales ; la puissance du son dépend par contre de la force du flux aérien. La plénitude de la voix sera finalement déterminée par la caisse de résonance du pharynx, des cavités buccale et nasale qui déterminent également le timbre de la voix.

La hauteur du son

Comme nous l'avons dit, la hauteur du son dépend du nombre de vibrations des cordes vocales :

- Si l'on veut émettre un son aigu, les cordes vocales doivent être tendues plus fortement par la contraction des muscles laryngés (en comparaison avec la tonalité d'une corde de guitare en fonction de sa tension).
- Si les cordes vocales doivent sonner plus grave, elles doivent être relâchées par les muscles laryngés correspondants. Elles produisent alors, grâce à des vibrations lentes et larges, des sons plus graves.

La formation des sons

Pour la formation des sons ou l'*articulation*, la **caisse de résonance** formée par les cavités buccale, nasale et pharyngée doit pouvoir modifier sa forme. Ainsi, la colonne d'air possède des fréquences propres différentes et des résonances caractéristiques d'où proviennent les différentes tonalités des sons.
Ainsi pour la formation des *consonnes*, la caisse de résonance est plus étroite que pour celle des *voyelles*. Les différentes consonnes seront par contre principalement formées par des positions variées des dents, des lèvres, de la langue et du palais.

La mue de la voix

Les enfants possèdent un larynx plus petit et des cordes vocales plus courtes, avec comme résultat une voix plus haute que celle des adultes. La **mue de la voix** est la conséquence d'une croissance en poids et en longueur du larynx et des cordes vocales pendant la puberté - en particulier chez les garçons.

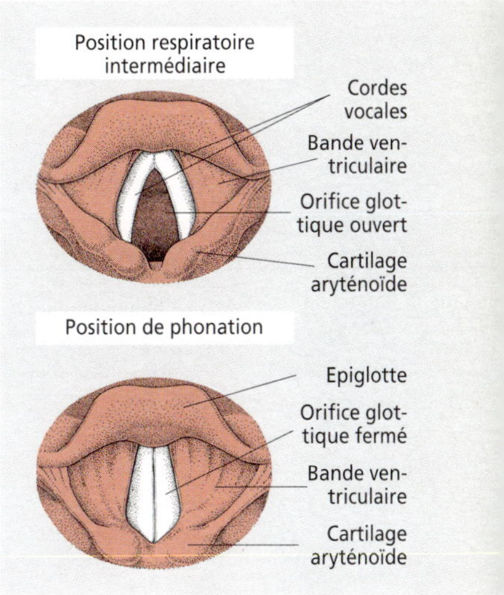

Fig. 17.7 : L'orifice glottique en position ouverte et fermée.

Ainsi s'explique le changement de la voix d'enfant à la voix d'adulte, où la voix d'enfant perd un octave.

17.3.3 Le réflexe de la toux

Si un corps étranger pénètre au niveau du larynx ou plus bas dans l'arbre respiratoire, alors les cordes vocales se collent l'une contre l'autre par l'effet d'une forte contraction musculaire. Ensuite apparaît un **stimulus de toux,** déclenché de manière réflexe, grâce auquel le corps étranger sera expulsé vers la bouche avec un effort expiratoire violent qui force la glotte.
De cette manière, le **réflexe de toux** assure l'épuration des voies respiratoires. Si des sécrétions sont transportées par la toux vers les voies aériennes supérieures, on parle alors de **toux productive** ; les sécrétions seront souvent expulsées sous forme de **crachats** ou bien avalées.
Par ailleurs, la toux sans expulsion significative de sécrétions peut gêner une personne ; on parle alors de **toux irritative**.

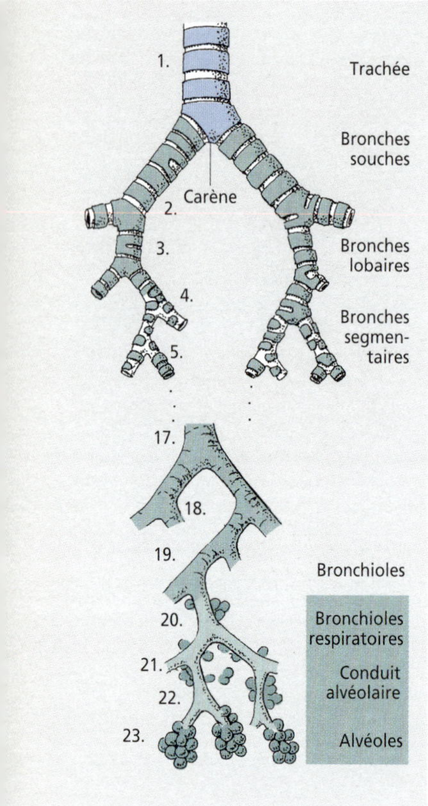

Fig. 17.8 : La ramification de l'arbre trachéo-bronchique. De la trachée aux alvéoles pulmonaires, on compte en moyenne 23 divisions.

17.4 **La trachée**

En dessous du cartilage cricoïde commence la **trachée**. C'est un tuyau musculeux qui mesure en moyenne 11 cm de long et dont la lumière est maintenue ouverte par 16-20 anneaux cartilagineux en forme de C. Ainsi, on évite que la trachée se collabe en cas de pression insuffisante - ce qui se produit lors de l'expiration.

Entre chaque anneau existe du tissu conjonctif élastique qui donne à la trachée une élasticité dans le sens de la longueur. Cette élasticité en longueur est utile pour la déglutition (la trachée est attirée vers le haut avec le larynx) et lors de l'inspiration (la trachée est attirée vers le bas et améliore ainsi le passage d'air dans le larynx).

Comme le reste du tractus respiratoire, la trachée est recouverte d'un épithélium cilié vibratile et de cellules muqueuses. Les corps étrangers sont repoussés vers le pharynx et la bouche par les cils vibratiles.

La trachée est en contact avec l'œsophage par l'intermédiaire de sa paroi postérieure.

17.5 **Les bronches**

A son extrémité inférieure, appelée la *carène*, la trachée se divise pour former les deux **bronches souches**.

La paroi des bronches souches possède une structure identique à celle de la trachée et est composée d'anneaux cartilagineux et d'une muqueuse avec un épithélium cilié vibratile.

Après quelques centimètres, chaque bronche souche se divise en de plus petites **bronches** :

- Bronche souche droite : *trois* branches principales pour les trois lobes du poumon droit.
- Bronche souche gauche : *deux* branches principales pour les deux lobes du poumon gauche.

Ces cinq branches principales, les **bronches lobaires**, se divisent ensuite, comme la ramure d'un arbre, en **bronches segmentaires** qui se ramifient elles-mêmes encore en plus petites branches. On obtient après plus de vingt divisions, un système très ramifié, l'**arbre bronchique**. Plus les bronches deviennent petites, plus leur structure est simple et plus leurs parois sont fines. Ainsi, les bronches lobaires présentent, à la place des gros anneaux cartilagineux, seulement de petites plaques cartilagineuses irrégulières. Dans les plus petites ramifications des bronches, les **bronchioles,** qui ont un diamètre intérieur de moins d'1 mm, il n'existe plus de structures cartilagineuses. Ainsi, les bronchioles sont richement pourvues en faisceaux de fibres musculaires lisses (☞ 5.7.1) qui régulent de manière active les flux inspiratoire et expiratoire.

Les bronchioles se ramifient encore en de petites branches microscopiques qui aboutissent directement dans les **alvéoles pulmonaires,** regroupées comme des grappes de raisin dans le tissu pulmonaire, et qui assurent les échanges respiratoires. Au niveau des alvéoles, l'air et le sang ne sont plus séparés que par ce qu'on appelle la *barrière alvéolo-capillaire* (☞ 17.9) : à travers cette fine structure, l'oxygène de l'air alvéolaire peut passer rapidement dans le sang capillaire pendant que le dioxyde de carbone prend le chemin inverse.

Pour que les alvéoles ne se collabent pas ou n'éclatent pas du fait des oscillations de pression permanentes dues à la respiration, leur surface interne est recouverte de **surfactant**. Avec les fibres élastiques qui entourent les alvéoles, le surfactant est le facteur le plus important qui assure l'élasticité du poumon (*compliance*).

Maladies des bronches

Le **carcinome bronchique** est la tumeur maligne la plus fréquente chez l'homme mais survient de plus en plus souvent chez la femme. La fumée de cigarette a dans cette tumeur un effet cancérigène important, en entraînant une irritation constante de la muqueuse bronchique. Les cellules épithéliales irritées de cette façon présentent des réactions de type inflammatoire et peuvent finalement dégénérer : la conséquence en est le carcinome bronchique qui le plus souvent ne répond pas au traitement.

On entend par **crise d'asthme,** une atteinte respiratoire au cours de laquelle l'expiration est rendue difficile. Elle est déclenchée par différents facteurs (réactions allergiques,

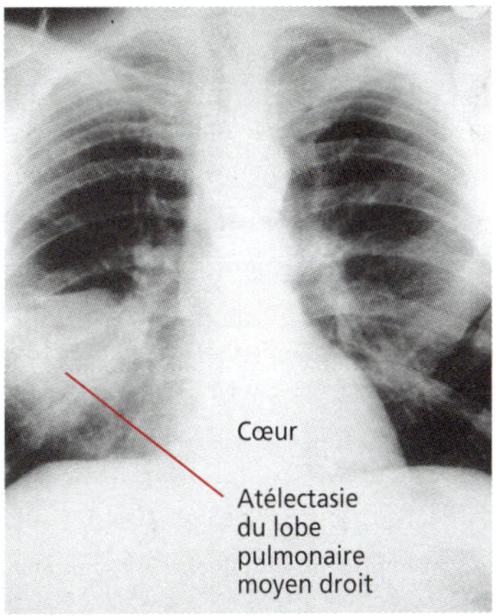

Fig. 17.8a : Carcinome bronchique chez un patient fumeur de 57 ans. Il est important de reconnaître le collapsus (atélectasie) du lobe moyen droit qui entraîne une condensation (clarté sur la radio) de la zone pulmonaire correspondante. L'atélectasie est la conséquence de l'obstruction par la tumeur de la bronche correspondante.

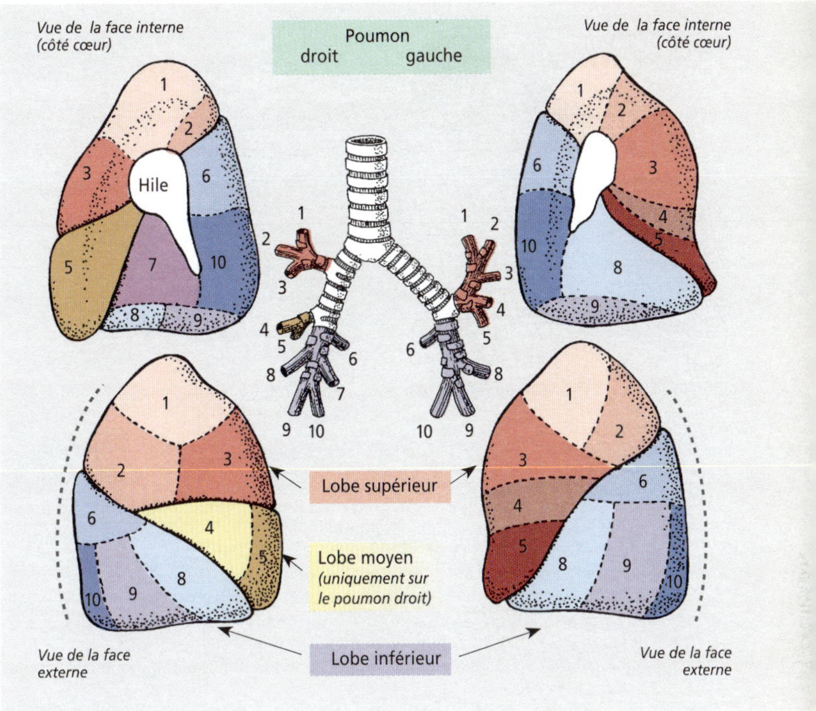

Fig. 17.9 : Division du poumon en lobes et segments. Les deux dessins du haut montrent une vue de la face interne, ceux du bas de la face externe. Au niveau du poumon droit, le lobe supérieur est divisé en 3 segments, le lobe moyen en 2 et le lobe inférieur en 5 (éventuellement 6). Le poumon gauche est composé d'un lobe supérieur avec 5 segments et d'un lobe inférieur avec 4 (éventuellement 5) segments. La ligne en pointillé représente le dos.

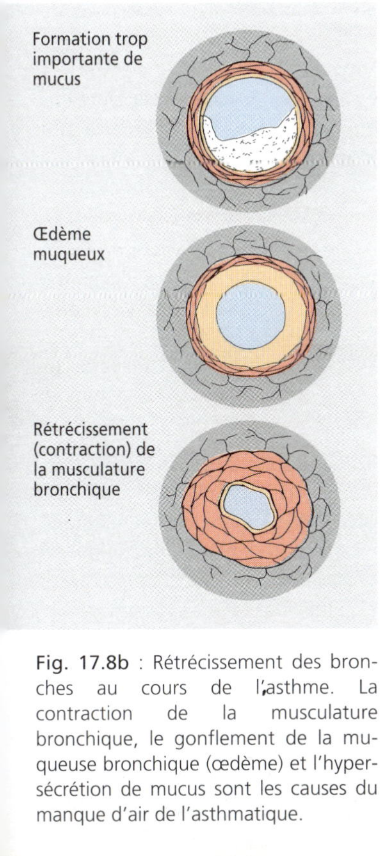

Fig. 17.8b : Rétrécissement des bronches au cours de l'asthme. La contraction de la musculature bronchique, le gonflement de la muqueuse bronchique (œdème) et l'hypersécrétion de mucus sont les causes du manque d'air de l'asthmatique.

infections, facteurs psychologiques, effort). La dyspnée survient à la suite d'un rétrécissement des voies aériennes qui dépend d'une contraction de la musculature bronchique et d'un œdème de la muqueuse bronchique.

17.6 Les poumons

Les deux **poumons** sont situés dans la cage thoracique de part et d'autre du **médiastin**. Ils sont limités à l'extérieur par les côtes, en bas par le diaphragme ; en haut, leurs sommets dépassent de peu la clavicule. Entre le poumon droit et le poumon gauche se trouve le cœur.

La partie du poumon qui repose sur le diaphragme est désignée sous le terme de **base pulmonaire** et la partie supérieure sous le terme de **sommet pulmonaire** (*apex*). La base du poumon s'abaisse lors de l'inspiration d'environ 3 à 4 cm et remonte d'autant lors de l'expiration. Les bronches souches et les vaisseaux pulmonaires pénètrent dans les poumons au niveau du **hile pulmonaire,** situé sur la face interne.

Du fait de la position gauche du cœur, le poumon gauche est plus petit que le droit. Le poumon gauche est séparé par une scissure facilement reconnaissable en **lobe pulmonaire** supérieur et lobe inférieur, alors que le poumon droit est divisé en trois lobes par deux scissures, le lobe supérieur, le lobe moyen et le lobe inférieur. Les lobes pulmonaires sont de nouveau

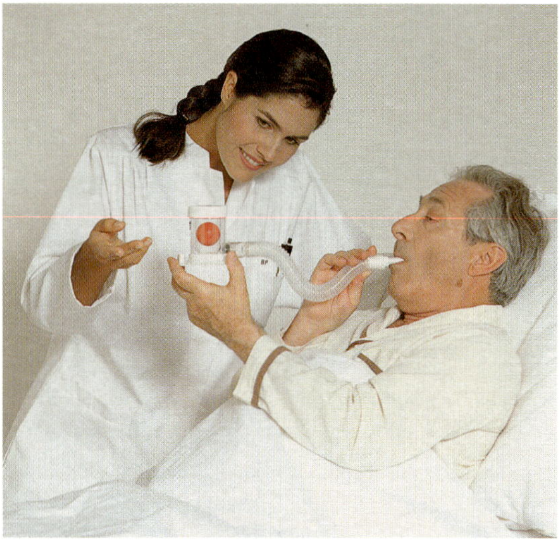

Fig. 17.9a : Kinésithérapie respiratoire avec un appareil d'entraînement de type Mediflow®. le patient sera invité à faire monter la balle rouge le plus haut possible. De cette manière, on améliorera la ventilation des segments pulmonaires des bases et on préviendra une éventuelle pneumopathie.

divisés en **segments pulmonaires** de plus petite taille : il y en a dix à droite et neuf à gauche. A la différence des scissures, les limites entre les segments ne sont pas visibles de l'extérieur.

Des *unités bronchio-artérielles* leur correspondent ; c'est-à-dire que chaque segment est alimenté par une bronche segmentaire et une branche de l'artère pulmonaire.

Inflammation pulmonaire

Lors d'une infection du tissu pulmonaire par différents agents, on parle d'**inflammation pulmonaire** (*pneumonie*). Dans ce cas, l'inflammation peut être limitée aux tissus limitrophes de l'arbre bronchique (*bronchopneumonie*) mais elle peut aussi atteindre l'ensemble d'un lobe pulmonaire (*pneumonie lobaire*).

L'inflammation pulmonaire entraîne une condensation et une séquestration d'eau croissante dans le tissu touché, ce qui rend difficile les échanges gazeux au niveau des alvéoles pulmonaires. Du fait de l'altération de la fonction ventilatoire, les inflammations pulmonaires peuvent encore aujourd'hui entraîner un décès.

Prévention des infections pulmonaires

Chez les patients alités, les zones des alvéoles de réserve constituent des milieux de croissance idéaux pour les bactéries. Comme elles sont peu vascularisées du fait de la position horizontale et peu ventilées du fait de l'absence d'activité, les cellules de défense parviennent difficilement dans ces régions, si bien que les germes peuvent se développer rapidement. Afin de prévenir ces *infections pulmonaires de décubitus*, tout patient alité devra bénéficier, de manière préventive (*prophylactique*), de séances de kinésithérapie respiratoire.

Lorsque c'est possible, le patient doit se relever afin d'obtenir une meilleure ventilation des parties dorsales des poumons du fait du changement de position. Le dos sera percuté (« *clapping* ») pour que le patient ressente le besoin de prendre une inspiration profonde ou le besoin de tousser et qu'ainsi il ventile par à-coups la totalité du tissu pulmonaire. Par ailleurs, la ventilation des poumons pourra être améliorée avec l'aide d'appareils comme cela est montré sur l'illustration ci-contre.

Tuberculose

La **tuberculose** est une infection par une bactérie appelée *Mycobacterium tuberculosis* au cours de laquelle la contamination s'effectue par les gouttelettes de salive. En principe, la tuberculose peut toucher tous les organes, mais elle touche préférentiellement le poumon. La maladie évolue d'une manière sournoise sur plusieurs mois et années et entraîne des atteintes tissulaires croissantes. Sans traitement efficace, il peut se produire une dissémination des bactéries tuberculeuses à d'autres organes (par ex. les reins, l'intestin, le cerveau).

Le hile pulmonaire

Les poumons, comme tous les organes, sont traversés par des vaisseaux lymphatiques qui y pénètrent au niveau du **hile pulmonaire** avec les bronches souches et les vaisseaux sanguins. Les vaisseaux lymphatiques transportent des globules blancs et un type particulier de **cellules alvéolaires** (*pneumocytes*) vers les ganglions lymphatiques situés au niveau du hile pulmonaire. La mission de ces cellules alvéolaires est d'évacuer les corps étrangers ou les toxiques.

17.7 La plèvre

Les deux poumons sont entourés d'une enveloppe très fine irriguée par des vaisseaux, la **plèvre viscérale**.

La plèvre viscérale est accolée, séparée uniquement par une mince couche de liquide, à la **plèvre pariétale** qui est en contact avec la paroi thoracique, le diaphragme et le médiastin et qui contient des nerfs sensitifs, transmettant des stimuli douloureux. Les deux feuillets de la plèvre sont désignés sous le terme de **plèvre**. Au niveau du hile pulmonaire, les deux feuillets pleuraux se rejoignent et forment ainsi une espace clos (*espace pleural*).

Afin que les poumons puissent glisser sans frottement à l'intérieur de la cage thoracique lors de la respiration, les deux feuillets pleuraux sont recouverts d'une couche de cellules pavimenteuses qui sécrètent dans l'espace pleural un liquide aqueux qui sert de lubrifiant. La fine lame de liquide dans l'espace pleural, ainsi que la pression négative qui y règne font par ailleurs que la surface du poumon se maintient contre la paroi interne de la cage thoracique et que tous les mouvements de cette dernière seront transmis aux poumons. Ainsi, la distension de la cage thoracique lors de l'inspiration entraîne obligatoirement une dilatation pulmonaire et, à l'inverse, le rétrécissement de la cage thoracique lors de l'expiration entraîne une diminution de volume du tissu pulmonaire.

Pneumothorax et épanchement pleural

En cas de lésion externe, si de l'air pénètre dans l'epace pleural, la pression négative qui y règne sera brutalement augmentée et le poumon sera repoussé et écrasé du fait de son élasticité (**pneumothorax**). La conséquence peut être une détresse respiratoire.

S'il existe une inflammation ou une tumeur du poumon ou de la plèvre, il peut se produire une augmentation de la sécrétion de liquide dans l'espace pleural ; on parle alors d'**épanchement pleural**. En cas d'épanchement abondant, le poumon ne peut plus se déplier suffisamment et une détresse respiratoire s'installe.

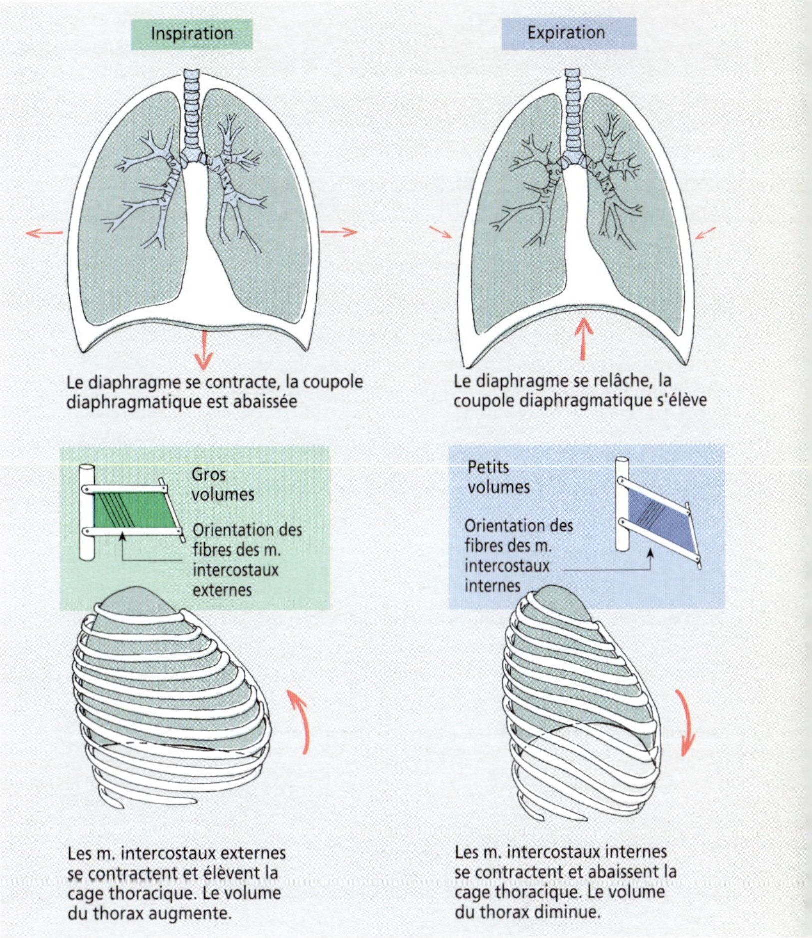

Fig. 17.10 : Mécanique de l'inspiration et de l'expiration. La contraction du diaphragme et l'élévation concomitante de la cage thoracique augmentent le volume thoracique : les poumons se dilatent. L'aspiration ainsi créée fait pénétrer de l'air frais, riche en oxygène, dans les poumons.

17.8 La mécanique ventilatoire

La respiration sert aux échanges gazeux entre l'organisme et l'environnement extérieur. Lors de l'**inspiration**, le poumon se dilate et de l'air frais en provenance de l'extérieur, riche en oxygène, arrive dans les alvéoles pulmonaires. Lors de l'**expiration**, par contre, le poumon se rétracte et de l'air, pauvre en oxygène et riche en gaz carbonique, est rejeté.

Comme le poumon est élastique et ne possède pas de motricité propre active, il suit, lors des mouvements respiratoires, l'expansion et la rétraction de la cage thoracique. Le volume de la cage thoracique est déterminé par la position des côtes et la situation du diaphragme.

17.8.1 Le diaphragme

Le **diaphragme** est un muscle plat, large et arrondi, qui forme une coupole qui s'enfonce dans la cage thoracique (☞ Fig. 8.22) et qui constitue la frontière entre cette dernière et la cavité abdominale. Des deux côtés du cœur, qui est relié solidement au diaphragme par l'intermédiaire du péricarde, siègent les poumons qui reposent sur le diaphragme par leurs bases. En son milieu, le diaphragme possède une plaque tendineuse qui sert de point d'insertion à ses faisceaux musculaires. Ces derniers sont fixés en arrière, sur le rachis lombaire et en avant, sur l'appendice xiphoïde du sternum et les six dernières côtes.

17.8.2 L'inspiration

Si le diaphragme se contracte, la coupole diaphragmatique s'abaisse et attire les poumons vers le bas. En complément, les **m. intercostaux** externes, tendus entre les côtes, se contractent également et élargissent la cage thoracique vers l'avant et dans une moindre mesure sur les côtés.

Les muscles respiratoires accessoires

Lors d'une respiration plus profonde, par ex. en cas de détresse ventilatoire, le mécanisme que nous avons décrit sera complété par ceux que l'on appelle les *muscles respiratoires accessoires*. Servent d'« aides inspiratoires » :

- les **m. grand** et **petit pectoral** (☞ Fig. 8.23),
- les **m. petit dentelé postéro-supérieur** et **postéro-inférieur** (☞ Fig. 8.20),
- les **m. scalènes** (☞ Fig. 8.14),
- le **m. sterno-cléido-mastoïdien** (☞ Fig. 8.13).

Afin que ces muscles respiratoires accessoires puissent travailler de manière optimale, il faut prendre une position corporelle adaptée : typiquement, les patients en détresse respiratoire s'appuient avec les bras sur un support et se penchent en avant (« position de Kutscher »).

17.8.3 L'expiration

Alors que l'inspiration est un phénomène actif, l'expiration est principalement passive. L'expiration commence initialement par le relâchement des muscles intercostaux et du diaphragme, si bien que se produit un rétrécissement de la cage thoracique, uniquement du fait de l'élasticité propre du tissu pulmonaire et des ligaments de la cage thoracique. En complément, les **m. intercostaux internes** peuvent se contracter pendant l'expiration. Du fait de l'orientation de leurs fibres, ils rapprochent la côte supérieure de la côte sous-jacente et abaissent la cage thoracique.

Les muscles abdominaux peuvent être utilisés comme muscles expiratoires accessoires en cas de respiration forcée, mais également lors de la toux et de l'éternuement. Ces derniers attirent les côtes vers le bas et poussent les viscères vers le bas à l'aide du diaphragme par *compression abdominale*. La compression abdominale joue un grand rôle lors de la défécation et lors des contractions au cours de l'accouchement.

Respiration thoracique ou abdominale

Selon que l'inspiration se fait préférentiellement par abaissement du diaphragme avec distension de l'abdomen ou par élévation des côtes, on parle de *respiration abdominale* ou de *respiration thoracique*. Les nourrissons et les petits enfants ont une respiration abdominale.

17.9 Les échanges gazeux

Comme nous l'avons dit, les échanges gazeux se déroulent dans les **alvéoles pulmonaires**. Ces dernières sont entourées d'un réseau réticulé de fins vaisseaux sanguins, les capillaires de la circulation pulmonaire. L'anse afférente de ces capillaires contient du sang pauvre en oxygène et riche en dioxyde de carbone qui est envoyé dans la circulation pulmonaire par les artères pulmonaires en provenance du ventricule droit (☞ 15.2.3). Pendant son passage à travers les capillaires pulmonaires, ce sang doit se charger, en un temps très court de contact, des molécules d'oxygène qui sont concentrées dans les alvéoles. L'oxygène diffuse pour cela à travers les parois des alvéoles et des vaisseaux sanguins qui forment ensemble la **barrière alvéolo-capillaire**.

Dans le même temps, le dioxyde de carbone diffuse en sens inverse hors des vaisseaux dans les alvéoles, d'où il pourra finalement être éliminé lors de l'expiration.

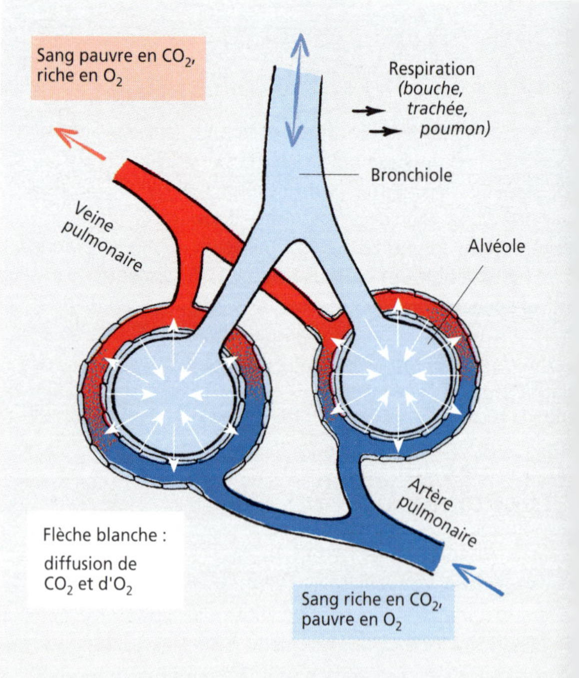

Fig. 17.11 : Échange gazeux dans les alvéoles pulmonaires. Le sang capillaire riche en dioxyde de carbone et pauvre en oxygène passe le long des alvéoles pulmonaires et il se produit un échange gazeux. L'anse capillaire efférente contient du sang riche en oxygène et pauvre en dioxyde de carbone.

Cet échange de dioxyde de carbone et d'oxygène s'appelle **échange gazeux**. Après l'échange gazeux au niveau de l'alvéole, l'anse efférente des capillaires pulmonaires contient du sang riche en oxygène et pauvre en dioxyde de carbone. Ce sang arrive dans l'oreillette gauche du cœur après son transport dans les poumons par les veines pulmonaires et sera ensuite envoyé dans la circulation générale à partir du ventricule gauche.
Le transfert de l'oxygène des alvéoles pulmonaires dans les capillaires et, à l'inverse, du dioxyde de carbone vers les alvéoles, se fait d'une manière passive par **diffusion** (c'est-à-dire sans utilisation d'énergie, ☞ 3.5.4).

Les pressions partielles

L'importance des échanges gazeux à partir de l'air respiré dépend - comme pour tous les mélanges gazeux - des concentrations ou *pressions* des différents gaz qui sont contenus dans cet air respiré (*pression partielle*). L'échange gazeux suit en permanence un gradient de pression qui va des zones de haute concentration (à pression partielle élevée) vers celles de basse concentration (à pression partielle basse). La barrière alvéolo-capillaire ne représente dans ce cas, chez les personnes en bonne santé, qu'un obstacle négligeable à la diffusion. Si cette étape de diffusion entre les alvéoles et les capillaires sanguins est allongée - comme par ex. en cas d'inflammation pulmonaire, du fait de la présence de sécrétions -, l'échange gazeux est plus difficile et une détresse respiratoire peut s'installer.

Si la respiration est perturbée et qu'il existe une augmentation du taux de CO_2 (hypercapnie) ou une diminution du taux d'O_2 (hypoxie), on observe une **cyanose**, c'est-à-dire une coloration bleue de la peau ou des muqueuses.

17.9.1 **Le transport d'oxygène dans le sang**

L'oxygène absorbé dans la sang au niveau des poumons diffuse immédiatement dans les globules rouges et se fixe sur le fer de l'hémoglobine (pigment rouge du sang, ☞ 14.2.2). Si le taux d'hémoglobine est bas, situation d'**anémie** (☞ 14.2.5), peu d'oxygène peut donc être transporté : apparaît alors une faiblesse à l'effort, une fatigue et une dyspnée.
La délivrance d'oxygène aux tissus s'effectue de nouveau par diffusion. C'est dans ce cas la différence de concentration qui joue, entre le sang riche en oxygène et les tissus pauvres en oxygène.

17.9.2 **Le transport de dioxyde de carbone dans le sang**

Comme dans une bouteille d'eau minérale gazeuse,

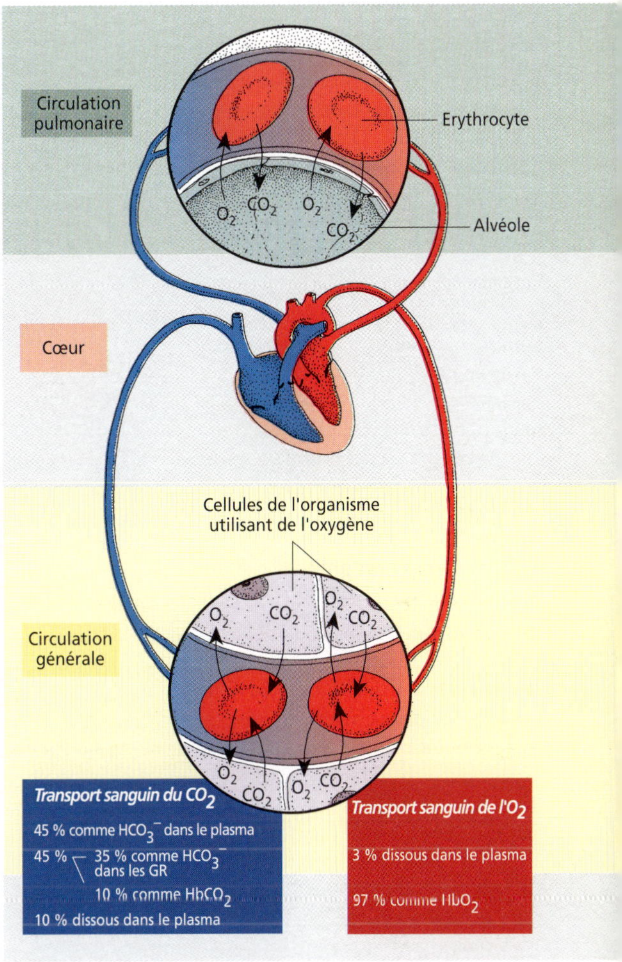

Fig. 17.12 : Transport sanguin de l'oxygène et du dioxyde de carbone. 97 % de l'oxygène est transféré sur l'hémoglobine au niveau des poumons et transporté ainsi vers les cellules. Les 3 % restants sont dissous dans le plasma. Le dioxyde de carbone est ramené vers les poumons sous la forme de bicarbonate (HCO_3^-) ou d'$HbCO_2$ dans les érythrocytes pour 45 %, sous la forme de bicarbonate dans le plasma pour 45 % et sous la forme de CO_2 libre pour 10 %.

10 % du dioxyde de carbone (CO_2) transporté sont dissous dans le sang. 80 % du dioxyde de carbone seront transformés par une réaction chimique en **bicarbonate** (HCO_3) immédiatement après leur absorption.
Une partie du bicarbonate ainsi formé se trouve dans le plasma, le reste dans les érythrocytes. 10 autres % du dioxyde de carbone sont directement fixés sur la molécule d'hémoglobine et transportés sous cette forme, au sein des érythrocytes, vers les poumons.
Toutes les réactions de liaison du dioxyde de carbone dans le sang décrites ci dessus, à savoir

- la dilution dans le plasma,
- la fixation sur l'hémoglobine et
- la fixation dans les érythrocytes et dans le plasma sous la forme de bicarbonate,

fonctionnent de manière inverse pour la libération du dioxyde de carbone.

Lors du passage pulmonaire, la totalité du dioxyde de carbone et des molécules de bicarbonate n'est pas éliminée du sang, car un niveau déterminé de dioxyde de carbone est nécessaire dans le sang pour le maintien du niveau physiologique du pH (☞ 19.8.1) et pour le contrôle de la respiration (☞ 17.11), par exemple.

La vascularisation propre des poumons

En dehors des vaisseaux de la circulation pulmonaire qui finalement servent à la satisfaction des besoins en oxygène de la circulation générale, les poumons possèdent pour leurs propres besoins en oxygène, des **artères bronchiques** qui se ramifient à partir de branches de l'aorte.

Les alvéoles de réserve

La capacité totale du poumon n'est utilisée qu'en cas d'effort maximum. Au repos, par contre, une partie significative des alvéoles pulmonaires n'est pas ventilée. Par un mécanisme réflexe (appelé *réflexe de Euler-Liljestrand*), ces groupes alvéolaires restant en réserve sont également moins vascularisés. Seulement en cas d'effort important ou de forte fièvre, les conduits d'accès à ces alvéoles de réserve s'ouvrent et la capacité d'échanges gazeux est augmentée.

17.10 Volumes pulmonaires et respiratoires

Lors de chaque cycle respiratoire, environ 500 ml d'air (volume dépendant de la taille et de la constitution de l'individu) pénètrent dans le tractus respiratoire. Cependant, seuls les 2/3 de ces derniers parviennent jusqu'aux alvéoles. Le reliquat reste au niveau des voies respiratoires plus grosses, aux parois épaisses, comme le larynx, la trachée et les bronches. Cet air, piégé dans ce qui est appelé l'**espace mort,** ne peut donc pas participer aux échanges gazeux.

Un adulte en bonne santé, inspire et expire environ 7,5 l par minute (= **volume respiratoire minute**) en 14 - 16 cycles.

Par une inspiration forcée (*après* d'une inspiration normale), on peut inspirer encore 1 ou 2 l supplémentaires ; ce volume est appelé **volume de réserve inspiratoire**.

Lors d'une expiration forcée (*après* une expiration normale), une quantité d'air supplémentaire d'environ 1 l peut être évacuée (**volume de réserve expiratoire**). Si on ajoute à ce dernier le volume courant (volume d'un cycle respiratoire) et le volume de réserve inspiratoire, on obtient la **capacité vitale** qui représente le volume pulmonaire maximal possible en inspiration et en expiration.

Mais, même lors d'une expiration forcée au maximum, il reste de l'air dans les poumons. Cet air restant s'appelle le **volume résiduel**.

La somme de la capacité vitale et du volume résiduel donne la **capacité totale**. Elle représente le volume d'air maximum possible que les poumons peuvent absorber.

Dans de nombreuses maladies du cœur et des poumons, la connaissance précise des volumes pouvant être inspirés ou expirés et leur flux est importante. La fonction pulmonaire peut être testée avec l'aide de la **spirométrie**. Pour cela, le patient souffle avec l'aide d'un tuyau dans ce qu'on appelle un spiromètre qui permet de déterminer la courbe respiratoire du patient.

17.11 La commande respiratoire

Alors que le cœur peut travailler de manière autonome et ne recevoir en

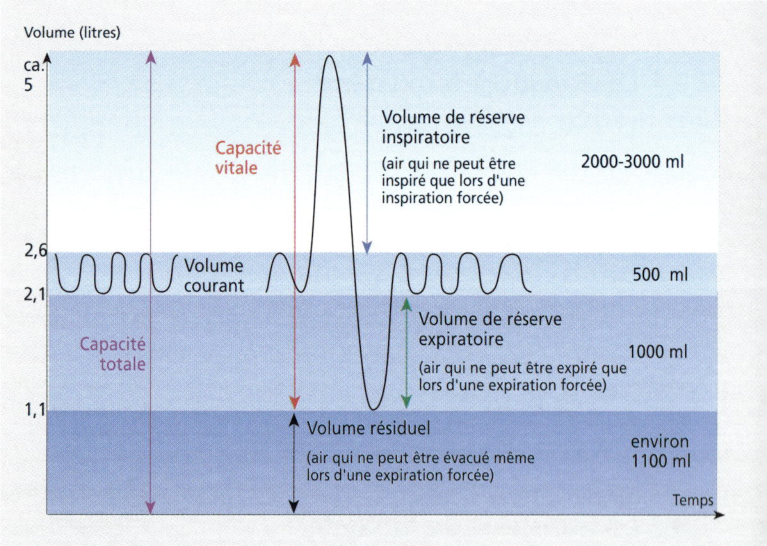

Fig. 17.13 : Volumes respiratoires au repos, lors d'une inspiration et d'une expiration forcées (valeurs pour un adulte jeune).

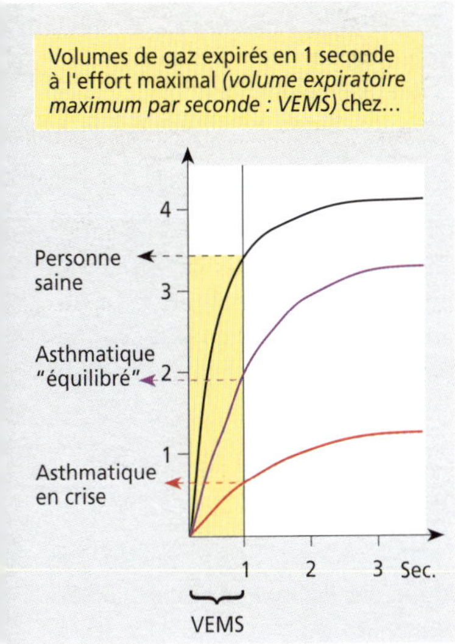

Fig. 17.13a : Courbes spirométriques. Du fait du rétrécissement des voies respiratoires chez les asthmatiques et chez les patients bronchopathes obstructifs chroniques, l'expiration est particulièrement limitée. Le volume expiratoire maximum par seconde (VEMS) donne une indication sur l'importance de ce rétrécissement. Plus la courbe est plate, plus la résistance au flux dans les voies aériennes est grande.

provenance du SNC que des stimuli régulateurs (☞ 15.5.1), la fonction respiratoire, également rythmique, n'est possible que grâce à un centre de commande situé au niveau du SNC. Ce centre de commande respiratoire siège au niveau du **bulbe rachidien**, c'est à dire juste au dessus de la moelle épinière cervicale (☞ 11.4.3).

Ce centre de la respiration commande la totalité de la musculature respiratoire en envoyant des influx qui déclenchent la contraction des muscles respiratoires et des muscles accessoires par l'intermédiaire de la moelle cervicale et des nerfs périphériques.

Contrôle respiratoire mécanique réflexe

Des récepteurs de tension au niveau des alvéoles pulmonaires envoient des stimuli, en cas de tension forte ou d'aplatissement, qui entraînent à chaque fois le mouvement contraire (la tension entraîne une expiration, lors d'un aplatissement se déclenche une inspiration). Un ajustement fin de la respiration est assuré grâce aux récepteurs de tension présents dans les muscles intercostaux.

Contrôle de la respiration par les gaz du sang

Une augmentation de l'activité respiratoire peut être déclenchée par une diminution du pH (**acidose**, ☞ 19.8), par une augmentation du contenu en dioxyde de carbone (hypercapnie) ou une diminution du contenu en oxygène du sang (hypoxie). L'augmentation de l'activité respiratoire va permettre une absorption supplémentaire d'oxygène dans les poumons et, en même temps, une augmentation du rejet de dioxyde de carbone afin que le pH remonte et que l'équilibre du milieu intérieur soit rétabli.

Les pressions partielles en O_2 et en CO_2 ainsi que le pH sont mesurés par des **chémorécepteurs** et les résultats sont transmis au centre de commande respiratoire. Ces capteurs chimiques se trouvent au niveau de petits plexus du réseau périphérique du système parasympathique qui proviennent des nerfs crâniens IX et X, par ex. au niveau de la bifurcation de l'a. carotide primitive ainsi qu'entre le tronc pulmonaire et la crosse de l'aorte (*chémorécepteurs périphériques*). Par ailleurs des chémorécepteurs se trouvent au niveau du bulbe rachidien (*chémorécepteurs centraux*).

Chez les patients insuffisants respiratoires chroniques, il existe en permanence une concentration sanguine en CO_2 (capnie) élevée. Dans ce cas les chémorécepteurs s'habituent à cet état et ne réagissent plus à l'augmentation de la pression partielle en CO_2 : la commande respiratoire est déclenchée principalement par la baisse de la pression partielle en O_2 (hypoxie). Si l'on administre à de tels patients de fortes concentrations d'oxygène, par ex. par une sonde nasale, le dernier mécanisme de stimulation (une chute de la pression partielle en oxygène) disparaît : il peut se produire un **arrêt respiratoire** (*asphyxie*).

L'analyse des gaz du sang

Avec l'analyse des gaz du sang (**GDS**), on peut obtenir rapidement les pressions partielles en oxygène et en dioxyde de carbone ainsi que le pH. On utilisera préférentiellement du *sang capillaire* artérialisé. Comme les gaz du sang et le pH dépendent de la fonction pulmonaire et de l'équilibre acido-basique (☞ 19.2), ils seront effectués principalement en cas de maladies pulmonaires, lors de la ventilation des patients et lors de perturbations de l'équilibre acido-basique (par ex. troubles métaboliques, coma diabétique, état de choc).

Stimulus respiratoire et travail cardiaque

L'augmentation du volume respiratoire minute lors d'une activité physique n'est pas due seulement aux stimuli des chémorécepteurs centraux et périphériques. La stimulation du centre respiratoire par les aires motrices du cortex cérébral (☞ 11.2.2) est prédominante et immédiate dès le début de l'activité physique.

Ainsi, la respiration peut être adaptée à un besoin en oxygène augmenté et le volume respiratoire minute peut passer de 4 l au repos à près de 50 l en cas d'effort violent. Aussi bien le volume courant que la fréquence respiratoire s'élèvent également. En même temps que la respiration, le cœur s'adapte naturellement à l'augmentation des besoins de vascularisation lors d'une élévation de la charge de travail, par une augmentation de la fréquence et du volume d'éjection cardiaque.

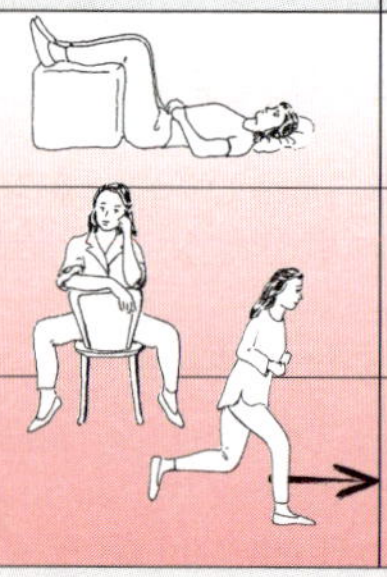

	Volume courant	Fréquence respira-toire	Volume respiratoire minute	Volume d'éjec-tion	Fréquence cardiaque	Débit cardia-que
	350 ml	12/min	4 l	6o ml	60/min	3,6 l
	500 ml	16/min	8 l	80 ml	70/min	5,6 l
	2000 ml	25/min	50 l	100 ml	140/min	14 l

Fig. 17.14 : Adaptation de la respiration à des besoins différents en oxygène. Le volume respiratoire minute peut passer de 4 l au repos complet à 50 l lors d'un effort violent. Pour cela, le volume courant et la fréquence respiratoire augmentent. Le cœur s'adapte également à une augmentation de l'effort fourni et donc à l'augmentation des besoins de vascularisation. Le volume d'éjection et la fréquence cardiaque augmentent et le débit cardiaque est multiplié par plus de 4.

Les *stimuli douloureux* et *thermiques* influencent également l'activité respiratoire. Le froid réduit ainsi l'activité respiratoire. Ainsi les estivants ne doivent pas sauter directement dans de l'eau froide après une exposition à la chaleur du soleil : dans les cas défavorables, une inhibition respiratoire peut survenir et provoquer un arrêt cardio-respiratoire.

17.11.1 **Respiration et psychisme**

Le fait que le souffle puisse être coupé par la frayeur montre la susceptibilité du centre de la respiration aux facteurs psychologiques. La colère, la peur, la joie et le stress peuvent aussi stimuler ou inhiber la respiration.

Questions de révision

1. Qu'entend-on sous le terme de « respiration interne » ? (☞ Introduction Chapitre 17)

2. Quelles sont les fonctions du nez ? (☞ 17.1.2)

3. Quelles sont les cavités qui font parties des sinus ? (☞ 17.1.3)

4. Quelles sont les fonctions du larynx ? (☞ 17.3)

5. Comment influençons-nous la formation de la voix ? Comment naissent les sons aigus et les sons graves ? (☞ 17.3.2)

6. Quel chemin emprunte l'air entre le larynx et les alvéoles pulmonaires ? (☞ 17.5)

7. Pourquoi le poumon gauche est-il plus petit que le droit ? (☞ 17.6)

8. Comment se déroule l'inspiration et quels sont les muscles qui y participent ? (☞ 17.8.2)

9. Comment se déroulent les échanges gazeux au niveau du poumon ? (☞ 17.9)

10. Comment le dioxyde de carbone est-il transporté dans les sang ? (☞ 17.9.2)

11. Qu'est-ce que l'espace mort dans les poumons et quelle est sa taille approximative ? (☞ 17.10)

12. Comment évalue-t-on la fonction respiratoire ? (☞ 17.10)

13. Par quel mécanisme un arrêt respiratoire peut-il survenir chez les patients insuffisants respiratoires chroniques en cas d'administration d'O_2 ? (☞ 17.11)

SYSTÈME DIGESTIF, NUTRITION ET MÉTABOLISME

18.1 Généralités

18.1.1 Digestion mécanique et chimique

L'alimentation assure à l'homme un apport permanent en *matière première énergétique*. Afin de pouvoir gagner de l'énergie à partir des aliments, ces derniers doivent d'une part être réduits mécaniquement et, d'autre part, décomposés *chimiquement* par l'action des enzymes du système digestif. On parle donc d'une digestion mécanique et d'une **digestion chimique**.

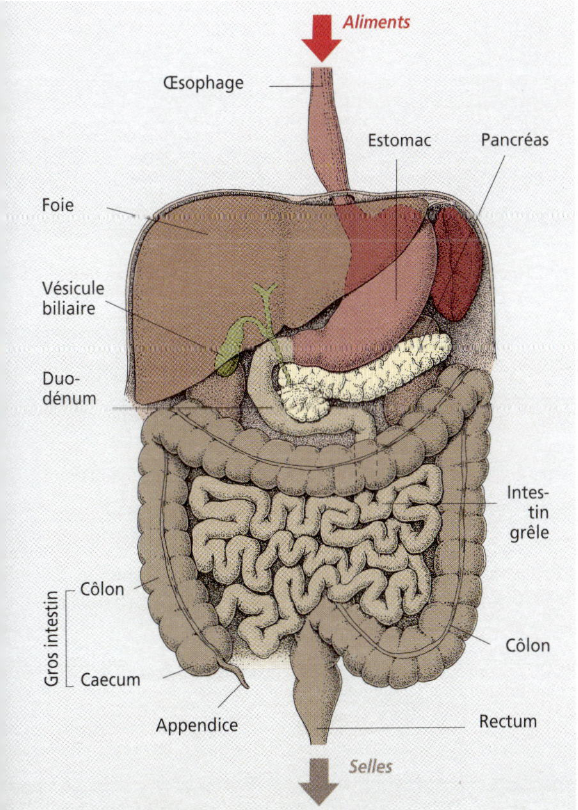

Fig. 18.1 : Aperçu des organes digestifs.

En fin de digestion, les aliments sont réduits en très petits composants (molécules). Ces molécules alimentaires peuvent franchir la paroi de la muqueuse digestive et passer dans la circulation sanguine par l'intermédiaire de petits vaisseaux sanguins et lymphatiques. Ce processus s'appelle l'**absorption.**

18.1.2 Le tube digestif de la bouche jusqu'à l'anus

Le **tractus digestif** (*tractus gastro-intestinal*) est un tube qui traverse le corps en commençant au niveau de la bouche et en se finissant au niveau de l'anus. La contraction de la musculature dans les parois du tractus digestif entraîne le concassage mécanique et le malaxage permanent, intensif du bol alimentaire ; comme cette contraction musculaire évolue souvent sous la forme de vagues (**péristaltisme**), elle permet par ailleurs d'assurer la progression du contenu gastro-intestinal. Des sécrétions riches en enzymes seront libérées par différents organes tout le long du tube digestif. Ils assurent la digestion chimique.

18.1.3 Les mouvements liquidiens

L'homme absorbe de l'extérieur environ 2 l de liquide par jour (boissons et composante hydrique des aliments solides, ☞ Fig. 19.13). Ceci ne représente cependant qu'une petite partie des 9 l de liquide qui au total transitent chaque jour dans le tube digestif.

La plus grande partie, soit 7 l, provient des sécrétions des glandes salivaires, de l'estomac, du foie, du pancréas et de l'intestin grêle.

95 % de l'ensemble de ces volumes liquidiens en transit seront réabsorbés dans la circulation générale, principalement au niveau de l'intestin grêle. Le reste, environ 150 ml, sera éliminé avec les selles lors de l'exonération.

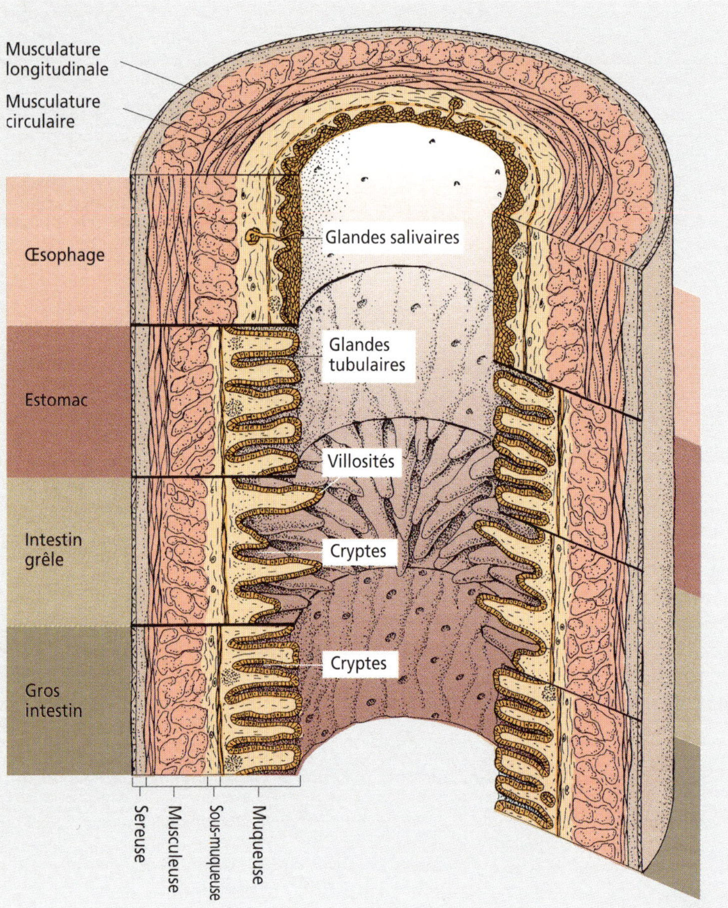

partie supérieure de l'œsophage et qui est constituée de fibres musculaires striées qui peuvent être contractées volontairement lors de la déglutition. Dans le reste du tube digestif, on trouve des fibres musculaires lisses qui sont mises en action de manière involontaire. Les fibres musculaires sont aussi bien circulaires que longitudinales, si bien qu'elles peuvent se contracter aussi bien dans le sens de la longueur que transversalement.

- La **séreuse** (ou **adventice**) forme la couche tissulaire la plus externe du tractus gastro-intestinal. C'est une membrane très fine qui sécrète du mucus, ce qui facilite le glissement contre les différents organes.

Fig. 18.2 : Structure des couches de la paroi des différentes portions du tractus digestif. De la partie la plus basse de l'œsophage jusqu'au gros intestin, on retrouve la même structure de paroi avec une muqueuse, une sous-muqueuse, une musculeuse et une séreuse. Les replis de la muqueuse, qui ont pour but d'augmenter la surface, sont cependant principalement présents au niveau de l'intestin grêle où se déroule en priorité l'absorption des nutriments.

18.1.4 **La structure détaillée du tube digestif**

La paroi du tractus digestif est composée principalement de quatre tissus, posés les uns sur les autres comme des pelures d'oignon, qui sont structurés de manière variable selon les différentes portions du tube digestif. De l'intérieur vers l'extérieur, on trouve :

- La **muqueuse** qui forme la couche interne de la paroi du canal gastro-intestinal.
- La **sous-muqueuse**, une mince couche de tissu conjonctif entre la muqueuse et la couche musculaire.
- La **musculeuse**, une couche musculaire, que l'on trouve au niveau de la bouche, du pharynx et de la

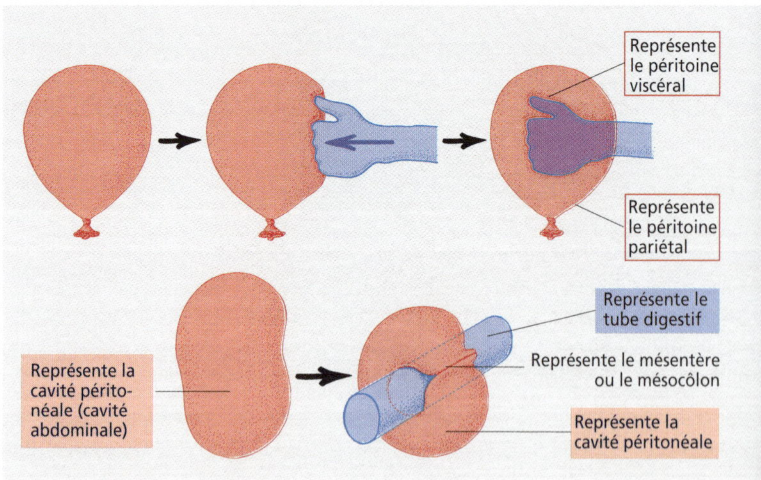

Fig. 18.3 : Modèle pour les rapports entre les organes intra-abdominaux et le péritoine. Les organes intra-abdominaux s'enfoncent dans la cavité abdominale comme un objet poussé dans un ballon gonflé d'air.

18.1.5 Le péritoine

La plupart des organes digestifs (en commençant par l'estomac jusqu'au gros intestin) siègent dans l'abdomen. Ce dernier est entouré par la musculature de la paroi abdominale et par celle du dos et est limitée en haut par le diaphragme et en bas par la musculature du plancher du bassin. L'ensemble de l'abdomen est recouvert d'une enveloppe lisse comme un miroir, le **péritoine**. Le péritoine limite ce qu'on appelle la **cavité abdominale**. L'espace qui se trouve derrière la cavité abdominale, est appelé **espace rétro-péritonéal** (rétro = derrière).

Les organes intra-adominaux se développent pendant la phase embryonnaire initialement dans le rétro-péritoine, puis s'enfoncent ensuite dans la cavité abdominale. Ils s'entourent alors de péritoine; on dit qu'ils siègent en **intra-péritonéal** (*dans* l'espace péritonéal).

On peut expliquer facilement ce processus en utilisant le modèle d'un ballon gonflé d'air (qui représente la cavité abdominale entourée du péritoine) dans lequel un objet est enfoncé. L'enveloppe du ballon se moule autour de l'objet (qui représente les organes intra-abdominaux). A l'endroit où toutes les couches du ballon se rejoignent, se forme un repli qui représente ce que l'on appelle selon le cas un **méso**, un **épiploon** ou un ligament.

L'organe reste donc en liaison avec la paroi postérieure de l'abdomen grâce au péritoine dédoublé. Les deux feuillets du péritoine, renforcés par du tissu conjonctif, forment un ligament de soutien élastique. Grâce à ces ligaments de soutien, appelés *mésentère* au niveau de l'intestin grêle et *mésocôlon* au niveau du gros intestin, les organes intra-péritonéaux peuvent être alimentés par les vaisseaux sanguins et lymphatiques (☞ Détails 18.1.6).

On parle d'organe **rétro-péritonéal** lorsque ce dernier ne pénètre que partiellement dans la cavité abdominale. Il n'est alors recouvert qu'en partie (sur la face antérieure) par le péritoine. Les organes rétro-péritonéaux n'ont pas d'attache (méso, épiploon ou ligament) mais adhèrent solidement à la paroi postérieure de l'abdomen. Ces organes sont par ex. le pancréas, le duodénum, la vessie, l'aorte abdominale et la veine cave inférieure.

Si un organe est **extra-péritonéal**, il n'existe aucun contact d'aucune sorte avec le péritoine qui recouvre la cavité abdominale; l'organe en question ne possède donc pas de revêtement péritonéal. C'est par exemple le cas des reins qui siègent au niveau lombaire, c'est-à-dire à la face postérieure de l'abdomen, sans aucun lien avec le péritoine. Un autre exemple est la dernière partie de l'intestin, le *rectum*. Il quitte la cavité abdominale par un petit orifice dans le petit bassin et perd à ce niveau son revêtement péritonéal.

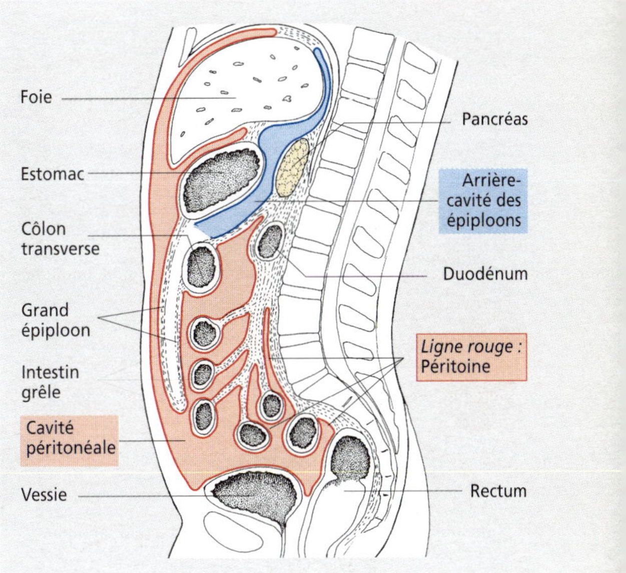

Fig. 18.4 : Coupe longitudinale de l'abdomen. Le péritoine entoure le foie, l'estomac et la plus grande partie de l'intestin. La vessie, le duodénum et le pancréas ne sont recouverts qu'en partie par le péritoine, ils siègent en rétro-péritonéal. Entre l'estomac et le pancréas se trouve une cavité (arrière-cavité des épiploons) qui est en liaison avec la cavité abdominale. Ses parois adhèrent au grand épiploon qui repose sur les anses de l'intestin grêle.

18.1.6 La vascularisation de l'abdomen

Les artères abdominales

Les organes digestifs abdominaux sont alimentés par trois gros troncs artériels qui se détachent de la face antérieure de l'aorte.

La première branche qui se détache de l'aorte abdominale, immédiatement après le passage du diaphragme, est le **tronc cœliaque** qui se divise en trois pour alimenter le foie, la vésicule biliaire et l'estomac, *en totalité,* et également, *en partie*, le pancréas et le duodénum.

Tout de suite après le tronc cœliaque, se détache l'**a. mésentérique supérieure**. De cette dernière partent des branches pour le duodénum, l'estomac et le pancréas. Elle présente une forme en arc de cercle et alimente, avec du sang riche en oxygène, la totalité de l'intestin grêle ainsi que la moitié du côlon.

Quelques centimètres en dessous de l'a. mésentérique supérieure naît l'**a. mésentérique inférieure**. Cette dernière décrit également en arc de cercle et émet des branches pour alimenter la moitié inférieure du gros intestin et la plus grosse partie du rectum.

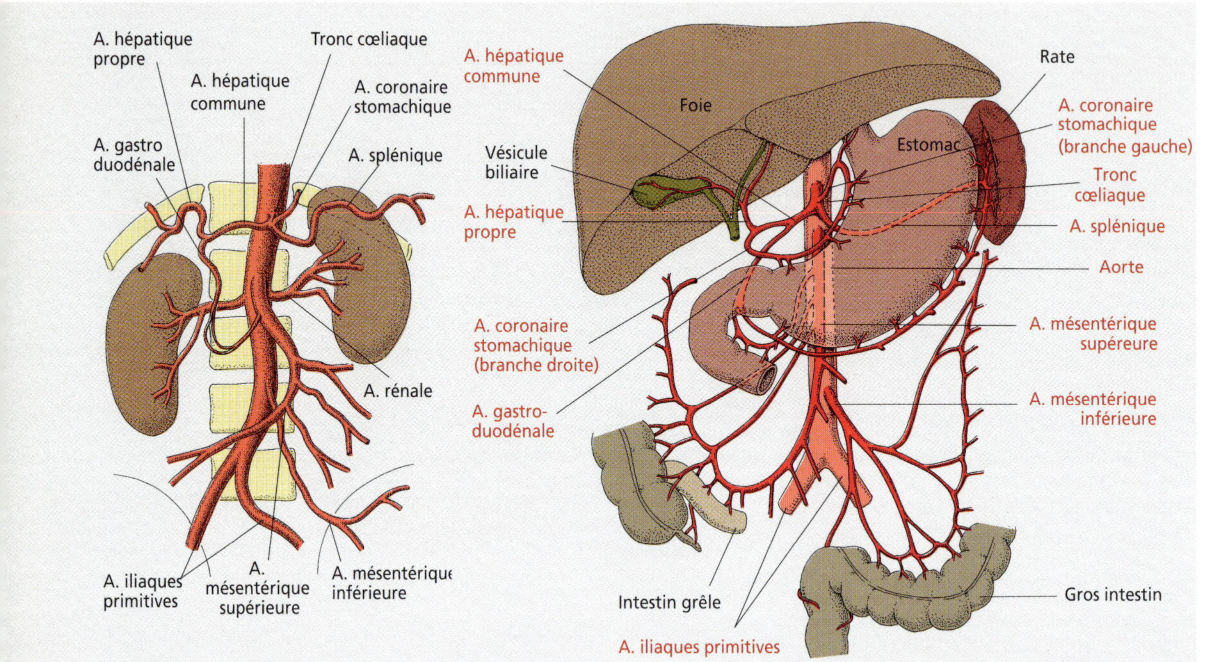

Fig. 18.5 : La vascularisation artérielle des organes intra-abdominaux. A gauche avec les organes correspondants ; à droite, par contre, tous les organes ont été enlevés jusqu'aux reins pour pouvoir mieux distinguer le parcours des vaisseaux. Les trois principales branches en provenance de l'aorte dans l'abdomen sont le tronc cœliaque, l'a. mésentérique supérieure et l'a. mésentérique inférieure.

Les veines abdominales

Les veines correspondantes des trois troncs artériels qui alimentent les organes intra-abdominaux recueillent le sang veineux dans un système commun qui prend naissance au niveau de la **veine porte**. Cette dernière conduit le sang, par le chemin la plus court, directement au foie où de nouveau il se déverse dans un système capillaire où il sera épuré et détoxifié.

Vaisseaux et ganglions lymphatiques

Les **vaisseaux lymphatiques** abdominaux, de petite taille en comparaison avec les artères et les veines, cheminent, en grande partie, parallèlement aux artères. La lymphe s'écoule finalement, après avoir franchi les **ganglions lymphatiques** qui siègent d'une manière disséminée, dans un collecteur, la *citerne de Pecquet*, située près du tronc cœliaque. A partir de cette dernière débute le **canal thoracique** (☞ Fig. 18.27). Le canal thoracique se termine au niveau du tronc brachio-céphalique gauche (☞ Fig. 14.16), si bien que la lymphe intestinale se déverse finalement dans la circulation générale veineuse. De cette manière, elle sera répartie

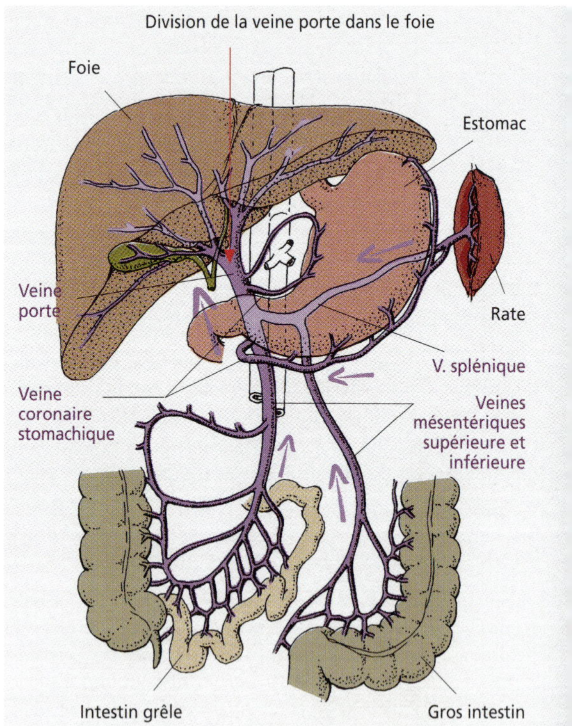

Fig. 18.6 : La veine porte recueille le sang en provenance de l'estomac, de la rate, de l'intestin grêle et d'une grande partie du gros intestin et le conduit vers le foie où il se répartit dans un système capillaire.

dans l'ensemble de l'organisme et transportée vers les organes qui l'utilisent et servent à son élimination.

18.2 Cavité buccale et pharynx

18.2.1 La cavité buccale

La **cavité buccale** est la partie initiale du tube digestif. Sa mission est la réception et la préparation de la nourriture en vue de sa digestion dans le tractus gastro-intestinal.

La cavité buccale est composée du *vestibule de la bouche* qui est l'espace limité par les joues, les lèvres et les dents ainsi que de la *cavité buccale* proprement dite qui est l'espace limité par les dents

Cette dernière a les limites suivantes :

- En haut : les *palais osseux* et *membraneux*.
- En bas : la face inférieure de la langue et les *muscles du plancher de la bouche* (muscles entre les deux branches de la mandibule).
- Sur les côtés : les *arcades dentaires* des mâchoires supérieure et inférieure.
- En arrière : le *pharynx*.
- En avant : les *incisives* et les *canines*.

La cavité buccale est recouverte d'une muqueuse dont la surface est formée d'un épithélium pavimenteux stratifié et possède de nombreuses glandes sécrétant du mucus.

Au niveau du bord alvéolaire des mâchoires supérieure et inférieure, la muqueuse buccale adhère fortement au périoste. Elle prend le nom de **gencive** à ce niveau.

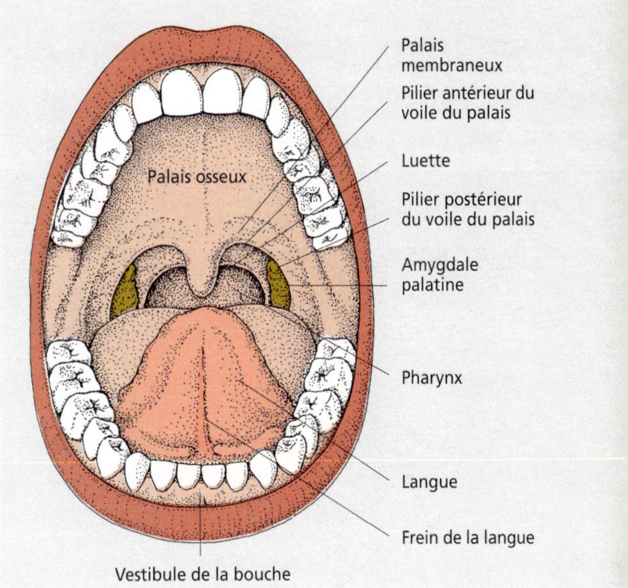

Fig. 18.7 : Vue de la cavité buccale.

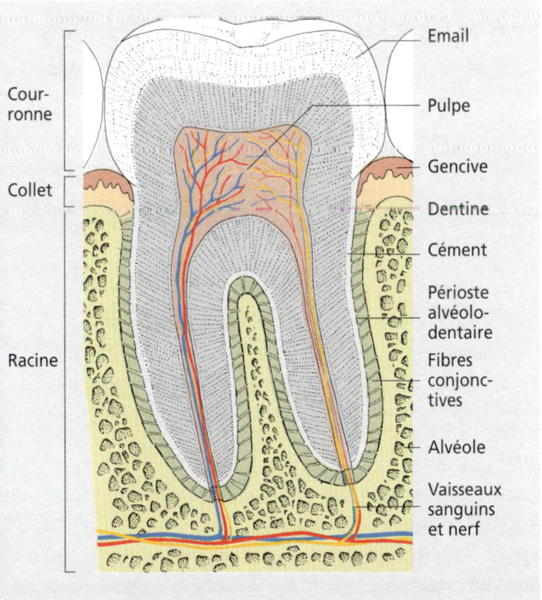

Fig. 18.8 : Coupe longitudinale d'une prémolaire. Chaque racine est traversée par des vaisseaux sanguins, des nerfs et des vaisseaux lymphatiques.

18.2.2 Les dents

Les dents servent au *broiement mécanique* de la nourriture. Chaque **dent** est composée d'une **couronne**, d'un **collet** et d'une ou plusieurs **racines**.

- La couronne dentaire est la partie visible de la dent qui émerge de la gencive. Elle est recouverte d'émail.
- Le collet dentaire est une partie rétrécie qui est incluse dans la gencive.
- La racine dentaire est la partie de la dent invisible de l'extérieur qui est enfouie dans les **alvéoles** des mâchoires.

L'alvéole sert de point d'ancrage de la dent sur la mâchoire.

Le **ligament** ou **périoste alvéolo-dentaire** entoure la racine de la dent et assure son maintien dans l'alvéole par de solides fibres de tissu conjonctif élastique.

A l'extrémité inférieure de la racine de la dent existe une petite ouverture qui conduit à l'intérieur de la dent. C'est par elle que la dent est alimentée par des vaisseaux sanguins et lymphatiques. Le tissu conjonctif de la cavité dentaire, richement vascularisé et innervé, s'appelle la **pulpe**.

Les substances dures des dents

Chaque dent est constituée de trois substances dures : **dentine**, **émail** et **cément**.

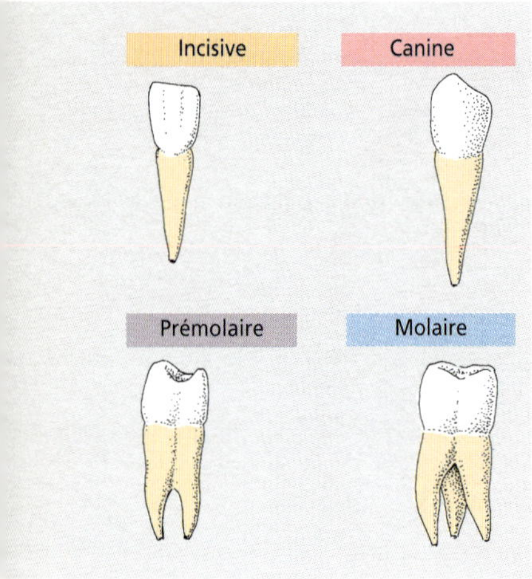

Fig. 18.9 (au dessus) : Différentes formes des dents.

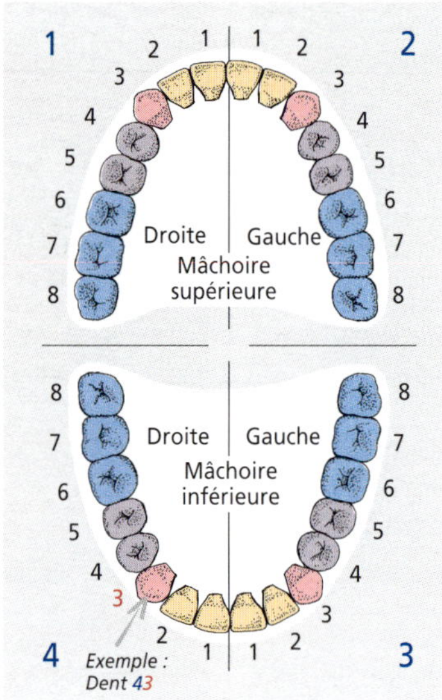

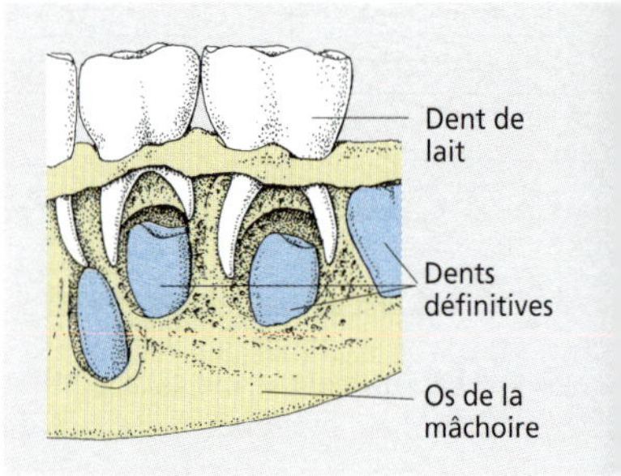

Fig. 18.11 (au dessus) : La dentition de lait avant sa chute. Les dents définitives se trouvent sous les dents de lait.

Fig. 18.10 (à gauche) : La numérotation des dents. Par exemple la dent 43 est la canine (3ème dent en partant de la ligne médiane) de la mâchoire inférieure droite (4).

- La **dentine** est le constituant essentiel de la dent. Sa structure est équivalente à celle du tissu osseux mais elle est cependant plus dure que l'os.
- L'**émail** est la structure la plus dure et la plus résistante du corps humain. Son épaisseur est plus importante au niveau de la surface de mastication et elle est plus fine au niveau du collet. Il ne contient ni cellules, ni vaisseaux sanguins, ni nerfs. La perte de l'émail du fait de caries ou d'usure ne peut pas être remplacée par l'organisme.
- Le **cément** recouvre la dent d'une fine couche au niveau de sa racine. Il a la même structure que le tissu osseux.

La dentition de l'adulte

Elle est constituée de 32 dents, 16 sur chaque mâchoire. Au milieu de chaque mâchoire se trouvent quatre **incisives,** aux bords tranchants, qui servent à mordre la nourriture. Une **canine** leur est accolée à gauche et à droite.

Suivent ensuite de chaque côté, deux prémolaires et trois molaires qui servent à mâcher et à broyer les aliments. Les molaires les plus postérieures s'appellent les **dents de sagesse,** car elles n'apparaissent en général qu'après l'âge de 17 ans.

La **surface de mastication** des prémolaires possède deux tubercules. Les prémolaires ont parfois deux racines sur la mâchoire supérieure mais toujours une seule sur l'inférieure. La surface de mastication des molaires comprend en général quatre ou cinq tubercules. Elles ont trois racines sur la mâchoire supérieure et deux sur l'inférieure.

Afin de faciliter l'identification pour le soin des dents par les dentistes et leurs assistants, chaque dent est désignée par un numéro précis grâce à la **numérotation dentaire**. Ainsi, chaque dent d'une moitié de mâchoire reçoit un numéro de 1 à 8 en commençant par l'incisive jusqu'à la dent de sagesse. Par ailleurs, on ajoute devant un **1** pour les dents de la mâchoire supérieure droite, un **2** pour celles de la mâchoire supérieure gauche, un **3** pour celles de la mâchoire inférieure gauche et un **4** pour celles de la mâchoire inférieure droite.

Dents de lait et changement de dentition

Les premières dents sont appelées les **dents de lait**. Elles sortent entre le 6ème mois et la 2ème année de vie. La dentition de lait a, à la différence de la dentition de l'adulte, seulement 20 dents. Aux environs de la 6ème année de vie, commence le **changement de dentition** : les dents de lait tombent. Dans les alvéoles poussent les dents définitives déjà complètement formées.

Parodontose

On entend sous ce terme la mobilité de la dent au niveau de son ancrage dans l'os de la mâchoire. Dans les cas les plus graves, cette mobilité peut entraîner la chute de la dent. Les causes de la **parodontose** sont inconnues.

Carie

La **carie** est un ramollissement des composants durs de la dent par une décalcification.

Apparaît alors souvent une coloration brune de la dent. Les bactéries sur la surface de la dent et le sucre en provenance de l'alimentation jouent un rôle déterminant dans ce processus. Les bactéries décomposent le sucre, des acides apparaissent qui attaquent l'émail.

Si la destruction de la surface de la dent atteint la cavité pulpaire (à ce niveau se trouvent les nerfs !), des violentes douleurs dentaires se déclenchent. L'inflammation de la cavité pulpaire menace en l'absence de consultation immédiate chez le dentiste. La dent doit alors soit être arrachée, soit le nerf doit être détruit.

Prévention de la carie

- Bonne hygiène dentaire - brossage des dents au moins deux fois par jour.
- Manger moins de sucre et de sucreries.
- Consulter régulièrement tous les six mois chez le dentiste.
- L'administration de fluor protège contre les acides formés par les bactéries buccales. En comprimés chez les nourrissons et les petits enfants, ensuite sous forme de dentifrice.

La mastication

Il existe lors de la mastication aussi bien des mouvements de coupe que des mouvements d'écrasement. Lors des **mouvements de coupe**, la mâchoire inférieure est mobilisée contre la mâchoire supérieure. Les muscles qui sont mobilisés sont le **m. masséter** et le **m. temporal**. Lors des **mouvements d'écrasement**, la mâchoire inférieure effectue des mouvements vers l'avant et vers l'arrière. Ces mouvements sont facilités par les muscles des joues et de la langue qui permettent de ramener en permanence la nourriture entre les deux rangées de dents et de continuer à la broyer.

18.2.3 **La langue**

La **langue** est un corps musculaire recouvert de muqueuse. La langue

- aide à la mastication et à la déglutition,
- met en forme le bol alimentaire pour qu'il puisse être avalé et initie la déglutition,
- sert pour le goût et la sensibilité et
- participe de manière essentielle à la formation de la voix pour la parole.

La partie postérieure de la langue s'appelle la **base de la langue** ; elle est attachée solidement au plancher de la bouche. Le reste de la langue est mobile et est composée du **corps de la langue** et de la **pointe de la langue**. Au milieu de la face inférieure, on trouve le **frein de la langue** qui maintient la langue contre le plancher de la bouche. Au niveau de l'insertion du frein sur le plancher de la bouche se trouvent, à droite et à gauche, les orifices d'excrétion des deux glandes salivaires sous-maxillaires.

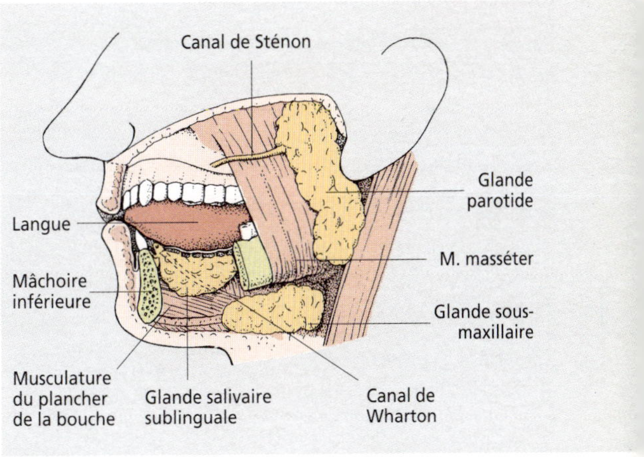

Fig. 18.12 : Les grosses glandes salivaires et leurs canaux excrétoires.

La surface de la langue est recouverte, comme le reste de la cavité buccale, d'une muqueuse qui est formée d'un épithélium pavimenteux stratifié. Par ailleurs, on trouve sur le dos et sur les bords de la muqueuse linguale de nombreuses saillies verruqueuses qui rendent la surface de la langue rugueuse. Ces dernières s'appellent les **papilles**.
En fonction de leur forme, on distingue les *papilles filiformes*, *fongiformes*, *verruqueuses* et *caliciformes*.
Les papilles filiformes servent à la sensibilité, les autres papilles contiennent les **bourgeons du goût** (☞ 12.5.2).
La muqueuse de la base de la langue contient de nombreuses cellules lymphatiques qui servent à la défense contre les infections.

18.2.4 **Les glandes salivaires**

Trois grosses paires de glandes salivaires servent à la formation de la salive à côté des multiples petites glandes de la muqueuse buccale. Elles sont situées en dehors de la bouche et libèrent leurs sécrétions dans la cavité buccale par des canaux.
La **glande parotide** se trouve en avant et en dessous de l'oreille entre la peau et le m. masséter. Son canal excréteur (**canal de Sténon**) se termine dans le vestibule de la bouche au niveau de la deuxième molaire supérieure.
La **glande salivaire sous-maxillaire** siège en dessous des muscles du plancher de la bouche sur la face interne de la mâchoire inférieure ; un canal excréteur (**canal de Wharton**) en forme de crochet contourne le bord inférieur des muscles du plancher de la bouche pour passer

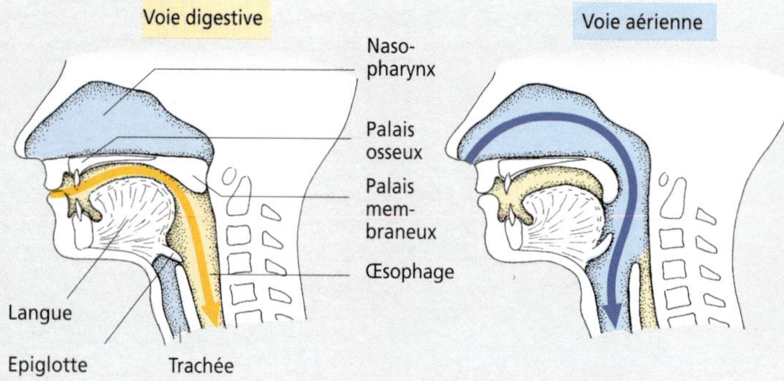

Fig. 18.13 : Carrefour des voies aéro-digestives au niveau du pharynx.
Lors de la déglutition, le naso-pharynx sera fermé par l'ascension du voile du palais et la tension de la paroi pharyngée. Par un mouvement en avant du larynx, l'épiglotte recouvre automatiquement l'entrée laryngée et ferme ainsi la voie aérienne.

sur leur face supérieure, puis s'abouche sous la langue au niveau d'une petite saillie à proximité du frein.

La **glande sublinguale** siège directement sur la musculature du plancher de la bouche. Elle possède plusieurs courts canaux excréteurs (**canaux de Walther**) qui s'abouchent des deux côtés de la langue et un plus gros canal (**canal de Rivinius** ou **de Bartholin**) qui se termine au niveau du frein de la langue avec le canal de Wharton.

Composition de la salive

La salive est compose des sécrétions des différentes glandes salivaires. Elle est constituée d'environ 99,5 % d'eau. Les 0,5 % restants sont des particules dissoutes, principalement du mucus, des enzymes, des bicarbonates, du fluor et des IgA (les immunoglobulines présentes au niveau de la muqueuse ☞ Fig. 6.2.4).

18.2.5 **Le palais**

Le **palais** est en même temps le toit de la bouche et le plancher des fosses nasales. Le palais

- sépare la bouche et les fosses nasales,
- forme le support de la langue pour la parole,
- ferme la partie supérieure du pharynx lors de la déglutition,
- permet une bonne prononciation (les lettres, i, k ne peuvent pas être prononcées sans une fermeture correcte du palais).

Le palais est formé de deux parties, la partie antérieure, la **palais osseux** et la partie postérieure, le **palais membraneux** ou *voile du palais* (☞ Fig. 18.13). Le palais osseux est composé des apophyses palatines du maxillaire supérieur et de l'os palatin situé en arrière.

Le palais membraneux qui le poursuit est une plaque musculo-tendineuse qui s'attache au palais osseux et aux os de la base du crâne, puis se fixe en formant une arche à la base de la langue. Au milieu du voile du palais se trouve la **luette**. Si la musculature du palais membraneux se contracte, ce dernier est attiré vers le haut et le naso-pharynx est isolé de la cavité buccale. Ce mécanisme est désigné sous le terme d'*occlusion du palais*.

Les bords latéraux du voile du palais forment deux replis muqueux qui se dirigent vers la base de la langue et sur la paroi latérale du pharynx. Ils s'appellent **piliers antérieur** et **postérieur du voile du palais**. Entre les deux siègent, à droite et à gauche, les **amygdales palatines**.

18.2.6 **Le pharynx**

Le pharynx est un conduit musculo-muqueux dont l'extrémité supérieure est fixée à la base du crâne. L'extrémité inférieure se poursuit par l'œsophage. Il relie la cavité buccale et l'œsophage mais aussi le nez et la trachée. En son milieu se croisent les voies aérienne et digestive, carrefour où l'on doit empêcher, en particulier lors de la déglutition, que de la nourriture ou des liquides passent dans le nez ou la trachée.

18.2.7 **La déglutition**

Si la nourriture est suffisamment mâchée et mélangée à de la salive, alors la langue peut mettre en forme un **bol alimentaire** qu'il est possible d'avaler. Suit la déglutition, processus très compliqué, en partie volontaire et en partie involontaire.

La langue pousse le bol alimentaire en arrière vers le pharynx. Ensuite se déclenche le réflexe suivant : le voile du palais se soulève et la musculature du pharynx se contracte. Ainsi, le naso-pharynx est fermé. Alors la musculature du plancher de la bouche se contracte. De cette manière, l'ouverture du larynx s'élève et se ferme afin qu'aucune nourriture ne passe dans la trachée. Dans le même temps, la musculature du pharynx se contracte de manière ondulatoire et pousse le bol alimentaire dans l'œsophage.

18.3 L'œsophage

L'**œsophage** est un long conduit musculaire d'environ 25 cm qui relie le pharynx à l'estomac. Il transporte les aliments de la bouche à l'estomac.

Le trajet de l'œsophage

L'œsophage commence en arrière du cartilage cricoïde au niveau du larynx, à hauteur de la 6ème vertèbre cervicale. Il descend ensuite en arrière de la trachée. Au niveau de la bifurcation de la trachée, l'œsophage sera un peu rétréci entre l'aorte et la trachée. Après son passage à travers le diaphragme, il débouche dans l'estomac après un court trajet dans l'abdomen.
L'œsophage est un tuyau élastique très flexible. Il est cependant adhérent aux structures environnantes à trois niveaux où il est moins flexible. On les appelle de ce fait les trois *rétrécissements naturels* de l'œsophage :
- le *rétrécissement cricoïdien*,
- le *rétrécissement aortique*,
- le *rétrécissement diaphragmatique*.

Des bols alimentaires trop gros ou insuffisamment mâchés peuvent rester coincer au niveau de ces rétrécissements, particulièrement au niveau du rétrécissement cricoïdien. Des inflammations ou des tumeurs se développent également de manière préférentielle sur ces zones.

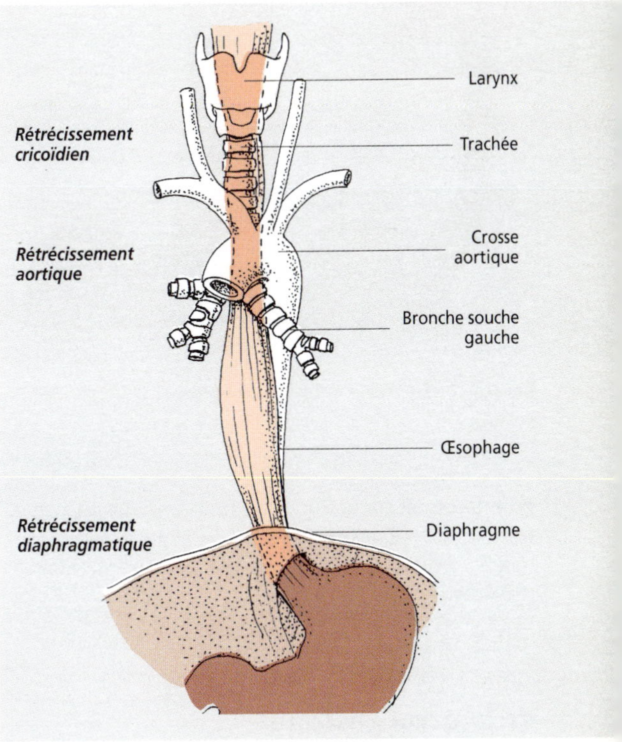

Fig. 18.14 : Trajet de l'œsophage avec ses trois zones de rétrécissement.

Passage du bol alimentaire dégluti à travers l'œsophage

Normalement, l'œsophage est fermé à son origine et à son extrémité inférieure. Cela provient de l'état de contraction élevé et permanent des muscles qui existent à ces endroits. On les appelle les **sphincter supérieur** et **inférieur de l'œsophage**.
Après le début de la déglutition, le *sphincter supérieur* se relâche, le bol alimentaire peut passer du pharynx dans l'œsophage. Le bol alimentaire est alors acheminé vers l'estomac. Les fibres musculaires longitudinales de l'œsophage se contractent en alternance avec les fibres transversales. Ainsi se forme un mouvement ondulatoire, également appelé **péristaltisme**. Lorsque ce mouvement péristaltique atteint l'extrémité inférieure de l'œsophage, le sphincter inférieur s'ouvre de manière involontaire et le bol alimentaire peut pénétrer dans l'œsophage.

18.4 L'estomac

L'**estomac** est un élargissement en forme de sac du tube digestif qui est en continuité avec l'œsophage. Les aliments dont la digestion a déjà commencé dans la cavité buccale y seront conduits. La *contenance* de l'estomac est d'environ 1,5 l. L'estomac sera maintenu dans sa position à l'intérieur de l'abdomen principalement par des ligaments qui l'entourent et partent vers le foie et la rate. Cependant, la forme de l'estomac varie en permanence en fonction de son remplissage et de la position du corps.

18.4.1 Les différentes parties de l'estomac

L'entrée de l'estomac, c'est-à-dire la zone de jonction avec l'œsophage, est appelé **cardia**. Sur le côté, juste en dessous du diaphragme, se trouve un élargissement en forme de coupole, le **fundus**. Ce dernier est la portion de l'estomac qui est la plus haut située lors de la position debout et où se collecte l'air obligatoirement dégluti avec la nourriture.
Se joint au fundus la plus grosse partie de l'estomac, le **corps**. Ce dernier se continue par l'**antre**. La portion terminale de l'estomac, c'est-à-dire la jonction avec l'intestin grêle, représente le **pylore**.
La structure de la paroi gastrique a déjà été décrite

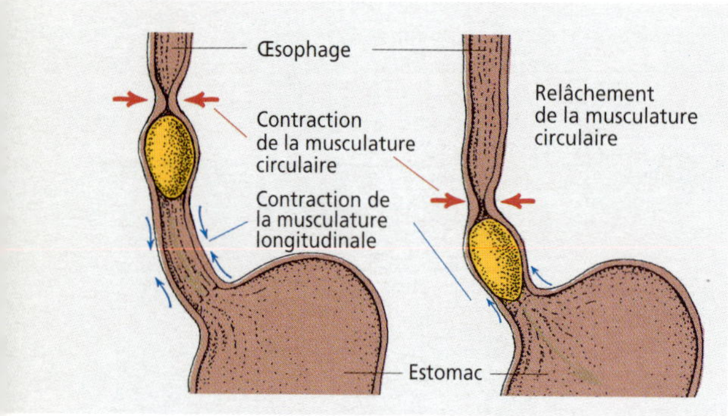

Fig. 18.15 : Le péristaltisme de l'œsophage.

grossièrement sur la Fig. 18.2. En comparaison avec le reste du tube digestif, la paroi gastrique présente certaines particularités que nous allons maintenant présenter.

18.4.2 **La couche musculaire de la paroi gastrique**

La couche musculaire de la paroi gastrique (musculeuse) possède, à la différence du reste du tube digestif, trois couches de fibres musculaires superposées qui sont longitudinales, circulaires et transversales.
Cette organisation permet à l'estomac de pouvoir se contracter de plusieurs manières et ainsi d'adapter sa taille en fonction du niveau de remplissage, de mélanger le bol alimentaire avec les sécrétions gastriques et de le pousser vers la sortie de l'estomac. Ceci est permis par des **ondes péristaltiques** qui se développent dans l'ensemble de l'estomac en direction du pylore. Ce malaxage permanent sert en particulier au broyage mécanique des aliments.

18.4.3 **La muqueuse gastrique**

La muqueuse gastrique gris-rouge présente, au niveau d'un estomac vide, des plis longitudinaux allongés qui se dirigent ensemble vers le pylore.
Structure tissulaire fine. La surface de la muqueuse gastrique est constituée d'un épithélium prismatique simple. Cet épithélium possède des replis profonds (cryptes) où siègent d'innombrables glandes tubulaires qui produisent le suc gastrique possédant une fonction de digestion. On retrouve ces glandes dans l'ensemble de l'estomac, cependant le suc gastrique est produit uniquement au niveau du fundus et du corps gastrique. Les glandes fundiques et du corps gastrique possèdent trois types cellulaires différents :

- Les **cellules bordantes** (ou pariétales) - elles siègent principalement à la partie moyenne des conduits glandulaires. Leur principale mission est la synthèse d'*acide chlorhydrique*.
- Les **cellules principales** - au fond des conduits glandulaires, sont spécialisées dans la formation des enzymes protéolytiques (*pepsinogène* et sa forme active la *pepsine*).
- Les **cellules muqueuses du collet** - elles forment, comme les cellules prismatiques de surface, le *mucus gastrique à base de mucine* qui a la mission de protéger la surface de l'estomac contre l'agressivité de l'acide chlorhydrique.

Dans les autres régions de l'estomac, il n'y aura pas de synthèse de suc gastrique mais une sécrétion exclusive de mucus gastrique.
Dans l'antre et principalement au niveau de la muqueuse du pylore, on trouve un quatrième type de cellules que l'on appelle les **cellules G**. Elles fabriquent l'hormone **gastrine** qui augmente la mobilité gastrique par voie sanguine et stimule les cellules principales et de soutien du fundus, afin qu'elles synthétisent de l'acide chlorhydrique et des enzymes digestifs.

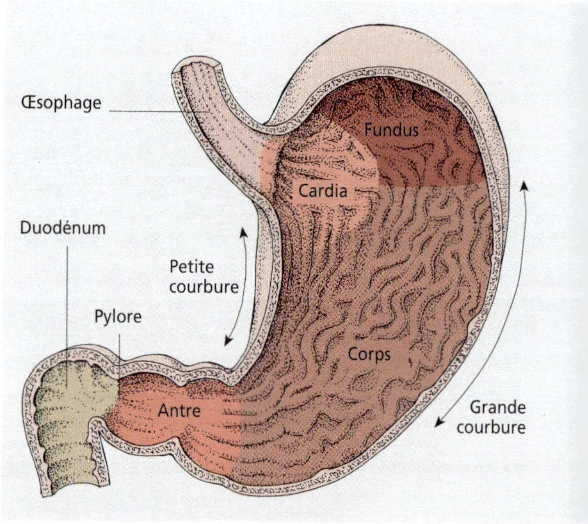

Fig. 18.16 : L'estomac en coupe longitudinale. On reconnaît le cardia, le fundus, le corps, l'antre et le pylore. Par ailleurs on distingue la grande et la petite courbure de l'estomac.

18.4.4 Le suc gastrique

L'ensemble des glandes du fundus et du corps gastrique produisent ensemble, sous la dépendance de la prise de nourriture, en moyenne 2 l de suc gastrique par jour. Ses composants sont :

- L'**acide chlorhydrique** (*HCl*). La sécrétion d'HCl se situe au niveau des cellules de soutien comme nous l'avons déjà vu. Le pH (☞ 2.7.3) du suc gastrique est de 1 - 2 et attaque seul, du fait de son acidité, l'ensemble des protéines. Par ailleurs, l'acide chlorhydrique agit comme un désinfectant contre les bactéries et les virus qui sont absorbés avec la nourriture. Après le passage dans l'estomac, le bol alimentaire est en général épuré de tous les micro-organismes capables de se multiplier.
- **Pepsinogène et pepsine**. Le *pepsinogène* est formé, comme nous l'avons déjà vu, dans les cellules principales. Le pepsinogène n'acquiert la capacité de dégrader les molécules de protéines qu'au sein du suc gastrique. A ce niveau, il est transformé en pepsine par l'acidité gastrique. Cette pepsine ne permet cependant pas une décomposition complète des protéines alimentaires mais laisse simplement subsister des morceaux grossiers (polypeptides avec 10 - 100 acides aminés).
- Le **mucus gastrique**. Le mucus gastrique à base de mucine est fabriqué par l'ensemble des cellules de surface de la muqueuse gastrique ainsi que par les cellules annexes glandulaires. La mucine visqueuse adhère fortement à la surface des cellules et forme un film interrompu qui recouvre la totalité de la surface interne de l'estomac. Sa principale mission est la protection de la muqueuse contre l'agression de l'acide chlorhydrique et de la pepsine, et d'éviter ainsi une auto-digestion. Un déséquilibre entre le mucus protecteur et l'acidité agressive est souvent responsable de l'apparition d'une **ulcère gastrique**.
- Le **facteur intrinsèque**. Le *facteur intrinsèque* est également fabriqué par les cellules de soutien productrice d'acide de la muqueuse gastrique. Il est indispensable pour l'absorption de la vitamine B_{12} au niveau de l'intestin grêle (☞ 18.10.4). Un apport suffisant de vitamine B_{12} est indispensable pour de nombreux tissus, en particulier pour la moelle osseuse productrice du sang mais également pour le système nerveux ainsi que la peau et les muqueuses. En cas d'apports insuffisants persistants apparaît une anémie (*anémie pernicieuse*).

18.4.5 L'évacuation de l'estomac

Le contenu gastrique ne sera pas évacué d'un seul coup mais par petites quantités dans le duodénum qui s'y abouche. De puissantes ondes péristaltiques proviennent de l'antre, le pylore s'ouvre brièvement et une petite partie du bol alimentaire peut passer dans le duodénum. La vitesse avec la laquelle l'estomac se vide complètement dépend fortement de la composition des aliments, si bien que le **temps de stase gastrique** varie entre 2 et 7 heures. Les plats riches en hydrates de carbone (les tartines du petit déjeuner) restent le moins longtemps dans l'estomac alors que les aliments riches en graisses (l'oie de Noël) franchiront le plus lentement l'estomac.

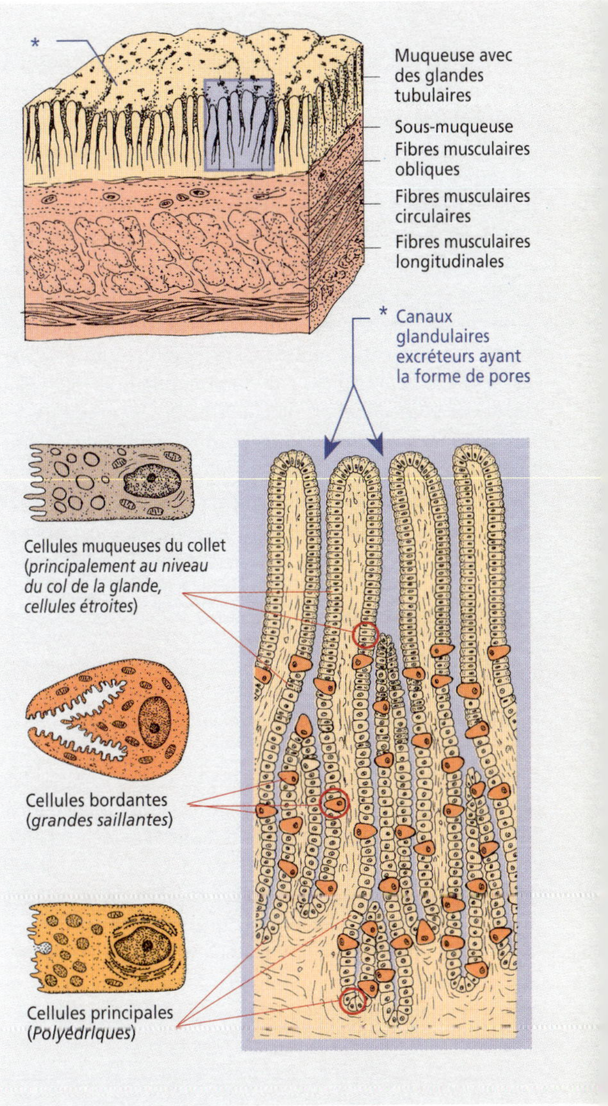

Fig. 18.17 : Structure de la muqueuse gastrique. Les glandes tubulaires contiennent des cellules muqueuses du collet, des cellules principales et des cellules bordantes.

Carcinome gastrique et œsophagien

Environ un cinquième des tumeurs malignes sont des **carcinomes gastriques** bien qu'on enregistre au niveau mondial une diminution de ce type de cancer. Les principaux facteurs de risque sont les produits chimiques absorbés avec les aliments, les *nitrosamines* créés par la fumée de cigarette et les *carbures d'hydrogènes aromatiques polycycliques* formés par les grillades. Les symptômes sont peu caractéristiques (« estomac sensible ») ce qui explique que le carcinome gastrique est souvent découvert trop tard. Le pronostic est globalement mauvais car la tumeur développe très tôt des *métastases* (tumeurs-filles) par voie lymphatique, et également par voie veineuse, dans le foie et les poumons.
Le **carcinome de l'œsophage,** tumeur maligne de l'épithélium pavimenteux œsophagien, autrefois plus rare, est par contre de plus en plus fréquent. Son apparition est favorisée en particulier par le tabac et l'alcoolisme chronique.

La maladie ulcéreuse

Un **ulcère** est une atteinte de la muqueuse gastrique ou duodénale qui atteint la couche musculaire propre de la muqueuse (*couche musculaire-muqueuse*). La cause d'un ulcère réside dans un déséquilibre entre le suc gastrique agressif (acide chlorhydrique et pepsine) et les mécanismes de défense de la muqueuse. L'**ulcère gastrique** est typiquement une maladie de la personne âgée. Le symptôme typique est une douleur immédiatement après la prise de nourriture. L'**ulcère duodénal** est plus fréquent que l'ulcère gastrique et touche principalement les hommes jeunes. La plainte la plus fréquente est une douleur tardive, environ deux heures après le repas, à type de crampes au niveau de l'épigastre, accompagnée d'une sensation de compression et de plénitude. Les complications graves de la maladie ulcéreuse - dénomination commune - sont les hémorragies au niveau de la zone ulcérée ainsi que la **perforation** au cours de laquelle la paroi gastrique ou duodénale est rompue par l'ulcère, ce qui entraîne la pénétration d'aliments ainsi que d'air dans la cavité abdominale. La péritonite qui en résulte peut mettre en jeu le pronostic vital et nécessite une intervention chirurgicale en urgence pour une suture de la brèche.

18.5 L'intestin grêle

L'**intestin grêle** est la partie du tube digestif qui fait suite à l'estomac. Sa mission principale est de terminer la digestion du bol alimentaire, commencée dans la bouche et l'estomac, et d'absorber les morceaux qui en résultent, qui ne sont plus que des petites molécules, à travers l'épithélium de la muqueuse et de les faire passer dans la circulation. Pour cela, environ 7 l de suc digestif (sécrétions salivaires, suc gastrique, bile, sécrétions pancréatiques, sécrétions de l'intestin grêle) parviennent par jour dans le tube digestif et seront en grande partie réabsorbés dans le sang à travers l'épithélium de la muqueuse. Cette importante mission de résorption de l'intestin grêle est assurée par l'énorme surface représentée par la paroi. Ainsi la muqueuse de l'intestin grêle est celle qui présente le plus de replis en comparaison des autres portions du tube digestif (☞ Fig. 18.2).

18.5.1 **Les différentes parties de l'intestin grêle**

L'intestin grêle est divisé en trois parties qui se suivent sans vraies frontières entre elles :

- le **duodénum**,
- le **jéjunum**,
- l'**iléon**.

Immédiatement après l'estomac commence le **duodénum**, premier segment de l'intestin grêle, en forme de C, qui mesure environ 25 cm de long. Le C enserre la tête du pancréas dont le canal excréteur débouche (☞ Fig. 18.26), avec en général le cholédoque, dans la lumière du duodénum environ à la moitié de la portion descendante, au niveau d'une petite papille verruqueuse (*ampoule de Vater*). L'extrémité distale du duodénum se poursuit par le **jéjunum** en formant un coude brutal (*angle duodéno-jéjunal*).
Le jéjunum est nettement plus long que le duodénum et se poursuit sans frontière nette par l'**iléon**.

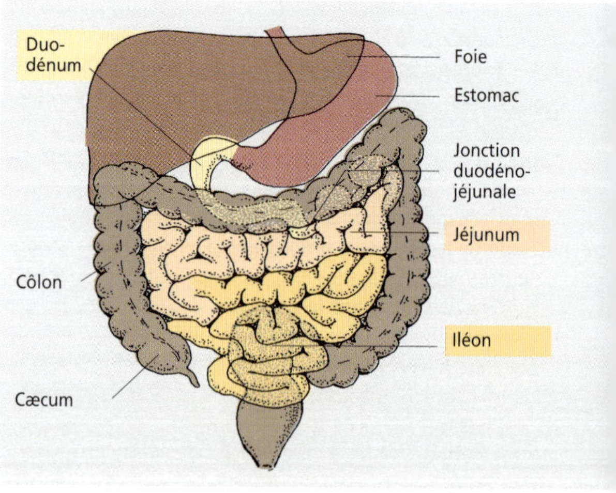

Fig. 18.18 : Les différents segments de l'intestin grêle.

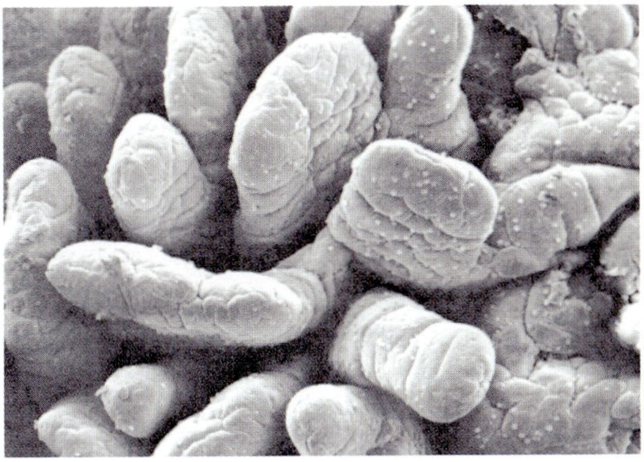

Fig. 18.19 : Villosités au niveau du duodénum chez l'homme (vue au microscope électronique). On peut apercevoir les cryptes siégeant entre les villosités.

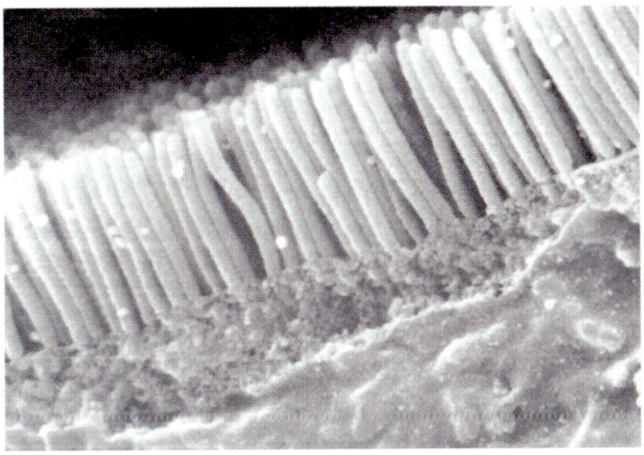

Fig. 18.20 : Microvillosités de l'épithélium d'absorption du duodénum. Les microvillosités ont environ 100 nm d'épaisseur et 2 mm de long.

18.5.2 La structure de la paroi de l'intestin grêle

La structure générale de la paroi de l'intestin grêle correspond à celle du reste du tube digestif mais présente cependant quelques particularités :

- Dans la *sous-muqueuse* siège une partie du système nerveux de l'intestin grêle, les **plexus sous-muqueux** (*plexus de Meissner*) qui innervent la muqueuse.
- La *musculeuse* à base de *musculature lisse* est organisée sous la forme d'une couche musculaire circulaire interne et longitudinale externe. Entre ces deux couches musculaires se trouve un autre réseau de cellules nerveuses que l'on appelle les **plexus myentériques** (*plexus d'Auerbach*). Ces derniers innervent les deux couches de la musculature.

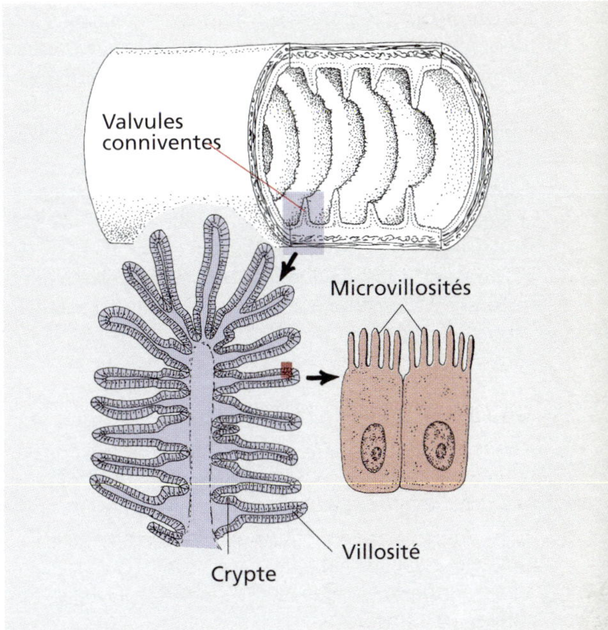

Fig. 18.21 : Valvules conniventes, villosités, cryptes et microvillosités augmentent la surface d'absorption de l'intestin grêle.

18.5.3 La muqueuse de l'intestin grêle

La muqueuse de l'intestin grêle est structurée de telle manière que l'on obtient une énorme amplification de la surface. Cette amplification de surface, qui permet d'atteindre un total de 200 m^2, est obtenue en partie par les hauts plis circulaires de la muqueuse, les **valvules conniventes**. Sur ces plis se trouvent des expansions d'environ 1 mm de haut, digitiformes ou filiformes que l'on appelle des **villosités,** ainsi que des invaginations plus courtes, dénommées **cryptes**. De cette manière, la surface déjà augmentée par les replis de la muqueuse sera encore améliorée. Les cellules muqueuses elles mêmes participent à ce processus en développant à leur surface des petits appendices de cytoplasme, appelés **microvillosités**.

Au centre de chacune des 4 millions de villosités se trouve un vaisseau lymphatique grâce auquel la lymphe digestive sera transportée. Au cours de la digestion, les villosités sont en constant mouvement, plongeant dans le bol alimentaire et aspirant les molécules qui sont ensuite absorbées et évacuées par les capillaires ou le vaisseau lymphatique central.

Entre les villosités s'enfoncent les cryptes tubulaires que l'on appelle les **cryptes de Lieberkühn**. A ce niveau est fabriquée une partie du suc digestif formé par l'intestin grêle et qui sera mélangé au bol alimentaire.

Les **glandes de Brunner** se trouvent uniquement sur le duodénum. Elles sont situées en profondeur dans la paroi intestinale, en général dans la sous-muqueuse, et sont riches en cellules muqueuses caliciformes. Elles fabriquent, avec les autres cellules productrices de mucus, une couche de protection de surface.
Le **suc digestif de l'intestin grêle** est formé par les sécrétions en provenance de l'ensemble des glandes de Brunner, des glandes de Lieberkühn et des glandes muqueuses qui parviennent dans la lumière digestive. Sa mission est d'améliorer le contact entre les substances dissoutes dans l'intestin et les microvillosités absorbantes.

Tissu lymphatique de l'intestin grêle

Au niveau de l'extrémité distale de l'iléon, les replis de la muqueuse de l'intestin grêle diminuent de plus en plus. Une particularité de l'iléon est la présence de nombreux follicules lymphoïdes, qui sont le plus petit niveau des ganglions lymphatiques, dont la mission est de rendre inoffensifs les agents pathogènes présents. Ces nombreux follicules lymphoïdes sont désignés sous le nom de **plaques de Peyer**.

18.5.4 Les mouvements de l'intestin grêle

On peut différencier les différents mouvements suivants au niveau de l'intestin grêle :

- La **motricité propre des villosités** par contraction de la couche musculaire de la muqueuse. Elle est commandée par les plexus sous-muqueux (plexus de Meissner) et améliore le contact entre le bol alimentaire et l'épithélium.
- Les **mouvements de brassage** par des contractions rythmiques de la musculature circulaire ainsi que des mouvements pendulaires qui sont assurés par la musculature longitudinale. Les mouvements de mélange seront déclenchés par la dilatation de la paroi de l'intestin grêle.
- Les **ondes péristaltiques** (☞ 18.4.2) pour la progression du contenu intestinal en direction du gros intestin.

Ces mouvements sont indépendants d'une innervation externe par le système nerveux. On parle d'une *autonomie de la motricité intestinale*.

18.5.5 Iléus

Lorsque la principale fonction de l'intestin est déficiente, c'est-à-dire la progression du contenu intestinal, alors survient un **iléus** (*occlusion intestinale*). Ce dernier peut survenir en cas d'encombrement mécanique de la lumière digestive (**iléus mécanique**) ou comme conséquence d'une paralysie intestinale (**iléus paralytique**). Un iléus mécanique peut être la conséquence d'un rétrécissement tumoral de la lumière digestive, d'une torsion intestinale ou d'une hernie.

18.6 Pancréas, voies biliaires et vésicule biliaire

Le suc pancréatique et la bile, qui seront mélangés au contenu intestinal dans le duodénum, sont nécessaires pour une digestion complète du bol alimentaire. Ils sont fabriqués dans le **foie**, qui sera décrit plus loin (☞ 18.9), et dans le **pancréas**.

18.6.1 Le pancréas

Le **pancréas** est une des plus importantes glandes de l'organisme :

- Il produit en tant que glande à sécrétion *externe* (glande exocrine, ☞ 5.2.2), le suc pancréatique qui sera déversé dans l'intestin grêle.
- Comme glande à sécrétion *interne* (glande endocrine), il fabrique l'hormone du métabolisme des hydrates de carbone dans les *îlots de Langerhans*.

Au niveau de sa tête, le pancréas est recouvert de péritoine, mais il siège en rétro-péritonéal. On différencie au niveau du pancréas, la tête, le corps et la queue. La tête du pancréas, encastrée dans le segment du duodénum en forme de C, est la partie la plus large de l'organe. Le *corps du pancréas* est en continuité avec la tête ; il se poursuit par la *queue du pancréas* qui se termine au niveau du *hile splénique* (☞ 14.4.3).

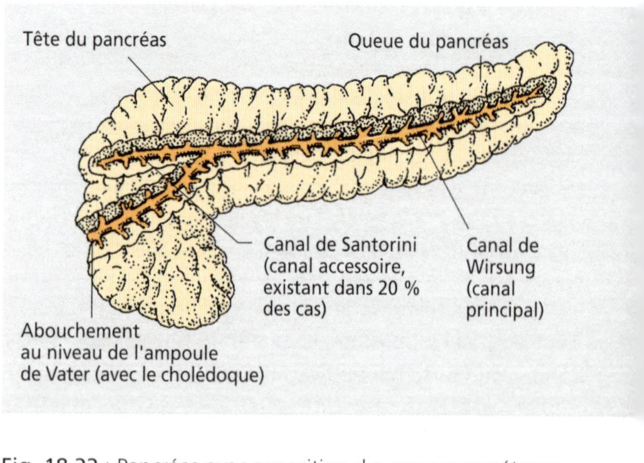

Fig. 18.22 : Pancréas avec exposition des canaux excréteurs.

L'intérieur de l'organe est composé de petits lobules glandulaires séreux dont les canaux excréteurs s'abouchent tous dans le canal principal du pancréas, le **canal de Wirsung**. Ce dernier traverse la totalité de l'organe de la queue jusqu'au niveau de la tête et débouche avec le cholédoque au niveau de la *grande caroncule duodénale*. Rarement, on trouve une branche accessoire du canal de Wirsung (canal de Santorini) qui possède alors son propre abouchement dans le duodénum (☞ Fig. 18.26).

Les îlots de Langerhans

A côté des glandes exocrines qui fabriquent le suc pancréatique et qui représentent la plus grande partie du pancréas, il existe, disséminés dans l'ensemble du même organe, de petits îlots (appelés d'après le nom de leur découvreur *îlots de Langerhans*). On peut différencier trois types de cellules dans ces îlots qui forment trois hormones différentes :

- Les *cellules B* : elles forment la plus grande partie des îlots et produisent l'**insuline**. L'insuline est une hormone protéique qui a de nombreuses actions biologiques qui toutes participent à la baisse de la glycémie (Détails sur les actions de l'insuline ☞ 18.10.2). Un déficit en insuline entraîne une maladie métabolique très répandue, le *diabète*.
- Les *cellules A* : elles fabriquent l'hormone **glucagon** qui est l'antagoniste de l'insuline. Le glucagon est comme l'insuline une hormone protéique. En tant qu'antagoniste de l'insuline, il accélère la *dégradation du glycogène* et la formation nouvelle de glucose (*néoglucogénèse*) à partir des lactates ou d'autres produits de dégradation du métabolisme (☞ 2.8.1).
- Les *cellules D* qui sont disséminées dans l'ensemble du tractus digestif. Les cellule D fabriquent la **somatostatine** (☞ Tableau 13.17), une hormone inhibant de nombreuses fonctions de la digestion.

18.6.2 **Le suc pancréatique**

Chaque jour, 1,5 l de sécrétion sont fabriqués par le pancréas et mélangés au contenu de l'intestin grêle. Le bol alimentaire en provenance de l'estomac est très acide après son mélange avec le suc gastrique et doit être de nouveau neutralisé dans l'intestin grêle, car les enzymes du suc pancréatique ne peuvent remplir leur fonction de décomposition dans un environnement à pH acide. Le suc pancréatique, très *riche en bicarbonates*, associé aux sécrétions alcalines du foie et du suc intestinal, permet de répondre à cet objectif. Le suc pancréatique contient par ailleurs de nombreux enzymes qui sont nécessaires pour la dégradation finale des protéines, mais également des hydrates de carbones et des graisses :

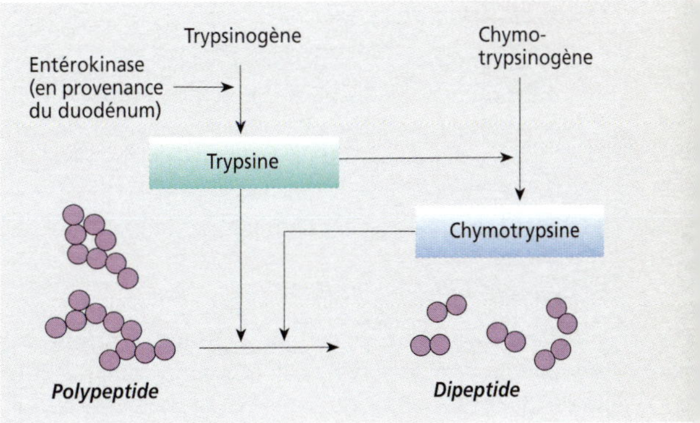

Fig. 18.23 : Dégradation protéique par les enzymes pancréatiques.

- La **trypsine** et la **chymotrypsine** sont si agressifs comme protéolytiques qu'ils doivent être sécrétés sous la forme de précurseurs (trypsinogène et chymotrypsinogène) car, sinon, ils pourraient attaquer le tissu du pancréas et l'autodigérer. Ce n'est que dans l'intestin grêle que les précurseurs inactifs sont transformés en trypsine et en chymotrypsine. Ces enzymes cassent les liaisons peptidiques au sein des molécules de protéines ce qui permet d'obtenir de plus petits peptides.
- La **carboxypeptidase** détache les différents acides aminés des molécules de protéines qui deviennent ainsi absorbables.
- L'**alpha-amylase** découpe les amidons végétaux jusqu'à l'étape du dissacharide maltose et contribue ainsi à la digestion des hydrates de carbone.
- L'enzyme le plus important pour la digestion des graisses produit par le pancréas est la **lipase** qui détache les acides gras des acides neutres (triglycérides).

18.6.3 **La bile**

Environ 1,5 l d'un liquide brun-jaune, la **bile**, sont fabriqués en continu par le foie et seront libérés dans le duodénum par l'intermédiaire du cholédoque. Si aucune bile n'est nécessaire à la digestion, le sphincter musculaire de l'embouchure au niveau du duodénum restera fermé (*m. du sphincter d'Oddi*).
De ce fait la bile reflue et parvient dans la vésicule biliaire par l'intermédiaire d'un canal de communication (☞ Fig. 18.26). A ce niveau, elle sera épaissie par un mécanisme de résorption d'eau et stockée sous un volume de 50 - 80 ml puis libérée dans le duodénum, en fonction des besoins, par une contraction de la paroi musculaire de la vésicule biliaire.

La composition de la bile

La bile est composée - en dehors d'eau et d'électrolytes - de bilirubine, d'acides biliaires, de cholestérol, de lécithine et d'autres substances liposolubles à éliminer (dont les médicaments). De cette manière, des produits finaux et intermédiaires du métabolisme ainsi que quelques hormones seront éliminés par la bile.

Le pigment biliaire bilirubine

Un composant essentiel de la bile est la **bilirubine** qui provient en grande partie de la décomposition des globules rouges (érythrocytes, ☞ Fig. 14.5). Plus précisément, il s'agit du produit de destruction de l'**hème**, le composant fixant l'oxygène au niveau de l'hémoglobine. La destruction s'effectue dans les cellules du système réticulo-endothélial de la rate, de la moelle osseuse et du foie et conduit, en passant par le produit de dégradation intermédiaire verdâtre, la **biliverdine**, au produit de dégradation finale, la bilirubine jaunâtre. La bilirubine n'est pas hydrosoluble et ne sera transportée dans le sang que liée en plus grande partie à la protéine *albumine*. Sous cette forme (**bilirubine indirecte**), elle atteint le foie où elle est absorbée par les hépatocytes après séparation de la protéine de transport. Les hépatocytes lient alors la bilirubine avec un acide particulier, l'*acide glucuronique*, ce qui permet de la rendre plus hydrosoluble. Finalement, elle sera excrétée avec la bile dans l'intestin. Cette forme « liée » de bilirubine sera appelée **bilirubine directe**.
La bilirubine subit finalement dans l'intestin, par l'action des bactéries du gros intestin, d'autres étapes de dégradation. Ainsi, la bilirubine sera transformée dans les deux substances suivantes :

- **Stercobiline**. Ce produit sera éliminé dans les selles à qui il donne leur coloration brunâtre.
- **Urobilinogène**. Ce produit de dégradation intermédiaire, produit également dans l'intestin, sera en grande partie réabsorbé et revient de nouveau dans le foie où sa dégradation se poursuivra.

18.6.4 **La fonction de la bile dans la digestion des graisses**

Pour la digestion et l'absorption des graisses, les composants suivants de la bile sont essentiels :

- Les **acides biliaires**,
- La lécithine et d'autres phospholipides.

Les acides biliaires sont fabriqués dans le foie à partir du **cholestérol**. Ils abaissent la tension de surface entre les graisses et l'eau et permettent ainsi une dispersion très fine des graisses dans le contenu intestinal.

Dans l'intestin grêle, les particules de graisse s'agglomèrent spontanément avec les acides biliaires en minuscules particules que l'on appelle les *micelles*. Elles offrent à la lipase, destructrice des graisses, de bonnes conditions d'attaque. Par ailleurs, ces micelles assurent un contact nécessaire avec la muqueuse digestive pour permettre aux particules de graisse dissoutes de pouvoir être absorbées par la muqueuse de l'intestin grêle.

Le circuit entéro-hépatique

Dans la dernière partie de l'intestin grêle, environ 90 % des acides biliaires seront réabsorbés et retournent vers le foie par la circulation portale où ils seront alors de nouveau libérés dans la bile.
Ce *circuit des acides aminés* entre le foie et l'intestin sera appelé **circuit entéro-hépatique**. Il soulage le foie qui ne doit synthétiser que peu de nouveaux acides biliaires du fait de ce « recyclage » permanent.

18.6.5 **Régulation des fonctions de la bile et du suc pancréatique**

La régulation de ces fonctions est sous la dépendance d'une part du système nerveux végétatif, d'autre part,

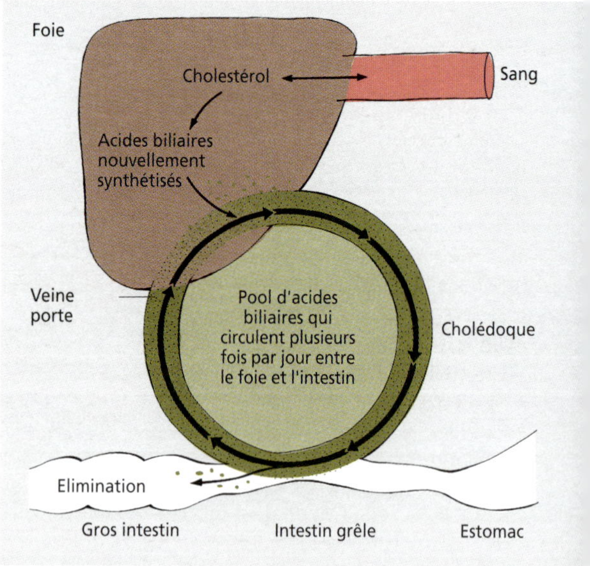

Fig. 18.24 : Circuit entéro-hépatique. Plus de 90 % des acides aminés qui sont déversés chaque jour dans l'intestin par le cholédoque, seront réabsorbés et ramenés vers le foie. Seuls 10 % seront éliminés dans les selles.

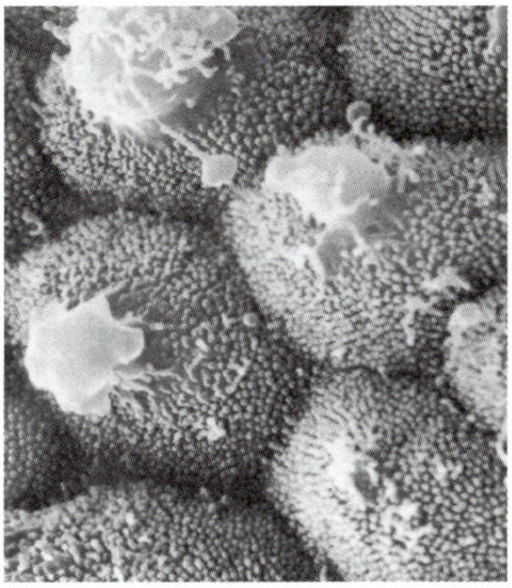

Fig. 18.25 : Épithélium de la vésicule biliaire au microscope électronique. Les cellules de cet épithélium sont capables d'absorption mais également de sécrétion. On reconnaît plusieurs cellules épithéliales recouvertes de microvillositées et qui libèrent à leur surface un mucus protecteur visqueux.

elle est commandée par deux hormones qui sont libérées par la muqueuse duodénale, dès qu'un bol alimentaire acide ou riche en graisses passe de l'estomac dans le duodénum :

- L'hormone **sécrétine** déclenche un important enrichissement en bicarbonates du suc pancréatique et participe ainsi de manière prépondérante à la neutralisation de l'acidité du bol alimentaire. Par ailleurs, la sécrétine augmente la fabrication de la bile dans le foie.
- La **cholécystokinine-pancréozymine** (CCK-PZ, ☞ voir aussi Tableau 13.17) augmente la proportion d'enzymes dans le suc pancréatique et déclenche une contraction de la vésicule biliaire.

Dans le même temps, le sphincter du cholédoque (sphincter d'Oddi) se relâche, si bien que la bile peut être libérée dans le duodénum.

18.6.6 Le cholédoque

Les deux **branches d'origine du canal hépatique** qui sortent du foie se réunissent au niveau du hile hépatique pour former le **canal hépatique**. De ce dernier part après un court trajet, en formant un angle aigu, le **canal cystique** qui constitue la liaison avec la vésicule biliaire. Après la bifurcation du canal cystique, le canal hépatique prend le nom de **canal cholédoque**. Ce canal de 6 - 8 cm de long passe en arrière du duodénum, traverse la tête du pancréas et débouche en général avec le canal excréteur du pancréas (canal de Wirsung) au niveau de l'**ampoule de Vater** du duodénum. Le sphincter (*m. sphincter d'Oddi*) au niveau de l'ampoule de Vater sert à ce que la bile remonte dans la vésicule biliaire par l'intermédiaire du cholédoque et du canal cystique lorsqu'elle n'est pas nécessaire à la digestion.

18.6.7 La vésicule biliaire

La **vésicule biliaire** en forme de poire siège sur la face viscérale du foie (« face inférieure ») et est adhérente à ce niveau avec la capsule conjonctive. La muqueuse interne de la vésicule biliaire est constituée d'un épithélium prismatique dont les cellules de surface possèdent de petites *microvillosités*. Ces dernières réabsorbent l'eau de la bile si bien que la bile qui se trouve dans la vésicule s'épaissit (se concentre). Sous l'épithélium prismatique de la vésicule se trouve une couche flexible de musculature lisse. Si de

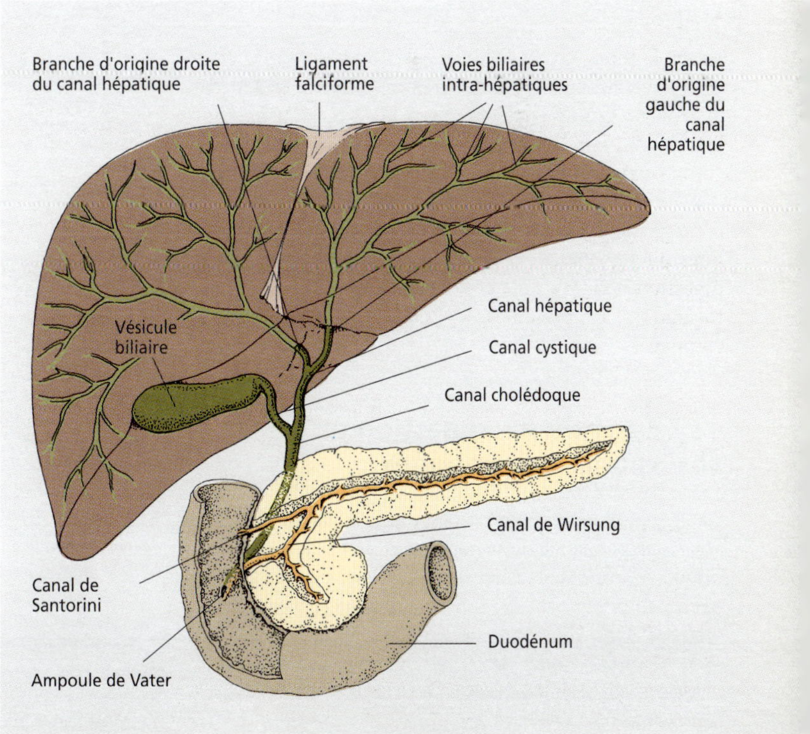

Fig. 18.26 : Trajet des voies biliaires et pancréatiques. Le plus souvent la voie biliaire débouche avec la canal excréteur du pancréas dans le duodénum. Chez certaines personnes, il existe un deuxième canal excréteur pancréatique (canal de Santorini) qui possède sa propre embouchure dans le duodénum.

la bile est nécessaire dans l'intestin, alors la couche musculaire se contracte et la bile est libérée dans le duodénum par l'intermédiaire du canal cystique et du cholédoque, par relâchement du sphincter situé à son extrémité inférieure (**m. du sphincter d'Oddi**).

Irritation par un calcul biliaire

Chez de nombreuses personnes, il se forme des calculs à partir des sels dilués dans la bile, parfois de la taille de petits éclats de cristal, parfois aussi gros que des billes. Les calculs biliaires sont particulièrement fréquents en cas de surcharge alimentaire, de diabète ou d'hyperlipidémie. La **cholécystite** est une des pathologies les plus fréquentes de l'hypochondre droit. Les deux tiers des personnes touchées ont cependant peu de plaintes, le plus souvent elles apparaissent après l'absorption d'une alimentation riche en graisses ou qui provoque des flatulences. Il existe cependant le risque du blocage d'un calcul (**colique hépatique**) avec des douleurs aiguës, spastiques de l'hypochondre droit. Si le calcul reste incarcéré dans le cholédoque malgré les contractions de la vésicule biliaire provoquées par les douleurs violentes et transfixiantes, une **jaunisse** (*ictère obstructif*) apparaît du fait de la perturbation à l'écoulement de la bile.

18.7 **L'absorption**

Après le mélange du bol alimentaire avec la bile et le suc pancréatique dans le duodénum, renforcé par le suc digestif propre de l'intestin grêle, il se produit une dégradation finale et une *absorption* dans l'organisme des composants alimentaires. Ces mécanismes débutent dans le duodénum et sont en général terminés après le passage du jéjunum. Dans les paragraphes suivants, nous avons synthétisé l'ensemble des mécanismes de digestion pour les trois composants essentiels de l'alimentation : les protéines, les lipides et les hydrates de carbone.

18.7.1 **Synthèse : digestion et absorption des protéines**

La digestion des protéines, commencée dans l'estomac sous la dépendance de la pepsine et de l'acide chlorhydrique, s'arrête dans l'intestin grêle car, à ce niveau, le pH à peu près neutre *inactive* la pepsine. En revanche, arrivent dans l'intestin grêle les précurseurs des enzymes protéolytiques, le trypsinogène et le chymotrypsinogène qui seront activés à ce niveau comme cela est représenté sur la Fig. 18.23.

A côté de la trypsine et de la chymotrypsine, participent à la poursuite de la digestion des protéines, les carboxypeptidases, qui proviennent du pancréas, ainsi que les aminopeptidases qui sont fabriquées directement dans l'intestin grêle.
L'ensemble des mécanismes enzymatiques de scission décrits jusqu'à présent aboutissent principalement à la formation de dipeptides. La dégradation finale de ces dipeptides en simples acides aminés s'effectue à l'aide des enzymes présents au niveau du plateau en brosse (microvillosités) de la muqueuse de l'intestin grêle, les **dipeptidases**. Ensuite, les acides aminés parviennent au foie par l'intermédiaire des vaisseaux du système porte.

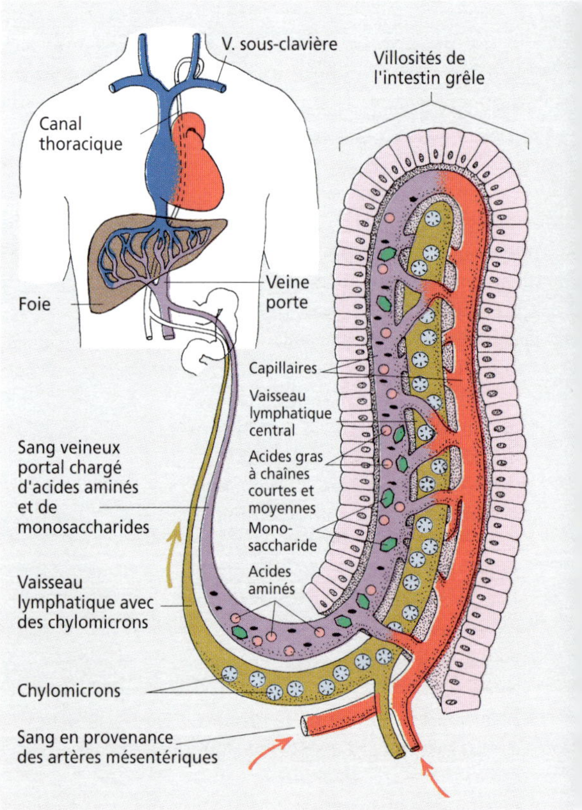

Fig. 18.27 : Absorption et évacuation par le système porte et les vaisseaux lymphatiques (canal thoracique) des nutriments au niveau des villosités de l'intestin grêle. Les sucres, les acides aminés et les acides gras à chaînes courtes et moyennes parviennent dans la veine porte, puis dans le foie, par l'intermédiaire des capillaires. Les acides gras à longues chaînes, les esters du cholestérol et les phospholipides seront évacués par contre sous la forme de chylomicrons dans le système lymphatique.

18.7.2 **Synthèse : digestion et absorption des hydrates de carbone**

La plus grande partie des aliments à base d'hydrates de carbone est absorbée par l'homme sous la forme de *polysaccharides,* comme par ex. les amidons (présents dans les pommes de terre et le riz). La dégradation enzymatique de ces polysaccharides commence déjà dans la bouche grâce à l'*alpha-amylase* salivaire, la **ptyaline**. On obtient ainsi dans un premier temps de gros morceaux (dextrine). Ce début de digestion des hydrates de carbone s'arrête dans l'estomac car la ptyaline est inactivée par le suc gastrique acide.

Elle reprend dans l'intestin grêle avec les **alpla-amylases** produites par le pancréas. Avec les **glucosidases** en provenance de la muqueuse de l'intestin grêle, la dégradation se poursuit avec la scission en maltose, isomaltose et glucose.

Le *maltose* et l'*isomaltose* sont ensuite scindés par les **maltases** et les **isomaltases**, enzymes de la muqueuse du grêle, en glucose et évacués vers le foie.

Une plus petite partie des hydrates de carbone est prise sous la forme des disaccharides *saccharose* (sucre de canne, sucre de betterave) et *lactose* (sucre du lait). Ces derniers seront dégradés en monosaccharides galactose et glucose (pour le lactose), et en fructose et glucose (pour le sucre de canne) par les **saccharases** et les **lactases**.

18.7.3 **Synthèse : digestion et absorption des lipides**

Les lipides sont pris chez l'homme par exemple sous la forme de charcuterie, d'oeufs, de lait, de noix, de beurre et d'huile. Les *triglycérides* représentent avec 90 % la plus grande partie de ces lipides (☞ 2.8.2). Les 10 % restants sont des phospholipides, du cholestérol et des vitamines liposolubles (A, D, E et K, ☞ 18.10.4).

La scission des triglycérides commence déjà au niveau du milieu acide de l'estomac sous l'action des **lipases de la base de la langue**. La partie finale, et la plus importante, de la digestion des lipides se déroule au niveau de l'intestin grêle, après que la bile et le suc pancréatique aient été mélangés au bol alimentaire. Sous l'influence de la **lipase pancréatique**, les triglycérides seront réduits en monoglycérides et en acides gras libres. La dégradation partielle des liaisons du cholestérol et des acides gras, ainsi que des phospholipides, sera assurée par les enzymes pancréatiques.

Les monoglycérides, les acides gras, le cholestérol, les phospholipides et les vitamines liposolubles s'assemblent ensuite, grâce à l'action des sels biliaires sous la forme de très petites structures, les **micelles**. Ces micelles peuvent alors entrer en contact plus facilement avec la muqueuse de l'intestin grêle en se glissant entre les microvillosités. L'absorption des lipides et de leurs produits de dégradation se déroule principalement dans le duodénum et le début du jéjunum. Les acides gras à chaînes courtes et moyennes parviennent par des mécanismes de diffusion dans les capillaires des villosités, puis arrivent au foie par l'intermédiaire de la veine porte. Les plus grosses molécules lipidiques seront entourées dans la cellule épithéliale par une enveloppe protéique. Ces gouttelettes protéo-lipidiques s'appellent les **chylomicrons**. Les vaisseaux lymphatiques des villosités conduisent les chylomicrons dans la circulation générale par l'intermédiaire des troncs lymphatiques et du **canal thoracique** (☞ Fig. 14.18 et Fig. 18.27).

18.7.4 **L'absorption des vitamines**

Les vitamines liposolubles A, D, E et K seront prises avec les aliments contenant des graisses car elles ne sont absorbables que par formation de micelles à la différence d'autres lipides (☞ 18.10.4).

La plupart des vitamines hydrosolubles, comme par exemple les vitamines B et C, seront absorbées par des mécanismes de diffusion passive. La vitamine B_{12} ne peut en aucun cas être absorbée dans l'iléon en l'absence du *facteur intrinsèque*, produit dans l'estomac, avec lequel elle se lie (☞ 18.4.4).

18.8 **Le gros intestin et le rectum**

Le **gros intestin** et le **rectum** qui s'y rattache forment la dernière partie du tube digestif. Comme la digestion et l'absorption des nutriments se sont déjà terminées dans l'intestin grêle, le gros intestin doit encore s'occuper de l'absorption d'eau et d'électrolytes. Ainsi, le contenu intestinal sera épaissi et éliminé par l'anus sous la forme de **selles** semi-solides (*fèces*) après un stockage dans le rectum.

Le gros intestin, à la différence de l'intestin grêle, est richement colonisé par des bactéries qui continuent de dégrader tous les résidus alimentaires non digérables par l'homme, par des mécanismes de putréfaction et de fermentation.

Le gros intestin, d'une largeur moyenne de 7 cm, possède un diamètre beaucoup plus important que l'intestin grêle.

On différencie les différents segments qui se suivent sans véritables frontières :

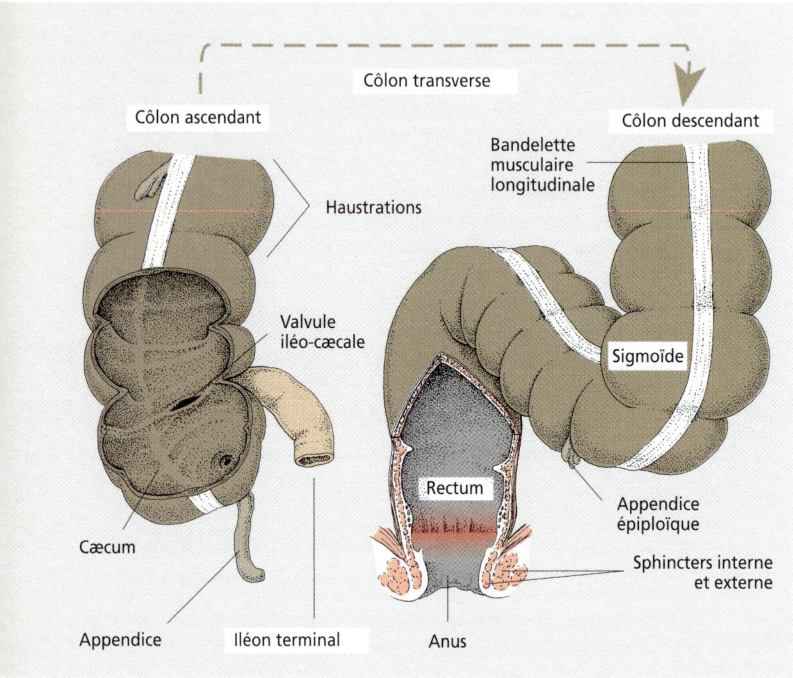

Fig. 18.28 : Portions initiale et terminale du gros intestin (cæcum, côlon sigmoïde, abréviation « sigmoïde ») et du rectum en vue antérieure (Vue générale ☞ Fig. 18.1). On reconnaît les trois bandelettes musculaires longitudinales qui résultent de la réunion de la musculature longitudinale. Par ailleurs, on voit les haustrations qui sont formées par des étranglements de la musculature circulaire.

- Le **cæcum** avec l'**appendice**.
- Le **côlon** divisé en quatre parties : le **côlon ascendant**, le **côlon transverse**, le **côlon descendant** et le **côlon sigmoïde** (abréviation **sigmoïde**).

La structure de la paroi du gros intestin, avec ses quatre couches, est similaire à celle des autres parties du tractus digestif (☞ Fig. 18.2), mais elle présente des particularités :

La muqueuse digestive

On ne trouve plus de villosités sur la paroi du gros intestin mais exclusivement des invaginations particulièrement profondes, les *cryptes du gros intestin*. L'épithélium pavimenteux des cryptes est composé majoritairement de *cellules muqueuses caliciformes* dont le mucus excrété maintient la muqueuse lubrifiée pour les selles qui deviennent de plus en plus dures. On trouve sur les parois des cryptes, en plus des cellules caliciformes, des cellules épithéliales absorbantes qui possèdent, au niveau de la lumière digestive, une bordure en brosse (microvillosités). C'est à ce niveau que s'effectue la résorption d'eau et d'électrolytes.

Bandelettes musculaires longitudinales et haustrations

Une caractéristique du gros intestin est sa couche musculaire longitudinale externe : elle n'entoure pas de manière régulière la totalité du côlon mais comporte trois **bandelettes musculaires longitudinales**. En fonction de l'état de tension de ces bandelettes et de contraction de la couche musculaire circulaire se forment, à des intervalles de quelques centimètres, des rétrécissements réguliers entre lesquels émergent des bosselures, les **haustrations**. Les haustrations ne sont pas des structures fixes mais elles modifient en permanence leur forme en fonction du déroulement du péristaltisme.

Le revêtement péritonéal du gros intestin

Le cæcum, le côlon transverse et le sigmoïde sont complètement recouverts de séreuse et ne sont reliés de manière élastique avec la paroi postérieure de l'abdomen que par un fin ligament, le **mésocôlon**. L'alimentation en vaisseaux sanguins et lymphatiques ainsi qu'en nerfs du gros intestin est assurée par l'intermédiaire de ce mésocôlon. Ces parties du tube digestif sont **intra-péritonéales** et sont donc bien mobiles (☞ 18.1.5).

Le côlon ascendant et le côlon descendant sont au contraire seulement recouvert de péritoine sur leur face antérieure et reliés solidement au niveau de leur face postérieure à la paroi dorsale et latérale de l'abdomen. Ils siègent donc en *rétropéritonéal*.

18.8.1 **Le cæcum et l'appendice**

Le premier segment du gros intestin situé en avant de l'aile iliaque droite est le **cæcum**. Avec 6 - 8 cm de long, il forme la partie la plus courte du gros intestin. La partie terminale de l'intestin grêle, la partie terminale de l'iléon, s'abouche à gauche, avec un angle à peu près droit, dans le cæcum. Au niveau de la zone de jonction se trouvent deux replis muqueux que l'on désigne sous le terme de **valvule iléo-caecale** (ou **valvule de Bauhin**). Cette valvule laisse passer, à des intervalles périodiques, le contenu de l'intestin grêle dans le gros intestin. Un reflux est normalement impossible car la valvule iléo-caecale agit comme une soupape.

A la partie inférieure du cæcum est suspendue une formation vermiculée, l'**appendice**. Sa muqueuse possède la même structure que celle du gros intestin, il existe cependant de nombreux follicules lymphoïdes dans sa paroi qui servent, en particulier pendant l'enfance, à la défense infectieuse.

L'**appendicite**, particulièrement fréquente dans l'enfance et l'adolescence, est une inflammation aiguë de l'appendice. Comme l'appendice forme un cul-de-sac pour le bol alimentaire, les germes que l'on peut trouver dans le bol alimentaire présent dans cette partie de l'intestin peuvent facilement y diffuser. Le traitement consiste en règle générale en une élimination par voie chirurgicale de l'appendice, l'*appendicectomie*.

18.8.2 Le côlon

Le **côlon ascendant** fait suite au cæcum. Il part vers le haut en longeant la paroi latérale de l'abdomen et se dirige vers le foie. A ce niveau, il présente un coude brutal (*angle colique droit*) et part en tant que **côlon transverse** vers l'hypochondre gauche, à proximité de la rate. A ce niveau, le côlon forme un nouveau coude brutal (*angle colique gauche*) et file vers le bas le long de la face latérale de l'abdomen en tant que **côlon descendant**. A hauteur de l'aile iliaque gauche, le côlon se décolle de la paroi latérale de l'abdomen et forme un S dans sa partie terminale, le **sigmoïde**. Le sigmoïde quitte la cavité abdominale, entre dans le petit bassin et finit dans le **rectum**.

18.8.3 Le rectum

Le **rectum** forme la dernière partie du tube digestif. Il siège dans le petit bassin en dehors de la cavité abdominale et n'est donc plus recouvert par du péritoine. A la différence des autres parties du gros intestin que nous avons décrites, les signes caractéristiques, bandelettes musculaires longitudinales et haustrations n'existent plus au niveau du rectum. Le rectum a comme le sigmoïde une forme en S. Dans sa partie haute, il suit la courbure du sacrum puis se coude vers l'arrière à hauteur du coccyx et se finit par l'*anus*.

La partie la plus haute du rectum forme l'**ampoule rectale**. Elle est le réservoir au niveau duquel sont stockées les selles avant leur expulsion.

L'**anus** est l'orifice final par lequel l'intestin s'abouche à la surface du corps. Il est fermé par deux muscles différents :

- Le **sphincter anal interne** qui représente l'épaississement terminal de la couche musculaire circulaire de l'intestin et n'est pas commandé volontairement (musculature lisse).
- Le **sphincter anal externe**. Il appartient à la musculature striée du plancher du bassin et peut être contracté volontairement.

La muqueuse de la partie supérieure du rectum est la même que celle du gros intestin, mais se transforme progressivement pour aboutir à la peau de la partie externe de l'anus (avec des poils et des glandes sébacées et sudoripares). Dans la zone hémorroïdaire (☞ Fig. 18.29), on trouve en dessous de la muqueuse rectale un réseau veineux qui est en communication avec l'*a. hémorroïdale supérieure*.

Ces *plexus artério-veineux* participent, avec les deux sphincters déjà décrits, à la fermeture de l'anus. Des dilatations noueuses de ces plexus seront appelées des **hémorroïdes**.

Carcinome du côlon et du rectum

Les tumeurs malignes du côlon et du rectum représentent la deuxième cause de cancer (chez l'homme après

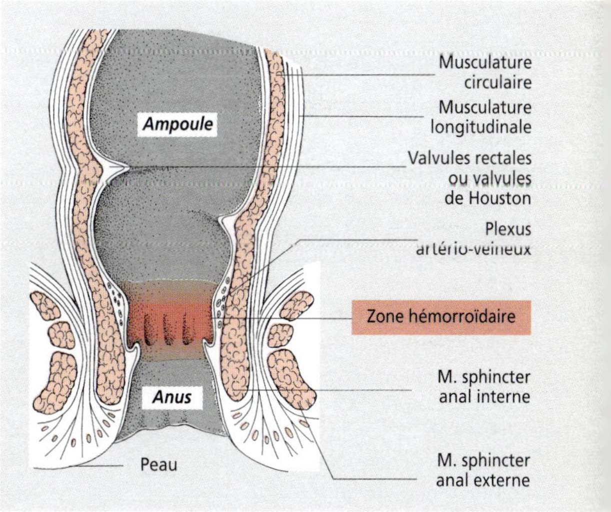

Fig. 18.29 : Le rectum en coupe longitudinale avec les sphincters. Entre l'ampoule et l'anus se trouve la zone hémorroïdaire. A ce niveau se trouvent des plexus artério-veineux sous la muqueuse. Ces derniers ont une propension à développer des dilatations noueuses (= hémorroïdes) qui sont facilement écorchées par des selles dures et qui peuvent déclencher des douleurs violentes lors de l'exonération.

le carcinome bronchique, chez la femme après le carcinome mammaire) et sont en constante augmentation. Elles se développent le plus souvent à partir de polypes de la muqueuse. Les facteurs de risques principaux sont une alimentation déséquilibrée, en particulier une nourriture pauvre en fibres (☞ 18.10.6) et en graisse. Les deux principaux symptômes d'alarme sont la présence de sang dans les selles ainsi que des modifications brutales du transit (par ex. une constipation persistante ou une incontinence fécale).

Dans 70 % des cas, la tumeur peut être éliminée par la chirurgie et une anastomose entre les deux extrémités du tube digestif peut être effectuée ce qui permet, en règle générale, de conserver une continence (capacité à contrôler la défécation).

18.8.4 La défécation

La **défécation** (expulsion des selles) est un mécanisme qui se déroule de manière réflexe mais qui peut cependant être influencée par la volonté. Des mécanorécepteurs sont excités lorsque l'ampoule rectale est suffisamment remplie. Ces derniers envoient par les voies afférentes des influx vers le *centre de la défécation* dans la moelle épinière sacrée, par ailleurs, le besoin de déféquer est déclenché au niveau du télencéphale. Des fibres nerveuses parasympathiques sont alors stimulées par le centre de la défécation, qui permettent le relâchement des sphincters et, en même temps, la contraction de la musculature longitudinale externe du rectum. De cette manière, les selles sont poussées vers l'extérieur. Une contraction persistante du diaphragme et des muscles abdominaux, que l'on appelle compression abdominale (☞ 17.8.3), soutient ce mécanisme. Une expulsion des selles à un moment déterminé est donc possible car la contraction du sphincter externe est sous le contrôle de la volonté et peut donc empêcher la défécation.

18.8.5 Les selles

Les **selles** (*fèces*) sont les résidus du bol alimentaire indigérables, compactés et décomposés par les bactéries. Les selles sont constituées à 75 % d'eau, le reste est composé des éléments suivants :

- composants alimentaires indigérables, en partie décomposés (principalement la cellulose),
- cellules épithéliales désquamées de la muqueuse intestinale,
- mucus,
- *bactéries* (environ 10 milliards par gramme de selles),
- *stercobiline* qui est formée dans l'intestin par la transformation du pigment biliaire bilirubine et qui donne leur couleur brunâtre spécifique aux selles,
- *produits de fermentation* et *de putréfaction* qui proviennent des processus de décomposition dans le gros intestin et qui sont responsables de l'odeur désagréable des selles,
- *produits de détoxification* : les médicaments, les toxiques et leurs produits de dégradation, ainsi que d'autres produits du métabolisme qui sont libérés par le foie dans l'intestin par l'intermédiaire de la bile.

18.9 Le foie

Le **foie** brun-rouge est la plus grosse glande annexe de l'intestin. Pour comprendre sa structure complexe, il faut considérer ses missions très étendues :

- la formation de la bile (son importance pour la digestion et l'absorption des graisses a déjà été évoquée en détails dans le paragraphe 18.7.3),

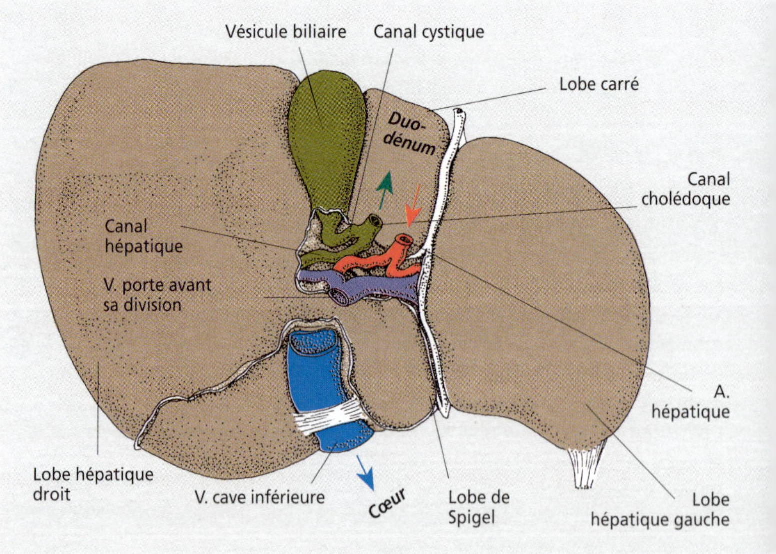

Fig. 18.30 : Face viscérale du foie (face inférieure). Au niveau du sillon transverse ou hile du foie, la veine porte et l'artère hépatique pénètrent dans le foie et le canal hépatique le quitte.

- multiples missions dans le métabolisme des protéines, des hydrates de carbone et des lipides,
- fonctions de détoxification, par ex. pour l'alcool et de nombreux médicaments.

18.9.1 **Position et structure microscopique du foie**

Le foie est divisé en deux gros lobes, un grand *lobe hépatique* droit et un plus petit lobe hépatique gauche. La plus grande partie du foie siège en dessous de la coupole diaphragmatique à la forme de laquelle il s'adapte. Le lobe hépatique gauche dépasse largement la ligne médiane et s'étend dans l'hypochondre gauche. Si l'on observe la surface du foie, on peut différencier la *face diaphragmatique* convexe de la *face viscérale* concave. Sur la face antérieure, on reconnaît, attaché solidement à la face inférieure du diaphragme, le *ligament falciforme* (en forme de faux) qui forme la limite entre le gros lobe hépatique droit et le petit lobe hépatique gauche.

Si l'on regarde le foie sur sa face viscérale, on distingue encore deux autres lobes plus petits : le **lobe carré** et le **lobe de Spigel** (ou lobe caudé).

Entre cette deux petits lobes se trouve le **sillon transverse** ou **hile du foie**. Au niveau du hile, la **v. porte** et l'**a. hépatique**, représentant les vaisseaux sanguins afférents, pénètrent dans le foie pendant que les deux branches droite et gauche du **canal hépatique**, en provenance des deux lobes, le quittent.

Le foie est recouvert sur sa face externe par une *capsule de tissu conjonctif* dense et est également quasi complètement entouré de péritoine. Le foie et la vésicule biliaire qui lui est solidement attachée siègent en intra-péritonéal. La capsule conjonctive et le péritoine qui la recouvre sont innervés par le système nerveux sensitif et sont donc *sensibles à la douleur*.

Vascularisation

Une proportion de 25 % du sang qui arrive au foie est oxygénée et provient de l'*a. hépatique* (☞ Fig. 18.5). Le foie reçoit 75 % de sang par la *v. porte* (plus d'1 l par minute). Elle recueille le sang *veineux* des organes intra-abdominaux et se divise en de nombreuses branches immédiatement après son entrée dans le foie.

Le sang de la v. porte contient entre autre les nutriments absorbés dans l'intestin, les produits de dégradation en provenance de la rate, les hormones du pancréas et d'autres substances qui ont déjà en partie été absorbées par la muqueuse gastrique (comme par ex. l'alcool).

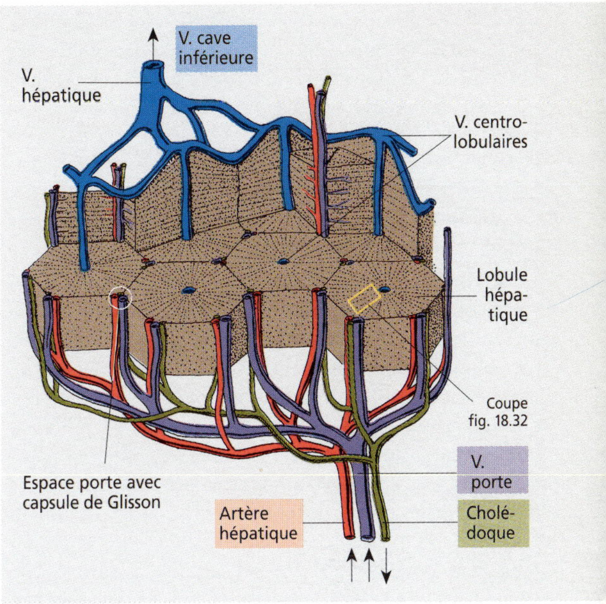

Fig. 18.31 : Lobule hépatique. Dans chaque lobule s'écoule du sang en provenance de l'a. hépatique et de la v. porte. Dans le même temps, la bile et le sang des v. centro-lobulaires seront évacués.

18.9.2 **La structure fine du foie**

Le foie est constitué d'un énorme nombre de **lobules hépatiques**. Sur des préparations en coupe, ces lobules hépatiques apparaissent ordonnés en prismes polygonaux. A chaque angle de ces prismes, trois lobules entrent en contact. C'est à ce niveau que se trouvent

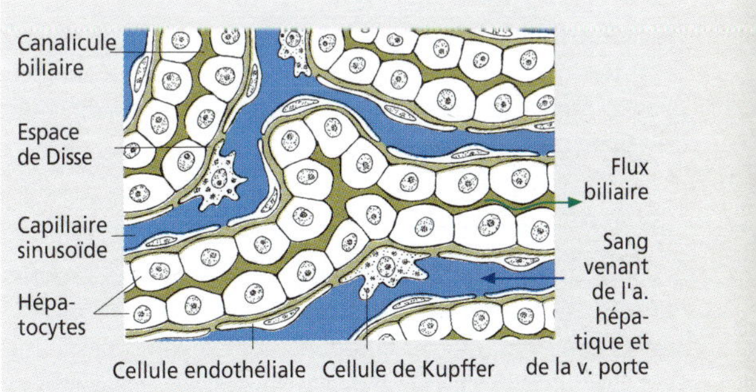

Fig. 18.32 : Hépatocytes avec les capillaires sinusoïdes et les canalicules biliaires. Les capillaires sinusoïdes forment le réseau capillaire du foie. A ce niveau, le sang de l'a. hépatique se mélange avec celui de la v. porte et s'écoule vers les v. centro-lobulaires. Entre la paroi des capillaires sinusoïdes et la surface des hépatocytes se trouve l'espace de Disse.

des zones appelées les **espaces portes,** au niveau desquels on distingue, pour chacun d'entre eux, une branche de l'a. hépatique, une branche de la v. porte et un petit canalicule biliaire. Ce réseau, entouré de la **capsule de Glisson**, alimente à chaque fois trois lobules en sang de la veine porte et en sang artériel oxygéné, et permet l'écoulement de la bile dans de petits canalicules biliaires en provenance de ces trois mêmes lobules.

Le lobule hépatique lui-même est formé de nombreuses travées cellulaires radiaires qui constituent un système de feuillets en trois dimensions. Chacun de ces feuillets est composé habituellement d'une ou deux couches de cellules. Les **capillaires sinusoïdes** siègent entre ces derniers (☞ Fig. 18.32). Le sang artériel se mélange avec le sang de la v. porte dans ces capillaires sinusoïdes qui représentent la « zone d'échange » avec les hépatocytes et qui se dirigent vers le centre du lobule. Au centre du lobule, les capillaires sinusoïdes se jettent dans la **v. centro-lobulaire** par laquelle le sang quitte finalement le lobule. L'ensemble des v. centro-lobaires en provenance des lobules collectent le sang dans des veines de plus en plus grosses. Finalement le sang rejoint la v. cave inférieure, juste en dessous du diaphragme, par l'intermédiaire des trois grosses **v. sus-hépatiques**.

La paroi des hépatocytes n'est pas directement en contact avec le capillaire sinusoïde mais est séparée de ce dernier par un étroit espace, l'espace de Disse (☞ Fig. 18.32). La frontière de ce dernier sera constituée de cellules endothéliales, ainsi que de **cellules de Kupffer** qui appartiennent au système réticulo-endothélial et qui peuvent capter les bactéries, les substances étrangères et les débris cellulaires. Des petites expansions fines des hépatocytes (microvillosités) pointent dans l'espace de Disse. Le contact avec les substances contenues dans le sang s'effectue par des fins pores, situés entre les cellules endothéliales et les cellules de Kupffer, par lesquels les substances à absorber passent dans l'espace de Disse. Ainsi une détoxification du sang est possible.

Les voies biliaires intra-hépatiques

A côté du système des capillaires sinusoïdes existe dans le foie un deuxième réseau capillaire, avec les **canalicules biliaires**, qui est complètement séparé dans l'espace de celui des capillaires sinusoïdes. Ces canalicules biliaires sont formées par des espaces d'écoulement étroits qui sont ménagés entre deux hépatocytes voisins et dont les parois sont constituées par les hépatocytes eux mêmes. La direction du flux dans les canalicules biliaires est inversée par rapport à celle des capillaires sinusoïdes : ils commencent au centre des lobules et s'abouchent dans les espaces porte à de plus gros canaux collecteurs *(canaux biliaires interlobulaires)*. Plus loin ces canaux se rejoignent pour former finalement, au niveau du hile du foie, un seul gros tronc en provenance des lobes droit et gauche. Ils constituent les deux branches du *canal hépatique* qui, après la bifurcation du *canal cystique,* forme le *canal cholédoque* (☞ Fig. 18.26). Le cholédoque débouche en règle générale, avec le *canal de Wirsung* en provenance du pancréas, dans le duodénum au niveau de l'*ampoule de Vater*.

18.9.3 **Le foie, organe d'épuration et d'élimination**

Le foie est notre principal organe d'*épuration*. Pour cela, le foie dispose de nombreux *enzymes* qui permettent la dégradation et l'épuration selon deux voies principales :

- **Élimination rénale**. Les produits de dégradation du métabolisme *facilement hydrosolubles* seront rejetés par les hépatocytes dans les capillaires sinusoïdes. De là, ils parviennent par la circulation générale au niveau des reins et quittent l'organisme dans les urines.
- **Élimination biliaire**. Les produits de dégradation *peu hydrosolubles*, et donc peu solubles dans le sang, seront rejetés dans les canalicules biliaires par la face des hépatocytes opposée aux capillaires sinusoïdes. Grâce à l'action émulsifiante des acides biliaires, ils peuvent être mis en solution dans la bile et parvenir dans l'intestin avec cette dernière. Ils seront alors éliminés dans les selles.

L'effet de premier passage

Le foie joue un rôle particulier du fait de son intégration dans le système porte : il agit comme un filtre pour toutes les substances qui sont absorbées dans le tractus digestif et doivent passer dans le foie avant de parvenir dans la circulation générale. Les médicaments qui sont pris par voie orale sont également « victimes » de cette action de filtre car ils seront partiellement inactivés lors du passage à travers le foie (**effet de premier passage**). Cette perte d'activité peut être évitée lorsque l'on administre le médicament par voie intra-veineuse, intra-musculaire ou sous-cutanée plutôt que par voie orale (☞ Fig. 9.2).

Également en cas d'administration sous forme de suppositoire par voie rectale, le passage hépatique sera partiellement diminué.

Ictère

Si le taux de bilirubine dans le sang augmente, les conjonctives oculaires se colorent les premières et progressivement la peau devient jaune - apparaît un **ictère** (*jaunisse*). Les causes peuvent être :

- une augmentation de la destruction des globules rouges (*hémolyse*, **ictère pré-hépatique**),
- une atteinte sévère des hépatocytes, par ex. dans le cadre d'une infection hépatique virale (*hépatite*, **ictère intra-hépatique**),
- une obstruction du cholédoque, par ex. par un calcul biliaire ou une tumeur (*ictère obstructif*, **ictère post-hépatique**).

Dangereux ammoniaque

Lors de la décomposition bactérienne du contenu digestif non digérable, qui se déroule dans le gros intestin, apparaissent des substances toxiques, en particulier une importante quantité d'ammoniaque. Ainsi la partie de l'ammoniaque qui est absorbée sera détoxifiée dans le foie avant qu'elle puisse atteindre la circulation générale et léser le cerveau du fait de sa toxicité neurologique.

18.9.4 **Le foie, centrale de transformation et de répartition**

La plus grande partie des molécules de nutriments et d'autres molécules (par ex. les vitamines) seront conduites vers la foie par le sang de la v. porte. Dans les capillaires sinusoïdes et dans l'espace de Disse, le foie rentre en contact sur de grandes surfaces avec ce sang riche en nutriments, ce qui permet qu'une grande partie des substances dissoutes soient absorbées par les hépatocytes.

En fonction de l'alimentation, certaines substances sont parfois disponibles en excès alors que d'autres, bien qu'elles soient nécessaires aux cellules de l'organisme, ne seront peut-être pas du tout disponibles du fait de la composition des aliments. C'est ici que se situent les missions que le foie doit remplir :

- Il doit d'une part pouvoir transformer en forme stockable les substances qui sont disponibles en excès dans le sang.
- Il doit d'autre part pouvoir libérer, à partir des stocks existants, les substances qui sont en déficit dans le sang afin de pouvoir alimenter régulièrement les cellules de l'organisme en nutriments et autres produits.

Le foie assurera l'ensemble de ces missions, par ailleurs, il assurera d'autres procédures métaboliques qui seront présentées dans les paragraphes suivants par types de substances.

Le métabolisme hépatique des hydrates de carbone

Le foie est capable de transformer et de stocker le glucose en excès dans le sang sous la forme de *glycogène* (☞ 2.8.1) - le foie sert donc de *réservoir à hydrates de carbone*. En fonction des besoins, ce glycogène sera retransformé en glucose et libéré dans le sang.

Comme les réserves de glycogène sont complètement épuisées après une courte période de jeûne de 24 h, il existe une autre voie métabolique dans les hépatocytes qui leur permet de synthétiser du glucose. Cette synthèse de glucose (*néoglucogénèse*) utilise comme matière première, par exemple, les différents acides aminés (☞ Détails 2.8.1).

Le métabolisme hépatique des protéines

Le foie tient une place centrale dans le métabolisme des protéines et des acides aminés. Le foie synthétise en particulier la plupart des protéines nécessaires dans le sang dont les plus importantes sont :

- l'*albumine* et de nombreuses autres protéines sanguines (*globulines*),
- les *facteurs de la coagulation* (☞ 14.5.2).

En cas de dysfonctionnement hépatique s'installe donc un déficit en albumine, globulines et facteurs de la coagulation. Les conséquences qui en résultent et qui peuvent engager le pronostic vital sont la collection d'eau dans le péritoine (*ascite*) du fait du manque d'albumine, une susceptibilité augmentée aux infections du fait du déficit en globulines ainsi que des saignements inextinguibles dans certaines circonstances.

Il existe dans le foie une synthèse et une destruction permanente de protéines et de leurs composants, les acides aminés. A partir de la grande quantité d'azote formée aux cours de ces processus, le foie produit de l'**urée**. Cette dernière est libérée dans le sang et éliminée dans les urines.

Le métabolisme hépatique des lipides

Les lipides peuvent être également stockés dans le foie sous la forme de triglycérides ou bien décomposés en fonction des besoins, ce qui produit des acides gras libres (☞ 2.8.2). En cas de jeûne ou lors du diabète, il peut se déclencher une fonte brutale de ces réserves lipidiques, du fait d'une « disette en carburant », ce qui entraîne la formation massive de **corps cétoniques**.

Ces derniers peuvent entraîner une chute brutale du pH (☞ 2.7.3) et conduire à une situation menaçant le pronostic vital. Ce risque existe également lors de cures d'amaigrissement sévères, prolongées, en particulier lors du *régime de jeûne* qui est particulièrement dangereux pour cette raison.

18.10 Physiologie de l'alimentation

18.10.1 De combien d'énergie l'homme a-t-il besoin ?

Les mécanismes métaboliques libérant de l'énergie (*catabolisme*) sont vitaux pour l'organisme. Ce n'est que grâce à ces derniers qu'il peut modifier et maintenir la structure de ses cellules à un niveau suffisant (*anabolisme*).

Les substances nécessaires pour le catabolisme sont apportées à l'homme par l'**alimentation** dont le contenu en énergie est stocké dans les liaisons chimiques des **composés biochimiques alimentaires**, **lipides**, **protéines** et **hydrates de carbone**.

Le contenu en énergie des aliments est exprimé avec l'unité (kilo-) calorie. 1 **kilocalorie** (*kcal*) représente l'énergie dont l'on a besoin pour réchauffer, de 14 à 15°C, 1 litre d'eau. Le (**kilo-**) **Joule** a été introduit comme nouvelle unité : 1 kcal = 4,17 kJ.

Les besoins en énergie

La règle générale indique qu'un apport de **2500 kcal** (kilocalories) **par jour** est suffisant pour un homme ne fournissant pas un travail physique important.

En cas de travail de force ou de sport d'endurance avec des grandes dépenses d'énergie, les besoins peuvent cependant dépasser 4000 kcal par jour.

Les **valeurs indicatives** pour les besoins d'énergie sont données dans des *tableaux caloriques*. Ces derniers doivent prendre en compte en plus du poids du corps, l'âge, le sexe et plus particulièrement l'état physiologique

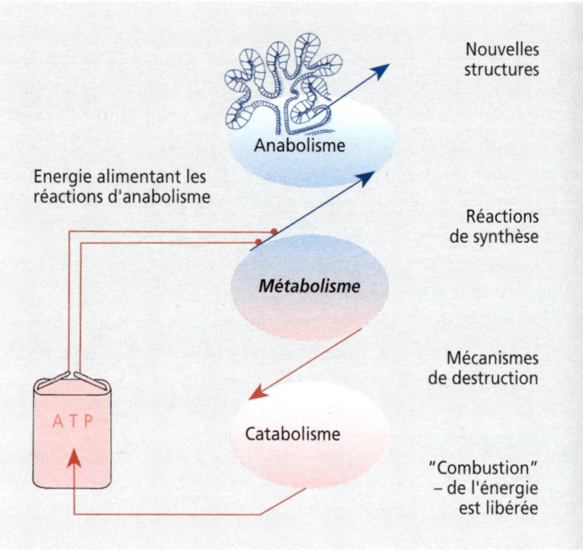

Fig. 18.33 : Rappel des différentes étapes du métabolisme : la construction de nouvelles structures organiques s'appelle l'anabolisme, la destruction et la combustion de composés alimentaires, le catabolisme.

Tableau 18.34 : Besoins d'énergie chez l'homme et la femme dans différentes situations. De nombreuses personnes mangent (beaucoup) plus que ce qu'indique ce tableau, ce qui explique qu'une partie importante de la population souffre de surpoids. Cependant, un certain nombre de ces personnes ne deviennent pas grosses, leur corps est visiblement « utilisateur de la nourriture » : il ne peut pas facilement transformer les calories en excès en tissu adipeux et il produit à la place plus de chaleur. Il faut également noter un besoin plus faible en énergie chez les personnes âgées, où cependant le besoin en protéines ne diminue pas alors que moins de lipides et d'hydrates de carbone doivent être absorbés.

Activité	**Homme (70 kg)** kcal/jour (kJ/j)	**Femme (60 kg)** kcal/jour (kJ/j)
Activité faible (employé de bureau)	2500 (10 400)	2100 (8 800)
Activité moyenne (infirmière)	3000 (12 500)	2600 (10 800)
Activité élevée (ouvrier du bâtiment)	3600 (15 500)	3500 (15 000)
Activité très élevée (sport d'endurance)	Plus de 4000 (17 000)	Plus de 4000 (17 000)
Troisième trimestre de la **grossesse** (en cas de faible activité)		2500 (10 400)
Allaitement (en cas de faible activité)		2800 (11 700)

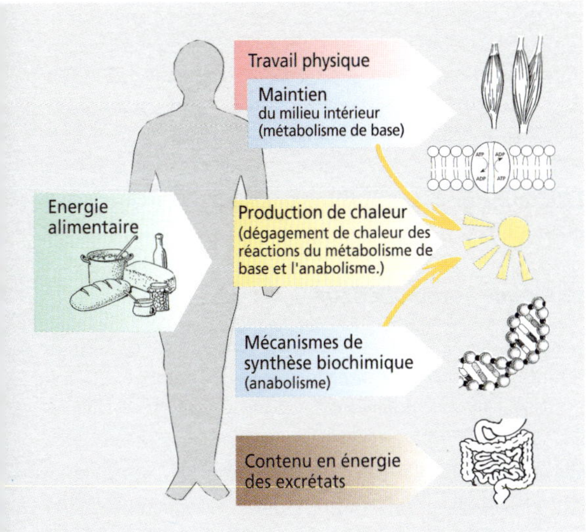

Fig. 18.35 : Le contenu en énergie de l'alimentation sera utilisé pour le travail physique, pour le maintien du milieu intérieur et pour les mécanismes biochimiques de synthèse. La partie de l'énergie alimentaire que nous ne pouvons pas utiliser sera éliminée dans le cadre du circuit écologique (par ex. décomposée par les bactéries dans les « stations d'épuration » et les liquides biologiques).

comme la grossesse, la période d'allaitement et le niveau de travail physique. Un exemple simple est donné par le Tableau 18.34.

Le contenu en énergie des composés alimentaires

L'apport d'énergie est différent entre les lipides, les protéines et les hydrates de carbone : 1 g de protéine ou d'hydrate de carbone représente 4,1 kcal, 1 g de lipide, 9,1 kcal. Il doit exister un *équilibre* entre l'apport et l'utilisation des calories dans une alimentation suffisamment riche. Mais la répartition des différents composés est également importante.

La composition alimentaire suivante est celle qui paraît la plus adaptée en terme de répartition en poids :

2/3 d'hydrates de carbone
1/6 de protéines
1/6 de lipides

Transformé en grammes, cela donne un besoin quotidien en hydrates de carbone d'environ 350 g d'hydrates de carbone, et d'environ 80 g de lipides et de protéines. L'alimentation doit être suffisamment variée et adaptée au niveau physiologique. Il faut également veiller à un apport suffisant en vitamines, oligo-éléments et de fibres alimentaires.

Apport énergétique de l'alcool

Les boissons alcoolisées apportent en plus des aliments une quantité non négligeable d'énergie. 1 gramme d'alcool (= 1,27 ml) apporte 7,1 kcal d'énergie. Si l'on absorbe par exemple tous les soirs en plus de l'alimentation habituelle une bouteille de bière (0,5 l, degré d'alcool 5 %), cela représente une augmentation de poids d'environ 9 kg en un an.

18.10.2 **Métabolisme des hydrates de carbone - Insuline et déficit en insuline**

Rappel : Le glucose, composant énergétique essentiel

Les hydrates de carbone absorbés sont décomposés dans le tube digestif en disaccharides ou en monosaccharides. C'est-à-dire essentiellement en glucose. Les autres monosaccharides, par ex. le fructose et le galactose, seront de la même manière transformés en glucose.

Le glucose est donc la molécule central du métabolisme des hydrates de carbone (☞ 2.8.1) et ainsi la principale molécule énergétique chez l'homme.

Synthèse et intérêt biologique de l'insuline

L'insuline synthétisée par les cellules B du pancréas est du point de vue chimique une protéine qui est composée de deux chaînes d'acides aminés (☞ Fig. 2.23). L'insuline possède de nombreuses propriétés biologiques qui ont toutes pour but d'abaisser la glycémie. Les actions principales de l'insuline sont :

- L'augmentation de la perméabilité de la membrane cellulaire au glucose, ce qui permet d'élever son entrée à partir du sang dans les cellules (principalement les cellules musculaires).
- Augmentation de l'utilisation du glucose dans la cellule. Ce qui comprend l'élévation de la combustion du glucose pour la production d'énergie mais également le stockage sous la forme de glycogène (principalement dans les hépatocytes et les cellules musculaires).
- Le métabolisme des lipides est également influencé de manière importante par l'insuline, en augmentant notoirement la perméabilité des membranes cellulaires aux acides aminés. Dans les cellules (tissus hépatique et adipeux), ces acides aminés seront transformés majoritairement en triglycérides et stockés.

Le diabète

Environ 3 à 4 % de la population de la République Fédérale d'Allemagne (environ 2,5 millions de personnes) souffrent du **diabète**. Il existe une prédisposition familiale à développer un diabète qui peut être expliquée par des facteurs génétiques.

Symptômes cliniques

Autrefois, le diabète était souvent « découvert » lorsque le patient était amené inconscient, dans un *coma diabétique*, à l'hôpital. C'est le désordre métabolique le plus grave, mettant en jeu le pronostic vital, au cours duquel la glycémie peut atteindre 1000 mg/dl (valeur normale 60 -90 mg/dl). Les facteurs déclenchants les plus fréquents sont les infections aux cours desquelles les besoins en insuline augmentent.

Aujourd'hui, ce diagnostic est porté plus tôt - par ex. un des symptômes suivants oriente le médecin traitant vers le diabète :

- *polyurie* (émissions d'urines fréquentes)
- *polydypsie* (augmentation de la sensation de soif)
- asthénie avec diminution des capacités à l'effort.

Par ailleurs, les résultats de laboratoire suivants sont évocateurs d'un diabète :

- Une **hyperglycémie**, c'est-à-dire une glycémie à jeun supérieure à 120 mg/dl (milligramme par décilitre = 0,1 l) ou une glycémie supérieure à 200 mg/dl deux heures après une prise d'hydrates de carbone.
- Une **glycosurie**, c'est-à-dire la présence de glucose dans les urines (☞ 19.3.2).

Diabète de type I

Le **diabète de type I** ne touche pratiquement que les enfants et les adolescents (*diabète juvénile*). Il existe dans ce cas une **carence totale en insuline**, c'est-à-dire que les cellules du pancréas ne produisent effectivement que très peu d'insuline. Cette forme est aujourd'hui intégrée dans les maladies auto-immunes (☞ 6.4.3) ; on suspecte la formation d'anticorps contre les cellules B du pancréas. Le traitement est l'insulinothérapie.

Diabète de type II

Le **diabète de type II** touche principalement les personnes plus âgées et obèses («diabète de l'âge adulte »). Dans ce cas, il existe une **carence relative en insuline**. Du fait d'une alimentation trop riche, les besoins d'insuline augmentent continuellement si bien qu'en quelques années ou en quelques dizaines d'années s'installe un épuisement des cellules B du pancréas.

Le traitement initial consiste en la mise en place d'un régime anti-diabétique et - chez les obèses - d'un régime amaigrissant. Si ces mesures ne suffisant pas, il faudra alors utiliser des médicaments anti-diabétiques oraux qui stimulent la libération d'insuline au niveau des cellules B.

L'administration d'insuline peut éventuellement être nécessaire.

Le régime anti-diabétique

Dans le cas de la forme la plus fréquente, le diabète de type II avec surpoids, les mesures diététiques restent au premier plan. L'objectif est d'atteindre le poids idéal et de s'y maintenir.

Ce qui est essentiel, ce sont de nombreux repas, mais peu abondants (3 repas principaux avec 3 repas intermédiaires est un schéma qui a fait ses preuves) afin d'éviter si possible les variations de la glycémie. Comme unité de mesure de la quantité d'hydrates de carbone à absorber, on utilisera l'**unité de pain** qui vaut :

> 1 unité de pain
> =12 g d'hydrate de carbone
> = environ 1 tranche de pain.

Un adulte de taille normale avec une activité faible a besoin d'environ 14 unités de pain par jour. La quantité de nourriture n'est donc pas calculée en kcal mais en unités de pain ! (Note du traducteur : le pain n'étant plus en France la base essentielle de l'alimentation, le calcul sur la base des kcal est utilisé préférentiellement).

Normalement, une activité suffisante influence positivement le métabolisme, ce qui aboutit à des besoins moindres en insuline.

> #### *Synthèse : insuline et diabète*
>
> L'insuline est l'unique hormone qui peut abaisser la glycémie. Un déficit en insuline conduit le plus souvent à une maladie métabolique, le diabète, qui en règle générale est diagnostiqué sur des taux élevés de glycémie. Une glycémie élevée persistante entraîne des lésions de l'ensemble des vaisseaux sanguins de l'organisme qui peuvent entraîner des pathologies secondaires au diabète, qui vont de l'insuffisance rénale à la cécité jusqu'à l'infarctus du myocarde mortel et à l'accident vasculaire cérébral.

18.10.3 Le métabolisme lipidique

Rappel : le métabolisme lipidique chez les personnes en bonne santé

L'homme tire ses lipides des aliments d'origine animale et végétale. La plus grande partie de ces lipides naturels sont des **triglycérides** (☞ 2.8.2). Ils sont décomposés en acides gras et glycérine au niveau intestinal. Les acides gras peuvent être utilisés par les cellules comme source d'énergie au même titre que le glucose. En cas de faibles besoins ou d'alimentation trop riche, l'organisme reforme des triglycérides à partir des acides gras et de la glycérine et stocke ces derniers dans les tissus adipeux et dans le foie.

Faim et régime

Si l'homme a faim, les réserves de glycogène seront tout d'abord vidées. Ensuite, le réservoir lipidique nettement plus important sera attaqué. A partir de la fonte d'un kilogramme de tissu adipeux (contenu énergétique 9300 kcal), l'homme peut vivre environ 4 jours.

Il en résulte malheureusement que, malgré tous les régimes miracles, personne ne peut perdre plus de 2 kg par semaine. Il faut donc que le régime soit accompagné d'une marche quotidienne de 10 km. Ce n'est qu'au début d'un régime de jeûne que le corps semble perdre beaucoup : il ne s'agit seulement que d'une perte d'eau qui accompagne l'épuisement du glycogène et des réserves protéiques, et qui sera récupérée immédiatement après la fin du jeûne. C'est la raison pour laquelle, le poids doit être diminué *lentement*, au mieux grâce à une phase de « perte des graisses » de plusieurs mois pendant laquelle, par exemple, la perte de poids est d'environ 1 kg par semaine grâce à un régime à 1000 kcal par jour. Finalement, ce poids devra être maintenu par l'apprentissage, pendant ce temps, de *meilleures habitudes hygiéno-diététiques*.

Lors d'un régime, le choix de la nourriture devra répondre en particulier aux principes suivants :

- Moins de calories (par une diminution significative des lipides et des protéines).
- Moins d'aliments préparés du commerce qui sont souvent plus salés ou plus riches en sucre et plus « caloriques » (haut niveau de calories par unité de poids).
- Plus d'aliments frais, naturels avec suffisamment de vitamines et de fibres.

Troubles du métabolisme lipidique

Si les concentrations sériques d'un ou plusieurs composés lipidiques sont élevées à plusieurs examens successifs, on parle alors d'*hyperlipidémie* ou d'**hyperlipoprotéinémie**. Parmi les différents lipides, c'est le cholestérol (☞ 2.8.2) qui représente le plus important facteur de risque de l'athérosclérose. Il est cependant important de savoir de quel type de lipoprotéine provient cette hypercholestérolémie. Le cholestérol contenu dans la fraction **HDL** (HDL = high density lipoprotein) a plutôt une action protectrice contre l'athérosclérose, alors que le risque est nettement plus élevé pour la partie du cholestérol contenu dans la fraction **LDL** (LDL = low density lipoproteine).

Poids normal et surpoids

La plupart des troubles du métabolisme lipidique sont accompagnés d'un **surpoids**. On définit comme surpoids, selon Broca, tout ce qui dépasse de plus de 10 % le **poids normal** qui est calculé selon la formule simple, suivante :

Pois normal (kg) = Taille (en cm) - 100.

Par ailleurs sont considérés comme ayant une corpulence optimale, ceux qui sont à 10 % (pour les hommes) et à 15 % (pour les femmes) en dessous de leur poids normal et qui atteignent alors ce que l'on nomme le poids idéal.

En cas de surpoids de plus de 20 % au dessus du poids normal, le risque de maladies cardio-vasculaires, accident vasculaire cérébral ou infarctus du myocarde, augmente fortement du fait de l'athérosclérose progressive (☞ Fig. 16.1.3).

18.10.4 Vitamines

Les **vitamines** sont des composés organiques indispensables à la vie que l'organisme ne peut pas fabriquer, ou alors uniquement en quantités insuffisantes. Les vitamines doivent être donc apportées par l'alimentation. Cependant, certaines vitamines ne proviennent pas exclusivement de l'alimentation mais peuvent être synthétisées par les bactéries intestinales qui produisent par ex. la vitamine K et une partie des besoins en acide folique dans le cadre de leur métabolisme dans la lumière digestive.

Vitamines lipo- et hydrosolubles

En fonction de leur différentes propriétés de solubilité, les vitamines sont séparées en un groupe de vitamines liposolubles et un groupe de vitamines hydrosolubles. Font partie des vitamines liposolubles, les vitamines A, D, E et K, les autres sont hydrosolubles. Les vitamines liposolubles ne peuvent donc être absorbées que s'il existe une excrétion suffisante de bile et une intégrité des mécanismes d'absorption des lipides (☞ 18.7.3).

Vitamine A

Font partie du groupe des **vitamines A** toute une série de substances liposolubles, sensibles à la lumière qui sont formées à partir de provitamines (*carotinoïdes*) et stockées dans le foie.

Le β-*carotène*, pigment végétal particulièrement présent dans les choux, les épinards et les carottes, est la provitamine la plus importante pour la synthèse de la vitamine A. On trouve également des taux notables de vitamine A dans le foie, le beurre, le lait, les œufs et l'huile de poisson. La vitamine A est indispensable pour la croissance des épithéliums, elle améliore la défense contre les infections au niveau des muqueuses et est essentielle pour la vue en tant que composant des pigments rétiniens. Enfin, elle participe à la croissance du squelette.

Vitamine D

Le groupe des *vitamines D* ne fait plus partie, selon les connaissances les plus récentes, des vitamines mais doit être intégré aux hormones (nouveau nom : *hormone de la vitamine D*). Sa synthèse et ses effets sur le métabolisme du calcium et des os ont de ce fait déjà été abordés dans le chapitre sur les hormones (☞ 13.5).

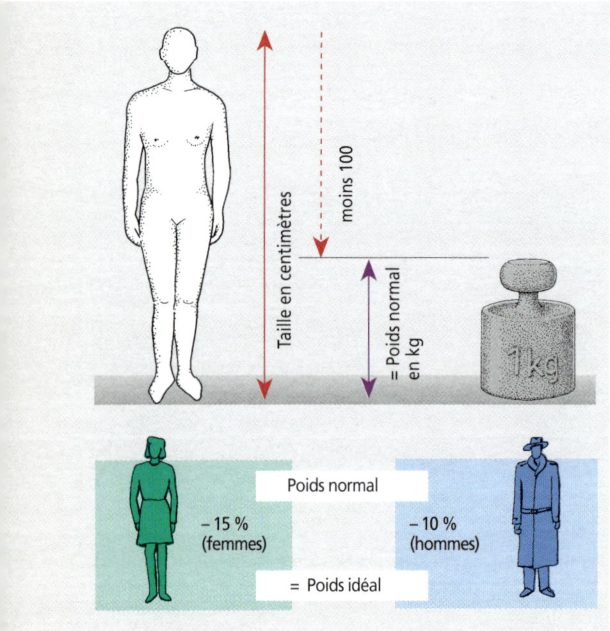

Fig. 18.38 : Calcul du poids normal et du poids idéal selon Broca. Exemple : la patiente M. a une taille de 165 cm. Son poids normal est de (165 - 100) 65 kg. Son poids idéal est de 65 kg - 15 % (= 9,75 kg) = 55,25 kg.

Vitamine E

La **vitamine E** liposoluble provient principalement des germes de céréales, des huiles végétales et des légumes à feuilles. L'action biologique de la vitamine E n'a pas encore été complètement élucidée, il semble cependant qu'elle serve de protection contre les mécanismes oxydatifs métaboliques, en particulier lors de la dégradation d'acides gras insaturés. Dans cet ordre d'idées, il existe une discussion sur l'effet positif éventuel de cette vitamine sur le processus de vieillissement (ralentissement).

Vitamine K

La **vitamine K** augmente la synthèse des facteurs de la coagulation II, VII, IX et X au niveau du foie.

Les substances liposolubles du groupe de la vitamine K sont fabriquées aussi bien par les plantes que par les bactéries ; on suppose que les bactéries E. coli, présentes dans la flore intestinale humaine, participent de manière essentielle à notre approvisionnement en vitamine K.

Un déficit en vitamine K est rare tant que le foie et les mécanismes d'absorption intestinale fonctionnent correctement. En cas de perturbation grave, il existe un déficit en facteurs de la coagulation avec comme conséquence une sensibilité augmentée aux hémorragies.

Vitamine B_1

La **vitamine B_1** hydrosoluble provient des germes de céréales (c'est-à-dire de la farine complète, mais pas de la farine blanche) et également des levures, des légumes ainsi que des pommes de terre. Tous les organes animaux contiennent également de la vitamine B_1, en particulier les abats. La vitamine B_1 est transformée dans l'organisme en *thiamine pyrophosphate*. Ce coenzyme est important pour le métabolisme des hydrates de carbone et pour la synthèse du neurotransmetteur *acétylcholine* (☞ 10.4.3).

Un **déficit en vitamine B_1** isolé se manifeste par une asthénie, une perte d'appétit, un amaigrissement et une fonte musculaire.

Vitamine B_2

La **vitamine B_2** est présente dans l'ensemble des cellules végétales et animales. Les concentrations les plus élevées se trouvent dans les levures, les germes de céréales ainsi que le foie, le lait et le fromage. Les bactéries intestinales participent également à la synthèse de vitamine B_2. Deux coenzymes sont formés à partir de la vitamine B_2 qui sont indispensables pour le transport de l'oxygène au niveau de la chaîne respiratoire.

Les signes de déficit en vitamine B_2 n'apparaissent que rarement, on observe parfois une anémie, des inflammations de la peau (dermatites), des muqueuses et de la cornée (kératite).

Vitamine	Fonction	Besoins journaliers
Vitamine A	Influence sur la vue, le métabolisme des protéines	1 – 1,5 mg
Hormone de la vitamine D	Formation osseuse, absorption du calcium et du phosphore	0,05 mg
Vitamine E	Protection des lipides alimentaires et corporels	15 mg (estimation)
Vitamine K	Participation à la coagulation sanguine	1 mg
Vitamine B_1	Influence sur la dégradation des hydrates de carbone, la fonction cardiaque et le fonctionnement des nerfs	1 – 2 mg
Vitamine B_2	Influence sur l'ensemble du métabolisme et sur la production hormonale	1,5 – 2 mg
Nicotinamide (vitamine PP)	Rôle central dans le métabolisme et la fonction hépatique	15 – 20 mg
Vitamine B_6	Influence sur le métabolisme	2 mg
Vitamine B_{12}	Formation des globules rouges, influence sur le métabolisme des protéines	5 – 10 µg
Acide folique	Synthèse des acides nucléiques et des globules rouges	0,1 mg (estimation)
Acide pantothénique	Rôle central dans le métabolisme	10 mg
Biotine	Participation au métabolisme	2 mg
Vitamine C	Participation à la synthèse du tissu conjonctif, des hormones et à la cicatrisation	75 mg

Tableau 18.39 : Petit aperçu des vitamines. Sur fond jaune = vitamines liposolubles ; sur fond rose = vitamines hydrosolubles.

Vitamine B_6

La **vitamine B_6** est présente dans toutes les cellules vivantes, et particulièrement dans les levures, les fruits à pépins, les légumes verts ainsi que les abats et les produits laitiers. La vitamine B_6 est transformé par le métabolisme cellulaire en un coenzyme qui est essentiel pour le métabolisme des acides aminés. Un déficit en vitamine B_6 est heureusement rare. Il se manifeste par des crises convulsives et des névrites (inflammations des nerfs).

Vitamine B_{12}

La **vitamine B_{12}** est exclusivement synthétisée par des micro-organismes. Mais comme elle peut être stockée dans les organismes animaux, les aliments d'origine animale sont pour les hommes la principale source de vitamine B_{12}. La vitamine B_{12} participe à la synthèse des chromosomes et à celles des gaines de myéline du système nerveux. Un déficit en vitamine B_{12} se manifeste principalement par un trouble de l'hématopoïèse et est relativement fréquent, car le *facteur intrinsèque* (☞ 18.4.4) fabriqué dans la muqueuse gastrique est nécessaire à l'absorption de la vitamine. En cas d'atrophie étendue de la muqueuse gastrique, le facteur intrinsèque ne peut plus être produit en quantité suffisante.

Nicotinamide (vitamine PP)

Le **nicotinamide** est présent en grande quantité dans les levures, les noix, les abats et les produits laitiers, et est un composant d'un coenzyme transporteur d'oxygène vital, à savoir le NAD^+ (☞ 2.9).

C'est une vitamine particulière car elle peut être synthétisée par les bactéries intestinales à partir de l'acide aminé tryptophane, c'est-à-dire qu'en cas d'alimentation suffisamment riche en tryptophane, elle n'a pas besoin d'être apportée de l'extérieur.

La symptomatologie typique du déficit en nicotinamide est la *pellagre* qui associe une inflammation cutanée, des troubles digestifs et une dégénérescence intellectuelle. Elle survient principalement dans les pays en développement du fait du déficit en tryptophane conséquence d'une alimentation à base de maïs mal équilibrée.

Acide folique

L'**acide folique** est également synthétisée par les bactéries au niveau du gros intestin. Cependant les déficits en acide folique sont très fréquents.

Dans l'organisme, l'acide folique sera réduit avec la participation de la vitamine C sous la forme d'*acide té-*

trahydrofolique qui est nécessaire pour le métabolisme des petites molécules d'hydrates de carbone ainsi que pour la synthèse de l'ADN, c'est-à-dire lors de toutes les divisions cellulaires. C'est la raison pour laquelle, le déficit en acide folique se manifeste initialement au niveau du tissu au métabolisme le plus actif, la moelle osseuse : comme en cas de déficit en vitamine B_{12}, il existe un trouble de l'hématopoïèse (☞ 14.2.5).

Acide pantothénique

L'**acide pantothénique** est retrouvé dans la plupart des aliments d'origine animale mais également dans les levures, les légumes verts et les germes de céréales. Il est un composant du *coenzyme A*, une substance essentielles pour l'ensemble du métabolisme du fait de ses liaisons hautement énergétiques.

Biotine (vitamine H)

La **biotine** ou vitamine H est présente dans toutes les cellules, en particulier dans les levures, les abats et le jaune d'œuf. La biotine est un groupe de molécules enzymatiques qui véhiculent les groupes carboxyle.

Vitamine C

La **vitamine C** est la vitamine la plus connue qui est présente en grande quantité dans les fruits frais et les pommes de terre.

La vitamine C sert, comme la vitamine E, de protecteur contre l'oxydation dans le métabolisme cellulaire. Elle participe à la synthèse ou à la dégradation des hormones et des coenzymes, comme au métabolisme des acides aminés et du collagène ou au calfatage des capillaires. Elle joue également un rôle important dans l'hémostase. Du fait de ses propriétés d'oxydo-réduction, on attribue à la vitamine C une fonction de protection dans la défense contre les cellules malignes dégénérées.

La maladie classique du déficit en vitamine C, le *scorbut*, n'est plus présente dans les pays développés. Il était autrefois fréquent chez les marins du fait du régime alimentaire déséquilibré à bord, sans fruits ni légumes. Des manifestations d'un déficit modéré en vitamine C peuvent occasionnellement se manifester par une fatigue anormale, une sensibilité aux infections et une tendance aux saignements, du fait d'une fragilité capillaire augmentée.

Qui a besoin de cachets de vitamine C ?

La composition habituelle de l'alimentation normale existante dans les pays industrialisés, contient l'ensemble des vitamines en quantités suffisantes.

Des apports vitaminiques supplémentaires ne sont donc nécessaires que lorsque :

- l'*apport de vitamines* est insuffisant, par ex. lors d'une alimentation déséquilibrée ou insuffisante (chez les alcooliques en particulier),
- le *besoin en vitamines* est augmenté comme par ex. chez les nourrissons ou pendant la grossesse et la période d'allaitement,
- l'*absorption des vitamines* est diminuée (par ex. en cas de déficit en facteur intrinsèque, ☞ 18.4.4) ou lors des *syndromes de malabsorption*.

Trop de vitamines peut même être toxique car les vitamines liposolubles ne peuvent être éliminées qu'en proportion limitée et de ce fait peuvent endommager par exemple le foie. Un apport trop important de vitamines hydrosolubles peut être par contre éliminé par l'organisme, en règle générale par voie urinaire.

18.10.5 Les substances minérales et les oligo-éléments

En plus d'un apport calorique, en vitamines et en liquides suffisant, les sels ou **électrolytes** sont indispensables pour le maintien d'une bonne santé. Parmi les électrolytes, on distingue :

- les **substances minérales** qui, en comparaison, sont nécessaires en grande quantité ; ce sont les ions des sept éléments suivants : potassium, sodium, calcium, chlore, phosphore, soufre et magnésium,
- les **oligo-éléments** qui ne sont présents qu'à l'état de traces dans le corps et dans l'alimentation.

Les substances minérales

Le Tableau 2.2 a déjà présenté un panorama détaillé des fonctions biologiques des sept éléments minéraux. En cas d'alimentation normale (également chez les végétariens), il n'existe pas de risque de déficit d'apport, malheureusement, pour le **calcium** (Ca^{2+}), peut s'installer une dette lorsque les besoins sont augmentés (grossesse, allaitement et chez le nourrisson) et/ou lorsque les produits laitiers, le poisson, les légumes à feuilles et à racines sont écartés. Il

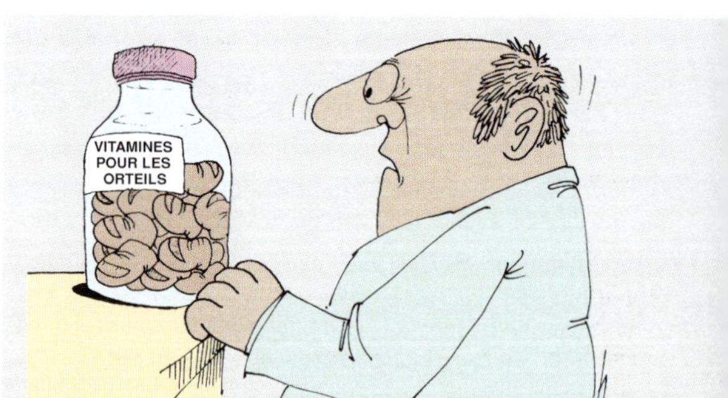

Fig. 18.40 : Illustration sur le thème de l'apport en vitamine C.

existe souvent un apport trop important de **sodium** et de chlore du fait d'une alimentation trop riche, ce qui augmente la susceptibilité à l'hypertension chez les patients à risque.

Les oligo-éléments

Les oligo-éléments ne sont présents dans l'alimentation et dans l'organisme qu'en très petites quantités. Tous les oligo-éléments ne sont pas obligatoirement nécessaires pour la vie (*essentiels*). Certains sont très vraisemblablement indispensables, d'autres peuvent être *toxiques*. Font partie des oligo-éléments essentiels :

- le **fer** en tant que composant essentiel du pigment sanguin hémoglobine
- le **cobalt** en tant que composant de la vitamine B_{12}
- le **chrome**, le **cuivre**, le **manganèse**, le **molybdène**, le **sélénium** et le **zinc** qui sont contenus dans les enzymes intra-cellulaires
- l'**iode** qui est nécessaire à la synthèse des hormones thyroïdiennes
- le **fluor** qui est nécessaire à la construction d'un email dentaire (☞ 18.2.2) dur et capable de se défendre contre les bactéries.

Le Tableau 18.41 donne les informations sur le contenu de l'organisme et les besoins quotidiens, ainsi que les symptômes de carence des principaux oligo-éléments.

Font partie des oligo-éléments non essentiels, l'*aluminium*, le *brome*, l'*or* et l'*argent*.

L'*antimoine*, l'*arsenic*, le *plomb*, le *cadmium*, le *mercure* et le *thallium* présentent clairement des effets toxiques. Les **métaux lourds**, plomb, cadmium et mercure sont présents partout dans l'environnement actuel et sont d'une importance médicale particulière, tant comme toxiques industriels que comme polluants atmosphériques.

18.10.6 **Les résidus**

Le terme de **résidus** a été adopté au 19ème siècle car l'on pensait que les composés non digérables, provenant le plus souvent des plantes, étaient inutiles pour l'homme. Font partie de ces résidus la *cellulose*, la *pectine* et la *lignine*.

Ils ont une importance considérable pour assurer le transit gastro-intestinal. Par leur volume, ils règlent le péristaltisme intestinal et assurent le transport du bol alimentaire. En cas d'apport faible, la plupart des gens se plaignent de **constipation**. La quantité minimale recommandée de résidus est de 30 g par jour sous la forme de céréales complètes, de pommes de terre, de légumes ou de fruits.

18.10.7 **Les épices**

Les **épices** sont les produits aromatiques qui donnent en partie aux plats cuisinés leur odeur et leur goût. Ils agissent comme stimulant de la sécrétion des sucs digestifs, rendent les aliments absorbés plus agréables et participent ainsi au maintien d'un bon état de santé.

Tableau 18.41 : Oligo-éléments essentiels avec leurs besoins journaliers.

Élément	Quantité dans l'organisme	Signes de carence	Besoins journaliers*
Fer	4 - 5 g	Anémie hypochrome	0,5 – 5 mg
Zinc	1,4 – 2,3 g	Troubles de la croissance, chute des cheveux, ralentissement de la cicatrisation	0,4 – 6 mg
Cuivre	0,08 – 0,12 g	Anémie, troubles de la croissance	1 – 2,5 mg
Manganèse	0,012 – 0,03 g	Stérilité, troubles de la formation osseuse	2 – 5 mg
Molybdène	env. 0,02 g	Aucun cas connu chez l'homme	env. 0,4 mg
Iode	0,01 – 0,02 g	Goitre, hypofonctionnement thyroïdien (hypothyroïdie, moins fréquente)	0,1 – 0,2 mg
Cobalt	env. 0,01 g	Anémie microcytaire	< 1 mg
Sélénium	0,02 – 0,1 g	Troubles du système immunitaire**	env. 0,05 mg
Chrome	< 0,006 g	Aucun cas connu chez l'homme	< 0,005 mg
Fluor	inconnu avec précision	Caries fréquentes	env. 1 mg

* dépendant de l'âge, du sexe et de l'état physiologique de l'organisme (grossesse etc.)
** non confirmé, action de protection anti-oxydative éventuelle

18.10.8 Nutrition parentérale

De nombreux malades ne sont plus en capacité de pouvoir s'alimenter seuls et en quantité suffisante par l'intermédiaire de leur tube digestif (*nutrition entérale*). Ainsi par exemple :

- Les patients dans le coma ou à l'état de conscience altéré,
- Les patients au minimum 6 h avant et 12 - 48 heures après une intervention chirurgicale pour éviter l'*inhalation* lors de vomissements alimentaires,
- Les patients sans volonté suffisante pour pouvoir manger seul; par exemple, les anorexiques ou les vieillards et les patients dépressifs.

De tels patients doivent être alimentés par voie *parentérale* (sans passer par l'estomac).

Un intermédiaire entre l'alimentation orale et l'alimentation parentérale est l'alimentation par sonde gastrique ou au niveau de l'intestin grêle (**alimentation entérale**). Elle est indiquée en cas de troubles de la mastication ou de la déglutition, en cas d'altération de l'état général et en cas de troubles alimentaires d'origine psychosomatique.

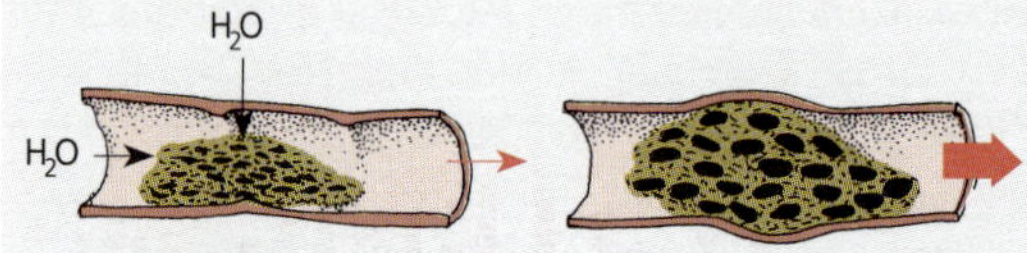

Fig. 18.42 : Les fibres végétales non digérables contiennent des hydrates de carbone qui ne peuvent être décomposés par l'intestin de l'homme (résidus). Ils permettent le gonflement du bol alimentaire et régulent ainsi le péristaltisme intestinal. Ils assurent ainsi une prévention contre la constipation.

Questions de révision

1. Quelles les sont les différentes couches de la paroi du tube digestif ? (☞ 18.1.4)

2. Quels sont les organes abdominaux qui siègent en rétro-péritonéal ? (☞ 18.1.5)

3. Comment s'appellent les trois grosses artères qui alimentent les organes intra-abdominaux ? (☞ 18.1.6)

4. Comment numérote-t-on les dents selon la formule classique ? (☞ 18.2.2)

5. Comment s'appellent les différentes parties de l'estomac ? (☞ 18.4.1)

6. Quelles sont les substances qui sont produites par les cellules de la muqueuse gastrique ? (☞ 18.4.4)

7. Quels sont les différentes parties de l'intestin grêle ? (☞ 18.5.1)

8. Quelles sont les particularités qui permettent une augmentation de la surface de la muqueuse de l'intestin grêle ? (☞ 18.5.3)

9. Quelles sont les hormones qui sont fabriquées dans les îlots de Langerhans du pancréas ? (☞ 18.6.1)

10. Qu'est-ce que la bilirubine ? (☞ 18.6.4)

11. Quelles sont les fonctions des acides biliaires ? (☞ 18.6.4)

12. Comment fonctionne le cycle « entéro-hépatique » ? (☞ 18.6.4)

13. Comment les lipides sont-ils absorbés par la muqueuse de l'intestin grêle ? (☞ 18.7.3)

14. Comment s'appellent les différentes portions du gros intestin ? (☞ 18.8)

15. Quelles sont les missions du foie ? (☞ 18.9)

16. Quels sont les deux vaisseaux qui amènent le sang au foie ? (☞ 18.9.1)

17. De quoi doit être composée une alimentation équilibrée ? (☞ 18.10)

18. Quelles sont les actions de l'insuline ? (☞ 18.10.2)

19. Qu'est-ce qu'une « unité de pain » ? (☞ 18.10.2)

20. Comment est calculé le poids normal ? (☞ 18.10.3)

21. Qu'appelle-t-on des vitamines ? (☞ 18.10.4)

22. Comment se différencient les « substances minérales » des « oligo-éléments » ? (☞ 18.10.5)

23. Qu'appelle-t-on des « résidus » ? (☞ 18.10.6)

SYSTÈME URINAIRE, ÉQUILIBRE HYDRO-ÉLECTROLYTIQUE

Généralités sur le système urinaire

Le système urinaire et principalement les reins remplissent plusieurs missions de régulation essentielles pour le maintien du milieu intérieur grâce à la **production** et à l'**excrétion des urines**. Les plus importantes missions des reins sont en résumé :

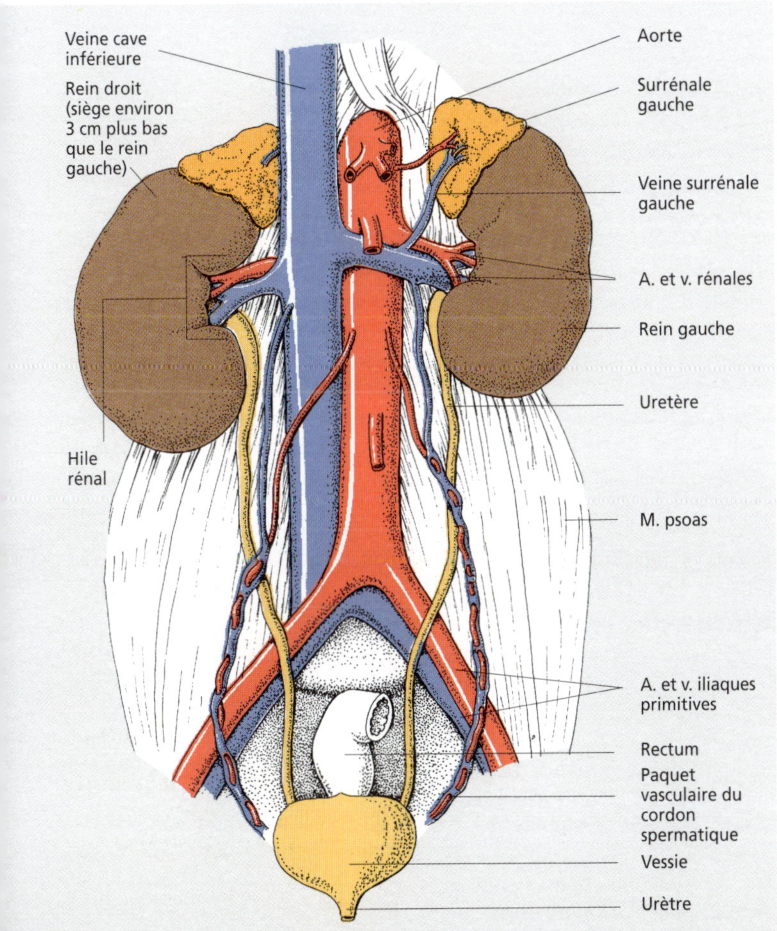

Fig. 19.1 : Le système urinaire est composé des reins droit et gauche, des deux uretères, de la vessie et de l'urètre.

- L'élimination des produits de dégradation finale du métabolisme (les **substances à excrétion urinaire**), en particulier du métabolisme protéique,
- L'élimination des substances étrangères comme par ex. les médicaments et les toxiques de l'environnement qui sont absorbés avec l'alimentation (**action de détoxification**),
- La régulation des concentrations d'électrolytes, en particulier du sodium, du potassium, du calcium et du phosphore,
- Le maintien du contenu hydrique et de la pression osmotique (☞ 3.5.5),
- Le maintien de l'équilibre acidobasique (principalement du pH),
- La formation des hormones rénine (influencée par le contenu en électrolytes et la pression sanguine, ☞ 19.7.1) et érythropoïétine (stimule l'hématopoïèse en cas d'hypoxie, ☞ Fig. 14.5),
- Transformation de l'hormone vitamine D en sa forme active (☞ Fig. 13.12).

19.1 **Les reins**

19.1.1 **Aspect extérieur**

Les deux reins siègent à droite et à gauche du rachis juste en dessous du diaphragme. Ces organes de couleur brun-rouge ont en moyenne 11 cm de long, 6 cm de large et pèsent 150 g. Leur forme extérieure rappelle celle d'un gros haricot. Le

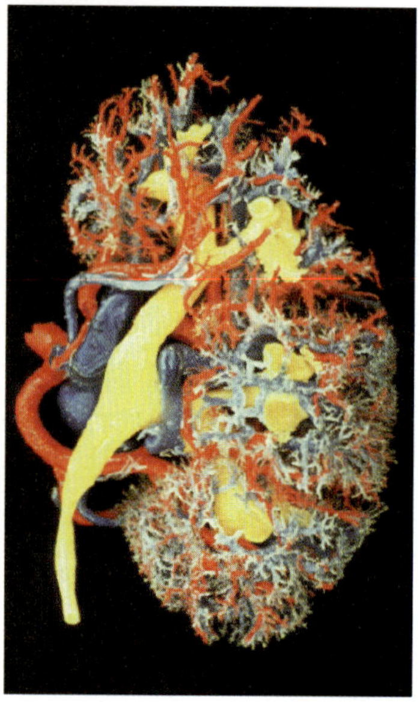

Fig. 19.2 : Moulage des cavités et des vaisseaux d'un rein. Les vaisseaux artériels rénaux sont remplis d'un produit de couleur rouge, les vaisseaux veineux de couleur bleue et les voies urinaires de couleur jaune.

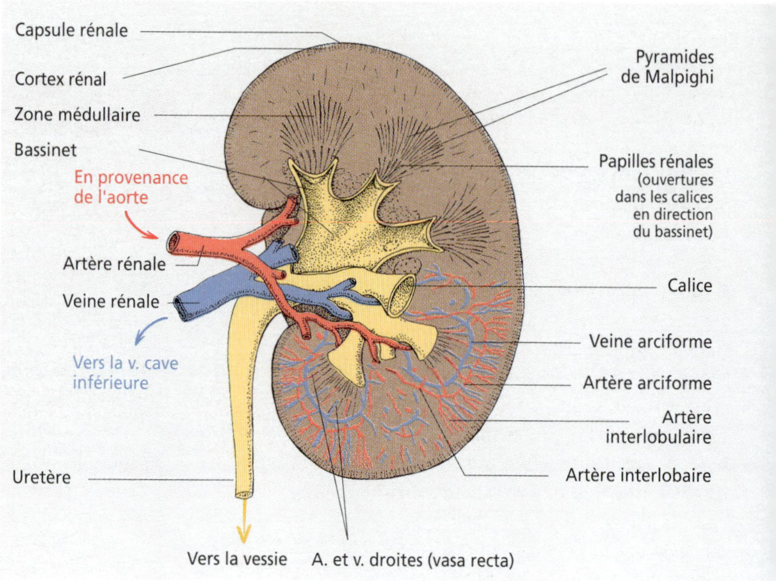

Fig. 19.3 : Coupe longitudinale d'un rein avec les vaisseaux afférents et efférents ainsi que les voies urinaires des calices jusqu'à l'uretère. Au dessus des calices, on trouve les papilles et les pyramides de Malpighi. Dans la partie inférieure du dessin est représentée la vascularisation du tissu rénal.

rein gauche s'étend entre la 11ème vertèbre dorsale et la 2ème lombaire, le rein droit est décalé d'un corps vertébral vers le bas du fait du foie sus-jacent.

Les reins ne sont pas recouverts de péritoine mais siègent en arrière de la cavité abdominale dans l'*espace rétro-péritonéal* (☞ 18.1.5). A ce niveau, entre la paroi postérieure du péritoine et la musculature rachidienne, se trouvent par ailleurs les surrénales (☞ Fig. 13.14) et les uretères.

Hile et capsule rénaux

Sur le bord interne du rein se trouve une dépression en forme de niche, le **hile rénal**. Le bassinet, qui collecte les urines en provenance du parenchyme rénal, siège à ce niveau. Par ailleurs, c'est à cet endroit que passent les artères, les veines et les vaisseaux lymphatiques qui alimentent le rein.

Chaque rein est entouré d'une **capsule rénale** dense à base de tissu conjonctif transparent. Autour de la capsule rénale se trouve une épaisse couche de tissu adipeux qui est lui même entouré d'une enveloppe de tissu conjonctif plus fine. Le rein est fixé à la paroi postérieure de l'abdomen par ces capsules et est ainsi protégé contre les coups.

19.1.2 La structure interne des reins

Si l'on coupe un rein dans le sens de la longueur, on distingue trois zones ☞ Fig. 19.3) : au niveau le plus profond se trouve le **bassinet** auquel est relié la **zone médullaire rénale**. La zone médullaire est finement striée. Tout à fait à l'extérieur se trouve le **cortex rénal** qui apparaît plus clair que la zone médullaire. Partant du cortex et allant jusqu'au bassinet, 8 à 16 **pyramides de Malpighi**, dont les sommets sont dirigés vers le hile rénal, divisent la zone médullaire. Les sommets de ces pyramides sont appelées les **papilles**. Chacune de ces papilles possède de petites ouvertures microscopiques. Ces dernières débouchent dans une petite cavité, le **calice** rénal. L'urine définitive est recueillie dans les calices et conduite dans le bassinet qui la collecte.

19.1.3 La vascularisation des reins

Comme nous l'avons dit en introduction, les reins éliminent du sang les produits de dégradation du métabolisme et régulent l'équilibre hydro-électrolytique. Afin de pouvoir remplir ces missions, le rein possède un réseau vasculaire de structure complexe.

Chaque rein reçoit son sang par l'**artère rénale** droite ou gauche qui vient directement de l'aorte. Après leur entrée au niveau du hile, les artères rénales droite et gauche se divisent en *artères interlobaires* qui montent dans les **colonnes de Bertin**, entre les pyramides de Malpighi, en direction du cortex. Au niveau de la base des pyramides, les artères interlobaires donnent les *artères arciformes* qui s'étalent en éventail et qui elles-mêmes se ramifient et se dirigent vers la capsule rénale. De ces branches partent des artérioles microscopiques qui alimentent chaque **glomérule rénal**. L'*urine primaire* (☞ 19.1.4) sera filtrée au niveau des glomérules rénaux. Chaque rein possède environ un million de tels glomérules qui sont répartis dans l'ensemble de la zone corticale.

Le réseau des vaisseaux rénaux

A chaque glomérule correspond une artériole, l'artériole glomérulaire afférente (= vaisseau qui arrive), qui est une division de l'artère interlobulaire et qui se ramifie en un plexus d'anses capillaires en forme de pelote, le **bouquet glomérulaire** (*glomérule* = petite pelote). Le sang en provenance du capillaire afférent s'écoule à travers la pelote puis la quitte, à proximité immédiate de l'artériole afférente, c'est-à-dire à la même extrémité du glomérule, par l'*artère glomérulaire efférente* (☞ sur la Fig. 19.8, en haut à gauche).

Le vaisseau efférent se divise de nouveau en capillaires peu après le glomérule. Ce deuxième réseau capillaire entoure, au niveau des zones corticale et médullaire, l'**appareil tubulaire**, un complexe fait de tubules microscopiques qui évacuent le **filtrat glomérulaire** (*urine primaire*). D'autres capillaires alimentent en oxygène et en nutriments le parenchyme rénal. Ils se poursuivent - exactement comme les capillaires du deuxième réseau - sous la forme de vaisseaux veineux.

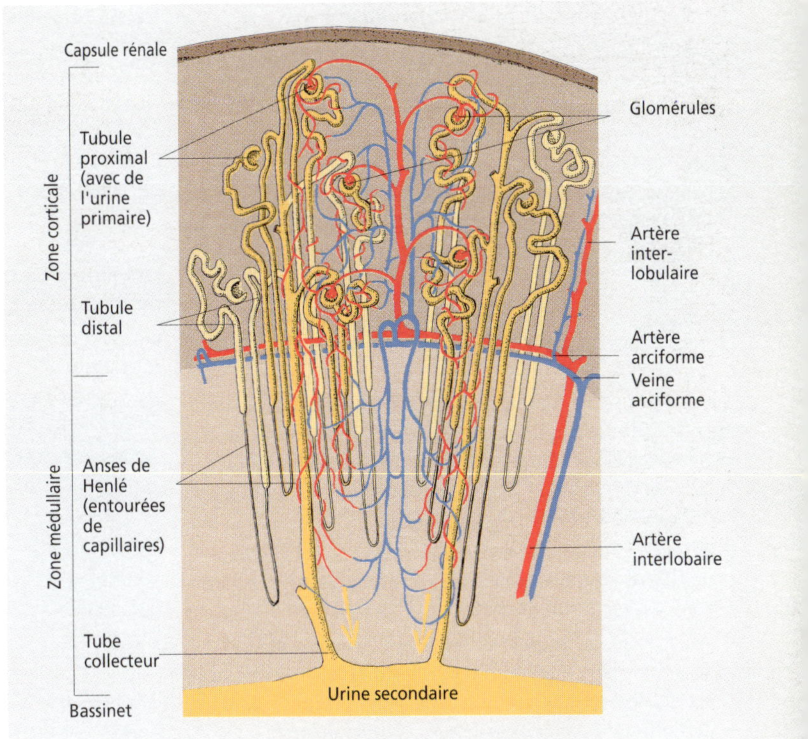

Fig. 19.4 : Structure fine du cortex rénal. Le cortex s'enfonce sous la forme d'irradiations médullaires (ou pyramides de Ferrein) dans la zone médullaire. Il apparaît clair que la zone corticale est constituée principalement de glomérules et de tubes contournés et que dans la zone médullaire, on trouve essentiellement les vaisseaux rayonnants et les anses de Henlé.

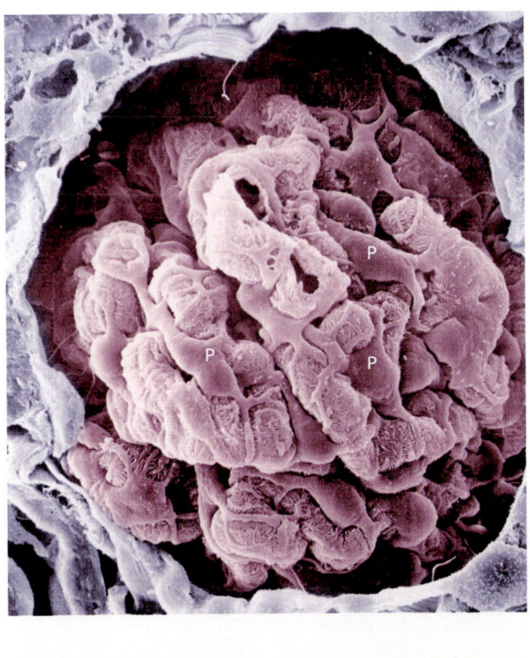

Fig. 19.5 : Corpuscule rénal en microscopie électronique. La capsule de Bowman est ouverte. On aperçoit les capillaires entortillés. Leur face externe est recouverte de podocytes (P) qui étalent leurs expansions (« pieds ») en forme de feuilles de fougère. Ils représentent le feuillet interne de la capsule de Bowman. Comme un tamis, ils empêchent la filtration de gros éléments comme par ex. les globules blancs.

La vascularisation de la zone médullaire

La zone interne du rein est alimentée par des vaisseaux droits (*vasa recta*) qui proviennent également des artères arciformes, mais aussi des vaisseaux efférents des glomérules qui sont le plus près de la pyramide de Malpighi. Le sang veineux de chacun des reins s'évacue dans la v. rénale par un système de collecte qui s'étend de la zone corticale jusqu'au hile. La v. rénale se jette à son tour dans la v. cave inférieure.

19.1.4 **Le néphron**

La formation de l'urine est assurée au niveau du **néphron**. Chaque néphron est composé d'un glomérule et des très petits canalicules urinaires qui lui sont associés, l'*appareil tubulaire*. Ces deux composants forment une unité fonctionnelle :

- Au niveau du glomérule sera formée l'*urine primaire* ou **filtrat glomérulaire** par filtration du sang pendant son passage à son niveau.
- Au niveau de l'appareil tubulaire, l'urine primaire sera fortement concentrée par des mécanismes de réabsorption, elle sera « enrichie » en produits de dégradation du métabolisme par des mécanismes de sécrétion et ensuite évacuée sous forme d'**urine secondaire** (= urine définitive).

La production du filtrat glomérulaire

Au niveau du glomérule commence la production d'urine avec la « distillation » d'un filtrat aqueux - le filtrat glomérulaire - à partir du sang qui coule dans la pelote capillaire du glomérule. L'endothélium capillaire, la membrane basale et le feuillet interne (*podocytes*) de la **capsule de Bowman** servent de membrane de filtration.

La capsule de Bowman est composée de deux feuillets dont l'externe forme une enveloppe autour de la totalité du glomérule. Au niveau de la zone d'entrée et de sortie des capillaires (**pôle vasculaire** du glomérule), les feuillets interne et externe se rejoignent. Le feuillet interne enveloppe l'endothélium capillaire et est constitué de podocytes qui forment une couche de cellules fines avec des expansions en forme de petites pieds.

A travers les pores de la membrane basale et de la capsule de Bowman, seule l'eau et les plus petits composants du plasma peuvent passer, par contre, les globules blancs et rouges, les plaquettes ainsi que les grosses molécules du plasma seront retenues dans les anses capillaires. La plupart des protéines sanguines ne peuvent pas franchir le filtre glomérulaire du fait de la taille des molécules.

Le filtrat glomérulaire recueilli dans la chambre glomérulaire, l'espace entre les feuillets interne et externe de la capsule de Bowman, est de ce fait un *utrafiltrat* presque sans protéines. Les ions et les petites molécules se retrouvent dans l'ultrafiltrat dans les mêmes concentrations que dans le plasma sanguin (pour plus de détails sur le filtrat glomérulaire ☞ 19.2.1 et 19.2.2).

Le modèle de fonctionnement du glomérule rénal

On peut se représenter le fonctionnement d'un glomérule selon une modélisation :

> On se représente un cubitainer de vin dont le bouchon a été ouvert (☞ Fig. 19.6). Dans le cubitainer, on suspend une tubulure de perfusion qui a été percée de nombreux minuscules petits trous. Si l'on relie une poche de perfusion à la tubulure, une partie de la solution de perfusion qui s'écoule en permanence dans la tubulure goutte dans le fond du cubitainer - elle représente le filtrat glomérulaire.

Le cubitainer de vin représente le feuillet externe de la capsule de Bowman, le volume interne du cubitainer la chambre glomérulaire, la tubulure de perfusion le peloton capillaire. Le flacon de perfusion représente le cœur

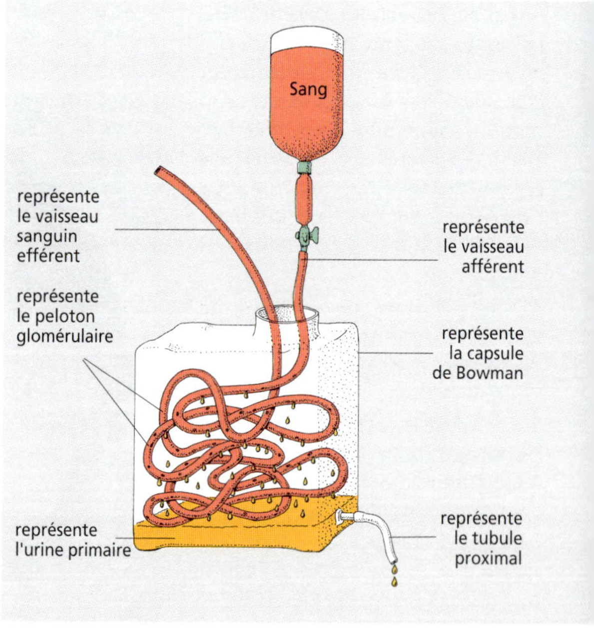

Fig. 19.6 : Modélisation du fonctionnement d'un glomérule rénal.

dont le sang artériel est envoyé dans les pelotons capillaires, et la paroi de la tubulure, avec les trous dans le modèle, représente la membrane de filtration composée de l'endothélium capillaire, de la membrane basale et du feuillet interne de la capsule de Bowman.

Pôles vasculaire et urinaire du glomérule

Les vaisseaux afférent et efférent - c'est-à-dire le début et la fin du peloton capillaire - sont contigus au niveau du **pôle vasculaire** du glomérule qui se trouve du côté de la zone corticale. A l'extrémité opposée - c'est-à-dire du côté de la zone médullaire - se trouve le **pôle urinaire**. A ce niveau, le feuillet externe de la capsule de Bowman recouvre le **tube contourné proximal**, le segment initial des tubes urinaires.

La structure de l'appareil tubulaire

Le système des tubes urinaires, l'**appareil tubulaire**, commence par le *tube contourné proximal* qui est très sinueux dans sa première partie. A cette partie sinueuse, encore située dans la zone corticale, s'attache une partie droite qui s'enfonce jusque dans la zone médullaire. Cette partie droite du tube est emmaillotée de manière dense dans le deuxième réseau capillaire des artérioles efférentes, dont nous avons déjà parlé ; grâce à ces capillaires, il existe à ce niveau un intense échange liquidien (☞ 19.2.3).

A la fin de la partie droite, qui est recouverte d'un épithélium cubique, le tube se rétrécit pour former la *branche grêle* avec des cellules épithéliales pavimenteuses. Cette dernière forme un coude (d'où le nom de *anse de Henlé*) et remonte pour se joindre au *tube contourné distal* au niveau du glomérule.

A ce niveau le tube contourné distal s'enroule et entre en contact avec l'artériole afférente glomérulaire. Cette zone de contact entre l'artériole et le tube forme ce que l'on appelle l'**appareil juxta-glomérulaire**.

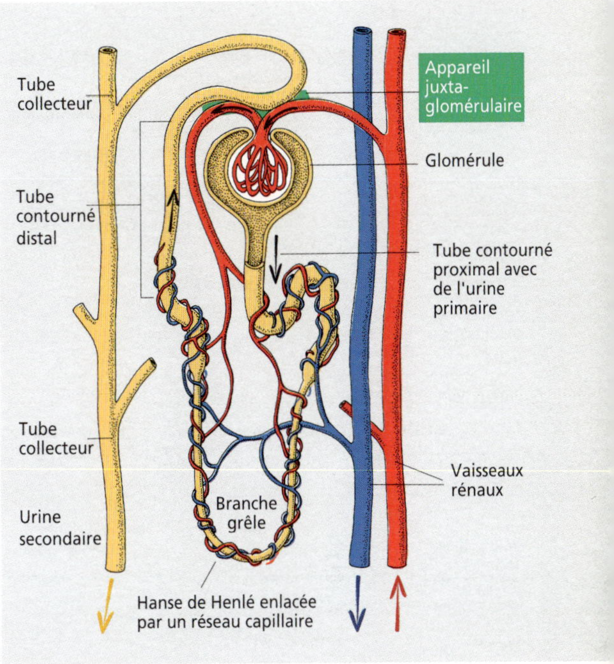

Fig. 19.7 : Représentation schématique d'un glomérule et de l'appareil tubulaire ainsi que des vaisseaux afférent et efférent. Les parties droites des tubes proximal et distal ainsi que l'anse grêle s'enfoncent dans la zone médullaire. On les regroupe sous l'appellation de anse de Henlé.

19.1.5 **L'appareil juxta-glomérulaire**

Au niveau de la zone de contact entre l'artériole afférente et le tube contourné distal, les cellules de ces deux structures qui se touchent ont une forme particulière :

- Les cellules tubulaires de la zone de contact sont plus étroites mais plus hautes que les autres cellules tubulaires - elles forment ce que l'on appelle la **macula densa**.
- Les artérioles de la zone de contact possèdent de petites vacuoles de sécrétions à la place des fibres conjonctives habituellement dominantes et ont de ce fait un noyau rond.

Ces cellules vasculaires particulières et les cellules de la macula densa forment, comme nous l'avons déjà dit, l'appareil juxta-glomérulaire. Son intérêt vient du fait que c'est à son niveau qu'est synthétisée l'hormone **rénine** - la rénine joue un rôle essentiel dans la régulation hydro-électrolytique et de la pression artérielle (*système rénine-angiotensine-aldostérone*, ☞ 19.7.1).

19.1.6 **Les tubes collecteurs**

Le tube contourné distal se termine dans un tube collecteur où il se réunit avec les tubes en provenance d'autres néphrons.

De l'eau peut être résorbée au niveau des **tubes collecteurs** grâce à l'hormone antidiurétique (☞ 13.2.1), comme c'est le cas dans les tubes contournés distaux. L'urine secondaire atteint le bassinet par les tubes collecteurs. De là, elle sera finalement dirigée par l'uretère (☞ 19.4.2) jusqu'à la vessie (☞ 19.4.3).

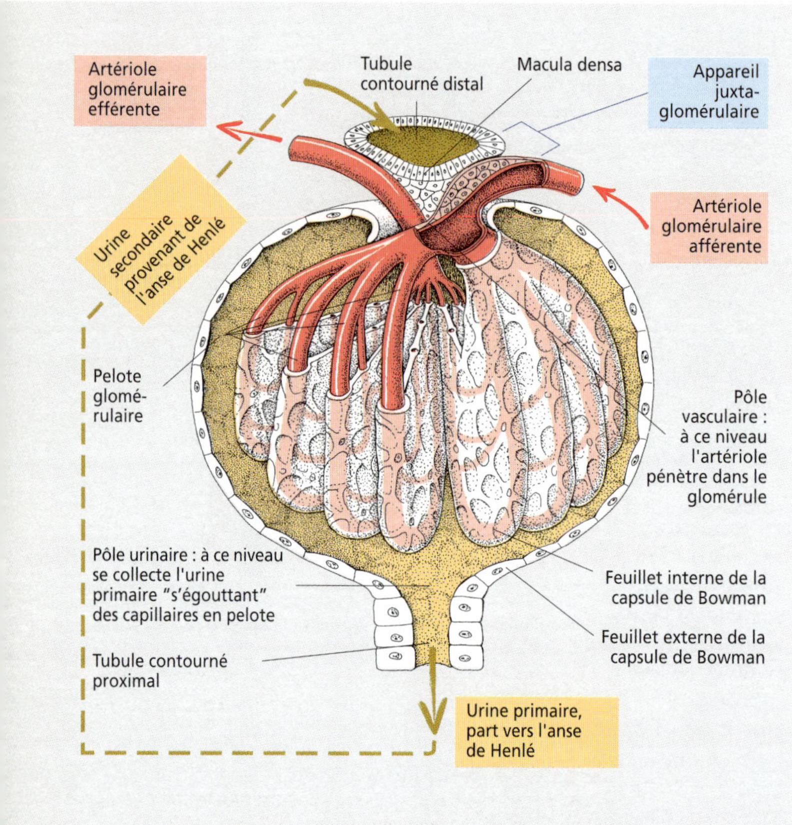

Fig. 19.8 : Structure fine d'un glomérule. L'appareil juxta-glomérulaire est la zone de contact entre l'artériole afférente et la partie du tube contourné distal qui lui est accolée. A ce niveau est synthétisée l'hormone rénine.

19.2 **Ainsi fonctionne le rein**

19.2.1 **La pression de filtration glomérulaire**

Dans de nombreuses maladies, la production d'urine est tarie, ce qui met en jeu le pronostic vital des patients. Afin de comprendre ce mécanisme d'*insuffisance rénale aiguë*, il faut également apprécier la pression de filtration glomérulaire en plus des propriétés de la membrane de filtration.

Dans la pelote glomérulaire, il règne une pression sanguine d'environ 50 mmHg. Cette **pression glomérulaire** n'est cependant pas identique à la **pression de filtration glomérulaire** - c'est-à-dire la pression de filtration effective avec laquelle l'urine primaire sera sécrétée - car deux forces antagonistes agissent au niveau de la pression glomérulaire :

- d'une part, la pression osmotique du sang (environ 25 mmHg, ☞ 3.5.7),
- d'autre part, la pression hydrostatique dans la capsule de Bowman (environ 17 mmHg).

Afin de pouvoir comprendre l'action de ces deux pressions contraires, on peut encore une fois s'aider du modèle du container de vin :

> Si le container, dans lequel plonge la tubulure de perfusion, était lui-même rempli d'eau, alors la quantité de liquide « s'égouttant » à travers les pores de la tubulure dans l'eau environnante serait plus faible que dans le cas d'un container vide. Si l'on se représente par ailleurs la fait que de petites éponges aspirantes s'écoulent dans la tubulure, alors la pression osmotique créée par ces petites éponges diminuerait encore la filtration effective.

Afin de pouvoir calculer la pression de filtration dans la pelote glomérulaire, on doit retrancher la pression oncotique plasmatique à la pression glomérulaire dans la capsule de Bowman. On obtient une valeur d'environ 8 mmHg.

Le débit de filtration glomérulaire

La quantité de filtrat glomérulaire que la totalité des glomérules rénaux produisent par unité de temps, est appelée **débit de filtration glomérulaire**. Il atteint chez les adultes jeunes environ 120 ml par minute. Ce qui représente une quantité de filtrat de 180 l journaliers. Ainsi, le volume total de plasma sanguin (environ 3 l) sera filtré environ 60 fois par jour dans les reins.

19.2.2 **L'autorégulation de la vascularisation rénale et du débit de filtration glomérulaire**

La vascularisation des deux reins utilise environ 20 % du débit cardiaque (☞ 15.7.1), ce qui représente juste 1 l par minute ou 1500 l par jour. Cette vascularisation importante des reins, ainsi que la pression sanguine dans les glomérules, doivent rester en permanence constantes. Une pression de filtration glomérulaire trop faible débouche rapidement sur un arrêt de la production d'urine, alors qu'une pression trop élevée entraîne la production de « mauvaises » urines, car insuffisamment concentrées.

Le maintien d'une vascularisation rénale et d'une pression glomérulaire constantes est assuré principalement par la musculature lisse des artérioles glomérulaires afférentes. Les fibres musculaires lisses des vaisseaux afférents régulent d'une manière autonome leur taille afin de maintenir la pression glomérulaire aux alentours de 50 mmHg. Cette autorégulation de la vascularisation rénale n'est possible que pour une pression artérielle entre 80 et 190 mmHg. Dans une moindre mesure, des facteurs hormonaux (système rénine-angiotensine, ☞ 19.7.1) et neurologiques participent à la régulation de la vascularisation rénale.

Si la pression artérielle chute en dessous de 80 mmHg, une **insuffisance rénale** (☞ 19.5) s'installe. La pression glomérulaire et donc la pression de filtration glomérulaire diminuent tellement que la production d'urine diminue (**oligurie**) ou cesse complètement (**anurie**).

19.2.3 **Les fonctions du système tubulaire**

Comme nous l'avons déjà décrit, le filtrat glomérulaire passe de la chambre glomérulaire dans le système tubulaire où sa composition sera modifiée de manière importante et où il sera fortement **concentré** :

- La plus grande partie des substances dissoutes va retourner dans la circulation sanguine (*réabsorption*).
- Le chlore, les bicarbonates, le sodium, le calcium et le potassium seront réabsorbés de manière active dans les tubes proximaux et distaux. Le potassium sera non seulement absorbé par le tube distal mais pourra être libéré (*sécrétion*) en fonction de sa concentration dans le plasma. Les électrolytes seront réabsorbés en partie passivement, en partie activement. Pour cela, les mécanismes de transport de l'eau et des électrolytes sont le plus souvent couplés et s'influencent en sens contraire.
- En plus des électrolytes, des acides aminés et du glucose seront réabsorbés de manière active au niveau du tube proximal. Ainsi, ces nutriments vitaux restent dans l'organisme. Le mécanisme de réabsorption ne peut fonctionner que pour des concentrations données de ces substances. Si une valeur seuil est dépassée, l'organisme élimine ce « surplus » dans les urines.
- 99 % de l'eau contenue dans le filtrat glomérulaire accompagnent de manière passive les substances transportées, pour ainsi dire sont à leur « remorque ». La réabsorption de l'eau s'effectue principalement au niveau du tube distal et dans les tubes collecteurs, et elle est régulée par l'hormone antidiurétique (ADH, ☞ 13.2.1).
- Dans le système tubulaire, il ne se produit pas uniquement une réabsorption de substances (c'est-à-dire une reprise dans la circulation sanguine) mais il existe aussi des substances qui sont rejetées en sens inverse dans les tubes (*sécrétion tubulaire*). De cette manière, le corps accélère avant tout l'élimination de substances étrangères comme par ex. la pénicilline et de nombreux autres médicaments, mais également des produits de dégradation de l'organisme lui-même, par ex. l'acide urique.

Si la pression artérielle passe au dessus de 190 mmHg, le débit de filtration glomérulaire augmente également. Une plus grand volume de filtrat glomérulaire passera dans le système tubulaire par unité de temps. De ce fait,

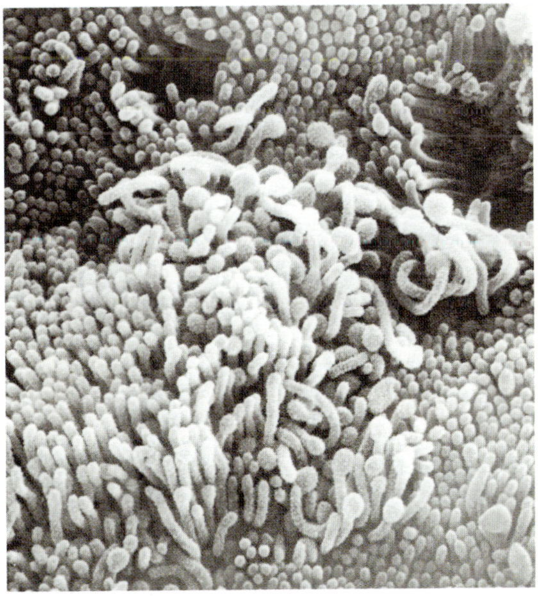

Fig. 19.9 : Bordure en brosse (microvillosités) des replis de l'épithélium du tube proximal (vue en microscopie électronique). Les nombreux mécanismes d'absorption et de sécrétion au niveau des tubes rénaux sont facilités par une augmentation de surface qui est obtenue par les multiples excroissances de la surface de la cellule (microvillosités).

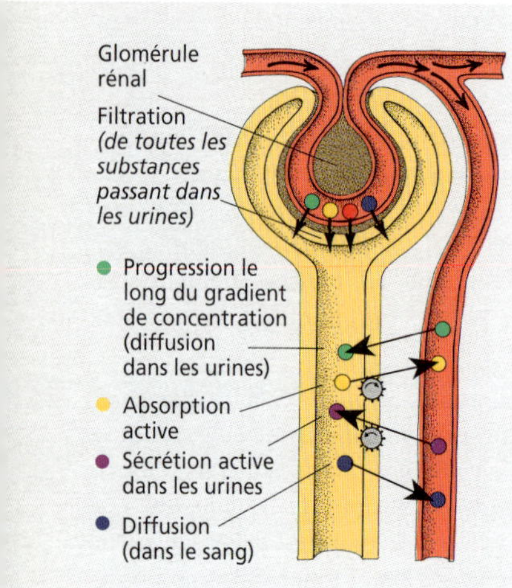

Fig. 19.10 : Mécanismes de transport au niveau du système tubulaire. Il existe quatre modalités de transport différentes entre le tubule et le système vasculaire. Les substances filtrées de l'urine primaire peuvent être extraites de nouveau du tubule de manière active (par ex. les acides aminés). D'autres substances filtrées sortent du tubule par diffusion le long du gradient de concentration (par ex. l'urée). En direction inverse, d'autres substances seront sécrétées de manière active dans le tubule (par ex. l'acide urique), d'autres diffusent passivement dans le tubule (par ex. l'ammoniaque).

les nombreux processus d'absorption et de sécrétion seront perturbés. La conséquence en est qu'un excès d'urines insuffisamment concentrées sera éliminé et il existe un danger de *déshydratation*.

La glycosurie chez le diabétique

Les mécanismes d'absorption dans le tubule ne peuvent éviter l'élimination d'une substance qui ne peut plus être absorbée à partir du moment où la concentration de cette dernière dépasse un certain niveau dans le filtrat glomérulaire. Chez le diabétique, la glycémie est souvent supérieure à ce niveau-seuil qui se situe au niveau de 180 mg/dl. Si la glycémie, et donc le taux dans le filtrat glomérulaire, dépasse ce seuil, alors il se produit une élimination de glucose dans les urines (*glycosurie*) par « dépassement » des mécanismes d'absorption, ce qui entraîne une augmentation du risque infectieux au niveau des voies urinaires.

19.3 La composition des urines

19.3.1 Les composants des urines

L'urine finale est composée à 95 % d'eau. L'**urée**, qui est formée dans le foie et est un produit de dégradation final des protéines (☞ 2.8.3), est, avec une quantité de 25 mg éliminée chaque jour, la substance en dilution la plus importante. Par ailleurs, seront également éliminés en grande quantité dans les urines, l'**acide urique** difficilement hydrosoluble, dont nous avons déjà parlé, ainsi que la **créatinine** qui provient du métabolisme musculaire et des viandes alimentaires. L'urine contient aussi des sels, en particulier du sel alimentaire (NaCl). Enfin, on trouve également des phosphates et des acides comme l'*acide citrique* ou l'*acide oxalique*.

La coloration des urines

L'**urobilinogène** (☞ Fig. 14.5), un produit de dégradation du pigment sanguin de l'hème et l'**urochrome**, un produit du métabolisme de l'hémoglobine et des protéines, sont les principaux responsables de la *couleur jaunâtre des urines*. Des urines brunâtres ou rougeâtres sont le signe d'un saignement au niveau rénal ou des voies urinaires (*hématurie*), des urines troubles ou laiteuses, blanchâtres sont en faveur d'une présence importante de globules blancs (*leucocyturie*). Un trouble ou une floculation des urines stagnantes peut être par ailleurs normal.

19.3.2 L'examen des urines

Depuis très longtemps déjà, les urines ont été utilisées comme moyen d'examen pour le reconnaissance des maladies. Ainsi le nom

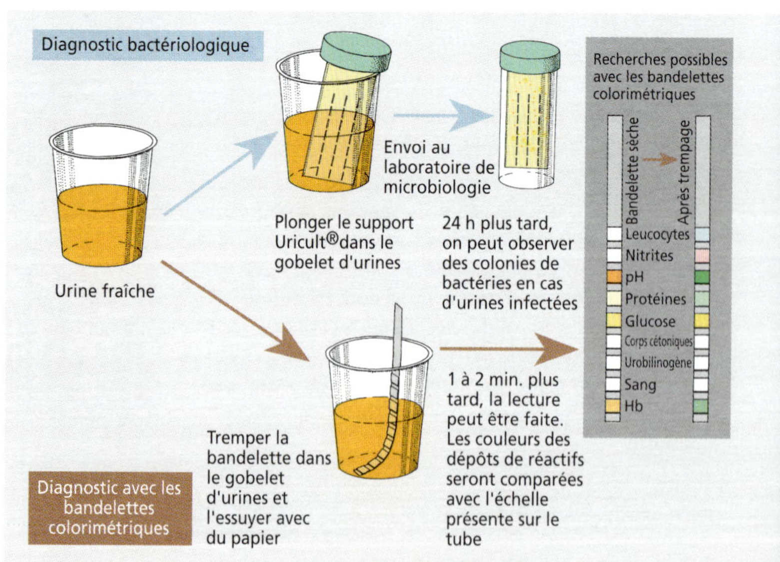

Fig. 19.11a : Examens simples utilisables en pratique quotidienne.

latin de diabète sucré (*diabetes mellitus*) provient du goût de miel sucré des urines des patients diabétiques. Les examens de laboratoire modernes permettent de reconnaître, rapidement et avec un coût modique, les composants urinaires pathologiques suivants, grâce à des « bandelettes » imprégnées de réactifs chimiques :

- Les **protéines**. Elles ne doivent être présentes qu'en petite quantité dans les urines (jusqu'à 150 mg par jour). Une augmentation de l'élimination des protéines (**protéinurie**) est souvent un signe d'une lésion des parois capillaires glomérulaires, par ex. dans le cadre d'une inflammation des glomérules (**glomérulonéphrite**).
- Le **glucose**. Comme nous l'avons vu, les diabétiques éliminent du glucose dans leurs urines dès que leur glycémie dépasse 180 mg/dl du fait d'un métabolisme glycémique inadapté.
- Les **érythrocytes**. Des globules rouges dans les urines (**hématurie**) peuvent indiquer une maladie rénale (par ex. un cancer du rein), une pathologie ou une lésion de la vessie, des voies urinaires ou la présence de calculs, ou enfin être une conséquence d'un trouble de l'hémostase.
- Les **leucocytes**. Les urines normales ne contiennent qu'une quantité limitée de cellules desquamées en provenance des voies urinaires, ainsi qu'un faible nombre de globules blancs. La présence d'une grande quantité de globules blancs dans les urines (**leucocyturie**) indique en règle générale une infection rénale ou des voies urinaires.
- Les **corps cétoniques**. Les corps cétoniques sont les produits de dégradation finaux du métabolisme cétonique, une voie de dégradation des lipides. Les corps cétoniques apparaissent principalement dans les urines chez les diabétiques en cas de troubles métaboliques.

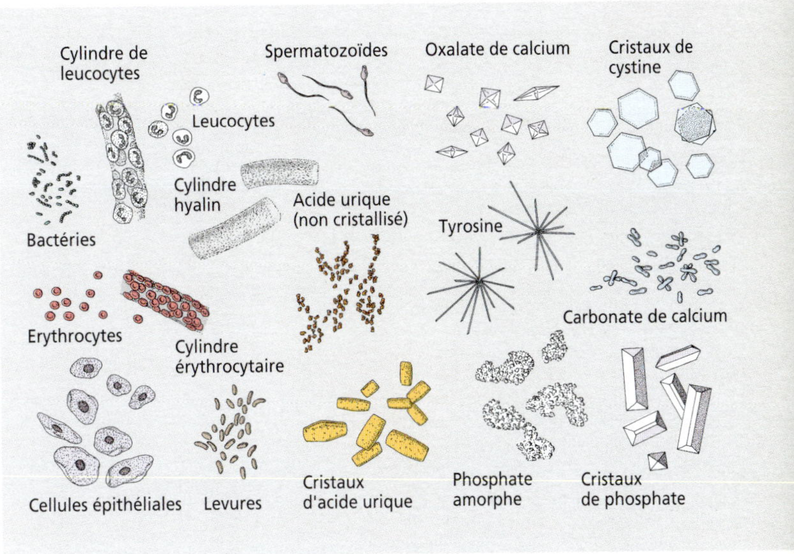

Fig. 19.11 : Composants normaux et pathologiques du sédiment urinaire (à l'examen microscopique). Les différents cristaux ne sont pas en eux-mêmes pathogènes mais ils peuvent indiquer le début d'une maladie rénale ou d'un trouble métabolique. Les cylindres - exception faite de la présence d'un petit nombre de cylindres hyalins - sont presque toujours le signe d'une maladie rénale ; de la même manière, les bactéries ou les levures indiquent le plus souvent une infection correspondante.

La sédimentation des urines

Lors de la centrifugation des urines, les corps solides des urines se concentrent dans le **sédiment urinaire**. On peut reconnaître par ex. différents cristaux (☞ Fig. 19.11) à l'examen microscopique du sédiment urinaire ainsi que des bactéries ou des *cylindres*. Les cylindres sont des agglomérats d'érythrocytes, de leucocytes, de protéines (*cylindres hyalins*) ou de cellules épithéliales (*cylindres épithéliaux*) qui proviennent du rein et qui ont la forme typique d'un « moulage » du tubule. Abstraction faite d'un nombre très réduit, la présence de cylindres hyalins est toujours pathologique et indique que le lieu de l'atteinte est le parenchyme rénal. On peut également retrouver parfois dans les urines des levures et quelques spermatozoïdes.

19.4 **Les voies urinaires excrétrices**

19.4.1 **Le bassinet urinaire**

Les voies urinaires excrétrices commencent par les tubes collecteurs qui se réunissent au niveau des *tubes papillaires* qui débouchent au niveau des papilles - c'est-à-dire aux sommets des pyramides de Malpighi. A ce niveau, l'urine s'écoule dans les 8 à 10 *calices* (☞ Fig. 19.3) qui se réunissent pour former le **bassinet** au niveau du hile rénal.

Le bassinet forme un sac à base de

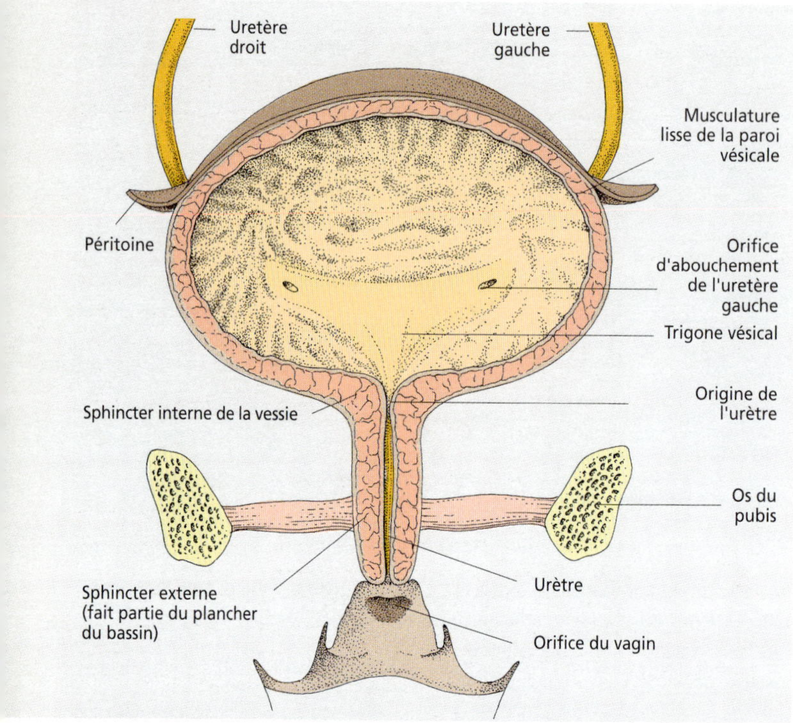

Fig. 19.12 : Vessie de la femme en coupe frontale (vue antérieure). On peut reconnaître le trigone vésical dont les deux angles supérieurs sont formés par les orifices des uretères.

tissu conjonctif qui est recouvert, comme la totalité des voies urinaires, d'un **épithélium de transition**. Il existe également des fibres musculaires lisses dans la paroi du bassinet qui permettent l'évacuation de l'urine dans l'uretère.

19.4.2 L'uretère

Le bassinet se rétrécit vers le bas pour se continuer par l'uretère. Les deux **uretères** sont des tuyaux d'un diamètre de 2,5 mm et de 30 cm de long, qui se dirigent vers le petit bassin en passant dans l'espace rétropéritonéal - c'est-à-dire en arrière du péritoine - pour s'aboucher dans la vessie. Les orifices d'abouchement dans la paroi vésicale sont construits de telle manière qu'ils fonctionnent comme des valves anti-retour : l'urine peut donc s'écouler dans la vessie par les uretères mais ne passe pas dans le sens inverse. Si ce mécanisme anti-retour n'est pas intact, par ex. en cas de malformations, il existe un reflux d'urine dans les uretères et le bassinet lors de l'émission des urines. De cette manière, des agents pathogènes peuvent remonter dans les reins.

19.4.3 La vessie

La **vessie** est un organe creux constitué d'une *musculature lisse*. Elle siège en position antérieure au niveau du petit bassin, directement en arrière de la symphyse pubienne. Le sommet de la vessie est recouvert de péritoine, sa partie inférieure est en contact chez la femme avec le vagin et l'utérus.

La muqueuse vésicale forme de nombreux replis ; elle n'est complètement lisse qu'au niveau d'une zone triangulaire située sur la partie postéro-inférieure de la vessie. Ce triangle, dont la pointe se dirige vers le bas, s'appelle le **trigone vésical** qui est délimité en haut et en arrière, par les deux orifices des uretères et en avant et vers le bas, par l'orifice de l'urètre.

Les couches musculaires lisses de la paroi vésicale n'ont pas de frontières nettes entre elles et forment un entrelacs tissulaire appelé le **m. détrusor vésical**.

Au départ de l'urètre - c'est-à-dire au sommet antérieur du trigone - les fibres musculaires s'épaississent pour former le **m. sphincter interne**. Par ailleurs, l'urètre est fermé par le **m. sphincter externe** qui est formé par des fibres musculaires striées du plancher du bassin.

19.4.4 La vidange de la vessie

La capacité maximale de remplissage de la vessie est d'environ 800 ml ; le besoin de vider la vessie (**miction**) apparaît cependant dès 350 ml.

La miction est un mécanisme déclenché volontairement mais qui peut être aussi réflexe :

- Dans un premier temps, la musculature lisse de la paroi vessie se contracte (☞ 19.4.3).
- Ainsi, l'urètre se distend au niveau du m. sphincter interne.
- Le relâchement du m. sphincter externe suit : l'urine peut pénétrer dans l'urètre et la vidange de la vessie sera facilitée par la contraction de la musculature abdominale et du plancher du bassin.

L'arc réflexe de la miction

Le degré de remplissage de la vessie sera enregistré par les mécanorécepteurs de la paroi vésicale et transmis par les fibres nerveuses afférentes au tronc cérébral. Si la tension musculaire dépasse un certain niveau (correspondant à un remplissage de 350 ml), le nombre des impulsions transmises au cerveau par les mécanorécepteurs augmente, ce qui déclenche la sensation du *besoin d'uriner* au niveau du télencéphale. Des fibres nerveuses efférentes en provenance du centre-réflexe du pont activent ensuite les neurones moteurs végétatifs au niveau de la *moelle sacrée*, c'est-à-dire au niveau de la partie la plus basse de la moelle épinière (☞ Fig. 11.22). Les influx de ces cellules sont transmis, par la partie parasympathique du n. pelvien, au détrusor qui se contracte. Dans le même temps, le sphincter externe de la vessie se relâche sous l'action d'un autre nerf, le *n. honteux*.

Incontinence urinaire

Les patients qui souffrent d'une **incontinence urinaire** ou *incontinence vésicale*, ne peuvent pas complètement ou sont dans l'incapacité de pouvoir contrôler la vidange de leur vessie et d'empêcher une miction involontaire. L'incontinence urinaire est souvent très fréquente chez les personnes âgées et est par ailleurs très inconfortable pour les personnes atteintes.

19.5 **Insuffisance rénale**

La principale condition d'une fonction correcte du rein est la production continue du filtrat glomérulaire. Sans filtrat suffisant et sans un flux suffisant au niveau de chaque portion du tubule, les fonctions de sécrétion et de réabsorption ne sont pas efficaces. Une réduction critique du filtrat glomérulaire peut survenir brutalement (**insuffisance rénale aiguë**) ou bien s'installer *progressivement* dans le temps, dans le cadre d'une pathologie (rénale) (**insuffisance rénale chronique**). Une insuffisante rénale chronique bilatérale exige un *traitement par dialyse* ou une *transplantation rénale*.

Les dosages sanguins de l'urée et de la créatinine, substances à élimination urinaire, sont utiles pour le diagnostic des insuffisances rénales débutantes. Leur détermination permet le diagnostic initial ; leur dosage répété permet de juger de la réussite ou de l'échec du traitement.

19.6 **L'équilibre hydrique**

L'organisme a besoin de maintenir un bilan hydrique équilibré qui est absolument nécessaire pour assurer ses performances physiques et intellectuelles. Une régulation constante du contenu hydrique permet d'éviter une déshydratation ou une surcharge hydrique.
La réabsorption de l'eau à partir du filtrat glomérulaire au niveau du système tubulaire doit être finement régulé et adaptée aux besoins de l'organisme qui varient énormément en fonction de la température extérieure, de l'activité physique ou de l'alimentation : au niveau du tube distal et, dans une moindre mesure du tube collecteur, la réabsorption de l'eau est commandée par l'*hormone antidiurétique = ADH* (☞ 13.2.1). L'ADH augmente à ce niveau la perméabilité de la membrane cellulaire pour l'eau ; un taux d'ADH élevé entraîne une forte augmentation de la réabsorption de l'eau et réduit la quantité d'urine. En cas de taux faible d'ADH, la réabsorption d'eau sera limitée et une grande quantité d'urine sera produite.

Apport et élimination d'eau

L'eau est absorbée directement par l'organisme (boissons, respiration, perfusions à l'hôpital) et également indirectement par les aliments solides qui contiennent de l'eau. En moyenne, un adulte sain n'effectuant pas de travail physique absorbe 1500 ml d'eau par jour par les boissons et 600 ml à partir des aliments solides. Il faut ajouter à ces 2,1 l, 400 ml d'**eau d'oxydation** provenant du métabolisme alimentaire : la décomposition de chaque gramme d'hydrates de carbone produit 0,6 ml d'eau, pour 1 g de lipides, on obtient 1 ml et pour 1 g de protéines, 0,4 ml.
A l'opposé, nous trouvons l'élimination hydrique : le sujet sain produit environ 1,5 l d'urines, élimine 200 ml d'eau dans les selles, 300 ml par la peau (*sueurs*) et 500 ml par hydratation de l'air expiré.

Hyperhydratation

Une **hyperhydratation** (appelée souvent *surcharge volémique*) de l'organisme est fréquente à l'hôpital du fait d'un apport trop important par les perfusions. En particulier chez les patients âgés ou souffrant d'insuffisance cardiaque (☞ 15.7.3), le sang s'accumule en amont du cœur surchargé. Du fait de l'augmentation de la pression sanguine an amont du cœur, l'eau sera « poussée » dans les tissus et des oedèmes apparaissent.

Bilan hydrique

Chez de nombreux patients, les entrées et les sorties liquidiennes doivent être prescrites et contrôlées de jour en jour. Pour effectuer ce **bilan hydrique**, il faudra comptabiliser les volumes de boisson ou de perfusion quotidiens ainsi que la composante hydrique alimentaire (soupes, alimentation mixée), du côté des entrées et le volume d'urines ainsi que les estimations des pertes hydriques par la respiration et la peau (chez les patients apyrétiques fixées globalement à 500 ml), du côté des

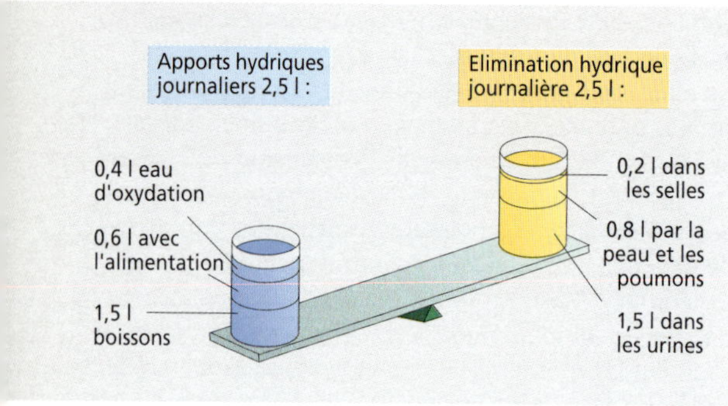

Fig. 19.13 : Apports et élimination hydriques journaliers. Les entrées et les sorties sont d'environ 2,5 l et doivent s'équilibrer.

sorties. La différence entre ces deux chiffres donne alors un bilan positif (trop d'entrées) ou négatif (trop de sorties).
Un bilan hydrique fortement positif ou négatif nécessite une modification des prescriptions - soit une réduction, soit une augmentation du volume de perfusion journalier, sinon des perturbations graves du milieu intérieur peuvent devenir menaçantes.

Une hyperhydratation transitoire se produit par ailleurs en cas de prise excessive de boissons. Après consommation d'environ 2 l de bière, il se passera peu de temps avant que le mécanisme de contre-régulation ne s'installe et que l'organisme n'élimine ces liquides inutiles. Participent à cette contre-régulation, les récepteurs volémiques et osmotiques dans les parois vasculaires qui annoncent ce surplus de liquide au cerveau et freinent ainsi la production d'ADH ; les reins évacuent donc une plus grande quantité de liquide dans les urines. Par ailleurs, l'augmentation de la quantité de liquide dans les vaisseaux entraîne une élévation de la vascularisation rénale, ce qui déclenche également une augmentation de la quantité d'urine.

Déshydratation

Une **déshydratation** (appelé aussi *hypovolémie*) provient d'un apport insuffisant en eau (par ex. un déficit en solutés de perfusion). Une forte *sensation de soif* existe en cas de déficit hydrique supérieur à 2 litres.

> Chez les personnes âgées, la sensation de soif est malheureusement insuffisamment ressentie. Une déshydratation peut également se révéler par d'autres signes, par exemple par une sécheresse des muqueuses (langue rôtie) et un pli cutané.

Pour le traitement, il est important de savoir dans quelle mesure la perte d'eau est accompagnée d'une perte d'électrolytes. Comme l'eau représente la solution de dilution des électrolytes, toute modification du volume d'eau entraîne une modification de la concentration des électrolytes dilués. Le sodium joue dans ce cas un rôle-clef (☞ voir paragraphes suivants).

19.7 L'équilibre électrolytique

Le tableau 19.14 donne un aperçu de l'importance des 7 *substances minérales* (**électrolytes**) qui sont présentes à des concentrations importantes dans l'organisme.
Pour les *oligo-éléments* (électrolytes présents à l'état de traces dans l'organisme) ☞ 18.10.5.

19.7.1 Troubles de la natrémie et du contenu hydrique

Une **hypernatrémie** (surcharge en sodium) ne s'installe qu'en cas de déficit du stimulus de la soif, comme par ex. chez les jeunes enfants, les personnes âgées, les malades graves ainsi qu'en cas d'erreur médicamenteuse ou dans l'administration de perfusion ou plus rarement lors de perturbations hormonales. Le plus souvent, il existe un déficit en eau (**déshydratation hypertonique**).
Une **hyperhydratation hypertonique**, c'est-à-dire une hyperhydratation avec une hypernatrémie, est rare et le plus souvent due à une erreur de perfusion.
Une **hyponatrémie** (déficit en sodium) est le plus souvent la conséquence d'une administration trop énergique de diurétiques (médicaments faisant uriner).
Une trop grande quantité de sodium peut également être éliminée lors de maladies néphrologiques particulières (*pertes urinaires de sodium*) ainsi que lors de vomissements répétés. Dans ce cas, on parle d'une **déshydratation hypotonique**.
Un déficit relatif en sodium survient en cas de surcharge hydrique, par ex. en cas de perfusion trop importante de solutés pauvres en sodium.
L'**hyperhydratation hypotonique** est le plus souvent la conséquence d'une production d'urine insuffisante.

Le système rénine-angiotensine-aldostérone

Si la natrémie est trop basse, l'appareil juxta-glomérulaire (☞ 19.1.5) va sécréter de l'hormone **rénine** dans les sang. A ce niveau, elle détache de la protéine angiotensinogène qui se trouve déjà dans le sang, l'**angiotensine I**. A partir de cette dernière, après séparation de deux acides aminés supplémentaires, se forme l'**angiotensine II**, une petite hormone protéique formée de 8 acides aminés qui possède une haute activité métabolique.
L'angiotensine II déclenche ensuite, au niveau du cortex rénal, la libération d'**aldostérone** (☞ 13.6.3). L'al-

Électrolyte	Rôle	Taux sanguin normal
Sodium (Na^+)	• cation le plus fréquent dans l'espace extra-cellulaire • cation déterminant (☞ 2.4.1) pour la pression osmotique dans l'espace extra-cellulaire	135 - 145 mmol/l
Potassium (K^+)	• *ion* le plus fréquent dans les cellules (espace intra-cellulaire) • Rôle essentiel dans le déclenchement du potentiel d'action et la transmission de l'excitation dans le système nerveux et au niveau du cœur • aide au transport de l'insuline dans la cellule	3,6–4,8 mmol/l
Calcium (Ca^{++})	• participe à la formation des os et des dents • rôle déterminant dans la transmission de l'excitation neuro-musculaire et lors de la contraction musculaire	2,3 - 2,6 mmol/l
Magnésium (Mg^{++})	• participation à la transmission de l'excitation au niveau musculaire	0,7 -1,1 mmol/l
Chlore (Cl^-)	• anion le plus fréquent dans l'espace extra-cellulaire • anion déterminant pour la pression osmotique dans l'espace extra-cellulaire	97 - 108 mmol/l
Phosphates anorganiques (HPO_4^{2-})	• composant de l'ATP (☞ 2.8.5), de la membrane cellulaire (☞ 3.2) et de l'os (☞ 7.1.6) • participe comme système tampon au maintien d'un niveau de pH constant au niveau sanguin	0,8 - 1,5 mmol/l

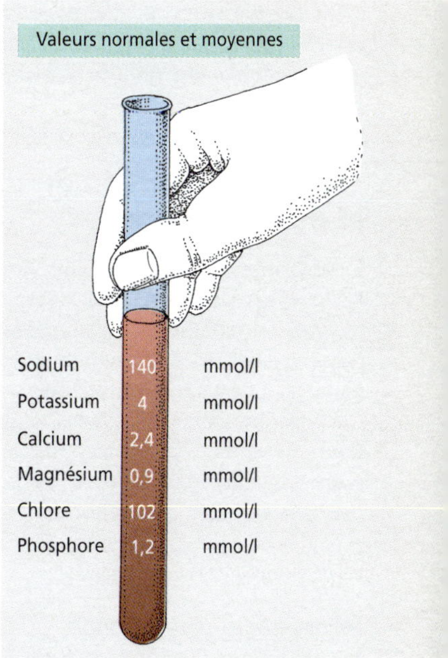

Tab. 19.14 (à gauche) : Concentrations normales et rôles physiologiques des principaux électrolytes.
Le septième électrolyte qui est présent avec la plus forte concentration dans l'organisme, le soufre, n'est pas présenté car il n'a pas d'intérêt médical.

Fig. 19.15 (figure au dessus) : Concentrations physiologiques moyennes normales de six principaux électrolytes. Les trois du haut : sodium, potassium et calcium seront dosés en routine par ex. en soins intensifs (en règle générale, 1 à 4 fois par jour).

dostérone entraîne une augmentation de la réabsorption de sodium et d'eau dans le rein, ce qui provoque une élévation de la natrémie et du volume sanguin. Par ailleurs, il se produit une baisse de la kaliémie et, sous l'influence de l'angiotensine II, une augmentation de la pression sanguine par une vasoconstriction.
La libération de rénine sera également augmentée par une hyponatrémie lors d'une diminution de vascularisation rénale.
D'autres facteurs déclenchants d'une libération de rénine sont une concentration inadaptée de NaCl dans le liquide tubulaire, une stimulation du système nerveux sympathique rénal ainsi qu'une hypokaliémie.

La kaliémie

Tant l'excès que le déficit de potassium entraînent des troubles de la transmission de l'excitation neuromusculaire, ce qui peut déboucher sur des troubles graves du rythme cardiaque.
Lors de la prise sur une longue durée de *diurétiques* et de certains *laxatifs*, une plus grande quantité de potassium est éliminée ; la conséquence est une **hypokaliémie** entraînant une faiblesse musculaire et des troubles du rythme cardiaque. Par ailleurs, l'hypokaliémie peut être la conséquence de vomissements répétés ou d'une diarrhée ainsi que de différents troubles hormonaux.
Une **hyperkaliémie** est le plus souvent la conséquence d'une insuffisance rénale aiguë ou chronique. Mais la kaliémie peut être également augmentée en cas d'acidose (☞ 19.8.1), en postopératoire, après des traumatismes ou en cas d'administration trop importante de cal-

cium. Les patients sont atteints de sensations de démangeaisons au niveau de la peau, de paralysies ainsi que de graves troubles du rythme pouvant entraîner un arrêt cardiaque.

19.7.2 L'élimination du calcium et du phosphore

La réabsorption du calcium ainsi que du phosphore dans les tubes proximaux du rein est régulée de manière hormonale. La parathormone synthétisée dans les glandes parathyroïdes (☞ 13.5) inhibe la réabsorption du phosphore au niveau du rein et favorise ainsi son élimination - la phosphorémie chute. Dans le même temps, la parathormone stimule la réabsorption du calcium, ce qui entraîne une augmentation de la calcémie. Dans une moindre mesure, la calcitonine (☞ 13.5), également produite dans les parathyroïdes, régule la réabsorption du calcium au niveau rénal.

Perturbations de la calcémie

Un taux bas de calcium dans le sang (**hypocalcémie**) peut être la conséquence de désordres hormonaux (par ex. un déficit en vitamine D, en parathormone ou en cas de tumeurs actives sur le plan hormonal) ou de l'administration de diurétiques. Une autre cause peut être une *hyperventilation* d'origine psychogène ; dans ce cas, il existe une baisse de la solubilité du calcium dans le sang du fait d'une respiration accélérée sous l'effet du stress. Les conséquences en sont des troubles de la conduction de l'excitation au niveau des nerfs et des muscles ; le patient se spasme (*tétanie* ou *spasmophilie*).
Une augmentation du taux de calcium sanguin (**hypercalcémie**) est retrouvée en cas d'hyperfonctionnement des glandes parathyroïdes (*hyperparathyroïdie*) et lors de nombreux processus cancéreux.

Perturbations de la phosphorémie

L'**hypophosphorémie** se retrouve lors de pathologies rénales (*pseudo-hyperparathyroïdisme*) et plus fréquemment chez les alcooliques dénutris.
L'**hyperphorphorémie** accompagne les insuffisances rénales ainsi que différents désordres hormonaux.

19.7.3 Perturbations de la magnésémie

Si le taux de magnésium sanguin diminue, l'excitabilité neuro-musculaire augmente et peut entraîner des convulsions et des troubles du rythme cardiaque. Les hypomagnésémies sont souvent associées aux hypokaliémies. L'**hypomagnésémie** apparaît en cas de déficit alimentaire. Par ailleurs, une situation de pénurie peut s'installer par ex. pendant la grossesse, au cours de laquelle beaucoup de magnésium (comme de calcium) est nécessaire pour la croissance du fœtus.
Une **hypermagnésémie** apparaît en cas de perturbation des mécanismes d'élimination, c'est-à-dire en cas d'insuffisance rénale aiguë et chronique.

19.7.4 Perturbations de la chlorémie

Un cause importante de déficit en chlore est constituée par les **pertes chlorées** dues à des vomissements massifs de suc gastrique. En cas de pertes importantes, il faudra administrer du chlore par voie veineuse (avec d'autres électrolytes).

19.8 L'équilibre acide-base

19.8.1 Le pH sanguin et son maintien à un niveau constant

Le pH sanguin qui est normalement de **7,40** est donc légèrement alcalin. Toutes les réactions métaboliques sont dépendantes du pH, c'est-à-dire qu'elles ne se déroulent correctement que dans une certaine zone de pH. L'organisme doit de ce fait maintenir le pH en permanence dans une zone réduite, entre 7,35 et 7,45.

> Un pH $< 7,35$ indique une **acidose**, un pH $> 7,45$ une **alcalose** sanguine. Les systèmes tampons sanguin, respiratoire et rénal assurent le maintien du pH à un niveau constant.

Les variations du pH sanguin, dues par ex. aux produits acides provenant du métabolisme, peuvent être corrigées par différents systèmes tampons : le **tampon des bicarbonates** et le **tampon des protéines** ainsi que l'**hémoglobine** dans sa fonction de système tampon.
De ces trois systèmes tampons, le système des bicarbonates (☞ 2.7.4) est le plus efficace. Il assure 75 % de « l'activité tampon ». Les ions hydrogènes « acides » (H^+, protons) sont capturés par les ions bicarbonate, c'est-à-dire que les ions hydrogène se lient avec les ions tampons pour former de l'acide carbonique qui se transforme en eau « neutre » et en dioxyde de carbone, qui peut lui-même être évacué par les poumons.
Plus grandes sont les quantités de produits acides produites par le métabolisme, par ex. en cas d'acidocétose diabétique (☞ 19.8.2) ou en cas de sepsis, plus grande est la quantité d'ions hydrogène à devoir être tamponnés et plus grand sera le volume de dioxyde de carbone à devoir être éliminé par la respiration : le patient respire vite et profondément (*respiration de Küssmaul*).

Cette contre-régulation de courte durée par la respiration assiste celle assurée par les reins qui est plus lente et de plus longue durée : les reins peuvent éliminer des produits acides du métabolisme en échangeant des ions hydrogène (H^+) contre des ions sodium ou des ions bicarbonate.

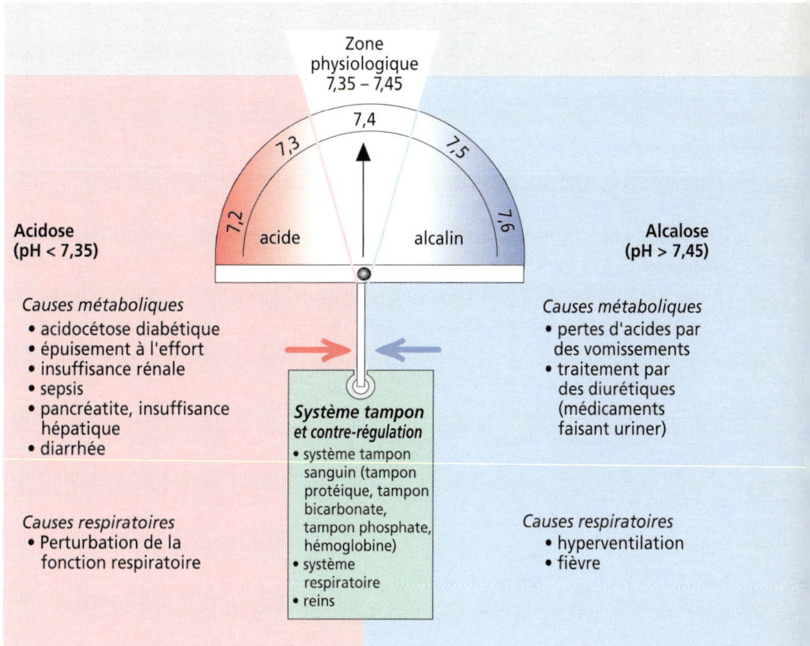

Fig. 19.16 : Causes les plus fréquentes d'acidose et d'alcalose.

Les systèmes tampons de l'organisme servent habituellement à maintenir le pH constant autour de 7,40. En cas de saturation des systèmes tampons, s'installe une acidose ou une alcalose. Elles ont des causes soit métaboliques, soit respiratoires.

19.8.2 **Acidose métabolique**

Un déficit en tampon bicarbonate capable de se lier à des acides entraîne une **acidose métabolique** - *métabolique* car la cause n'est pas liée à la respiration (voir plus bas) mais au métabolisme. L'acidose métabolique la plus fréquente est l'*acidocétose diabétique* : le diabétique produit de l'énergie par une augmentation de la dégradation d'acides gras car il ne peut pas utiliser le glucose du fait du déficit en insuline. La conséquence de cette augmentation de la destruction des lipides est la production de corps cétoniques, dont une grande quantité se lie avec les tampons bicarbonates. Le déficit relatif en bicarbonates qui en résulte entraîne une acidité du sang.

Contre-régulation

Grâce à l'action des systèmes tampons au niveau pulmonaire et rénal, l'organisme tente de contrecarrer l'installation d'une acidose avec des troubles électrolytiques qui menace le pronostic vital. Dans le sang, le système de capture des protons, en particulier les bicarbonates, assure le tamponnement ; les reins éliminent les protons, forment de l'ammoniaque et des phosphates ; les poumons éliminent plus de dioxyde de carbone par une hyperventilation. Si cette compensation réussit, on parle d'*acidose métabolique compensée* ; le pH repasse dans ce cas au dessus de 7,35. En cas d'échec, on parle d'*acidose métabolique décompensée*.

Il existe dans ce cas un risque vital et les perturbations massives du milieu intérieur doivent être corrigées en milieu de soins intensifs.

19.8.3 **Alcalose métabolique**

Des vomissements ou une aspiration gastrique peuvent entraîner une **alcalose métabolique** par perte des ions hydrogène et chlore contenus dans le liquide gastrique. La correction des troubles électrolytiques, en général massifs, sont la priorité thérapeutique.

19.8.4 **Acidose respiratoire**

Il existe toujours une **acidose respiratoire** en cas de troubles de l'évacuation du dioxyde de carbone par voie respiratoire qui entraînent une accumulation de dioxyde de carbone, ainsi que de bicarbonates et d'ions hydrogène dans l'organisme ; c'est-à-dire en cas de troubles de la fonction pulmonaire ou de l'administration de médicaments *dépresseurs respiratoires*. Dans les cas graves, le patient est cyanosé (a les « lèvres bleues »), présente des troubles de la conscience et est dyspnéique.

L'accumulation du dioxyde de carbone acide provoque une acidose ; les reins réagissent de manière compensatoire en augmentant l'élimination d'ions hydrogène. Le traitement est une assistance ventilatoire. Si le pH chute en dessous de 7,20, le patient devra être ventilé artificiellement.

19.8.5 Alcalose respiratoire

En cas de surexcitation des centres respiratoires, les inspirations et les expirations seront trop importantes ce qui entraînera une évacuation d'une trop grande quantité de dioxyde de carbone lors de l'expiration. L'alcalose respiratoire qui en résulte est le plus souvent d'origine *psychosomatique*, déclenchée par ex. par le stress des examens (*hyperventilation psychogène*). Mais la fièvre, les traumatismes crânio-encéphaliques, les méningites, les sepsis et l'insuffisance hépatique peuvent déclencher une hyperventilation et donc une **alcalose respiratoire**.

Dans les cas chroniques, les reins essayent de mettre en place une contre-régulation au cours de laquelle l'élimination des ions hydrogène est diminuée dans le système tubulaire et celle des bicarbonates est augmentée.

Questions de révision

1. Quelles sont les fonctions du rein ? (☞ Introduction en début de chapitre)

2. Quelles structures reconnaît-on lorsque l'on observe une coupe de rein ? (☞ Fig. 19.3)

3. Qu'est-ce qu'un néphron ? (☞ 19.1.4)

4. Quelle est la fonction de l'appareil juxta-glomérulaire rénal ? (☞ 19.1.5)

5. Quelle est la quantité de liquide qui est filtrée quotidiennement par les glomérules rénaux ? (☞ 19.2.1)

6. Quelles sont les fonctions du système tubulaire ? (☞ 19.2.3)

7. Quels sont les composants urinaires que l'on peut mettre en évidence au microscope dans le sédiment urinaire ? (☞ 19.3.2)

8. Quelles sont les structures qui font partie des voies urinaires excrétrices ? (☞ 19.4)

9. Comment se déclenche la miction ? (☞ 19.4.4)

10. Quelles sont les substances qui permettent d'apprécier la fonction rénale ? (☞ 19.5)

11. Quelle est l'hormone qui commande la réabsorption de l'eau dans le tube distal ? (☞ 19.6)

12. Pourquoi est-il aussi important que le pH soit maintenu constant à la valeur de 7,4 ? (☞ 19.8.1)

13. Comment une alcalose respiratoire peut-elle s'installer en cas de stress ? (☞ 19.8.5)

ORGANES SEXUELS (OU GÉNITAUX)

Rôle des organes sexuels

Les organes sexuels masculins et féminins ont plusieurs rôles :

- Ils produisent les *cellules germinales* (ovules et spermatozoïdes).
- Ils produisent les *hormones sexuelles* qui permettent la différenciation, la maturation et la fonctionnalité des cellules germinales.
- Ils produisent les *sécrétions* qui permettent la lubrification des organes lors de l'acte sexuel et développent des conditions environnementales favorables pour le transport et l'union des cellules germinales.
- Les organes génitaux externes permettent l'**accouplement** (*acte sexuel, coït*).

Les signes sexuels

Le sexe s'exprime extérieurement par des organes et des signes sexuels spécifiques. On peut les classer en trois groupes :

- Les **organes sexuels primaires** : ce sont les organes nécessaires à la reproduction comme le pénis, les testicules, les épididymes, les voies spermatiques ainsi que les ovaires, les trompes utérines, l'utérus et le vagin. Ils sont nécessaires à la reproduction.

- Les **caractères sexuels secondaires** se développent du fait d'une augmentation de la production d'hormones sexuelles pendant la puberté (par ex. voix grave et pousse de la barbe chez l'homme ; seins et répartition féminine du tissu adipeux chez la femme).

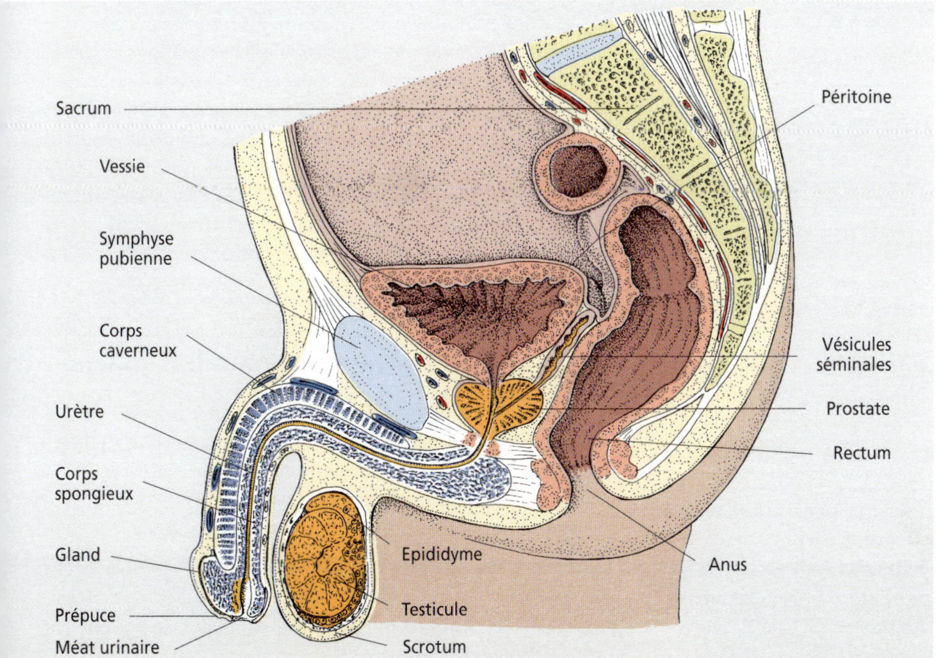

Fig. 20.1 : Système urinaire et organes sexuels masculins en coupe sagittale.

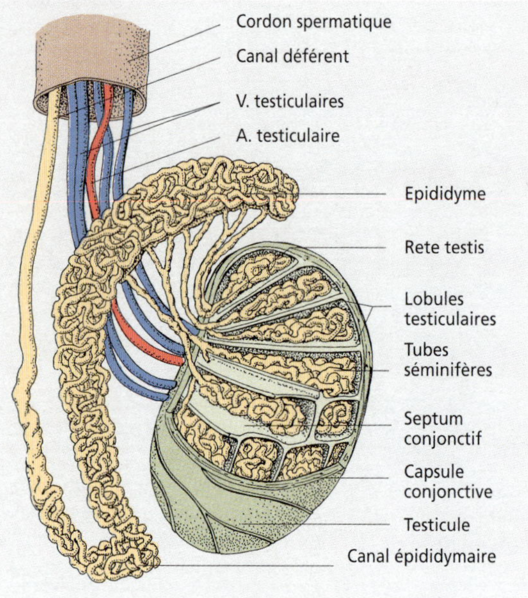

Fig. 20.2 : Testicule, épididyme et partie initiale du cordon spermatique. En haut est représenté également la partie terminale du cordon spermatique avec l'ensemble des vaisseaux qui alimentent le testicule, après sa sortie du canal inguinal.

- Enfin, on réunit sous le terme de **caractères sexuels tertiaires** les comportements sexuels typiques congénitaux et acquis.

20.1 Les organes génitaux masculins

20.1.1 Organes internes et externes

Tant chez l'homme que chez la femme, on différencie les organes sexuels internes des organes sexuels externes.

Les **organes génitaux internes** masculins sont :

- les **testicules**,
- les **épididymes**,
- les **canaux déférents** qui sont inclus dans les **cordons spermatiques**,
- les glandes génitales avec la **prostate**, les **vésicules séminales** et les **glandes de Cowper**.

Les **organes génitaux externes** sont :

- le **pénis** dans lequel passent les voies urinaire et spermatique qui sont confondues,
- le **scrotum** (*bourses*).

20.1.2 Testicules et scrotum

Les **testicules** de forme ovoïde sont au nombre de deux et sont suspendus dans le **scrotum**. Alors que les testicules ont une consistance ferme, le scrotum est traversé de tissu conjonctif lâche. Au bord supérieur du testicule se trouve l'**épididyme**.

Le testicule lui-même est entouré d'une capsule de tissu conjonctif dense et est divisé en petits lobules par plusieurs cloisons (septa) conjonctives. Ces lobules testiculaires contiennent un grand nombre de **tubes séminifères** pelotonnés qui s'abouchent finalement dans le **rete testis**. Dans le tubes séminifères se trouve l'**épithélium germinal** qui est constitué des **cellules germinales** et des **cellules de Sertoli**. Les cellules germinales forment les **spermatozoïdes,** après plusieurs étapes intermédiaires de la maturation spermatique (☞ 20.1.4). Les cellules de Sertoli par contre veillent au maintien du milieu hormonal nécessaire à la maturation spermatique et apportent les nutriments indispensables aux cellules germinales. Entre les tubes séminifères et les vaisseaux sanguins qui les accompagnent se trouvent les **cellules de Leydig**, regroupées en amas, qui produisent l'hormone sexuelle mâle testostérone.

La descente des testicules

Dès la 8ème semaine du développement embryonnaire du fœtus mâle, les testicules embryonnaires « migrent » avec leurs vaisseaux hors de la cavité abdominale, où ils se trouvent initialement comme les organes génitaux féminins, à travers le canal inguinal, vers le bas pour atteindre le scrotum. Cette **descente testiculaire** permet « d'extérioriser » les testicules dans le scrotum et de les éloigner de la chaleur corporelle de la cavité abdominale - dans le scrotum, la température est de 2 à 5°C inférieure à la température centrale. Ceci est particulièrement important car la maturation spermatique n'est pas possible à un niveau de température équivalent à celui de la température centrale.

20.1.3 Les hormones sexuelles mâles

Au moment de la puberté, il existe une poussée de sécrétion hormonale : au départ le lobe antérieur de l'hypophyse libère de la FSH et de la LH. Cette sécrétion brutale sera déclenchée par la Gn-RH (☞ 13.2.1) et se maintient chez l'homme tout au long de la vie.

- La **FSH** stimule chez l'homme la maturation spermatique.
- La **LH** stimule la libération de testostérone par les cellules de Leydig.

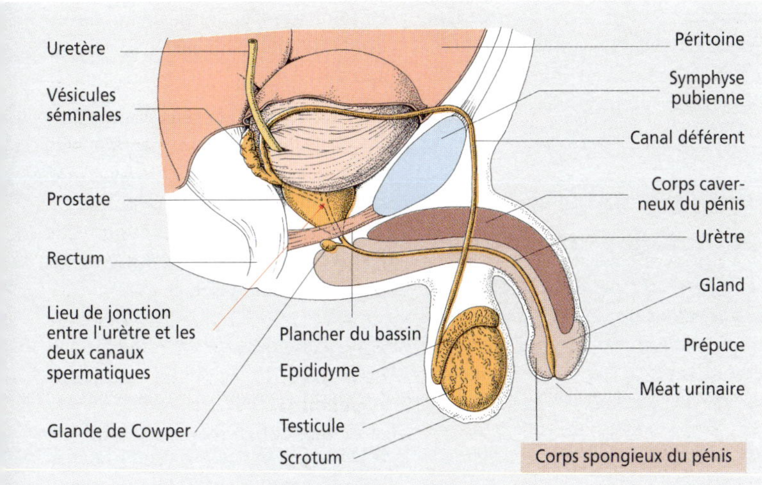

Fig. 20.3 : Trajet des voies spermatiques (vue latérale).

La **testostérone** est l'hormone sexuelle masculine et appartient au groupe des androgènes (☞ 13.6.4). Elle est apparentée avec les hormones sexuelles féminines, œstrogène et progestérone, et possède les actions suivantes :

- Stimulation de la croissance testiculaire et pénienne pendant la puberté.
- Formation des caractères sexuels secondaires masculins pendant la puberté (par ex. mue de la voix, pousse de la barbe, pilosité corporelle, croissance osseuse et musculaire).
- A un âge plus avancé, cause de la calvitie.
- Stimulation des pulsions sexuelles (*libido*) et dans une certaine mesure de « l'agressivité masculine ».
- Déclenchement de la maturation spermatique (en association avec la FSH).

20.1.4 **Le sperme**

Le *liquide séminal* (**sperme**) de l'homme mature sexuellement est composé de spermatozoïdes ainsi que de sécrétions en provenance des épididymes, des vésicules séminales, des glandes de Cowper et prostatiques. Il est légèrement alcalin (☞ Fig. 2.7.3) et neutralise ainsi lors de son émission le pH acide du vagin. Par ailleurs, le liquide séminal contient des enzymes qui activent et rendent mobiles les spermatozoïdes qui le sont peu lorsqu'ils se trouvent encore dans l'épididyme.

Le sperme est évacué grâce à l'**éjaculation** déclenchée par le système végétatif. L'éjaculat contient de 70 à 600 millions de spermatozoïdes dans un volume de liquide de 2 - 6 ml.

Les **spermatozoïdes** eux-mêmes sont composés de trois parties :

- la *tête* (contient le matériel chromosomique haploïde, ☞ 3.7.3),
- le *cou* (relie la tête et le corps),

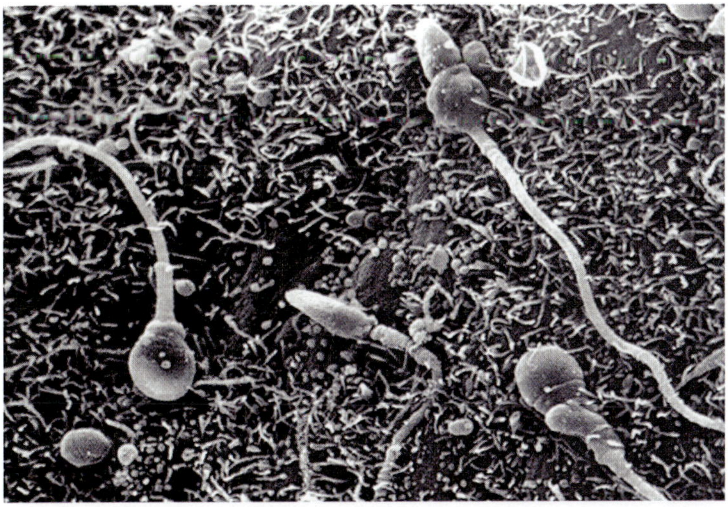

Fig. 20.4 : Spermatozoïdes dans les mailles du filet des canaux excréteurs du rete testis.

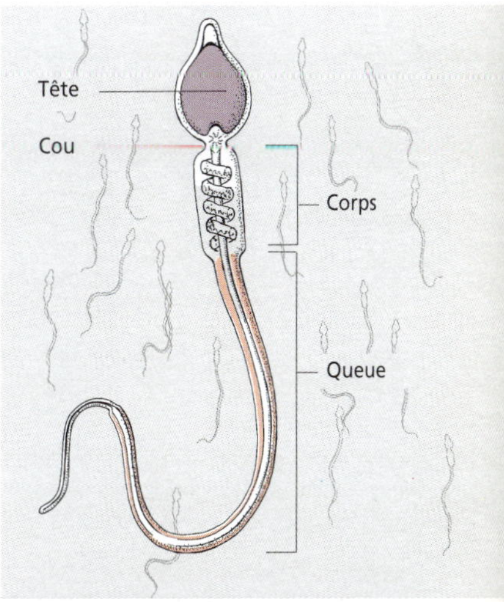

Fig. 20.5 : Spermatozoïde. On différencie les quatre parties : la tête, le cou, le corps et la queue.

- le *corps* (contient de nombreuses mitochondries qui assurent l'alimentation en énergie nécessaire pour la mobilité),
- la *queue*.

La formation des spermatozoïdes

Sous le terme de **formation des spermatozoïdes** (*spermatogenèse*), on entend le développement et la maturation de cellules germinales masculines immatures en spermatozoïdes capables de fécondation. Ce processus s'installe au début de la puberté et se produit dans les tubes séminifères.

A ce niveau, les cellules germinales immatures subissent plusieurs divisions de maturation (☞ Fig. 3.24) au cours desquelles le matériel chromosomique, initialement diploïde, sera réduit de moitié. Les **spermatides** ainsi obtenus mûrissent ensuite pendant environ 60 - 90 jours pour donner des spermatozoïdes fécondants.

20.1.5 **Les voies spermatiques excrétrices**

Les voies spermatiques excrétrices sont formées des épididymes et des canaux déférents, et servent aussi bien au stockage qu'à l'évacuation du liquide séminal.

Les épididymes

Le sperme est stocké dans les canaux de l'**épididyme**. Ce dernier se moule sur la face postérieure du testicule et reçoit du rete testis plusieurs canaux fortement spiralés qui se réunissent pour former le **canal épididymaire,** lui aussi fortement spiralé.

Dans ce dernier, la plus grande partie du liquide séminal produit sera stockée et y sera enrichie avec une sécrétion qui inhibe la mobilité des spermatozoïdes afin d'éviter que l'énergie stockée soit utilisée de manière prématurée.

Le canal déférent

Le canal épididymaire se prolonge sans frontière nette par le **canal déférent**. Ce dernier, inclus dans le **canal spermatique** avec des vaisseaux et des nerfs, file vers la cavité abdominale en passant par le canal inguinal. Avant que les canaux déférents ne s'abouchent finalement dans l'urètre, ils traversent la **prostate**, qui est une glande unique. La paroi des canaux déférents contient une couche épaisse de musculature lisse qui pousse le liquide séminal dans l'urètre en se contractant lors de l'éjaculation.

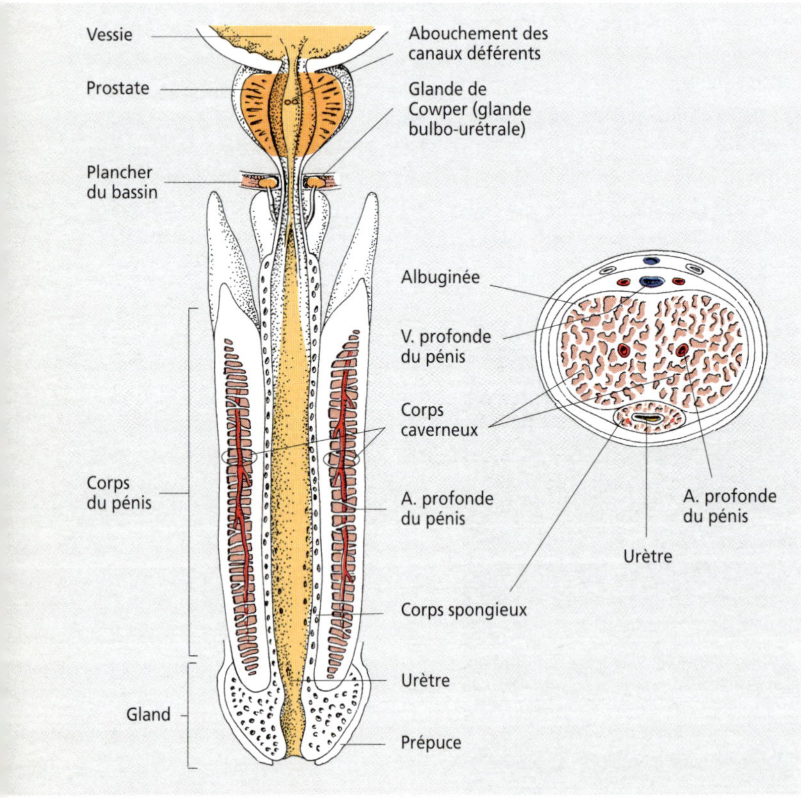

Fig. 20.6 : Le pénis en coupe longitudinale et transversale. Les corps caverneux sont traversés de cavités spongieuses qui se remplissent de sang par l'intermédiaire des a. profondes du pénis en cas d'excitation sexuelle.

20.1.6 **Les glandes génitales**

La **prostate**, à côté des **vésicules séminales** et des **glandes de Cowper**, fait partie des glandes génitales masculines. Elle siège entre la face inférieure de la vessie et la musculature du plancher du bassin, et entoure l'urètre. La prostate est composée de plusieurs glandes individualisées produisant un liquide trouble, fluide qui constitue l'essentiel du liquide séminal.

Chez environ 60 % des hommes âgés, il se produit une augmentation de taille noduleuse de la prostate, de nature bénigne (**adénome de la prostate**). L'adénome de la prostate peut entraîner un rétrécissement de l'urètre, si bien que la vessie ne peut plus être vidée (*rétention urinaire*).

20.1.7 **Organes génitaux externes masculins et urètre**

Au niveau de la partie visible du **pénis** (*membre masculin*), on différencie le **corps du pénis** et le **gland**. Le pénis est recouvert d'une peau extensible qui recouvre le gland en formant un repli (**prépuce**).

Corps érectiles

Le corps du pénis contient des *corps érectiles* qui sont tous entourés d'une capsule de tissu conjonctif dense. Ce sont :

- Les **corps caverneux** à deux branches. Ils permettent l'*érection* (redressement du membre) au cours de laquelle ils se gonflent en remplissant leurs cavités spongieuses avec le sang des artérioles qui se dilatent sous l'action du système parasympathique, alors que le retour veineux pénien est réduit.
- Le corps spongieux fixé à la partie inférieure du pénis qui se termine par le **gland**. Le corps spongieux contient l'urètre qui est recouvert d'un épithélium de transition.

20.2 **Les organes génitaux féminins**

20.2.1 **Organes génitaux internes et externes**

Comme pour les organes génitaux masculins, on différencie aussi chez la femme les organes génitaux externes et internes. Tous les **organes génitaux internes** siègent, chez la femme, dans le petit bassin où ils sont protégés ; en font partie :

- les ovaires,
- les trompes,
- l'utérus,
- le vagin.

Les ovaires et les trompes avec les

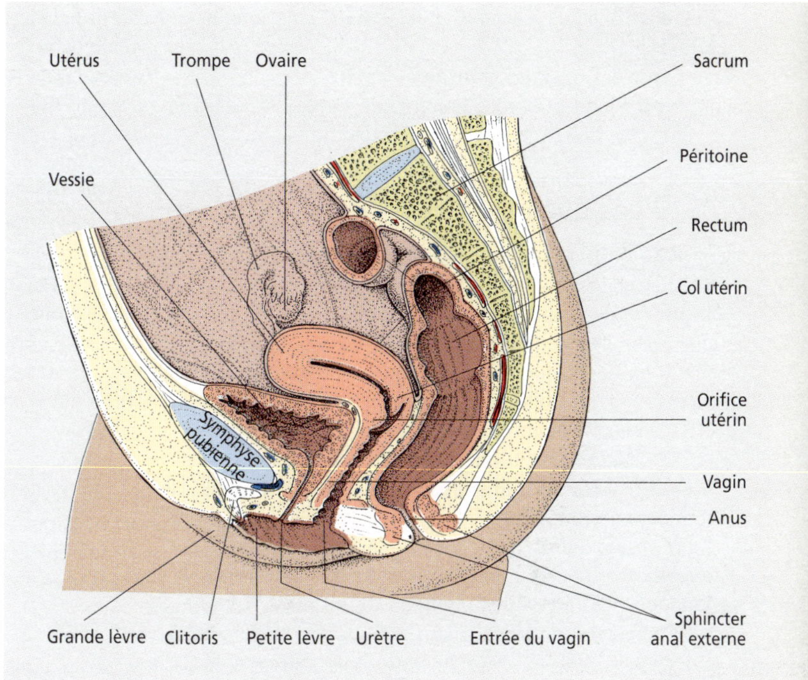

Fig. 20.7 : Les organes génitaux féminins en coupe sagittale.

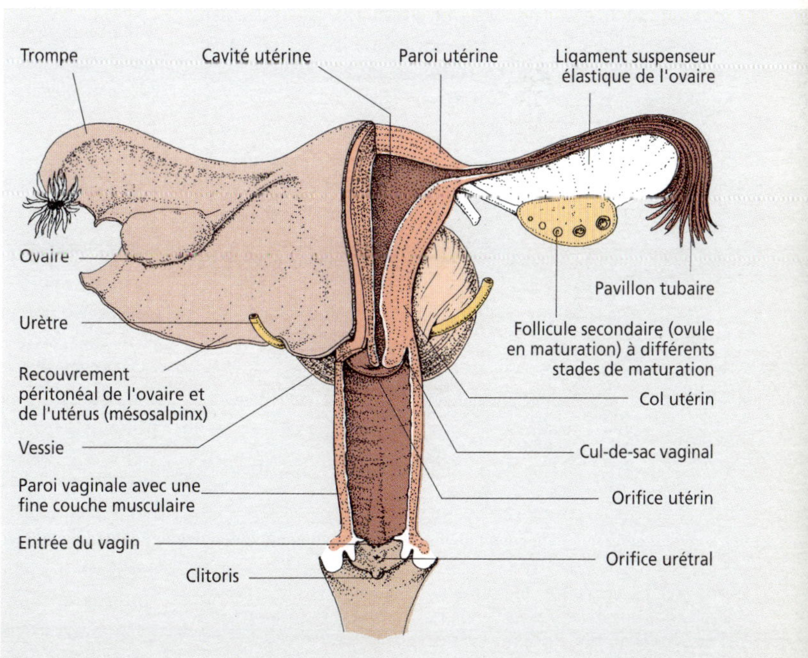

Fig. 20.8 : Vue d'ensemble des organes génitaux internes féminins en coupe frontale.

tissus environnants sont désignés globalement sous le terme d'*annexes*.

Font partie des **organes génitaux externes** qui sont réunis par les médecins sous le terme de **vulve** : le mont de vénus, le clitoris, les lèvres et l'entrée du vagin.

20.2.2 **Les ovaires**

Les **ovaires** de la femme sont au nombre de deux et sont accrochés sur les bords latéraux du petit bassin. Le rôle des ovaires est, en dehors de la fabrication des hormones sexuelles œstrogènes et progestérone, la préparation d'ovules prêts à être fécondés. La **formation des ovules** (*ovogenèse*) est très compliquée (☞ Fig. 3.25) et s'effectue en plusieurs étapes :

- A la naissance, chaque ovaire contient environ 400 000 **follicules primaires**. On entend sous ce terme, les cellules germinales entourées d'un épithélium folliculaire (*ovocytes*). Après la puberté, quelques follicules primaires poursuivent leur développement à intervalles réguliers de un mois. Cette différenciation est principalement sous le contrôle de l'hormone FSH en provenance du lobe antérieur de l'hypophyse (☞ 20.2.5).
- Les follicules primaires se développent et atteignent un diamètre qui peut aller jusqu'à 8 mm sous la forme de **follicules secondaires** puis finalement **tertiaires**.

Les follicules secondaires et tertiaires produisent principalement les œstrogènes qui stimulent la croissance de la muqueuse utérine. Un des follicules tertiaires se transforme finalement en **follicule de De Graaf**, prêt pour l'ovulation (☞ Fig. 20.9).

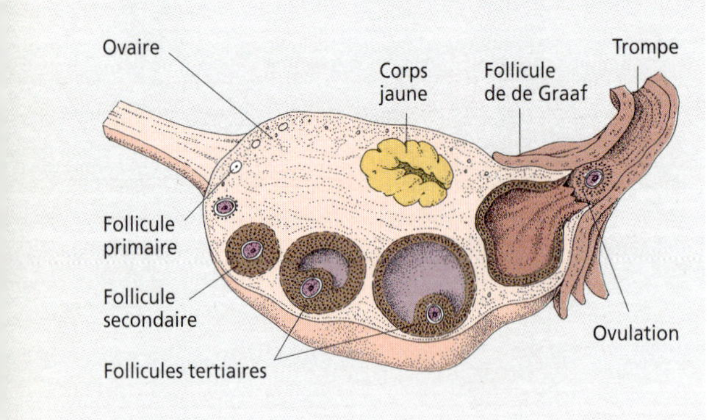

Fig. 20.9 : Ovulation et formation du corps jaune. Lors de l'ovulation, le follicule de De Graaf explose, ce qui permet à l'ovule de quitter l'ovaire. La trompe recueille l'ovule et le transporte jusqu'à l'utérus. Le follicule de De Graaf vide se transforme en corps jaune et produit la progestérone, hormone du corps jaune.

- Au milieu de chaque mois du cycle de maturation génitale de la femme, un ovule « sort » de son follicule de De Graaf (**ovulation**). L'ovulation sera déclenchée par une augmentation brutale de la LH (hormone lutéinisante, ☞ Fig. 20.11), hormone en provenance du lobe antérieur de l'hypophyse. Après l'ovulation, l'ovule commence sa progression dans la trompe où il doit rencontrer les spermatozoïdes dans un laps de temps limité - sinon il meurt.
- Le follicule de De Graaf « vide » se transforme en **corps jaune** (*corps lutéal*). Jusqu'à l'apparition des règles, le corps jaune va fabriquer principalement de la progestérone. En cas de fécondation de l'ovule, le corps jaune continuera à produire de la progestérone jusqu'au 3ème mois de grossesse.

Après 45 ans, les ovaires perdent progressivement leur capacité, les règles sont de plus en plus rares et finalement disparaissent (**ménopause**). Ensuite commence la post-ménopause, c'est-à-dire la période après les dernières règles.

20.2.3 **Les trompes**

Les **trompes** sont au nombre de deux et servent à recueillir l'ovule après l'ovulation. Par ailleurs, c'est à ce niveau que s'effectuent la fécondation de l'ovule et son transfert vers l'utérus. La paroi des trompes est formée d'une muqueuse pleine de replis et d'une fine couche musculaire qui assure la progression de l'œuf vers l'utérus, grâce à des mouvements péristaltiques.

20.2.4 **L'utérus**

L'**utérus** comprend deux parties.

La partie supérieure, large, le **corps de l'utérus**, est composée d'une musculature puissante. La **cavité utérine** est recouverte de la **muqueuse utérine** (*endomètre*). Pendant la grossesse, le corps de l'utérus sert de « réceptacle » pour l'œuf et participe à la formation du **placenta** (☞ Fig. 21.4) qui assure l'alimentation du fœtus. La partie inférieure de l'utérus qui pointe dans le **vagin** est le **col de l'utérus**. Ce dernier est constitué de tissu conjonctif rigide et de musculature lisse qui entourent le **canal cervical**. Les glandes de la muqueuse cervicale forment un mucus épais qui ferme l'orifice de l'utérus comme un bouchon et le protège contre les germes en provenance du vagin. Ce n'est que pendant les quelques jours fécondables ou pendant les règles que le mucus s'éclaircit et permet l'ouverture du canal de quelques millimètres.

Le col se termine en bas par l'**orifice de l'utérus**.

La structure de la paroi utérine

La paroi utérine est constituée de trois couches :

- Sur la face externe, le péritoine (appelé à ce niveau tunique séreuse ou **adventice**),
- Au milieu, une couche de musculature lisse déjà évoquée (**myomètre**),
- Sur la face interne, la muqueuse utérine (**endomètre**).

L'endomètre se prépare à chaque cycle à la nidation de l'œuf. En l'absence de fécondation, une partie de l'endomètre sera régulièrement éliminée par des contractions (**menstruations**, règles ☞ 20.2.6), c'est-à-dire environ une fois par mois.

20.2.5 **Les hormones sexuelles féminines**

Comme chez les garçons, la sécrétion de FSH et de LH est déclenchée chez les filles, au début de la puberté, par la releasing-hormone **Gn-RH** (☞ 13.2.1) :

- La **FSH** (*hormone de stimulation des follicules*), qui est libérée par le lobe antérieure de l'hypophyse principalement pendant la première moitié du cycle, permet la maturation d'un ovocyte en follicule de De Graaf et la libération d'œstrogènes par l'ovaire.
- La **LH** (*hormone lutéinisante*) sera principalement libérée en milieu de cycle. Elle permet l'ovulation en association avec la FSH et la transformation du follicule de De Graaf en **corps jaune** (*corps lutéal*). Le corps jaune produit principalement de la **progestérone**.

Action des œstrogènes et de la progestérone

Les actions des hormones sexuelles féminines œstrogènes et progestérone sont nombreuses.

Les **œstrogènes** seront essentiellement sécrétés pendant la première moitié du cycle (☞ Fig. 20.11) :

- Ils provoquent la reconstruction de la muqueuse utérine après la menstruation.
- Ils ont un effet positif sur l'anabolisme protéique qui est cependant plus faible que celui de l'hormone sexuelle mâle progestérone.
- Ils favorisent l'apparition des caractères sexuels primaires et secondaires pendant la puberté (par ex. le développement des seins).
- Ils augmentent les pulsions sexuelles (*libido*).

La **progestérone**, dont la plus grande partie est sécrétée par le corps jaune pendant la deuxième moitié du cycle, provoque :

- la préparation de l'endomètre pour la réception de l'œuf (voir plus bas),
- une rétention d'eau au niveau des tissus,
- le déclenchement de la production de lait dans les seins,

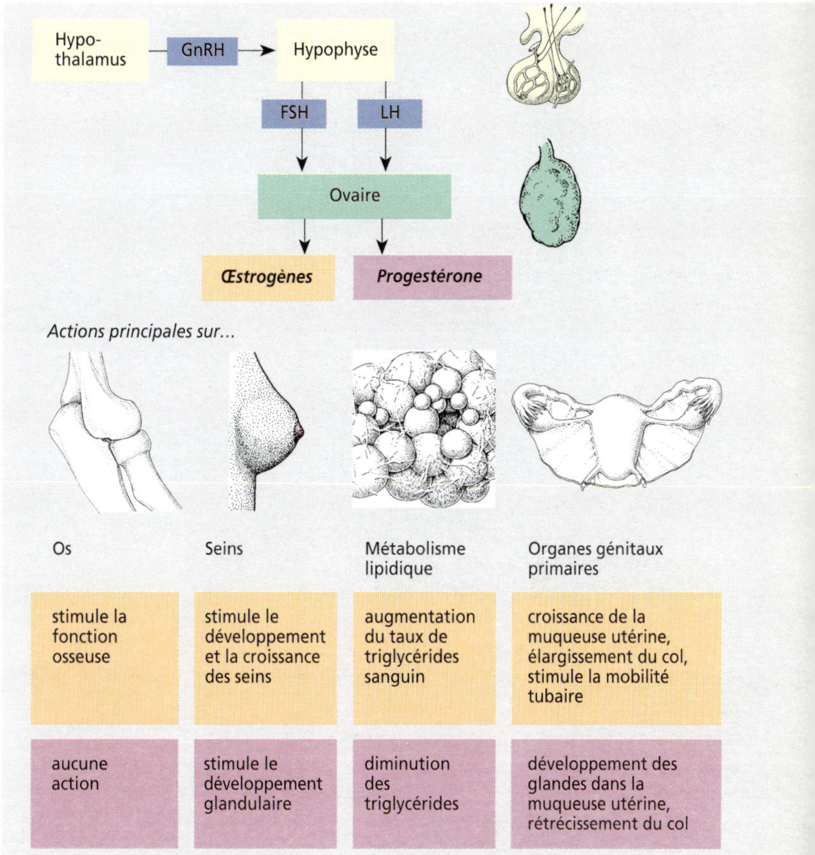

Fig. 20.10 : Les actions des hormones sexuelles féminines œstrogènes et progestérone. Les œstrogènes et la progestérone sont fabriquées dans les ovaires sous le contrôle de la FSH et de la LH. Elles ont différentes actions sur des organes variés (œstrogènes : fond orange, progestérone : fond violet).

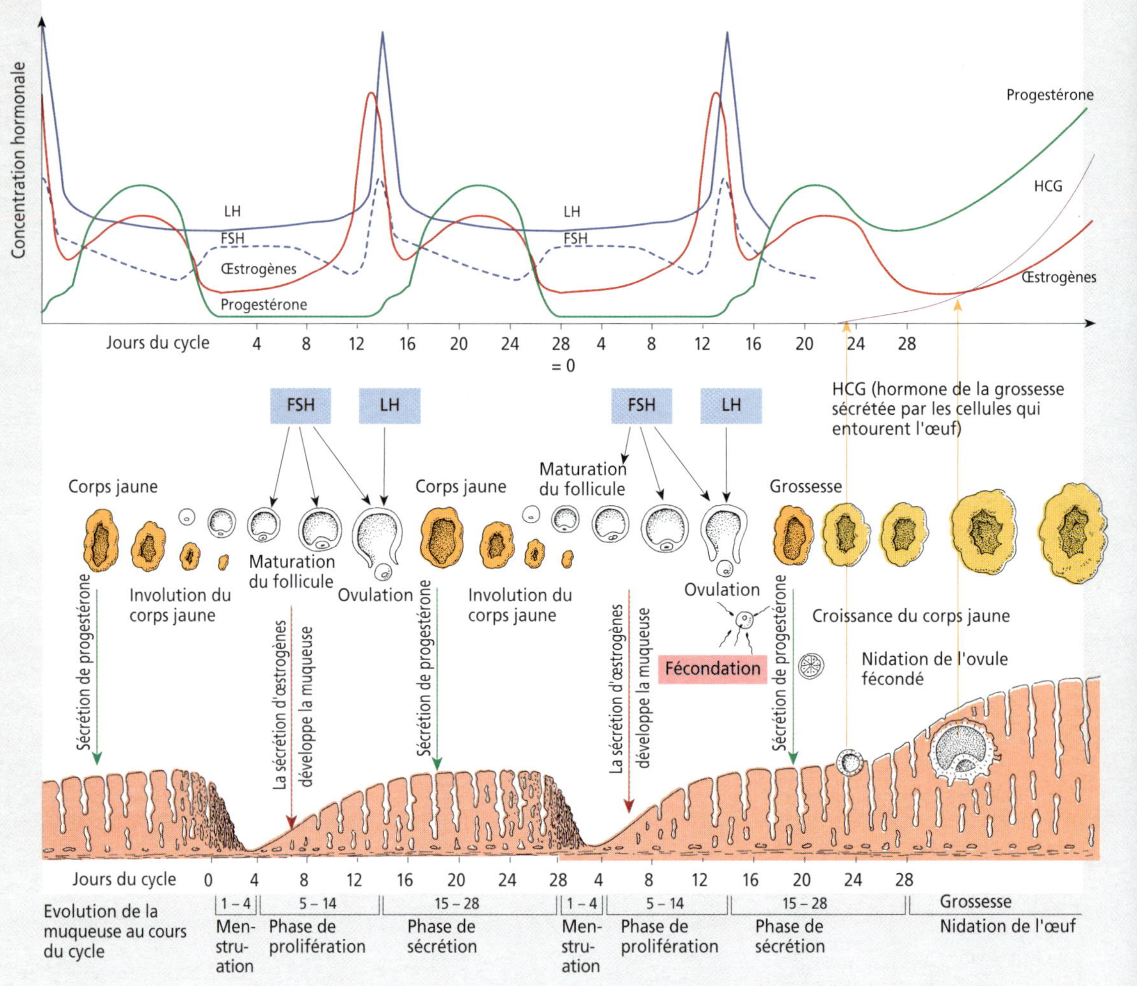

Fig. 20.11 : Schéma des variations des concentrations des principales hormones et de leurs effets sur la muqueuse utérine et les ovaires pendant le cycle menstruel et pendant la grossesse.

- et soutient la nidation et la croissance de l'œuf pendant la première phase de la grossesse.

Prolactine et oxytocine

Il s'agit de deux hormones sexuelles féminines supplémentaires.

La **prolactine** est libérée par le lobe antérieur de l'hypophyse. Elle stimule la croissance des glandes mammaires et déclenche la production de lait par ces glandes après la naissance. Sa libération est déclenchée par la succion des mamelons.

L'**oxytocine** est libérée par le lobe postérieur de l'hypophyse, mais est synthétisée par l'hypothalamus dans le cadre de la neurosécrétion (☞ Fig. 11.10). Elle provoque des contractions rythmiques de la musculature de l'utérus (travail, ☞ 21.6) pendant l'accouchement. Une autre action de l'oxytocine est la contraction des canaux des glandes mammaires, ce qui provoque l'afflux de lait.

20.2.6 **Le cycle menstruel**

Des modifications de la muqueuse utérine se produisent périodiquement dans l'intervalle d'âge entre le début des règles (*ménarche*) vers 11 - 13 ans et leur disparition (*ménopause*) vers 45 - 50 ans, en dehors des phases de grossesse et une partie de celles d'allaitement. Ces dernières sont contrôlés par les hormones et ont pour fonction, à des intervalles réguliers d'offrir des conditions optimales pour la nidation de l'ovule fécondé.

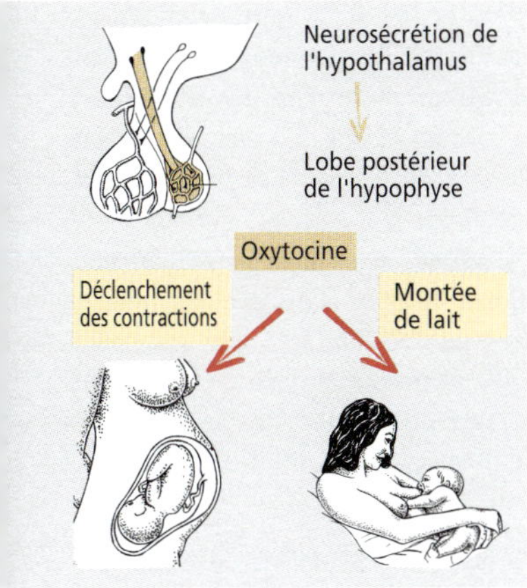

Fig. 20.12 : Les actions de l'oxytocine sur l'utérus et les seins.

Dans le même temps, un ovule fécondable est pondu au milieu de cette période qui dure de 25 à 35 jours - appelé **cycle menstruel**.

Les phases du cycle menstruel

Le cycle menstruel est divisé en trois phases (☞ Fig. 20.11 en bas de l'image) :

- les **règles** (*menstruation*) pendant lesquelles les couches cellulaires superficielles de la muqueuse utérine sont éliminées (1er au 4ème jours du cycle),
- la **phase de régénération** (*phase de prolifération*) entre le 5ème et 14ème jours pendant laquelle la muqueuse utérine se reconstruit,
- la **phase de sécrétion** du 15ème jour du cycle jusqu'au premier jour de la menstruation suivante. Pendant cette phase, l'équipement de la muqueuse utérine sera complété par des glandes et des nutriments (en particulier du glycogène) pour pouvoir être prête à accueillir l'ovule fécondé. Le début de la phase de sécrétion sera déclenchée par l'ovulation aux environs du 14ème jour du cycle.

En cas d'absence de fécondation de l'ovule après l'ovulation, le corps jaune s'involue (☞ 20.2.2) et ajuste sa production de progestérone. En conséquence, la vascularisation de la couche fonctionnelle de l'endomètre diminue fortement ce qui entraîne finalement sa mort. Des contractions utérines qui peuvent être réellement douloureuses facilitent l'expulsion de la muqueuse morte hors de la cavité utérine, l'hémorragie de la menstruation commence (= 1er jour du nouveau cycle).

Les règles durent de 3 à 7 jours. Vers la fin de la menstruation, la « plaie » de l'endomètre sera refermée par une croissance de l'épithélium et du tissu conjonctif. A partir du 5ème jour, la couche fonctionnelle de l'endomètre se régénère pendant la phase de prolifération.

20.2.7 Le vagin

Le **vagin** est un tuyau musculaire élastique de 8 - 12 cm de long composé essentiellement de tissu conjonctif qui constitue la liaison entre l'utérus et les organes génitaux externes. Dans l'enfance, l'**orifice vaginal** est généralement fermé en plus grande partie par une fine membrane, appelée **hymen**.

Le vagin contient des sécrétions produites par les glandes du col de l'utérus et des cellules épithéliales vaginales desquamées. Des **lactates** sont formées par des bactéries à partir du glycogène de ces cellules desquamées. De ce fait, est créé un milieu acide dans le vagin (pH = 4) qui protège contre la remontée de germes pathogènes. Comme chez l'homme, les organes génitaux de la femme s'adaptent pour l'acte sexuel (☞ 20.4) aux besoins de la conception : les sécrétions vaginales vont prendre un pH neutre, la progression des spermatozoïdes sera facilitée par la production d'un mucus fluide par le col utérin.

20.2.8 Les organes génitaux externes féminins

Les organes génitaux externes féminins sont regroupés sous le terme de **vulve**. A ce niveau se trouvent les orifices de l'urètre et du tube digestif (**anus**) ainsi que l'entrée du vagin. Le clitoris, le méat urétral et l'entrée du vagin forment la **vestibule** qui est recouvert par les petites et les grandes lèvres. Ces replis cutanés forment en avant le **mont de Vénus** et se continuent en arrière par le **périnée**, la région entre le vestibule et l'anus. Ils sont plus ou moins recouverts de **poils pubiens**.

Les **grandes lèvres** recouvertes de poils entourent l'urètre et le vestibule vaginal. Elles contiennent des glandes sébacées et sudoripares.

Les **petites lèvres** sont le plus souvent recouvertes par les grandes lèvres. Elles sont des replis cutanés imberbes qui contiennent de nombreuses glandes sébacées.

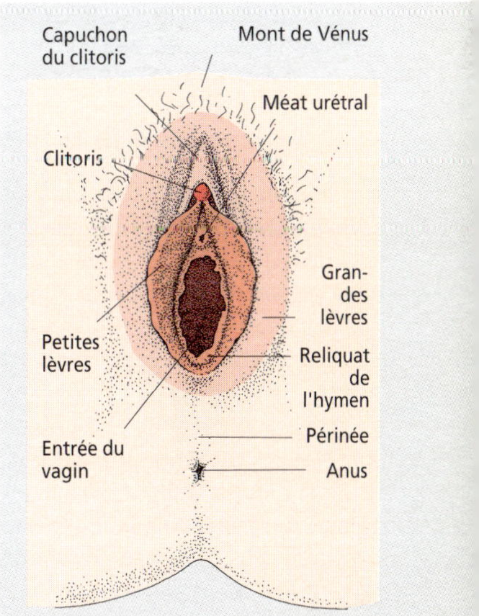

Fig. 20.13 : Organes génitaux externes féminins (vulve).

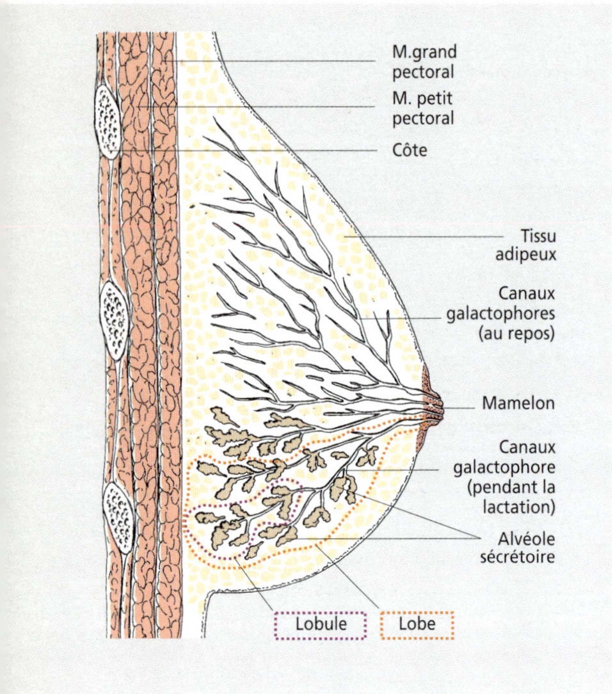

Fig. 20.14 : Structure détaillée du sein (coupe sagittale).

La muqueuse du **clitoris** est richement innervée par des fibres sensitives. En cas de stimulation sexuelle, il existe un gonflement du clitoris correspondant en quelque sorte au membre masculin.

20.2.9 Le sein de la femme

Les **seins** de la femme font partie des caractères sexuels secondaires : cela signifie que les corps glandulaires sont déjà disponibles lors de l'accouchement. Ces derniers, structures initialement planes, se transforment en glandes mammaires en l'espace de 1 - 3 ans pendant la puberté sous l'influence des hormones sexuelles féminines.

Le sein est constitué de plusieurs lobes glandulaires qui sont séparés par du tissu adipeux. Les lobes de la glande mammaire se divisent en lobules plus petits qui eux-mêmes forment les **alvéoles sécrétoires** (acini). Chaque lobe débouche au niveau du **mamelon** par un **canal galactophore**. Le mamelon contient de nombreuses terminaisons nerveuses sensitives, ce qui explique sa sensibilité à la stimulation et le fait que l'émission de lait et des sensations érotiques puissent ainsi être déclenchées. Le développement des alvéoles sécrétoires n'est pas complètement terminé à la fin de la puberté. Ce n'est qu'à l'occasion de la première grossesse que les alvéoles sécrétoires seront complètement développées et les seins atteignent leur taille maximale lors de la **montée de lait** (☞ Fig. 21.11), au début de la période d'allaitement.

Le **cancer du sein** (*carcinome mammaire*) est la tumeur maligne la plus fréquente chez la femme et qui touche souvent des personnes jeunes. Du fait que les métastases peuvent être souvent précoces dans ce type de tumeur, le pronostic est souvent mauvais et le traitement nécessite souvent une mastectomie (ablation du sein) et un curage des ganglions axillaires.

Les signes en faveur d'une tumeur maligne du sein peuvent être :

- des ganglions, en particulier d'apparition récente,
- un écoulement de sécrétions par le mamelon,
- une perte de la mobilité du tissu glandulaire sur la musculature thoracique,
- des modifications cutanées au niveau du sein (par ex. « peau d'orange », rétractations).

Les glandes mammaires des hommes

Les hommes possèdent également des glandes mammaires. En comparaison avec la femme, ces dernières se développent peu du fait des différences de concentrations hormonales et elles possèdent également moins de terminaisons nerveuses sensitives. De ce fait, elles sont en général moins sensibles à la stimulation.

20.3 Le développement des organes sexuels

Le développement avant la naissance

Déjà lors de la 8ème semaine du développement embryonnaire, les organes génitaux, qui sont identiques pour les deux sexes, sont visibles. Ces derniers s'individualisent plus tard en type féminin et masculin dont la différenciation se poursuivra jusqu'à la naissance.

Le développement après la naissance

Jusqu'à la puberté, les organes génitaux ne subissent pas de modifications décisives ; en comparaison avec le reste du corps, les organes génitaux externes ne croissent que très lentement. Aux alentours de 9 ans chez la fille et de 11 ans chez le garçon, il se produit une augmentation du taux sanguin d'hormones sexuelles. La **poussée de croissance pubertaire** démarre et, déclenchée par les modifications hormonales de la puberté, les premières règles apparaissent chez la fille vers l'âge de 11 -13 ans ; chez les garçons, il se produit entre 13 et

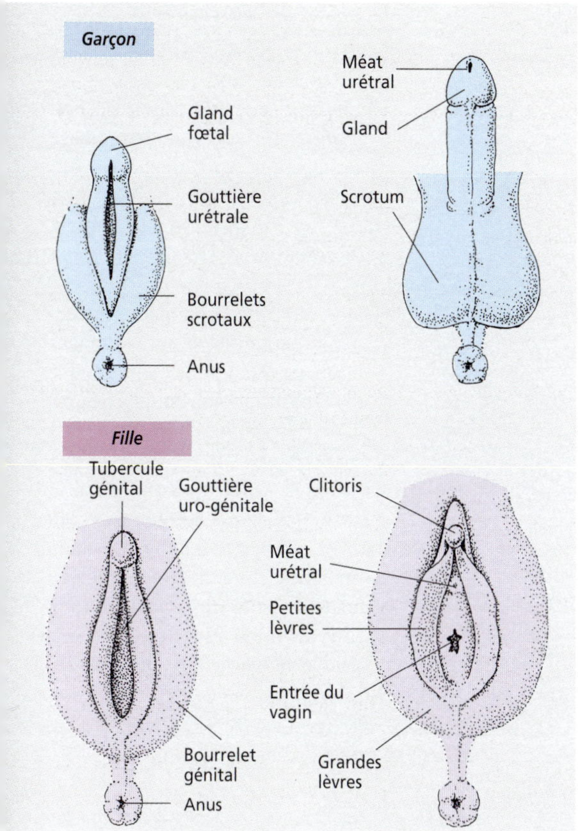

Fig. 20.15 : Le développement embryonnaire des organes génitaux externes chez la fille et chez le garçon. A partir de la 8ème semaine de grossesse, on peut reconnaître les premiers éléments des organes génitaux. Chez le fœtus mâle, la gouttière urétrale se ferme, le bourrelet génital forme les bourses et le tubercule génital grandit pour former le pénis. Chez le fœtus féminin, la fente uro-génitale reste ouverte et les petites et les grosses lèvres se forment.

15 ans la première éjaculation, généralement déclenchée involontairement. La capacité de procréation ne sera atteinte, dans les deux sexes, qu'un ou deux ans après les premières règles ou la première éjaculation.

Les modifications physiques sont accompagnées de modifications psychologiques qui suscitent des tensions sociales et internes importantes.

20.4 Le cycle de l'acte sexuel

Normalement, la **fécondation** (*conception, procréation*) est obtenue par un acte sexuel au cours duquel le pénis en érection est introduit dans le vagin (la médecine de la reproduction moderne permet par ailleurs une fécondation *artificielle* par d'autres moyens).

Afin de pouvoir rendre la fécondation la plus probable, les organes génitaux des deux sexes s'accordent de manière optimale dans leur fonction pendant le **cycle de l'acte sexuel**. Ce cycle se déroule dans ses grandes lignes de la même manière chez l'homme et chez la femme et est contrôlé par le système nerveux végétatif (☞ voir également Tableau 11.23). Selon les sexologues américains *Masters et Johnson*, on peut différencier quatre phases :

- la **phase d'excitation**,
- la **phase en plateau**,
- la **phase de l'orgasme**,
- la **phase de régression**.

La phase d'excitation

Les différents stimuli peuvent déclencher des sensations érotiques. La stimulation de certaines zones corporelles déterminées, les **zones érogènes**, entraîne une excitation sexuelle. Font partie des zones érogènes chez l'homme, le gland, chez la femme, le clitoris, les petites lèvres et les seins (en particulier les mamelons), les zones cutanées autour de la bouche et de l'anus ainsi que la face interne des cuisses. L'excitation sexuelle se manifeste, en dehors d'une sensation de bien-être, par une augmentation de la fréquence cardiaque et respiratoire ainsi que par une élévation de la pression artérielle, de la tension musculaire et d'une vascularisation cutanée plus importante. Chez la femme, une sécrétion muqueuse sera libérée par la paroi vaginale et les glandes du vestibule pendant la phase d'excitation, ce qui humidifie le vagin et facilite l'introduction du pénis en érection. Les lèvres et le clitoris se gonflent, les mamelons s'érigent; chez l'homme, il se produit un gonflement et un redressement du pénis (*érection*).

La phase en plateau

Les signes distinctifs de la phase d'excitation se développent - renforcés par des mouvements rythmiques - pendant la phase en plateau. Pendant que la musculature lisse de l'utérus et du vagin se contracte, il se forme un espace de réception du sperme au niveau du cul de sac postérieur du vagin.

La phase de l'orgasme

Le point culminant de la phase d'excitation sexuelle est l'**orgasme**, qui est ressenti comme le plaisir physique le plus intense. Pendant cette phase qui ne dure que quelques secondes, il se produit chez la femme un rétrécissement du tiers inférieur du vagin, accompagné de

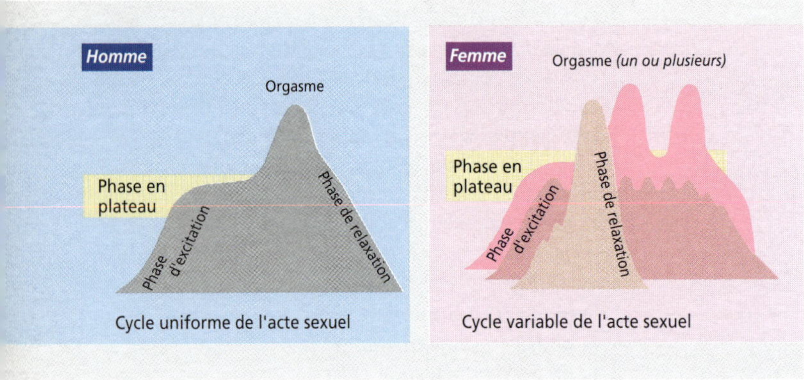

Fig. 20.16 : Le cycle de l'acte sexuel chez l'homme et chez la femme.
Chez l'homme, il existe une véritable phase réfractaire après l'orgasme. Chez la femme (à droite), il existe une grande variabilité dans le déroulement du processus. Trois déroulements différents sont représentés.

contractions rythmiques de la musculature du plancher du bassin et de l'utérus. Chez l'homme pubère, le liquide séminal sera expulsé dans le cul de sac vaginal postérieur par des contractions rythmiques, involontaires des canaux spermatiques, de l'urètre, des muscles de la base du pénis et finalement du pénis luimême (**éjaculation**).

La phase de régression

Pendant la phase de régression ou de relaxation, tous les organes reviennent à leur état initial de non excitation. La durée de cette phase est à peu près équivalente à celles des phases d'excitation et en plateau. Chez l'homme, le relâchement de l'érection s'effectue en deux phases :

- La régression principale s'effectue immédiatement après l'éjaculation, ce qui a pour conséquence un disparition plus ou moins rapide de l'érection.
- Finalement, il existe chez l'homme - parfois aussi chez la femme, bien que nombreuses sont celles qui peuvent avoir plusieurs orgasmes immédiatement les uns derrière les autres - une période d'insensibilité aux stimuli sexuels (**phase réfractaire**), pendant laquelle toute nouvelle érection ou orgasme est impossible.

Questions de révision

1. Quelles sont les missions des organes génitaux ? (☞ Généralités Chapitre 20)

2. Quelles sont les organes qui font partie des organes génitaux masculins ? (☞ 20.1.1)

3. Quelles sont les actions de la testostérone ? (☞ 20.1.5)

4. Quelles sont les structures qui passent dans l'arcade crurale chez l'homme ? (☞ 20.1.5)

5. Comment se produit l'érection chez l'homme ? (☞ 20.1.7)

6. Quelles sont les organes qui constituent la vulve chez la femme ? (☞ 20.2.1)

7. Quels sont les missions des ovaires ? (☞ 20.2.2)

8. Quelle est la structure de la paroi de l'utérus ? (☞ 20.2.4)

9. Quelles sont les actions des œstrogènes ? (☞ 20.2.5)

10. Quelles sont les différentes phases qui divisent le cycle menstruel ? (☞ 20.2.6)

11. Qu'est-ce qui déclenche l'hémorragie des règles ? (☞ 20.2.6)

12. Quelle est la structure de la glande mammaire ? (☞ 20.2.9)

13. Quels sont les signes cliniques qui peuvent orienter vers une tumeur maligne du sein chez la femme ? (☞ 20.2.9)

14. Quelles sont les quatre phases du cycle de l'acte sexuel ? (☞ 20.4)

DÉVELOPPEMENT, GROSSESSE ET ACCOUCHEMENT

Le développement d'un homme, à partir d'une unique cellule fécondée, est un processus compliqué qui n'est pas terminé à la naissance mais qui se poursuivra jusqu'à la mort. On différencie à ce niveau, le développement **prénatal** (avant la naissance) et le développement **postnatal** (après la naissance).

Le développement prénatal (*embryonnaire*) peut grossièrement être divisé en trois stades :

- Stade des premières divisions : dure de la fécondation jusqu'à la nidation de l'œuf; se termine aux environs du 10ème jour post-fécondation.
- Développement de l'**embryon** : dure de la 2ème à la 10ème semaine après la fécondation. Pendant cette phase, les différents organes sont constitués. (A noter : la 10ème semaine après la fécondation est comptée comme la 12ème semaine de la grossesse, car le médecin calcule le nombre de semaines après les dernières règles = **semaines d'aménorrhée** = SA).
- Le **stade fœtal** : dure de la 13ème semaine d'aménorrhée jusqu'à l'accouchement. Pendant cette phase, l'embryon grossit et parvient au stade de la maturation pour l'accouchement.

21.1 De la fécondation à la nidation

La fécondation

Environ toutes les 4 semaines, il se produit chez la femme pubère une ovulation au cours de laquelle un ovule mature parvient dans la trompe en provenance de l'ovaire. Si l'ovule rencontre lors de sa migration vers l'utérus un spermatozoïde fécondant qui est remonté du vagin jusque dans la trompe après l'éjaculation, une fusion des deux cellules germinales est possible et la **fécondation** (*conception*) s'effectue.

La tête du spermatozoïde - seul un spermatozoïde peut pénétrer dans l'ovule - reste à proximité du noyau de l'ovule ; la queue sera éliminée. Les noyaux du spermatozoïde et de l'ovule fusionnent alors et forment une nouvelle cellule, le **zygote**. Ce dernier contient, comme toute cellule humaine normale, 23 chromosomes (☞ 4.1) sous une forme double (diploïde) : 23 en provenance du père (c'est-à-dire du spermatozoïde) et 23 de la mère (c'est-à-dire de l'ovule).

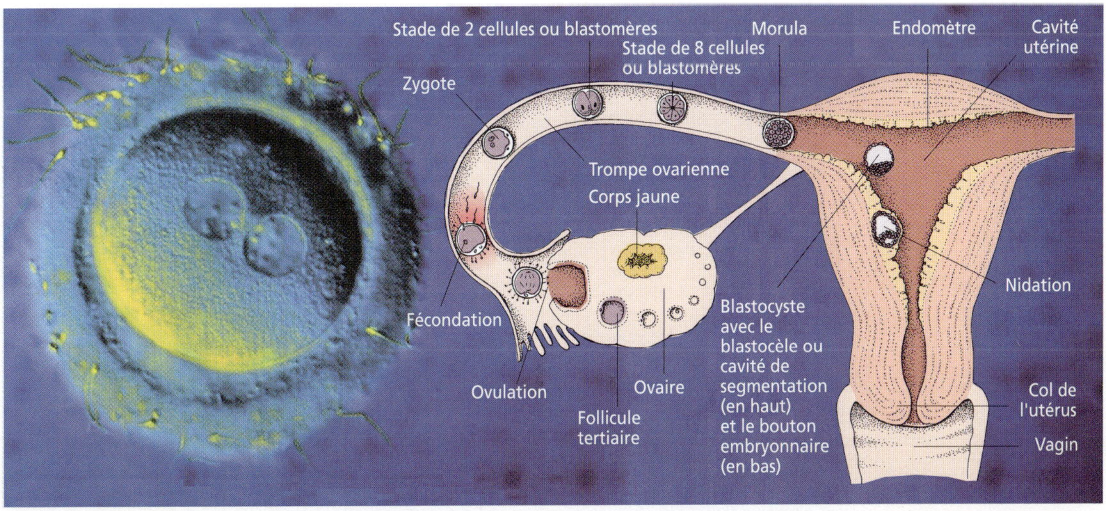

Fig. 21.1 : Développement de l'œuf, du zygote en passant par le stade de deux blastomères jusqu'au blastocyste.

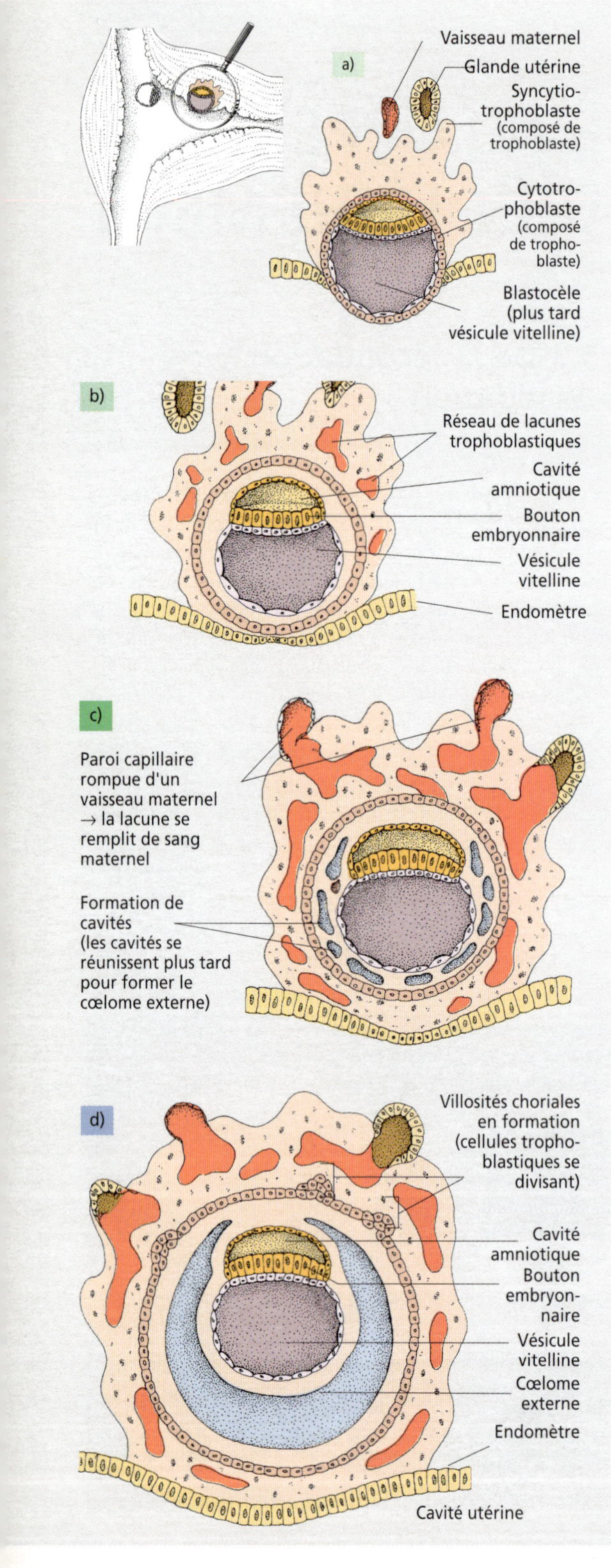

Les premières divisions (segmentation ovulaire)

Quelques heures après la fusion entre le spermatozoïde et l'ovule en **zygote** débutent les premières divisions cellulaires, la *segmentation ovulaire*.

A partir du zygote seront formées tout d'abord deux cellules, ensuite quatre, huit, seize etc., jusqu'à ce qu'une boule de cellules soit formée, qui ressemble au microscope à une baie (**morula**). La morula migre à travers la trompe et atteint l'utérus au bout de trois jours. A ce stade, elle s'est transformée en une balle cellulaire creuse, le **blastocyste**. La cavité s'appelle le **blastocèle** ou **cavité segmentaire**.

Comme le montre la Fig. 21.1, le blastocyste possède un épaississement qui contient réellement les cellules de l'œuf et qui est appelé le **bouton embryonnaire**. La paroi cellulaire qui entoure la cavité, le **trophoblaste**, sert, avec le tissu maternel, à l'alimentation de l'embryon après la nidation. Peu de temps après, se forme, entre le bouton embryonnaire et le trophoblaste, une autre cavité, la **cavité amniotique** (☞ Fig. 21.2 a), qui se remplit plus tard de liquide.

La nidation

Au 5ème - 6ème jour après la fécondation, le blastocyste se dépose sur la muqueuse utérine. A ce moment, les cellules trophoblastiques produisent des enzymes qui leur permettent de « s'enfoncer » dans la muqueuse.

Par ailleurs, les cellules trophoblastiques vont produire l'*hormone chorionique gonadotrophique* (**HCG**) qui est nécessaire pendant les premières semaines de la grossesse pour pouvoir maintenir la fonction du corps jaune. Sinon, il se produirait une desquamation de l'endomètre et la conséquence serait un **avortement précoce** (une *fausse-couche précoce*).

21.2 **Le développement de l'embryon**

21.2.1 **Les trois feuillets germinatifs**

Environ 8 - 10 jours après la fécondation, le bouton embryonnaire se différencie en trois couches qui sont désignées sous le terme de **feuillets germinatifs** :

- Le système nerveux, les organes des sens et la peau se développent à partir du feuillet externe (**ectoderme**).
- Le cœur, les muscles, la plupart des tissus conjonctifs et de soutien (☞ 5.3), les organes génitaux, les cellules sanguines, les reins, les organes lymphatiques et

Fig. 21.2 a - d : Nidation du blastocyste et formation du sac vitellin.

le derme se forment à partir du feuillet médian (**mésoderme**).

- Les épithéliums des organes respiratoire et de la digestion, les voies excrétrices urinaires ainsi que la thyroïde, le foie et le pancréas proviennent du feuillet interne (**entoderme**).

21.2.2 L'alimentation de l'embryon

Alors que le blastocyste est tout d'abord nourri par les sécrétions de la paroi utérine, ceci n'est plus possible à partir de la deuxième semaine de vie de l'embryon. L'alimentation de l'embryon qui grossit est prise en charge alors par le **trophoblaste** qui se divise pour cela en deux couches :

- Le **cytotrophoblaste** qui entoure de mieux en mieux le bouton embryonnaire et continue à former en permanence de nouvelles cellules.
- Le **syncytiotrophoblaste** dont les cellules s'enfoncent profondément dans l'endomètre au cours de leur croissance (☞ Fig. 21.2 a). Une trame lacunaire élargie se crée au sein du syncytiotrophoblaste qui va se remplir de sang maternel et de sécrétions en provenance des glandes utérines (☞ Fig. 21.2 b et c), pour permettre l'alimentation de l'embryon.

A partir du 13ème jour, des villosités se développent dans le syncytiotrophoblaste. Le trophoblaste se transforme ainsi en **chorion** qui entoure complètement l'œuf (☞ Fig. 21.2 d).

Du fait de meilleures conditions d'alimentation sur la face tournée vers l'endomètre, les villosités poursuivent leur croissance de ce côté (☞ Fig. 21.3 a - c, sur la partie droite), alors que celles du côté de la cavité utérine régressent (sur la partie gauche des dessins) et qu'un chorion sans villosités persiste : ainsi le chorion se divise en **chorion villeux,** riche en villosités, et en **chorion lisse,** sans villosités, sur la face opposée. Le chorion villeux représente la partie fœtale du **placenta** au sein duquel chaque villosité contient des vaisseaux capillaires fœtaux. Le placenta permet les échanges entre l'organisme fœtal et l'organisme maternel. La partie maternelle du placenta est composée de cellules endométriales qui se transforment en une couche compacte conjonctive, la **plaque déciduale**.

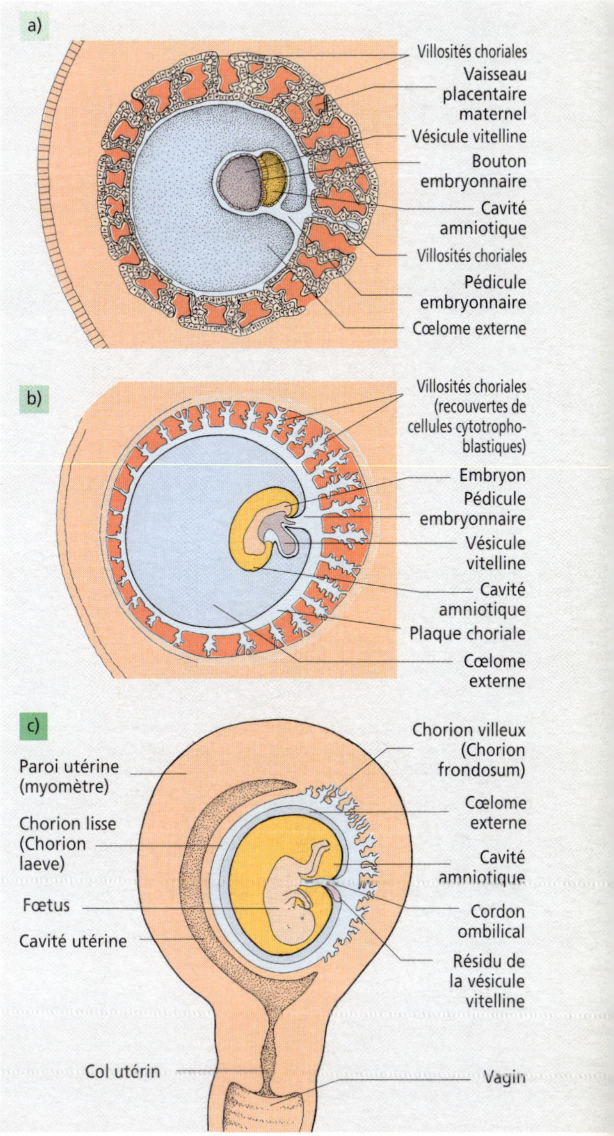

Fig. 21.3 a - c : Étapes du développement de l'embryon et du fœtus.

L'alimentation sanguine du fœtus

Le sang maternel nécessaire pour l'alimentation de l'embryon provient d'artères spiralées de l'utérus, coule dans l'**espace lacunaire** ou **chambre intervilleuse** et baigne ainsi les villosités. L'oxygène et les nutriments en provenance du sang maternel pénètrent par diffusion dans les villosités. Le sang se collecte ensuite dans les petites veines qui parcourent la plaque choriale qui limite la face fœtale du placenta et va ensuite vers le fœtus, en tant que sang oxygéné, par l'intermédiaire de la **v. ombilicale**.

Le sang appauvri en oxygène sera renvoyé par le cœur de l'embryon puis du fœtus, à l'aide des deux **artères ombilicales,** dans les ramifications choriales. A ce niveau, les produits de dégradation du métabolisme du fœtus seront échangés contre des nutriments « frais » en provenance de la mère.

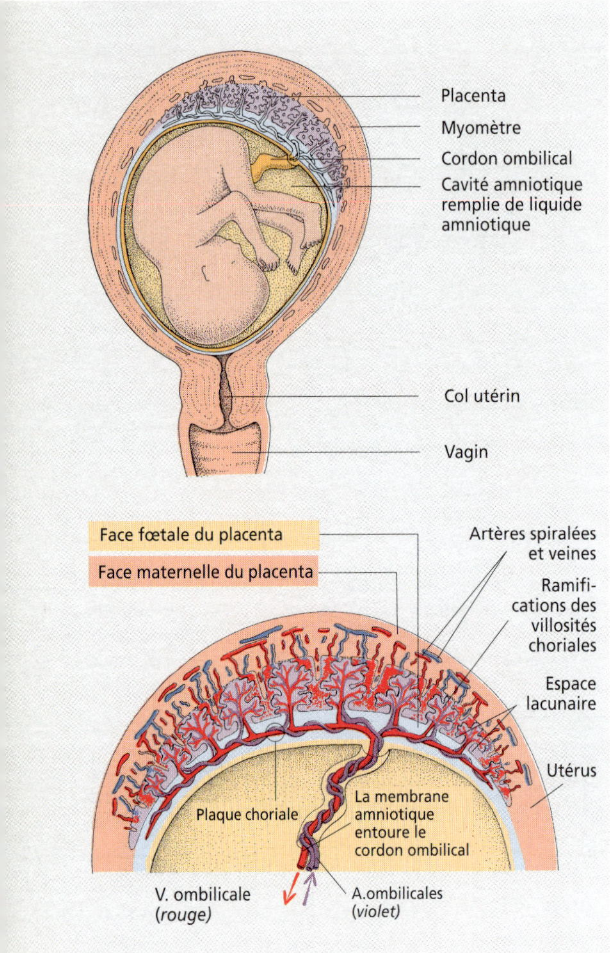

Fig. 21.4 : Structure du placenta.
En haut : aperçu de sa position dans l'utérus. En bas : détail du placenta avec la représentation des vaisseaux fœtaux qui pénètrent par le bas dans le placenta et se ramifient et des vaisseaux maternels qui débouchent dans l'espace lacunaire.

La barrière placentaire

Il existe une membrane tissulaire qui sépare le sang maternel contenu dans l'espace lacunaire et le sang fœtal des capillaires villositaires. On l'appelle la **barrière placentaire** et elle constitue effectivement une barrière entre l'organisme fœtal et celui de la mère. La barrière placentaire ne permet pas uniquement les échanges gazeux (c'est-à-dire l'absorption d'oxygène et le rejet de gaz carbonique par le sang fœtal) mais également le passage de nutriments, d'électrolytes, d'anticorps de la classe Ig G (☞ 6.2.4) et de médicaments. Par ailleurs, des micro-organismes, en particulier des virus (par ex. virus de la rubéole), peuvent franchir la barrière placentaire.

Le placenta mature

Au moment de l'accouchement, le placenta est un organe en forme de disque d'un diamètre d'environ 18 cm, de 2 cm d'épaisseur et d'un poids d'environ 500 g. Il sera expulsé *après* la sortie de l'enfant, au moment de la délivrance (☞ 21.6.1).

21.2.3 Cavités et membranes de l'œuf

Comme nous l'avons déjà vu, il existe deux cavités fermées jusqu'au 8ème jour du développement :

- Le **blastocèle** ou **cavité de segmentation** qui s'agrandit ensuite pour former le **sac vitellin** (☞ Fig. 21.2 c et d) mais qui s'étiole complètement à partir de la 11ème SA (☞ Fig. 21.3 c).
- La deuxième cavité initialement plus petite est la **cavité amniotique**.
- Une troisième cavité apparaît plus tard par la formation de fentes dans le trophoblaste (☞ Fig. 21.2 c) qui se réunissent pour former ce que l'on appelle le **cœlome externe** (☞ Fig.21.2 d). Le cœlome externe enveloppe la totalité de l'embryon, y compris la cavité amniotique encore de petite taille, jusqu'à un petit « pont », le pédicule embryonnaire (Fig. 21.3 a et b).

A partir du 8ème jour, l'épithélium amniotique commence à produire un liquide (**liquide amniotique**) à l'intérieur de la cavité. Ainsi, la cavité amniotique se transforme en **poche des eaux** qui entoure finalement l'ensemble de l'embryon et protège ce dernier contre les coups et la déshydratation, à la manière d'un coussin d'eau.

La cavité amniotique, en grandissant, remplit petit à petit complètement le cœlome externe (☞ Fig. 21.3 b et c).

Le liquide amniotique est complètement échangé en l'espace de 3 heures. Le fœtus en croissance assure lui-même cet échange de manière croissante. Le liquide amniotique est produit par les reins du fœtus sous la forme d'urine libérée dans la cavité et est enrichi par des nutriments en provenance du placenta. Une partie de ce liquide sera de nouveau avalée et certains composants sont réabsorbés dans la circulation maternelle à travers les membranes de l'œuf.

21.2.4 Le cordon ombilical

Des vaisseaux prennent naissance dans le chorion ; certains d'entre eux s'enfoncent dans les villosités choriales, d'autres passent dans le pédicule embryonnaire pour aller vers l'embryon où ils se réunissent avec les formations vasculaires embryonnaires. Ces vaisseaux servent au transport des gaz du sang et des nutriments de la mère vers le fœtus et inversement. Le pédicule embryonnaire s'allonge au cours de la grossesse, s'entortille fortement et devient le **cordon ombilical** qui relie le fœtus au placenta. Il contient deux artères dans lesquelles le sang coule du fœtus vers le placenta et une veine qui conduit le sang du placenta vers le fœtus.

21.3 **Le développement du fœtus**

Au environs de la 12ème semaine de grossesse, tous les systèmes d'organes sont installés. A partir de la 13ème SA, l'embryon s'appelle le **fœtus**.

La circulation sanguine fœtale

Comme les missions des poumons et du foie sont assurées jusqu'à la naissance par le placenta, la circulation fœtale doit être organisée différemment de celle de l'enfant après la naissance :

- Le sang oxygéné du fœtus qui provient du placenta par la **veine ombilicale** passe directement dans la veine cave inférieure et, de là, dans l'oreillette droite.
- Il existe chez le fœtus un trou ovale au niveau du septum inter-auriculaire (*foramen ovale*, ☞ Fig. 21.5) qui laisse passer le sang en provenance du placenta en grande partie directement dans l'oreillette gauche et, ensuite, dans la circulation générale après un passage dans le ventricule gauche. Ainsi, la circulation pulmonaire est contournée, car les poumons fœtaux ne sont pas encore capables d'effectuer des échanges gazeux du fait que le fœtus ne respire encore pas.

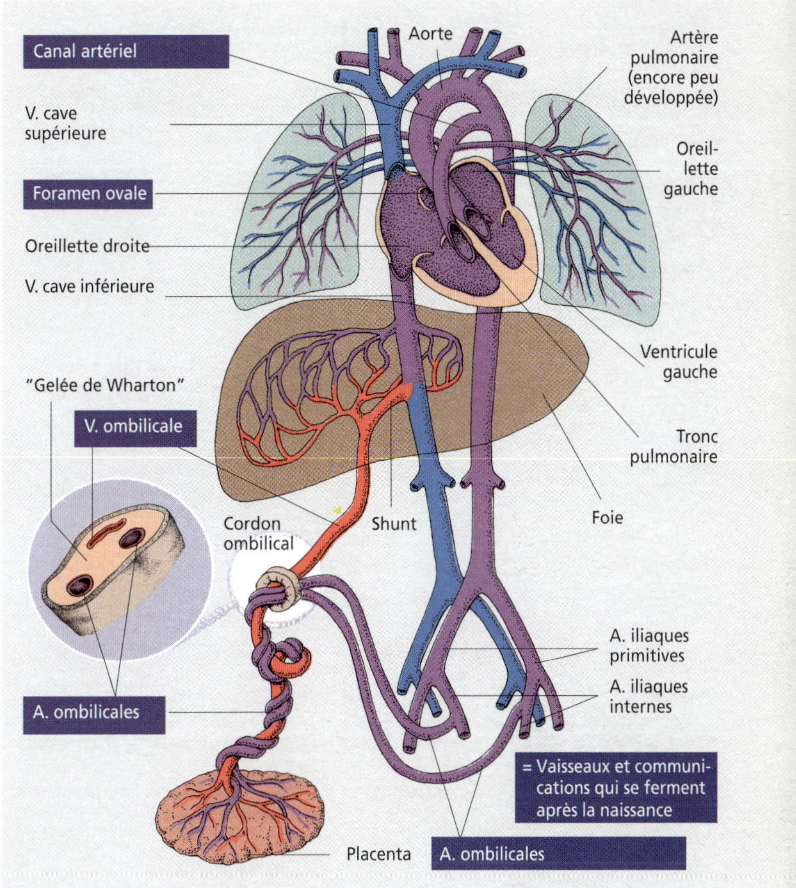

Fig. 21.5 : Représentation schématique de la circulation fœtale. Le sang riche en oxygène et en nutriments va par la veine ombilicale vers l'oreillette droite du fœtus. La plus grosse partie parvient dans l'oreillette gauche en passant par le foramen ovale, puis dans le ventricule gauche et dans la circulation générale. Une petite partie atteint le tronc pulmonaire par le ventricule droit. Comme le tissu pulmonaire n'est encore que peu irrigué, le sang passe principalement du tronc pulmonaire dans l'aorte par le canal artériel.

- Le sang, qui parvient dans le tronc pulmonaire à partir du ventricule droit, passe en grande partie dans la circulation générale en prenant un autre raccourci. Ce deuxième raccourci entre le tronc pulmonaire et l'aorte est appelé le *canal artériel*.
- Au niveau de l'artère iliaque interne partent deux grosses artères, les **a. ombilicales**, qui parviennent au placenta avec du sang « utilisé » où il sera enrichi en oxygène « frais » et en nutriments.

Le développement des organes fœtaux

Pendant la **période fœtale**, le fœtus croît rapidement en taille et en poids, les organes sont formés et commencent à fonctionner. A la

Semaines d'aménorrhée (SA)	Taille en cm	Poids en g	Particularités
Fin de la 12ème SA	9	10 - 45	• Développement des organes terminé • Le visage devient humain • Les extrémités sont bien proportionnées
Fin de la 16ème SA	16	60 - 200	• Le placenta produit maintenant suffisamment de progestérone pour conserver la grossesse
Fin de la 20ème SA	25	250 - 450	• Les mouvements fœtaux sont ressentis par la mère • Le lanugo (duvet qui recouvre le corps du fœtus), les cheveux et les sourcils sont visibles
Fin de la 24ème SA	30	300 - 820	• La peau est rougeâtre • La peau est ridée car il n'existe pas de tissu adipeux sous-cutané
Fin de la 28ème SA	35	1000 - 1500	• Viabilité des prématurés car les poumons et le SNC sont suffisamment formés pour pouvoir fonctionner de manière coordonnée
Fin de la 32ème SA	40	1500 - 2100	• Le fœtus grandit en taille et en volume
Fin de la 36ème SA	45	2200 - 2900	• Le fœtus grandit en taille et en volume
Fin de la 40ème SA	50	3000 - 3800	• Les caractères sexuels sont également complètement développés • Les testicules sont en général dans le scrotum (☞ 20.1.2) • Le fœtus est mature (38-42 SA)

Tableau 21.6 : Représentation sous forme de tableau du développement pendant la période fœtale.

28ème SA, le fœtus mesure environ 35 cm et pèse 1000 - 1500 g ; comme les poumons et le système nerveux central sont maintenant suffisamment développés, le fœtus est viable sous la forme d'un enfant prématuré.

22.4 Troubles du développement

Avant la naissance, l'organisme est le plus sujet à des troubles du fait des nombreux processus de différenciation et de développement. Il existe de nombreuses causes différentes qui peuvent agir sur le fœtus pendant la grossesse et provoquer des malformations. En fonction de la période de survenue des influences délétères, on parle d'**embryopathies** ou de **fœtopathies**. Quelques unes des causes de malformations sont :

- des facteurs génétiques,
- de nombreux médicaments,
- l'alcool, la nicotine,
- les rayons X et ionisants,
- les infections (par ex. la rubéole ou le cytomégalovirus).

21.5 La grossesse

La grossesse est divisée en trois périodes de 3 mois chacune, soit 13 SA :

- les trois premiers mois (= **premier trimestre**) du début de la grossesse ;
- du 4ème au 6ème mois, le deuxième trimestre qui est en comparaison relativement « stable » ;
- la fin de la grossesse (= dernier trimestre), du 7ème mois jusqu'à l'accouchement.

La surveillance médicale de la grossesse s'effectue à l'aide d'examens faits à des intervalles réguliers. Ils doivent servir à dépister précocement d'éventuels dangers pour la mère ou pour l'enfant, afin de pouvoir prendre les mesures thérapeutiques adéquates en temps utile.

21.5.1 Le premier trimestre

Dès début de la grossesse, des modifications importantes se produisent au niveau du corps de la femme. Pendant les premières semaines, il peut s'installer, du fait des *sécrétions hormonales massives*, une fatigue, des nausées et jusqu'à une humeur dépressive. Les vomissements entraînent souvent une perte de poids initiale.

Le système vasculaire doit transporter plus de sang, le cœur grossit au cours de la grossesse afin de pouvoir améliorer sa fonction de pompe. Une diminution du tonus de la musculature lisse au niveau du tractus gastro-intestinal, des vaisseaux et des voies urinaires, conséquence des modifications hormonales, rendent la parturiente plus sensible aux varices, aux infections des voies urinaires, à la constipation et au pyrosis (brûlures œsophagiennes).

Les jumeaux

Au tout début de la grossesse, il peut se produire une séparation complète des deux premières cellules-filles du zygote si bien que deux individus identiques génétiquement se développent de manière séparée : il s'agit de **jumeaux monozygotes** ou « **vrais jumeaux** ». On observe deux fois plus souvent des **jumeaux dizygotes** ou « **faux jumeaux** » qui proviennent du fait que deux follicules de De Graaf mûrissent et s'ouvrent en même temps au niveau de l'ovaire. Les jumeaux hétérozygotes ont un aspect extérieur qui ne se ressemble pas plus que celui de deux frères et sœurs d'âges différents.

21.5.2 Le deuxième trimestre

En général, l'état de la parturiente est bien meilleur au cours de cette période. Les modifications physiques sont maintenant bien visibles : les seins se gonflent et le ventre grossit. Une prise de poids de 1,5 kg par mois est normale, ce qui porte la prise de poids totale à la fin de la grossesse entre 8 et 12,5 kg.

Croissance de l'utérus

Au 3ème mois de la grossesse, l'utérus est à peu près de la grosseur d'un poing et déjà palpable au bord supérieur de la symphyse pubienne. Comme le montre la Fig. 21.7, l'utérus atteint le niveau de l'ombilic à la fin du 6ème mois de grossesse et le rebord des côtes vers la fin du 9ème mois. Au cours des quatre dernières semaines de la grossesse, l'utérus s'affaisse car la partie du fœtus qui se présente vers l'orifice utérin (le plus souvent la tête) pénètre dans le petit bassin de la mère.

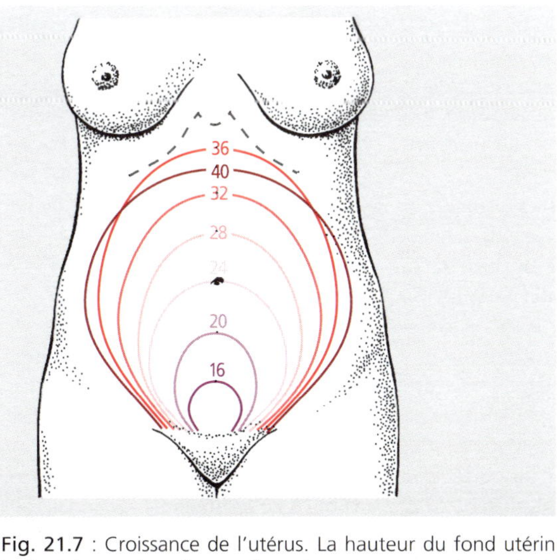

Fig. 21.7 : Croissance de l'utérus. La hauteur du fond utérin indique le nombre de semaines de grossesse correspondant. Après la 36ème SA, l'utérus s'affaisse légèrement.

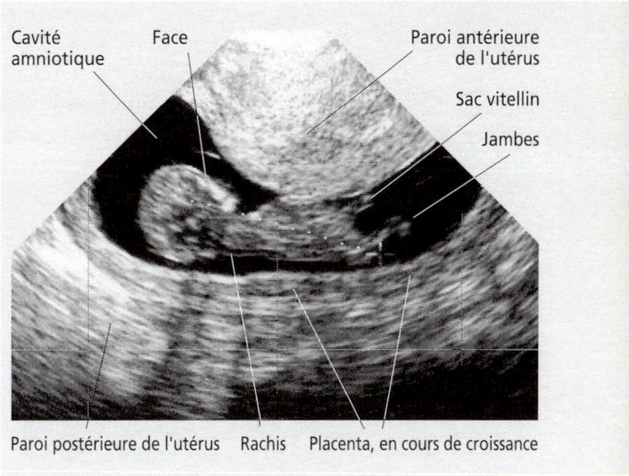

Fig. 21.8 : Échographie du fœtus à la 11ème SA (taille totale 6 cm).

21.5.3 Le troisième trimestre

Les derniers mois de la grossesse sont vécus comme fatigants et pénibles par la femme du fait de l'augmentation de volume du corps. C'est la raison pour laquelle le législateur a prévu 6 semaines de **congés de maternité** avant la date prévue de l'accouchement. Pendant le congé de maternité, la parturiente est libérée de toute activité professionnelle.

21.5.4 Diagnostic prénatal

De nombreuses malformations peuvent être diagnostiquées déjà au cours de la grossesse par examen des cellules fœtales. On utilise pour cela deux procédures.

L'*amniocentèse* est un examen du liquide amniotique qui est réalisé entre la 16ème et la 17ème semaine de la grossesse. Les cellules fœtales flottantes dans le liquide amniotique donnent des informations sur les désordres biochimiques et chromosomiques. Dans 0,5 à 1 % des cas, la ponction de la cavité amniotique à travers la paroi abdominale peut déclencher une fausse-couche.

Lors de la *biopsie des villosités choriales*, on prélève du tissu des villosités choriales à travers le col de l'utérus. Cet examen peut être réalisé dès la 8ème - 11ème SA. La biopsie des villosités choriales entraîne également une fausse-couche dans environ 0,5 % des cas.

La biopsie des villosités choriales et l'amniocentèse ne sont bien sûr indiquées que lorsque la femme est d'accord pour accepter un avortement thérapeutique en cas de malformation confirmée.

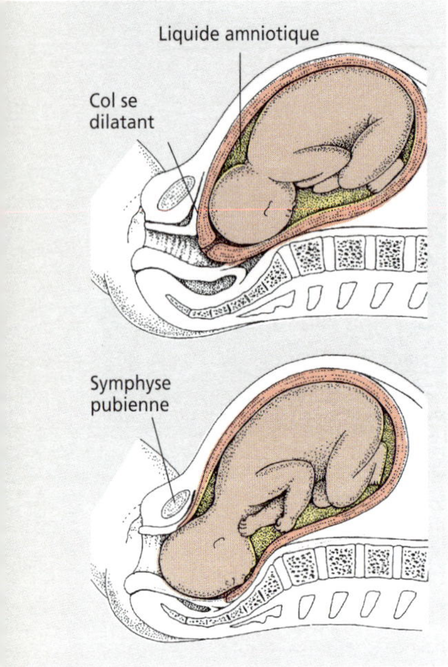

Fig. 21.9 : Ouverture du col de l'utérus pendant la phase de dilatation. On reconnaît la progression de l'accouchement par la dilatation du col de l'utérus. L'enfant pénètre avec sa tête dans la filière génitale.

21.6 Accouchement et post-partum

Pendant la grossesse, les taux élevés d'œstrogènes dans le sang maternel préparent déjà l'utérus à l'action de l'*oxytocine*, l'hormone en provenance du lobe postérieur de l'hypophyse (☞ 13.2.1) déclenchant les contractions. Grâce aux *prostaglandines*, qui sont produites en plus grande abondance lors du troisième trimestre de la grossesse, le col de l'utérus sera ramolli et peut alors s'ouvrir sous l'effet des contractions.

Grâce à l'action de ces facteurs, des **contractions régulières** de l'utérus apparaissent généralement entre 252 et 283 jours après la fécondation. Il existe déjà quelques contractions isolées pendant le dernier mois de la grossesse qui ne sont pas encore efficaces pour déclencher l'accouchement. Par contre, les *contractions précoces* sont celles qui apparaissent avant la 36ème SA et entraînent le plus souvent un accouchement prématuré ou bien éventuellement une mort fœtale.

21.6.1 L'accouchement normal

La phase de dilatation du col

Avec l'apparition des contractions régulières commence la **phase de dilatation** du col utérin. Les contractions élargissent la partie inférieure de l'utérus et dilatent le col. La phase de dilatation dure chez les *primipares* entre 10 et 12 heures, chez les *deuxièmes pares* ou les *multipares*, en général moins de 5 heures et se termine lors de la dilatation complète du col. A la fin de la phase de dilatation, mais souvent avant cette dernière, les membranes se déchirent (**rupture de la poche des eaux**) et le liquide amniotique est évacué.

La phase d'expulsion

La **phase d'expulsion** commence lorsque la dilatation du col est complète et se termine à l'accouchement de l'enfant. Elle dure de 30 à 60 min mais peut durer jusqu'à trois heures chez les primipares. Pendant la phase d'expulsion, la force des contractions ainsi que leur fréquence augmentent fortement.

Lorsque la partie de l'enfant qui sort en premier - en général la tête - a atteint le plancher du bassin, la parturiente doit faciliter l'expulsion de l'enfant par des efforts de poussée. La phase de poussée dure 20 - 30 minutes. Pendant cette phase, les mesures d'accompagnement de la sage-femme sont particulièrement importantes : par ex. la correction de la position de la parturiente, car un bassin trop bas entraîne une forte courbure de la filière génitale, et la *protection du périnée* afin d'éviter que la tête ne soit expulsée trop vite et déchire alors le **périnée** maternel. Après la tête, le reste du corps sera expulsé souvent grâce à une seule contraction, sans autre effort supplémentaire.

La phase de la délivrance

Peu de minutes après l'accouchement débutent les **contractions de la délivrance** qui entraînent le décollement et l'expulsion du placenta. La grande face utérine du placenta à partir de laquelle, il y a encore peu de temps, existait un saignement abondant, sera occluse grâce à des mécanismes de coagulation. En complément, la paroi utérine se contracte ce qui diminue la surface de la plaie.

21.6.2 Le post-partum

Soutenu par des contractions persistantes, souvent douloureuses, l'utérus diminue rapidement de volume après l'accouchement. La mère peut faciliter la rétraction utérine en mettant l'enfant fréquemment au sein car l'utérus se contracte également grâce à la libération des hormones déclenchée par l'allaitement (☞ 20.2.5).

L'involution de l'utérus provoque des **lochies**, d'abord sanglantes, ensuite de plus en plus claires qui vont se tarir en environ 4 - 6 semaines. Elles contiennent différentes bactéries et ne doivent en aucun cas, par exemple, entrer en contact avec les seins qui sont très sensibles à l'infection. Elles peuvent déclencher à ce niveau une *inflammation mammaire* (**mastite**).

Provoquée par les modifications hormonales qui se produisent après l'accouchement, peut apparaître chez certaines femmes ce que l'on appelle la **dépression du post-partum**. A ce moment, les femmes ressentent des peurs et des doutes et peuvent même aller jusqu'à rendre l'enfant lui-même responsable de

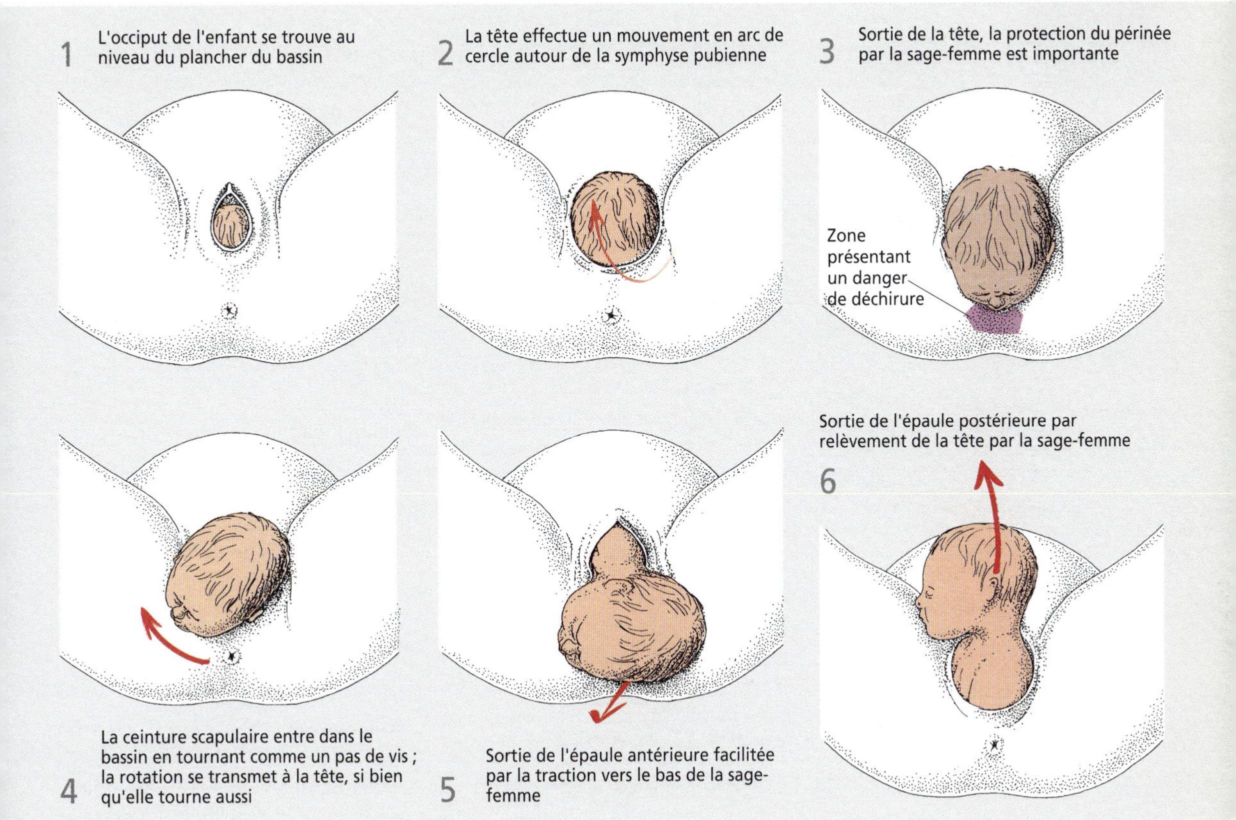

Fig. 21.10 : Les six stades d'une phase d'expulsion se déroulant normalement.

leur état. Une prise en charge adaptée et compréhensive peut permettre de faire rapidement régresser ces signes.

21.6.3 Les changements chez le nouveau-né après l'accouchement

Immédiatement après l'accouchement, l'ensemble des systèmes respiratoire, circulatoire et digestif se transforme pour passer du métabolisme fœtal à celui du nouveau-né :

- Déjà au cours de l'accouchement, une grande partie du liquide amniotique est évacuée par compression des poumons de l'enfant. Après l'accouchement, différentes excitations (par ex. le froid, le mouvement, l'augmentation de la pression partielle en dioxyde de carbone et la diminution de celle de l'oxygène) stimulent le centre de commande respiratoire et lors de la première inspiration, les poumons se remplissent d'air. Le premier cri sert à déplisser complètement les alvéoles pulmonaires.
- Du fait des modifications des régimes de pression à l'intérieur de la cage thoracique, le trou au niveau du septum inter-auriculaire et le canal artériel (☞ Fig. 21.5) se ferment. La circulation générale et la circulation pulmonaire sont alors complètement séparées.
- Du fait du refroidissement et de l'augmentation constante de la saturation du sang en oxygène, les vaisseaux ombilicaux se collabent et se thrombosent (☞ 14.5). Le cordon ombilical devenu alors inutile peut être coupé.

21.6.4 L'allaitement

Pendant la grossesse, les seins grossissent sans qu'il n'existe de production de lait significative. Après l'accouchement, les taux de progestérone et d'œstrogènes, initialement élevés, chutent rapidement et après environ trois jours, lorsqu'il ne reste pratiquement plus d'hormone placentaire dans le sang, l'action de l'hormone **prolactine** (☞ 20.2.5) peut se déployer. La prolactine met alors en route la **synthèse du lait** dans les glandes mammaires et entraîne la *montée de lait* (environ au 3ème

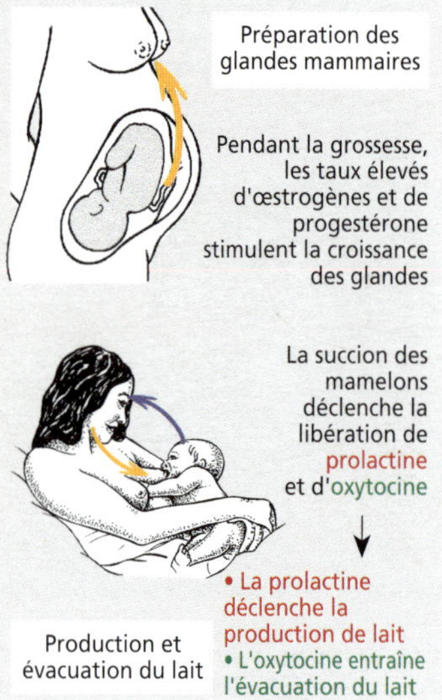

Fig. 21.11 : Commande hormonale du développement des glandes mammaires, de la production et de l'évacuation du lait.

jour). L'allaitement entraîne une augmentation de la libération de prolactine ce qui permet de maintenir à un bon niveau la production de lait.

L'évacuation du lait est déclenchée par une autre hormone, l'**oxytocine** : la succion des mamelons, riches en terminaisons nerveuses sensitives, entraîne la libération de l'oxytocine dans le sang à partir du lobe postérieur de l'hypophyse qui va ainsi parvenir aux glandes mammaires. A ce niveau, elle provoque une contraction de la musculature lisse des canaux galactophores qui permet de débuter l'**évacuation du lait** (*éjection du lait*).

Colostrum et lait maternel

La production journalière des deux seins après la naissance atteint 50 - 100 g de lait. Ce premier lait est désigné sous le terme de **colostrum** ; il est jaunâtre et contient de nombreux anticorps maternels qui protègent le nourrisson contre les infections. Petit à petit le colostrum se transforme en **lait maternel mature** qui possède une plus forte concentration en protéines et en lipides. La quantité de lait produite augmente en parallèle avec les besoins alimentaires croissants du nourrisson, pour atteindre 1000 g par jour.

Allaitement et « alimentation au biberon »

Le lait maternel est composé de 87 % d'eau et contient différents types de protéines (incluant la caséine et les anticorps), des lipides, du lactose, des électrolytes, des vitamines et des enzymes. Le lait maternel, en comparaison avec le lait de vache, est plus pauvre en protéines et plus riche en hydrates de carbone.

Si l'on veut utiliser du lait de vache pour l'alimentation du nourrisson, il doit donc être *adapté*, c'est-à-dire subir des modifications de sa composition.

L'allaitement est meilleur

Bien que le lait maternel soit presque parfaitement imité dans sa composition à partir du lait de vache transformé de manière industrielle et qu'il puisse contenir plus de produits toxiques, le lait maternel est considéré comme la meilleure forme d'alimentation du nourrisson :

- D'une part, le lait des femmes contient des produits de défense d'origine maternelle (principalement des anticorps Ig A) qui rendent le nourrisson moins sensible aux infections.
- D'autre part, les *allergies au lait* sont plus fréquentes en cas de contact précoce avec les produits dérivés du lait de vache. Elles peuvent sensiblement limiter les possibilités futures d'alimentation de l'enfant en période de croissance.
- L'allaitement permet le contact le plus intensif et le plus naturel entre la mère et l'enfant.
- Allaiter est la forme d'alimentation la plus hygiénique et la plus pratique (par ex. lors des voyages) - et également la plus économique.

Quand effectuer le sevrage ?

Même lorsque le fait que l'allaitement soit la meilleure forme d'alimentation du nourrisson est largement accepté, se pose encore la question du moment le plus adapté pour le **sevrage**. Les mères des peuplades primitives allaitent entre 2 - 4 ans, en général jusqu'à la naissance suivante. Cette attitude a cependant été abandonnée dans les pays occidentaux ; d'une part, du fait de la présence éventuelle de toxiques dans le lait maternel, d'autre part, parce qu'une longue période d'allaitement est en contradiction avec le besoin d'indépendance de la mère européenne. Enfin, un déficit significatif en vitamines et en oligo-éléments existe chez les enfants nourris par un allaitement exclusif prolongé. De ce fait, il est recommandé d'effectuer un sevrage *progressif* après 4 à 6 mois. Les nourrissons qui présentent des problèmes allergiques doivent par contre être allaité en totalité ou de manière prépondérante pendant 12 mois, afin de pouvoir stabiliser le système immunitaire.

21.7 **Développement postnatal**

Le **développement** de l'homme n'est pas terminé au moment de l'accouchement. Il se poursuit ensuite (en postnatal) en différentes phases clairement différenciables. Cependant, alors qu'avant la naissance, le développement physique, c'est-à-dire la mise en place des fonctions des organes, est sur le de-

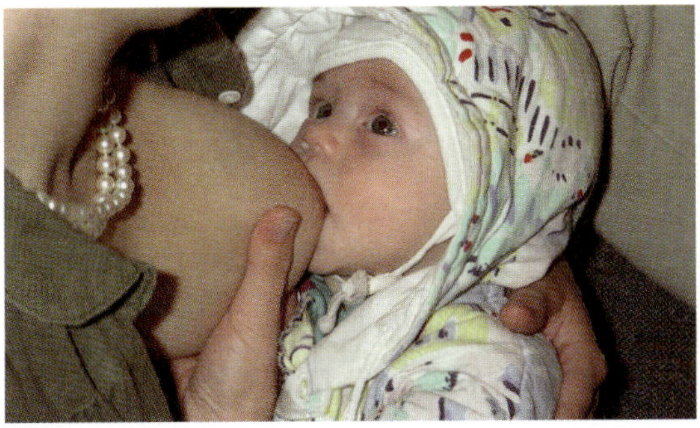

Fig. 21.11a : L'allaitement ne permet pas seulement le contact le plus intensif et le plus naturel entre la mère et l'enfant. C'est également la forme la plus pratique d'alimentation (par ex. lors des voyages). Par ailleurs, il existe également des avantages médicaux bien établis : le lait de femme contient les produits de défense maternels (principalement les anticorps Ig A, ☞ 6.2.4) qui rendent l'enfant moins sensible aux infections. Enfin, les **allergies au lait** sont très rares, alors qu'elles apparaissent plus fréquemment en cas de contact précoce avec les produits à base de lait de vache.

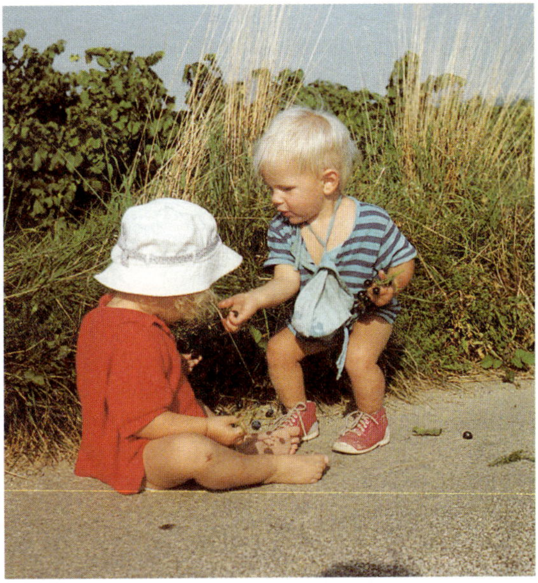

Fig. 21.12 : Alors que pendant les premiers mois de la vie, le développement se déroule quasi exclusivement par un contact très étroit avec les personnes de référence (en règle générale la mère), les phases suivantes du développement font appel de plus en plus aux enfants du même âge. Les frères et sœurs en particulier jouent dans ce cadre un rôle-clef. Un enfant passe nettement plus de temps, au cours de son développement, avec ces derniers qu'avec sa mère ou son père.

vant de la scène, le développement postnatal permet des expériences fascinantes sur le développement des performances psychiques, en particulier la mise en place progressive de la personnalité de l'enfant.

Le nourrisson

Au moment de la naissance, le goût, l'odorat et la vue sont fonctionnels.

Au cours de la première année de vie, le bébé est complètement dépendant de son environnement, entre autre car, à ce moment, le cerveau se développe encore et ne devient complètement fonctionnel que progressivement. Au début, le nouveau-né réagit avant tout aux stimulations et aux contacts qui touchent la peau, la bouche ainsi que la prise de nourriture. Pour cette raison, cette période a été décrite comme la **période orale** par la fondateur de la psychanalyse, *Sigmund Freud*.

Le petit enfant (de 12 mois à l'entrée à l'école élémentaire)

Le développement du petit enfant concernent des domaines différents :

- La **motricité** (par ex. la manipulation manuelle, la locomotion, la coordination corporelle et la dextérité motrice spécifique). Ainsi de nouvelles capacités seront acquises par étapes (☞ Fig. 21.13)
- L'**adaptabilité** (par ex. la reconnaissance, l'adaptation intellectuelle, l'obéissance aux personnes de références = comportement d'apprentissage)
- La **verbalisation** (par ex. les efforts de compréhension, la communication par la parole)
- La **socialisation** (par ex. la réaction de l'enfant face à une personne étrangère, l'adaptation aux groupes et aux enfants du même âge).

Le petit enfant commence à se démarquer de la dépendance d'avec son entourage, qui reste cependant présente, et se perçoit comme un individu à part entière. Une première séparation d'avec la mère ou la personne de référence survient. L'activité sensitivo-motrice et les premières capacités d'expression verbale se développent avec une attention croissante. Un apprentissage de la propreté se met en place au cours duquel l'enfant développe une grande curiosité vis-à-vis de ces mécanismes et de ses produits d'élimination. Cette phase a été appelée pour cette raison par Freud, la **période anale**.

L'acquisition du langage

Le langage du nouveau-né consiste essentiellement en des cris, de la toux ainsi que des roucoulements et des grognements. Mais dès l'âge de 2 - 3 mois, le nourrisson teste l'ensemble des capacités de son appareil vocal. Les sons sont les mêmes dans tous les pays de la terre et ne se limiteront aux sons de la langue maternelle que plus tard. Dans les mois qui suivent se déroulent les premiers échanges avec la personne de référence, des sons seront imités et une réponse est faite sous forme d'une composition de sons. Les 2 ou 3 premiers mots reconnaissables seront utilisés à la fin de la première année de vie (comme par exemple « maman », « non » et « chaud ») ; le fond de mots utilisables s'élève à environ 50 et atteint près de 1000 mots à l'âge de trois ans.

La première enfance

Dans la prime enfance, jusqu'à l'âge de 5 ans environ, s'ajoute aux façons d'agir pratiques apprises, l'apprentissage de valeurs éthiques et morales. Les enfants apprennent la différence entre le bien et le mal, posent des questions sur la vie et la mort et s'efforcent d'obtenir la reconnaissance des autres enfants de leur âge et de leurs parents. Avec la prise en compte de leur propre sexe, le parent du sexe opposé acquiert une importance particulière et sera temporairement véritablement « jalousé ».

La période de latence

La période entre 5 et 12 ans est appelé la **période de latence**. Pendant cette dernière, les expériences avec les groupes d'enfants du même âge sont au premier plan. L'enfant apprend alors à faire ses preuves, en tant que partenaire à égalité de droits au sein du groupe, grâce à un comportement social positif. Finalement, l'identification à l'image de son propre sexe se produit pendant cette période de la vie.

Les parents et l'école exercent une influence immense sur le développement à cet âge. L'ambition et la discipline mais aussi l'épanouissement, la liberté et la créativité doivent être harmonisés entre eux. Les perturbations se font remarquer par des difficultés d'apprentissage, un bégaiement, une dépression, des idées suicidaires et une agressivité.

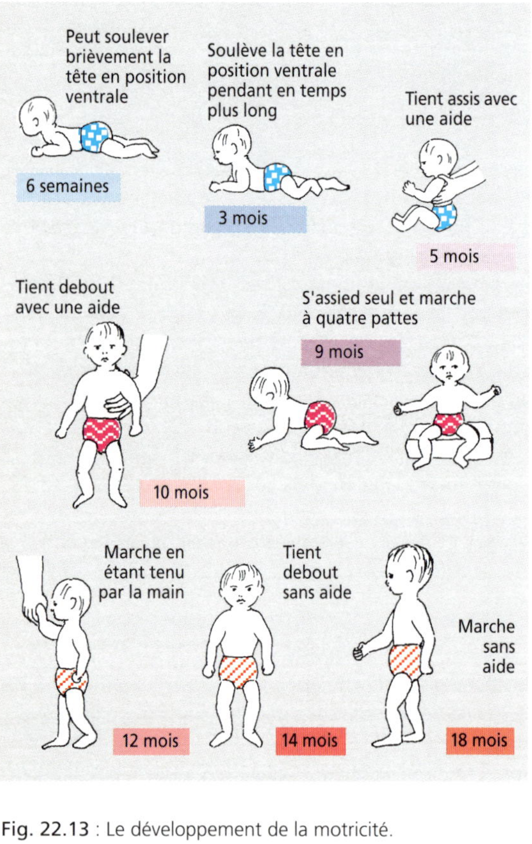

Fig. 22.13 : Le développement de la motricité.

La puberté

La puberté, entre 12 et 18 ans, est une période de transition de la vie pendant laquelle les adolescents doivent apprendre à s'orienter dans le champ de tensions entre « l'immaturité » de l'enfance et la « maturité » de l'âge adulte. La conscience de sa propre identité, du développement de son originalité, de sa propre volonté et du souhait d'un partenaire sexuel viennent au premier plan. Freud parle ici de la **période génitale**. Il se développe vis-à-vis des parents un comportement temporaire, contradictoire (*ambivalent*). D'un côté, il existe des disputes et des critiques verbales, voire violentes, d'un autre côté persiste une angoisse de perdre ses parents et leur protection.

L'âge adulte

La période adulte jeune, de 18 - 20 ans jusqu'à 45 ans est pour beaucoup la phase la plus productive et créative de la vie. Débutant par la création d'une famille, l'éducation des enfants, c'est également la période des succès professionnels les plus importants.

Les quinquagénaires abordent une phase qui est également appelée la **crise de l'âge mûr**. Lorsque le but professionnel a été atteint, que les enfants ont quitté la maison et que l'âge de la retraite approche, de nouveaux objectifs doivent être trouvés et une autre orientation doit être décidée.

Pendant la période adulte débutent déjà les premiers processus (perceptibles) de vieillissement :

- Dès l'âge de 25 ans, les capacités physiques baissent de manière significative et on peut observer une nette diminution des performances intellectuelles après 40 ans, en particulier chez les personnes qui ne sont pas entraînées dans ce domaine.
- Entre 20 et 70 ans, les femmes se tassent, les hommes également mais dans une moindre mesure, et peuvent perdre jusqu'à 5 cm en taille, principalement du fait d'un rapprochement des corps vertébraux du à un affaissement des disques.

- La *baisse de l'hydratation* et de l'élasticité de la peau est frappante et, pour beaucoup, désagréable : de nombreuses petites rides forment autour des yeux ce que l'on appelle les pattes d'oie, les plis aux coins de la bouche se creusent et finalement la peau s'affaisse.
- La masse musculaire de l'adulte diminue également d'environ 0,5 % par an. Le tissu musculaire disparu est en général remplacé par du tissu adipeux.

L'âge de la retraite

Ainsi, les conséquences du processus de **vieillissement**, déterminé biologiquement, progressent sans relâche car ce dernier est programmé génétiquement et avance inexorablement (il commence même dès la naissance). Les facteurs externes comme les blessures et les maladies, mais également les facteurs de risque tels que l'obésité et le tabac, accélèrent notablement ce processus. L'**âge de la retraite** sera perçu par beaucoup comme une période de détente. L'expérience de la vie permet de réagir de manière décontractée dans de nombreuses situations. D'un autre côté, de nombreuses personnes sombrent pendant cette période dans le désespoir et considèrent leur vie comme passée et perdue. La solitude du fait de la perte du partenaire et les maladies fréquentes, qui peuvent présenter un tableau de **polypathologie** (maladies touchant plusieurs organes en même temps), troublent souvent les dernières années de la vie. Cependant, le vieillissement ne doit pas être considéré comme la destruction de toutes les capacités physiques et intellectuelles - dans de nombreuses cultures, la patience, les conseils et l'expérience de la vie (la « sagesse ») des plus anciens sont particulièrement respectés.

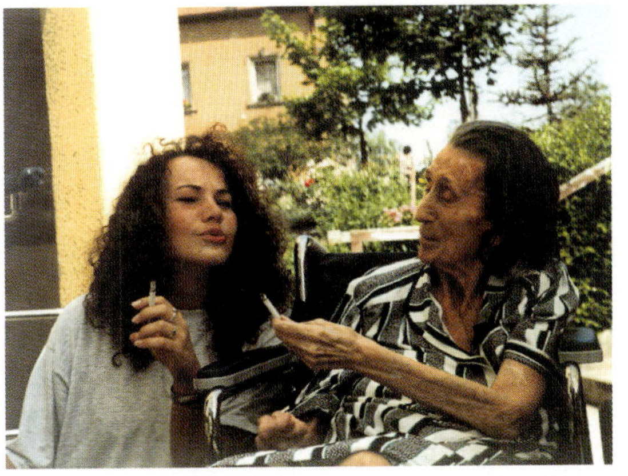

Fig. 21.14 : Il est plus facile pour les vieillards de conserver un sens à leur vie lorsqu'il peuvent vivre à proximité de leurs petits-enfants et de leurs arrière petits-enfants.

Questions de révision

1. Comment s'appelle la cellule constituée par la fusion entre le noyau du spermatozoïde et celui de l'ovule ? (☞ 21.1)
2. Comment est constitué le blastocyste ? (☞ 21.1)
3. Comment s'appellent les trois feuillets germinatifs à partir desquels se développent les organes du fœtus ? (☞ 21.2.1)
4. Quelles sont les substances qui peuvent franchir la barrière placentaire ? (☞ 21.2.2)
5. Comment l'embryon est-il alimenté en sang ? (☞ 21.2.2)
6. Quels sont les deux « raccourcis » qui permettent à la circulation fœtale de contourner les poumons ? (☞ 21.3)
7. Que se passe-t-il chez la femme au cours des trois différents trimestres de la grossesse ? (☞ 21.5)
8. Comment se déroule un accouchement normal ? (☞ 21.6.1)
9. Quelles modifications se produisent au niveau du corps de l'enfant immédiatement après l'accouchement ? (☞ 21.6.3)
10. Qu'est-ce qui différencie le colostrum du lait maternel mature ? (☞ 21.6.4)
11. Quelles sont les différentes périodes de l'enfance qui sont différenciées par le fondateur de la psychologie du développement, Sigmund Freud ? (☞ 21.7)
12. Pourquoi la médecine ne peut-elle pas empêcher le processus de vieillissement ? (☞ 21.7)

A

B

C

D

E

F

G

H

I

J

K

L

M

N

P

Q

R

S

T

U

V

W

X

Y

Z

Imprimé en France par Pollina, 85400 Luçon - n° 74668